# 神经科急症救治与护理

主编 徐增良 张林涛 姜燕飞 周伟东
   姜 宁 叶 林 张建美 高兰美

中国海洋大学出版社
·青岛·

图书在版编目(CIP)数据

神经科急症救治与护理/徐增良等主编．—青岛：
中国海洋大学出版社，2013.12
ISBN 978-7-5670-0487-0

Ⅰ.①神… Ⅱ.①徐… Ⅲ.①神经系统疾病－急性病－诊疗 ②神经系统疾病－急性病－护理 Ⅳ.
① R741.059.7 ② R473.74

中国版本图书馆 CIP 数据核字(2013)第 290527 号

| | | | | |
|---|---|---|---|---|
| 出版发行 | 中国海洋大学出版社 | | | |
| 社　　址 | 青岛市香港东路 23 号 | | 邮政编码 | 266071 |
| 出版人 | 杨立敏 | | | |
| 网　　址 | http://www.ouc-press.com | | | |
| 电子信箱 | hpjiao@hotmail.com | | | |
| 订购电话 | 0532-82032573（传真） | | | |
| 责任编辑 | 矫恒鹏 | | 电　　话 | 0532-85902349 |
| 印　　制 | 青岛双星华信印刷有限公司 | | | |
| 版　　次 | 2014 年 1 月第 1 版 | | | |
| 印　　次 | 2014 年 1 月第 1 次印刷 | | | |
| 成品尺寸 | 185 mm × 260 mm | | | |
| 印　　张 | 32.125 | | | |
| 字　　数 | 750 千 | | | |
| 定　　价 | 68.00 元 | | | |

## 编委会

**主　编**　徐增良　张林涛　姜燕飞　周伟东
　　　　　姜　宁　叶　林　张建美　高兰美
**副主编**　綦淑杰　宋同勋　纪德峰　杨　青
　　　　　辛维栋　匡　如　陈秀杰　韩　瑜
　　　　　王宝娥　宋德文　刘德财　杜淑玲
　　　　　赵翠梅　潘　峰　杨培珂　杨娉萍
　　　　　吕希峰　单联斌　李　莹　聂　淼
　　　　　刘　娟　刘　芳　杨　慧　高　娜
　　　　　王　珏　崔春丽　栾照敏　殷德年
　　　　　刘洪飞　董晓辉　张秀苇

# 《神经科急症救治与护理》编委会成员及其工作单位

（按姓氏笔画排序）

王宝娥　胶州市人民医院
王　珏　胶州市人民医院
匡　如　胶州市人民医院
纪德峰　胶州市人民医院
刘　芳　胶州市人民医院
刘德财　胶州市胶东街道办事处中心卫生院
刘　娟　胶州市人民医院
刘洪飞　胶州市人民医院
杜淑玲　胶南市人民医院
叶　林　胶州市人民医院
吕希峰　胶州市人民医院
宋同勋　胶州市人民医院
宋德文　胶州市人民医院
李　莹　胶州市人民医院
辛维栋　胶州市人民医院
陈秀杰　胶州市人民医院
单联斌　胶州市人民医院
周伟东　胶州市人民医院
张林涛　胶州市人民医院
张建美　胶州市人民医院

张秀苇　胶州市人民医院
杨培珂　胶州市妇幼保健院
杨　慧　山东陆军预备役高射炮兵师第三团卫生队
杨娉萍　胶州市人民医院
杨　青　胶州市人民医院
赵翠梅　胶州市人民医院
姜燕飞　胶州市人民医院
姜　宁　胶州市人民医院
高　娜　胶州市人民医院
高兰美　胶州市胶东街道办事处中心卫生院
徐增良　胶州市人民医院
栾照敏　胶州市人民医院
聂　淼　胶州市人民医院
崔春丽　胶州市人民医院
董晓辉　胶州市人民医院
韩　瑜　胶州市人民医院
殷德年　胶州市人民医院
綦淑杰　胶州市人民医院
潘　峰　胶州市人民医院

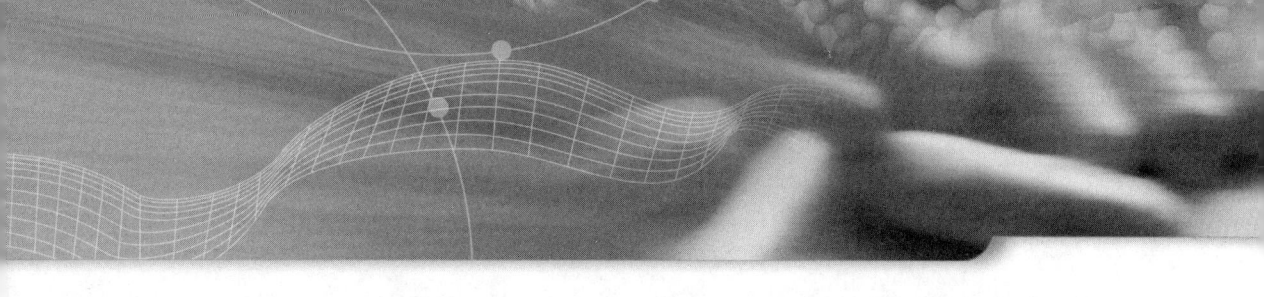

# 前言

　　随着社会的发展,人民生活水平的提高,交通事故、脑血管疾病愈来愈多,神经科急症成为临床急症中的主要病种,神经科急症是每位临床医师,尤其是基层医务工作者和刚走出大学校门的年轻医生所必须掌握的。在基层医院,急危症患者多,复合外伤多,神经科急症具有鲜明的特点和独立性,病情多变、易变、进展迅速,病死率和致残率高,且容易被忽视。只有充分掌握神经学科的急症知识,才能正确诊断,快速、准确救治,对各种复合伤不会遗漏,所以我们编写了《神经科急症救治与护理》,为青年医务工作者提供参考。

　　本书从临床角度出发,不但针对神经科简明阐述其发病机制、临床表现、诊断要点、处理原则,注重实际工作中容易忽视的问题,强调应急处理,通俗易懂,便于掌握。而且对各种复合伤也作了详尽的描述。

　　由于编者的知识水平有限,书中难免有不足之处,敬请医学界同仁和读者批评指正。

编　者

2013年10月

# 目 录

**第一章 神经系统解剖** ················································································· 1
    第一节 神经系统起源 ············································································ 1
    第二节 头部解剖 ·················································································· 8
    第三节 面部解剖 ················································································ 10
    第四节 颅部解剖 ················································································ 14
    第五节 脑的解剖 ················································································ 19
    第六节 脑和脊髓的被膜 ······································································ 28
    第七节 传导通路 ················································································ 30
    第八节 脑的血液供应 ········································································· 37
    第九节 脊髓的血液供应 ······································································ 39
    第十节 脑脊液及其循环 ······································································ 40

**第二章 颅内压增高** ···················································································· 42
    第一节 概述 ······················································································ 42
    第二节 颅内压增高 ············································································ 46
    第三节 脑疝 ······················································································ 51

**第三章 颅脑损伤** ······················································································· 55
    第一节 头皮损伤 ················································································ 58
    第二节 颅骨损伤 ················································································ 59
    第三节 脑损伤 ··················································································· 61
    第四节 多器官功能损害 ······································································ 92
    第五节 颅脑损伤的护理 ···································································· 110

## 第四章 颅脑损伤合并伤及处理 ······ 118
第一节 腹部脏器损伤 ······ 118
第二节 胸部损伤 ······ 124
第三节 泌尿系统损伤 ······ 143
第四节 运动系统损伤 ······ 154
第五节 颌面部损伤 ······ 185

## 第五章 脊髓损伤 ······ 190
第一节 急性创伤性脊髓损伤 ······ 190
第二节 脊髓火器伤 ······ 200

## 第六章 脑血管疾病 ······ 203
第一节 脑梗塞 ······ 203
第二节 脑出血 ······ 211
第三节 蛛网膜下腔出血 ······ 215
第四节 高血压脑病 ······ 218
第五节 颅内静脉窦及脑静脉血栓形成 ······ 220
第六节 动脉瘤和血管畸形 ······ 222
第七节 其他血管性疾病 ······ 271

## 第七章 脊髓血管性疾病 ······ 285
第一节 概述 ······ 285
第二节 椎管内动静脉畸形 ······ 291

## 第八章 颅内感染和寄生虫病 ······ 298
第一节 颅内非特异性感染 ······ 298
第二节 颅内特异性感染性疾病 ······ 306
第三节 脑寄生虫感染 ······ 317

## 第九章 脊髓感染 ······ 327
第一节 非特异性脊髓炎 ······ 327
第二节 脊髓化脓性感染 ······ 330

## 第十章 肿瘤及先天性疾病急症 ······ 339
第一节 肿瘤 ······ 339
第二节 脑积水 ······ 344
第三节 颅裂和脊柱裂 ······ 347
第四节 狭颅症 ······ 348

## 第十一章 癫痫 ......351
### 第一节 癫痫 ......351
### 第二节 癫痫持续状态 ......359

## 第十二章 营养支持治疗 ......368
### 第一节 概论 ......368
### 第二节 危重病人的营养支持治疗 ......375

## 第十三章 重症监测 ......384
### 第一节 重症监护病房概述 ......384
### 第二节 神经外科重症监护 ......387
### 第三节 各器官功能检测 ......393
### 第四节 体液代谢 ......413
### 第五节 体液代谢的失调 ......414
### 第六节 酸碱平衡失调 ......420

## 第十四章 神经科常用辅助检查和化验检查 ......426
### 第一节 辅助检查 ......426
### 第二节 化验检查 ......443

## 第十五章 神经系统常用药物 ......450
### 第一节 神经外科常用抗生素 ......450
### 第二节 营养神经药物 ......460

## 第十六章 康复训练与护理 ......469
### 第一节 昏迷及预后评价 ......469
### 第二节 康复训练 ......472

## 第十七章 呼吸机应用及护理技术 ......482
### 第一节 机械通气 ......482
### 第二节 血压监测 ......490
### 第三节 心肺脑复苏 ......494
### 第四节 输液泵及其应用 ......500

## 参考文献 ......502

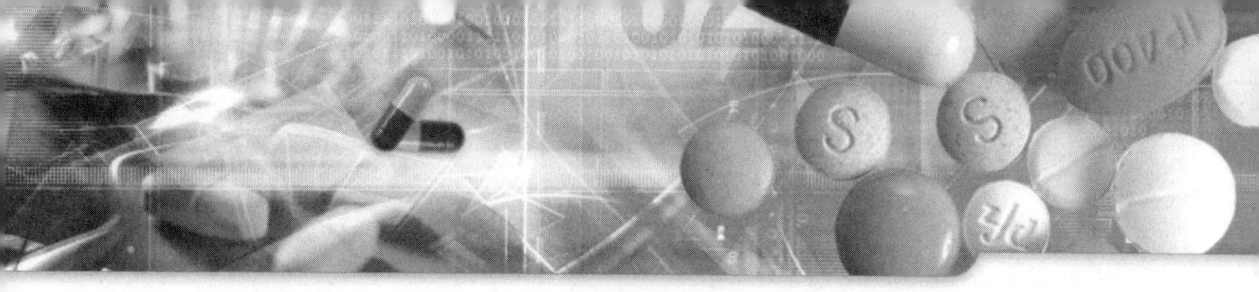

# 第一章 神经系统解剖

## 第一节 神经系统起源

中枢神经系统(central nervous system,CNS),是神经系统的主要部分。包括位于椎管内的脊髓和位于颅腔内的脑,是反射活动的中心部位。其位置常在动物体的中轴,由明显的脑神经节、神经索或脑和脊髓以及它们之间的连接成分组成。在中枢神经系统内大量神经细胞聚集在一起,有机地构成网络或回路。中枢神经系统是接受全身各处的传入信息,经它整合加工后成为协调的运动性传出,或者储存在中枢神经系统内成为学习、记忆的神经基础。人类的意识、心理、思维活动也是中枢神经系统的功能。神经系统起源于神经外胚层,由神经管和神经嵴分化而成。

### 一、组织发生

(一)神经管

人胚第3周初,脊索诱导其背侧中线的外胚层,神经外胚层形成神经管,神经管前段膨大,衍化为脑,后段较细,衍化为脊髓。

(二)神经嵴

在神经管形成过程中,神经褶边缘的一些神经外胚层细胞随神经管的形成而下陷,在神经管外侧形成左右两条细胞索,称神经嵴,神经嵴分化为周围神经系统的神经节、神经胶质细胞和肾上腺髓质嗜铬细胞等。

(三)神经管上皮发育

早期的神经板为单层柱状上皮,称神经上皮(neuroepithelium)。当神经管形成后,管壁变为假复层柱状上皮。

1. 早期结构。内界膜:神经管腔内面的一层膜;神经上皮细胞:假复层柱状上皮细胞;外界膜:为上皮的基膜。

2. 结构发育。内界膜原来的神经上皮细胞停止分化,变成一层立方形或矮柱状细胞,称室管膜层。套层：神经上皮细胞不断分裂增殖，部分细胞迁至神经上皮细胞的外周，成为成神经细胞。之后，神经上皮细胞又分化出成神经胶质细胞，也迁至神经上皮细胞的外周。于是，在原神经上皮细胞的外周由成神经细胞和成胶质细胞构成一层新细胞层，称套层。边缘层：套层的成神经细胞起初为圆球形，很快长出突起，突起逐渐增长并伸至套层外周，形成一层新的结构，称边缘层。随着成神经细胞的分化，套层中的成胶质细胞也分化为星形胶质细胞和少突胶质细胞，并有部分细胞进入边缘层。

3. 神经细胞。成神经细胞属分裂后细胞，一般不再分裂增殖。起初为圆形，称无极成神经细胞，以后发生两个突起，成为双极成神经细胞，双极成神经细胞朝向神经管腔一侧的突起退化消失，成为单极成神经细胞，伸向边缘层的一个突起迅速增长，形成原始轴突，单极成神经细胞内侧端又形成若干短突起，成为原始树突，于是成为多极成神经细胞，各极成神经细胞进一步生长分化为各极神经细胞。

4. 胶质细胞。胶质细胞的发生晚于神经细胞，成胶质细胞首先分化为各类胶质细胞的前体细胞，即：成星形胶质细胞和成少突胶质细胞；成星形胶质细胞分化为原浆性和纤维性星形胶质细胞；成少突胶质细胞分化为少突胶质细胞；神经胶质细胞始终保持分裂增殖能力。

## 二、脊髓的发生

（一）组织发生

神经管的下段分化为脊髓。脊髓基本保持了上述五层结构：内界膜、室管膜层成为室管膜、套层分化为脊髓灰质、边缘层分化为白质、外界膜，其管腔演化为脊髓中央管。

（二）套层演化

形成腹侧左右两个基板背侧，左右两个翼板顶壁和底壁为顶板和底板界沟，前正中裂，后正中隔。

1. 神经管的两侧壁由于套层中成神经细胞和成胶质细胞的增生，而迅速增厚，腹侧部形成左右两个基板。脊髓灰质前角背侧部形成左右两个翼板，翼板形成脊髓灰质后角，若干成神经细胞聚集于基板和翼板之间，形成脊髓灰质侧角。

2. 神经管顶壁和底壁都薄而窄，分别形成顶板和底板。

3. 由于基板和翼板的增厚，在神经管的内表面出现了左右两条纵沟，中枢神经系统称界沟。

4. 由于细胞继续增多，左右两基板之间出现一纵沟，称前正中裂。而左右两翼板增大向内侧推移并在中线愈合，愈合处形成一隔膜，称后正中隔。

（三）脊髓发育

胚胎第3个月之前：脊髓与脊柱等长，其下端可达脊柱的尾骨；第3个月后：由于脊柱增长比脊髓快，脊柱逐渐超越脊髓向尾端延伸，脊髓的位置相对上移。至出生前：脊髓下端与第3腰椎平齐，仅以终丝（为拉长成线状的软脊膜）与尾骨相连。由于节段分布的脊神经均在胚胎早期形成，并从相应节段的椎间孔穿出，当脊髓位置相对上移后，脊髓颈段以下的脊神经根便越来越斜向尾侧,至腰、骶和尾段的脊神经根则在椎管内垂直下行,与终丝共同组成马尾。

### 三、脑的发生

1. 脑早期结构:胚胎第4周末,神经管头段形成三个膨大,即脑泡由前向后分别为前脑泡、中脑泡和菱脑泡。

2. 结构演变:至第5周时,前脑泡的头端向两侧膨大,形成左右两个端脑,以后演变为大脑两半球,而前脑泡的尾端则形成间脑,中脑泡演变为中脑,菱脑泡演变为头侧的后脑和尾侧的末脑,后脑演变为脑桥和小脑,末脑演变为延髓,脑的内腔成为脑室和中脑导水管。

3. 脑壁结构发育:脑壁的演化与脊髓相似,由于套层的增厚,使侧壁分成了背侧的翼板和腹侧的基板。

(1)端脑和间脑的侧壁大部分形成翼板,基板甚小,端脑套层中的大部分细胞都迁至外表面,形成大脑皮质,小部分细胞聚集成团形成神经核,边缘层分化为大脑白质。

(2)中脑、后脑和末脑中的套层细胞多聚集成细胞团或细胞柱,形成各种神经核。翼板中的神经核多为感觉中继核,基板中的神经核多为运动核。

(3)小脑是由后脑两侧翼板的背侧部分对称性增厚发育而成。

### 四、组成

脊椎动物的中枢神经系统:脊椎动物的脑位于颅腔内,脊髓位于椎管内。脊椎动物的中枢神经系统从胚胎时身体背侧的神经管发育而成。神经管的头端演变成脑,尾端成为脊髓。神经管腔在脑内的部分发展演变成为脑室,在脊髓部分演变成为中央管。脑在开始时是3个:前脑泡、中脑和菱脑泡,以后中枢神经系统又衍化成为端脑、间脑、中脑、小脑、脑桥和延髓。脊椎动物的中枢神经系统内许多神经纤维是有髓鞘的,它们聚集在一起时,肉眼观呈白色,称白质。相反,神经细胞体集中的部位,肉眼观呈灰色,由大量神经细胞体和树突上大量突触组成,称灰质。中枢神经系统内由功能相同的神经细胞体集聚组成的,具有明确范围的灰质团块叫做神经核。在脊髓中进行的神经活动,主要是按节段进行的反射性活动;但脊椎动物的许多活动都带有整体性,这有赖于脑与脊髓之间联系来完成。在中枢神经系统内出现了许多纵向走行的胚胎中-中枢神经系统的形成。

神经纤维束:在脑和脊髓的左、右两侧之间也有许多连合纤维,其中最粗大的是大脑两半球之间的胼胝体。

这些活动都体现了中枢神经系统的协调与整合作用。

### 五、结构

中枢神经系统是人体神经系统的最主体部分,包括脑和脊髓,其主要功能是传递、储存和加工信息,产生各种心理活动,支配与控制人的全部行为。人类的脑是由约140亿个脑细胞构成的重约1 400克的海绵状神经组织。脑是中枢神经系统的主要部分,在构造上,按部位的不同分为后脑、中脑和前脑三大部分,分别具有不同的功能。

1. 后脑位居脑的后下部,其中包括三部分。① 延脑,位于脊髓的上端,与脊髓相连,呈细管状,大如手指。延脑的主要功能在于控制呼吸、心跳、吞咽及消化,稍受损伤即危及生命。② 脑桥,位于延脑之上,是由神经纤维构成的较延脑为肥大的管状体。脑桥连接延脑与中脑,如果受损可能使睡眠失常。③ 小脑,位于脑桥之后,形似两个相连的皱纹半球,其功能主要是控制身体的运动与平衡。如果小脑受损,即丧失身体自由活动的能力。

2. 中脑位于脑桥之上,恰好处在整个脑的中间。中脑是视觉和听觉的反射中枢。在中脑的中心有一个网状的神经组织,称为网状结构。网状结构的主要功能是控制觉醒、注意、睡眠等意识状态。网状结构的作用扩及脑桥、中脑和前脑。中脑与后脑的脑桥和延脑合在一起,称为脑干,脑干是生命中枢。

3. 前脑是脑的最复杂部分,也是最重要的部分。前脑主要包括五部分。

(1) 大脑皮质:大脑皮质是中枢神经系统中最重要的部分,一般厚度为2.5~3.0毫米,面积约为2 200平方厘米,上面布满了下凹的沟和凸出的回。分隔左右两半球的深沟称为纵裂。纵裂底部由胼胝体相连。大脑半球外侧面,由顶端起与纵裂垂直的沟称为中央沟。在半球外侧面,由前下方向后上方斜行的沟称为外侧裂。半球内侧面的后部有顶枕裂。中央沟之前为额叶。中央沟后方、顶枕裂前方、外侧裂上方为顶叶。外侧裂下方为颞叶。顶侧裂后方为枕叶。胼胝体周围为边缘叶。每叶都包含很多回。在中央沟的前方有中央前回,后方有中央后回。大脑半球深部是基底神经节,主要包括尾状核和豆状核,合称为纹状体。其机能主要是调节肌肉的张力来协调运动。

(2) 边缘系统:边缘系统是位于胼胝体之下包括多种神经组织的复杂神经系统。边缘系统的构造与功能尚不能十分确定,在范围上除包括部分丘脑和下丘脑之外,还包括海马和杏仁核等。海马的功能与学习、记忆有关,杏仁核的功能与动机、情绪有关。

(3) 丘脑:是卵形的神经组织,其位置在胼胝体的下方,具有转运站的功能。从脊髓传来的神经冲动,都先中止于丘脑,然后再由丘脑分别传送至大脑皮质的相关区域。如丘脑受损,将使感觉扭曲,无法正确了解周围的世界。

(4) 下丘脑:位于丘脑之下,其体积虽比丘脑小,但功能比丘脑复杂。下丘脑是自主神经系统的主要控制中心。它直接与大脑皮质的各区相连,又与主控内分泌系统的脑垂体连接。下丘脑的主要功能是控制内分泌系统、维持新陈代谢、调节体温,并与饥、渴、性等生理性动机及情绪有关。如下丘脑受损,将使个体的饮食习惯与排泄功能受到影响。

(5) 脑垂体:位于下丘脑之下,其大小如豌豆,在部位上虽属于前脑,但在功能上则属于内分泌系统中最主要的分泌腺之一。此外,胼胝体连接大脑两半球,使两半球的神经网络得以彼此沟通。

脊髓上接脑部,外连周围神经,31对脊神经分布于它的两侧。脊髓的活动受脑的控制。来自躯干、四肢的各种感觉信息通过感觉神经传送至脑,进行高级的分析和综合;脑的活动也要通过运动神经传至效应器。脊髓本身也可以不经大脑完成许多反射活动,如牵张反射、膀胱和肛门反射等。

## 六、特征

脊髓还保留着原来神经管的模式,灰质居中央管的周围,而白质围于灰质的表面。脊髓的背侧部分由胚胎时期神经管的翼板发展而成,主要接受感受器的传入信息。腹侧部分由基板发育而成,其功能是运动性的。脑干的颅神经核的位置按其感觉、运动的性质,基本上与脊髓的排列方式相似,但由于脑室的形状变化,当然,不如脊髓那样明显而整齐。脑干中的一些既非感觉又非运动性的神经核,如红核、橄榄核等,则位于脑干的不同部分。由于脑室及众多的神经束和传导束的出现,脑干的构造比脊髓要复杂得多。大脑及小脑的灰质主要分布在表层,分别称为大脑皮层和小脑皮层;而白质则在深层。

中枢神经系统功能　中枢神经系统像是一部容器巨大的信息加工器,加工的结果可以出现反射活动、产生感觉或记忆。例如,动物遇到伤害性的东西会逃避躲开,这是一种反射动作。在这个反射动作中,伤害性刺激所引起的信息,传入中枢,经过中枢的加工,再经运动神经传出,引起了肌肉的活动。中枢神经系统接受传入信息后,可以传到脑的特定部位,产生感觉,这点在人类是可以根据主观的经验明确地报告出来的,在动物或许也有同样或类似的"感受"。有些感觉信息传入中枢后,经过学习的过程,还可在中枢神经系统内留下痕迹,成为新的记忆。

中枢神经系统在完成上述功能活动时,有一个非常重要的特征,即协调与整合。协调指整体作用中的各个作用结合成为和谐运动的过程。整合是指把单独的、部分的活动变成为一个完整的活动过程。在这里,输出不再与输入呈一对一的关系,可以是多个输入,转化成单个输出,或者相反。例如,当左腿屈曲时,右腿为了支持体重一般都是伸直的,而左腿屈肌是收缩的,伸肌却是松弛的。这些活动都体现了中枢神经系统的协调与整合作用。

## 七、分类

如果从有机体与环境之间的相互关系来看,则中枢神经系统的功能可以归纳成两类:主动作用与对抗作用。对抗作用就是对抗外界环境给予机体的刺激,力图维持机体活动的原先状态,在生理学上称稳态性作用。这对保持机体生理状态的相对稳定,对于各种生理正常功能的进行有着重要的意义。各种先天的反射性活动,基本上都是属于这一类,如体温调节反射,食物引起的胃肠活动反射等。另一类作用并非由明显的外界刺激所引起而是由机体主动发动的,称主动作用,这在高等动物尤为明显,如猫向老鼠扑去,如人们随意想发动某个动作等。在这两种活动的基础上还可经过学习,获得新的行为。

1. 脑。脑是中枢神经系统的主要部分,位于颅腔内,低等脊椎动物的脑较简单,人和哺乳动物的脑特别发达,可分为大脑、小脑和脑干三部分。

(1) 大脑:为神经系统最高级部分,由左,右两个大脑半球组成,两半球间有横行的神经纤维相联系。每个半球包括:

① 大脑皮层(大脑皮质):是表面的一层灰质(神经细胞的细胞体集中部分),人的大脑表面有很多往下凹的沟(裂),沟(裂)之间有隆起的回,因而大大增加了大脑皮层的面积。人的大脑皮层最为发达,是思维的器官,主导机体内一切活动过程,并调节机体与周

围环境的平衡,所以大脑皮层是高级神经活动的物质基础。

②髓质:又称"白质",位于大脑皮层内部,由神经纤维所组成。

③基底神经节:在半球底部的白质中,由神经细胞集中而成。

(2)小脑:在大脑的后下方,分为中间的蚓部和两侧膨大的小脑半球,表层的灰质即小脑皮层,被许多横行的沟分成许多小叶。小脑的内部由白质和灰色的神经核所组成,白质称髓质,内含有与大脑和脊髓相联系的神经纤维。小脑主要的功能是协调骨骼肌的运动,维持和调节肌肉的紧张,保持身体的平衡。

(3)脑干:包括间脑、中脑、脑桥和延髓,分布着很多由神经细胞集中而成的神经核或神经中枢,并有大量上、下行的神经纤维束通过,连接大脑、小脑和脊髓,在形态上和机能上把中枢神经各部分联系为一个整体。脑各部内的腔隙称脑室,充满脑脊液。在人体,脑通常分为大脑、小脑、间脑和脑干(包括中脑、脑桥和延髓)四部分。

2. 脊髓。脊髓为中枢神经系统的低级部位,位于椎管内,呈扁平柱形,上端平枕骨大孔和脑相续,下端呈圆锥形。成人的圆椎末端在第一腰椎下缘,全长约45厘米,平均重30克,在颈部与腰部有两个膨大,与四肢功能有关。从横切面上看,中央为蝴蝶形灰质,周围由白质组成,灰质中央有中央管。灰质向后外突出的部分为后角,与脊神经的后根相连,内含中间神经元;向前方突出的部分为前角,内含运动神经元,其纤维构成脊神经前根;侧角内含植物性神经元。白质由神经纤维组成,按位置可分前索、侧索和后索,分别把脑和脊髓及脊髓内各段联系起来。脊髓的功能有两个方面:一是传导功能,来自大部器官的神经冲动,先经后根入脊髓,后经上行传导束到脑,脑发出的大部分冲动,通过下行传导束传到脊髓,再经前根传至全身大部分器官;二是反射功能,脊髓灰质中有许多低级的神经中枢,可完成某些基本的反射活动,如排便、排尿等内脏反射和膝跳反射,跖反射等躯体反射。正常情况下,脊髓的反射活动都是在高级中枢控制下进行的,当脊髓突然横断,与高级中枢失去联系后,会产生暂时性的脊髓休克。脊髓损伤可中断某一水平的生理功能,如今由于医学进步,许多脊髓损伤病人已有可能恢复其生理。

3. 周围神经系统。周围神经系统是中枢神经系统以外的神经组织的总称,包括各种神经、神经丛和神经节。周围神经系统的一端同中枢神经系统的脑和脊髓相连,另一端通过各种末梢装置与身体其他器官和系统相联系。周围神经包括12对脑神经、31对脊神经和植物性神经,植物性神经又可分为交感神经和副交感神经。在周围神经系统,神经元集中的部位称神经节,周围神经又可根据功能的不同,分为传入神经、传出神经和混合神经。神经中枢又称反射中枢,中枢神经系统内有对某一特定生理机能具有调节作用的细胞群或感受某种刺激的细胞群,分别分布在中枢神经系统的各个部位,在反射活动中起重要作用。每种反射的中枢结构,称为该反射的中枢。一些简单的反射,只需通过神经系统的低级部位就能完成,如膝跳反射中枢位于腰部脊髓。复杂反射的中枢,在中枢神经系统内分布较广,分布在几个不同的部位,但其中有一最基本部位,如呼吸中枢存在于延髓、脑桥以至大脑皮质,但延髓呼吸中枢是最基本的,其余各级中枢通过影响延髓呼吸中枢来调节呼吸运动,在同一中枢内,神经元之间的联系也是错综复杂的。

## 八、作用

神经细胞的形态是多种多样的,在细胞表面有许多突起。所以,科学家把神经细胞分成胞体和突起两部分来观察和描述。胞体部分和身体其他部位的细胞差不多,也包括细胞膜、细胞质和细胞核等。较特殊的是神经细胞的胞浆内含有带色素的斑块,称为尼氏小体或虎斑。突起部分有两种:一种突起短而分支多,称为树状突;另一种突起往往较长且只有一个,称为轴突。不论是树状还是轴突均有传导兴奋冲动的作用,就像电线传导电流一样。轴突的结构比较复杂,外面包了一层叫髓鞘的东西,就像电线外面包了一层塑料皮似的。神经胶质也具有非常重要的作用,它对神经细胞具有支持、营养和形成髓鞘的功能。

轴突和轴突,树状突和树状突,轴突、树状突和细胞体之间都可以通过一个叫突触的结构发生联系。突触之间有两层膜,膜间有个极小的空隙,只有在电子显微镜下才能看到。兴奋冲动从一条神经的轴突传送过来时,在突触前面的那层膜里可产生一些化学物质,如乙酰胆碱、去甲肾上腺素等。这些化学物质再释放到两层膜的空隙内,然后作用于后面的那层膜,这样便可使神经冲动沿着后面那条神经传下去。这种神经传导速度是非常快的,每秒钟可以传送 1～100 米远。一旦人体受到外界的刺激时,神经冲动就会迅速地从一个神经细胞,通过突触这一途径,一传十、十传百……迅速传到大脑,由大脑皮层进行分析综合,再通过另外一套神经通路,把命令发送到全身,以对外界的刺激做出及时而恰当的反应。神经衰弱时,大脑内抑制过程减弱,神经细胞的兴奋性相对增高,这样对外界的刺激可产生强而迅速的反应,从而使神经细胞的能量大量消耗。因此,神经衰弱患者常表现为既容易兴奋,又易于疲劳。另一方面,大脑皮层功能弱化,其调节和控制皮层下植物神经系统功能也减弱,从而出现植物神经功能亢进的一些症状。中枢神经系统是调节某一特定生理功能的神经元群。如呼吸中枢、体温调节中枢、语言中枢等等。通常,一些简单的反射中枢范围较窄,如膝跳反射的中枢在腰部脊髓,角膜反射中枢在脑桥。但调节某一复杂生命活动的中枢,其范围却很广,如调节呼吸运动的中枢分散在延髓、脑桥、下丘脑以及大脑皮层等部位,而延髓呼吸中枢是基本的,其余各级中枢通过影响延髓呼吸中枢来调节呼吸运动。可见反射中枢并非仅是中枢神经系统内某一局限的孤立区域。即使同一水平的某一神经中枢内部各个神经元之间,也还有错综复杂的联系,它们相互影响,决定着这个中枢的机能活动状态。神经中枢的活动,可以通过神经纤维直接作用于效应器,也可通过体液途径间接作用于效应器,这个体液途径就是指内分泌调节。由于各种反射的神经中枢有确定的位置,故检查某一反射的表现或直接观察某些效应器官的活动,可以推测中枢的机能变化,用以诊断疾病或判断病情。如角膜反射的中枢在脑桥,用棉絮轻触角膜边缘,正常反应为闭眼,如角膜反射迟钝或消失,则表示脑桥损伤或昏迷;跟腱反射的中枢位于骶髓 1～2 节,叩打跟腱,正常应出现足向跖面屈曲,如跟腱反射减弱或消失,则提示相应中枢损伤。

(张林涛 纪德峰 宋德文)

## 第二节 头部解剖

头部包括颅与面两部分。

### 一、境界与分区

头部以下颌骨下缘、下颌角、乳突尖端、上项线和枕外隆凸的连线为界与颈部区分。头部本身又以眶上缘、颧弓上缘、外耳门上缘至乳突的连线为界，分为上方的颅部和前下方的面部。

### 二、表面解剖

（一）体表及骨性标志

头部骨性标志明显，对于头部定位具有重要意义。

1. 眉弓（superciliary arch）：为位于眶上缘上方、额结节下方的弓状隆起，男性隆起较明显。眉弓对应于大脑额叶的下缘，其内侧份的深面有额窦。

2. 眶上切迹（supra-orbital notch）或眶上孔：位于眶上缘的内、中 1/3 交界处，距正中线约 2.5 cm，眶上血管和神经由此通过。用力按压时，可感觉有压痛。有资料表明，两侧均呈切迹者占 59.2%，两侧成孔者占 36.1%，一侧成孔而另一侧为切迹者占 4.7%。

3. 眶下孔（infra-orbital foramen）：位于眶下缘中点的下方约 0.8 cm 处，眶下血管及神经由此穿过。此处为眶下神经阻滞的部位。

4. 颏孔（mental foramen）：通常位于下颌第二前磨牙根下方，下颌体上、下缘连线的中点或其稍上方，距正中线约 2.5 cm 处。此孔呈卵圆形，实际上是一个短管，开口多向后上方，有颏血管和神经通过，为颏神经麻醉的穿刺部位。颏孔的位置和开口方向均有年龄变化，其位置可随年龄的增长而逐渐上移和后移，在 7～8 岁儿童略低于成人，15 岁时接近成人位置，脱牙老人由于下颌牙槽吸收则多接近下颌体上缘。其开口方向在婴儿期朝前上方或前方，6 岁以后则朝向后上方。眶上切迹、眶下孔和颏孔三者之间的连线，一般为一条直线。

5. 翼点（pterion）：为额、顶、颞、蝶四骨汇合之处，位于颧弓中点上方约二横指（约 3.8 cm）处，多呈 "H" 形。翼点是颅骨的薄弱部分，而且内面有脑膜中动脉前支通过，此处受暴力打击时，易发生骨折，并常伴有该动脉的撕裂出血，形成硬膜外血肿。

6. 颧弓（zygomatic arch）：由颞骨的颧突和颧骨的颞突共同组成，全长均可触及。颧弓上缘，相当于大脑半球颞叶前端的下缘。颧弓下缘与下颌切迹间的半月形中点，为咬肌神经封闭及上、下颌神经阻滞麻醉的进针点。

7. 耳屏（tragus）：为位于耳甲腔前方的扁平突起。在耳屏前方约 1 cm 处可触及颞浅动脉的搏动。在它的前方可以检查颞下颌关节的活动情况。

8. 髁突（condylar process）：位于颧弓下方，耳屏的前方。在张、闭口运动时，可触及髁突向前、后滑动，若髁突滑动受限，将导致张口困难。

9. 下颌角（angle of mandible）：位于下颌体下缘与下颌支后缘相交处。下颌角位置突出位于下颌体与下颌支的拐角处,为下颌骨骨折的好发部位。

10. 乳突(mastoid process):位于耳垂后方,在其根部前内方有茎乳孔,面神经由此孔出颅。在乳突后部的颅骨内面有乙状窦沟,容纳乙状窦。乳突根治术时,应注意勿伤及面神经和乙状窦。

11. 前囟点(bregma):为冠状缝与矢状缝的相交点,故又名冠矢点。在新生儿,此处的颅骨因骨化尚未完成,仍为结缔组织膜性连接,呈菱形,称为前囟(anterior fontanelle),在1~2岁时闭合。前囟膨出是颅内压增高的体征。

12. 人字点(lambda):为矢状缝的后端与人字缝的相交点。有的人此处呈一线性凹陷,可以触知。新生儿的后囟即位于此处。后囟较前囟为小,呈三角形,生后3~6个月即闭合。患佝偻病和脑积水时,前、后囟均闭合较晚。

13. 枕外隆凸(external occipital protuberance):是位于枕骨外面正中最突出的隆起,与枕骨内面的窦汇相对应。枕外隆凸的下方有枕骨导血管。颅内压增高时此导血管常扩张,施行颅后窝开颅术若沿枕外隆凸作正中切口时,注意勿伤及窦汇和导血管,以免导致大出血。

14. 上项线(superior nuchal line):为自枕外隆凸向两侧延伸至乳突的骨嵴,内面与横窦平齐。

(二)体表投影

为了描述大脑半球背外侧面主要沟回和脑膜中动脉的体表投影,可先确定以下六条标志线。① 下水平线:通过眶下缘与外耳门上缘;② 上水平线:经过眶上缘,与下水平线平行;③ 矢状线:是从鼻根越颅顶正中线到枕外隆凸的弧线;④ 前垂直线:通过颧弓中点;⑤ 中垂直线:经髁突中点;⑥ 后垂直线:经过乳突基部后缘。这些垂直线向上延伸,与矢状线相交。

1. 中央沟的投影。在前垂直线和上水平线交点与后垂直线和矢状线交点的连线上,介于中垂直线与后垂直线间的一段。中央沟位于冠状缝的后方约两横指,且与冠状缝平行,其上端在鼻根与枕外隆凸连线中点后方1 cm处。

2. 中央前、后回的投影。分别位于中央沟投影线前、后各1.5 cm宽的范围内。

3. 运动性语言中枢的投影。通常位于左侧大脑半球额下回后部的运动性语言中枢,其投影区在前垂直线与上水平线相交点稍上方。

4. 外侧沟的投影。其后支位于上水平线与中央沟投影线夹角的等分线上前端起自翼点,沿颞骨鳞部上缘的前份向后,终于顶结节下方不远处。

5. 大脑下缘的投影。为由鼻根中点上方1.25 cm处开始向外,沿眶上缘向后,经颧弓上缘、外耳门上缘至枕外隆凸的连线。

6. 脑膜中动脉的投影。本干经前垂直线与下水平线交点;前支通过前垂直线与上水平线的交点;后支则经过后垂直线与上水平线的交点。脑膜中动脉的分支状况,时有变异。探查前支,钻孔部位在距额骨颧突后缘和颧弓上缘各4.5 cm的两线相交处;探查后支,则在外耳门上方2.5 cm处进行。

(张林涛 纪德峰 宋德文)

## 第三节 面部解剖

面部可分为眶区、鼻区、口区和面侧区,后者又分为颊区、腮腺咬肌区和面侧深区。本节仅叙述面部浅层结构和面侧区。

### 一、面部浅层结构

(一)皮肤与浅筋膜

面部皮肤薄而柔软,富于弹性。移动性视其与深部组织连接的松紧情况而定,脸部连接疏松,鼻尖等部连接紧密。面部皮肤含有较多的皮脂腺、汗腺和毛囊,是皮脂腺囊肿和疖肿的好发部位。浅筋膜由疏松结缔组织构成,其中颊部脂肪聚成的团块,称颊脂体。睑部皮下组织少而疏松,此部位易形成水肿。浅筋膜内有神经、血管和腮腺管穿行。由于血供丰富,面部创口愈合快,抗感染能力较强,但创伤时出血较多。面静脉与颅内的海绵窦借多条途径相交通,因此面部感染有向颅内扩散的可能,尤其是口裂以上两侧口角至鼻根的三角形区域,感染向颅内扩散的可能性更大,被称为"危险三角区"。面部的小动脉有丰富的血管运动神经分布,反应灵敏,当情绪激动或患某些疾病时,面部的色泽也随之产生明显的变化。

(二)面肌

面肌属于皮肌,薄而纤细,起自面颅诸骨或筋膜,止于皮肤,不同的肌肉收缩,使面部呈现各种表情,故又称表情肌。面肌主要集中在眼裂、口裂和鼻孔的周围。面肌由面神经支配,面神经受损时,可引起面瘫。

(三)血管、淋巴及神经

1. 血管。分布于面部浅层的动脉主要为面动脉,有同名静脉伴行。

(1)面动脉(facial artery):在颈动脉三角内起自颈外动脉,穿经下颌下三角,在咬肌点前缘处,出现于面部。面动脉行程迂曲,斜向前上行,经口角和鼻翼外侧至内眦,改称内眦动脉。面动脉的搏动在下颌骨下缘与咬肌前缘相交处可以触及。面动脉供区出血时,压迫此点可有一定的止血作用。面动脉的后方有同名静脉伴行,浅面有部分面肌覆盖,并有面神经的下颌缘支和颈支越过。面动脉的分支有下唇动脉、上唇动脉和鼻外侧动脉。

(2)面静脉(facial vein):起自内眦静脉,伴行于面动脉的后方,位置较浅,行程不如面动脉迂曲,至下颌角下方,与下颌后静脉的前支汇合后,穿深筋膜注入颈内静脉。面静脉通过眼静脉与海绵窦交通。口角平面以上的一段面静脉通常无瓣膜,面肌的收缩或挤压可促使血液逆流进入颅内。

2. 淋巴。面部浅层的淋巴管非常丰富,吻合成网。这些淋巴管通常注入下颌下淋巴结和颏下淋巴结。此外,面部还有一些不恒定的淋巴结,如位于眶下孔附近的颧淋巴结,颊肌表面的颊淋巴结和位于咬肌前缘的下颌淋巴结。以上三群淋巴结的输出管,均注入下颌下淋巴结。

3. 神经。面部的感觉神经来自三叉神经,面肌的运动神经来自面神经。

（1）三叉神经（trigeminal nerve）：为混合神经，发出眼神经、上颌神经和下颌神经三大分支，其感觉支除分布于面深部外，终末支穿面颅各孔，分布于相应区域的皮肤。三个较大的终末支是：

① 眶上神经（supraorbital nerve）：为眼神经的分支，与同名血管伴行。由眶上切迹或孔穿出至皮下，分布于额部皮肤。

② 眶下神经（infraorbital nerve）：为上颌神经的分支，与同名血管伴行，穿出眶下孔，在提上唇肌的深面下行，分为数支，分布于下睑、鼻背外侧及上唇的皮肤。

③ 颏神经（mental nerve）：为下颌神经的分支，与同名血管伴行，出颏孔，在降口角肌深面分为数支，分布于下唇及颏区的皮肤。三叉神经3个主支在面部的分布以眼裂和口裂为界，眼裂以上为眼神经的分支分布，口裂以下为下颌神经分支分布，两者之间为上颌神经分支分布。

（2）面神经（facial nerve）：由茎乳孔出颅，向前穿入腮腺，先分为上、下两干，再各分为数支并相互交织成丛，最后呈扇形分为五组分支，支配面肌。

① 颞支（tempora branches）：经腮腺上缘，斜跨颧弓，支配额肌和眼轮匝肌上部。

② 颧支（zygomatic branches）：由腮腺前端穿出，支配眼轮匝肌下部及上唇诸肌。

③ 颊支（buccal branches）：出腮腺前缘，支配颊肌和口裂周围诸肌。

④ 下颌缘支（marginal mandibular branch）：从腮腺下端穿出后，行于颈阔肌深面，越过面动、静脉的浅面，沿下颌骨下缘前行，支配下唇诸肌及颏肌。

⑤ 颈支（cervical branch）：由腮腺下端穿出，在下颌角附近至颈部，行于颈阔肌深面，并支配该肌。

## 二、面侧区

面侧区为位于颧弓、鼻唇沟、下颌骨下缘与胸锁乳突肌上份前缘围成的区域，包括颊区、腮腺咬肌区和面侧深区。本节重点介绍后两个区域。

（一）腮腺咬肌区

本区主要结构为腮腺、咬肌，以及有关的血管、神经等。

1. 腮腺（parotid gland）：略呈锥体形，底向外侧，尖向内侧突向咽旁，可分为深、浅两部，通常以下颌骨后缘或以穿过腮腺的面神经丛作为两者的分界。腮腺位于面侧区，上缘邻接颧弓、外耳道和颞下颌关节；下平下颌角；前邻咬肌、下颌支和翼内肌的后缘，浅部向前延伸，覆盖于咬肌后份的浅面；后缘邻接乳突前缘及胸锁乳突肌前缘的上份。深部位于下颌后窝内及下颌支的深面。腮腺的深面与茎突诸肌及深部血管神经相邻。这些肌肉和血管、神经包括颈内动、静脉，舌咽、迷走、副及舌下神经共同形成"腮腺床"，紧贴腮腺的深面，并借茎突与位于其浅面的颈外动脉分开。

2. 腮腺咬肌筋膜：为颈深筋膜浅层向上的延续，在腮腺后缘分为深、浅两层，包绕腮腺形成腮腺鞘，两层在腮腺前缘处融合，覆盖于咬肌表面，称为咬肌筋膜。腮腺鞘与腮腺结合紧密，并发出间隔，深入到腺实质内，将腮腺分隔成许多小叶。由于腮腺有致密的筋膜鞘包裹，有炎症时常引起剧痛。腮腺鞘的浅层特别致密，而深层薄弱且不完整，腮腺化脓时,脓肿不易从浅层穿透,而易穿入深部,形成咽旁脓肿或穿向颈部。由于有间隔分隔,化脓性腮腺炎多为小叶性脓肿,故在切开排脓时,应注意引流每一脓腔。

3. 腮腺管(parotid duct):由腮腺浅部的前缘发出,在颧弓下一横指处,向前横跨咬肌表面,至咬肌前缘急转向内侧,穿颊肌,在颊黏膜下潜行一段距离,然后开口于与上颌第二磨牙相对处的颊黏膜上。开口处黏膜隆起,称腮腺乳头,可经此乳头插管,进行腮腺管造影。用力咬合时,在咬肌前缘处可以触摸到腮腺管。腮腺管的体表投影相当于自鼻翼与口角间的中点至耳屏间切迹连线的中 1/3 段。

4. 腮腺淋巴结(parotid lymph nodes):位于腮腺表面和腺实质内。浅淋巴结引流耳廓、颅顶前部和面上部的淋巴。深淋巴结收集外耳道、中耳、鼻、腭和颊深部的淋巴。浅、深淋巴结均注入颈外侧淋巴结。

5. 穿经腮腺的结构:纵行的有颈外动脉,颞浅动、静脉,下颌后静脉及耳颞神经;横行的有上颌动、静脉,面横动、静脉及面神经的分支。上述血管神经的位置关系,由浅入深,依次为:面神经分支、下颌后静脉、颈外动脉及耳颞神经。

(1)面神经(facial nerve):在颅外的行程中,因穿经腮腺而分为三段。

第一段:是面神经干从茎乳孔穿出至进入腮腺以前的一段,适位于乳突与外耳道之间的切迹内。此段长 1~1.5 cm,向前经过茎突根部的浅面,此段虽被腮腺所遮盖,但尚未进入腮腺实质内,故显露面神经主干可在此处进行。

第二段:为腮腺内段。面神经主干于腮腺后内侧面进入腮腺,在腮腺内通常分为上、下两干,再发出分支,彼此交织成丛,最后形成颞、颧、颊、下颌缘、颈五组分支。面神经位于颈外动脉和下颌后静脉的浅面。正常情况下,面神经外膜与腮腺组织容易分离,但在病变时二者常紧密粘连,术中分离较为困难。腮腺肿瘤可压迫面神经,引起面瘫。

第三段:为面神经穿出腮腺以后的部分。面神经的五组分支,分别由腮腺浅部的上缘、前缘和下端穿出,呈扇形分布,至各相应区域,支配面肌。

(2)下颌后静脉(retromandibular vein):颞浅静脉和上颌静脉与同名动脉伴行,穿入腮腺,汇合形成下颌后静脉,在颈外动脉的浅面下行,分为前、后二支,穿出腮腺。前支与面静脉汇合,注入颈内静脉;后支与耳后静脉合成颈外静脉。

(3)颈外动脉(external carotid artery):由颈部上行,经二腹肌后腹和茎突舌骨肌深面,入下颌后窝,由深面穿入腮腺,行于下颌后静脉的前内侧,至下颌颈平面分为两个终支。上颌动脉行经下颌颈内侧入颞下窝;颞浅动脉在腮腺深面发出面横动脉,然后跨颧弓至颞区。此外,耳颞神经亦穿入腮腺鞘,在腮腺深面上行,出腮腺至颞区,当耳颞神经因腮腺肿胀或受肿瘤压迫时,可引起由颞区向颅顶部放射的剧痛。

6. 咬肌(masseter muscle):起自颧弓下缘及其深面,止于下颌支外侧面和咬肌粗隆。该肌的后上部为腮腺所覆盖,表面覆以咬肌筋膜,浅面有面横动脉、腮腺管、面神经的颊支和下颌缘支横过。咬肌与颞肌,翼内、外肌共同组成咀嚼肌。

(二)面侧深区

此区位于颅底下方,口腔及咽的外侧,其上部为颞窝。

1. 境界 此区为一有顶、底和四壁的腔隙，其内容有翼内、外肌及出入颅底的血管、神经。前壁为上颌骨体的后面；后壁为腮腺深部；外侧壁为下颌支；内侧壁为翼突外侧板和咽侧壁；顶为蝶骨大翼的颞下面；底平下颌骨下缘。

2. 内容。

（1）翼内、外肌：翼内肌（medial pterygoid muscle）起自翼窝，肌纤维斜向外下，止于下颌支内侧面的翼肌粗隆。翼内肌单侧收缩时，使下颌骨向对侧移动，两侧同时收缩时，使下颌骨上提和前移。翼外肌（lateral pterygoid muscle）有两头，上头起自蝶骨大翼的颞下面，下头起自翼突外侧板的外面。两束肌纤维均斜向外后方，止于下颌颈前面的翼肌凹。翼内肌位于颞下窝的下内侧部，翼外肌位于上外侧部。两肌腹间及其周围的疏松结缔组织中，有重要的血管、神经穿行。

（2）翼丛（pterygoid plexus）：是位于颞下窝内，翼内、外肌与颞肌之间的静脉丛。翼丛收纳与上颌动脉分支伴行的静脉，最后汇合成上颌静脉，回流到下颌后静脉。翼丛与上颌动脉位于颞下窝的浅部；翼内、外肌的肌腹，下颌神经及其分支则位于该区的深部。翼丛通过眼下静脉和面深静脉与面静脉相通，并经卵圆孔网及破裂孔导血管与海绵窦相通，故口、鼻、咽等部位的感染，可沿上述途径蔓延至颅内。

（3）上颌动脉（maxillary artery）：平下颌颈高度起自颈外动脉，经下颌颈的深面入颞下窝，行于翼外肌的浅面或深面，经翼上颌裂入翼腭窝。上颌动脉以翼外肌为标志可分为三段。

第一段：位于下颌颈深面，自起点至翼外肌下缘。其主要分支有：下牙槽动脉（inferior alveolar artery）经下颌孔入下颌管，分支至下颌骨、下颌牙及牙龈，终支出颏孔，分布于颏区。脑膜中动脉（middle meningeal artery）行于翼外肌深面，穿耳颞神经两根之间垂直上行，经棘孔入颅，分布于颞顶区内面的硬脑膜。

第二段：位于翼外肌的浅面或深面，分支至翼内、外肌，咬肌和颞肌，另发出颊动脉（buccal artery）与颊神经伴行，分布于颊肌和颊黏膜。

第三段：位于翼腭窝内。主要分支有：① 上牙槽后动脉（posterior superior alveolar artery）向前下穿入上颌骨后面的牙槽孔，分布于上颌窦、上颌后份的牙槽突、牙、牙龈等。② 眶下动脉（inferior orbital artery）经眶下裂、眶下管，出眶下孔，沿途发出分支，分布于上颌前份的牙槽突、牙、牙龈，以及分布于下睑及眶下方的皮肤。

（4）下颌神经（mandibular nerve）：为三叉神经最大的分支，自卵圆孔出颅进入颞下窝，主干短，位于翼外肌的深面。下颌神经发出的运动支支配咀嚼肌，包括翼内肌神经、翼外肌神经，颞深前、后神经和咬肌神经。下颌神经还发出下述4个感觉支。

① 颊神经（buccal nerve）：经翼外肌两头之间穿出，沿下颌支前缘的内侧下行至咬肌前缘，穿颊肌分布于颊黏膜、颊侧牙龈，另有分支穿颊脂体分布于颊区和口角的皮肤。

② 耳颞神经（auriculotemporal nerve）：以两根起自下颌神经，环绕脑膜中动脉，然后合成一干，沿翼外肌深面，绕过下颌骨髁突的内侧至其后方转向上行，穿入腮腺鞘，于腮腺上缘处浅出，分布于外耳道、耳廓及颞区的皮肤。

③舌神经(lingual nerve)：经翼外肌深面下行，途中接受鼓索的味觉纤维和副交感纤维，继续向前下行，位于下颌支与翼内肌之间，达下颌下腺的上方，再沿舌骨舌肌的浅面前行至口底，分布于下颌舌侧牙龈、下颌下腺、舌下腺、舌前2/3及口底的黏膜。

④下牙槽神经（inferior alveolar nerve）：位于舌神经的后方，与同名动、静脉伴行，经下颌孔，入下颌管，发支分布于下颌骨及下颌诸牙，出颏孔后，称颏神经，分布于颏区皮肤。

（三）面侧区的间隙

面侧区的间隙位于颅底与上、下颌骨之间，是散在于骨、肌肉与筋膜之间的间隙，彼此相通。间隙内充满疏松结缔组织，感染可沿间隙扩散，主要介绍以下两个间隙。

1. 咬肌间隙(masseter space)：为位于咬肌深部与下颌支上部之间的间隙，咬肌的血管神经即通过下颌切迹穿入此隙，从深面进入咬肌。此间隙的前方紧邻下颌第三磨牙，许多牙源性感染如第三磨牙冠周炎、牙槽脓肿和下颌骨骨髓炎等均有可能扩散至此间隙。

2. 翼下颌间隙( pterygomandibular space)：位于翼内肌与下颌支之间，与咬肌间隙仅隔以下颌支，两间隙经下颌切迹相通。此间隙内有舌神经、下牙槽神经和同名动、静脉通过。下牙槽神经阻滞，即注射麻醉药液于此间隙内。牙源性感染常累及此间隙。

（张林涛　纪德峰　宋德文）

## 第四节　颅部解剖

颅部由颅顶、颅底和颅腔三部分组成。颅顶又分为额顶枕区和颞区，并包括其深面的颅顶诸骨。颅底有内、外面之分。内面分为颅前窝、颅中窝和颅后窝三部分。颅底有许多重要的孔道，是神经、血管出入颅的部位。

### 一、颅顶

（一）额顶枕区

1. 境界：前为眶上缘，后为枕外隆凸和上项线，两侧借上颞线与颞区分界。

2. 层次：覆盖于此区的软组织，由浅入深分为五层，依次为皮肤、浅筋膜(皮下组织)、帽状腱膜及颅顶肌(额、枕肌)、腱膜下疏松结缔组织和颅骨外膜。其中，浅部三层紧密连接，难以将其各自分开，因此，常将此三层合称"头皮"。深部两层连接疏松，较易分离。

（1）皮肤：此区皮肤厚而致密，并有两个显著特点：一是含有大量毛囊、汗腺和皮脂腺，为疖肿或皮脂腺囊肿的好发部位；二是具有丰富的血管，外伤时易致出血，但创口愈合较快。

（2）浅筋膜：由致密的结缔组织和脂肪组织构成，并有许多结缔组织小梁，使皮肤和帽状腱膜紧密相连，并将脂肪分隔成许多小格，内有血管和神经穿行。感染时渗出物不易扩散，早期即可压迫神经末梢引起剧痛。此外，小格内的血管，多被周围结缔组织固定，创伤时血管断端不易自行收缩闭合，故出血较多，常需压迫或缝合止血。浅筋膜内的血管和神经，可分为前、后、外三组。

前组：又包括内、外侧两组。外侧组距正中线约 2.5 cm，有眶上动、静脉和眶上神经。内侧组距正中线约 2 cm，有滑车上动、静脉和滑车上神经。眶上动脉系眼动脉的分支，和眶上神经伴行，在眼眶内于上睑提肌和眶上壁之间前行，至眶上孔（切迹）处绕过眶上缘到达额部。滑车上动脉是眼动脉的终支之一，与滑车上神经伴行，绕额切迹至额部。上述两组动脉和神经的伴行情况，常是眶上动脉在眶上神经的外侧，滑车上动脉在滑车上神经的内侧。眶上神经和滑车上神经都是眼神经的分支，所以三叉神经痛患者可在眶上缘的内、中 1/3 处有压痛。

后组：枕动、静脉和枕大神经分布于枕部。枕动脉是颈外动脉的分支，从颈部向后走行，经颞骨乳突的枕动脉沟，斜穿枕部一些肌肉而达枕部皮下。枕静脉汇入颈外静脉。枕大神经穿过项深部肌群后，在上项线平面距正中线 2 cm 处穿斜方肌腱膜，然后和枕动脉伴行，走向颅顶。枕动脉在枕大神经外侧，两者并有一定的距离。封闭枕大神经可于枕外隆凸下方一横指，向外侧约 2 cm 处进行。

颅顶的动脉有广泛的吻合，不但左右两侧互相吻合，而且颈内动脉系统和颈外动脉系统也互相联系，所以头皮在发生大块撕裂时也不易坏死。由于血管神经从四周向颅顶走行，所以，因开颅手术而作皮瓣时，皮瓣的蒂应在下方。瓣蒂应是血管和神经干所在部位，以保证皮瓣的营养。而作一般切口则应呈放射状，以免损伤血管和神经。

颅顶的神经都走行于皮下组织中，而且分布互相重叠，所以局麻时必须注射在皮下组织内。由于皮下组织内有粗大的纤维束，所以注射时会感到阻力较大。因为神经分布互相重叠，故局麻阻滞一支神经常得不到满意的效果，应当将神经阻滞的范围扩大。

外侧组：包括耳前和耳后两组，来源于颞区（后述）。

（3）帽状腱膜（epicranial aponeurosis）：前连枕额肌的额腹，后连枕腹，两侧逐渐变薄，续于颞筋膜。整个帽状腱膜都很厚实坚韧，并与浅层的皮肤和浅筋膜紧密相连，临床上的所谓头皮，就是这三层的合称。头皮外伤若未伤及帽状腱膜，则伤口裂开不明显；如帽状腱膜同时受伤，由于额枕肌的牵拉则伤口裂开，尤以横向伤口为甚。缝合头皮时一定要将此层缝好，既可以减少皮肤的张力，有利于伤口的愈合，也有利于止血。

（4）腱膜下疏松结缔组织：此层又称腱膜下间隙，是位于帽状腱膜与骨膜之间的薄层疏松结缔组织。此隙范围较广，前至眶上缘，后达上项线。头皮借此层与颅骨外膜疏松连接，故移动性大，开颅时可经此间隙将皮瓣游离后翻起，头皮撕脱伤也多沿此层分离。腱膜下间隙出血，易广泛蔓延，形成较大的血肿，瘀斑可出现于鼻根及上睑皮下。此间隙内的静脉，经导静脉与颅骨的板障静脉及颅内的硬脑膜静脉窦相通，若发生感染，可经上述途径继发颅骨骨髓炎或向颅内扩散，因此，此层被认为是颅顶部的"危险区"。

（5）颅骨外膜：由致密结缔组织构成，借少量结缔组织与颅骨表面相连，二者易于剥离。严重的头皮撕脱伤，可将头皮连同部分骨膜一并撕脱。骨膜与颅缝紧密愈着，骨膜下血肿，常局限于一块颅骨的范围内。

（二）颞区

1. 境界：位于颅顶的两侧，介于上颞线与颧弓上缘之间。

2. 层次：此区的软组织，由浅入深亦有五层，依次为皮肤、浅筋膜、颞筋膜、颞肌和颅骨外膜。

（1）皮肤：颞区的皮肤移动性较大，手术时无论选择纵行或横行切口，均易缝合，愈合后的瘢痕亦不明显。

（2）浅筋膜：所含脂肪组织较少。血管和神经可分为耳前和耳后两组。

① 耳前组：有颞浅动、静脉和耳颞神经，三者伴行，出腮腺上缘，跨颧弓到达颞区。颞浅动脉为颈外动脉的两终支之一，其搏动可在耳屏前方触及，该动脉在颧弓上方 2～3 cm 处分为前、后两支；颞浅静脉汇入下颌后静脉；耳颞神经是三叉神经第三支下颌神经的分支，可在耳轮脚前方进行局部阻滞麻醉。

② 耳后组：有耳后动、静脉和枕小神经，分布于颞区后部。耳后动脉起自颈外动脉。耳后静脉汇入颈外静脉。枕小神经来自第2、第3颈神经，属颈丛的分支。

（3）颞筋膜（temporal fascia）：上方附着于上颞线，向下分为深、浅两层，浅层附着于颧弓的外面，深层附着于颧弓的内面。两层之间夹有脂肪组织，颞中动脉（发自上颌动脉）及颞中静脉由此经过。

（4）颞肌（temporal muscle）：呈扇形，起自颞窝和颞筋膜深面，前部肌纤维向下，后部肌纤维向前，逐渐集中，经颧弓深面，止于下颌骨的冠突。经颞区开颅术切除部分颞骨鳞部后，颞肌和颞筋膜有保护脑膜和脑组织的作用，故开颅减压术常采用颞区入路。颞肌深部有颞深血管和神经，颞深动脉来自上颌动脉，颞深神经来自下颌神经，支配颞肌。

（5）骨膜（periosteum）：较薄，紧贴于颞骨表面，因而此区很少发生骨膜下血肿。骨膜与颞肌之间，含有大量脂肪组织，称颞筋膜下疏松结缔组织，并经颧弓深面与颞下间隙相通，再向前则与面部颊脂体相连续。因此，颞筋膜下疏松结缔组织中有出血或炎症时，可向下蔓延至面部，形成面深部的血肿或脓肿，而面部炎症，如牙源性感染也可蔓延到颞筋膜下疏松结缔组织中。

（三）颅顶骨

颅顶骨在胚胎发育时期是膜内化骨，出生时尚未完全骨化，因此，在某些部位仍保留膜性结构，如前囟和后囟等处。颅顶各骨均属扁骨。前方为额骨，后方为枕骨。在额、枕骨之间是左、右顶骨。两侧前方小部分为蝶骨大翼；后方大部分为颞骨鳞部。颅顶各骨之间以颅缝相接合，发生颅内压增高时，在小儿骨缝可稍分离。成人颅顶骨的厚度约为 0.5 cm，最厚的部位可达 1 cm，颞区最薄，仅有 0.2 cm。由于颅顶骨各部的厚度不一，故开颅钻孔时应予注意。颅顶骨呈圆顶状，并有一定的弹性。受外力打击时常集中于一点，成人骨折线多以受力点为中心向四周放射，而小儿颅顶骨弹性较大，故外伤后常发生凹陷性骨折。颅顶骨分为外板、板障和内板三层。外板较厚，对张力的耐受性较大，而弧度较内板为小。内板较薄，质地亦较脆弱，又称玻璃样板。因此，外伤时外板可保持完整，而内板却发生骨折，同时，骨折片可刺伤局部的血管、脑膜和脑组织等而引起血肿。板障是内、外板之间的骨松质，含有骨髓，并有板障静脉位于板障管内。板障管在 X 线片上呈裂纹状，有时可被误认为骨折线，应注意鉴别。由于板障静脉位于骨内，手术时不能结扎，常用骨蜡止血。板障静脉通常可归纳为四组：额板障静脉（frontal diploic vein）；颞前板障静脉（anterior temporal diploic vein）；颞后板障静脉（posterior temporal diploic vein）；枕板障静脉（occipital diploic vein）。

## 二、颅底内面

颅底在结构与邻接上有其特点。颅底损伤时除本身的症状外，还可出现邻近器官的损伤症状，故需了解颅底结构的特点：① 颅底的各部骨质厚薄不一，由前向后逐渐增厚，颅前窝最薄，颅后窝最厚，骨质较薄的部位在外伤时易骨折；② 颅底的孔、裂、管是神经血管进出的通道，而某些骨内部又形成空腔性结构，如鼻旁窦、鼓室等，这些部位都是颅底本身的薄弱点，不但外伤时容易骨折，而且常伴有脑神经和血管损伤；③ 颅底与颅外的一些结构不但关系密切，而且紧相连接，如翼腭窝、咽旁间隙、眼眶等，这些部位的病变，如炎症、肿瘤等，可蔓延入脑；相反，颅内病变也可引起其中某些部位受累的症状；④ 颅底骨与脑膜紧密愈着，外伤后不会形成硬膜外血肿，但脑膜同时往往损伤，引起脑脊液外漏。

（一）颅前窝

颅前窝（anterior cranial fossa）：容纳大脑半球额叶，正中部凹陷，由筛骨筛板构成鼻腔顶，前外侧部形成额窦和眶的顶部。颅前窝骨折涉及筛板时，常伴有脑膜和鼻腔顶部黏膜撕裂，脑脊液或血液直接漏至鼻腔，若伤及嗅神经会导致嗅觉丧失；骨折线经过额骨眶板时，可见结膜下出血的典型症状。此外，额窦亦常受累，脑脊液和血液也可经额窦而流入鼻腔。

（二）颅中窝

颅中窝（middle cranial fossa）：呈蝶形，可分为较小的中央部（鞍区）和两个较大而凹陷的外侧部。

1. 鞍区。位于蝶骨体上面，为蝶鞍及其周围附近区域。该区主要结构有垂体、垂体窝和两侧的海绵窦等。

（1）垂体与垂体窝：垂体（hypophysis）位于蝶鞍中央的垂体窝（hypophyseal fossa）内，借垂体柄及漏斗穿过鞍隔与第三脑室底的灰结节相连。垂体肿瘤可突入第三脑室，发生脑脊液循环障碍，引起颅内压增高。垂体在冠状断面和矢状断面上均呈横置的肾形，据统计，垂体的前后径约 0.8 cm，垂直径约 0.6 cm；蝶鞍的前后径平均 1.19 cm，横径平均 1.4 cm，深度平均 0.7 cm。垂体肿瘤患者的 X 线片，常可见蝶鞍扩大、变形，这对诊断垂体病变有重要的参考价值。垂体的血液供应来自颈内动脉和大脑前动脉等发出的细小分支。垂体门脉系统将下丘脑产生的垂体释放和抑制激素输送到垂体前叶，以控制垂体激素的分泌。垂体的静脉注入海绵窦。垂体窝的顶，为硬脑膜形成的鞍隔，鞍隔的前上方有视交叉和经视神经管入颅的视神经。垂体前叶的肿瘤可将鞍隔的前部推向上方，压迫视交叉，出现视野缺损。垂体窝的底，仅隔一薄层骨壁与蝶窦相邻。垂体病变时，可使垂体窝的深度增加，甚至侵及蝶窦。垂体窝的前方为鞍结节（tuberculum sellae），后方为鞍背（dorsum sellae），垂体肿瘤时，两处的骨质可因受压而变薄，甚至出现骨质破坏现象。垂体窝的两侧为海绵窦,垂体肿瘤向两侧扩展时,可压迫海绵窦,发生海绵窦瘀血及脑神经受损的症状。在垂体肿瘤切除术中,要注意避免损伤视神经及视交叉、海绵窦和颈内动脉等。

(2)海绵窦(cavernous sinus):海绵窦位于蝶鞍的两侧,前达眶上裂内侧部,后至颞骨岩部的尖端。为一对重要的硬脑膜静脉窦,由硬脑膜两层间的腔隙构成。窦内有颈内动脉、展神经通行。颅底骨折时,除可伤及海绵窦外,亦可伤及颈内动脉和展神经。窦内间隙有许多结缔组织小梁,将窦腔分隔成许多小的腔隙,窦中血流缓慢,感染时易形成栓塞。两侧海绵窦经鞍隔前、后和垂体下方的海绵间窦相交通,故一侧海绵窦的感染可蔓延到对侧。在窦的外侧壁内,自上而下排列有动眼神经、滑车神经、眼神经与上颌神经。海绵窦一旦发生病变,可出现海绵窦综合征,表现为上述神经麻痹与神经痛,结膜充血以及水肿等症状。窦的前端与眼静脉、翼丛、面静脉和鼻腔的静脉相交通,面部的化脓性感染可借上述通道扩散至海绵窦,引起海绵窦炎与血栓形成。窦的内侧壁上部与垂体相邻,垂体肿瘤可压迫窦内的动眼神经和展神经等,以致引起眼球运动障碍、眼睑下垂、瞳孔开大及眼球突出等。窦的内侧壁下部借薄的骨壁与蝶窦相邻,故蝶窦炎亦可引起海绵窦血栓形成。窦的后端在颞骨岩部尖处,分别与岩上、下窦相连。岩上窦汇入横窦或乙状窦,岩下窦经颈静脉孔汇入颈内静脉。窦的后端与位于岩部尖处的三叉神经节靠近。海绵窦向后还与枕骨斜坡上的基底静脉丛相连,后者向下续于椎内静脉丛。椎内静脉丛又与体壁的静脉相通,故腹膜后隙的感染,亦可经基底静脉丛蔓延至颅内。

2. 颅中窝外侧部。容纳大脑半球的颞叶。眶上裂内有动眼神经、滑车神经、展神经、眼神经及眼上静脉穿行。颈动脉沟外侧,由前内向后外,有圆孔、卵圆孔和棘孔,分别有上颌神经、下颌神经及脑膜中动脉通过。在弓状隆起的外侧有鼓室盖,由薄层骨板构成,分隔鼓室与颞叶及脑膜。在颞骨岩部尖端处有三叉神经压迹,颅后窝的硬脑膜随三叉神经根伸向此处,形成一个硬膜隐窝,称为三叉神经腔(Mechel 腔),三叉神经节在此处位于该腔隙内。颅中窝由于有多个孔、裂和腔,为颅底骨折的好发部位,多发生于蝶骨中部和颞骨岩部。蝶骨中部骨折时,常同时伤及脑膜和蝶窦黏膜而使蝶窦与蛛网膜下隙相通,血性脑脊液经鼻腔流出;如伤及颈内动脉(或分支)和海绵窦,可形成动静脉瘘,而引起眼静脉瘀血,并伴有搏动性突眼症状;如累及穿过窦内和窦壁的神经,则出现眼球运动障碍和三叉神经刺激症状。岩部骨折侵及鼓室盖且伴有鼓膜撕裂时,血性脑脊液乃经外耳道溢出,穿经岩部内的面神经和前庭蜗神经亦可能受累。

(三)颅后窝

颅后窝(posterior cranial fossa):由颞骨岩部后面和枕骨内面组成。在三个颅窝中,此窝最深,面积最大,窝内容纳小脑、脑桥和延髓。窝底的中央有枕骨大孔,为颅腔与椎管相接处,孔的前后径约 3.6 cm,宽约 3 cm,延髓经此孔与脊髓相连,并有左、右椎动脉和副神经的脊髓根通过。颅内的三层脑膜在枕骨大孔处与脊髓被膜相应的三层相互移行,但硬脊膜在枕骨大孔边缘与枕骨紧密愈着,故硬脊膜外隙与硬脑膜外隙互不相通。枕骨大孔的前方为斜坡。在枕骨大孔的前外侧缘有舌下神经管,为舌下神经出颅的部位。颞骨岩部后面的中份有内耳门,内有面神经、前庭蜗(位听)神经和迷路动、静脉通过。枕骨外侧部与颞骨岩部间有颈静脉孔,舌咽、迷走、副神经和颈内静脉在此通过。枕内隆凸为窦汇所在处,横窦起自窦汇的两侧,在同名沟内,走向颞骨岩部上缘的后端,续于乙状窦。乙状窦沿颅腔侧壁下行,继而转向内侧,达颈静脉孔,续于颈内静脉。乙状窦与乳突小房仅以薄层骨板相隔,术中凿开乳突时,注意勿损伤乙状窦。颅后窝骨折时,由于出血和渗漏的脑脊液无排出通道,易被忽视,而更具危险性。当小脑或脑干受累时,可出现相应的症状,骨折后数日,乳突部皮下可出现瘀斑。小脑幕(tentorium cerebelli)是一个由硬脑膜形成的宽阔的半月襞,介于大脑半球枕叶与小脑之间,并构成了颅后窝的顶。小脑幕圆凸的后外侧缘附着于横窦沟及颞骨岩部的上缘,达后床突而告终;其凹陷的前内侧缘游离,向前延伸附着于前床突,形成小脑幕切迹。小脑幕切迹与鞍背共同形成一卵圆形的孔,环绕着中脑。小脑幕切迹上方与大脑半球颞叶的海马旁回钩紧邻。当幕上的颅内压显著增高时(如颅内血肿),海马旁回钩被推移至小脑幕切迹的下方,形成小脑幕切迹疝,使脑干受压,并导致动眼神经的牵拉或挤压,出现同侧瞳孔扩大,对光反射消失,对侧肢体轻瘫等体征。枕骨大孔的后上方邻近小脑半球下面内侧部的小脑扁桃体,颅内压增高时,因受挤压而嵌入枕骨大孔,则形成枕骨大孔疝,压迫延髓的呼吸和心血管运动中枢(生命中枢),将危及患者的生命。

## 三、颅内、外静脉的交通

颅内的静脉血,除经乙状窦汇入颈内静脉外,尚有下列途径使颅内、外的静脉相互交通。

(一)通过面部静脉与翼丛的交通途径

(二)通过导静脉的交通途径

1. 顶导静脉(parietal emissary veins):通过顶孔,使颞浅静脉与上矢状窦相交通。
2. 乳突导静脉(mastoid emissary veins):经乳突孔,使枕静脉与乙状窦相交通。
3. 髁导静脉(condylar emissary vein):有时存在,通过髁管,使枕下静脉丛与乙状窦相交通。
4. 额导静脉(frontal emissary vein):见于儿童及部分成人,通过盲孔,使额窦及鼻腔的静脉与上矢状窦相交通。

(三)通过板障静脉的交通途径

1. 额板障静脉:使眶上静脉与上矢状窦相交通。
2. 颞前板障静脉:使颞深前静脉与蝶顶窦相交通。
3. 颞后板障静脉:使颅外浅静脉与横窦相交通。
4. 枕板障静脉:使枕静脉与横窦相交通。

(张林涛 纪德峰 宋德文)

## 第五节 脑的解剖

大脑半球表面布满深浅不同的大脑沟,沟与沟之间的隆起称大脑回。每侧大脑半球有3个面,即内侧面、上外侧面和下(底)面。每个半球上有3个极:额叶前端为额极;枕叶后端为枕极;颞叶前端为颞极。每个半球上都有3条主要的脑沟,即中央沟、外侧沟和顶枕沟。如图1-1所示。

中央沟起于半球上缘中点的稍后方,沿上外侧面斜向前下方;外侧沟在半球的上外侧面,自下斜行向后上方;顶枕沟位于半球内侧面后部,并转至上外侧面。

大脑半球以3条脑沟将之分为5个叶,即额叶、顶叶、颞叶、枕叶和岛叶。额叶为外侧沟之上,中央沟之前的部分;顶叶为中央沟以后,顶枕沟以前的部分;颞叶为外侧沟以下的部分;枕叶位于顶枕沟后方;岛叶位于外侧沟的深部。

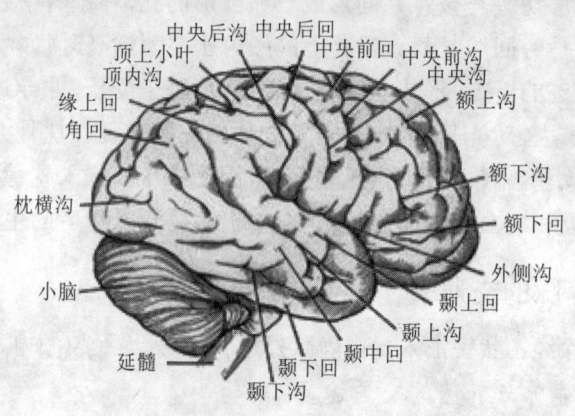

图1-1 大脑半球的上外侧面观

## 一、大脑半球的重要沟回

### (一)上外侧面

在额叶上,中央沟前方有与之平行的中央前沟,两沟之间的脑回称中央前回,是躯体运动区。自中央前沟的中部向前发出上、下两条沟,分别称额上沟和额下沟。额上、下沟将额叶中央前回以前的部分,分为额上回、额中回、额下回;在顶叶上,中央沟后方有一条与其平行的中央后沟,两沟之间的大脑回称中央后回,是躯体感觉区。包绕外侧沟后端的大脑回称缘上回。围绕颞上沟末端的大脑回称角回;在颞叶上,外侧沟的下方有与其平行的颞上沟和颞下沟,两沟把颞叶分为颞上回和颞下回。自颞上回转入外侧沟的部分有2条横行的大脑回称颞横回。

### (二)内侧面

额、顶、颞、枕4叶均延展到半球的内侧面。其中,中央前、后回延展到半球内侧面的部分称中央旁小叶,前部为躯体运动区,后部为躯体感觉区。在间脑上方有联络左右半球的胼胝体的耳轮状切面。胼胝体自前向后分为嘴、膝、干、压4部。胼胝体沟环形于胼胝体的背面,此沟的上方有与之平行的扣带沟,两沟之间的大脑回称扣带回。在胼胝体的下方有穹窿,也是连接两半球的纤维。胼胝体与穹窿之间为透明隔,左右两隔之间有透明隔间腔。在胼胝体后下方自顶枕沟前下走向枕叶的弓形沟称距状沟,把枕叶分为楔叶和舌回。

距状沟的下方,自枕叶向前伸向颞叶的沟,称侧副沟。侧副沟前部上方的大脑回,称海马旁回。其前端向后弯曲的部分称钩。如图1-2所示。

海马旁回、钩和扣带回等脑回,因位置在大脑半球和间脑交界处的边缘,故合称边缘叶。边缘叶、下丘脑和杏仁体等有关皮质下结构,在结构和功能上密切联系,共同构成边缘系统,司内脏调节、学习、记忆、情绪反映和性活动等。

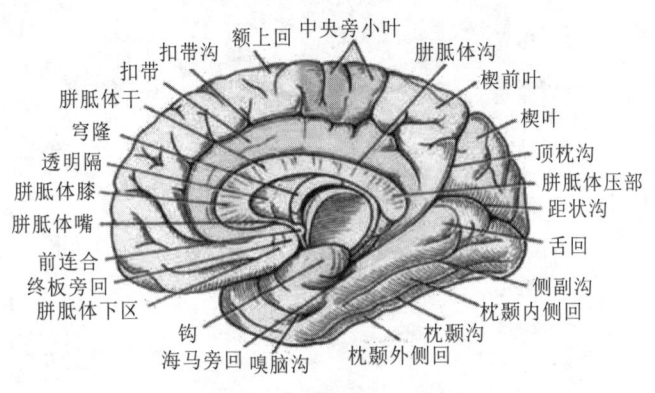

图1-2 大脑半球内侧面

### (三)底面

在半球底面可见额、颞和枕叶各一部分。额叶底面有纵行的嗅束,其前端膨大称嗅球。嗅球和嗅束参与嗅觉冲动的传导。

## 二、大脑半球内部结构

大脑半球的深部为白质,称髓质。在大脑半球的基底部,包埋于白质中的灰质团块,称基底核。半球内的室腔称侧脑室。

### (一)基底核

位置靠近脑底,是大脑半球髓质内灰质团块的总称,包括尾状核、豆状核、屏状核、杏仁体。尾状核和豆状核合称纹状体,在调节躯体运动中起重要作用。尾状核呈马蹄铁形,全长与侧脑室的前角、体部和下角伴行。尾状核的前端膨大部称尾状核头,背面突入侧脑室前角。尾状核中部向后行,稍细称尾状核体。尾状核体的后部很细,弯向腹侧,在侧脑室下角的顶上前行。豆状核位于岛叶的深方,分为3部,外侧部称壳,内侧两部称苍白球。屏状核位于岛叶皮质和壳之间。杏仁体位于海马旁回钩处。如图1-3所示。

### (二)大脑髓质

位于皮质的深面,由大量的神经纤维组成。其中最重要的是内囊。如图1-4所示。

内囊是位于背侧丘脑、尾状核与豆状核之间的白质纤维板,属于投射纤维。在大脑水平切面上,内囊呈向外开放的"＞＜"形,可分为3部。通常把豆状核与尾状核头部之间的部分称内囊前肢(脚),有额桥束及丘脑前辐射的纤维通过;豆状核与背侧丘脑之间的部分称内囊后肢(脚),主要由皮质脊髓束、皮质红核束、丘脑中央辐射、视辐射和听辐射等纤维通过;前、后肢的结合部称内囊膝,有皮质核束通过。

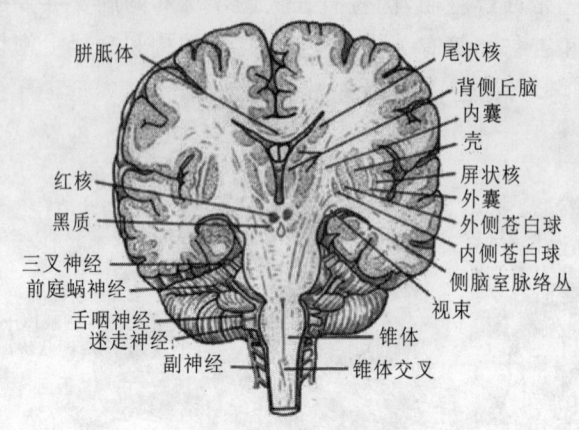

图1-3 基底核

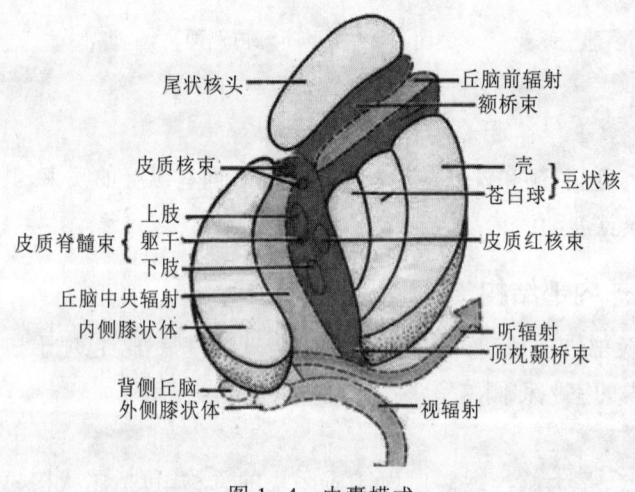

图1-4 内囊模式

（三）侧脑室

位于大脑半球内,左、右各一,借室间孔与第三脑室相交通。侧脑室形状和大脑半球形状相适应,分为前(额)角、中央部(体部)、后(枕)角和下(颞)角4部。前角自室间孔向前,伸向额叶内,短而宽,额状面上呈三角形;中央部位于顶叶内,是一狭窄的水平裂隙,额状面上呈三角形;前角与中央部的内侧壁为透明隔,两透明隔之间有一窄小间隙称透明隔间腔。中央部的后端与后角和下角相连接的部分为三角区,是侧脑室最宽之处;后角自三角区伸入枕叶,两侧可不对称,额切面上呈圆形;下角自三角区向前下伸入颞叶,最长,向前略宽扁,额切面上呈半月形。侧脑室脉络丛位于中央部和下角,并经室间孔与第三脑室脉络丛相连。如图1-5所示。

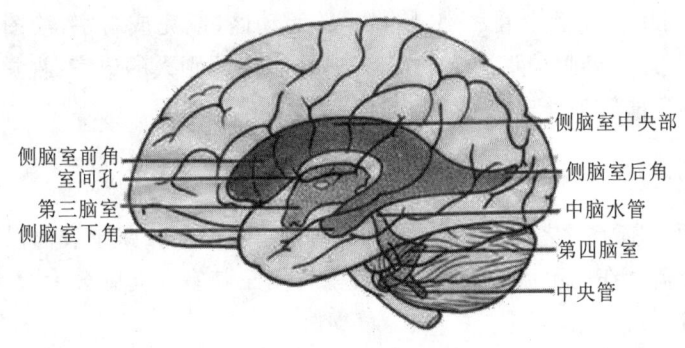

图1-5 侧脑室

## 三、大脑皮质的机能定位

大脑半球表层的灰质,称大脑皮质。大脑皮质是人体活动的最高中枢,它由大量的神经元、神经胶质细胞组成。大脑皮质的不同部位,有完成某些反射活动的相对集中区,称大脑皮质的机能定位。大脑皮质主要功能区如图1-6所示。

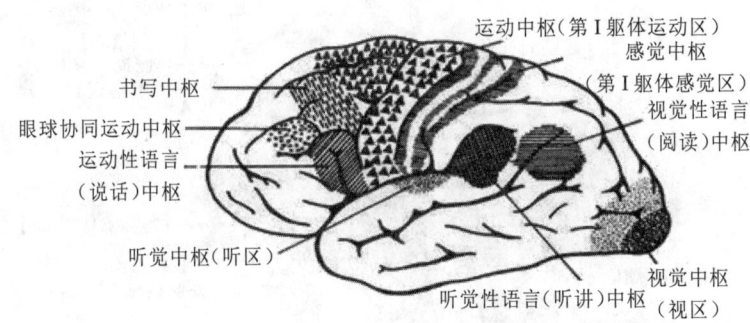

图1-6 大脑皮质主要功能区

1. 躯体运动区:位于中央前回和中央旁小叶的前部,管理对侧半身的骨骼肌运动。身体各部在此区内的投影如一个倒置的人形(头面部不倒置)。中央前回上部和中央旁小叶前部与下肢的运动有关,中央前回下部管理头面部骨骼肌运动。运动区某一局部损伤,会引起对侧半身相应部位的骨骼肌运动障碍。

2. 躯体感觉区:位于中央后回和中央旁小叶后部,接受对侧半身感觉纤维。身体各部在此区的投影如一个倒置的人形(头面部不倒置)。传导下肢感觉冲动的纤维投射到中央后回的上部和中央旁小叶后部。传导头颈部感觉冲动的纤维投射到中央后回的下部。感觉区某部位受损,会引起对侧半身相应部位的感觉障碍。

3. 视区:位于枕叶内侧面距状沟两侧的皮质。

4. 听区:位于颞横回。每侧听区接受双侧听觉冲动的传入。

5. 语言中枢:是人类所特有的皮质区。其功能是能理解他人的语言、文字,也可以用说与写的方式来表达自己的思维活动。这是人类与动物的本质区别所在。

运动性语言中枢(说话中枢)位于额下回后部,能把字、词组成有意义的句子表达自己的思维活动；书写中枢在额中回后部，紧靠手的运动区，能完成写字、绘图等精细动作；听觉性语言中枢位于缘上回，能调整人的语言和听取、理解别人的语言；视觉性语言中枢（阅读中枢）位于角回，能看到并理解文字符号的意义。

### 四、间脑／丘脑结构

间脑位于两大脑半球之间，下接中脑，除腹侧面的一部分露于表面以外，其他部分都被大脑半球所掩盖。在间脑中央有一矢状裂隙为第三脑室。间脑分为背侧丘脑、下丘脑、上丘脑和后丘脑等几部分。

（一）背侧丘脑

又称丘脑，是间脑背侧的一对卵圆形灰质团块借丘脑间粘合连接而成，前端突出称丘脑前结节，后端膨大称丘脑枕，外邻内囊，内邻第三脑室。丘脑的下方有下丘脑沟与下丘脑分界。在人类，丘脑为皮质下感觉中枢，能领略到粗糙的感觉和愉快不愉快的情绪。背侧丘脑模式如图1-7所示。

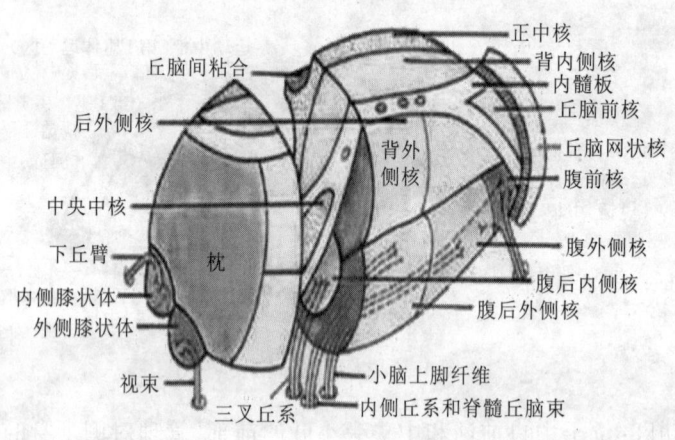

图1-7 背侧丘脑模式

（二）下丘脑

位于背侧丘脑的下方。下丘脑底面由前向后可见视交叉、灰结节和乳头体。灰结节向下移行为漏斗，其末端连有垂体。下丘脑是神经内分泌中心，是内脏活动的高级中枢，对机体体温、摄食、生殖、水盐平衡和内分泌活动等进行广泛调节。

（三）上丘脑

位于第三脑室顶部周围，主要包括丘脑髓纹、缰三角和松果体。松果体前方有缰连合，后方有后连合。松果体为一内分泌腺，成年后不断有钙盐沉着，常在X线片上见到钙化点。

（四）后丘脑

位于丘脑枕的下外方，有一对隆起，内侧的称内侧膝状体，与听觉冲动传导有关；外侧的称外侧膝状体，与视觉冲动传导有关。

（五）第三脑室

第三脑室是位于两侧背侧丘脑和下丘脑之间的狭窄裂隙。向两侧借室间孔连通端脑内的左、右侧脑室，后借中脑水管与第四脑室相通。第三脑室内有中间块横过。第三脑室的顶由脉络组织构成，其脉络丛呈左右两排下垂，经室间孔向两侧连接左右侧脑室脉络丛。第三脑室的底由视交叉、灰结节、漏斗和乳头体组成。

间脑结构如图1-8所示。

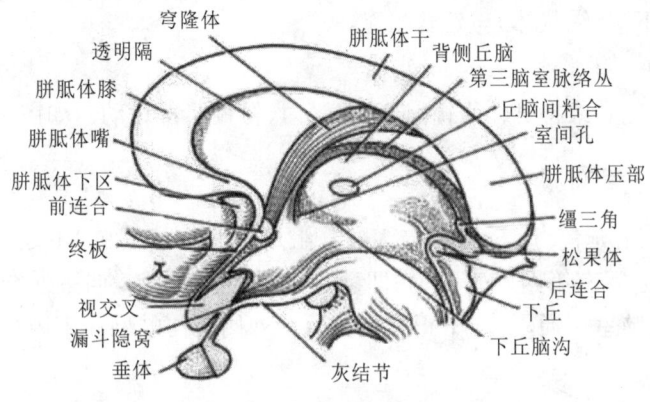

图1-8　间脑结构

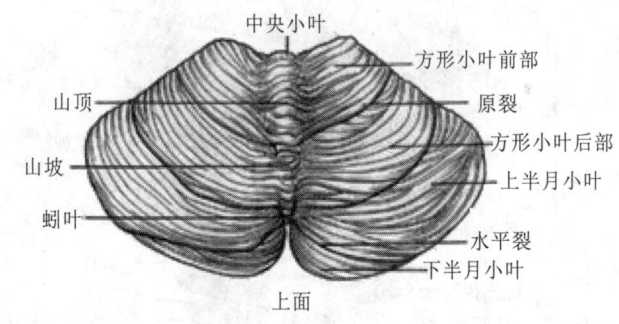

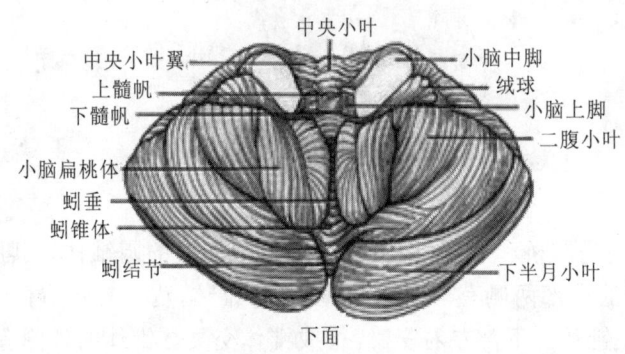

图1-9　小脑

## 五、小脑系统解剖

### (一)小脑的位置和外形

小脑位于颅后窝内,在大脑半球枕叶的下方,下面的中间部凹陷,形成的深窝称小脑谷,其下方为脑桥和延髓,其间隔以第四脑室。小脑中间较狭窄的部位,称小脑蚓,两侧膨大的部位,称为小脑半球。小脑半球下面靠近枕骨大孔的部分较膨隆,称小脑扁桃体。

小脑借3对小脑脚与脑干相连。小脑上脚(结合臂)与脑桥相连;小脑中脚(脑桥臂)与脑桥相连;小脑下脚(绳状体)与延髓相连。

### (二)小脑的功能

小脑的主要功能是维持身体平衡、调节肌张力、协调肌群运动。如图1-9所示。

## 六、脑干系统解剖

脑干自下而上由延髓、脑桥和中脑3部分组成。其上接间脑,下连脊髓,后有小脑。延髓、脑桥和小脑之间有第四脑室,室底即菱形窝,顶朝向小脑,向下通脊髓中央管,向上借中脑水管与第三脑室相通,借一个正中孔和两个外侧孔与蛛网膜下隙相通。如图1-10所示。

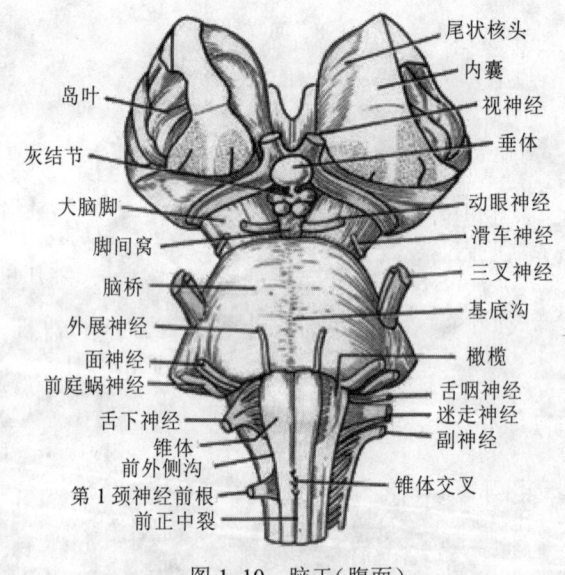

图1-10 脑干(腹面)

### (一)脑干的外形

1. 腹侧面。延髓是脑桥和脊髓之间的部分,形似倒置的圆锥体。其腹侧面有与脊髓相同的前正中裂,裂的上部两侧有一对纵行隆起,称锥体,内有皮质脊髓束通过。皮质脊髓束的大部分纤维在锥体的下部左右交叉,构成锥体交叉。锥体的外侧有一卵圆形隆起,称为橄榄。锥体与橄榄之间的前外侧沟内有舌下神经根穿出。在橄榄后方的沟称橄榄后沟,自上而下有舌咽神经、迷走神经和副神经的根附着。

脑桥是延髓与中脑之间较膨大的部分,借延髓脑桥沟与延髓分界。沟中有三对脑神经根,由内侧向外侧依次是展神经、面神经和前庭蜗神经。脑桥上缘与中脑的大脑脚相接。脑桥腹侧面宽阔膨隆称脑桥基底部,正中有一纵行的浅沟,称基底沟,有基底动脉通过。基底部的外侧逐渐变窄,与背侧的小脑相连称脑桥臂(小脑中脚),上面连有三叉神经根。

中脑腹侧面有两个粗大的柱状结构称大脑脚,大脑脚之间的凹陷称脚间窝,动眼神经根由此出脑。脑干(背面)如图1-11所示。

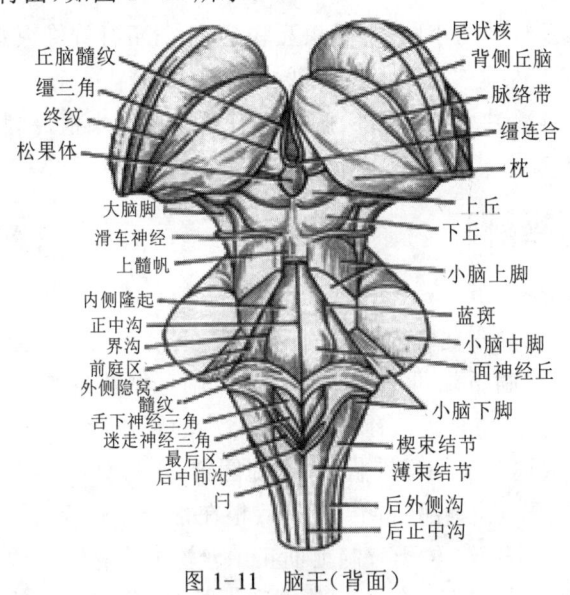

图1-11 脑干(背面)

2. 背侧面。延髓下部后正中沟两侧各有两个纵行隆起,由内侧向外侧分别是薄束结节和楔束结节。延髓背侧面上部与脑桥共同形成一菱形凹窝,称菱形窝,构成第四脑室底。室底上半的外侧壁为结合臂(小脑上脚),中夹薄层的前髓帆。它构成第四脑室顶的上部。

中脑的背侧面有上、下两对隆起,上方的一对称上丘,是视觉反射中枢;下方的一对称下丘,是听觉反射中枢。下丘的下方连有滑车神经根。上、下丘合称四叠体。

3. 第四脑室。是位于延髓、脑桥和小脑之间的室腔。其底称菱形窝,由延髓的上部及脑桥的背侧面形成。第四脑室顶的前部由结合臂和前髓帆形成,后部由后髓帆和第四脑室脉络组织形成。部分脉络组织的血管反复分支缠绕成丛突入室腔,成为第四脑室脉络丛,能产生脑脊液。第四脑室借脉络组织上的三个孔与蛛网膜下隙相通,其正中孔位于菱形窝下角尖部的正上方;外侧孔成对,位于菱形窝外侧角背侧的外侧隐窝的尖端。

(二)脑干的内部结构

脑干内部有脑神经核、非脑神经核、上下行纤维束和网状结构。

1. 脑神经核。与脑神经相连,又分为脑神经运动核和脑神经感觉核。脑神经核的名称和位置多与其相连的脑神经的名称和连脑部位大致对应。

2. 非脑神经核。不与脑神经相连,如延髓中的薄束核、楔束核,中脑内的黑质和红核等。

3. 上行纤维束。内侧丘系传导对侧躯干及四肢的意识性本体觉和精细触觉的冲动,起自薄束核和楔束核,止于丘脑;脊髓丘系来自脊髓,传导对侧躯干和四肢的痛、温、触、压觉的冲动,止于丘脑;三叉丘系传导头面部的痛、温、触、压觉的冲动,起自脑干,止于丘脑;

外侧丘系起自蜗神经核,传导听觉冲动,止于后丘脑。

4. 下行纤维束。皮质脊髓束管理躯干及四肢骨骼肌的随意运动,起自大脑皮层,下行到脊髓,止于前角运动神经元;皮质核束管理头面部骨骼肌及咽喉肌的随意运动,起自大脑皮层,止于脑干内的脑神经躯体运动核。

(三)脑干的功能

1. 传导功能。大脑皮质与小脑、脊髓相互联系的上、下行纤维束必须经过脑干。

2. 反射功能。脑干内有多个反射的低级中枢,如延髓内有呼吸中枢和心血管活动中枢,这两个中枢又称"生命中枢"。另外,脑桥内有角膜反射中枢,中脑内有瞳孔对光反射中枢等。

### 七、脊髓—系统解剖

(一)脊髓的位置和外形

脊髓位于椎管内,上端在枕骨大孔处与脑相连,下端在成人平第 1 腰椎体的下缘,全长 40~45 cm,新生儿脊髓下端可平第 3 腰椎。故临床腰椎穿刺常在第 3、第 4 或第 4、第 5 腰椎间进行,不至于损伤脊髓。脊髓呈前后略扁的圆柱形,有两处膨大分别为颈膨大和腰骶膨大。脊髓末端逐渐变细呈锥状,称脊髓圆锥,下缘处续为无神经组织的终丝,其末端止于尾骨的背面,腰、骶、尾部的脊神经前后根在椎管内下行,围绕在终丝的周围称马尾。脊髓表面有 6 条纵形的沟,位于脊髓前面正中较深的沟称前正中裂,后面正中较浅的沟称后正中沟,两对外侧沟位于脊髓的前外侧和后外侧,分别称前外侧沟和后外侧沟,沟内分别连有脊神经的前根和后根。

1. 脊髓丘脑束:位于脊髓的外侧索前半部和前索内,传导对侧躯干、四肢的痛觉、温度觉、粗触觉和压觉的冲动。

2. 皮质脊髓束:包括皮质脊髓前束和皮质脊髓侧束,分别位于脊髓的前索内侧和外侧索后部,将大脑皮质的神经冲动传至脊髓前角运动神经元,管理骨骼肌的随意运动。

3. 红核脊髓束:位于皮质脊髓侧束的前方,可调节屈肌的张力。

(二)脊髓的功能

1. 传导功能。脊髓是脑与躯干、四肢感受器和效应器联系的枢纽。脊髓内上、下行纤维束是进行传导功能的重要结构。

2. 反射功能。脊髓各节段均能单独与邻近节段共同构成反射中枢。脊髓的反射功能,是对来自内、外刺激所产生的不随意性反应,如膝反射等。

(纪德峰　张林涛　宋德文)

## 第六节　脑和脊髓的被膜

脑和脊髓的表面包有 3 层被膜,由外向内依次为硬膜、蛛网膜、软膜。

## 一、硬膜

硬膜是一层致密结缔组织膜。可分为硬脊膜和硬脑膜。硬脊膜为厚而坚韧的管状膜，包裹着脊髓（图1-12），上端附着于枕骨大孔边缘，与硬脑膜延续；下部在第2骶椎水平逐渐变细，包裹马尾，末端附于尾骨。硬脊膜与椎管内的骨膜之间的狭窄腔隙称硬膜外隙。内除有脊神经根通过外，还有疏松结缔组织、脂肪、淋巴管和静脉丛等，隙内略呈负压。硬脑膜坚韧而有光泽由两层合成，外层为衬于颅骨内面的骨膜，内层折叠，深入脑各部之间形成板状结构，起固定和承托作用。硬脑膜与颅盖骨连接疏松，易于分离，而与颅底骨结合紧密。硬脑膜形成结构主要有：① 大脑镰形如镰刀，呈矢状位伸入大脑半球之间的纵裂内。② 小脑幕呈半月形伸入大脑和小脑之间，前缘游离称小脑幕切迹，其前有中脑通过。小脑幕把颅腔不完全地分隔成幕上和幕下两部。随着幕上脑压异常升高，在幕切迹处能发生天幕下疝（如海马钩回疝）；反之可发生天幕上疝（如小脑上蚓、脑干疝入幕上）。③ 鞍隔位于蝶鞍的上方，附着在前床突、鞍结节至鞍背和后床突之间，形成蝶鞍的顶，中央有漏斗通过。④ 硬脑膜窦是硬脑膜在某些部位分为两层而构成的含静脉血腔隙（图1-13）。主要有位于大脑镰上缘内的上矢状窦，位于大脑镰下缘的下矢状窦，位于大脑镰与小脑幕连接处的窦汇（由上矢状窦与直窦在枕内隆突处会合而成），位于小脑幕后外缘内成对的横窦，位于乙状沟内成对的乙状窦，以及位于颅中窝蝶鞍两侧的海绵窦等。海绵窦形似海绵，动眼神经、滑车神经、眼神经和上颌神经紧贴海绵窦的外侧壁通过，窦内有颈内动脉和展神经穿过。脑膜的血管亦行于两层硬脑膜之间，最主要的有脑膜中动脉。颞骨骨折时，容易损伤此动脉，可形成硬膜外血肿。

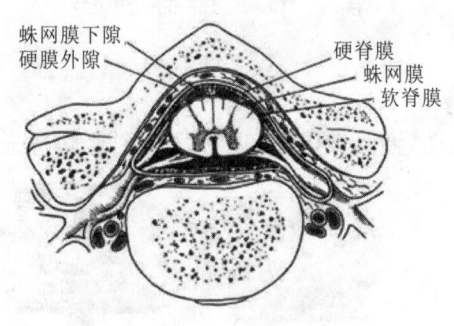

图1-12 脊髓

## 二、蛛网膜

位于硬膜的深面，薄而透明，无血管和神经。蛛网膜与软膜之间有蛛网膜下隙，隙内充满脑脊液，此隙在某些部位扩大，称蛛网膜下池。蛛网膜下池在脑部的称脑池；在脊髓末端至第2骶椎平面之间的称终池。终池内有马尾而无脊髓，临床常在此处穿刺抽取脑脊液。

蛛网膜在上矢状窦的两侧形成许多绒毛状突起，突入窦内，称蛛网膜粒。脑脊液通过蛛网膜粒渗入上矢状窦内，回流入静脉。

## 三、软膜

薄而透明，富含血管，紧贴脑和脊髓表面并深入其沟、裂中，按位置分别称为软脊膜和软脑膜。在脑室的一定部位，软脑膜、毛细血管和室管膜上皮共同突入脑室内构成脉络丛，是产生脑脊液的主要结构。

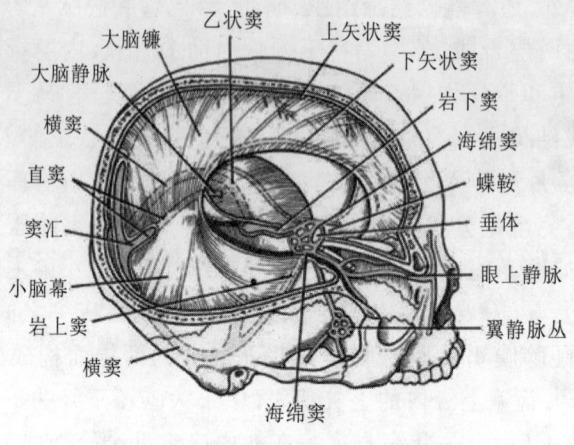

图 1-13 硬脑膜及静脉窦

（宋德文　纪德峰　张林涛）

## 第七节　传导通路

### 一、运动传导通路

管理骨骼肌的随意运动，通过锥体系和锥体外系神经传导通路来实现。

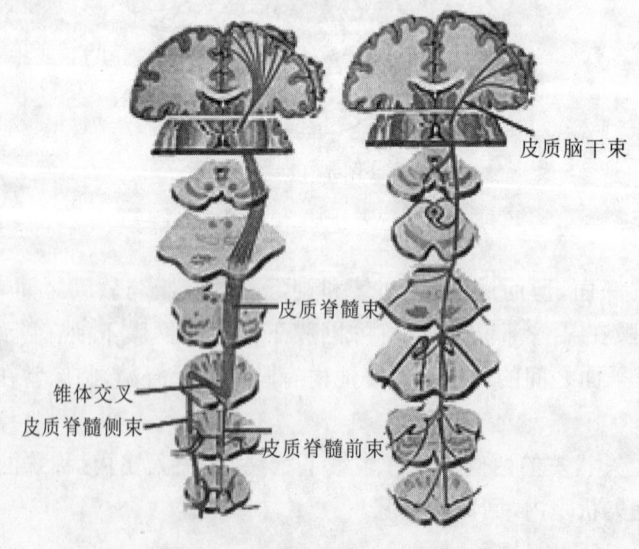

图 1-14 皮质脊髓束和皮质核束

## (一) 锥体系

锥体系由上、下两级神经元组成。上运动神经元的胞体位于大脑皮质内,大量的神经元轴突组成了下行纤维束,这些纤维束在下行的过程中通过延髓锥体,故名为锥体束,其中下行至脊髓的纤维称皮质脊髓束,下行至脑干内止于躯体运动核的纤维称皮质核束。如图1-14所示。锥体系下运动神经元的胞体位于脑干和脊髓内,所发出的轴突分别参与脑神经和脊神经的组成。锥体系管理骨骼肌的随意运动。

1. 皮质核束。主要由中央前回下部大脑皮质内的锥体细胞的轴突集合而成,即上运动神经元(含胞体和轴突),经内囊膝部下降至脑干,大部分纤维终止于双侧脑神经躯体运动核,但面神经核的下部(支配睑裂以下面肌的核群)和舌下神经核,只接受对侧皮质核束的纤维。脑神经运动核及其轴突组成脑神经的躯体运动纤维,即下运动神经元,支配眼外肌、咀嚼肌、面肌、舌肌和咽喉肌等。

脑神经或皮质核束损伤引起相应骨骼肌瘫痪,临床上分两种:① 核上瘫,指由于上运动神经元损伤而引起的某些骨骼肌瘫痪。当一侧皮质束损伤,受双侧皮质核束控制的下运动神经元所支配的骨骼肌,不出现瘫痪。而面神经核下部和舌下神经核因只受对侧皮质核束控制,故其所支配骨骼肌出现瘫痪,表现为对侧睑裂以下的面肌和对侧的舌肌瘫痪。② 核下瘫,指由脑神经运动核及其所发出的纤维损伤,导致所支配的同侧骨骼肌瘫痪。

2. 皮质脊髓束。由中央前回上、中部和中央旁小叶前部的锥体细胞的轴突集合而成,下行经内囊后肢的前部、中脑的大脑脚、脑桥腹侧部,至延髓形成锥体。在锥体的下端大部分纤维左、右交叉,形成锥体交叉。交叉后的纤维沿脊髓侧索下降,称皮质脊髓侧束,纤维沿途止于脊髓各节的前角运动神经元(下运动神经元)。在延髓未交叉的纤维,沿同侧的前索下降称皮质脊髓前束,它逐渐交叉终于对侧脊髓颈、胸节段的前角运动神经元。由前角运动神经元发出的轴突随脊神经,分布于躯干、四肢骨骼肌。皮质脊髓前束中有少量纤维始终不交叉,终于同侧前角运动神经元,支配躯干肌。因此躯干肌受双侧皮质脊髓束支配。当一侧皮质脊髓束(上运动神经元)损伤时可引起对侧上、下肢瘫痪,但躯干肌(如呼吸肌)一般不瘫痪;脊髓前角运动神经元(下运动神经元)损伤时,则可引起同侧的上、下肢瘫痪。上、下运动神经元损害后的临床表现是不相同的(表1-1)。

表1-1 上、下运动神经元损害后的临床表现比较(症状与体征)

| 症状与体征 | 上运动神经元损害 | 下运动神经元损害 |
| --- | --- | --- |
| 瘫痪特点 | 痉挛性瘫(硬瘫、中枢性瘫) | 弛缓性瘫(软瘫、周围性瘫) |
| 肌张力 | 增高 | 减低 |
| 腱反射 | 亢进 | 消失 |
| 病理反射 | 有(+) | 无(-) |
| 早期肌萎缩 | 不明显 | 明显 |

## (二) 锥体外系

锥体外系是指锥体系以外的影响和控制骨骼肌运动的一切传导路径。锥体外系的纤维起自大脑皮质,在下行过程中与纹状体、小脑、红核、黑质及网状结构等发生广泛联系,并经多次更换神经元后,最后到达脊髓前角或脑神经运动核。锥体外系的主要功能是调节肌张力,协调肌群的运动,以协助锥体系完成精细的随意运动。躯干和四肢的本体感觉传导通路如图1-15所示。

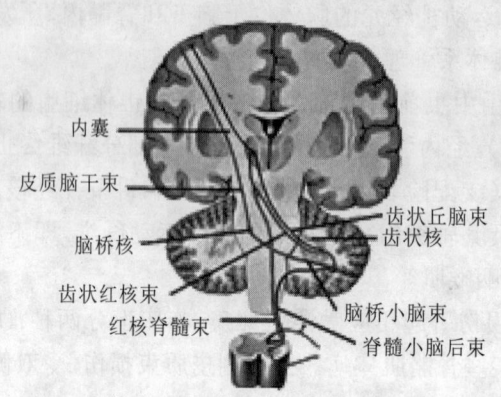

图1-15　躯干和四肢的本体感觉传导通路

## 二、感觉传导通路

### (一)躯干和四肢的本体觉传导通路

本体觉是指肌、腱和关节的位置觉、运动觉、振动觉,又称深感觉,该传导通路还传导皮肤的精细触觉。此通路由3级神经元组成,第1级神经元(假单极神经元)的胞体位于神经节内,其周围突分布于肌、腱、关节及皮肤的感受器,中枢突进入脊髓同侧后索。其中来自第5胸节以下的纤维组成薄束,来自第4胸节以上的纤维组成楔束。两束上升至延髓分别终于薄束核和楔束核(第2级神经元)。在此更换神经元后,发出二级纤维,左右交叉,形成丘系交叉,交叉后的纤维在两侧上升称内侧丘系,经脑桥、中脑至背侧丘脑的腹后核(第3级神经元)。在此更换神经元后发出投射纤维,经内囊后肢投射到大脑皮质中央后回的上2/3区和中央旁小叶的后部。头面部的本体感觉冲动一般认为通过三叉神经传入脑。

### (二)躯干和四肢的痛、温、触(粗)觉传导通路

痛、温觉和触觉又称浅感觉。此通路第1级神经元位于脊神经节(属假单极神经元),其周围突分布于躯干和四肢皮肤的痛、温和触觉感受器,中枢突经后根入脊髓灰质后角(第2级神经元)。更换神经元后发出纤维,先向对侧斜升1～2个脊髓节段,至对侧外侧索的前部和前索上升形成脊髓丘脑束,经脑干终于背侧丘脑腹后核(第3级神经元)。更换神经元后发出的投射纤维经内囊后肢投射到中央后回的上2/3部和中央旁小叶的后部。

### (三)头面部的痛、温和触(粗)觉传导通路

第1级神经元的胞体位于三叉神经节内,其周围突构成三叉神经的感觉纤维,分布于头面部的痛、温和触觉感受器,中枢突经三叉神经根入脑桥后终于三叉神经感觉核群(第2级神经元)。更换神经元后发出的纤维交叉至对侧,形成三叉丘系,伴内侧丘系上升,终于

背侧丘脑的腹后核(第3级神经元)。更换神经元后,发出的投射纤维经内囊后肢投射到中央后回的下1/3部。

(四)视觉传导通路

视网膜的视锥细胞和视杆细胞在光刺激下,产生神经冲动。冲动经双极细胞传给节细胞,节细胞的轴突穿出眼球壁聚集成视神经,两侧视神经在蝶鞍前上方,形成视交叉,视交叉向后延为视束。每侧视束由来自同侧视网膜颞侧半的纤维和对侧视网膜鼻侧半的纤维共同组成。视束的大部分纤维向后绕大脑脚,终于外侧膝状体。外侧膝状体发出的纤维,组成视辐射,经内囊后肢的后部,投射到枕叶距状沟两侧的皮质,产生视觉。

瞳孔对光反射:视束的另一部分纤维终于上丘的上方。更换神经元后,终于双侧动眼神经副核。后者发出的纤维,支配瞳孔括约肌和睫状肌。当一侧眼受光照时,引起两侧眼球瞳孔缩小的反应,称瞳孔对光反射。直接受光照一侧的眼所产生的缩瞳反应称直接对光反射,未接受光照一侧的眼所产生的缩瞳反应,称间接对光反射。

### 三、内脏运动神经

内脏运动神经和躯体运动神经一样,都受大脑皮质和皮质下各级中枢的控制、调节,但二者无论在功能上还是形态结构上都有许多不同之处。其差异主要表现在:① 支配的对象不同,躯体运动神经支配骨骼肌并受意志控制,而内脏运动神经支配平滑肌、心肌和腺体,在一定程度上不受意志控制。② 纤维成分不同,躯体运动神经只有一种纤维成分,而内脏运动神经包括交感、副交感两种纤维成分,并且多数内脏器官同时接受两种纤维的共同支配。③ 低级中枢不同,躯体运动神经低级中枢是位于脑干的躯体运动核和脊髓灰质前角,而内脏运动神经低级中枢较分散地位于脑干的内脏运动核和脊髓胸1~腰3节段的侧角、2~4骶段的骶副交感核。④ 走行不同,躯体运动神经自低级中枢至骨骼肌只有一个神经元,而内脏运动神经自低级中枢发出(节前纤维)后,必须在内脏运动神经节内换神经元,由此发出的纤维(节后纤维)才能到达支配器官。⑤ 分布形式不同,躯体运动神经以神经干的形式分布于效应器,而内脏运动神经的节后纤维则通常先在效应器周围形成神经丛,后由神经丛分支到器官。内脏运动神经如图1-16所示。

1. 交感神经。交感神经的低级中枢位于脊髓胸1~腰3节段的侧角,由此发出节前纤维;交感神经的周围部由交感干、交感神经节及其发出的节后纤维组成。交感神经节分椎旁节和椎前节两大类。椎旁节位于脊柱两旁,21~26对,同侧椎旁节借节间支相连成串珠状的结构叫交感干。椎前节位于椎体前方的动脉根部,包括成对的腹腔神经节、主动脉肾神经节及单个的肠系膜上神经节、肠系膜下神经节等。在椎旁节与相应的脊神经之间借交通支相连,其中白交通支是脊髓侧角发出的具有髓鞘的节前纤维,经脊神经前根、脊神经进入交感干神经节;灰交通支是由椎旁节发出的无髓鞘的节后纤维返至脊神经。

2. 副交感神经。副交感神经的低级中枢由脑干的副交感神经核和脊髓灰质的骶副交感核组成,由此发出的节前纤维到周围的副交感神经节更换神经元,然后发出节后纤维到达所支配器官。副交感神经节多位于脏器附近和脏器壁内,称器官旁节和壁内节。由脑干副交感神经核发出的副交感神经纤维随Ⅲ,Ⅶ,Ⅸ,Ⅹ对脑神经分布;由脊髓的骶副交感核发出的节前纤维随骶神经走行,组成盆内脏神经加入盆丛,分布到盆腔脏器附近或壁内的副交感神经节,节后纤维支配结肠左曲以下的消化管及盆腔脏器。

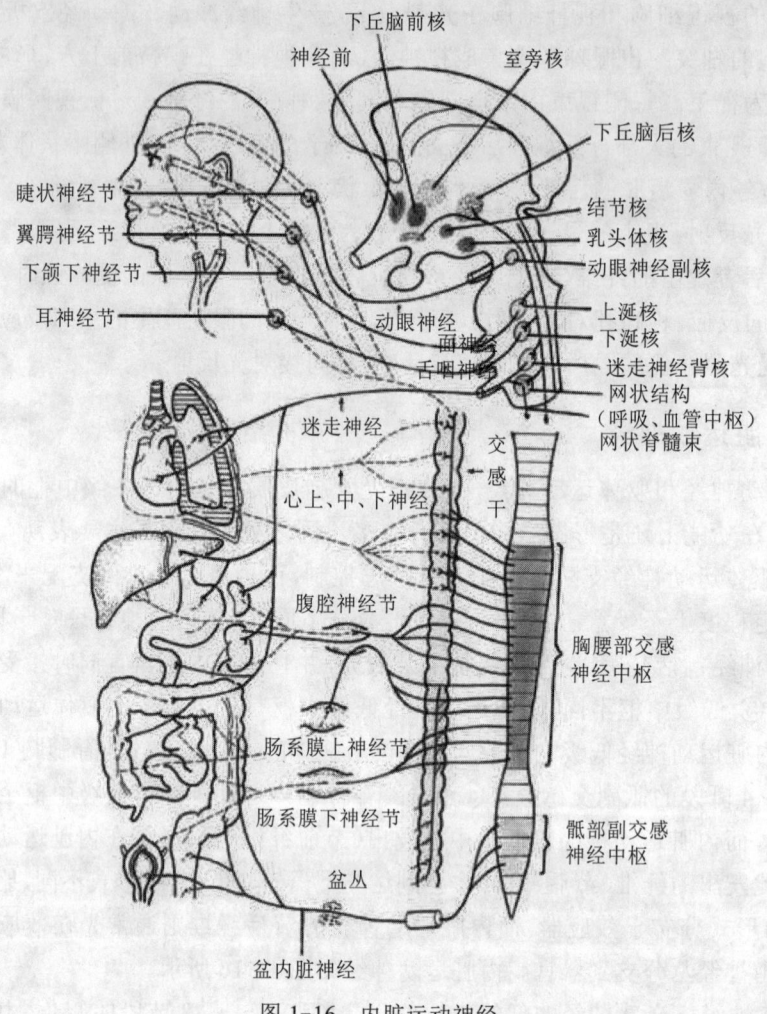

图1-16 内脏运动神经

### 四、上肢神经

1. 肌皮神经。由臂丛(图1-17)发出后向外下,经肱二头肌和肱肌之间下降,发出肌支支配肱二头肌、肱肌等,皮支分布于前臂外侧皮肤。

2. 正中神经。自臂丛发出,沿肱二头肌内侧下降至肘窝,向下行于前臂前群浅、深层肌之间,经腕入手掌。正中神经肌支支配除尺侧腕屈肌、肱桡肌和指深屈肌尺侧半以外的所有前臂屈肌和旋前肌,手掌外侧肌群(拇指内收肌除外)及中间群的小部分;皮支分布于掌心、鱼际、桡侧三个半指的掌面及其中节和远节指背面的皮肤。

3. 尺神经。自臂丛发出,在肱二头肌内侧随肱动脉下行,在臂中部转向后下,经肱骨内上髁后方的尺神经沟进入前臂,沿尺动脉的内侧下降达腕部。肌支支配尺侧腕屈肌、指深屈肌尺侧半、小鱼际肌、拇收肌、骨间肌和第3、4蚓状肌；皮支分布于手掌尺侧一个半指及相应手掌皮肤，在手背分布于尺侧两个半指及相应的手背皮肤。

4. 桡神经。自臂丛发出，沿桡神经沟绕桡骨中段背侧旋向外下，经前臂背侧深、浅肌群之间下行。肌支支配臂、前臂的伸肌和肱桡肌；皮支分布于臂和前臂背面、手背桡侧两个半指及其相应的手背皮肤。

5. 腋神经。自臂丛发出，绕肱骨外科颈的后方至三角肌深面。肌支支配三角肌和小圆肌；皮支分布于肩关节周围的皮肤。

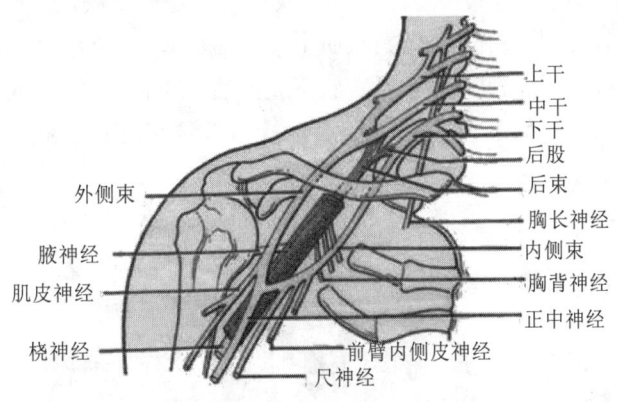

图 1-17　臂丛

上肢神经分布如图 1-18 所示。

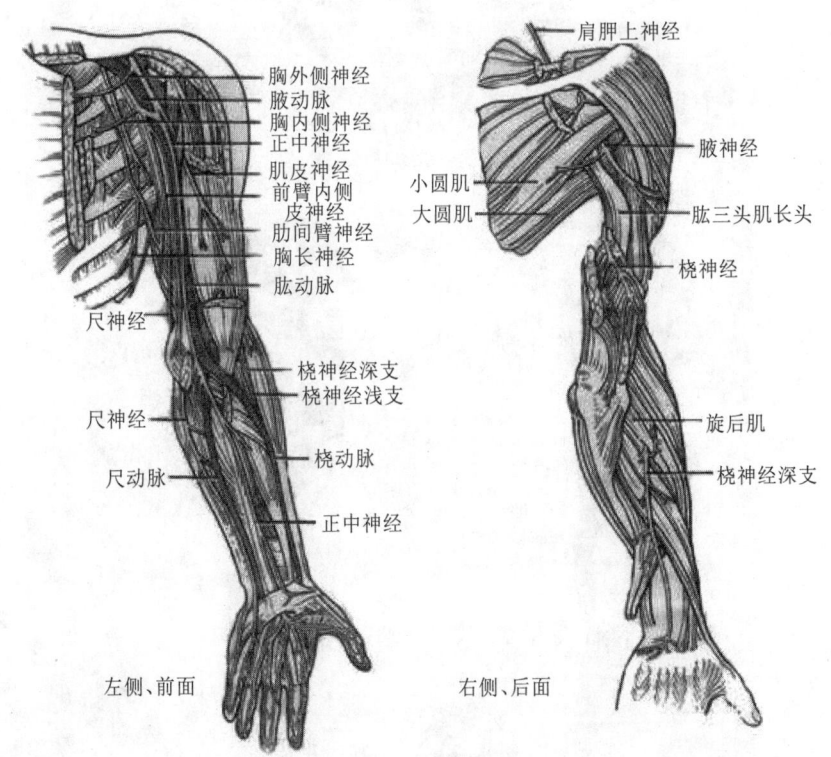

图 1-18　上肢神经分布

## 五、下肢神经

1. 髂腹下神经和髂腹股沟神经。自腰丛发出，主要分布于腹股沟区的肌和皮肤，髂腹股沟神经还布于男性阴囊（或女性大阴唇）的皮肤。

2. 闭孔神经。自腰丛发出，穿闭孔出盆腔，布于股内侧肌群，股内侧面皮肤及髋关节。

3. 股神经。自腰丛发出，经腹股沟韧带深面的中点稍外，于股动脉外侧进入大腿前面股三角。肌支支配大腿肌前群，皮支除布于股前部皮肤外，还有一长支称隐神经，向下与大隐静脉伴行至足的内侧缘，布于小腿内侧面及足内侧缘的皮肤。

4. 臀上神经。自骶丛发出后，经梨状肌上孔向后出骨盆，支配臀中、小肌。

5. 臀下神经。自骶丛发出后，经梨状肌下孔向后出骨盆，支配臀大肌和髋关节。

6. 阴部神经。自骶丛发出后，经梨状肌下孔出骨盆，分部于会阴部、外生殖器和肛门的肌肉和皮肤。腰、骶丛及其分支如图1-19所示。

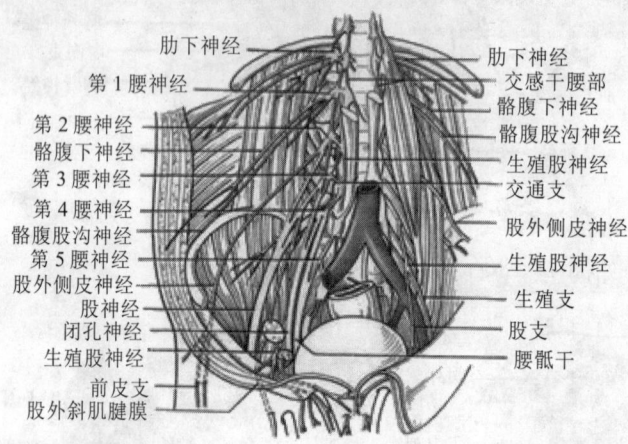

图1-19 腰、骶丛及其分支

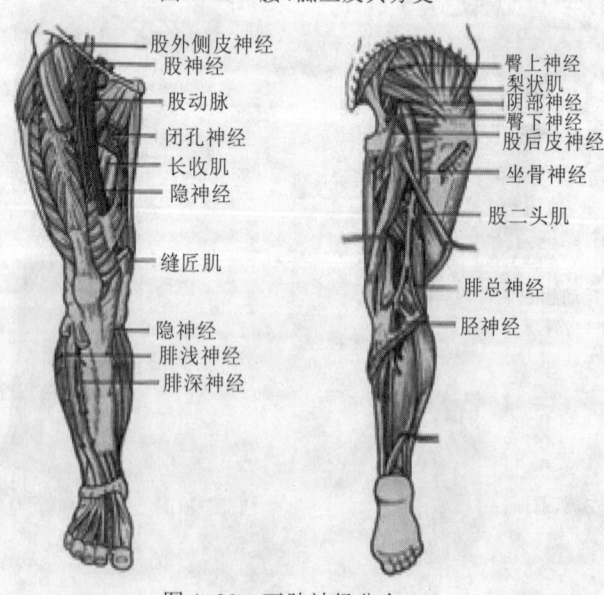

图1-20 下肢神经分布

7. 坐骨神经。为全身最粗大、最长的神经。自骶丛发出后,经梨状肌下孔出骨盆,在臀大肌深面下行,经坐骨结节与股骨大转子之间下行至大腿后面,在股二头肌深面下降达腘窝上方分为胫神经和腓总神经。坐骨神经本干分布于髋关节和股后群肌。

8. 胫神经:为坐骨神经本干的直接延续,沿腘窝正中垂直下降,在小腿比目鱼肌深面伴胫后动脉下行,经内踝后方入足底,分为足底内侧神经和足底外侧神经。胫神经肌支支配小腿肌后群及足底肌,皮支布于小腿后面和足底皮肤。

9. 腓总神经:沿腘窝外侧缘下降,绕腓骨颈外侧向前下,分为腓浅神经和腓深神经。腓浅神经在腓骨长、短肌之间下行,分支支配小腿外侧肌群,皮支布于小腿外侧、足背及第2～5趾背的皮肤。腓深神经穿经小腿肌前群至足背,分支布于小腿肌前群、足背肌、小腿前面及第1、第2趾相对应的皮肤。下肢神经如图1-20所示。

(宋德文 纪德峰 张林涛)

## 第八节 脑的血液供应

### 一、脑的动脉

脑的动脉主要来自颈内动脉和椎动脉。颈内动脉供应大脑半球的前2/3和部分间脑,椎动脉供应脑干、小脑、间脑后部和大脑半球的后1/3。脑的动脉的分支有两类:① 皮质支,分布于大脑皮质和髓质浅层;② 中央支,供应髓质的深部、基底核、内囊和间脑等。

1. 颈内动脉。起自颈总动脉,经颈动脉管入颅,向前穿海绵窦至视交叉外侧。主要分支有:① 眼动脉,发自颈内动脉,经视神经管入眶。② 后交通动脉,向后行,与大脑后动脉吻合。③ 脉络丛前动脉,向后内行,进入侧脑室脉络丛。④ 大脑前动脉,在视神经上方向前进入大脑纵裂与对侧同名动脉借前交通支相连,沿胼胝体沟向后行。主要供应顶枕沟以前的大脑半球内侧面和上外侧面的上部及部分间脑。⑤ 大脑中动脉,是颈内动脉的延续,沿外侧沟向后上行走,沿途发出的分支有豆纹动脉(分布于纹状体和内囊)、额顶升动脉(分布于额叶和顶叶前部)、顶后动脉(分布于顶叶外侧面)、角回动脉(分布于角回及其邻区)和颞后动脉(分布于颞叶后部)。

大脑半球的动脉如图1-21所示;大脑半球内侧面的动脉如图1-22所示。

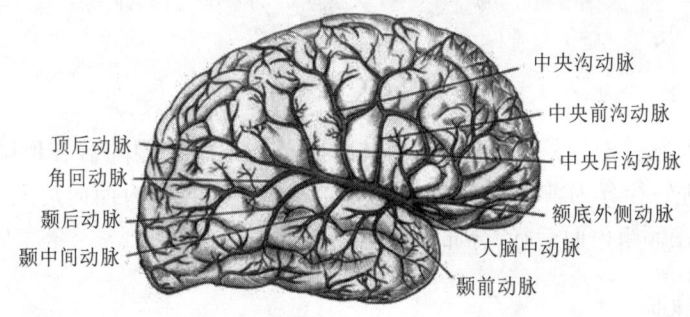

图1-21 大脑半球的动脉

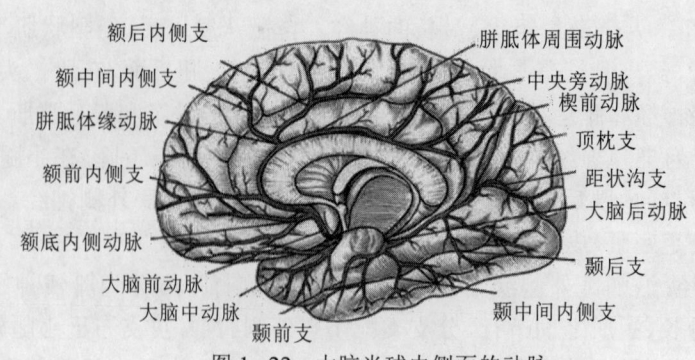

图1-22 大脑半球内侧面的动脉

2. 椎动脉。起自锁骨下动脉，向上穿行上六位颈椎横突孔，经枕骨大孔入颅腔，在脑桥、延髓交界处左、右椎动脉合并成一条基底动脉。基底动脉的分支有：① 脑桥动脉，为十余条细支，分布于脑桥。② 小脑下后动脉，分布于小脑下面后部。③ 小脑上动脉，分布于小脑上面。④ 大脑后动脉，基底动脉的终支沿脑桥基底沟上行，至脑桥上缘分为左、右大脑后动脉。由大脑后动脉发出后交通动脉与颈内动脉吻合。大脑后动脉主要布于大脑枕叶和颞叶下面。还发出脉络丛后动脉进入侧脑室及第三脑室脉络丛。

3. 大脑动脉环（Willis环、脑底动脉环）。位于脑底、蝶鞍上方。由前交通动脉、两侧大脑前动脉、颈内动脉的终支、后交通动脉和大脑后动脉吻合而成，围绕在视交叉、灰结节和乳头体周围，是一种代偿的潜在装置。其中，前交通动脉为沟通左、右颈内动脉的血管，后交通动脉则为沟通颈内动脉和椎动脉的血管。当动脉环的某一处发育不良或阻断时，可在一定程度上通过大脑动脉环使血液重新分配和代偿，以维持脑的血液供应。大脑动脉环如图1-23所示。

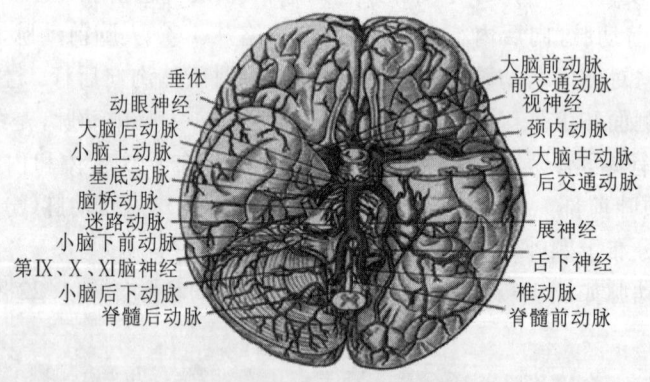

图1-23 大脑动脉环

4. 脑膜中动脉。由颈外动脉的上颌动脉发出，穿棘孔至颅中窝，在颞鳞部内面的脑膜中动脉沟内向前外行分为前、后两支。前支较大，向前经翼点内面向后上行，分布于硬脑膜。后支较小，在颞鳞内面后行，分布于硬脑膜后部。

## 二、脑的静脉

壁薄无瓣膜，不与动脉伴行，可分浅、深两组。

## （一）大脑浅静脉

收集大脑皮质的血液，汇入邻近的硬脑膜窦，主要属支有：① 大脑上静脉，收集大脑半球内侧面上部和外侧面上部的静脉血，行向大脑纵裂，注入上矢状窦。② 大脑中静脉，收集大脑外侧沟附近的静脉血，注入海绵窦。③ 大脑后静脉，收集大脑下面的静脉血，注入横窦或岩上窦。大脑浅静脉如图 1-24 所示。

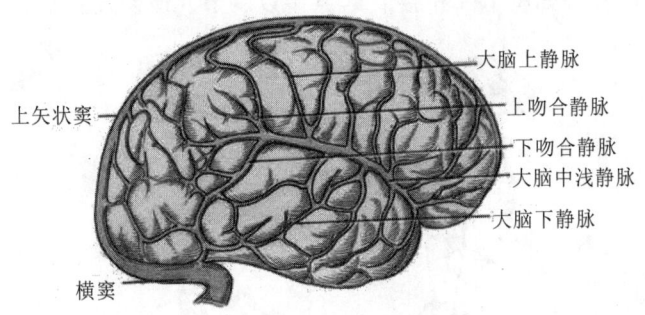

图 1-24 大脑浅静脉

## （二）大脑深静脉

引流大脑半球深部的静脉血，主要属支有：① 大脑内静脉，收集大脑半球深部、间脑、脉络丛和基底核的静脉血，在室间孔后方会合而成。左右大脑内静脉在第三脑室顶并列后行至松果体上方合并成大脑大静脉。② 基底静脉，起自前穿支，左右各一，行向后上，注入大脑大静脉。③ 大脑大静脉，是短粗的静脉干，由左右大脑内静脉合成，向后注入直窦。

（宋德文　纪德峰　张林涛）

# 第九节　脊髓的血液供应

## 一、脊髓动脉（图 1-25）

有两个来源，即椎动脉和节段性动脉。椎动脉发出脊髓前、后动脉。

1. 脊髓前动脉。由左右椎动脉各发出一条脊髓前动脉后，二者合成一条动脉干，沿脊髓前正中裂下行，沿途不断接受来自颈、胸、腰各部节段性动脉分出的前髓动脉，延伸至脊髓圆锥。脊髓前动脉的血流方向是自上而下。到脊髓下端，脊髓前动脉血流经交通支引流至脊髓后动脉，再返流向上。脊髓前动脉供应脊髓前 3/4。

2. 脊髓后动脉。由椎动脉或小脑下后动脉发出左右两条脊髓后动脉，沿脊髓后外侧下行，沿途接受后髓动脉的补充。脊髓后动脉供应脊髓后 1/4。

3. 髓动脉。为颈、胸、腰各部的节段性分支，经相应的椎间孔进入椎管，形成根动脉，其中到达脊髓者称为髓动脉，营养脊髓。髓动脉又分为前髓动脉和后髓动脉。

脊髓的血液供应一般分为上、中、下 3 个区。上区（颈胸区）相当于颈髓和上胸髓（胸节1～3），血液供应来源于颈升动脉、椎动脉等分支形成的前髓动脉；中区（中胸区）相当于胸节4～8，血液供应主要来源于肋间动脉分支形成的前髓动脉。该区的动脉细、数量少、血运差；下区（胸腰区）由下胸髓至脊髓圆锥，血液供应主要来源于腰动脉、髂腰动脉和骶外侧动脉分支形成的前髓动脉。此区动脉粗、数量多。脊髓的血液供应具有完全充分的髓动脉供应区，全长有颈节6、胸节10和腰节2。有些脊髓节由于髓动脉之间吻合不够充分，形成血液供应的薄弱区，如胸节4和腰节1，其中以胸节4最易发生缺血性损害。

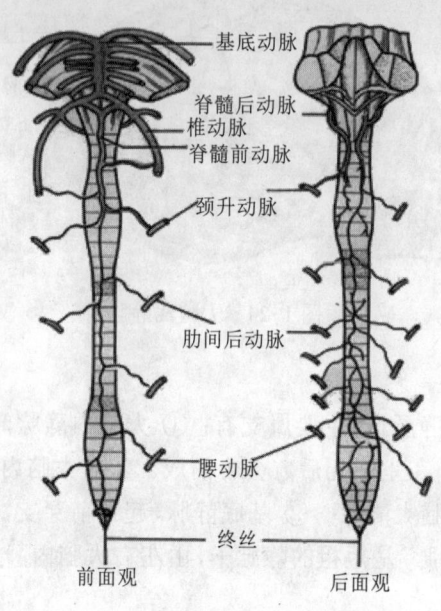

图1-25　脊髓动脉

## 二、脊髓静脉

与相应动脉伴行，注入硬膜外隙的椎内静脉丛，再经椎外静脉丛与节段性静脉和胸、腹、盆及其他静脉相交通。位于脊髓的纵形静脉干和椎内静脉丛还与颅内静脉相通，形成一个连续无瓣膜的静脉系，从而成为胸、腹、盆的肿瘤或感染进入颅内的一条通路。

（宋德文　纪德峰　张林涛）

# 第十节　脑脊液及其循环

## 一、脑脊液

脑脊液主要由脑室脉络丛产生，充满于脑室和蛛网膜下隙，无色透明，成人总量约150 mL。它处于不断产生、循环和回流的平衡状态。脑脊液对脑和脊髓具有营养、缓冲震动、调节颅内压和起保护作用。

## 二、脑脊液循环途径

可简示如下：左、右侧脑室→室间孔→第三脑室→中脑水管→第四脑室→正中孔和左、右外侧孔→蛛网膜下隙→蛛网膜粒→上矢状窦。如图1-26所示。

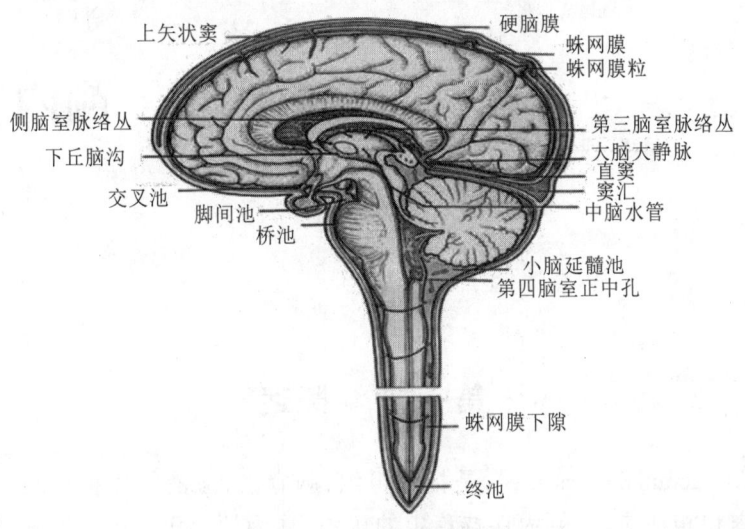

图1-26　脑脊液循环模式

（宋德文　纪德峰　张林涛）

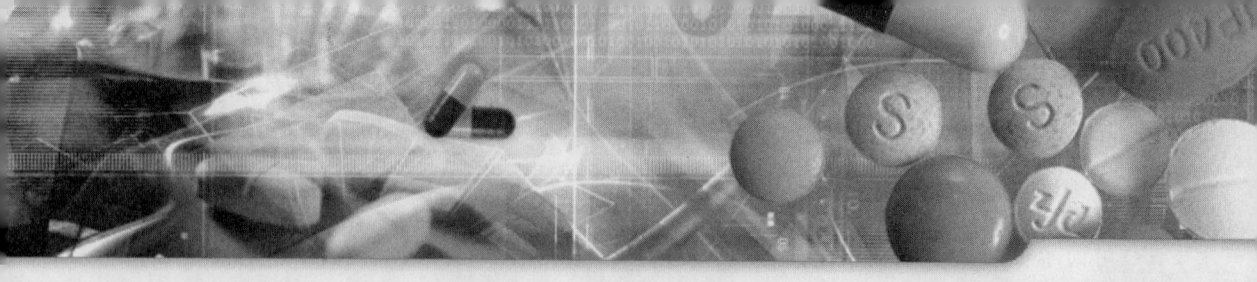

# 第二章 颅内压增高

## 第一节 概述

颅内压(intracranial pressure),是指脑组织、脑脊液、血液的体积与颅骨构成的半密闭的颅腔的容积相适应,使颅内保持稳定的压力,称为颅内压。通常用脑脊液的压力来代表,可通过侧卧腰椎穿刺或脑室穿刺测定,正常人的颅内压为:0.7～2.0 kPa（70～200 mmH$_2$O）,儿童的颅内压为:0.5～1.0 kPa（50～100 mmH$_2$O）

颅内压增高(increased intracranial pressure),是指颅内压持续超过2.0 kPa（200 mm H$_2$O）,是神经系统疾病发展到一定程度共有的一种综合征。在脑外伤、颅内肿瘤、脑寄生虫病、颅内感染等病人中,当其疾病发展到一定阶段,都可发生颅内压增高的症状。一些病人常常因得不到及时的诊断和排除造成颅内压增高的直接原因,由于脑疝而导致死亡。

### 一、发病机制

颅腔是一个半封闭的骨性容积固定的腔,有小脑幕将其分隔为上下两部分,幕上和幕下两腔经小脑幕裂孔互相构通,幕下部分经枕大孔与椎管相构通。颅腔的容积固定不变,颅腔内容物主要是脑、血液和脑脊液三部分组成,颅腔容积相当于三者的总和。在正常情况下,成人的颅腔容积为1 400～1 500 mL。其中脑体积在1 150～1 350 cm$^3$。脑脊液量约占颅腔容积的10%,约150 mL。由于颅腔容积不变,当某一颅内容物体积或容量发生变化时,机体为了保持颅腔容积与颅内容物体积之间的平衡,其他颅内容物的体积或容量可发生缩减或置换,以维持正常的颅内压。其中脑组织的体积在短期内是不可压缩。而脑血流量必须保持一定的需要量以维持正常脑功能,因此,主要靠脑脊液或脑血容量的减少来缓解。如果颅内容物体积或容量缩减或更换不超过颅腔总容积的8%～10%,就不产生颅内压增高,这个8%～10%缓冲容积称为代偿容积。当颅腔内各种内容物体积和容量的增加,超越了代偿容积即引起颅内压增高。

## 二、病因

常见的引起颅内压增高的疾病有以下几种。

1. 颅脑损伤。因颅脑损伤导致的脑水肿、颅内血肿、蛛网膜下腔出血,因血肿压迫或堵塞而引起的脑脊液循环梗阻,或由于蛛网膜颗粒受红细胞纤维蛋白阻塞、造成脑脊液吸收障碍,及外伤性静脉窦血栓形成等都可成为颅内压增高的原因。

2. 颅内肿瘤。一般肿瘤体积愈大,颅内压增高愈明显。肿瘤生长的部位、性质和生长速度与颅内压增高也有一定关系,生长在脑室或中线部位以及后颅窝的肿瘤。肿瘤体积虽不大,但由于其堵塞室间孔、中脑导水管和第四脑室等脑脊液循环通路,产生梗阻性脑积水,则颅内压增高症状可很快出现并且显著。一些恶性肿瘤由于生长迅速,多在发病早期内出现颅内压增高。而位于大脑半球表面,颅前窝的肿瘤,及生长缓慢的良性脑膜瘤,颅内压增高症状出现得迟缓。

3. 颅内感染。化脓性脑膜炎及晚期脑脓肿形成,颅内压增高症状明显。结核性脑膜炎晚期,由于颅底炎性物质沉积堵塞第四脑室的中孔和侧孔,致脑脊液循环梗阻,而出现颅内压增高。

4. 脑血管疾病。高血压脑出血好发生于内囊并易破入脑室,常引起急剧的颅内压增高,部分病人在短时间内即危及到生命。颅内动脉瘤和脑动静脉畸形破裂出血后,由于脑脊液循环和吸收障碍形成脑积水,而发生颅内压增高。

5. 脑寄生虫病。脑囊虫病发病率较高,脑包虫病多见于牧区。前者常因多发性囊虫结节的占位和水肿,或生长在脑室系统,致脑脊液循环梗阻;后者与肺吸虫性脑脓肿,脑血吸虫性肉芽肿、均在颅内形成占位性体积。

6. 先天性颅脑疾病。常见为先天性导水管狭窄或闭塞、颅底凹陷症。先天性小脑扁桃体下疝畸形、狭颅症等,都因致脑脊液循环梗阻而引起颅内压增高。

7. 脑缺氧。见于各种原因引起的心跳骤停、呼吸道梗阻、呼吸骤停、肺心病和癫痫持续状态等均可发生严重缺氧,继发脑水肿,导致颅内压增高。

## 三、病理生理

1. 病理生理变化。在颅内压增高的发展过程中,早期机体通过脑脊波和脑血流量的调节,来平衡颅腔内正常压力,但这种缓冲代偿机制和能力是有限的,超出限度则代偿失败,便出现颅内压增高的病理变化。

① 当颅内压逐渐增高时,脑血管收缩,血管阻力增加,以减少血液进入颅内,同时颅内脑脊液被排挤进入椎管内。由于脉络丛血管收缩,使脑脊液分泌减少,此时脑脊液回吸收速度加快,称为颅腔容积代偿。

② 在颅内压增高时,开始脑血管阻力增加,脑灌注压降低,脑血流量减少,脑缺氧,脑内二氧化碳浓度常增高。通过 $PaCO_2$ 调节作用,引起脑血管扩张、脑血管阻力降低,脑灌注压增加,脑血流量增多,以维持脑血流量的恒定。

2. 影响颅内压的因素。

① 年龄。婴幼儿及小儿的颅缝未闭合或尚未牢固融合,颅内压增高可使颅缝裂开而增加颅腔容积,从而缓和或延长病情进展。老年人由于脑实质的萎缩使颅内的代偿空间增多病程相对延长

② 病变扩张的速度。病变初期由于颅内压自身的调节作用,颅内压变化不明显,随着病程的进展,调节功能逐渐耗竭,颅内压增高也逐渐明显起来,当达到一个临界值时,颅腔内容物的体积稍有增加,颅内压将会有大幅升高,颅腔内容物与颅内压之间呈指数关系而不是呈线形关系。

③ 病变部位。位于中线及颅后窝的病变,由于容易堵塞脑脊液循环通路,因此虽然病变本身体积不大,但常因脑积水而加重颅内压增高;位于颅内大静脉窦附近的病变,由于早期可压迫静脉窦,阻碍颅内静脉的回流或脑脊液的吸收亦可使颅内压增高的症状早期出现。

④ 伴发脑水肿的程度。炎症性病变如寄生虫、脑脓肿、脑结核瘤、脑肉芽肿等均伴有明显的脑水肿,可使颅内压增高早期出现。

⑤ 全身情况。严重的系统性疾病如尿毒症、肝昏迷、各种毒血症、肺部感染、酸碱平衡失调都可引起继发性脑水肿使颅内压增高。高热也会加重颅内压增高的程度。

3. 颅内压增高的后果。

① 对脑血流量的影响。正常人每分钟约有 1 200 mL 血液进入颅内,这是一个较为恒定的数值,是通过脑血管的自动调节功能来完成的。当颅内压逐渐增高时,脑血管收缩,血管阻力增加,以减少血液进入颅内,脑灌注压降低,(灌注压 CPP = 平均动脉压 mSAP − 颅内压 ICP,正常值:9.3~12 kPa(70~90 mmHg),脑血流量减少(脑血流量 CBF = 脑灌注压/脑血管阻力 CVR),脑缺氧,脑内二氧化碳浓度常增高。通过 $PaCO_2$ 调节作用,引起脑血管扩张、脑血管阻力降低,脑灌注压增加,脑血流量增多,以维持脑血流量的恒定。

当颅内压增高到 4.52 kPa(452 $mmH_2O$)以上或接近动脉舒张压水平,脑灌注压在 5.3 kPa 以下,脑血管处于麻痹状态,脑血流量减少,脑处于严重缺氧状态,脑血管自动调节的功能已基本丧失。为了保持需要的脑血流量,机体产生另一种过节反射,即通过植物神经系统的反射作用,使全身周围血管收缩,血压升高,心搏出量增加,以达到提高脑灌注压。与此同时减慢呼吸节律,增加呼吸深度。使肺泡内气体能充分交换,提高血氧饱和度。这种以升高动脉压,并伴有心率减慢,心搏出量增加,呼吸减慢加深的三联反应,称为全身血管加压反应。如果颅内压不断增高接近平均动脉压时,颅内血流几乎完全停止。

② 脑疝。

③ 脑水肿。颅内压增高可影响脑的代谢和血流量而产生脑水肿,使脑的体积增加,进而加重颅内压增高。脑水肿时液体的积聚可在细胞外间隙,也可在细胞内。前者称为血管源性脑水肿,后者称为细胞毒性脑水肿。血管源性脑水肿可见于脑损伤、脑肿瘤等病变的初期。细胞毒性脑水肿可能是由于某些毒素直接作用于脑细胞所引起,它的特点是细胞摄取过多水分使其体积增大,但血管通透性并没有改变,临床见于脑缺血、缺氧的早期。两类脑水肿都以脑白质肿胀甚于脑灰质,颅内压增高时上述两种因素都可同时或先后存在,

因此出现的脑水肿多数为混合性的,或先有血管源性脑水肿以后转化为细胞毒性脑水肿。

④ 胃肠道功能紊乱。由于颅内压增高引起下丘脑中植物神经功能紊乱而引起胃肠道的功能异常,表现为:呕吐、胃及十二指肠溃疡、穿孔及出血。

⑤ 肺水肿。颅内压增高病人可并发肺水肿,多为年轻人,且常发于癫痫发作以后。表现为呼吸急促、痰鸣、有大量泡沫状血性痰液。其发病机理还不完全清楚,可能与颅内压增高时,血压相应增高,肺静脉压、肺动脉压随之增高,而使左心的负担增加,导致左心功能衰竭而发生肺水肿。另外肺动脉压的增高使肺泡内分泌物增加而吸收减少。

⑥ 柯兴反应。表现为血压显著增高,脉搏减慢、脉压增大、继而出现潮式呼吸,血压下降脉搏细数,终于出现呼吸停止,最后心脏停搏而死亡。

### 四、临床表现

1. 诊断依据。根据起病的性质、部位和发展速度等,颅内压增高可分为急性、慢性两种类型,各型所表现的基本症状是头痛、呕吐、视乳头水肿,特称为"颅内压增高的三主征"。仔细鉴别各型颅内压增高的症状特点,对于病因及预后的判断是非常必要的。例如良性肿瘤或慢性硬膜下血肿,由于病变发展缓慢,引起的脑水肿程度也较轻,此期持续时间可由数月到数年。急性颅脑损伤,脑脓肿、恶性肿瘤和颅内出血性疾病或肿瘤内出血等,由于病情发展较快,迅速地超过颅腔代偿容积,因此,颅内压增高症状在短期内即表现出来。例如广泛性脑挫裂伤、急性颅内血肿等仅数十分钟到数小时,恶性肿瘤多为数周或几个月。

① 头痛。早期的头痛呈周期性,搏动性;少数呈撕裂性,夜间或清晨加重。持续时间不长,由数分钟至数小时。此时如无其他体征,很容易误诊为血管性头痛。头痛部位无特殊定位意义。因为头痛部位与病灶部位并不一致。如果头痛在咳嗽、喷嚏或打呵欠时加重,说明颅内压增高严重。如果头痛突然缓解,并不代表颅内压增高的缓解,有两种可能情况:一种是出现了颅缝裂开,暂时地缓解了颅内压增高,多见于儿童;另一种多见于蝶鞍内肿瘤当突破鞍隔后头痛也可立即缓解。

② 呕吐。有时甚至是唯一的症状,最多发生于成人。在儿童出现频繁呕吐时,常提示第四脑室或后颅窝有占位性病变。

③ 视乳头水肿。是具有诊断价值的体征。有视乳头水肿者意味着有颅内压增高,但是,没有视乳头水肿者并不能否定有颅内压增高。视乳头水肿早期先发生于视乳头鼻侧,边缘模糊不清,乳头色变淡,视网膜静脉因淤血怒张,继续发展则乳头生理凹陷消失。视乳头肿胀隆起的程度一般多在2°～4°,重者可达8°～9°。乳头周围有时见到"火焰状"出血。

常有些病例,视乳头水肿很明显,然无自觉的明显症状。如果出现弱视,提示颅内压增高持续存在,病情进一步发展,将出现继发性视乳头萎缩性改变,变得色泽苍白。

④ 意识障碍。意识障碍是急性颅内压增高最重要的症状之一,常常是脑疝压迫脑干的一种结果。慢性颅内压增高时不一定有意识障碍;但随着病情进展,可以出现情感障碍,如兴奋、躁动不安,容易激怒和失眠。进一步发展时则出现嗜睡。但意识障碍的程度与颅内压增高不一定成正比,如丘脑下部的肿瘤或脑干损伤,并不一定有颅内压增高,而意识障碍程度却可以很重。

⑤ 外展神经麻痹。慢性颅内压增高时常常有一侧或两侧外展神经麻痹。由于外展神经自桥脑发出到达眼窝之走行途径较长,颅内压增高时,压迫脑底动脉的分支小脑前下动脉,受到牵扯紧张。造成外展神经受压,也可以因外展神经受到牵扯而引起麻痹。

⑥ 癫痫发作。颅内压增高的病人,常表现频繁的癫痫发作,主要是因脑组织缺氧或水肿。大脑皮层运动中枢受到刺激所致,脑干网状结构受到刺激或损害时,除出现去脑强直现象和其他生命体征改变外,有时也有癫痫发作。

### 五、治疗

对颅内压增高的病人,要采用可以利用的检查设备进行检查,在尽短时间内明确其直接原因,以便于及时有效的治疗。

1. 病因治疗。去除病因是最有效和理想的治疗。如清除颅内血肿、脓肿,切除颅内肿瘤等,颅内压增高即可恢复正常。

2. 控制输液的量、质和速度。对于有颅内压增高倾向的病人。每日输液量应控制在 1 500～2 000 mL,其中盐水不超过 500 mL,输液速度控制在 40 滴/分钟。

3. 脱水疗法。目前静脉用脱水剂主要选用 20% 甘露醇,由静脉输入后只分布于细胞外液,故反跳现象轻微。绝大部分保持原有结构从尿排出,不被肾小管重吸收。甘露醇溶液性质稳定,无毒性,但对肾脏仍有轻微损害。

山梨醇是甘露醇的同分异构体,其性能与甘露醇相似,用相等的剂量时其降压作用逊色于甘露醇。

甘油做成 50% 溶液口服。用量为每次 0.5 g/kg,每日 3～4 次,服药后 30～60 分钟发生降压作用,持续 3 小时左右。无毒、口服无反跳现象,但有时有恶心和腹胀等副作用。

50% 葡萄糖有渗透性脱水作用,但在体内可迅速被氧化而失去降压作用,故降压作用差且不持久,并有反跳现象。但葡萄糖被氧化后产生能量,可促进脑细胞代谢,有利于脑细胞功能的恢复。

(徐增良 叶 林 殷德年)

## 第二节 颅内压增高

颅内压增高是神经外科临床上最常见的重要问题,尤其是颅内占位性病变的患者,往往会出现颅内压增高症状和体征。颅内压增高会引发脑疝危象,可使病人因呼吸循环衰竭而死亡,因此对颅内压增高及时诊断和正确处理,十分重要。

### 一、颅内压增高的类型

(一)根据病因不同可分为两类

1. 弥漫性颅内压增高。由于颅腔狭小或脑实质的体积增大而引起,其特点是颅腔内各部位及各分腔之间压力均匀升高,不存在明显的压力差,因此脑组织无明显移位。临床所见的弥漫性脑膜脑炎、弥漫性脑水肿、交通性脑积水等所引起的颅内压增高均属于这一类型。

2. 局灶性颅内压增高。因颅内有局限的扩张性病变,病变部位压力首先增高,使附近的脑组织受到挤压而发生移位,并把压力传向远处,造成颅内各腔隙间的压力差,这种压力差导致脑室、脑干及中线结构移位。病人对这种颅内压增高的耐受力较低,压力解除后神经功能的恢复较慢且不完全,这可能与脑移位和脑局部受压引起的脑缺血和脑血管自动调节功能损害有关。由于脑局部受压较久,该部位的血管长期处于张力消失状态,管壁肌层失去了正常的舒缩能力,因此血管管腔被动地随颅内压的降低而扩张,管壁的通透性增加并有渗出,甚至发生脑实质内出血性水肿。

(二) 根据病变发展的快慢不同可分为急性、亚急性和慢性三类

1. 急性颅内压增高。见于急性颅脑损伤引起的颅内血肿、高血压性脑出血等。其病情发展快,颅内压增高所引起的症状和体征严重,生命体征(血压、呼吸、脉搏、体温)变化剧烈。

2. 亚急性颅内压增高。病情发展较快,但没有急性颅内压增高那么紧急,颅内压增高的反应较轻或不明显。亚急性颅内压增高多见于发展较快的颅内恶性肿瘤、转移瘤及各种颅内炎症等。

3. 慢性颅内压增高。病情发展较慢,可长期无颅内压增高的症状和体征,病情发展时好时坏。多见于生长缓慢的颅内良性肿瘤、慢性硬脑膜下血肿等。

急性或慢性颅内压增高均可导致脑疝发生。脑疝发生后,移位脑组织被挤进小脑幕裂孔、硬脑膜裂隙或枕骨大孔中,压迫脑干,产生一系列危急症状。脑疝发生又可加重脑脊液和血液循环障碍,使颅内压力进一步增高,从而使脑疝更加严重。

## 二、引起颅内压增高的疾病

能引起颅内压增高的常见的中枢神经系统疾病如下。

1. 颅脑损伤。由于颅内血管损伤而发生的颅内血肿,脑挫裂伤伴有的脑水肿是外伤性颅内压增高常见原因。外伤性蛛网膜下腔出血,血块沉积在颅底脑池而引起的脑脊液循环障碍,以及红细胞阻塞蛛网膜颗粒所引起的脑脊液吸收障碍等,也是颅内压增高的常见原因。其他如外伤性蛛网膜炎及静脉窦血栓形成或脂肪栓塞亦可致颅内压增高,但较少见。

2. 颅内肿瘤。颅内肿瘤出现颅内压增高者约占80%以上。一般肿瘤体积愈大,颅内压增高愈明显。但肿瘤大小并非是影响颅内压增高的程度的唯一因素,肿瘤的部位、性质和生长速度也有重要影响。例如位于脑室或中线部位的肿瘤,虽然体积不大,但由于堵塞室间孔、中脑导水管或第四脑室脑脊液循环通路,易产生梗阻性脑积水,因而颅内压增高症状可早期出现而且显著。位于颅前窝和颅中窝底部或位于大脑半球凸面的肿瘤,有时瘤体较大但颅内压增高症状出现较晚;而一些恶性胶质瘤或脑转移癌,由于肿瘤生长迅速,

且肿瘤周围伴有严重的脑水肿,故多在短期内即出现较明显的颅内压增高。

3. 颅内感染。脑脓肿病人多数有明显的颅内压增高。化脓性脑膜炎亦多引起颅内压增高,并随着炎症的好转,颅内压力亦逐渐恢复正常。结核性脑膜炎晚期,因脑底部炎症性物质沉积,使脑脊液循环通路受阻,往往出现严重的脑积水和颅内压增高。

4. 畸形。发生蛛网膜下腔出血后,由于脑脊液循环和吸收障碍形成脑积水,而发生颅内压增高。颈内动脉血栓形成和脑血栓,脑软化区周围水肿,也可引起颅内压增高。如软化灶内出血,则可引起急剧的颅内压增高,甚至可危及病人生命。

5. 脑寄生虫病。脑囊虫病引起的颅内压增高的原因有:① 脑内多发性囊虫结节可引起弥散性脑水肿;② 单个或数个囊虫在脑室系统内阻塞导水管或第四脑室,产生梗阻性脑积水;③ 葡萄状囊虫体分布在颅底脑池时引起粘连性蛛网膜炎,使脑脊液循环受阻。脑包虫病或脑血吸虫性肉芽肿,均在颅内占有一定体积,由于病变较大,因而产生颅内压增高。

6. 颅脑先天性疾病。婴幼儿先天性脑积水多由于导水管的发育畸形,形成梗阻性脑积水;颅底凹陷和先天性小脑扁桃体下疝畸形,脑脊液循环通路可在第四脑室正中孔或枕大孔区受阻;狭颅症,由于颅缝过早闭合,颅腔狭小,限制脑的正常发育,从而引起颅内压增高。

7. 良性颅内压增高。又称假脑瘤综合征,以脑蛛网膜炎比较多见,其中发生于颅后窝者颅内压增高最为显著。颅内静脉窦(上矢状窦或横窦)血栓形成,由于静脉回流障碍引起颅内压增高。其他代谢性疾病、维生素 A 摄入过多、药物过敏和病毒感染所引起的中毒性脑病等均可引起颅内压增高。但多数颅内压增高症状可随原发疾病好转而逐渐恢复正常。

8. 脑缺氧。心跳骤停或昏迷病人呼吸道梗阻,在麻醉过程中出现喉痉挛或呼吸停止等均可发生严重脑缺氧。另外,癫痫持续状态和喘息状态(肺性脑病)亦可导致严重脑缺氧和继发性脑水肿,从而出现颅内压增高。

### 三、临床表现

颅内压增高的主要症状和体征如下。

1. 头痛。这是颅内压增高最常见的症状之一,程度不同,以早晨或晚间较重,部位多在额部及颞部,可从颈枕部向前方放射至眼眶。头痛程度随颅内压的增高而进行性加重。当用力、咳嗽、弯腰或低头活动时常使头痛加重。头痛性质以胀痛和撕裂痛为多见。

2. 呕吐。当头痛剧烈时,可伴有恶心和呕吐。呕吐呈喷射性,易发生于饭后,有时可导致水电解质紊乱和体重减轻。

3. 视神经乳头水肿。这是颅内压增高的重要客观体征之一。表现为视神经乳头充血,边缘模糊不清,中央凹陷消失,视盘隆起,静脉怒张。若视神经乳头水肿长期存在,则视盘颜色苍白,视力减退,视野向心性缩小,称为视神经继发性萎缩。此时如果颅内压增高得以解除,往往视力的恢复也并不理想,甚至继续恶化和失明。

以上三者是颅内压增高的典型表现,称之为颅内压增高"三主征"。颅内压增高的三主征各自出现的时间并不一致,可以其中一项为首发症状。颅内压增高还可引起一侧或双侧展神经麻痹和复视。

4. 意识障碍及生命体征变化。疾病初期意识障碍可出现嗜睡,反应迟钝。严重病例,可出现昏睡、昏迷、伴有瞳孔散大、对光反应消失、发生脑疝,去脑强直。生命体征变化为血压升高、脉搏徐缓、呼吸不规则、体温升高等病危状态甚至呼吸停止,终因呼吸循环衰竭而死亡。

5. 其他症状和体征。头晕、醉倒,头皮静脉怒张。在小儿患者可有头颅增大、颅缝增宽或分裂、前囟饱满隆起。头颅叩诊时呈破罐声及头皮和额眶部浅静脉扩张。

## 四、诊断

通过全面而详细地询问病史和认真地神经系统检查,可发现许多颅内疾病在引起颅内压增高之前已有一些局灶性症状与体征,由此可做出初步诊断。如小儿的反复呕吐及头围迅速增大,成人的进行性剧烈的头痛、癫痫发作,进行性瘫痪及各种年龄病人的视力进行性减退等,都应考虑到有颅内占位性病变的可能。应注意鉴别神经功能性头痛与颅内压增高所引起的头痛的区别。当发现有视神经乳头水肿及头痛、呕吐三主征时,则颅内压增高的诊断大致可以肯定。但由于病人的自觉症状常比视神经乳头水肿出现的早,应及时地作以下辅助检查,以尽早诊断和治疗。

1. 电子计算机X线断层扫描(CT)。目前CT是诊断颅内占位性病变的首选辅助检查措施。它不仅能对绝大多数占位性病变做出定位诊断,而且还有助于定性诊断。CT具有无创伤性特点,易于被患者接受。

2. 磁共振成像(MRI)。在CT不能确诊的情况下,可进一步行MRI检查,以利于确诊。MRI同样也具有无创伤性,但检查费用高昂。

3. 脑血管造影(cerebral angiography)。主要用于疑有脑血管畸形或动脉瘤等疾病的病例。数字减影血管造影(DSA),不仅使脑血管造影术的安全性大大提高,而且图像清晰,使疾病的检出率提高。

4. 头颅X线摄片。颅内压增高时,可见颅骨骨缝分离,指状压迹增多,鞍背骨质稀疏及蝶鞍扩大等。X线片对于诊断颅骨骨折,垂体瘤所致蝶鞍扩大以及听神经瘤引起内听道孔扩大等,具有重要价值。但单独作为诊断颅内占位性病变的辅助检查手段现已少用。

5. 腰椎穿刺。腰穿测压对颅内占位性病变患者有一定的危险性,有时引发脑疝,故应当慎重进行。

## 五、治疗原则

1. 一般处理。凡有颅内压增高的病人,应留院观察。密切观察神志、瞳孔、血压、呼吸、脉搏及体温的变化,以掌握病情发展的动态。有条件时可作颅内压监护,根据监护中所获得压力信息来指导治疗。频繁呕吐者应暂禁食,以防吸入性肺炎。不能进食的病人应予补液,补液量应以维持出入液量的平衡为度,补液过多可促使颅内压增高恶化。注意补充电解质并调整酸碱平衡。用轻泻剂来疏通大便,不能让病人用力排便,不可作高位灌肠,以免颅内压骤然增高。对意识不清的病人及咳痰困难者要考虑作气管切开术,以保持呼吸道通畅,防止因呼吸不畅而使颅内压更加增高。给予氧气吸入有助于降低颅内压。病情稳定者需尽早查明病因,以明确诊断,尽快施行去除病因的治疗。

2. 病因治疗。颅内占位性病变,首先应考虑作病变切除术。位于大脑非功能区的良性病变,应争取作根治性切除;不能根治的病变可作大部切除、部分切除或减压术;若有脑积水者,可行脑脊液分流术,将脑室内液体通过特制导管分流入蛛网膜下腔、腹腔或心房。颅内压增高已引起急性脑病时,应分秒必争进行紧急抢救或手术处理。

3. 降低颅内压治疗。适用于颅内压增高但暂时尚未查明原因或虽已查明原因但仍需要非手术治疗的病例。高渗利尿剂选择应用的原则是:若意识清楚,颅内压增高程度较轻的病例,先选用口服药物。若有意识障碍或颅内压增高症状较重的病例,则宜选用静脉或肌肉注射药物。常用口服的药物有:① 氢氯噻嗪 25~50 mg,每日 3 次;② 乙酰唑胺 250 mg,每日 3 次;③ 氨苯蝶啶 50 mg,每日 3 次;④ 呋塞米(速尿)20~40 mg,每日 3 次;50% 甘油盐水溶液 60 mL,每日 2~4 次。常用的可供注射的制剂有:20% 甘露醇 250 mL,快速静脉滴注,每日 2~4 次;20% 尿素转化糖或尿素山梨醇溶液 200 mL,静脉滴注,每日 2~4 次;⑤ 呋塞米 20~40 mg,肌肉或静脉注射,每日 1~2 次。此外,也可采用浓缩 2 倍的血浆 100~200 mL 静脉注射;20% 人血清清蛋白 20~40 mL 静脉注射,对减轻脑水肿、降低颅内压有效。

4. 激素应用。地塞米松 5~10 mg 静脉或肌肉注射,每日 2~3 次;氢化可的松 100 mg 静脉注射,每日 1~2 次;泼尼松 5~10 mg 口服,每日 1~3 次,可减轻脑水肿,有助于缓解颅内压增高。

5. 冬眠低温疗法或亚低温疗法。有利于降低脑的新陈代谢率,减少脑组织的氧耗量,防止脑水肿的发生与发展,对降低颅内压亦起一定作用。

6. 脑脊液体外引流。有颅内压监护装置的病例,可经脑室缓慢放出脑脊液少许,以缓解颅内压增高。

7. 巴比妥治疗。大剂量异戊巴比妥钠或硫喷妥钠注射可降低脑的代谢,减少氧耗及增加脑对缺氧的耐受力,使颅内压降低。但需在有经验的专家指导下应用。在给药期间,应作血药物浓度监测。

8. 辅助过度换气。目的是使体内 $CO_2$ 排出。当动脉血的 $CO_2$ 分压每下降 1 mmHg 时,可使脑血流量递减 2%,从而使颅内压相应下降。

9. 抗生素治疗。控制颅内感染或预防感染。可根据致病菌药物敏感试验选用适当的抗生素。预防用药应选择广谱抗生素,术中和术后应用为宜。

10. 症状治疗。对病人的主要症状进行治疗,疼痛者可给予镇痛剂,但应忌用吗啡和哌替啶等类药物,以防止对呼吸中枢的抑制作用,而导致病人死亡。有抽搐发作的病例,应给予抗癫痫药物治疗。烦躁病人给予镇静剂。

(高 娜　栾照敏　殷德年)

## 第三节 脑疝

解剖学基础。整个颅腔被大脑镰和小脑幕分隔成三个彼此相通的分腔,小脑幕上的为幕上腔,分为左右两个分腔,相容纳左右大脑半球,小脑幕下的为幕下腔。脑疝(herniation of brain):颅内任何部位占位性病变,发展到严重程度均可导致颅内各分腔压力不均而将脑组织从较高的分腔向较低的分腔移位,造成对邻近重要结构的压迫,从而出现一系列严重临床症状和体征,称为脑疝。

病因及分类。引起脑疝常见病因:① 外伤所致各种颅内血肿,如硬膜外血肿、硬膜下血肿及脑内血肿;② 颅内脓肿;③ 颅内肿瘤尤其是颅后窝、中线部位及大脑半球的肿瘤;④ 颅内寄生虫病及各种肉芽肿性病变;⑤ 医源性因素。对于颅内压增高病人,进行不适当的操作如腰椎穿刺,放出脑脊液过多过快,使各分腔间的压力差增大,则可促使脑血肿形成。根据移位的脑组织及其通过的硬脑膜间隙和孔道,可将脑疝分为以下常见的有:① 小脑幕切迹疝,为颞叶的海马回、钩回通过小脑幕切迹被推移至幕下;② 小脑幕切迹上疝,为小脑蚓部上端和小脑前叶的一部分,经小脑幕切迹向上疝出;③ 枕骨大孔疝,为小脑扁桃体及延髓经枕骨大孔推挤向椎管内;④ 大脑镰疝又叫扣带回疝,是指半球内侧面的扣带回及邻近的额回经大脑镰下缘向对侧移位;⑤ 蝶骨嵴疝是指脑组织从前颅窝移向中颅窝,或由中颅窝移向前颅窝时都跨越蝶骨嵴;⑥ 脑中心疝是幕上占位病变压迫脑中线结构并使之向下移位,造成以上组织损害。

### 一、小脑幕切迹疝

1. 外科解剖。小脑幕切迹是小脑幕前缘的游离缘形成的切迹,中脑通过,中脑周围脑池称为环池,为脑脊液回流必经之路。中脑周围的脑池有三。① 脚间池是3个池中最大的一个。位于中脑腹侧部与鞍背之间,它上与视交叉池和两侧大脑外侧裂池相连接,两旁与环池相交通,下与桥池相延续。在此池内有动眼神经、后交通动脉、基底动脉和大脑后动脉等通过。动眼神经夹于上方的大脑后动脉和下方的小脑上动脉间向前上走行进入海绵窦内。② 环池,绕中脑两侧,其外侧部分为环池翼,滑车神经向前和大脑后动脉向后走行都经过此池内。③ 四叠体池,位于四叠体与切迹缘之间,此池较宽,内有大脑大静脉,经此池进入直窦内,又称为大脑大静脉池。中脑周围脑池是脑脊液循环回路必经之处。幕上占位性病变引起颅内压增高时,最常使颞叶钩回突入脚间池内,即形成小脑幕切迹疝(颞叶钩回疝),又称前疝。有时,顶枕部占位病变可使海马回后部、舌回前部、胼胝体压部和扣带回后部等结构疝入环池和四叠体池内,称为后疝。疾病晚期,前疝和后疝联合出现,则称为全疝;如两侧性颞叶钩回疝症同时存在,可形成环疝。

2. 病理。当发生脑疝时,移位的脑组织在小脑幕切迹或枕骨大孔处挤压脑干,脑干受压移位可致其实质内血管受到牵拉,严重时基底动脉进入脑干的中央支可被拉断而致脑干内部出血,出血常为斑片状,有时出血可沿神经纤维走行方向达内囊水平。由于同侧的大脑脚受到挤压而造成病变对侧偏瘫,同侧动眼神经受到挤压可产生动眼神经麻痹症状。

移位的钩回、海马回可将大脑后动脉挤压于小脑幕切迹缘上致枕叶皮层缺血坏死。小脑幕切迹裂孔及枕骨大孔被移位的脑组织堵塞,从而使脑脊液循环通路受阻,则进一步加重了颅内压增高,形成恶性循环,使病情迅速恶化。

3. 临床表现。① 颅内压增高的症状:表现为剧烈头痛,与进食无关的频繁的喷射性呕吐。头痛程度进行性加重伴烦躁不安。急性脑疝患者视神经乳头水肿可有可无。② 瞳孔改变:病初由于患侧动眼神经受刺激导致患侧瞳孔变小,对光反射迟钝,随病情进展患侧动眼神经麻痹,患侧瞳孔逐渐散大,直接和间接对光反射均消失,并有患侧上睑下垂、眼球外斜。如果脑疝进行性恶化,影响脑干血供时,由于脑干内动眼神经核功能丧失可致双侧瞳孔散大,对光反射消失,此时病人多已处于濒死状态。③ 运动障碍:表现为病变对侧肢体的肌力减弱或麻痹,病理征阳性。脑疝进展时可致双侧肢体自主活动消失,严重时可出现去脑强直发作,这是脑干严重受损的信号。④ 意识改变:由于脑干内网状上行激动系统受累,病人随脑疝进展可出现嗜睡、浅昏迷至深昏迷。⑤ 生命体征紊乱:由于脑干受压,脑干内生命中枢功能紊乱或衰竭,可出现生命体征异常。表现为心率减慢或不规则,血压忽高忽低,呼吸不规则、大汗淋漓或汗闭,面色潮红或苍白。体温可高达 41 ℃以上或体温不升。最终因呼吸循环衰竭而致呼吸停止,血压下降,心脏停搏。

## 二、小脑幕切迹上疝

小脑幕切迹上疝(upward transtentorial herniation)。小脑幕切迹上疝为颅后窝占位病变使小脑蚓部上端和小脑前叶的一部分,经小脑幕切迹向上疝出,所以又称小脑蚓部疝。此情况常突然出现在颅后窝占位性病变,引起梗阻性脑积水,行侧脑室穿刺引流,术后幕上压力骤降,导致发生此类脑疝。同样可压迫中脑及其后部的四叠体和被盖部,以及大脑大静脉等,中脑受压产生出血软化,可导致严重后果。

## 三、枕骨大孔疝

枕骨大孔疝(transforamen manna herniation),又称小脑扁桃体疝,大多发生于颅后窝占位病变,直接引起幕下颅腔压力严重增高,使小脑扁桃体受挤压,向下疝出。另外多见于小脑幕切迹疝的中、晚期,此时,幕上压力增高传到小脑幕下,因而最后也并发枕骨大孔疝。枕骨大孔疝有急性、慢性疝出两种。

1. 外科解剖。枕骨大孔位于颅后窝底之中央,形似卵圆,前窄后宽,延髓经此孔与脊髓相延续,椎动脉、副神经颈根经此孔向上进入颅内。小脑扁桃体位于延髓之两侧面,延髓后面为宽敞的小脑延髓池,四脑室中孔通向此池。颅后窝容积小,因此其缓冲容积也很小,较小的血肿与肿瘤即可引起颅内压增高,使靠近枕骨大孔的小脑扁桃体经枕骨大孔向下疝入颈椎管上端,形成枕骨大孔疝,延髓受压,急性延髓受压常很快引起生命中枢衰竭,威胁病人生命。第四脑室中孔为疝出的扁桃体引起梗阻性脑积水,进一步促使颅内压增高,脑疝程度加重。疝出的小脑扁桃体发生充血、出血和水肿,致使延髓和颈髓上段受压加重。慢性疝多可以发生粘连,脑疝不易复位。

2. 临床表现。由于脑脊液循环通路被堵塞,颅内压增高。病人剧烈头痛,频繁呕吐,颈项强直,强迫头位、生命体征紊乱出现较早,意识障碍出现较晚。因脑干缺氧,瞳孔可忽大忽小。由于位于延髓的呼吸中枢受损严重,病人早期可突发呼吸骤停而死亡。急性与慢性枕骨大孔疝的临床表现有急缓之分,急性发病时,以延髓急性损害症状为主,颅神经与颈神经损害症状次之。而慢性脑疝过程为渐进性。急性枕骨大孔疝有严重颅内压增高症状,头痛剧烈,呈阵发性加重,恶心、呕吐频繁。生命体征改变,出现较早而且明显。呼吸、脉搏减慢,血压升高。强迫头位,四肢肌张力减低,肌力减退。意识障碍与瞳孔变化发生较晚,一旦出现,继之即可能出现生命中枢衰竭表现。很快出现潮式呼吸以及呼吸停止,脉搏快而微弱,血压下降。

枕骨大孔疝与小脑幕切迹疝的不同点为:生命体征中呼吸和循环障碍出现较早,而瞳孔变化和意识障碍在晚期才出现;而小脑幕切迹疝则与此不同,瞳孔改变和意识障碍出现较早,延髓生命中枢功能受累表现出现在后。

### 四、大脑镰疝

大脑镰疝又叫扣带回疝,是指半球内侧面的扣带回及邻近的额回经大脑镰下缘向对侧移位。常由于一侧幕上占位或一侧半球水肿,使脑组织向对侧移位所致。此外,由健侧脑室穿刺放液,也可以促进大脑镰疝的发生、发展。大脑镰是硬脑膜的一部分,呈一种镰刀状中隔,由鸡冠伸至枕内粗隆,分隔大脑两半球,起固定大脑半球的作用,防止大脑半球左右移动。大脑镰的前2/3段容易发生此疝,以额顶叶下部的肿瘤最常见,此处肿瘤先使胼胝体下压,增加了胼胝体与大脑镰下缘之间的间隙,使额叶内侧面组织得以从此间隙至胼胝体池内,大脑镰下缘在疝出的额叶内侧面上留有深刻的压迹。由于大脑前动脉及其分支胼缘和胼周动脉受压而被部分阻塞,引起大脑半球内侧后部的脑组织软化、坏死,出现对侧下肢轻瘫,排泄功能障碍等症状。大脑内静脉受压而产生静脉回流障碍,出现脑水肿及颅内压增多症状。当大脑镰疝时一般无意识障碍,并常与小脑幕切迹疝并发,故仅根据临床表现较难作出诊断。以往通过脑室造影,脑血管造影帮助诊断,脑室造影正位像显示脑室受压,向对侧移位。现在CT,MRI的应用,不仅能明确脑疝的部位,还能对疝内容物,中线移位和脑室受压程度,原发灶的部位、大小作出准确的判定。

### 五、蝶骨嵴疝

蝶骨嵴疝(transsphenoid ridge herniation),是指脑组织从前颅窝移向中颅窝,或由中颅窝移向前颅窝时都跨越蝶骨嵴,被蝶骨嵴所压留有痕迹。其原口要是前颅窝或中颅窝的占位病变或脑水肿。蝶骨嵴疝一般临床意义不大,主要引起大脑中动脉发生向上移位,脑血管造影可以作出判断。

### 六、脑中心疝

在临床工作中,可遇到另一组病人,在脑疝初期双侧瞳孔等大,并有缩小,瞳孔对光反射存在,伴有呼吸、意识障碍,一侧或四肢肌张力增高,出现病理反射等症状,其病理基础是幕上占位病变压迫脑中线结构,包括丘脑、底节、第三脑室、丘脑下部、上部脑干等,并使之向下移位,造成以上组织损害。也有人称之为脑中轴移位。在临床上表现为一系列生命体征的变化及间脑、脑干急性受损的一些体征。症状出现的顺序先是间脑、中脑、桥脑,最后出现延髓损害的症状。临床上将中心疝的发展过程分为四期,即间脑期、中脑—桥脑上部期、桥脑下部—延髓期和延髓期。在治疗过程中,间脑期是抢救的关键时期,此期脑干能相对完整。

## 七、治疗

脑疝是由于急剧的颅内压增高造成的,在作出脑疝诊断的同时应按颅内压增高的处理原则快速静脉输注高渗降颅内压药物,以缓解病情,争取时间。当确诊后,根据病情迅速完成开颅术前准备,尽快手术去除病因,如清除颅内血肿或切除脑肿瘤等。如难以确诊或虽确诊而病因无法去除时,可选用下列姑息性手术,以降低颅内高压和抢救脑疝。

（一）侧脑室体外引流术

经额、眶、枕部快速钻颅或锥颅,穿刺侧脑室并安置硅胶引流管行脑脊液体外引流,以迅速降低颅内压,缓解病情。特别适于严重脑积水患者,这是常用的颅脑手术前的辅助性抢救措施之一。

（二）脑脊液分流术

脑积水的病例可施行侧脑室—腹腔分流术。侧脑室—心房分流术现已较少应用。导水管梗阻或狭窄者,可选用侧脑室—枕大池分流术或导水管疏通术。

（三）减压术

小脑幕切迹疝时可采用颞肌下减压术;枕骨大孔疝时可采用枕肌下减压术。重度颅脑损伤致严重脑水肿而颅内压增高时,可采用去骨瓣减压术,但目前已较少应用。以上方法称为外减压术。在开颅手术中可能会遇到脑组织肿胀膨出,此时可将部分非功能区脑叶切除,以达到减压目的,称为内减压术。

对有枕骨大孔疝临床表现的病人,因多伴有梗阻性脑积水,应及时进行脑室穿刺引流和给予脱水药物。降低颅内压,然后处理原发的颅后窝病变,手术时将枕骨大孔后缘和第一颈椎后弓切除,硬脑膜敞开,解除小脑扁桃体疝的压迫。慢性疝如小脑扁桃体与蛛网膜下腔有粘连时,可行粘连分解术,必要时,可在软膜下吸出部分水肿和出血的小脑扁桃体组织,以解除中孔压迫,使脑脊液循环通路恢复通畅。对呼吸骤停者,应立即作人工呼吸并同时进行脑室穿刺引流,同时给予静脉内推注脱水药物。如自主呼吸恢复,可紧急行颅后窝开颅术以清除原发病灶。

（栾照敏　高　娜　殷德年）

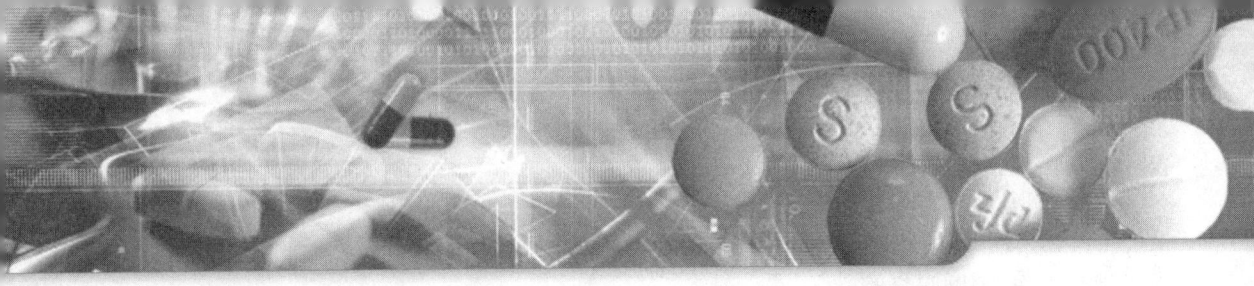

# 第三章 颅脑损伤

颅脑损伤(craniocerebral injury)是由颅伤和脑伤两部分组成。少数病例只有颅伤而没有脑伤；或者只有脑伤没有颅伤。大多数病例两种损伤同时存在。临床常将颅脑损伤分为闭合性与开放性颅脑损伤、硬脑膜穿透伤。脑损伤病理上分为脑震荡、脑挫裂伤、颅内血肿。脑弥漫性损伤是一种新概念，临床上分为轻、中、重、特重型脑损伤。国际上趋向格拉斯哥(GCS)昏迷分级计分法，并参考CT征象分级法进行分类。颅脑损伤的类型较多。暴力作用于颅脑，因为力的强弱、速度、作用力施加于头部的方向、致伤物的性质以及受伤当时头部是处于运动状态或静止状态等因素，都与颅脑损伤的形成机制有关。不同的致伤条件可造成不同类型颅脑损伤。

## 一、颅脑损伤分类

由于颅脑组织的解剖层次关系，在头部伤中，可能只伤及到某层次，或全层都受损伤，所以闭合伤与开放伤常同时存在。

(一)闭合性颅脑损伤分类

包括头皮挫伤、头皮下血肿、颅骨骨折、硬脑膜伤、静脉窦伤、脑损伤、颅内血肿、脑血管损伤及颅神经损伤等。

1. 头皮损伤：① 头皮挫伤、头皮肿胀、皮下出血；② 头皮下血肿包括皮下血肿、帽状腱膜下血肿与骨膜下血肿。

2. 颅骨骨折：① 颅盖骨折，颅盖骨折按骨折的形状分为四种基本类型：线形骨折、凹陷骨折、粉碎骨折、穿入性骨折。② 颅底骨折，多为线形骨折，少数为嵌入性骨折。分为颅前窝、颅中窝与颅后窝骨折及颅盖、颅底联合性骨折。

3. 脑损伤：传统的分类比较简单，即分为脑震荡、脑挫伤与脑裂伤(合称脑挫裂伤)和颅内血肿。又分为原发性脑损伤与继发性脑损伤。

(二)开放性颅脑损伤分类

1. 按伤器与致伤机制分为火器性与非火器性颅脑损伤两大类：① 火器性损伤；② 非

火器性损伤。

2. 按受伤的解剖层次分为：① 头皮裂伤；② 开放性颅骨骨折，硬脑膜未穿透；③ 开放性脑损伤，硬脑膜穿透。

## 二、颅脑损伤的分级

国际上，则通用格拉斯哥昏迷分级计分的轻、中、重型分类法。

（一）格拉斯哥昏迷分级计分法

格拉斯哥昏迷分级计分法（Glasgow coma scale），简称 GCS。此为英国格拉斯哥颅脑损伤研究所中的 Teasdale 和 Jennet 于 1974 年提出，又经 1976 年修订的。它是检查颅脑损伤病人的睁眼反应（1，2，3，4 分）、言语反应（1，2，3，4，5 分）和运动反应（1，2，3，4，5，6 分）三项指标。确定这三项反应的计分后，再累计得分，作为判断伤情轻重之依据。

格拉斯哥昏迷分级如下：

| 睁眼反应 | 计分 | 言语反应 | 计分 | 运动反应 | 计分 |
|---|---|---|---|---|---|
| 自动睁眼 | 4 | 回答正确 | 5 | 按吩咐动作 | 6 |
| 呼唤睁眼 | 3 | 回答错误 | 4 | 刺痛能定位 | 5 |
| 刺痛睁眼 | 2 | 乱说乱讲 | 3 | 刺痛能躲避 | 4 |
| 不能睁眼 | 1 | 只能发音 | 2 | 刺痛肢体屈曲 | 3 |
|  |  | 不能言语 | 1 | 刺痛肢体过伸 | 2 |
|  |  |  |  | 不能运动 | 1 |

GCS 计分将伤情轻重分为三级，尚有划分出特重型。

轻型：13～15 分，伤后昏迷时间 20 分钟以内。

中型：9～12 分，伤后昏迷时间 20 分钟至 6 小时。

重型：3～8 分，伤后昏迷时间 6 小时以上，或在伤后 24 小时内出现意识情况恶化并昏迷在 6 小时以上。

特重型：3～5 分，深昏迷。对上述三项检查指标基本无反应。

（二）我国的闭合性颅脑损伤分类法

将颅脑损伤分为轻型、中型、重型三类。此分类法于 1960 年提出，1977 年修订，增加特重型。标准如下：

1. 轻型。

（1）昏迷时间 0～1/2 小时。

（2）有轻的头痛、头晕等自觉症状。

（3）神经系统和脑脊液检查无明显改变。

此型主要是单纯脑震荡，无或有颅骨骨折。

2. 中型。

（1）昏迷在 12 小时以内。

（2）有轻度的神经系统阳性体征。

(3)体温、呼吸、脉搏、血压有轻度改变。

此型主要指轻度脑挫裂伤,有或无颅骨骨折及蛛网膜下隙出血,无脑受压者。

3. 重型。

(1)深昏迷,昏迷时间在12小时以上,意识障碍逐渐加重或出现再昏迷。

(2)有明显的神经系统阳性体征。

(3)体温、呼吸、脉搏、血压有显著改变。

此型主要有广泛颅骨骨折,广泛脑挫裂伤,脑干损伤或颅内血肿。

4. 特重型。

(1)脑原发伤重,伤后深昏迷,有去大脑强直或伴有其他部位严重的脏器伤、休克等。

(2)伤后已有明显脑疝,包括双瞳散大,生命体征严重紊乱或呼吸已近停止。

(三)中华医学会神经外科分会分级

中华医学会神经外科分会于1997年在天津第二届全国颅脑损伤会议上制定了进一步的分类方法。

1. 轻型。

(1)伤后昏迷在30分钟以内,GCS 13～15分。

(2)临床症状有头痛、头晕、恶心呕吐、逆行性遗忘,神经系统检查无明显阳性体征。

(3)CT检查无异常发现。

(4)腰椎穿刺脑脊液压力及化验检查正常。

2. 中型。

(1)昏迷在＜12小时,GCS 9～12分。

(2)临床症状有头痛、头晕、恶心呕吐、有或无癫痫,神经系统检查有肢体瘫痪及失语,有轻度脑受压及生命体征改变。

(3)CT检查可有局限性小出血及血肿,脑水肿,中线结构移位＜3 mm。

(4)腰穿压力中度增高,在200～350 mmH$_2$O,CSF中含血。

3. 重型。

(1)昏迷在＞12小时,GCS 6～8分。

(2)临床表现偏瘫、失语或四肢瘫,有脑受压及生命体征改变。

(3)CT检查有蛛网膜下腔出血及脑内散在出血灶,血肿,脑水肿＞60 mL,脑池变窄或封闭,中线结构移位＞3 mm。

(4)颅内压显著增高在350 mmH$_2$O以上,CSF为血性。

4. 特重型

(1)昏迷在＞12小时或持续昏迷,GCS 3～5分。

(2)临床表现已有脑疝,四肢瘫,脑干反射消失。

(3)CT检查有广泛蛛网膜下腔出血,颅内血肿或大面积脑梗死,环池封闭,中线结构移位5～10 mm。

(4)颅内压严重增高在500 mmH$_2$O以上,CSF为血性。

（四）根据 CT 分类

此系 1992 年美国 Marshal LF 所倡用。CT 征象有弥漫性损伤与占位性效应。

Ⅰ型：CT 正常。

Ⅱ型：脑池存在，脑中线移位 0～5 mm，血肿＜25 mL，可有异物、碎骨片存留颅内。

Ⅲ型：环池受压或消失，其余征象同Ⅱ级。

Ⅳ型：中线移位＞5 mm。

CT 扫描，脑池消失，中线移位超过 5 mm，常反映伤情严重。

（徐增良　张林涛　王宝娥）

## 第一节　头皮损伤

头皮损伤是颅脑损伤中最常见的组成部分。它能提供头部受力的部位，冲击力的大体方向和大小及可能伴同的其他颅内病变的信息。

头皮损伤分闭合的与开放的两类，前者包括有各类头皮血肿，后者则分擦伤、挫裂伤、头皮撕脱伤。

（一）头皮血肿

大多为钝器打击头部所致，分皮下血肿、帽状腱膜下血肿及骨膜下血肿等三类，但有时临床上可有混合类型，即两种或三种血肿混杂存在。

1. 皮下血肿。

位于皮肤层与帽状腱膜层之间。此层内有微密的结缔组织将皮肤层与帽状腱膜层紧密连结在一起，故血肿不易扩展，一般局限于头皮着力部位，有局部隆起。摸之中央区有波动，周围较坚硬隆起，易与颅凹陷骨折相混淆。有时需作颅 X 线摄片进行鉴别。这类血肿大多自行吸收，不需特殊治疗。

2. 帽状腱膜下血肿。

血肿位于帽状腱膜与颅骨膜之间。由于此层内只有松弛的脂肪结缔组织，出血极易在此层内扩散，使整个头皮浮起，波动明显。出血量常可达数百毫升，吸收缓慢，常需作穿刺抽吸。选较低的部位进行穿刺，务必将积血抽尽，然后加压包扎。积血复发时可反复抽吸，常需抽吸多次才能痊愈。经多次抽吸不愈者，可作小切口引流，或埋入一硅胶管作持续负压引流。

3. 骨膜下血肿。

因受到骨膜在颅缝处紧密粘着的限制常与所在处的颅骨形状相似。最多见的是位于顶骨膜下，常伴有颅骨的线形骨折。一般积血量不多，可不需特殊治疗。

（二）头皮积液

与头皮血肿相似但远较少见。积液多为脑脊液，含有少量或不含血液。都有颅骨线形骨折及其下面的硬脑膜撕裂，脑脊液经颅骨折裂缝渗至头皮下。一般无需特殊治疗，待撕裂硬脑膜自行修复，积液可以自行消退。

（三）头皮擦伤

多因头皮与粗糙面摩擦或因外力呈切线方向作用于头皮所致。仅有头皮表面皮肤擦破，出血少。一般只须作局部消毒、敷盖。

（四）头皮挫裂伤

多为锐器打击所致，少数可为钝器的严重打击所致。取决于打击物的物理特性使头皮创口的大小及深浅不一。创缘可整齐或残缺破碎。由于头皮血供丰富，虽创口不大，但出血常较凶，这对幼小儿童足以导致休克。此类创伤均需立即作彻底清创缝合术。清除创口内所有的异物、头发、组织碎片及失去活力的组织，制止出血，用生理盐水反复冲洗后缝合创口。一般只须作头皮全层缝合，以免在皮下留有线结。如在24小时内作清创，且清理认为彻底，可不置引流。超过24小时以上作清创者，则缝合前应放置引流条。

（五）头皮撕脱伤

大多为长发被卷入转动的机器所造成。一般头皮前至眉弓，后及枕线可整块被撕脱，亦有仅部分头皮被撕脱者。分离面大多在帽状腱膜下层，但有时颅骨膜亦被撕去，使颅骨完全裸露。有时头皮受到切线方向的高速外力冲击，也可使局部头皮被撕脱。大面积的头皮撕脱，如颅骨膜尚保留，可以将撕脱的头皮原位缝合，但缝合前应将头发全部剪去。头皮的内面切除，仅保留皮肤层，充分清洗后，作原位缝合。可望有部分区域得以存活。留下的残缺区可再改用分裂植皮术覆盖。如颅骨完全裸露，原位缝合必然导致失败。可尝试将头皮上的动静脉分别缝接后再植回。由于头皮撕脱时血管内膜层与中、外层断裂常不在同一平面，因此缝接血管不仅技术上困难，成功率很低。由于显微外科技术的发展，应用带血管的游离皮瓣来覆盖创面其成功机会较头皮再植为大。对于陈旧病例，需将颅骨外板切除，或作多处钻孔待肉芽面形成后再作植皮术。

（徐增良　刘　芳　王宝娥）

## 第二节　颅骨损伤

颅骨损伤(skull injury)为外力直接作用于颅骨所致，发生部位分为颅盖骨折、颅底骨折两大类。

### 一、颅盖骨折

（一）线形骨折

约占颅骨骨折总数的80%，其分布部位依次为颞顶区、额区及枕区。骨折线可为单条或多条，后者常自颅打击点向四方散射。如见骨折线跨越硬脑膜血管沟，上矢状窦、横窦沟等时，应警惕有发生硬脑膜外血肿的可能。单纯的线形骨折没有神经系统功能障碍者无须作特殊治疗。如骨折涉及鼻副窦者应给予抗生素以预防颅内继发感染。

### (二)凹陷骨折

骨片塌陷深度相当于正常颅骨的厚度时即可确定为凹陷骨折。造成这类骨折的原因以车祸引起头部撞于突出的硬物上最为多见;工伤事故、自然灾害、坠伤、凶器打击及体育事故都可导致这种骨折。凹陷骨折有简单的,即骨折部位没有头皮裂伤,较多见于儿童病例;有复杂的,即表面头皮有裂伤,约占凹陷骨折总数的80%。塌陷骨片的内外板可分离,且内板的碎裂范围常较外板为大。局部硬脑膜常被撕破,其下面的脑皮质有挫裂伤,甚至可有血肿形成。位于颅内大静脉窦如上矢状窦、横窦及窦汇等表面的凹陷骨折可引起其下面静脉窦的破裂,在手术时应特别警惕有发生大出血的危险。位于脑"功能区"的凹陷骨折可导致相应的神经功能障碍,如失语、运动感觉障碍、偏盲等。位于相对"静寂"区的凹陷骨折则可以完全没有症状,这类病例的预后多数良好。

凹陷性颅骨骨折的手术指证:① 合并脑损伤或大面积的骨折陷入颅腔,导致颅内压增高,CT示中线结构移位,有脑疝可能者,应行急诊开颅去骨瓣减压术;② 因骨折片压迫脑重要部位,引起神经功能障碍,如偏瘫、癫痫等,应行骨折片复位或取出术。③ 在非功能区部位的小面积凹陷性骨折,无颅内压增高,深度超过1 cm者,为相对适应证,可考虑择期手术。④ 位于大静脉窦处的凹陷性骨折,如未引起神经体征或颅内压增高,即使陷入较深,也不宜手术,必须手术时,术前和术中需做好处理大出血的准备;⑤ 开放性骨折的碎骨片易致感染,须全部取出,硬脑膜破裂应预缝合或修补。

手术时可行凹陷区外围钻孔,整块取下凹陷的颅骨,然后从里面将凹陷锤平,再放回原处。如骨折片已呈粉碎性,整复不再可能,可将碎骨片完全切除,待创口痊愈半年以上再行颅骨修补术。没有头皮损伤的病例可于取出碎骨片后立即作颅骨修补术。

### (三)穿入性骨折

为锐器伤或火器伤引起。它与凹陷性骨折的主要差别在于头部的着力点面积较小,骨折呈粉碎性,陷入脑内较深,硬脑膜都被撕破,脑部有较深的创道,并有异物带入脑内。这种骨折的并发症与凹陷骨折相同,但发生率更高。治疗应尽早作彻底清创缝合术及用抗生素以预防感染。

## 二、颅底骨折

除一般利器或火器直接损伤外,颅底骨折常见为间接外力作用所致。可从颅盖骨折延伸至颅底,颅底有许多血管及神经所通过的骨孔,骨折线累及这些骨孔易引起颅神经及血管的合并损伤。骨折涉及鼻副窦时可引起颅内积气及脑脊液鼻漏或耳漏,易并发颅内感染。颅底骨折可分为颅前窝骨折、颅中窝骨折及颅后窝骨折三种,各有不同的临床表现。

### (一)颅前窝骨折

骨折线可经过眶板、筛板、额窦等处。眶板骨折的主要表现为患侧眶周有皮下淤血,称为"熊猫眼"征象。有明显的球结膜下出血,出血斑前狭后宽,足以与自发性结膜下出血相鉴别。筛板骨折除引起伤侧鼻孔流血流液外并可有该侧嗅觉减退或丧失。额窦骨折亦可引起鼻出血,另外可于额窦内见有液平面,提示有脑脊液鼻漏可能。治疗主要为预防颅内感染及脑脊液鼻漏的修补。

（二）颅中窝骨折

骨折可累及蝶鞍底、颅中窝底、岩锥等部。蝶鞍底骨折在头颅的X线侧位片中可见蝶窦内有液平面，有时蝶鞍的后床突有移位。骨折累及鞍背时可引起外展神经或三叉神经的麻痹。有时视神经受压，视交叉上有小的裂伤，使视野有不同的缺损。更重要的是这里的骨折足以引起垂体功能低下，表现为进行性乏力，体重下降，女病人有闭经，男病人有性功能减退、阳萎等。这些症状可于伤后不久就出现，亦可于伤后较长时期内逐步出现。骨折经过颅中窝底易有三叉神经的损伤，出现三叉神经各分支的障碍，包括伤侧面部麻木，角膜反射消失，咀嚼肌无力等，有时兼有外展神经麻痹，或海绵窦综合征（Ⅲ，Ⅳ，Ⅵ及Ⅴ1支的麻痹）。颞骨岩部的骨折可致面神经管、内耳迷路、鼓室及中耳等结构均可有机会受损，产生相应的症状。累及中耳及外耳道时有耳道出血，涉及鼓室迷路者有脑脊液耳漏。有时脑脊液还可经破损的咽鼓管流入鼻咽腔而出现鼻漏。岩锥的横行骨折较少见，其常见的症状为面神经瘫痪及听力障碍。治疗重点在预防颅内感染，可用预防性抗生素治疗。耳道有溢液时不可填塞，只能用消毒棉擦干，保持外耳道清洁畅通。有面瘫时早期不考虑手术，至少需观察3～6个月，没有恢复迹象时再考虑功能重建性手术。耳漏大多于1月以内自愈，如无自愈希望者可考虑手术修补。

（三）颅后窝骨折

症状较隐蔽，通常无特殊表现，于伤后24小时左右出现耳后乳突部皮下淤斑，称为Battle征。涉及颈静脉孔及枕骨大孔的颅后窝骨折病例常很危重，病人常持续昏迷或早期死亡。临床能观察到者不多。

颅底骨折在X线摄片中常不易显示，仅约30%的病例摄片能证实发生骨折，CT扫描及磁共振成像亦均受到限制，因此对疑有颅底骨折的病例应注意临床观察分析，有以下征象之一者应密切观察：① 鼻腔、外耳道的出血及溢液；② 鼓膜的膨隆、鼓膜下积血、积液及鼓膜穿破；③ 乳突区的Battle征；④ 眼球震颤或昏迷病人中的双眼凝视；⑤ 嗅觉障碍；⑥ 面神经瘫痪；⑦ 听力障碍；⑧ 眼球活动及面部感觉障碍；⑨ 损伤晚期的垂体功能障碍等。

（徐增良　张林涛　王宝娥）

## 第三节　脑损伤

### 一、脑损伤的方式和机制

（一）直接损伤

1. 加速性损伤为运动中的物体撞击于静止的头部，并使其沿着外力作用的方向作加速运动，脑损伤发生于头部被撞击的同时。

2. 减速性损伤为运动中的头部撞碰到静止的物体，头部的运动速度突然减低时发生的脑损伤。上述两种损伤中,加速性损伤常较轻,其脑损伤通常仅发生在受力的一侧;而减速性损伤常较重,并在受力侧和对侧均可发生脑损伤,往往以对侧的损伤较重,受力侧的损伤较轻。

3. 挤压性损伤为头部两侧同时受到硬物体挤压时发生的脑损伤。

(二)间接损伤

1. 脑传递性损伤,如坠落时臀部或双足着地,外力沿脊柱传递到头部引起的脑损伤。

2. 脑甩鞭式损伤,外力作用于躯干的某部使之急骤运动时,如头部尚处于相对的静止状态,或头部的运动速度落后于躯干,则头部可因惯性作用被甩动而致使脑损伤。

3. 特殊方式损伤常见的有:① 胸、腹部挤压损伤。当胸部或腹部受到强烈的挤压时,骤然升高的胸内压或腹内压可沿颈部或腹部的血流,将冲击力传递至头部而引起脑损伤。② 爆炸气浪伤。为高压气浪全身损害在头部的表现,可有多种形式。

闭合性颅脑损伤的机制是复杂的。在外力直接作用于头部的瞬间,除了足以引起凹陷骨折和同时导致脑损伤外,通常还有一个使颅骨局部急速内凹和立即弹回的复位过程。此时颅内压亦相应地急骤升高和降低。因此,当外力作用之初,因颅骨内凹时颅内压的骤升,使脑受到损伤;而后,当内凹的颅骨弹回原处,由于颅内压的骤然下降而产生负压吸引力,致使脑再次受到损伤。头部在外力的作用下作加速或减速运动时,由于脑与颅骨的运动速度不一致,亦可引起颅内压力变化致使脑损伤。这种损伤开始是脑被冲击到受力点同侧的骨壁,接着又因负压吸引作用,脑又被撞击到受力点对侧的骨壁,于是两侧都发生损伤。发生在受力侧者称冲击伤,对侧者称对冲伤。一般而言,几乎任何方向的外力作用引起的脑损伤,总容易涉及到额底、额极和颞叶底部,更重者还可涉及别的脑表面;而很少累及枕叶底面和枕极,此乃枕部颅壁平坦、小脑幕光滑、富于弹性而具缓冲作用之故。冲击和对冲伤常不一致,两处伤情可不同严重,或只有冲击伤而无对冲伤,或者相反。这些现象与外力强弱和方向,受力部位和力线所经处的局部解剖特点等密切有关。

(三)脑旋转损伤

如果外力方向不是"头的轴心"和枕环关节,头部将沿着某一轴心作旋转运动。此时,除上面提到的一些因素外,高低不平的颅底、具有锐利游离缘的大脑镰和小脑幕,均会对脑在颅内作旋转运动产生障碍作用并形成剪力,从而使脑的相应部分因受摩擦、牵扯、撞击、撞碰、切割等机械作用而损伤。

除上述各点外,尚须提及的是多数颅脑损伤不可能为单纯地为某一损伤机制所致,而通常是几种机制同时或先后作用的结果。同时,这些损伤机理不仅见于闭合性颅脑损伤,在开放性颅脑损伤时往往也是如此。

## 二、脑损伤的病理与临床表现

脑损伤可分为原发性损伤和继发性损伤两大类。前者形成于受伤的当时,引起的病变为脑震荡、脑挫裂伤;后者形成于损伤以后的一段时间内,常见的病变为脑水肿、出血和血肿等。

### （一）脑震荡

脑部无肉眼可见的病理改变。在光学显微镜下可以观察到某些组织形态异常。脑震荡的突出症状为伤后立即发生意识障碍。过去对此现象曾有许多解释，近年通过病理解剖、神经生理、生物化学等多方面的综合研究，证明广泛的大脑皮质损伤、间脑和脑干某些特定部位的损伤均可引起意识障碍，同时动物实验说明脑干网状结构的损伤，似乎能够更好地解释脑震荡时的意识障碍。正常情况下，脑干网状结构的非特异性上行激动系统，是通过它对丘脑内侧、下丘脑和大脑皮质的激活作用，使大脑皮质处于醒觉和兴奋状态下的。当此系统受到损伤时，动物则由醒觉转入睡眠或昏迷状态。

临床表现是，外伤以后立即发生意识障碍，神智恍惚或完全昏迷；持续时间为数秒、数分钟、十数分钟或更久，但一般不超过半小时。清醒后不能回忆受伤当时乃至损伤前后一段时间内的情况，这种记忆缺失称为逆行性遗忘。在意识障碍期间可有面色苍白、出汗、血压下降、心动徐缓、呼吸浅慢、瞳孔缩小或散大、对光反应迟钝或消失、肌张力降低、生理反射迟钝或消失等表现，但很快随意识恢复而消失。曾有人把这些现象的前一阶段认为是迷走神经兴奋期，后一阶段为交感神经兴奋期，最后当两种神经的功能趋于正常时，症状亦随之消失。其间，不少伤者尚有头痛、头昏、恶心、呕吐等症状，通常均在短期内好转或恢复。上述各种症状的轻重差异很大，显然与损伤的程度密切相关。但不论伤情如何，脑震荡的神经系统检查无阳性定位体征，脑脊液中无红细胞。

### （二）脑挫裂伤

几百年前，人们已将整个脑损伤区分为脑震荡、脑挫伤和脑受压三类，后来又将其中的脑挫伤分为轻重两型；再后，则更有人将此两型分别称为脑挫伤和脑裂伤；目前又常合称为脑挫裂伤。近数十年来，人们对脑挫裂伤又增加了不少新认识，尤其是关于脑白质损伤的新认识。

1. 脑灰质损伤。脑的受损要害主要是灰质各种组织细胞，范围很少深达脑的白质。在手术时，切开硬脑膜后便可见到脑表面略为透红，柔韧性大体如常，但脑搏动较差。伤情轻重不一，轻者仅伤及额叶前端（额极），重者则尚累及它处脑表面，乃至深达脑沟深度。一般而言，额叶眶面、颞叶底部及其外侧面常为好发的损伤部位。在显微镜下，可见脑回顶峰有圆形出血点，其小者如针尖，大者略大；许多出血点聚合成片，呈紫红或暗红色，周围则是该处各种组织的坏死成分。这种损伤灶周围几乎都将发生程度不等的脑水肿。

灰质裂伤必然伴发灰质挫伤，但前者的病理改变更为突出。手术时，可见脑的硬韧度有所增重，脑无搏动，结构杂乱且颜色不正。由于软脑膜已破裂，有时只要在硬脑膜上切一小口，碎烂的脑组织就会向外挤涌出来，有的还不断出血。

脑灰质挫裂伤的主要继发性病变，早期为脑水肿、出血或血肿形成。这类病例的脑水肿通常为血管源性，一般在伤后不久即发生，3～7天内达到高峰，以后再逐渐消退。它最初涉及的范围多限于伤灶周围，尔后向四周发展扩大，少数严重者伤后很快就发展扩大而累及全脑。由于脑水肿使脑的体积增大，导致颅内压增高及脑疝，所以因脑水肿死亡者亦常见于此时期内。水肿较轻者以后逐渐消退，颅内压也随之下降。被损坏的脑组织最终由小胶质细胞清除，并由星形细胞增生修复。伤灶小者留下简单的瘢痕，巨大者则可演变成含有液体的囊肿。瘢痕可与脑膜或直接与头皮粘连，成为癫痫的原因之一。如蛛网膜与软脑膜粘连，则可因脑脊液吸收障碍形成外伤后脑积水。脑挫裂伤后数周，多有普遍性脑萎缩出现，脑室相应扩大；如某处尚有较大的瘢痕存在，脑室局部可因瘢痕牵拉而发生变形。

脑灰质挫裂伤的临床表现如下。

（1）伤后一般性症状通常较重，表现为：① 意识障碍多较重，昏迷持续时间较长，乃至一直昏迷至死；② 神志恢复后多有头痛、脑激惹或脑功能障碍；③ 常有明显的植物神经功能紊乱，并且持续较长时间，主要有呼吸、脉搏、血压和体温的波动，严重者可因呼吸循环障碍及高热导致死亡；④ 可出现明显的甚至难以纠正的病理生理和生物化学方面的异常：例如，脑脊液的压力增高，化验往往含有数量不等的红细胞；乳酸、蛋白质和乙酸胆碱等增高；在血液方面可出现白细胞数显著增高、白细胞分类左移、血浆蛋白下降（常为白蛋白下降，球蛋白相对升高）、血糖、乳酸和非蛋白氮增高、动脉血和静脉血氧含量降低和二氧化碳含量增高；在内分泌方面可以出现难以纠正的水、盐代谢紊乱和电解质失衡，有的进而因肾功能受损发生尿毒症，最后死于肾功能衰竭；在尿化验方面可出现蛋白尿。尿素氮排出增多及糖尿等。

（2）伤后很早便显示神经系统症状。大体可区别为以下各部位的损伤：① 额叶损伤；② 颞叶损伤；③ 顶颞叶损伤；④ 枕叶损伤；⑤ 胼胝体损伤；⑥ 基底节损伤；⑦ 下丘脑损伤；⑧ 垂体及垂体柄损伤；⑨ 脑干损伤；⑩ 小脑损伤等。这些部位的损伤大多是合并发生的，各部的损伤程度和范围常不相同，所以各例的临床表现也多不一致。这些部位损伤所引起的症状和体征，对脑灰质或脑白质伤病者之间并无特殊差异。

（3）因脑水肿和/或出血使伤后早期症状加剧。常表现为头痛、头昏或意识障碍加重等；较重者，可使原发性脑损伤的神经缺失症状加重，如不全瘫痪转为完全瘫痪等；更重者，则出现颅内压急剧增高及脑疝征象。如果颅内发生出血，出血量少者常与脑水肿引起的症状相似；出血量多者则将引起下面颅内血肿所述的症状，此时脑灰质损伤的症状便被掩盖。据上述各种表现，脑灰质损伤诊断一般不难，如有神经放射学检查等设备，即疑难病例大多也可确诊。但如损伤发生在脑的"哑区"，损伤的范围既小又轻，则可能要用某种神经影像学检查、脑电图检查，或腰椎穿刺检查脑脊液等，始可与脑震荡相鉴别。

2. 脑白质损伤（弥漫性轴索损伤）。因损伤发生在脑白质内，似脑白质损伤的概括，部位具体、包括范围较广，并与前述脑灰质损伤又互相对应。

（1）损伤机制：这种损伤是头部被撞击发生旋转运动，脑组织在颅内因受剪力作用产生应变，使神经纤维和相关的血管等被损伤。损伤可发生在脑白质的许多地方，其边缘可紧邻灰质内侧，深处可达第三脑室底部及基底节周围，狭小的脑部如前连合、穹隆柱、透明隔、脑室壁及脑室内等处也可受累，但其中更是以与大脑镰、小脑幕密切相关的胼胝体和脑干上端这一带构成的脑的中轴特别重要。

（2）病理变化：按常理推论，白质损伤既然属于原发性、器质性脑挫裂伤，那就必定有相当数量的神经纤维在受伤当时就立即断裂，其余的以后逐渐断裂，当然还有一部分始终完好如常。但据学者们在显微镜下的观察，神经纤维在伤后即开始肿胀、弯曲及髓鞘分离,继则断裂;轴浆由断裂处溢出,蓄积成为卵圆形或圆形的球状物即"回缩球"。到伤后16小时有回缩球出现,直到伤后72小时回缩球才发展到高峰,以后渐被吸收,或形成瘢痕、小囊等。回缩球可被 HE 染色,而嗜银染色和免疫组织化学染色显示更好。回缩球的出现说明曾经发生过脑白质损伤,但非每例都能观察到回缩球,因为这些病理过程不是同步进行的,其中可以发生的差异很多。损伤时伴发的毛细血管和小血管损伤出血则形成点状、片状或条索状的小出血斑,它们数目较多,常难形成真正的血肿。伤后数周,胼胝体、脑干以及大脑和小脑白质等处,都可见到大量的小胶质细胞成簇增生现象;数月后,因神经纤维变性萎缩使脑室扩大,或在原来的某一较大的神经传导束所经处,因变性改变而显得特别萎瘪,或与对侧相比显得很不对称。同脑灰质损伤一样,脑水肿也是脑白质损伤急性期的常见继发性改变,其中又以表现为弥漫性肿胀者更具有特别的危险性。

这类损伤不易恢复,由于损伤常使脑皮质与皮质下中枢失去联系,容易导致死亡或植物性生存,严重残废或痴呆等后果。

(3)临床表现:伤后急性期的一般性症状与见于脑灰质损伤者相似,但经常难以判断,给人的印象多为:伤后昏迷较深、较长,以至长期昏迷,曾有中间清醒期或意识好转期者少见;有的发生去脑强直、角弓反张、肌强直、肢体瘫痪、反射亢进、病理反射,以及不同形式的脑干症状;眼部也可发生多种症状,如眼球位置不正、瞳孔时大时小、瞳孔不对称或典型的小脑切迹疝时的瞳孔改变等;少数颅内压保持正常。单凭这些症状是难作出明确诊断的,在 CT 问世以前只能依赖病理诊断,而在 CT 问世后才使临床诊断成为可能。其实,CT,MRI 等并不直接观察到撕裂的神经纤维和回缩球,而是间接地根据具体损伤机制,并发的出血灶的分布情况及其好发部位等,综合起来诊断的。而脑灰质损伤的好发部位和其他改变另有前述特征,故可与脑白质损伤相鉴别。CT 或 MRI 检查宜早期进行,或再按需复查。读片时,尚可了解脑白质有无肿胀情况,脑室和脑池有无缩小及对称与否,脑中线有无偏移,以及颅脑其他病变等。再者,对事前未行此类检查者,如手术时所见与术前诊断不等,乃至完全正常或被诊断为脑水肿,或发现为硬脑膜下巨大血肿,但将其满意清除后,伤者的恢复却不理想,特别是一直昏迷不醒。对于如此类似的情况,都要考虑存在脑白质损伤的可能。

(三)原发性脑干损伤

同于因脑疝所致的继发性脑干损伤,其症状和体征在受伤当时已经出现,不伴有颅内压增高的表现。单独的原发性脑干损伤较少见,常与弥漫性脑损伤并存。病理变化可有脑干神经结构紊乱,轴突断裂,挫伤或软化等。主要表现为受伤当时立即昏迷,昏迷程度较深,持续时间较长。其昏迷原因与脑干网状结构受损,上行激活系统功能障碍有关。瞳孔不等大,极度缩小或大小多变,对光反应无常;眼球位置不正或同向凝视;出现病理反射,肌张力增高、中枢性瘫痪等锥体束征以及去大脑强直等。累及延髓时,则出现严重的呼吸循环功能紊乱。MRI 检查有助于明确诊断,了解伤灶具体部位和范围。

(四)下丘脑损伤

常与弥漫性脑损伤并存。主要表现为早期的意识或睡眠障碍、高热或低温、尿崩症、水电解质紊乱、消化道出血或穿孔以及急性肺水肿等。这些表现如出现在伤后晚期，则为继发性脑损伤所致。

### 三、颅内血肿

颅内血肿是头部损伤中最多见的继发病变，占全部颅脑损伤病例的3%～10%，重型损伤的40%～50%。各种类型的颅脑损伤都可发生此病变，有时甚至极轻微的损伤也可发生。按血肿的部位与硬脑膜及脑组织的关系，可将颅内血肿分为：① 硬脑膜外血肿；② 硬脑膜下血肿；③ 脑内血肿；④ 脑室内血肿等类型。临床上根据血肿形成的速度将各类血肿又分为：① 特急型，伤后不到3小时血肿症状及体征已到达高峰；② 急性型，伤后3小时至3天症状体征达到高峰；③ 亚急性型，血肿的症状及体征出现于3天至3周期内；④ 慢性型，血肿的症状及体征在3周以后才出现者。

（一）硬脑膜外血肿

血肿多发生在头部直接损伤部位，血液积聚于硬脑膜与颅骨之间的空隙内，大多为损伤了硬脑膜动脉，特别是脑膜中动脉的结果，但亦有少数是由于脑膜静脉窦或颅骨板障静脉出血的结果。多数病人都有颅骨线形骨折，颅X线片中可见骨折线跨越硬脑膜中动脉沟、矢状窦或横窦。也可由于颅盖骨的凹陷骨折引起。出血大多为单侧，且与骨折及头部受击部位相符合，但常可伴有同侧或对侧的硬脑膜下或脑内血肿。

1. 发病机制。头部受击引起颅骨局部变形，使硬脑膜与颅骨内面剥离，引起脑膜的小量出血。但积聚起来的血液又使硬脑膜发生新的剥离，产生新的出血。这样血液越积越多，终于形成血肿。随着血肿的扩大，颅内压逐渐增高，如颅内压达到与血肿的压力平衡时出血可自行停止。但在达到这平衡时，多数病人早已出现较明显的颅内压增高的症状。一般血肿量已达25～100 mL，甚至可更大。病人的临床症状与血肿的大小并不一致，但却与血肿发展的速度及血肿的部位有较大的关系。动脉性出血引起的血肿发展快，可较早出现脑干受压症状及脑疝，但血肿体积并不一定很大。静脉窦出血或板障血管出血引起的血肿发展慢，血肿面积可波及很广，体积也大，但脑受压症状出现较迟。血肿引起颞叶疝时可压迫脑干的血供、大脑后动脉的分支及局部回流静脉，引起脑干、枕叶特别是距状回区域的血供障碍，是导致病人抢救不及时最终死亡的原因。血肿存在，可有结缔组织细胞侵入，使之机化，这时新生血管虽不多，但继发出血颇为常见，使症状再次加重。

2. 临床表现。

（1）典型的表现，是头部损伤后病人有原发昏迷，不久意识恢复。1～24小时后又再度昏迷。在中间清醒期病人有头痛、烦躁不安、恶心呕吐、头昏错乱、反应迟钝及抽搐等症状，且逐渐加重。有时病人头部损伤很轻，没有原发昏迷，或仅有短暂的神志恍惚，经过一段时期，逐渐变得嗜睡，反应迟钝。也有病人受伤后有持续加深的昏迷而没有中间清醒期。对此类病人的意识改变作出下列概括，共有五种类型：① 自伤后至手术一直清醒；② 伤后没有原发昏迷，以后出现迟发的意识障碍；③ 原发昏迷恢复后一直相当清醒；④ 有明显的中间清醒期；⑤ 伤后昏迷并持续加深。

(2) 瞳孔的变化,是硬脑膜外血肿病程中很常见的征象。约 1/3 的病人有患侧瞳孔的不正常,其中绝大多数是瞳孔的散大,对光反应的迟钝或消失。这是颞叶疝的征象之一,往往出现于血肿的较后期,是颞叶疝压迫及牵拉同侧动眼神经所造成。少数病例在血肿的早期尚有眼球运动障碍,以出现凝视的机会较多,两眼向病侧偏斜。

(3) 视神经乳头水肿,由于硬脑膜外血肿的发展较快,多数病人在手术前都尚未出现此征象。最早发生视乳头水肿者可在伤后 6 个时。

(4) 头痛,病人自诉头痛者很多,头痛的部位常与血肿所在位置相符。此外病人常有烦躁不安、恶心呕吐、对侧肢体力弱、锥体束征阳性及对侧偏感觉减退等。失语及对语言的理解困难常在术后病人完全清醒后才能发现。

(5) 生命体征,如心动过缓、呼吸不规则、血压升高等多数与颅内压增高有关。这种体征在幕上和幕下硬脑膜外血肿没有大的不同。

3. 诊断。多数病例根据以上病史特点及临床体征即可作出诊断。神经系统体征集中表明病变位于头部的打击侧、颅 X 线片示有颅盖部骨折,骨折线跨越硬脑膜中动脉沟或静脉窦沟,骨折线表面软组织有肿胀等都足以指示有硬脑膜外血肿的可能。脑血管造影对诊断及定位很有帮助,可以看到大脑前动脉向对侧移位,大脑中动脉向内上或内下移位,上矢状窦部分与颅骨内面分离等现象。CT 扫描可以见到颅内有梭形的高密度病变位于颅骨内面与脑表面之间,其 CT 值在 40～100 Hu 之间,同时可显示颅骨骨折,还可显示颅内伴同的其他病变,如硬脑膜下血肿、脑内血肿、蛛网膜下腔出血、脑水肿等。

慢性硬脑膜外血肿,是近年来在 CT 扫描广泛应用后才发现的少见类型,约占硬脑膜外血肿总数的 3% 左右。形成这种血肿的原因主要是出血较缓慢,不足以造成明显的脑压迫症状。血液在硬脑膜外间隙被包围机化,形成包膜,其内面有肉芽组织,甚至钙化。病人的症状较轻,有的是在作体检中偶然发现。治疗应根据病人症状而定。对没有明显脑移位和颅内压增高的病例可不予手术。否则应作开颅术清除血肿及其血肿壁。

(二) 硬脑膜下血肿

血液积聚于硬脑膜下间隙,是颅内血肿中最常见的一种。按病程发展的缓急可分为:① 急性;② 亚急性;③ 慢性。急性硬膜下血肿指伤后几乎立即出现症状,在 3 天之内症状发展至最高峰者。慢性血肿指在伤后 3 周以上才出现症状,血肿已形成明显的包膜。亚急性血肿则居于两者之间,形成的时间自 3 天至 3 周不等,血肿包膜尚不甚完整。急性与亚急性硬膜下血肿大多与脑挫裂伤伴同。

1. 病因。头部的直接或间接损伤均可以引起硬膜下血肿。患有高血压和慢性酒精中毒的病人尤易发生这种情况。胎儿在分娩过程中,头部受到挤压,也是这类血肿的常见原因之一。慢性脑积水病人作脑脊液分流术者亦易并发此血肿。出血的来源以脑浅层静脉的破裂最为常见,但也可见于脑的严重挫裂伤,特别是颞叶尖端和额叶眶面的裂伤。这两种情形都属于脑的对冲性损伤,出血常为两侧性。在婴儿产伤时,出血可来自撕裂的小脑幕或大脑镰。

2. 发病机制。

（1）急性与亚急性硬膜下血肿，头部的直接或间接损伤均可以引起硬膜下血肿，最易发生于头颅的平移或旋转性加速损伤中。由于惯性关系，在头部作加速度运动时，颅与脑之间可产生较大的位移差，使颅内的桥静脉及脑底面的中小静脉撕裂，引起广泛的硬膜下血肿。

（2）颅颈交界处的鞭索样损伤，脑的运动落后于颅骨的运动，脑皮质上的中小血管，在它进入固定的静脉窦处最易撕裂而引起硬膜下血肿。

（3）脑皮质挫裂伤常伴同有硬脑膜及蛛网膜撕裂，使脑部的出血及硬脑膜上的出血都可进入硬脑膜下间隙而形成硬膜下血肿。

（4）开放性脑损伤有脑内小血管的破裂，出血可经创道进入硬脑膜下间隙而构成硬膜下血肿。

（5）严重脑挫裂伤可兼有巨大的脑内血肿，它可穿破脑皮质而形成硬膜下血肿，称为"脑暴裂"。

（6）其他约有10%的硬膜下血肿其发生机制不明。

3. 临床表现。大致与硬脑膜外血肿类似。病人伤后往往有历时较长的昏迷，以后意识障碍可有一度好转，但很快又趋恶化；或意识障碍呈进行性的恶化，无好转表现。急性颅内高压的症状一般均较明显，有呼吸减慢，脉搏缓慢而洪大有力，血压上升等。体温常增高达39℃以上。瞳孔一侧先有扩大，光反应消失，很快随以两侧散大。常有一侧偏瘫现象，部分病例并有局限性癫痫发作。脑脊液呈血性，压力增高，蛋白质也有明显增加。体征方面，颈项往往有轻度强直，偏瘫侧反射亢进，并有病理反射出现。头颅X线摄片常无颅骨骨折可见。

4. 诊断。根据病史及体检常可作出正确诊断，特别当神经体征提示病变是在伤侧的对侧时。头颅X线平片可见钙化松果体向伤侧偏移。脑血管造影可示硬脑膜下有新月形或镰刀状无血管区及大脑前动脉的偏移。CT扫描示硬脑膜下有密度偏高的血肿影，CT值为20～70 Hu。

5. 治疗。手术清除血肿为治疗的重要环节。但由于硬膜下出血的来源广泛，手术时寻找出血点很困难。因此，术前详细分析损伤机制，判断出血的部位，选择适当的切口，对于手术的成功有很大的关系。如果血肿为液态，作颅骨钻孔，用冲洗引流方法可能获得良好效果。如血肿为固体者，则需进行开颅清除血块。硬膜下血肿常为两侧性，如一侧手术后颅内压不减，还应作对侧探查。对于婴儿和儿童的硬膜下血肿，一般主张先采用穿刺吸引法。如与腰椎穿刺注射生理盐水加压治疗同时应用，疗效满意。只有在穿刺吸引治疗失败后，才考虑开颅手术。

6. 慢性硬脑膜下血肿：又可分婴儿型与成人型两类。

（1）慢性婴儿型硬脑膜下血肿。大多为分娩过程中头部受到产道的过度挤轧所引起，但婴儿的先天营养不良，坏血病及其他出血性疾病可为诱发因素。此外在胚胎期中的头部损伤亦为重要原因之一。血肿最常见于额顶部，85%的患者为双侧性，但往往一侧较为巨大。血肿有明显包膜，紧贴于硬脑膜内面的一层称为外膜，为一层坚韧但无弹力的红灰色膜,内含丰富的毛细血管。贴于脑蛛网膜表面的一层称为内膜,为一层透明的纤维薄膜,这层膜可束缚脑的表面,限止脑的发展长大。因此在治疗时需将这膜切除。患儿一般发育较为缓慢,喂养亦较正常婴儿困难。逐渐发现头围增大,前囟饱满,骨缝裂开,很象脑积水症。同时可出现抽搐发作,呕吐,四肢肌张力增高,反射亢进。眼底视网膜上常有出血斑点,但视乳头水肿则不多见。血象除有慢性贫血外,无其他异常,头颅X线摄片可见头围增大,骨缝裂开,有时也可见骨折线。诊断不难,凭病史和患婴外貌可初步疑及本症。但必须与婴儿先天性脑积水症作鉴别。在前囟的侧角用细针作穿刺,进针 3～4 mm,抽吸液体即可明确诊断。如液体为黄色或棕褐色者则为血肿无疑,如液体无色透明,或抽不到液体,需进针更深才能抽到液体时,则不是血肿。上述前囟穿刺需两侧都做。治疗:反复前囟穿刺加用腰穿注液加压,如效果不理想,可改作开颅术,清除血肿,并切除部分血肿内膜。手术后患婴应置于头低足高卧位至少 24 小时,以利颅内空间早日填充。

(2)慢性成人型硬脑膜下血肿。大多由于轻微的头部外伤引起,有的病人对于这种轻微外伤已完全遗忘,致在病史中已无法问清。血肿的部位以额顶部最多,但枕部、颅后窝和大脑纵裂处亦可见到。血肿的增大与病人的脑萎缩、颅内压降低、静脉张力增高及凝血机制障碍有关,血肿的不断增大引起颅内压增高。病人的主要表现为以智力衰退、意识障碍、神经功能障碍及颅内压增高等四种症状所组成的综合征,尤以颅内压增高为最突出,有头痛、嗜睡、恶心、呕吐、视乳头水肿,甚至引起昏迷。但除了极晚期病例外,多数病人并无明显瘫痪现象。少数病例有局限性癫痫发作,智力的障碍只见于年老病例。视力障碍,不很常见。血象和尿常规检查常无变化,但血白细胞计数有时可增高。脑脊液压力增高,液带微黄,蛋白质量可有明显增高。头颅X线摄片常无特征性改变,但在有的病例中可见有颅内压增高的征象,甚至有广泛的颅骨内板破坏现象。临床诊断较为困难。凡有颅内压增高症状的病例,在起病前曾有头部外伤史者均应考虑到这一可能,对可疑病例作脑血管造影当可见病例大脑前动脉明显向对侧移位。在颅骨内板下可见一梭形无血管区。CT扫描可见紧贴颅骨内板有密度稍高的双凸形病变,侧脑室移位明显。但有10%～30%的慢性硬脑膜下血肿可为等密度病变,造成诊断上的困难。磁共振成像能更清楚显示血肿的范围,并能提示有关脑部其他变化的信息,诊断效果比CT为优。治疗以手术清除血肿为主。成人型,血肿的包膜可以不必切除,故手术只需作钻孔冲洗引流即可。对有机化或血凝块较多的血肿,可作骨瓣开颅清除术。无颅内压增高的病例或血肿厚度不到1 cm的病例,血肿有自行吸收的可能。对这类病例可试用非手术治疗,包括每天静脉滴注大剂量20%甘露醇 500～1 000 mL,激素如地塞米松及止血剂等。血肿可望于6～8周内消失。治疗过程中需用CT作随访观察。若血肿缩小,可继续此治疗;若血肿不消或反有增大,则应改作手术治疗。

(三)硬脑膜下积液

硬脑膜下积液指在硬脑膜下腔有大量澄清的液体积聚,引起大脑的压迫。本症的形成机制尚不清楚,但多数发生于头部损伤后。积液可发生于损伤的同侧,亦可在损伤的对侧或双侧同时存在。一般认为病人有脑萎缩,损伤引起脑蛛网膜的撕裂,致大量液体进入宽广的硬脑膜下腔。它与慢性硬脑膜下血肿的不同是液体完全澄清酷似脑脊液,不含有血液成分。症状常与亚急性或慢性硬膜下血肿一样，鉴别困难，往往只有凭钻孔探查才能确定。治疗以手术放出积液，硬膜切开后不再缝合。因病变常为两侧性，故必须两侧都作钻孔。

（四）脑内血肿

过去的报道认为此类血肿很少见，占颅内血肿的 0.5%～1.7%，但在头部损伤的尸检材料中却占 25%～42%。自 CT 广泛应用于临床以来，脑内血肿的发现逐渐增多，更新了临床医师对它的认识。此类血肿大多与硬脑膜下血肿及脑挫裂伤伴同，与脑的旋转运动所引起的剪应力性损伤有关。其分布部位以额叶底部及颞叶前端为最多见。中脑、桥脑由于在颅内相对比较固定，亦偶可累及。大量临床资料发现在额部及枕部受击时，约有 20% 的机会引起颞叶前端的血肿，其中 65% 是发生于对冲部位。枕部受击时有 46% 可引起额叶内血肿，而额部受击时则有 8% 能引起额叶内血肿。头部侧面受击时，两侧颞叶前部都可发生血肿，但冲击侧发生的机会占 58%，多于对冲侧。

脑内血肿亦可直接位于凹陷骨折的下面，或位于脑挫裂伤区的下面，与脑挫裂伤直接相连。在开放性脑损伤中碎骨片或弹片可直接损伤脑内较大血管而引起出血，血液因受创道内碎烂脑组织及异物等的阻塞而流不出来，而形成较大的脑内血肿。通常血肿量可达 30～160 mL 不等。血肿的早期大部分由血凝块所组成，几天以后血块开始液化成为暗黑色酱油样液体，能够通过穿刺针抽吸出来。但是即使经过 1～2 周，血肿腔内总还是留有一些坚实未化的血块存在。如血肿不大，自行吸收后可留下一些胶质性疤痕，如血肿较大则最后将成为脑内的一个囊腔，由脑脊液填充。有时这类囊腔可与脑室相通，形成脑室穿通性囊腔。

脑内血肿一般没有特殊的临床表现，它与伴同的脑挫裂伤、硬脑膜下血肿、脑水肿的表现没有不同，因此难以从临床作出鉴别。血肿的部位决定着它的体征。一般损伤后病人即可有不断恶化的头痛。有一部分病人可有中间清醒期，不久又出现木呆、不安、嗜睡以至昏迷。如病变区位于运动皮质下，可有进行性的对侧面瘫及肢体瘫痪，如血肿浅表可引起癫痫发作。额前叶血肿，特别当位于优势侧者可有语言障碍。一侧瞳孔的扩大及光反应的减退指示血肿所在的一侧，但此征象并不像脑外血肿中那么多见。额叶血肿常呈两种病程：① 迅速扩展，引起颅内压增高，终于发生脑疝而威胁病人的生命；② 保持静止，以至于为临床所忽视。

头颅 X 线平片 86% 有颅骨骨折，但骨折的部位与血肿的位置并无明显联系。核素扫描常不能显示脑内血肿。脑血管造影对血肿定位有较大帮助。颞叶内血肿可显示大脑前动脉的向对侧偏移及大脑中动脉的受压变形。如大脑前动脉的偏移较多则提示为额叶内血肿。CT 扫描简便实用，可显示血肿区的高密度均匀病灶。在出血后 1 小时即可被检出。在血肿周围可见脑水肿所引起的低密度区，脑室可因受挤压而有移位及变形。注射造影剂一般不能使血肿的图像增强，但在出血后的第 2 周开始，造影剂可显示病灶周围的环状增强，代表该部位有包围及清理血肿的反应性活动。再晚些时候，环状增强逐渐消失，血肿的密度亦开始下降，范围逐渐缩小，最后变为一等密度或低密度区，代表液化的血肿区及水肿区。周围脑组织有萎缩,邻近侧脑室可略有扩大,脑沟亦有增宽。如血肿为多发者则可出现脑的腔隙状态,与脑梗塞所见相似。

小脑内血肿很少见,偶见于颅后窝穿入性损伤及有枕骨鳞部骨折的颅脑伤中。多数病例与小脑的挫裂伤伴同,出血多来自小脑皮质下血管,常可成为亚急性或慢性型。临床上没有特征性的症状与体征。病人有枕部受伤史,当时有或没有意识改变。病人常诉头痛伴有喷射性呕吐。可有精神症状、易激动、躁动不安及行为变态。颅内压增高常较突出。生命体征大多没有改变或改变得不明显。有的病人可有病侧肌张力低、辨距不良、轮替动作差、眼球震颤等表现,但也可完全没有局灶体征。多数病人可因小脑扁桃体征而丧命。头颅X线平片不一定都有枕骨骨折。碘水脑室造影对诊断有帮助。可显示第四脑室受压变形,导水管向上向前移位,有逆行性小脑幕裂孔疝表现。脑血管造影示后颅窝较饱满,基底动脉向前移,小脑上动脉呈弓状向上推移。小脑后下动脉的末梢段下移至枕大孔下,提示有枕大孔疝存在。CT能显示血肿区的高密度,因此能最直接显示血肿的大小及其位置。治疗以手术清除血肿为首选,采用双侧枕下入路为妥。后枕部可钻一孔以便穿刺脑室减压。有凹陷骨折时应撬开移去碎骨片。有硬脑膜外或硬脑膜下血肿时应予以清除。按CT所示血肿部位可先用针穿刺小脑,抽得陈旧血液后,固定针头。沿针头的方向切入小脑皮质,进入血肿腔,清除全部血凝块,彻底止血后,反复冲洗血肿腔后关闭颅腔创口,不放置引流物。

多发脑内血肿、额叶及颞叶血肿常常是双侧的,因此构成多发的脑内血肿,有时除双侧额叶或颞叶血肿外,还可见有小的出血灶散在于脑的各处。病人除伤情较重外,没有其他临床特征。治疗只需清除较大的、能引起神经功能影响的血肿,可一期或分期手术,视血肿部位的分布而定。

(五)脑室内血肿

自CT广泛应用以来,脑室内血肿的发现并不少见。大多是由较大的脑内血肿破入脑室或由穿入性损伤伤及脑室壁上的血管而形成。亦可因创道经过脑室,创道内的出血直接流入脑室而成。脑室内血肿的病情并非象过去想象中那么严重。病人的表现可与相应的颅内或脑内血肿相同。诊断主要靠CT扫描,可显示脑室内有密度较高的新鲜血或血凝块,这与密度低的脑脊液形成鲜明的对照。脑内可见有血肿破入脑室的迹象。侧脑室可因脑内血肿的存在有相应的移位。原发于脑室内的血肿可起源于脑室壁、透明隔或脉络丛血管的破裂。这类血肿常可自行液化吸收。采用脑室引流,间歇冲洗或反复腰穿可促使血肿早日消除。

(六)颅内多发性血肿

颅内在同一部位存在两种以上不同类的血肿或颅内不同部位有两个以上同类或不同类血肿时称为颅内多发血肿。自CT广泛应用以来这种病例并不少见。大多见于严重型病例中,受伤机制较为复杂,致头部可有多处受击,造成脑在颅内的复杂运动,上述各类血肿可以相继发生。临床表现除伤情较重外,并无特殊征象。根据血肿部位与类型的结合情况,可分为:① 同一部位有不同类型的血肿,例如颞叶硬脑膜外血肿伴有同区的硬脑膜下血肿或脑内血肿；② 不同部位有同类型的血肿，例如两侧额叶均有硬脑膜下血肿；③ 不同部位有不同类型的血肿，例如一侧颞部有硬脑膜外血肿，而对侧颞部有硬脑膜下和／或脑内血肿等。

（七）特殊类型的创伤

1. 创伤性动脉性鼻出血。颅中窝骨折累及蝶窦，并伤及颈内动脉海绵窦段，引起动脉血由破口外流，经蝶窦和鼻腔流出。若动脉壁破口较小，硬膜完整，出血可暂时停止，并逐渐形成假性动脉瘤。随着蝶窦壁受动脉瘤搏动及侵蚀破坏，到一定时期假性动脉瘤破裂又引起大量鼻出血。

（1）临床表现：① 三联征，头部外伤，一眼或双眼失明和严重鼻衄；② 鼻衄特点，量大而汹涌，呈搏动性，反复发生，易造成失血性休克。

（2）诊断：① 病史和临床表现，压迫颈动脉可减少鼻出血；② 鼻部检查不能发现出血的原因；③ 血管造影：可发现造影剂由颈内动脉破裂口向颅底漏出或发现突向蝶窦的假性动脉瘤。

（3）处理：① 补充血容量，防治休克；② 鼻腔填塞暂时止血，但要注意出血可逆流入颅内。③ 手术处理：a. 可脱球囊导管阻塞颈内动脉破口。b. 结扎颈内动脉，为预防颈内动脉结扎引起的脑供血不足，可辅以颅内外血管吻合。c. 颈内动脉出血处孤立术，即除结扎颈部颈内动脉外，还同时结扎颈内动脉床突以上的颈内动脉，必要时辅以颅内外血管吻合。d. 蝶窦填塞术，作为颈内动脉结扎的补充。

2. 创伤性海绵窦动静脉瘘（CCF）。发生于头部损伤尤其是颅底骨折后，也可继发于眼眶刺伤或枪弹伤，少数为医源性。损伤造成颈内动脉海绵窦段或其分支立即或延迟断裂或破裂，动脉血由破口进入海绵窦段，引起伤后立即或数小时、数天后出现症状。

（1）临床表现：症状、体征与瘘口的大小、部位、数量和方向有关，一般为病侧为主，可有双侧症状，罕见仅为对侧症状。① 颅内杂音，病人自觉或在眼球、额眶或颞部听到收缩期、吹风样血管杂音，压迫患侧颈内动脉可使颅内杂音减弱或消失；② 搏动性突眼，数日内即非常严重，然后停止进展。结膜充血水肿，眼睑充血、肿胀，下眼睑常因水肿而外翻。有时同侧额颞头皮血管扩张，并有搏动。如不及时治疗，一侧海绵窦瘘可经海绵间静脉窦使对侧海绵窦扩张，引起双侧突眼；③ 眼球搏动，眼球触诊可感到与心脏跳动一直的搏动或颤动；④ 眼球运动障碍，第Ⅲ、Ⅳ、Ⅵ颅神经麻痹，患侧眼球运动障碍，甚至眼球固定；⑤ 眼底征象，视乳头水肿，视网膜血管扩张，静脉尤甚，有时视网膜出血，病史长者，视神经进行性萎缩，视力下降或失明；⑥ 海绵窦或眶上裂综合征；⑦ 头痛；⑧ 鼻衄或颅内出血；⑨ 颅内压增高，少见。

（2）诊断：① 病史和临床表现，一般在头部外伤两个月以内；② CT 或 MRI；③ DSA，了解瘘口和颅底动脉环侧支循环情况，可见颈内动脉与海绵窦产生短路，压迫健侧可发现瘘口，颈内动脉床突上段、大脑中动脉和大脑前动脉不易充盈，而海绵窦、碟顶窦、眼静脉在动脉期显影扩张；④ SPECT 或 PCT 了解脑供血情况。

（3）鉴别诊断：需与自发性海绵窦动静脉瘘、海绵窦内动脉瘤、先天性眶板缺失、海绵窦血栓性静脉炎、眶内动静脉畸形相鉴别。

（4）处理：目的在于保护视力，清除颅内杂音，防治脑梗塞和鼻出血。原则：① 闭塞瘘口，保持颈动脉通畅；② 尽可能一次达到最佳治疗效果；③ 以安全高效方法为首选。首选介入神经放射治疗。可脱落球囊导管栓塞为首选。可脱落铂丝弹簧圈，术后颈动脉通畅率较高，但有时瘘口闭合不全；铜丝插入凝固，即经眼静脉、碟顶窦或Parkinson三角插入裸露铜丝。带线肌片颈内动脉栓塞术，可能出现颈内动脉血栓形成、远端栓塞或闭塞不全等缺点，目前较少应用。海绵窦切口修补瘘口和海绵窦填塞术，在亚低温、降血压下手术，用于不适合其他手术方法或多次治疗失败者；颈内动脉阻断：此术排除血管内治疗的可能，有放风筝＋结扎颈内动脉，颈内动脉孤立术，辅以颅内外血管吻合。

3. 上矢状窦损伤。为最常见的静脉窦损伤。粉碎或凹陷性骨折的骨片刺伤，线性骨折的撕裂以及火器和锐器直接损伤均可引起矢状窦挫裂伤。

（1）临床表现。① 受损部位不同，表现不同：矢状窦前1/3受损大多无症状；中1/3者出现运动或感觉障碍，如单下肢或双下肢或三肢上运动神经元瘫痪，可伴有小便障碍；后1/3者以颅内压增高表现为主，肢体瘫痪少见。② 合并脑挫裂伤和颅内血肿时出现相对应的临床表现。

（2）诊断：① 病史和临床表现，对于颅顶部的直接暴力、开放性骨折和异物嵌插性损伤应考虑到上矢状窦受损的可能。② CT，了解有无合并颅内血肿，特别是骑跨上矢状窦的血肿。冠状CT可了解有无颅盖骨折及凹陷骨折的深度。③ MRV和DSA，病情允许应作血管造影，有利于了解静脉窦伤情，对术前准备有益。

（3）处理。① 手术指证：开放性颅脑损伤伴有窦损伤；需手术治疗的脑挫裂伤或颅内血肿伴窦损伤。凹陷性骨折伴有脑受压或高颅压症状；有神经功能障碍且进行性加重。② 禁忌证：无充足输血准备和手术条件者，不能贸然手术，可维持压迫止血，及至做好准备；无临床症状的窦损伤，可暂不手术；③ 术前准备：应做好对大出血处理的思想和技术准备。备血不少于2 000 mL；右心房置管有利于手术时吸出可能发生的空气栓子；④ 术时注意事项：a. 病人平卧，头略高于心脏。前、中1/3窦损伤者可仰卧，后1/3者宜采用侧卧或俯卧位；b. 开放性损伤应先完成清创术，再处理窦损伤；c. 应充分暴露骨折区，并在非窦壁表面的正常的颅骨处钻孔，咬出骨质，暴露损伤的静脉窦的远、近段及两侧硬脑膜后，才能清除窦壁上的骨折片、凝血块或嵌入的异物；d. 静脉窦出血的治疗方法：小的破口可用明胶海绵、棉片或手指轻压止血，大的破口或难以估计时，可在窦的两侧经硬脑膜各做一平行缝线或各切开硬脑膜1 cm，一旦窦破口的骨折片等清除后出血，可将缝线拉拢，闭合窦的破口，配合棉片等压迫，以控制出血，或经硬脑膜用血管钳暂时阻断上矢状窦的血流；e. 破口的修补：对较小、整齐的破口可直接缝合；材料修补：对较大或缺损不整齐的切口，可用明胶海绵，自体肌肉、筋膜或硬脑膜翻转覆盖在切口上，缝合加固或用生物胶粘合；f. 上矢状窦的重建：如静脉窦大部分或全部断裂，对于前1/3可分别缝合结扎两端，中和后1/3上矢状窦不能结扎，应重建，可用自体大隐静脉或人工血管进行吻合。⑤ 术后注意事项：按一般脑外伤处理；复发出血或血肿：多为止血不彻底，或破口修补不完善所致，按颅内血肿处理,静脉窦血栓形成,可行手术摘除。

4. 横窦损伤。发生率仅次于上矢状窦损伤。病因同上矢状窦损伤。

(1) 临床表现:① 可无症状;② 主侧横窦损伤可引起急性颅内压增高症状,严重者可致死;③ 伴有颅内血肿,特别是跨窦的颅内血肿,引起相应的临床症状。

(2) 诊断:同上矢状窦损伤,如术前不能明确主、副横窦,术中可压迫或阻断受累静脉窦30分钟,若无脑肿胀,提示该侧为非主侧横窦。一般主侧横窦多为右侧,通常不能结扎。直窦损伤较少见,术前难以诊断,通常伴有颅内血肿,直窦损伤不能结扎,只能修补。

5. 乙状窦损伤。病因同上矢状窦损伤,常见为颅底骨折。

(1) 临床表现:① 后颅窝骨折的临床表现;② 后颅窝受损的表现,后组颅神经受损,小脑征,甚至脑干症状。

(2) 诊断:同横窦损伤。

(3) 处理:同横窦损伤。

6. 创伤性脑梗塞。创伤性脑梗塞是指继发于脑外伤后脑血管发生严重的痉挛或闭塞,并致闭塞血管供应区的脑组织缺血、梗死,影响脑的功能,是一种严重的并发症。

(1) 病因:① 颅脑损伤后各种原因导致邻近血管移位、牵拉,造成血管内膜受损肿胀或直接受压狭窄或闭塞;② 创伤性蛛网膜下腔出血,导致脑血管痉挛,严重者可闭塞;③ 合并颈部损伤可伤及颈动脉和椎动脉,使血管内膜或斑块脱落阻塞脑内血管。④ 严重广泛的软组织损伤或长股骨干骨折导致脂肪栓塞;⑤ 偶见年迈伤者,因脱水、血液浓缩导致脑血栓形成。

(2) 病理:以脑组织肿胀,水肿,点状出血,软化,坏死为主。在脑损伤的基础上,加之血管栓塞后,缺血使上述病理更为明显和严重。

(3) 临床表现:① 创伤性脑梗塞多发生在伤后数小时或数天。② 患者的意识障碍和神经体征迅速加重或在恢复期出现新的症状和体征;③ 偶有癫痫和发热。

(4) 诊断:① 病史,在脑外伤的基础上,病情迅速恶化或在恢复期出现新的症状和体征。② 早期 TCD 有助于诊断,必要时行 MRA 或 DSA 检查。

(5) 治疗:① 每天或隔天 1 次腰椎穿刺,放出血性脑脊液,防治血管痉挛;② 适当扩充血容量和血管扩张剂;③ 若为颈动脉血栓形成可行血管内溶栓或手术摘除,严重狭窄可做球囊扩张术;④ 如果大片脑梗死形成颅内高压,有脑疝形成趋势,及时行去骨瓣减压;⑤ 对大片脑梗死后期可考虑颅内外动脉吻合。

7. 创伤性蛛网膜下腔出血。创伤性蛛网膜下腔出血指颅脑外伤后,脑组织挫裂伤,细小血管破裂出血,血液流入蛛网膜下腔,常伴有颅骨骨折。在中、重度外伤患者中有25%～40%伴有蛛网膜下腔出血。局限性或弥漫性 SAH 大致分为:① 脑凸面蛛网膜下腔型;② 颅底蛛网膜池型;③ 脑凸面和颅底蛛网膜池混合型。常引起脑血管痉挛。

(1) 临床表现:取决于脑损伤的程度,出血部位和出血量。① 轻型者在伤后 1～2 天出现头痛、呕吐、脑膜刺激征,持续 1～2 周。② 重型者有意识障碍如躁动不安、恍惚、定向不清、甚至昏迷、高热、癫痫;原有局灶体征加重或出现脑缺血的症状和体征。③ 腰椎穿刺脑脊液呈血性,压力高。④ CT可作为常规的诊断方法,当CSF内血液有形成分达20%时,CT便可检出。

(2) 诊断治疗要点。① 根据有头部外伤史、头颅CT扫描以及脑脊液常规检查大多可明确诊断。② 对症治疗,对轻型者适当服用镇痛或镇静剂以缓解症状。③ 腰椎穿刺,根据CSF红细胞数,每天一次,每次缓慢放出血性脑脊液,一般在伤后9～14天,CSF转清。尚可同时注氧(10～20 mL)于蛛网膜下腔作为治疗,有加快血吸收,减轻症状的作用。④ 降低颅内压,减轻脑水肿,如甘露醇、甘油果糖等。⑤ 防治脑血管痉挛,如钙离子拮抗剂、扩容药物,丹参等;⑥ 定期复查CT,以排除血肿形成。若有颅内出血出现颅内高压或局灶性体征,应尽早手术。

8. 创伤性颈动脉血栓形成。创伤性颈动脉血栓形成多指创伤时暴力伤及颈动脉引起血管壁和血管内膜肿胀剥离、撕裂导致血管内血栓形成。

9. 创伤性颅内动脉瘤。创伤性颅内动脉瘤系颅内动脉受损后的一种并发症。近年来国外的文献报告逐渐增多,引起国内一些作者重视。但是,对于创伤性颅内动脉瘤的分类和临床特征等方面的全面论述尚嫌不足。

(1) 分类。

① 按病因分三类:a. 闭合性颅脑损伤所致;b. 穿透性颅脑损伤所致;c. 医源性—外科手术损伤所致。其中以闭合性颅脑损伤所致者为数最多。穿透性颅脑损伤主要指火器伤,子弹和弹片等飞射物经额部、面部或经眶部穿入颅腔、损伤颅内动脉。非火器性锐器刺入颅腔所致者仅占少数,医源性为数最少。此外,治疗小儿硬膜下血肿反复穿刺、抽液,颅内血肿清除术、颅内外血管吻合术等导致动脉瘤者,均有报告。

② 按发生部位分三类:a. 大脑基底部;b. 大脑浅表动脉;c. 脑膜动脉。其中大脑基底部动脉瘤大多发生在颈内动脉颅底硬膜外一段,亦有在床突上段的报告,其多数是颅底前半部分骨折或额颞部骨折延伸颅底、累及蝶骨所致。大脑浅表动脉瘤主要分布在大脑中动脉和大脑前动脉的皮层分支上,发生于前脉络丛动脉、大脑后动脉、小脑上动脉者偶有报告。脑膜动脉瘤多数在近中颅窝底脑膜中动脉主干上。

③ 按动脉壁原发损伤程度和范围分为:a. 真性动脉瘤;b. 假性动脉瘤。后者较前者多见,假性动脉瘤为动脉壁的完全损伤,动脉壁上有一破口与血肿腔相通,动脉瘤的囊壁为血肿机化后的纤维组织被膜。还可有混合性动脉瘤,它是指真性动脉瘤破裂后又形成一个继发假性动脉瘤,两者互相通连。在颅内血肿清除术时发现搏动性凝血块,不可轻易切除之。

(2) 发病机理。分为直接损伤和间接损伤。穿透性颅脑伤、颅底骨折或颅骨骨折刺破动脉壁以及手术时损伤动脉均为直接损伤。头侧方着力导致颅内动脉瘤的机理不十分清楚。另一方面,头侧方着力对冲性脑挫裂伤的同时可发生脑浅表小动脉的断裂,它不仅是硬膜下血肿的动脉性原因,也是形成假性动脉瘤的原因。这类动脉瘤多发生在脑挫裂伤严重处和血肿处亦支持这一观点。总之,由于脑组织的对冲性冲撞运动,脑血管可因此遭受变形、剪力、旋转力或挤压而发生间接损伤。极个别报告颅内外血管吻合术引起脑血流动脉压的增高和血流量增加所致动脉瘤,亦属于间接损伤。

(3)临床表现。迟发性出血是临床主要特征之一。大多数患者伤后无神经系统体征,经过一段时间后才表现迟发性出血征象。少数于伤后数小时内因动脉瘤破裂出血形成蛛网膜下腔出血或颅内血肿。颈内动脉海绵窦段动脉瘤扩大、可经骨折线突入蝶窦,破裂后表现为迟发性鼻出血。这种鼻出血是严重的、反复发作的,一般于伤后1周到9个月(平均4个月)发生。动脉瘤突入海锦窦压迫Ⅲ,Ⅳ,Ⅴ,Ⅵ颅神经,造成上述颅神经麻痹。约有半数以上在眶部可听到杂音并伴有失明和眶周淤血等,眼底检查可发现视神经萎缩。颅底骨折、迟发性鼻出血、单眼失明是构成颈内动脉颅内段创伤性动脉瘤的典型表现。

硬脑膜动脉瘤通常表现为短暂中间清醒期后迅速再次昏迷、伴有同侧瞳孔散大和对侧偏瘫。大脑浅表动脉瘤表现为迟发性蛛网膜下腔出血、硬膜下和脑内出血。受伤至迟发出血时间最短5天,最长10年,一般为2~3周。

迟发神经系统体征恶化是临床主要特征之一,严重的颅脑损伤后,经数小时以致数天(平均为14天)中间清醒期后又发生昏迷应想到本病,癫痫是迟发恶化的首发症状。颅内刺入伤所致动脉瘤的临床特征是:① 动脉瘤形成迟缓;② 动脉瘤可多发;③ 破裂后死亡率高——尤其是大脑基底部动脉瘤。

其他少见表现如小脑上动脉假性动脉瘤类似后颅凹肿瘤,颅内外血管吻合术后骨缺损处可听到动脉瘤造成的血管杂音等。

(4)诊断与鉴别诊断。根据迟发出血等临床特征,及时行脑血管造影是明确诊断唯一手段。头颅平片和CT扫描能确定颅骨骨折、贯通伤的伤道、飞射物和碎骨片在颅内停留的位置以及合并的颅内血肿等,对诊断有一定帮助。但是,片面重视CT扫描,忽视脑血管造影的重要性,仅满足于颅内血肿的诊断、忽视创伤性动脉瘤的可能性,就必然会造成漏诊。颅脑损伤后脑血管造影指征:① 伤后进行性昏迷合并局灶体征者;② 伤后开始恢复满意,以后迟发性神经系统体征恶化;③ 颅内血肿已清除、其他原因均已排除,但神经系统体征仍无改善。对于颅内刺入伤,应于伤后2周内常规行脑血管造影。并且根据刺入深度、必要时行对侧造影。临床上要注意海绵窦段动脉瘤与动静脉瘘的鉴别,前者通常不出现搏动性突眼。

脑膜中动脉瘤血管造影上有以下几个特点:① 侧位片动脉瘤位于中颅凹底;② 正位片动脉瘤位于颅骨内板最外侧。如果同时伴有硬膜外血肿,则动脉和瘤皮层血管一起内移位,阅片时需与大脑浅表动脉瘤鉴别,最好能通过选择性颈外动脉造影确诊。

颅内动脉瘤大多数是先天性动脉瘤,与其鉴别主要有四点:① 先天性动脉瘤主要位于动脉分叉部,创伤性颅内动脉瘤几乎均位于动脉分叉以外部位;② 先天性动脉瘤无明显头部外伤史,创伤性动脉瘤均有较重的头部外伤史,如颅骨骨折、脑挫裂伤和颅内血肿,闭合性颅脑损伤多有原发性昏迷等;③ 先天性动脉瘤多发生于40岁以上、多有自发性蛛网膜下腔出血史,有的还有定位体征(后交通动脉瘤等)。创伤性动脉瘤以20岁以下为多,既往无颅内出血史;④ 先天性动脉瘤血管造影表现为囊状多见,而创伤性动脉瘤形状多不规则、瘤体排空缓慢。其他如动脉瘤切除后组织学检查亦可资鉴别,假性动脉瘤无动脉壁结构,创伤性颅内动脉瘤首次破裂出血的死亡率在 50% 以上,较先天性动脉瘤高,因此,早期诊断非常重要。

(5)治疗。原则上与先天性颅内动脉瘤相同:积极手术治疗和采用直接夹闭瘤颈的方法。

海绵窦段、岩骨段动脉瘤直接手术困难,故采用颅内外联合颈动脉结扎术,即在颈部结扎颈内动脉和开颅夹闭眼动脉起始部以下颈内动脉,此法能阻断动脉瘤主要血液来源,治愈率较单纯结扎颈部颈内动脉的治愈率高。少数由于来自眼动脉或对侧小动脉向动脉瘤供血,致使鼻出血还可复发,故又有联合手术同时进行动脉内肌肉栓塞术或同时结扎眼动脉(术前患侧已失明者)的方法可制止严重的鼻出血。随着近几年神经放射学的发展,经股动脉导管技术开创了血管内手术治疗该处动脉瘤的新途径。

大脑浅表动脉瘤位置表浅,易于进行手术。但也有的认为这类动脉瘤瘤壁脆、易破裂,多数位于脑组织创伤粘连很严重部位,故瘤颈的处理比先天性动脉瘤困难。多数主张术中先找到载瘤动脉,万一术中破裂可暂时阻断之。在手术显微镜下从瘤颈开始仔细剥离,直至动脉瘤与载瘤动脉分开。除非动脉瘤发生在周围小动脉上,应力求避免夹闭或孤立载瘤动脉。对于有占位效应的巨大动脉瘤(均为假性动脉瘤),主张处理瘤颈后还要切除瘤壁。大脑浅表动脉瘤亦有少数自然治愈的报告,对于瘤体积小于黄豆大小、显影模糊从未破裂的动脉瘤要考虑自愈的可能性,但一定要定期造影、追踪其发展趋势。动脉瘤进行性扩大者,应于外伤后 2~3 周内手术。

10. 外伤性脑脂肪栓塞。外伤性脑脂肪栓塞临床比较少见,常出现于伴有严重骨折挤压伤之后。临床表现以神经系统症状为主,同时伴有呼吸功能不全的特征。发病急骤,病情凶险,若抢救及时,则预后尚好。

(1)病因及发病机制。脂肪栓塞综合征临床上并不少见,通常发生在严重创伤应激状态下,特别是在骨盆及长骨一处或多处骨折后更加常见。以呼吸系统症状呼吸困难,脑部症状意识障碍,皮肤出血点,尿脂肪滴存在等为其临床特征。外伤性脑脂肪栓塞是脂肪栓塞(FES)的一种类型,其发生机制为:各种原因造成血管内脂肪栓子形成,脂肪栓子经血循环大部分停留在肺部,主要引起肺部病变,少部分栓子穿过肺毛细血管或通过开放的心脏卵圆孔等进入体循环,引起脑、心、肾、肝等内脏及皮下栓塞,其中以脑脂肪栓塞较为常见。关于脂肪栓子的形成过程至今尚有争论,多年来存在两种学说,即机械学说及化学学说。但多数学者认为机械学说和化学学说可以统一,即创伤骨折后,局部骨髓腔内的脂肪进入血循环及广泛软组织挤压伤后,游离脂肪经静脉或淋巴管进入血循环,这是脂肪栓子的主要来源。另外,创伤后机体应激性反应可诱发肾上腺分泌儿茶酚胺、邻苯二酚胺大量释放使脂肪酸游离及伤后血脂乳化不稳定而析出的脂质颗粒,均可聚集于已进入血循环的脂滴表面。加之组织凝血活酶物质的释放,促发血管内凝血,使脂滴体积增大,从而导致肺脑小血管阻塞,除引起肺血管床的脂肪栓塞外,还可以导致脑部小血管闭塞,并有脑部小的灶性梗塞及出血,引起局部神经组织缺血脱髓鞘改变。

(2)诊断。外伤性脑脂肪栓塞多发生严重创伤后,神经系统症状多无特异性,多数病人不具备典型的脑脂肪栓塞临床表现。主要标准：① 点状出点；② 呼吸系统症状，肺部 X 线表现；③ 头部外伤以外的脑症状。次要标准：① 动脉血氧分压 <7.98 kPa（60 mmHg）；② 血红蛋白 < 100 g/L。参考标准：① 脉快；② 发热；③ 血小板减少；④ 尿中出现脂肪滴；⑤ 血沉快；⑥ 血清脂肪酶升高；⑦ 血中有游离脂肪滴。有上述主要标准二项或主要标准一项，而次要标准或参考标准 4 项时，临床诊断即可确立。无主要标准，只有次要标准一项及参考标准 4 项以上者，为可疑诊断。因此对于存在多发长骨骨折，骨盆骨折或创伤应激状态下的病人于伤后或手术后出现非颅脑外伤所致的意识障碍，并有呼吸困难，前胸、腋下、结膜下出血点时，应警惕脑脂肪栓塞的发生。

（3）治疗。脑脂肪栓塞的治疗原则为：首先要妥善有效地实施骨折部位的制动，避免粗暴的搬动和整复，防止脂滴再次进入血循环，其次为对脑部肺部病变的对症治疗。维持身体内稳态的平衡。及时纠正低氧血症，必要时行气管插管，气管切开，呼吸机辅助呼吸，病情稳定后可行高压氧治疗。早期给予大剂量脱水剂及激素应用，脑局部降温等以减轻脑损害及肺部炎性渗出。给予溶血脂药物，这类药物主要有以下几种：① 5%碳酸氢钠，可与脂肪结合成可溶性皂，而逐渐将脂肪栓子溶解，白蛋白可与游离脂肪酸结合而降低其毒性；② 5%酒精-葡萄糖溶液，可抑制脂肪滴的形成；③ 20%脱氢胆酸钠、抑肽酶、低分子右旋糖酐等。主要根据脑脂肪栓塞的病理生理变化给予小剂量肝素治疗，疗效尚好。小剂量肝素既可降低血液黏滞性，防止应激反应物质的释放，改善肺部局部微循环灌注，还可以使血浆脂肪乳化达到清除血内脂肪的作用。

### 四、颅脑损伤的并发症和后遗症

颅脑损伤的并发症和后遗症（compications and sequelae of craniocerebral injury）。颅脑损伤的并发症是指在病程中所发生的非损伤直接引起的一些继发病变或疾患，糖代谢、水、电解质及酸碱平衡失调，如颅骨缺损、脑脊液漏、气颅、颅内静脉窦血栓形成、脑脂肪栓塞、颅神经损伤、脑脓肿、消化道出血、多器官功能损害等。颅脑损伤的后遗症是指病人康复后所遗留下来的一些病理的、生理的或心理的残缺、病态或症状。如损伤后蛛网膜囊肿、颅内低压综合征、偏瘫、脑损伤后综合征等。

（一）颅骨缺损

颅骨缺损是手术治疗开放性颅脑损伤、凹陷粉碎性颅骨骨折、颅骨骨髓炎、严重型颅内血肿及急性颅内压增高等病例后的常见遗患。另外，有些小儿期的颅骨骨折可随着患儿颅脑的生长发育而不断扩大，形成大面积的颅骨缺损。

1. 面积较大的颅骨缺损可引起下列一些危害。

（1）颅内压的不稳定在病人体位变动时表现得更为突出。当病人取垂直位时，缺损处向内凹陷，改为垂头或卧位时，缺损处向外隆起。这种变动除引起病人心理上的不安外，还可成为局部不适、头昏眩晕、激动烦躁、疲劳乏力、焦虑抑郁、注意力不能集中、意志消极低沉等的原因，临床上称为颅巨孔综合征。

（2）由于颅骨缺损区长期受到大气压力的影响，局部蛛网膜下腔闭合，失去对脑的缓冲作用,脑皮质的血灌注量相应减少,可导致脑局部进行性萎缩。同侧侧脑室扩大,并向颅骨缺失处移行,甚至可产生脑室穿通畸形。

(3) 颅骨缺损处的隔热性能较差使病人不能耐受较高的温度,暴露在日光下时更易使热直接传到脑部,引起病人的对高温反应,出现大汗、晕厥甚至抽搐。

(4) 大面积颅骨缺损使脑的保护屏障消失,这对于病人将是一种严重的威胁。即使病人的智力、思维、反应、工作能力都属正常,由于害怕再次遭到头部意外冲撞,将迫使他们脱离工作岗位。能阻扰病人的社交、娱乐、工作、学习等活动。

由此可见对于这类病例应当采取积极措施修复其缺损。

2. 颅骨修补术的适应证。人体颅骨膜及硬脑膜的外层有成骨能力,因此颅骨缺损时也可有自发的再生力。这种再生力比较薄弱,且随病人的年龄、体质及病变的性质有较大的个体差异。一般再生骨只能部分地覆盖缺损区,也有仅在骨缺损的边缘有少量新骨形成。只有少数病人能自发地修复整个缺损区。但其外形及坚固性尚不够理想。颅骨的再生大多可在术后 6 个月到 1 年期中见到。因此在颅骨切除手术后须等待 6～12 个月再考虑颅骨修补术,可有利于发挥病人的自愈能力。另外,颅骨修补术不论用哪种材料对局部组织来说都是异质材料。如果缺损区创口有潜在感染的话,则植入异物将使组织的抗炎能力及愈合能力大大削弱,有可能导致修补术的完全失败。等待 6～12 个月可以减少或避免这种可能性。适合作颅骨修补术的情况有以下几种。

(1) 面积超过 3 cm × 3 cm 损伤性或其他非恶性病变所导致的颅骨缺损,部位在头部的暴露处或显见处。缺损面积小于此标准,位于发际以内隐蔽处或有较厚层肌肉覆盖的缺损区均可不必作修补术。

(2) 病人年龄不超过 60 岁,无严重心血管及其他系统性疾病。

(3) 骨缺损处创口已愈合 6 个月以上,局部没有炎症,有全层头皮。如属分层植皮创口,则在作颅骨修补术前应准备好转移皮瓣。

3. 手术方法。一般都采用覆盖缺口,用间钉固定。使用金属板或金属丝网时,固定材料应与假体材料一致,以免发生电解作用。采用丙烯酸脂类、塑料板、硅胶假体时以用镶嵌法为宜,即将缺口边缘适当磨去,以便与假体组能相互嵌合,然后用丝线或不锈钢丝固定。

(二) 损伤后蛛网膜囊肿

损伤后蛛网膜囊肿是指病人在婴幼儿期曾发生过头部损伤,引起颅骨线形骨折。当时除有头皮下少量积液外,并无特殊异常。事隔数月、数年甚至十数年后,发现局部有肿块隆起,并有搏动。摸之,发现局部有大块颅骨缺损,缺损区边缘骨质起伏不平,并向外突出。局部穿刺可得清晰透明与脑脊液相似的液体。患者大多为 10 岁以下儿童,但亦有 10 岁以上的青少年及成人。除头部包块外,多数可以完全没有症状,但也有少数出现轻偏瘫、偏感觉减退及偏萎缩等征,有的尚有局限性癫痫发作。头颅 X 线摄片示早年损伤所引起的骨折可仍留有痕迹,但大部分骨折区已为颅骨缺损所替代。骨缺损边缘呈波浪状,极不整齐。邻近颅骨有吸收性及增生性改变混杂存在。但以内板的改变较大。在 CT 扫描像中示颅骨有凸透镜样的缺损区,其下面有蛛网膜囊所形成的低密度区。侧脑室呈不对称性扩大,部分可突入蛛网膜囊内,甚至形成脑室穿通畸形。

本病的发生机制尚不完全清楚。手术治疗为本病的唯一途径。可从颅骨缺损处切入,摘除蛛网膜囊壁,用病人的自体宽筋膜修补硬脑膜。这是手术成败的关键,务求坚固牢靠。然后作颅骨缺损的修补。一般术后预后良好。

### (三)脑脊液漏

颅脑损伤后有脑脊液自鼻孔或耳道流出,形成脑脊液鼻漏或耳漏,统称为脑脊液漏。在大组颅脑损伤病例报道中它的发生率介于2%~9%之间。这是引起反复的化脓性脑膜炎的重要原因,必须给予充分的重视。病人都有颅底骨折伴有硬脑膜的撕裂。由于骨折线的径路不同产生不同的脑脊液漏。

脑脊液鼻漏多见于颅前窝骨折,涉及额窦、筛窦、筛板或蝶窦。另有一部分病例骨折发生于颅中窝及岩骨,脑脊液逸入咽鼓管,流入鼻咽部,再经鼻孔流出,造成似属鼻漏的假像。脑脊液耳漏多为颈骨岩部骨折,涉及迷路、中耳、鼓室盖、鼓膜等。如骨折位于颅中窝底、鼓室盖区,脑脊液可由蛛网膜下腔直接进入中耳称为迷路外型耳漏。如骨折位于颅后窝,脑脊液经由迷路进入中耳,称为迷路内型耳漏。如鼓膜未破,脑脊液被困于中耳内,积聚多后经咽鼓管流入鼻咽腔,外耳道没有漏液,称为闭合型耳漏。如鼓膜已破,则有脑脊液自耳道溢出,称为开放型耳漏。闭合型耳漏可被忽视,或误为鼻漏,而病人可反复发生脑膜炎,应予特别注意。另有约20%的脑脊液漏其通路一直未能明确。

在儿童颅脑损伤中脑脊液鼻漏的发生率不到1%,这是因为儿童的副鼻窦发育较差,但脑脊液耳漏则并不少见,因小儿的乳突气房发育较早。

脑脊液漏大多发生于颅脑损伤后48小时之内,但亦有很多是发生于颅脑损伤后数周、数月、甚至数年以后。早发的脑脊液漏常带有血性,迟发的则都为水样清液,内不含黏液。有时患者可一直没有漏液,突然在一次喷嚏或咳嗽后发生漏液。低头或就餐时容易流液,抬头或卧下后流液停止。也有病人长期不流液,而以突发的脑膜炎才引起医师们的注意。一般大量流液的病人较少发生脑膜炎。多数是流液不多或时流时不流者,较易并发脑膜炎。脑脊液细菌培养,最多见的是肺炎双球菌,其次为链球菌及流感嗜血杆菌,其他如葡萄球菌、大肠杆菌及假单胞菌等均较少见。

鼻漏病人多数有患侧或双侧嗅觉丧失,如嗅觉保持良好者应考虑为封闭型耳漏所引起的。少数病人兼有头痛,另有部分病人可有邻近结构的损伤而出现视力障碍、视野缺损、下丘脑症状、动眼神经麻痹及轻偏瘫。耳漏病人常伴有患侧的传导性耳聋及面神经轻瘫。脑膜炎的发生率要比鼻漏为少。

确定漏液的部位是诊断及治疗本病的关键。可采用下列方法。

1. 染料试验法:经腰椎穿刺注入靛胭脂或横滨酞钠或荧光素钠,然后观察鼻腔或耳道,是否有染色液流出。也可在鼻内各处放置棉片,观察棉片染色的位置来确定漏液部位。此法收效有限。

2. 硬脑膜下充气造影对颅前窝CSF漏的定位有用。

3. 蛛网膜下腔碘水造影：将碘水(Amipag)注射入蛛网膜下腔，令病人立起，头部放置于最有利于脑脊液漏出的位置，在荧光屏下观察鼻漏情况，并摄取 X 线片，有时可以看到脑脊液流入鼻腔的影像。

4. 头颅 X 线平片及分层摄片应包括颅底摄片，从颅骨骨折及鼻副窦积液的部位来判断漏液的位置。分层片应作矢状切割，以中线为起点，向两侧各以 2 mm 为一层摄片，有利于发现筛板、筛窦、额窦后壁及蝶窦的骨折。岩骨的薄分层摄片对确定耳漏的位置亦有帮助。

5. 核素测验：将 $^{131}$I 标记的人血清白蛋白或结合的白蛋白经腰穿注入蛛网膜下腔，同时在鼻腔及耳道内放置棉片，在 1、3、6、24 小时后作头部放射性核素扫描，扫描时病人的头部必须放于最有利于脑脊液漏出的位置。棉片上出现放射物质的分布可作为漏液部位定位的依据，扫描图像可显示出漏液的位置。这是目前定位的最佳方法。

6. 手术定位：经以上方法均不能确定漏液的位置时，作为最后的选择可采用本法。麻醉后在鼻孔内插入一带囊的导管，同时将口咽部及鼻咽部用填塞物堵塞，开颅后，在前颅窝内注满液体，然后让麻醉师在鼻孔插管内注入空气。从颅内气泡逸出处可以确定漏口的部位。

脑脊液漏有半数以上可自行愈合，耳漏愈合的机会比鼻漏更多，因此在颅脑损伤的急性期及 CSF 漏的早期均可暂不作手术，但必需给予广谱抗生素以预防感染，漏液的鼻孔或耳道均不可冲洗，也不要作填塞。禁作捫鼻、摒气动作。要劝告病人尽量防止喷嚏、咳嗽，卧位时头部宜稍抬高以降低颅内压力。腰椎穿刺或脑室引流更可暂时减少漏液量，但有助长逆流趋势，足以诱发感染，认为是不合理的。

脑脊液漏的手术适应证如下：① 经观察 30 天漏液不见减少；② 颅内持续有积气不消；③ 曾有脑膜炎并发症者，应于脑膜炎控制后手术。

鼻漏病例可以经鼻腔手术，也可经颅手术。如采用后者，应同时探查两侧。手术以修补硬脑膜缺口为主要关键。缺口狭小者可作缝合，缺口大者需用邻近脑膜、大脑镰等转移覆盖，或用自身宽筋膜修补。止血海绵不很可靠，应予少用。耳漏病例可与耳科医师合作经耳道乳突作修补，如能见到漏口可用肌肉或脂肪填塞后紧密缝合头皮切口，加压包扎。这种手术的缺点是不能缝合硬脑膜漏口。故作颅内手术更为合理。一般采用乳突部入路作开颅术，找到硬脑膜漏口后，予以分离缝合，外用筋膜加固。颅外通道用肌肉脂肪填塞。

脑脊液漏修补术约有 20% 左右需作多次，主要原因是修补不够牢固及遗留部分漏孔，特别是部位较深及涉及蝶窦及鞍区的脑脊液漏。术后应禁止用力、摒气、捫鼻 7~10 天，继续给予广谱抗生素预防感染。

（四）气颅

又称颅脑积气，是指颅内各部位，包括帽状腱膜下有气体积聚。绝大多数是继发于颅骨骨折，骨折线涉及各副鼻窦或乳突气房，并有硬脑膜破裂。在病人咳嗽、喷嚏、捫鼻用力时，使气体被压入颅内。病人常可伴有脑脊液鼻漏或耳漏，当脑脊液从颅内向颅外流出时，气体可被颅内吸力吸入颅腔。在开放性颅脑损伤及开颅术后，也常可有气颅存在。在极少见的情况下气颅可以是自发的,见于颅内有产气菌感染时。气体可积聚于帽状腱膜下、硬脑膜下、蛛网膜下腔、脑内或脑室内。气体量少的只有数毫升,多的可达数十至百余毫升。本症一般没有特殊症状,如有颅内压增高可有头痛、恶心、呕吐。有的病人有脑膜刺激征及颅内气过水声。少数可导致抽搐或瘫痪。常易并发急性脑膜炎。颅 X 线摄片可确立诊断,CT 扫描对查明颅内少量积气有用。确定气体进入颅内的通路比较困难。可参照脑脊液漏的各项检查进行。治疗主要应针对病因,查明气体通道后可予以修补,可结合脑脊液漏一并处理。单纯的颅脑积气都能自行吸收,不需手术,但必须应用广谱抗生素来预防感染。对症状明显的或有颅内压增高的病例可作颅钻孔术排除积气。

（五）颅内静脉窦血栓形成

为一少见的并发症,发生于当静脉窦部位有凹陷骨折存在时,但也可以在没有骨折的情况下产生此并发症。上矢状窦受累的机会最大,主要临床症状为突发出现四肢的软瘫,逐渐变为肢体的痉挛性强直,以肩、肘、膝、踝等关节最为突出;手指和手较少受累。病人的深浅感觉都可丧失或减退,颅内压增高现象每例均有,严重者足以致命。诊断凭临床症状和局部有凹陷骨折,静脉窦造影或有帮助。治疗以使用抗凝剂如肝素和双香豆素为主,但在急性损伤病例有活动性出血情况时,抗凝剂的治疗应予禁忌。

（六）颅内低压综合征

渡过颅脑损伤的急性期以后,部分轻、中型伤者可以长时间地诉诉头痛、头昏、恶心、呕吐。虚弱乏力、注意力不集中、记忆力下降等等。这些症状在平卧休息后会明显减轻,在站立劳累后明显加重。检查说明神经系统正常,但偶有脉搏细弱,血压偏低,腰椎穿刺脑脊液的压力也偏低。正常人侧卧腰椎穿刺测得的脑脊液压力为 $0.78\sim1.76$ kPa（$80\sim180$ mmH$_2$O）、低于 0.7 kPa（80 mmH$_2$O）者即有诊断价值,重症者可低至 0.49 kPa（50 mmH$_2$O）时当然更可肯定诊断。根据典型的体位性头痛和腰椎穿刺脑脊液压力过低即足以诊断为本综合征。此综合征的发生可能与颅脑损伤后脑脊液流失,或脉络丛的分泌、吸收功能障碍,或与脑脊液鼻漏或耳漏未被察觉有关。轻症者一般只需卧床休息,多多饮水。静脉注射注射用水,每次 $20\sim40$ mL,注射速度要慢,以免起溶血反应等;此法可多次、每日应用。静脉输给低渗液或生理盐水,每日 $1\,000\sim2\,000$ mL。鞘内注射蒸馏水 $10\sim15$ mL,每日 1 次。应用脑血管扩张剂。用 5%二氧化碳与 95%氧混合,每小时吸入 $5\sim10$ 分钟。颈交感神经节封闭。口服麻黄素、去氧皮质酮、咖啡因、毛果芸香碱、新斯的明等促进脑脊液的产生。肌注垂体后叶素制剂如尿崩停。静脉输给极化液每日一剂。个别脑脊液漏者,需手术封闭其瘘口。

（七）脑脂肪栓塞

脂肪栓塞是一种罕见的全身性疾病,偶尔也并发于颅脑损伤病例,从而则其预后更加严重。此病多见于长管骨骨折者,其次是发生广泛脂肪组织挤压损伤的肥胖者。游离的脂肪颗粒可经静脉管或淋巴管进入血循环,其中大部分被肺过滤,部分进入大循环,后来分散到全身各处,最重要的是引起肺、脑、肾、心、肝等脏器栓塞;另一部分栓子则通过肺循环后进入颅内,使脑的小动脉和毛细血管被栓塞。由于脂肪栓子可以改变形态与大小,故可使脑血管的闭塞只限于暂时性的。症状多发生于脑损伤后一段时间，特别是在病情平稳以后，此时伤者突然又发生高热、头痛、烦躁、嗜睡、谵妄、昏迷等一般性症状和表现与原来脑损伤不相符合；局灶性症状，如偏瘫、失语、眼球位置不正、瞳孔不等大等，所以常需与外伤后颅内继发性占位病变相鉴别。由于此病系全身性疾病的部分表现，更应从别的方面去注意有无症状和诊断的依据。在胸肺方面，患者可常感头痛、咳嗽、咯血、呼吸困难、紫绀、心率增快、血压下降、静脉压升高等，有的尚发生皮下出血斑，如在颈部、肩、前胸等处，间或尚可涉及腹部及大腿。在眼部，可见视网膜有白色的点状、绒毛状改变，或发生出血。在痰、血、尿和脑脊液中可发现中性脂肪颗粒，肺部拍片常可见到肺水肿改变。这些都是颇有助于诊断的。在脑方面，由于脑脂肪栓塞时问题主要发生在脑白质，只有少数病例才可在其脑灰质表面看到点状出血，所以纵使在手术中也是难以诊断的。治疗方面，首先要理解脑脂肪栓塞只是全身性脂肪栓塞在脑的局部表现。除一般治疗外，需要较久地给予大剂量的肾上腺皮质激素，要保持呼吸道通畅并充足供氧。给予血管扩张剂和利尿剂，如用5％碳酸氢钠或低分子右旋糖酐静脉注射，应用速尿等利尿剂，以促大量排尿以减轻肺水肿及脑水肿。颅脑损伤的常规治疗应照常进行。四肢骨折用夹板或石膏绷带固定，以防肢体活动再将脂肪颗粒挤入循环系统。躁动或有癫痫发作者，须给予镇静剂或抗癫痫药物治疗。

（八）颅神经损伤

颅脑损伤时，由于直接或间接暴力，致使颅神经受损。损伤的部位不同，程度不一，所造成的颅神经可为部分性或完全性损伤，单个颅神经或多条颅神经损伤。12对颅神经损伤时，其损伤的频率依次为：嗅神经、动眼神经、视神经、外展神经、听神经、舌咽神经、迷走神经及副神经等。

1. 嗅神经损伤。多为双侧损伤，有的可以恢复，或恢复后又因血肿机化而失嗅。失嗅后目前尚无法治疗，如伤者为化学工作者，须警惕在工作中发生中毒或差错。

2. 视神经损伤。可分为直接早发和间接晚发两种。前者为眶尖或视神经管骨折，使视神经受到挫伤、牵拉或撕断，少数尚有营养血管撕破、痉挛、血栓形成、视神经鞘内出血以及视神经在骨管内受到绞窄而发生水肿。后者常为局部血肿、水肿的脑组织或骨痂压迫、蛛网膜粘连或局部感染所致。如系骨折碎片或骨痂形成后压迫视神经，或视神经在骨管内发生了水肿，可经筛窦或颅内去除骨折片或施行视神经管减压术治疗，手术要争取在伤后1周内进行。

3. 眼球运动神经损伤。眼球运动神经为动眼神经、滑车神经和外展神经的总称。它们可能同时损伤，或与其他颅神经一道损伤，亦可单独损伤，或彼此组合成不同的情况。受损的常见原因仍为颅底骨折、特别是眼眶的骨折。三条神经同时麻痹时则眼球固定于正视位置，上睑下垂，瞳孔散大。由于损伤的程度不同，位置不同，使眼球的位置发生偏斜而表现为各种形式的斜眼或复视，故临床症状也不相同。单纯的动眼神经损伤易与小脑幕切迹疝时的眼部症状相混淆，应据病史、病程等方面加以鉴别。这些神经损伤后，多在伤后2～3月内自然恢复，不能恢复者可以考虑施行眼肌方面的矫正手术。

4. 三叉神经损伤。三叉神经各部或分支损伤中以眶上神经损伤最多见，可因头皮损伤或眶上缘骨折而引起。在其支配区域发生感觉过敏或难以忍受的疼痛，或者感觉完全丧失。如主要症状为疼痛，则可采用有卡马西平等药物治疗。无效时可用射频热凝治疗，或手术切除瘢痕组织并撕脱一段神经。

在卵圆孔及圆孔处发生骨折时，可伤及下颌神经及上颌神经的主干，眶上裂骨折时可累及视神经，并同时损伤眼球运动神经。这两种情况常以神经麻痹为主，前一类多半可以自行恢复，后一类则常须进行相应的病因治疗。

半月神经节及其节前纤维损伤后可能引起三叉神经痛症状，这种情况少见，可以采用节后感觉根大部切断术或射频热凝术或其他方法治疗。

5. 面神经损伤。多为颞骨岩部骨折所致。有的伤后早期即出现症状，损伤多为骨折片压迫或被完全撕断；有的症状出现较晚，多为神经周围出血或神经在面神经管内发生水肿。如果只是部分神经纤维撕断，一般在3个月内即可恢复，全部撕断者则不能恢复。这时可按具体原因或松解神经管骨壁，或施行面神经与副神经、舌下神经与上颈部脊神经或膈神经吻合术，或施行面神经管内神经缝合术或神经移植或其他类似的手术。晚发的面神经麻痹多可自行恢复，且多在数日后开始恢复，3周后完全恢复正常。若其为面神经管骨痂形成所致，则须考虑面神经管减压术。

6. 听神经损伤。少见。双侧损伤者更少见。多为累及中耳或内耳部位的颅底骨折所致，前一种情况较多见。损伤常与面神经损伤相随发生，但面神经损伤时较易从体征上被发觉，而听神经损伤在伤者神志不清，或因只是一侧受损后对听觉无明显影响常被忽略。必须时可以进耳科检查如听力测验等。治疗原则与其他周围神经损伤相同，而很少采用手术疗法，至今也未发现有关断离听神经吻合成功、且功能也完全恢复的病例报告。

7. 后组颅神经损伤。后组颅神经是指舌咽神经、迷走神经、副神经和舌下神经。此组颅神经损伤很少见于伤后能够生存的病例，因为引起如此之多的颅神经损伤的枕下部骨折时，其脑损伤亦必十分严重，多数病人难以生存下去，但其中也有个别颅神经损伤而存活者。

总而言之，除了少数颅神经损伤在一定条件下需要手术治疗外，不少病例常可在不同的时间自行恢复，少数永久不能恢复，或者不能完全恢复。由于显微外科技术的不断发展，可望将更为广泛应用于此组神经损伤并取得良好的效果。对于颅神经损伤的病例均应给予促使神经恢复的药物，给予血管扩张剂，或同时进行物理治疗。

（九）持续性植物性生存状态

持续性植物性生存状态，多因严重颅脑损伤所致。有些伤者在渡过急性期以后，仍不清醒而处于一种长时间的无意识状态，即植物性生存状态。伤者此时全无精神心理活动，无思维情感，无认识和感知能力；四肢无自主活动，肌张力多数增高。存在一些基本反射和植物神经功能，可以主动睁眼，存在醒觉睡眠周期，刺激时可有痛苦表情，具有瞬目、听觉、吸吮、吞咽等反射，无主动进食欲望，有咀嚼磨牙等动作，故此状态又称去大脑皮质状态或运动不能性缄默症、醒样或睁眼昏迷等。脑电图多为异常弥漫性高幅慢波，偶可出现$\alpha$节律，神经影像学检查可发现脑室、脑池扩大，脑白质呈低密度信号区。治疗方面并无特殊方法,主要是维持伤者的生命功能和防止并发症。若能保持水分、营养供给,加上精心护理,伤者可存活数年或更久。

值得注意的是,植物性生存状态与慢性植物性生存状态两者之间仅有时间上的差异而已,一般认为脑损伤后6个月仍处于植物性生存状态即应视为慢性。纵使是慢性病例也并不意味着脑的病理状况永久不变。已有资料说明,在积极治疗和精心护理的条件下,仍有个别病例可以有不同程度的恢复,但是大多数病例对任何治疗均无反应或反应甚微,最终将难以避免地死于某种并发症。对于这种状态,究竟应在那种情况下坚持治疗或终止治疗,目前还缺乏明确的标准,因为这涉及到伦理、道德、法律等一系列社会问题。

(十)脑死亡

长期以来临床的死亡标准是以心跳呼吸停止为依据,随着科学的发展此依据则已面临挑战。当人们将一些心跳骤停的病人复苏以后,发现无论怎样努力却仍然不能达到脑复苏。此时心脏虽可跳动,大脑和脑干的功能却已完全丧失。严重颅脑损伤和其他类似的颅内病变,当其颅内压力增高达到或超过脑的动脉压力时,脑的循环即行停止,病人的自主呼吸旋即消失。然而此时在人工呼吸器和升压药物的维持下,心脏能继续搏动数日乃至数月。其他器官如肝脏、肺脏等尚能维持正常功能。这种由于脑的供血中断,脑的组织细胞已经死亡,而周身其他组织器官尚能维持功能的状态称为脑死亡。脑组织神经细胞对缺血缺氧最为敏感,一旦死亡则不再复活。因此,脑死亡一经确定,则其他器官也就失去复苏的意义。

目前各国所公认的脑死亡标准有:① 自动呼吸停止(非中枢神经抑制药物和冬眠所致),并在离开人工呼吸器3～5分钟后仍无呼吸恢复表现者;② 深昏迷状态,病人无任何自动活动;③ 两瞳孔散大、固定,光反应消失,眼球不动;④ 脑干反射均消失;⑤ 血压急剧下降,需赖升压药物维持;⑥ 脊髓反射,节段性脊髓反射如上下肢腱反射、腹壁反射有时可存在。上述情况经过6～12小时的观察和复查,仍无好转改变则可确认为脑死亡。其检查标准为:脑电图,脑生物电活动消失,脑电图呈平线,6～12小时内复查仍无变化者。脑超声图,脑血管搏动频波消失,呈一直线,重复检查亦然。前庭功能试验,以冰水注入外耳道后不见眼球震颤,表示功能消失。阿托品试验,在心电图监测下,静注阿托品1～3 mg,无心动过速反应,提示延髓迷走神经背核功能消失。其他检查尚有:脑血管造影,对比剂停滞于颅底而不进入颅内;再加压注射,对比剂可进入颅内的颈内动脉及其分支,但不能达到静脉和静脉窦,提示脑循环停止。核素检查,以扫描或照像观察动、静脉和静脉窦注入药物浓度,必要时尚可检查颈内动静脉氧含量差值;各种脑诱发电位的各波均消失等。上述各征象和检查,有时很难绝对判定,故需根据总的情况,把各检测结果综合起来,细心分析,作出正确判断。

(十一)脑损伤后遗症

又称脑损伤后综合征,是颅脑损伤后最多见的一种后遗症。约有20%的病人伤后有此症。病人的症状多种多样,主要的有头痛、眩晕、失眠、多梦、注意力不能集中、健忘、不能耐受噪声、耳鸣、眼花、步伐不稳、疲乏、无力、食欲不振、人格改变、消极悲观、抑郁寡欢、颈项酸痛等,往往1人身兼症状十数种之多。但从体格检查、腰椎穿刺、神经系统检查以及X线头部摄片、CT等方面,则无客观异常可见。根据统计,本症发生于轻型颅脑损伤较重型者为多,因此可以推测它与脑部的器质性病变可能无关。对于此症的发病机制尚不清楚,多数学者认为是脑部血管运动功能障碍的结果。治疗方面采用综合疗法,包括各种治疗措施,如气功、太极拳、平衡体操、针灸、静脉普鲁卡因注射、静脉镁盐疗法、理疗、内服各种镇静镇痛剂等,并配合对病人作浅近的病情介绍,调整病人的起居作息时间,开展个人及集体文娱生活,使病人消除悲观失望的情绪,改变精神面貌。总的来说,本症尚缺乏特效疗法,但多数经治疗后能康复。

### 五、颅脑损伤治疗原则

需要涉及的问题很多,重点是处理继发性脑损伤,着重于脑疝的预防和早期发现,特别是颅内血肿的早期发现和处理,以争取良好的疗效。对原发性脑损伤的处理除了病情观察以外,主要是对已产生的昏迷、高热等病症的护理和对症治疗,预防并发症,以避免对脑组织和机体的进一步危害。

（一）病情观察

动态的病情观察是鉴别原发性与继发性脑损伤的重要手段,目的是为了早期发现脑疝,也为了判断疗效和及时改变治疗方法。轻度头部外伤不论受伤当时有无昏迷,为了防止迟发性颅内血肿的漏诊,均应进行一段时间的观察与追踪。在众多的观察项目中,以意识观察最为重要。

1. 意识。在脑损伤中,引起意识障碍的原因为脑干受损、皮质或轴索弥散性受损或丘脑、下丘脑的受损等。意识障碍的程度可视为脑损伤的轻重；意识障碍出现的迟早和有无继续加重,可作为区别原发性和继发性脑损伤的重要依据。

意识观察既重要又不易掌握,对意识障碍程度的分级,迄今已有多种方法用于临床,现介绍其中两种。传统方法：分为意识清楚、意识模糊、浅昏迷(半昏迷)、昏迷和深昏迷五个阶段或级别。意识模糊为最轻或最早出现的意识障碍,因而也是最需要熟悉和关注的。在此阶段对外界反应能力降低,语言与合作能力减低,但尚未完全丧失,可有淡漠、迟钝、嗜睡、语言错乱、定向障碍(不能辨别时间、地点、人物)、躁动、谵妄和遗尿等表现。重的意识模糊与浅昏迷的区别仅在于前者尚保存呼之能应或呼之能睁眼这种最低限度的合作。浅昏迷指对语言已完全无反应、对痛觉尚敏感的意识障碍阶段,痛刺激(如压迫眶上神经)时,能用手作简单的防御动作,或有回避动作,或仅能表现皱眉。昏迷指痛觉反应已甚迟钝、随意动作已完全丧失的意识障碍阶段,可有鼾声、尿储留等表现,瞳孔对光反应与角膜反射尚存在。深昏迷时对痛刺激的反应完全丧失,双瞳散大,对光反应与角膜反射均消失,可有生命体征紊乱。

由于病因和个体的差别,意识障碍的变化规律不尽相同,上述分级方法的各阶段之间不是截然分明,而且每一阶段本身还有程度上的不等。在实际应用时除了要指出意识障碍的阶段以外,还须对一、二项表现如语言、痛觉反应等在程度上加以具体描写,以资比较,例如"意识模糊,嗜睡,轻唤能醒,仅能回答简单问题,无错乱"。

2. 瞳孔。瞳孔变化可因动眼神经、视神经以及脑干等部位的损伤引起,应用某些药物或剧痛、惊骇时也会影响瞳孔。小脑幕切迹疝的瞳孔进行性扩大变化,是最常引起关注的(参阅硬脑膜外血肿的临床表现)。瞳孔变化出现的迟早、有无继续加剧以及有无意识障碍同时加剧等,可将脑病区别于因颅底骨折产生的原发性动眼神经损伤。有无间接对光反应可将视神经损伤区别于动眼神经损伤。

3. 神经系体征。原发性脑损伤引起的偏瘫等局灶体征,在受伤当时已经出现,且不再继续加重;继发性脑损伤如颅内血肿或脑水肿引起者,则在伤后逐渐出现。若同时还有意识障碍进行性加重表现,则应考虑为小脑幕切迹疝。

4. 生命体征。生命体征紊乱为脑干受损征象。受伤早期出现的呼吸、循环改变,常为原发性脑干损伤所致;伤后,与意识障碍和瞳孔变化同时出现的进行性心率减慢和血压升高,为小脑幕切迹疝所致;枕骨大孔疝可未经明显的意识障碍和瞳孔变化阶段而突然发生呼吸停止。开放性脑损伤的早期可因出血性休克而有血压、脉搏改变。脑损伤时可因颅内压增高等原因而引起某些心电图异常改变,如窦性心动过缓、早搏、室性心动过速及 T 波低平等。

5. 其他。观察期间出现剧烈头痛或烦躁不安症状,可能为颅内压增高或脑疝相应增快,可能已有脑疝存在;意识障碍的病人由能够自行改变卧位或能够在呕吐时自行改变头位到不能变动,为病情加重表现。

(二)特殊监测

1. CT 检查。用于脑损伤病人的监测,有以下目的:① 伤后 6 小时以内的 CT 检查,如为阴性结果,不能排除迟发性颅内血肿可能,多次 CT 复查有利于早期发现迟发性血肿;② 早期 CT 检查已发现脑挫裂伤或颅内较小血肿,患者尚无明显意识障碍加重,多次 CT 复查可了解脑水肿范围或血肿体积有无扩大,脑室有无受压以及中线结构有无移位等重要情况,有利于及时处理;③ 有助于非手术治疗过程中或术后确定疗效和需否改变治疗方案,了解血肿的吸收、脑水肿的消散以及后期有无脑积水、脑萎缩等改变发生。

2. 颅内压监测。用于一部分重度脑损伤有意识障碍的伤员,有以下目的:① 了解颅内压变化:颅内压在 $2.0 \sim 2.67$ kPa($1$ kPa $= 7.5$ mmHg $= 102.3$ mmH$_2$O)为轻度增高;$2.67 \sim 5.33$ kPa 为中度增高;$5.33$ kPa 以上为重度增高。平均动脉压与颅内压之差为脑灌注压。一般应保持颅内压低于 $2.67$ kPa,脑灌注压须在 $6.67$ kPa 以上。② 作为手术指征的参考:颅内压呈进行性升高表现,有颅内血肿可能,提示需手术治疗;颅内压稳定在 $2.67$ kPa($270$ mmH$_2$O)以下时,提示无需手术治疗。③ 判断预后,经各种积极治疗颅内压仍持续在 $5.33$ kPa($530$ mmH$_2$O)或更高,提示预后极差。

3. 脑诱发电位。可分别反映脑干、皮质下和皮质等不同部位的功能情况,对确定受损部位、判断病情严重程度和预后等有帮助。

(三)急诊处理要求

1. 轻型(Ⅰ级)。

（1）留急诊室观察24小时。
（2）观察意识、瞳孔、生命体征及神经系体征变化。
（3）颅骨X线摄片，或头部CT检查。
（4）对症处理。
（5）向家属说明有迟发性颅内血肿可能。

2. 中型（Ⅱ级）
（1）意识清楚者留急诊室或住院观察48～72小时，有意识障碍者须住院。
（2）观察意识、瞳孔、生命体征及神经系体征变化。
（3）头部CT检查。
（4）对症处理。
（5）有病情变化时，即刻作头部CT复查，作好随时手术的准备。

3. 重型（Ⅲ级）。
（1）须住院或在重症监护病房。
（2）观察意识、瞳孔、生命体征及神经系体征变化。
（3）选用头部CT监测、颅内压监测或脑诱发电位监测。
（4）积极处理高热、躁动、癫痫等，有颅内压增高表现者，给予脱水等治疗，维持良好的周围循环和脑灌注压。
（5）注重昏迷的护理与治疗，首先保证呼吸道通畅。
（6）有手术指证者尽早手术；已有脑疝时，先予以20%甘露醇250 mL及速尿40 mg静脉推注，立即手术。

（四）昏迷病人的护理与治疗

长期昏迷多因较重的原发性脑损伤或继发性脑损伤未能及时处理所致。昏迷期间如能防止各种并发症，保持内外环境的稳定，使机体不再受到脑缺血、缺氧、营养障碍或水、电解质紊乱等不利因素影响，则相当一部分患者可望争取较好的预后。

1. 呼吸道。保证呼吸道通畅、防止气体交换不足是首要的。在现场急救和运送过程中须注意清除呼吸道分泌物，呕吐时将头转向一侧以免误吸，深昏迷者须抬起下颌，或将咽通气管放入口咽腔，以免舌根后坠阻碍呼吸。估计在短时间内不能清醒者，宜尽早行气管插管或气管切开。呼吸减弱潮气量不足者，应及早用呼吸机辅助呼吸，依靠血气分析和氧饱和度监测，调整和维持正常呼吸生理。及时清除呼吸道分泌物，保持吸入空气的湿度和温度，注意消毒隔离与无菌操作，以及定期作呼吸道分泌物细菌培养和药敏试验等措施，是防治呼吸道感染的关键。

2. 头位与体位。头部升高15°有利于脑部静脉回流，对脑水肿的治疗有帮助。为预防褥疮，必须坚持采用定时翻身等方法，不断变更身体与床褥接触的部位，以免骨突出部位的皮肤持续受压缺血。

3. 营养。营养障碍将降低机体的免疫力和修复功能，使易于发生或加剧并发症。早期采用肠道外营养，如静脉输入20%脂肪乳剂、700 mL氨基酸、2 000 mL葡萄糖与胰岛素以及电解质、维生素等,以维护需要;待肠蠕动恢复后,即可采用肠道内营养逐步代替静脉途径,通过鼻胃管或鼻肠管给予每日所需营养;超过1个月以上的肠道内营养,可考虑行胃造瘘术,以避免鼻、咽、食管的炎症和糜烂。肠道内营养除可应用牛奶、蛋黄、糖等混合膳,配制成 4.18 kJ/mL(1 kcal/mL)并另加各种维生素和微量元素以外,也可用商品制剂,通常以酪蛋白、植物油、麦芽糖糊精为基质,含各种维生素和微量元素,配制成 4.18 kJ/mL。总热量和蛋白质,成人每日约 8 400 kJ(2 000 kcal)和 10 g 氮的供应即可,有高热、感染、肌张力增高或癫痫时,须酌情增加。定时测量体重和肌丰满度,监测氮平衡、血浆白蛋白、血糖、电解质等生化指标,以及淋巴细胞计数等免疫学测试,以便及时调整热量和各种营养成分的供应。

4. 尿潴留。长期留置导尿管是引起泌尿系感染的主要原因。尽可能采用非导尿方法,如在膀胱尚未过分膨胀时,用热敷、按摩来促使排尿;必须导尿时,严格执行无菌操作,选择优质硅胶带囊导尿管,并尽早拔除导尿管,留置时间不宜超过3~5天;经常检查尿常规、尿细菌培养及药敏试验。需要长期导尿者,可考虑行耻骨上膀胱造瘘术,以减轻泌尿系感染。

5. 促苏醒。关键在于早期的防治脑水肿和及时解除颅内压增高,并避免缺氧、高热、癫痫、感染等不良因素对脑组织的进一步危害;病情稳定后如仍未清醒,可选用胞二磷胆碱、乙酰谷酰胺、氯酯醒、克脑迷以及能量合剂等药物或高压氧仓治疗,对一部分伤员的苏醒可有帮助。

(五)脑水肿的治疗

1. 脱水疗法。适用于病情较重的脑挫裂伤,有头痛、呕吐等颅内压增高表现,腰椎穿刺或颅内压监测压力偏高,CT 发现脑挫裂伤合并脑水肿,以及手术治疗前后。常用的药物为甘露醇、呋塞米(速尿)及清蛋白等。用法有:① 20% 甘露醇按每次 0.5~1 g/kg(成人每次 250 mL)静脉快速滴注,于 15~30 分钟内滴完,依病情轻重每 6、8 或 12 小时重复一次。② 20% 甘露醇与呋塞米联合应用,可增强疗效,成人量前者用 125~250 mL,每 8~12 小时一次;后者用 20~60 mg,静脉或肌内注射,每 8~12 小时一次,两者可同时或交替使用。③ 清蛋白与呋塞米联合应用,可保持正常血容量,不引起血液浓缩,成人用量前者 10 g/d,静脉滴入;后者用 20~60 mg,静脉或肌内注射,每 8~12 小时一次。④ 甘油,很少引起电解质紊乱,成人口服量 1~2 g/(kg·d),分 3~4 次,静脉滴注量 10% 甘油溶液 500 mL/d,5 小时内输完。

遇急性颅内压增高已有脑病征象时,必须立即用 20% 甘露醇 250 mL 静脉推注,同时用呋塞米 40 mg 静脉注射。在应用脱水疗法过程中,须适当补充液体与电解质,维持正常尿量,维持良好的周围循环和脑灌注压,并随时监测血电解质、红细胞压积容积、酸碱平衡及肾功能等。应用甘露醇时,可能出现血尿,并须注意其一过性的血容量增加可能使隐匿型心脏病患者发生心衰。

2. 激素。皮质激素用于重型脑损伤,其防治脑水肿的作用不甚确定;若使用,以尽早短期使用为宜。用法有:① 地塞米松成人量 5 mg 肌注,6 小时一次,或 20 mg/d 静脉滴注,一般用药3天;② ACTH 成人量25～50 U/d,静脉滴注,一般用药3天。

用药期间可能发生消化道出血或加重感染,宜同时应用 $H_2$ 受体拮抗剂如雷尼替丁等及大剂量抗生素。

3. 过度换气。给予肌松弛剂后,借助呼吸机作控制性过度换气,使血 $CO_2$ 分压降低,促使脑血管适度收缩,从而降低了颅内压。仅适于某些特殊情况下短暂应用,如脑充血导致的颅内压增高,已证实有持续性颅内压增高但其他措施无效。$CO_2$ 分压宜维持在 4.00～4.67 kPa(30～35 mmHg)之间(正常为4.67～6.00 kPa(35～45 mmHg)),不可低于3.33 kPa(25 mmHg),以免引起脑缺血。

4. 其他。曾用于临床的尚有氧气治疗、亚低温治疗、巴比妥治疗等。

(六)手术治疗

1. 开放性脑损伤。原则上须尽早行清创缝合术,使之成为闭合性脑损伤。清创缝合应争取在伤后6小时内进行;在应用抗生素的前提下,72小时内尚可行清创缝合。术前须仔细检查创口,分析颅骨X线片与CT检查片,充分了解骨折、碎骨片及异物分布情况、骨折与大静脉窦的关系、脑挫裂伤及颅内血肿等;火器伤者还需了解伤道方向、途径、范围及其内的血肿、异物等情况。清创由浅而深,逐层进行,彻底清除碎骨片、头发等异物,吸出脑内或伤道内的凝血块及碎裂的脑组织,彻底止血。碎骨片最易引起感染而形成外伤性脑脓肿,故必须彻底清除;为避免增加脑损伤,对位置较深或分散存在的金属异物可暂不取出。如无明显颅内渗血,也无明显脑水肿或感染征象存在,应争取缝合或修复硬脑膜,以减少颅内感染和癫痫发生率。硬脑膜外可置放引流。其他的手术治疗原则同闭合性脑损伤。

2. 闭合性脑损伤。闭合性脑损伤的手术主要是针对颅内血肿或重度脑挫裂伤合并脑水肿引起的颅内压增高和脑疝,其次为颅内血肿引起的局灶性脑损害。

由于CT检查在临床诊断和观察中广泛应用,已改变了以往的"血肿即是手术指证"的观点。一部分颅内血肿病人,在有严格观察及特检监测的条件下,应用脱水等非手术治疗,可取得良好疗效。颅内血肿可暂不手术的指证为:无意识障碍或颅内压增高症状,或虽有意识障碍或颅内压增高症状但已见明显减轻好转;无局灶性脑损害体征且CT检查所见血肿不大(幕上者<40 mL,幕下者<10 mL),中线结构无明显移位(移位<0.5 cm),也无脑室或脑池明显受压情况;颅内压监测压力<2.67 kPa(273 mmH$_2$O)。上述伤员在采用脱水等治疗的同时,须严密观察及特检监测,并作好随时手术的准备,如备血、剃头等,一旦有手术指证,须尽早手术。

颅内血肿的手术指证为:① 意识障碍程度逐渐加深;② 颅内压的监测压力在 2.67 kPa(273 mmH$_2$O)以上,并呈进行性升高表现;③ 有局灶性脑损害体征;④ 虽无明显意识障碍或颅内压增高症状,但CT检查血肿较大(幕上者>40 mL,幕下者>10 mL),或血肿虽不大但中线结构移位明显(移位>1 cm)、脑室或脑池受压明显者;⑤ 在非手术治疗过程中病情恶化者。颞叶血肿因易导致小脑幕切迹疝,手术指证应放宽;硬脑膜外血肿因不易吸收,也应放宽手术指证。

重度脑挫裂伤合并脑水肿的手术指征为：① 意识障碍进行性加重或已有一侧瞳孔散大的脑疝表现；② CT检查发现中线结构明显移位、脑室明显受压；③ 在脱水等治疗过程中病情恶化者。

凡有手术指证者皆应及时手术，以便尽早地去除颅内压增高的病因和解除脑受压。已经出现一侧瞳孔散大的小脑幕切迹疝征象时，更应力争在30分钟或最迟1小时以内将血肿清除或去骨瓣减压；超过3小时者，将产生严重后果。

常用的手术方式如下。

1. 开颅血肿清除术。术前CT检查血肿部位明确者，可直接开颅清除血肿。对硬脑膜外血肿，骨瓣应大于血肿范围，以便于止血和清除血肿。遇到脑膜中动脉主干出血，止血有困难时，可向颅中凹底寻找棘孔，用小棉球将棘孔堵塞而止血。术前已有明显脑疝征象或CT检查中线结构有明显移位者，尽管血肿清除后当时脑未膨起，也应将硬脑膜敞开并去骨瓣减压，以减轻术后脑水肿引起的颅内压增高。对硬脑膜下血肿，在打开硬脑膜后，可在脑压板协助下用生理盐水冲洗方法将血块冲出，由于硬脑膜下血肿常合并脑挫裂伤和脑水肿，所以清除血肿后，也不缝合硬脑膜并去骨瓣减压。对脑内血肿，因多合并脑挫裂伤与脑水肿，穿刺或切开皮质达血肿腔清除血肿后，以不缝合硬脑膜并去骨瓣减压为宜。

2. 去骨瓣减压术。用于重度脑挫裂伤合并脑水肿有手术指征时，作大骨瓣开颅术，敞开硬脑膜并去骨瓣减压，同时还可清除挫裂糜烂及血循环不良的脑组织，作为内减压术。对于病情较重的广泛性脑挫裂伤或脑疝晚期已有严重脑水肿存在者，可考虑行两侧去骨瓣减压术。

3. 钻孔探查术。已具备伤后意识障碍进行性加重或出现再昏迷等手术指证，因条件限制术前未能作CT检查，或就诊时脑疝已十分明显，已无时间作CT检查，钻孔探查术是有效的诊断和抢救措施。钻孔在瞳孔首先扩大的一侧开始，或根据神经系体征、头皮伤痕、颅骨骨折的部位来选择；多数钻孔探查需在两侧多处进行。通常先在颞前部（翼点）钻孔，如未发现血肿或怀疑其他部位还有血肿，则依次在额顶部、眉弓上方、颞后部以及枕下部分别钻孔。注意钻孔处有无骨折，如钻透颅骨后即见血凝块，为硬脑膜外血肿；如未见血肿则稍扩大骨孔，以便切开硬脑膜寻找硬脑膜下血肿，作脑穿刺或脑室穿刺，寻找脑内或脑室内血肿。发现血肿后即作较大的骨瓣或扩大骨孔以便清除血肿和止血；在大多数情况下，须敞开硬脑膜并去骨瓣减压，以减轻术后脑水肿引起的颅内压增高。

4. 脑室引流术。脑室内出血或血肿如合并室扩大，应行脑室引流术。脑室内主要为未凝固的血液时，可行颅骨钻孔穿刺脑室置管引流；如主要为血凝块时，则行开颅术切开皮质进入脑室清除血肿后置管引流。

5 钻孔引流术。对慢性硬脑膜下血肿，主要采取颅骨钻孔，切开硬脑膜到达血肿腔，置管冲洗清除血肿液。血肿较小者行顶部钻孔引流术，血肿较大者可行顶部和颞部双孔引流术。术后引流48～72小时。病人取头低卧位，并给予较大量的生理盐水和等渗溶液静脉滴注，以促使原受压脑组织膨起复位，消除死腔。

（纪德峰　徐增良　韩　瑜）

## 第四节 多器官功能损害

多器官功能不全综合征（multiple organ dysfunction syndrome，MODS），是指急性疾病过程中同时或序贯继发两个或更多的重要器官的功能障碍或衰竭。例如：严重的脓毒症、创伤或烧伤，可继发急性呼吸窘迫综合征（ARDS）、急性肾衰竭（ARF）、应激性溃疡等。此类急症的过程先是由 Tilney 于 1973~1974 报告，命名为"序贯性系统器官衰竭"和"多系统器官衰竭（multiple system organ failure，MSOF）"。随即受到外科界重视，因为 MSOF 与危重急症的预后有密切关系。随着临床和基础医学的研究进展，现在认识 MSOF 属于全身性病理连锁反应，受累的器官处于变化中，病变有轻有重，所以改称为 MODS。

### 一、病因

（一）发病基础

在外科，MODS 可能发生于下列急性病症过程中。

1. 创伤、烧伤或大手术等致组织损伤严重或失血、血液成分多。
2. 各部位感染性病变造成严重脓毒症。
3. 各种原因的休克，或心跳呼吸骤停经复苏后。
4. 其他，如出血坏死性胰腺炎、绞窄性肠梗阻、全身冻伤复温后等等。

病人如果原有某种疾病，遭受上列急性损害后更易发生 MODS。① 慢性器官病变如冠心病、肝硬化、慢性肾病等。② 免疫功能低下如糖尿病，用免疫抑制剂（皮质激素、抗癌剂等）、营养不良等。此外，输血、输液、用药或呼吸机应用等的失误或失宜，也是 MODS 的诱因。

（二）发病机制

MODS 的发病机制在近年有不少的研究，但至今尚未完全明了。总的来看，机体受到严重的损害因子侵袭，发生剧烈的防御性反应，一方面可起稳定自身的作用，另一方面又可起损害自身的作用。后一方面是指体液内出现大量细胞因子、炎症介质及其他病理性产物，对细胞组织起各种损害作用，可导致器官功能障碍，启动 MODS。前述的各种急性病症有共同的病理生理变化，即组织缺血、再灌注过程和（或）全身性炎症反应。

组织缺血可由休克、大量的失血失液、严重的损伤、心跳骤停等引起。此时机体的应激反应有儿茶酚胺、血管加压素等释放，致使血管收缩和微循环障碍。经过输液输血等处理，组织得到血液再灌注。然而，曾受缺血损害的细胞发生凋亡（胞膜皱缩、核固缩碎裂、染色体 DNA 断裂等），可使器官功能失常。例如：肠的缺血—再灌注损伤和严重损伤后的应激反应造成肠黏膜屏障破坏，由于肠管内本有大量细菌，导致肠道细菌/内毒素移位，随之发生全身性内皮细胞活化，启动炎症介质和细胞因子释放，触发全身炎症反应。结果可使肺、心肌等受损。

全身性炎症反应可起源于感染或损伤。局部发炎时即有白细胞、内皮细胞等变化，并有炎症介质和细胞因子的释放，原来可起对抗感染和修复损伤组织的作用。但当炎症加剧时,过多的炎症介质和细胞因子释放、酶类失常和氧自由基过多、前列腺素和血栓素失调,或加以细菌毒素的作用,可引起体温、心血管、呼吸、血细胞等多方面失常(所谓"全身性炎症反应综合征")。如果合并组织的缺血—再灌注损伤,就更容易造成 MODS。

临床表现和诊断。MODS 的临床过程可有两种类型:① 一期速发型,是指原症发病 24 小时后有两个或更多的器官系统同时发生功能障碍,如 ARDS+ARF、弥散性血管内凝血(DIC)+ARDS+ARF。此型发生往往由于原发急症甚为严重。但发病 24 小时内因器官衰竭致死者,一般归于复苏失效,未列为 MODS。② 二期迟发型,是先发生一个重要系统或器官的功能障碍,常为心血管或肾或肺的功能障碍,经过一段稳定的维持时间,继而发生更多的器官系统功能障碍。此型的形成往往由于继发感染持续存在毒素或抗原。

各系统器官的功能障碍,有的在临床方面表现比较明显,有的要待病变进展到相当程度才有明显的临床表现。心血管、肺、脑和肾的功能障碍大多表现明显;而肝、胃肠和血液凝固系统等的功能障碍,至较重时才有明显的临床表现。利用化验、心电诊断影像和介入性监测方法,可以较早且较为准确地发现器官功能障碍。例如:血气分析可以显示肺换气功能;尿比重和血肌酐等的测定可以显示肾功能;心电图和中心静脉压、平均动脉压监测、经 Swall-Garlz 导管的监测可以显示心血管功能;等等。所以,MODS 的诊断需要临床表现和医技检查结果的综合分析。

至今,研究者尚未对 MODS 的诊断指标取得统一的协议,有关的各系统器官病症还各有详细的诊断方法,可查阅各论。

各地医院的技术设备条件不相同,较大的医院有较齐全的仪器装置,能够及时确诊各系统器官的功能障碍和病变。在基层医院,技术设备不够齐全,就不容易及时诊断 MODS,为此应做到以下列几点。

1. 熟悉 MODS 的高危因素,一旦发现前述的发病基础,应即提高警觉。对急症病人常出现的呼吸加快、心率加速和血压偏低、神志失常、尿量减少等,不可笼统地归于"病情较重"而不深入检查识别,必须考虑到 MODS 的可能性。

2. 运用症状诊断学知识,结合具体病情作出鉴别诊断。例如:对呼吸加快,应鉴别呼吸系统病变(梗阻、炎症、肺不张、ARDS 等)、心力衰竭、全身性病变(发热、酸中毒、贫血等)抑或精神因素(过度紧张等)。又如:对尿量骤然减少,应鉴别肾前性(脱水、休克等)、肾后性(尿路梗阻)抑或肾性(急性肾小管坏死、其他肾内广泛性损害)。鉴别应从分析病史和体征着手,有目标地选用医技检查方法,以节省时间和减轻病人负担。

3. 诊断器官系统功能障碍的病变,愈早愈好。然而,器官病变的早期可能表现不典型,或当时缺少所需的检查仪器,一时难以确定病变性质。遇此情况可进行试验性治疗,可能有助于诊断。例如,急腹症病人呼吸加快、有窘迫感且烦躁不安,尚无发绀和肺部呼吸音改变。在缺少血气分析等监测条件下,可先试用氧治疗。如果用一般的经鼻吸氧法无效,而用面罩增高吸入氧浓度和辅助呼吸有效,则应考虑可能 ARDS。正式使用呼吸机支持呼吸,密切观察其过程,需用机 2 日或更久时间,则可诊断为 ARDS。

4. 发现某一系统器官有明显的功能障碍,即应根据其对其他系统器官的影响,病理连锁反应的可能性,检查有关的病理生理改变。例如:发现出血倾向可疑 DIC 时,应注意有无 ARDS、ARF、胃肠出血、脑出血等,观察病情变化和作有关的检验,利于预防和治疗。预防 MODS 发生进展后有相当高的死亡率,必须积极救治以挽救病人生命。而预防更有事半功倍的优点。各个器官衰竭的预防方法各有特点,下述五项是预防 MODS 的基本要点。

(1) 处理各种急症时均应有整体观点,尽可能达到全面的诊断和治疗。诊断不但要明确主要的病变(部位、病损性质及程度),还要了解主病以外其他重要器官的功能有无改变(包括并发症、原有的疾病等)。治疗要根据具体病情的轻重缓急采取措施,首先是抢救病人生命。抢救治疗当然要有重点,还应避免顾此失彼而诱发 MODS(前述的医源性诱因)。

订立处理各种急症的常规,使检查诊断和治疗比较周全,具有整体观点。例如:急性胰腺炎的检查项目,除了腹部体征、胰酶、血钙等,还应含心血管、肺、肝、肾等的功能检查。ICU 具备精密仪器装置和专门人员,监测并治疗重要器官的病症,能挽救不少危重病人的生命。

(2) 重视病人的循环和呼吸,尽可能及早纠正低血容量、组织低灌流和缺氧。现场急救和住院治疗(含术前、术中和术后)的过程中,都要及时处理失血、失液、休克、气道阻塞、换气功能低下等。强调时间性,因为组织低灌流和缺氧的时间愈久,组织损害愈重,缺血—再灌注综合征也严重。例如:肾缺血过久可造成 ARF;脑缺血过久可造成脑水肿甚至脑坏死。所以要积极支持循环呼吸,尽快改善各器官的功能。然而实施救治方法时,还需注意避免诱发或加重某些器官的病变。例如:快速的大量输液虽能迅速扩充血容量,但过度时增加心负荷,可能促成肺、脑等发生或加重水肿。为此应监测血压、中心静脉压、尿量等,需要时使用利尿剂、心血管药物等。

(3) 防治感染是预防 MODS 极为重要的措施。因为,一部分 MODS 直接起源于感染(如急性化脓性胆管炎、急性腹膜炎等);另一部分 MODS 发生于创伤、烧伤等病例,也常与合并感染相关。

对感染病变,要尽可能使之局限化、减轻毒血症。一方面根据致病菌选用有效的抗菌药,外科感染常由多种致病菌引起,故常需广谱抗菌药或抗菌药联合。另一方面要用手术、置管等方法充分引流感染性物质。感染性物质存留于体内,即使使用大量抗菌药,仍不能减轻毒血症。因此,感染病例用了抗菌药或已经初步引流术,但体温、白细胞、营养状态等变化仍不能好转,应用 X 线、B 型超声波、CT 等方法寻找隐匿的感染病灶,以便再作处理。

严重的创伤、烧伤或大手术等,可使中性粒细胞、巨噬细胞等的功能降低,免疫球蛋白也有改变,故抗感染能力低下而易受感染。处理时应特别注意无菌操作和止血、清除失活组织和异物等,并用预防性抗菌药(伤后 4 小时内或术前、术中用药),还可用某些免疫血清或克隆抗体。

(4) 尽可能改善全身情况,如体液、电解质和酸碱度的平衡、营养状态、心理活动等,因为与器官系统功能相关。例如:酸中毒可影响心血管和肺等;碱中毒可影响脑等;营养不良可降低免疫功能、消耗肌组织等;焦虑抑郁的心情也可影响器官功能。

（5）及早治疗任何一个首先继发的器官功能不全,阻断病理的连锁反应以免形成MODS。临床经验证明,治疗单一器官功能不全的效果,胜过治疗MODS。例如：重度烧伤和挤压伤常可继发ARF（后者称"挤压伤综合征"）,表现为无血容量不足情况下尿少或无尿,应及时检测诊断,并调控水和电解质平衡、给予利尿剂、提供能量、调整抗菌药等。同时还应密切注意ARDS、应激性溃疡等的征兆,加以必要的预防措施。

## 二、肾功能衰竭

肾脏功能部分或全部丧失的病理状态。按其发作之急缓分为急性和慢性两种。急性肾功能衰竭系因多种疾病致使两肾在短时间内丧失排泄功能,简称急性肾衰。慢性肾功能衰竭是由各种病因所致的慢性肾病发展至晚期而出现的一组临床症状组成的综合征。根据肾功能损害的程度将慢性肾功能衰竭分为4期：① 肾贮备功能下降,患者无症状。② 肾功能不全代偿期。③ 肾功能失代偿期（氮质血症期）,患者有乏力,食欲不振和贫血。④ 尿毒症阶段,有尿毒症症状。

（一）急性肾功能衰竭

1. 概述。表现为少尿（尿量<400 mL/d）或无尿（尿量<50 mL/d）、电解质和酸碱平衡失调以及急骤发生的尿毒症,亦有呈非少尿型者（尿量>1 000 mL/d）。处理及时、恰当,肾功能可恢复。病情复杂、危重患者或处理不当时可转为慢性肾功能不全或致死。急性肾衰包括下述3种情况。

① 肾前性氮质血症。由于血容量不足或心功能不全致使肾血灌注量不足,肾小球滤过率降低所致。② 肾后性氮质血症。由于结石、肿瘤或前列腺肥大致使尿路发生急性梗阻,导致少尿和血尿素氮（Bun）升高。③ 肾性急性肾衰。由于肾实质疾患所致,见于重症急性肾小球疾患、急性间质-小管性疾患、急性肾小管坏死、急性肾血管疾患和慢性肾脏疾患,在某些诱因作用下使两肾功能急剧恶化者,以急性肾小管坏死最多见。

2. 病因。为肾缺血及肾中毒,引起肾前性氮质血症的各种因素持续作用使肾缺血、缺氧；各种肾毒性物质如药物、细菌的内毒素、重金属毒物及生物毒等作用于肾脏均可致病。此外,误型输血及药物可引起急性血管内溶血,挤压伤、烧伤及严重肌病,可因血红蛋白及肌红蛋白堵塞肾小管,而发生急性肾小管坏死和急性肾衰。急性肾衰发病机理仍不明,急性肾小管损伤学说不能圆满解释,近年来认为,血管收缩活性物质释放紊乱引起的肾内血流动力学改变以及细胞的钙内流和氧自由基在急性肾衰发病机理中均起重要作用。

3. 临床表现。急性肾功能衰竭临床表现为少尿型急性肾小管坏死。分3期：① 少尿期。尿量减少致使发生高钾血症、水中毒（水肿严重、血压升高、肺水肿或脑水肿）、代谢性酸中毒及急性尿毒症症状。高钾血症及水中毒为主要死因。② 多尿期。肾小管上皮细胞再生修复后尿量渐增多,使血钾、血钠下降,持续多尿患者可死于脱水及电解质紊乱。③ 恢复期。多尿期后尿量减至正常,血Bun、肌酐（Scr）及电解质均恢复正常水平,但肾小管功能及结构恢复正常尚需3～6个月。未能恢复者转为慢性肾功能衰竭。非少尿型虽尿量不少,但血Bun,Scr逐日升高并出现中毒症状,因肾损伤轻,故预后良好。

急性肾衰起病急骤，B 超示两肾增大，尿比重 <1.015，尿渗透压 <400 mOsm/kg 及尿钠 >40 mmol/L 可助诊断。不同病因所致急性肾衰根据其原病固有的症状和体征亦可作出诊断。凡不能确定病因和治疗方案者应尽早作肾活检。

4. 治疗。治疗肾功能衰竭包括以下几方面：① 针对病因治疗，如扩容纠正肾前因素，解除肾后性梗阻因素，重症急进性或其他肾小球肾炎用激素冲击可获效，过敏性间质性肾炎应立即停用药，给予抗过敏药等。② 少尿期，液体入量以量出为入为原则。③ 纠正高钾血症及酸中毒。④ 尽早开展透析疗法，有脱水、清除毒素、纠正电解质紊乱及酸碱平衡失调之功能，使患者度过少尿期难关。多尿期严格监测水、电解质平衡以防死于脱水及电解质紊乱。恢复期注意加强营养、休息及避免用肾毒性药物均甚重要。

（二）慢性肾功能衰竭临床表现

慢性肾功能衰竭临床表现是由多种毒素及代谢产物潴留引起的，涉及全身、各肾功能衰竭。

1. 临床表现。早期表现为无力、精神欠佳，以后出现食欲差、恶心、呕吐等消化系统症状。病情进一步发展出现贫血、心悸、皮肤瘙痒、肢体感觉异常、麻木。晚期累及心血管系统出现高血压、心包炎、心肌病、心律紊乱及心力衰竭；累及血液系统出现严重贫血，血红蛋白可低达 3 g/dL，有出血倾向（鼻衄、牙龈出血、皮肤瘀斑等）；累及呼吸系统出现间质性肺炎，X 片示肺门两侧有蝴蝶状阴影，两肺底有湿性啰音，患者有胸疼和胸腔积液表现；累及中枢神经系统表现为表情淡漠、注意力不能集中，重者有癫痫发作及昏迷，还可有下肢周围神经病变之表现。由于钙、磷代谢紊乱，维生素 D 代谢障碍和继发甲状旁腺功能亢进导致肾性骨病，表现为骨疼、行走困难，易发生骨折。性腺功能障碍，女性表现为月经不规则，甚至停经，男性表现为性欲减退。免疫功能低下可频发感染。

2. 治疗。包括以下几方面：① 去除诱因、对症治疗、控制感染及纠正水、电解质紊乱及酸中毒。② 非透析疗法。低蛋白低磷饮食可延缓病程进展。根据肾功能调整蛋白质摄入量，其中优质蛋白（如鸡蛋、牛奶、瘦肉等）需占 50%～70%。热量应为 146.3 kJ/(kg·d)，限制植物蛋白的比例，以麦淀粉、土豆或玉米淀粉替代米、面主食。补充必需氨基酸，以增加蛋白合成，改善长期低蛋白饮食所致的营养不良状态及免疫低下状况，且可降低血磷。口服中药大黄或煎剂灌肠对轻症尿毒症有降低 Bun 之功效。口服吸附剂氧化淀粉，可结合肠道内尿素氮或胺使随粪便排出，降低 Bun。口服甘露醇亦可通过导泄降低 Bun 及 Scr，但不适用重症患者。③ 应用红细胞生成素皮下或静脉注入，每周 3 次，同时服用铁剂可迅速纠正贫血。④ 用钙磷结合剂碳酸钙或中药肾骨胶囊以纠正低钙血症和高磷血症，同时给予维生素 $D_3$，可使甲状旁腺功能亢进骨病减轻。

（三）症状

肾病是一个隐匿性极强的疾病，很多患者的肾脏已经发生了巨大损伤，临床上肾功能衰竭才有症状表现，并且症状表现也是很缓慢的，往往容易跟其他疾病相混淆。以下是七大不易被察觉的慢性肾衰症状。① 男性"雌性"化：肾衰时肾脏无法灭活体内的雌性激素，许多男性患者就会出现乳房增大、体毛减少等雌性化症状。② 流鼻血：肾衰导致机体凝血功能减退,引起患者经常流鼻血。③ 贫血:肾衰导致促红细胞生成素降低,患者会产生浑身乏力等贫血症状。④ 骨折:肾衰导致产生调节钙、磷代谢的活性维生素 $D_3$ 降低,病人易骨折。⑤ 低血糖:肾衰时肾脏无法有效地灭活体内胰岛素时,有些原本血糖较高的糖尿病患者就会出现低血糖症状。⑥ 心衰:肾衰时患者体内的毒素及酸中毒抑制了心肌细胞的收缩与舒张能力从而诱发心衰。⑦ 尿毒症性脑病:患者发生肾衰时由于体内的毒性不能清除,致使中枢神经系统损伤,从而引发幻听、抽搐、癫痫、失语等症状。

如果患者出现上述症状,要结合其他相关症状仔细辨别,排查后若怀疑与肾病有关,最简便的方法就是先做一个尿常规检查,若有必要还需在医生的指导下做肾功能检查,防患于未然。另外,需要做一个生活的有心人,在贫血的同时,是否有水肿(肾病水肿一般会出现晨起眼睑水肿)、小便时是否有泡沫并且久久不散(可能是尿中蛋白质过多而引起)、恶心呕吐、尿量是否减少等症状。

### 三、肝功能衰竭

肝细胞受到广泛、严重损害,机体代谢功能发生严重紊乱而出现的临床综合征,简称肝衰竭。肝衰竭发生于许多严重的肝脏疾病过程中,症候险恶,预后多不良。

(一)临床表现

1. 肝性脑病。又称肝昏迷,为肝功能衰竭最具有特征性的表现。初期有行为和性格改变,不能正确回答询问,辨向力和计算能力下降,逐渐发展为兴奋或嗜睡,出现扑击样震颤,脑电图异常,终至昏迷。

2. 黄疸。开始见尿色加深,很快出现皮肤、黏膜及巩膜的黄染,并迅速加深。因肝细胞大块坏死,肝脏可迅速缩小,在叩诊时肝浊音界缩小,B 型超声检查可进一步证实。患者呼出气中有一种霉烂的臭味,即肝臭,其浓淡与肝细胞坏死的程度一致。

3. 出血。由于肝脏制造凝血因子功能障碍,内毒素血症激活凝血系统等因素,可出现皮肤出血点、瘀斑、呕血、便血、衄血等。

4. 脑水肿、肺水肿。可能与不适当地大量补液、缺氧等有关,易造成脑疝、呼吸衰竭。

5. 腹水。门静脉高压、血浆白蛋白降低等因素可使30%的患者出现少至中量的腹水。

另外,还可出现继发感染、肝肾综合征、休克等严重并发症。慢性肝衰竭发生在慢性活动性肝病的基础上,一般有原慢性肝病的各种表现,可逐渐发生肝功能衰竭。也可在病程中因某些损肝因素而突然出现肝功能衰竭的征象。

(二)分类

1. 根据病理组织学特征和病情发展速度,肝衰竭可分为四类:急性肝衰竭(肝功能衰竭, acute liver failure, ALF)、亚急性肝衰竭(sub-acute liver failure, SALF)、慢加急性(亚急性)肝衰竭(acute-on-chronic liver failure, ACLF)和慢性肝衰竭(chronic liver failure, CLF)。急性肝衰竭的特征是起病急,发病2周内出现以Ⅱ度以上肝性脑病为特征的肝衰竭症候群;亚急性肝衰竭起病较急,发病15天至26周内出现肝衰竭症候群;慢加急性(亚急性)肝衰竭是在慢性肝病基础上出现的急性肝功能失代偿;慢性肝衰竭是在肝硬化基础上,肝功能进行性减退导致的以腹水或门静脉高压、凝血功能障碍和肝性脑病等为主要表现的慢性肝功能失代偿。

2. 具体表现。

(1)急性肝衰竭。急性起病,2周内出现Ⅱ度及以上肝性脑病(按Ⅳ度分类法划分)并有以下表现者。① 极度乏力,并有明显厌食、腹胀、恶心、呕吐等严重消化道症状。② 短期内黄疸进行性加深。③ 出血倾向明显,PTA ≤ 40%,且排除其他原因。④ 肝脏进行性缩小。

(2)亚急性肝衰竭。起病较急,15~26周出现以下表现者:① 极度乏力,有明显的消化道症状。② 黄疸迅速加深,血清总胆红素大于正常值上限10倍或每日上升≥ 17.1 μmol/L。③ 凝血酶原时间明显延长,PTA ≤ 40%并排除其他原因者。

(3)慢加急性(亚急性)肝衰竭。在慢性肝病基础上,短期内发生急性肝功能失代偿的主要临床表现。

(4)慢性肝衰竭。在肝硬化基础上,肝功能进行性减退和失代偿。诊断要点为:① 有腹水或其他门静脉高压表现。② 可有肝性脑病。③ 血清总胆红素升高,白蛋白明显降低。④ 有凝血功能障碍,PTA ≤ 40%。

3. 病理学。鉴于在中国以乙型肝炎病毒(HBV)感染所致的肝衰竭最为多见,因此以HBV感染所致的肝衰竭为例,介绍各类肝衰竭的典型病理表现。

(1)急性肝衰竭。肝细胞呈一次性坏死,坏死面积≥肝实质的2/3;或亚大块坏死,或桥接坏死,伴存活肝细胞严重变性,肝窦网状支架不塌陷或非完全性塌陷。

(2)亚急性肝衰竭。肝组织呈新旧不等的亚大块坏死或桥接坏死;较陈旧的坏死区网状纤维塌陷,或有胶原纤维沉积;残留肝细胞有程度不等的再生,并可见细、小胆管增生和胆汁淤积。

(3)慢加急性(亚急性)肝衰竭。在慢性肝病病理损害的基础上,发生新的程度不等的肝细胞坏死性病变。

(4)慢性肝衰竭。主要为弥漫性肝脏纤维化以及异常结节形成,可伴有分布不均的肝细胞坏死。

(三)病因

1. 各型病毒性肝炎。 如甲、乙、丙、丁、戊型病毒性肝炎。也可由两种或两种以上的肝炎病毒混合或重叠感染引起。

2. 药物。解热镇痛药如扑热息痛、安痛定、阿司匹林等;抗结核药如雷米封、利福平等;其他如氟烷、甲基多巴、锑剂、砷剂、磺胺药等。

3. 毒物中毒。如毒蕈中毒、臭米面中毒、四氯化碳中毒等。

4. 缺氧性肝损伤。如持续一定时间的心力衰竭、休克所致的肝瘀血、缺氧。

其他如急性威尔逊氏病等。慢性肝衰竭多发生于慢性重症肝炎、各型肝硬变等疾病过程中。

(四)诊断

肝衰竭的临床诊断需要依据病史、临床表现和辅助检查等综合分析而确定。

### (五)治疗

及早发现、及早治疗有再恢复的可能,但相当数量的病人预后不良。病人应绝对卧床,避免并去除诱发肝昏迷的诱因,预防和控制感染,及时救治出血,加强对症支持疗法。有条件者应考虑肝脏移植手术。

肝脏是人体代谢的中心环节,其功能涉及面广泛,生化代谢极其复杂,被形象比喻为"人体化工厂"。当发生肝衰竭时,肝细胞大块或亚大块坏死,肝组织严重破坏,残存肝细胞难以维持正常肝脏功能。而在肝硬化基础上发生肝衰竭时,病情则更为严重,病死率高且无特效药物治疗。因此,如何替代和恢复肝脏功能一直是医学界围绕该病种的研究方向。目前,人工肝技术是有效的肝功能替代疗法,其机理简单讲,就是将病人的血液通过体外装置循环,去除血液中的有害物质并补充人体需要的有益成分后再输回到病人体内,这种方式可暂时替代肝脏的解毒功能,为患者赢得更多的生存机会。

人工肝的治疗方法很多,包括血浆置换、血液灌流、血液吸附、连续性血液净化、分子吸附循环等,从原理上可分为机械型(或物理性)和生物型两大类。机械性人工肝的机理是通过物理手段,利用特有的生物膜和化学物质的吸附作用,将患者体内的有害物质清除,并补充体内所需的物质,目前普遍使用这种方法。而生物性人工肝是通过体外的生物反应器,利用人源性或动物源性肝细胞代替体内不能发挥生物功能的肝脏而发挥代偿功能,虽然生物型人工肝更符合"人工肝"这一称谓,但由于生物性人工肝目前远没有达到临床的需要,所以目前人工肝的治疗仍是物理性为主。人工肝疗法被视为一种过渡疗法,虽然对于大多数患者来说只能暂时辅助或代替严重病变的肝脏功能,但这种方法可以有效缓解病情,使残存的肝细胞有存活再生的机会,也给病人等待肝移植等进一步治疗的机会。除常规用于重症肝炎、肝衰竭之外,这种技术还可用于急性胰腺炎、肾衰、急性中毒性疾病、肿瘤化疗、重症肌无力等。

"人工肝"的有效率超过90%,可以普遍延长患者存活时间,有部分患者甚至能完全康复。人工肝技术属血液净化的范畴,随着血液净化技术的不断发展,越来越多医务工作者将之列为除内科、外科治疗之外的"第三种疗法"。在我国,肝移植尚不能普及开展,人工肝技术在很长时期内仍将成为肝功能衰竭患者康复的重要手段。在首届全国人工肝学术会议上,与会专家也曾指出,随着"人工肝"技术研究的不断深入,这项新技术有望成为治疗重型肝炎和肝功能衰竭最常用的手段。

## 四、心力衰竭

心力衰竭又称心功能不全,是指在适量静脉回流的情况下,心脏不能排出足够血量致周围组织灌注不足和肺循环及(或)体循环静脉淤血,从而出现的一系列症状和体征。心力衰竭按其发病过程可分为急性和慢性心力衰竭;按其临床表现可分为左心衰竭、右心衰竭和全心衰竭;按其发病机制可分为收缩功能障碍型心力衰竭和舒张功能障碍型心力衰竭。

### (一)心力衰竭的病因

1. 心肌病变。如急性广泛心肌梗死、扩张型心肌病、弥漫性心肌炎、克山病等。

2. 心脏负荷过重。① 心脏后负荷(收缩压力负荷)过重。如高血压、主动脉口狭窄、肥厚性梗阻型心肌病、肺动脉口狭窄、各种原因所致的肺动脉高压。② 心脏前负荷(舒张期容量负荷)过重。如二尖瓣关闭不全、主动脉瓣关闭不全、三尖瓣关闭不全、大量快速静脉补液、左向右分流的先天性心脏病。③ 心室舒张顺应性减低。如心室肥厚、心肌缺血、陈旧性心肌梗死、心室壁瘤、心肌淀粉样变、糖尿病、心肌炎等。④ 机械性心室充盈受阻。如二尖瓣狭窄、三尖瓣狭窄、急性心脏压塞、缩窄性心包炎、限制型心肌病。⑤ 高动力循环。如甲状腺功能亢进、严重贫血、动-静脉瘘、脚气病等。

3. 诱发因素：① 感染，特别是肺部感染、感染性心内膜炎等；② 体力负荷过重或情绪激动；③ 钠盐摄入过多；④ 严重的快速型或缓慢型心律失常；⑤ 反复肺栓塞；⑥ 妊娠和分娩、贫血、甲亢恶化；⑦ 大量快速静脉补液；⑧ 风湿性、病毒性或中毒性心肌炎；⑨ 抑制心肌收缩药物：如 β-受体阻滞剂、维拉帕米等，或洋地黄中毒；⑩ 严重电解质紊乱，如低血钾、低血钙或低血镁。

(二)临床表现

1. 左心衰竭。临床表现主要是由于肺淤血、肺水肿所致。主要表现为呼吸困难：① 劳累性呼吸困难；② 夜间阵发性呼吸困难；③ 端坐呼吸；④ 心源性哮喘。

体征：奔马律、交替脉、肺部罗音。

2. 右心衰竭。主要是由于体循环静脉淤血所致。① 上腹胀满、食欲不振、恶心、呕吐及上腹部疼痛；② 颈静脉怒张及肝-颈静脉回流征阳性；③ 肝大、压痛、中等硬度、边缘圆钝；④ 水肿，以踝部和下肢为著，卧位时水肿见于腰骶部；⑤ 腹水和胸水。

3. 全心衰临床表现：兼有左右心衰的临床表现，但可以一侧为主。

4. 心功能状态分级。

采用纽约心脏病学会(NYHA)分级方案：

Ⅰ级：体力活动不受限制，日常活动无心力衰竭的症状。

Ⅱ级：体力活动轻度受限，日常活动和工作出现心力衰竭的症状。

Ⅲ级：体力活动明显受限，稍事活动后即出现症状。

Ⅳ级：一切体力活动均受限制，休息时仍有症状。

(三)检查化验

1. X线检查。可查见心影大小及外形，为心脏病的病因诊断提供重要的参考资料，根据心脏扩大的程度动态改变也可间接反映心脏功能状态。若有肺淤血，主要表现为肺门血管影增强，上肺血管影增多与下肺纹理密度相仿，甚至多于下肺。由于肺动脉压力增高可见右下肺动脉增宽，进一步出现间质性肺水肿可使肺野模糊，Kerley B 线是在肺野外侧清晰可见的水平线状影，肺小叶间隔内积液的表现，是慢性肺淤血的特征性表现。

2. 超声心动图检查。比 X 线更准确地提供各心腔大小变化及心瓣膜结构及功能情况。还可以估计心脏的收缩和舒张功能，其中超声多普勒检查是临床上最实用的判断舒张功能的方法。

3. 放射性核素检查。有助于判断心室腔的大小。还可通过记录放射活性-时间曲线计算左心室最大充盈速率反映心脏舒张功能。

4. 其他检查方法还有心-肺吸氧运动试验、有创性血流动力学检查等。

(四) 并发症

1. 呼吸道感染。较常见,由于心力衰竭时肺部瘀血,易继发支气管炎和肺炎,必要时可给予抗菌素。

2. 血栓形成和栓塞。心力衰竭病人长期卧床可导致下肢静脉血栓形成,脱落后可引起肺栓塞。肺栓塞的临床表现与栓子大小有密切关系。小的肺栓塞可无症状,大的肺栓塞可表现为突发呼吸急促、胸痛、心悸、咯血和血压下降,同时肺动脉压升高,右心衰竭加重。相应肺部呈现浊音,呼吸音降低伴有湿罗音,部分病人有胸膜摩擦音或胸腔积液体征,巩膜可有黄染,或有短阵心房颤动发作。起病后12~36小时或数天后在下肺野出现三角形或园形密度增深阴影。巨大的肺动脉栓塞可在数分钟内导致心源性休克和猝死。心力衰竭伴有心房颤动者,易发生心房内血栓,栓子脱落而引起脑、肾、四肢或肠系膜动脉栓塞。长期卧床的病人应注意及时翻身按摩肢体作被动活动,预防血栓形成,对有栓子脱落引起肢体动脉栓塞者,轻症者可用尿激酶或链激酶进行溶血栓治疗,肢体缺血严重者应作外科治疗。

3. 心源性肝硬化。由于长期右心衰竭,肝脏长期淤血缺氧,小叶中央区肝细胞萎缩和结缔组织增生,晚期出现门脉高压,表现为大量腹水、脾脏增大和肝硬化。处理:经强心利尿等治疗,腹水仍不减退,大量腹水影响心肺功能者,可行穿刺适量放液。

4. 电解质紊乱。常发生于心力衰竭治疗过程中,尤其多见于多次或长期应用利尿剂后,其中低血钾和失盐性低钠综合征最为多见。① 低血钾症。轻者全身乏力,重者可出现严重的心律失常,常加重洋地黄毒性,必须及时补充钾盐,轻症可口服氯化钾3~6 g/d,重者可用氯化钾1~1.5 g溶于5%葡萄糖液500 mL内静脉滴注,必要时可重复给予。② 失盐性低钠综合征,是由于大量利尿和限制钠盐摄入所引起,多发生在大量利尿之后。发病较急,出现软弱无力,肌肉抽搐,口渴及食欲不振等症状,严重者可有头痛、烦躁不安、意识不清、甚至昏迷等低钠性脑病表现。患者皮肤干燥,脉细速,尿量减少,甚至血压降低。化验:血钠、氯化物、二氧化碳结合力皆低,红细胞压积增高。治疗:应不限制食盐,并可用3%氯化钠液100~500 mL缓慢静脉滴入。

(五) 心力衰竭治疗

1. 心力衰竭的饮食治疗。

(1) 限制钠盐的摄入:以预防和减轻水肿,应根据病情选用低盐、无盐、低钠饮食。低盐即烹调时食盐2 g/d;食盐含钠391 mg/g,或相当于酱油10 mL。1天副食含钠量应少于1 500 mg。无盐:即烹调时不添加食盐及酱油,全天主副食中含钠量小于70 mg。低钠即除烹调时不添加食盐及酱油外,应用含钠在100 mg以下的食物,全天主副食含钠量小于500 mg。大量利尿时应适当增加食盐的量以预防低钠综合征。

(2) 限制水的摄入:充血性心力衰竭中水的潴留主要继发于钠的潴留。身体内潴留7克氯化钠的同时,必须潴留1 L水,才能维持体内渗透压的平衡,故在采取低钠饮食时,可不必严格限制进水量。事实上,摄入液体反可促进排尿而使皮下水肿减轻。国外学者认为,在严格限制钠盐摄入的同时,每日摄入2 000～3 000 mL水分,则钠和水的净排出量可较每日摄入量1 500 mL时为高,但超过3 000 mL时则不能使钠和水的净排出量有所增加,考虑到这种情况,加上过多的液体摄入可加重循环负担,故国内学者主张对一般患者的液体摄入量限为每日1 000～1 500 mL(夏季可为2 000～3 000 mL),但应根据病情及个体的习惯而有所不同。对于严重心力衰竭,尤其是伴有肾功能减退的患者,由于排水能力减低,故在采取低钠饮食的同时,必须适当控制水分的摄入,否则可能引起稀释性低钠血症,这为顽固性心力衰竭的重要诱因之一。一旦发生此种情况,宜将液体摄入量限制为500～1 000 mL,并采用药物治疗。

(3)钾的摄入:如前所述,钾平衡失调是充血性心力衰竭中最常出现的电解质紊乱之一。临床中最常遇到的为缺钾,主要发生于摄入不足(如营养不良、食欲缺少和吸收不良等);额外丢失(如呕吐、腹泻、吸收不良综合征);肾脏丢失(如肾病、肾上腺皮质功能亢进、代谢性碱中毒、利尿剂治疗)以及其他情况(如胃肠外营养、透析等)。缺钾可引起肠麻痹、严重心律失常、呼吸麻痹等,并易诱发洋地黄中毒,造成严重后果。故对长期使用利尿剂治疗的病人应鼓励其多摄食含钾量较高的食物和水果,例如香蕉、桔子、枣子、木瓜等。必要时应补钾治疗,或将排钾与保钾利尿剂配合应用,或与含钾量较高的利尿中草药,如金钱草、苜蓿草、木通、夏枯草、牛膝、玉米须、鱼腥草、茯苓等合用。另一方面,当钾的排泄低于摄入时,则可产生高钾血症,见于严重的心力衰竭,或伴有肾功能减损以及不谨慎地应用保钾利尿剂。轻度患者对控制饮食中钾和钠以及停用保钾利尿剂反应良好,中度或重度高钾血症宜立即采用药物治疗。心功能衰竭

(4)热能和蛋白质不宜过高。一般说来,患者对蛋白质的摄入量不必限制过严,每天每千克体重1克,每天50～70 g,但当心衰严重时,则宜减少蛋白质的供给,每天每千克体重0.8 g。蛋白质的特殊动力学作用可能增加心脏额外的能量要求和增加机体的代谢率,故应给予不同程度的限制。已知肥胖不论对循环或呼吸都是不利的,特别是当心力衰竭发生时,由于它可引起膈肌的抬高,肺容积的减少及心脏位置的变化,因而成为一个更加严重的因素。此外,肥胖还将加重心脏本身的负担,因此宜采用低热能饮食,以使患者的净体重维持在正常或略低于正常的水平,而且低热量饮食将减少身体的氧消耗,从而也减轻心脏的工作负荷。

(5)碳水化合物的摄入:供给按(300～350)g/d,因其易于消化,在胃中停留时间短,排空快,可减少心脏受胃膨胀的压迫。宜选食含淀粉及多糖类食物,避免过多蔗糖及甜点心等,以预防胀气、肥胖及三酰甘油升高。

(6)限制脂肪:肥胖者应注意控制脂肪的摄入量,宜按(40～60)g/d。因脂肪产热能高,不利于消化,在胃内停留时间较长,使胃饱胀不适;过多的脂肪能抑制胃酸分泌,影响消化;并可能包绕心脏、压迫心肌;或腹部脂肪过多使横膈上升,压迫心脏感到闷胀不适。

(7)补充维生素:充血性心力衰竭患者一般胃纳较差,加上低钠饮食缺乏味道,故膳食应注意富含多种维生素,如鲜嫩蔬菜、绿叶菜汁、山楂、鲜枣、草莓、香蕉、橘子等,必要时应

口服补充维生素 B 和 C 等。维生素 B1 缺乏可导致脚气性心脏病,并诱发高排血量型的充血性心衰竭。叶酸缺乏可引起心脏增大伴充血性心力衰竭。

(8) 电解质平衡:充血性心力衰竭中最常见的电解质紊乱之一为钾的平衡失调。由于摄入不足,丢失增多或利尿剂治疗等可出现低钾血症,引起肠麻痹、心律失常,诱发洋地黄中毒等,这时应摄食含钾高的食物,如干蘑菇、紫菜、荸荠、红枣、香菜、香椿、菠菜、苋菜、香蕉及谷类等。如因肾功能减退,出现高钾血症时,则应选择含钾低的食物。钙与心肌的收缩性密切相关。高钙可引起期外收缩及室性异位收缩,低钙又可使心肌收缩性减弱,故保持钙的平衡在治疗中有积极意义。镁能帮助心肌细胞解除心脏的毒性物质,能帮助维持正常节律,在充血性心力衰竭中可因摄入不足、利尿剂等药物导致排出过高或吸收不良,均能使镁浓度降低,如不及时纠正,可进一步加重心力衰竭至诱发洋地黄中毒。增加镁的摄入对治疗有利。

2. 心力衰竭各种治疗方法。

(1) 去除或缓解基本病因。

(2) 去除诱发因素:控制感染、纠正心律失常、纠正贫血、电解质紊乱等。

(3) 改善生活方式,降低新的心脏损害的危险性,如戒烟酒、减体重、控制血压、血脂、血糖、低盐、低脂饮食,重症应限制入水量,每天测体重以早期发现水潴留,适量运动,避免感冒。

(六) 心力衰竭的预防

1. 防止初始的心肌损伤,积极控制血压、血脂、血糖和戒烟等;减少冠心病和高血压的发生率,从而减少心力衰竭的危险性。

2. 防止心肌进一步损伤:急性心梗者,积极溶栓或 PTCA 术,使有效再灌注的心肌节段得以防止缺血性损伤,而降低死亡率及发生心力衰竭的危险性,另外临床试验证明 ACEI 及 β 受体阻滞剂应用可降低再梗死或死亡危险,特别是急性心梗伴有心力衰竭者。

3. 防止心肌损伤后恶化,已有左室功能不全,无论是否伴有症状,应用 ACEI 制剂均可防止发展成严重心力衰竭的危险性。

## 五、呼吸功能衰竭

呼吸衰竭是由于呼吸功能严重障碍,以致在静息时不能进行正常呼吸,发生缺氧或二氧化碳潴留,引起一系列生理功能和代谢紊乱的临床综合征。病轻的初期仅感用力呼吸,严重时不易呼吸,大汗淋漓,口唇指甲紫绀显著,智力功能改变,定向功能障碍,头痛,失眠,神情恍惚,烦躁,骚动,进而嗜睡,乃致昏迷,抽搐,心率加快,血压升高,皮肤血管扩张等。部分严重病人则有少尿,下肢水肿或肝功能损害和消化道出血。

(一) 临床表现

1. 呼吸困难,出现紫绀及三凹征。

2. 呼吸节律、幅度或周期的异常。

3. 意识障碍,如迟钝、嗜睡、躁动、抽搐、昏迷等。

4. 其他：血压升高或下降，心律失常，出汗，眼球突出，结膜充血，高凝状态，酸碱失衡或电解质紊乱等。

5. 分类。

（1）按动脉血气分析分类。① Ⅰ 型呼吸衰竭 缺氧无 $CO_2$ 潴留，或伴 $CO_2$ 降低（Ⅰ型）见于换气功能障碍（通气/血流比例失调、弥散功能损害和肺动-静脉样分流）的病例。② Ⅱ 型呼吸衰竭 系肺泡通气不足所致的缺 $O_2$ 和 $CO_2$ 潴留，单纯通气不足，缺 $O_2$ 和 $CO_2$ 的潴留的程度是平行的，若伴换气功能损害，则缺 $O_2$ 更为严重。只有增加肺泡通气量，必要时加氧疗来纠正。

（2）按病程分类。按病程又可分为急性和慢性。急性呼衰是指前述五类病因的突发原因，引起通气或换气功能严重损害，突然发生呼衰的临床表现，如脑血管意外、药物中毒抑制呼吸中枢、呼吸肌麻痹、肺梗塞、ARDS 等，如不及时抢救，会危及患者生命。

慢性呼衰多见于慢性呼吸系疾病，如慢性阻塞性肺病、重度肺结核等，其呼吸功能损害逐渐加重，虽有缺 $O_2$，或伴 $CO_2$ 潴留，但通过机体代偿适应，仍能从事日常活动。

（二）检查

1. 血气分析。静息状态吸空气时动脉血氧分压（$PaO_2$）< 8.0 kPa（60 mmHg），动脉血二氧化碳分压（$PaCO_2$）> 6.7 kPa（50 mmHg）为 Ⅱ 型呼吸衰竭，单纯动脉血氧分压降低则为 Ⅰ 型呼吸衰竭

2. 电解质检查。呼吸性酸中毒合并代谢性酸中毒时，常伴有高钾血症；呼吸性酸中毒合并代谢性碱中毒时，常有低钾和低氯血症。

3. 痰液检查。痰涂片与细菌培养的检查结果，有利于指导用药。

4. 其他检查。如肺功能检查、胸部影像学检查等根据原发病的不同而有相应的发现。

（三）诊断

本病主要诊断依据，急性的如溺水、电击、外伤、药物中毒、严重感染、休克；慢性的多继发于慢性呼吸系统疾病，如慢性阻塞性肺疾病等。结合临床表现、血气分析有助于诊断。

1. 根据病史及临床表现。

2. 有学者认为在标准大气压下，海平面高度静息状态下呼吸空气时，动脉血氧分压 $PaO_2$ < 7.98 kPa（60 mmHg）或伴有二氧化碳分压 $PaCO_2$ > 6.67 kPa（50 mmHg）时，作为呼吸衰竭的血气诊断标准。根据血气的变化，将呼吸衰竭分为两型，Ⅰ 型系指 $PaO_2$ 下降而 $PaCO_2$ 正常或降低；Ⅱ 型系指 $PaO_2$ 下降而 $PaCO_2$ > 升高。

3. 鉴别诊断：呼衰出现神志系统症状时应与脑血管病、代谢性碱中毒以及感染中毒性脑病进行鉴别。

（四）治疗

首先积极治疗原发病，合并细菌等感染时应使用敏感抗生素，去除诱发因素。

1. 改善通气。

（1）排痰：① 增加水分，湿化痰液，鼓励病人饮水，静脉液量每日不少于 1 000～1 500 mL，兼以超声雾化（氨茶碱 0.5 g，a 糜蛋白酶 5 mg，庆大霉素 4 万 U 及生理盐水

60 mL雾化)吸入,以及气管内滴药。② 口服祛痰剂:如沐舒痰、必消痰及中药祛痰灵、急支糖浆、鲜竹沥水等。③ 加强护理:勤翻身、拍背,鼓励病人坐起咳嗽,促使痰排出。④ 吸痰。

(2)药物治疗:以下药物根据病情需要配合使用。① 氨茶碱:具有解除支气管平滑肌痉挛作用。0.25 g加入10%葡萄糖40 mL液中缓慢推注。静推时速度过快会发生心律失常。或0.25~0.5 g加入500 mL液中静点。口服长效缓释氨茶碱,商品名为舒氟美,亦可每日0.2 g,一日2次。② 肾上腺素能受体兴奋剂:有舒喘灵、喘乐宁、博力康尼和美喘清等。气雾剂有舒喘灵、喘乐宁喘康素等,喘宁喋干粉吸入剂效果也很好。此类药物可舒张呼吸道平滑肌,增加黏液纤毛清除功能,减少血管通透性和介质释效。③ 肾上腺皮质激素:可降低细胞膜和毛细血管的通透性,减轻支气管黏膜炎症与水肿。琥珀酸氢化可的松200~400 mg/d静脉滴注,或地塞米松10~20 mg/d,使用3~5日病情好转即停用。近几年,类固醇气雾剂相继问世,具有皮质激素的作用,因其主要在支气管黏膜部位吸收而少有皮质激素的副作用,并可部分替代静脉或口服药,如必可酮、必可松及必酮碟等。④ 肝素:有非特异性抗炎、抗过敏作用,并可降低血液和气管分泌物的黏稠度。常用剂50~100 mg/d静注,7~10日为一疗程。用药注意血小板、出凝血时间、凝血酶原时间等。用时根据三管试验时间(20分钟以内)调节肝素用量。⑤ 呼吸兴奋剂:当呼吸中枢兴奋性降低,$CO_2$滞留明显时使用。可拉明0.375 g/支,用7~10支溶于500 mL液中静点,或与等量的洛贝林同用。吗乙苯吡酮除直接兴奋呼吸中枢外,还可兴奋颈动脉体化学感受器,反射性兴奋呼吸中枢;可改善通气功能,提高$PaO_2$,降低$PaCO_2$。成人140 mg,加入5%葡萄糖30 mL液静脉滴注,每分2~3 mg。阿半屈伦100 mg/次,日3次口服。对提高肺泡有效通气效果好。

2. 氧气疗法:鼻导管或文丘里面罩吸氧。若氧疗后患者仍反应迟钝,不能纠正缺氧,血气pH<7.2,应给予气管插管并行机械通气。

3. 纠正酸碱失衡及水电解质紊乱,加强营养支持疗法,同时积极治疗原发病,对出现的合。

(五)对并发症给予及时有效的治疗

1. 呼吸道病变。支气管炎症、支气管痉挛、异物等阻塞气道,引起通气不足,气体分布不匀导致通气/血流比例失调,发生缺氧和二氧化碳潴留。

2. 肺组织病变。肺炎、重度肺结核、肺气肿、弥散性肺纤维化、成人呼吸窘迫综合征(ARDS)等,可引起肺容量、通气量、有效弥散面积减少,通气/血流比例失调导致肺动脉样分流,引起缺氧和(或)二氧化碳潴留。

3. 肺血管疾病。肺血管栓塞、肺梗死等,使部分静脉血流入肺静脉,发生缺氧。

4. 胸廓病变。如胸廓外伤、手术创伤、气胸和胸腔积液等,影响胸廓活动和肺脏扩张,导致通气减少、吸入气体不匀、影响换气功能。

5. 神经中枢及其传导系统呼吸肌疾患。脑血管病变、脑炎、脑外伤、药物中毒等直接或间接抑制呼吸中枢;脊髓灰质炎以及多发性神经炎所致的肌肉神经接头阻滞影响传导功能;重症肌无力等损害呼吸动力引起通气不足。

6. 保持呼吸道通畅和有效通气量,可给予解除支气管痉挛和祛痰药物,如沙丁胺醇(舒喘灵)、硫酸特布他林(博利康尼)解痉,乙酰半胱氨酸、盐酸氨溴索(沐舒坦)等药物祛痰。必要时可用肾上腺皮质激素静脉滴注。

7. 纠正低氧血症,可用鼻导管或面罩吸氧,严重缺氧和伴有二氧化碳潴留,有严重意识障碍,出现肺性脑病时应使用机械通气以改善低氧血症。

8. 纠正酸碱失衡、心律紊乱、心力衰竭等并发症。

(六)预防

1. 减少能量消耗。解除支气管痉挛,消除支气管黏膜水肿,减少支气管分泌物,降低气道阻力,减少能量消耗。

2. 改善机体的营养状况。增强营养提高糖、蛋白及各种维生素的摄入量,必要时可静脉滴注复合氨基酸、血浆、白蛋白。

3. 坚持锻炼。每天作呼吸体操,增强呼吸肌的活动功能。

## 七、急性呼吸窘迫综合征

急性呼吸窘迫综合征(ARDS)和急性呼吸衰竭是同义词,急性呼吸窘迫综合征是指肺内、外严重疾病导致以肺毛细血管弥漫性损伤、通透性增强为基础,以肺水肿、透明膜形成和肺不张为主要病理变化,以进行性呼吸窘迫和难治性低氧血症为临床特征的急性呼吸衰竭综合征。ARDS是急性肺损伤发展到后期的典型表现。该病起病急骤,发展迅猛,预后极差,死亡率高达50%以上。ARDS曾有许多名称,如休克肺、弥漫性肺泡损伤、创伤性湿肺、成人呼吸窘迫综合征。其临床特征为呼吸频速和窘迫,进行性低氧血症,X线呈现弥漫性肺泡浸润。本症与婴儿呼吸窘迫综合征颇为相似,但其病因和发病机制不尽相同,为示区别。

(一)病因

在许多情况下,创伤者可发生呼吸损害。多发性肋骨骨折、肺挫伤、肺破裂、血胸和气胸等造成胸廓及胸腔内的直接损伤是常见的原因。头部创伤后意识昏迷者,由于血液和胃内容物的误吸或神经源性反射性肺水肿,引起呼吸损害也不少见。近年来,对非胸廓的创伤者发生的急性呼吸衰竭,越来越被注意,如大量输血及输液过多,骨折后的脂肪栓塞,以及创伤后感染,都是造成呼吸窘迫综合征的熟知原因。

1. 休克。创伤者由于大量失血造成的低血容量,可致心输出量降低,同时也造成肺血流量减少。由于肺血容量的减少和源源不断地接受体循环而来的微型栓子,可堵塞肺血管床,致阻碍气体交换的进行。破坏的血细胞和组织分解产物引起的支气管和肺小血管收缩,可使毛细血管通透性增加,引起肺间质充血、水肿,使呼吸阻力加大。因而在持久性休克的基础上,加上其他因素,如大量输液、输血等,即可导致呼吸窘迫综合征。

2. 脂肪栓塞。是多发骨折后常见的并发症。大的脂肪滴可阻塞肺小动脉并使之扩张。小脂肪滴可弥散于很多微小血管,造成广泛性微循环栓塞。同时中性脂肪在脂酶的作用下,分解成游离脂肪酸,它造成的化学性炎性反应,可导致肺水肿和肺出血,临床上表现有低氧血症,是肺功能损害的一个重要指标。

3. 输液过多。在严重创伤者中,由于应激反应,水和盐潴留的反应时间较为持久,常超过 72 h。因此,伤后大量输液可使几升水潴留在体内,扩大了细胞外液量。同时大量电解质溶液还可稀释血浆蛋白,降低血浆的胶体渗透压,促使肺水肿加重。此外,如果肺脏本身又直接受到各种不同原因的损害,例如挫伤、误吸、休克或脓毒症等,则较正常肺脏更易潴留水分。因此,即使是轻微的输液过量,也易造成肺水肿。所以,输液过量在发生急性呼吸窘迫综合征的诸多因素中,是占有相当重要的地位。有作者研究狗发生肺水肿时的四肢、小肠和肺毛细血管静水压的差别,发现四肢毛细血管压为 16 mmHg,小肠毛细血管压为 15.4 mmHg 时,才发生水肿;而肺毛细血管压为 7.6 mmHg 时,即发生肺水肿。

4. 感染。化脓性感染可使细菌毒素或细胞破溃产物进入肺循环。在内毒素作用下,体内释放出血管活性物质,如 5-羟胺、组胺乙酰胆碱、儿茶酚胺等,能使毛细血管通透性增加。感染还可以转移至肺部,从而并发肺功能衰竭。在休克、多发性创伤和大量输液等因素,则容易使病人发生脓毒症。

5. 颅脑创伤。严重颅脑创伤常并发肺水肿。这是因为脑创伤可以激发强烈的交感神经冲动,导致显著的末梢血管收缩,随即迅速发生急性心力衰竭和肺水肿。若预先应用 α 肾上腺素能阻滞药,可防止此种损害。最近发现创伤后肺水肿的积液内蛋白质含量很高,故除高压性水肿外,还可能有通透性水肿因素的存在。

6. 误吸。作为引起呼吸窘迫综合征的原因之一,近来受到重视。误吸大量的酸性胃内容物是非常严重的情况,小量 pH 低于 2.5 的酸性分泌物,也能造成严重后果,引起化学性肺炎和肺部感染,从而导致呼吸衰竭。

7. 氧中毒。呼吸衰竭时,常用高浓度氧治疗,但长期使用反而造成肺损害。决定氧中毒的主要因素是吸入氧的压力和吸氧时间,吸入氧压力愈大,时间愈长,氧对机体的可能损害就愈大。肺氧中毒时,支气管的纤毛运动可受到明显抑制。100% 氧吸入 6 h,即可产生无症状的急性支气管炎。Sevitt 通过大量尸检所见,认为透明膜和增生性肺炎为人肺氧中毒的特征。其主要的病理生理改变是通气-灌流比例失调,大量血液流过肺的水肿、不张、突变和纤维变的区域,致使肺内生理分流显著增多,形成静脉血掺杂增加,于是产生持续性的低氧血症。晚期则有气体弥散障碍,二氧化碳排出受阻,此时即使吸入高浓度氧,并不能提高动脉氧分压,只能加重对肺的毒性损害,实验中可见动物常死于严重缺氧性心跳停搏。

ARDS 的病因各异,但是病理生理和临床过程基本上并不依赖于特定病因,共同基础是肺泡-毛细血管的急性损伤。肺损伤可以是直接的,如胃酸或毒气的吸入,胸部创伤等导致内皮或上皮细胞物理化学性损伤。而更多见的则是间接性肺损伤。虽然肺损伤的机制迄今未完全阐明,但已经确认它是系统性炎症反应综合征的一部分。在肺泡毛细血管水平由细胞和体液介导的急性炎症反应,涉及两个主要过程即炎症细胞的迁移与聚集,以及炎症介质的释放,它们相辅相成,作用于肺泡毛细血管膜的特定成分,从而导致通透性增高。

## (二)临床表现

除与有关相应的的发病征象外,当肺刚受损的数小时内,患者可无呼吸系统症状。随后呼吸频率加快,气促逐渐加重,肺部体征无异常发现,或可听到吸气时细小湿啰音。X线胸片显示清晰肺野,或仅有肺纹理增多模糊,提示血管周围液体聚集。动脉血气分析示 $PaO_2$ 和 $PaCO_2$ 偏低。随着病情进展,患者呼吸窘迫,感胸部紧束,吸气费力、发绀,常伴有烦躁、焦虑不安,两肺广泛间质浸润,可伴奇静脉扩张,胸膜反应或有少量积液。由于明显低氧血症引起过度通气,$PaCO_2$ 降低,出现呼吸性碱中毒。呼吸窘迫不能用通常的氧疗使之改善。如上述病情继续恶化,呼吸窘迫和发绀继续加重,胸片示肺部浸润,阴影大片融合,乃至发展成"白肺"。呼吸肌疲劳导致通气不足,二氧化碳潴留,产生混和性酸中毒。心脏停搏。部分患者出现多器官衰竭。

## (三)检查

1. 肺功能测定。

(1) 肺量计测定 肺容量和肺活量,残气,功能残气均减少。呼吸死腔增加,若死腔量/潮气量($V_D/V_T$)>0.6,提示需机械通气。

(2) 肺顺应性测定。在床旁测定的常为胸肺总顺应性,应用呼气末正压通气的患者,可按下述公式计算动态顺应性(Cdyn)。顺应性检测不仅对诊断、判断疗效,而且对监测有无气胸或肺不张等合并症均有实用价值。

(3) 动脉血气分析。$PaO_2$ 降低,是 ARDS 诊断和监测的常用指标。根据动脉血氧分析可以计算出肺泡动脉氧分压差(P(A-a)$O_2$)、静动脉血分流(Qs/Qt)、呼吸指数(P(A-a)$O_2$/$PaO_2$),氧合指数($PaO_2$/$FiO_2$)等派生指标,对诊断和评价病情严重程度十分有帮助。如 Qs/Qt 曾被提倡用于病情分级,以高于15%,25%和35%分别划分为轻、中、重不同严重程度。呼吸指数参照范围 0.1~0.37,>1 表明氧合功能明显减退,>2 常需机械通气。氧合指数参照范围 53.2~66.7 kPa(400~500 mmHg),ARDS 时降至 26.7 kPa (20 mmHg)。

2. 肺血管通透性和血流动力学测定。

(1) 肺水肿液蛋白质测定。ARDS 时,肺毛细血管通透性增加,水分和大分子蛋白质进入间质或肺泡,使水肿液蛋白质含量与血浆蛋白含量之比增加,若比值>0.7,考虑 ARDS,<0.5 为心源性肺水肿。

(2) 肺泡-毛细血管膜通透性(A cmP)测定。应用双核素体内标记技术,以 113 铟($^{113}$In)自体标记转铁蛋白,用以测定肺的蛋白质积聚量,同时以 99 m 锝($^{99m}$Te)自体标记红细胞,校正胸内血流分布的影响。分别算出 113 铟、99 m 锝的肺心放射计数比值,观察 2 小时的变化得出血浆蛋白积聚指数。健康人参考值为 $0.138×10^{-3}$/min。

(3) 血流动力学监测。通过通入四腔漂浮导管,可同时测定并计算肺动脉压(PAP)、肺动脉毛细血管楔压(PCWP)、肺循环阻力(PVR)、$PvO_2$、$CVO_2$、Qs/Qt 及热稀法测定心输出量(CO)等,不仅对诊断、鉴别诊断有价值,而且对机械通气治疗,特别是 PEEP 对循环功能影响,亦为重要的监测指标。ARDS 患者平均脉动脉压增高>2.67 kPa,肺动脉压与肺毛细血管楔压差（PAP-PCWP）增加（>0.67 kPa），PCWP 一般 1.57 kPa（16 cmH$_2$O），则为急性左心衰竭，可排除 ARDS。

（4）肺血管外含水量测定。目前用染料双示踪稀释法测定，由中心静脉或右心导管管注入 5 cm 靛氰绿染料葡萄糖液 10 mL，然后在股动脉通过与热敏电阻连接的导管记录热稀释曲线，并用密度计检测染料稀释曲线，再通过微机处理计算肺水量，可用来判断肺水肿的程度，转归和疗效，但需一定设备条件。

（四）诊断

1. 有诱发 ARDS 的原发病因。
2. 先兆期 ARDS 的诊断应具备下述 5 项中的三项。

（1）呼吸频率 20～25 次/分；

（2）（FiO$_2$ 0.21）PaO$_2$ ≤ 9.31 kPa（70 mmHg），>7.8 kPa（60 mmHg）；

（3）PaO$_2$/FiO$_2$ ≥ 39.9 kPa（300 mmHg）；

（4）P（A-a）O$_2$（FiO$_2$ 0.21）3.32～6.65 kPa（25～50 mmHg）；

（5）胸片正常。

3. 早期 ARDS 的诊断应具备 6 项中的 3 项。

（1）呼吸频率 >28 次/分；

（2）（FiO$_2$ 0.21）PaO$_2$ ≤ 7.90 kPa（60 mmHg）> 6.60 kPa（50 mmHg）；

（3）PaCO$_2$ < 4.65 kPa（35 mmHg）；

（4）PaO$_2$/FiO$_2$ ≤ 39.90 kPa（300 mmHg）> 26.60 kPa（200 mmHg）；

（5）（FiO$_2$ 1.0）P（A-a）O$_2$ >13.30 kPa（100 mmHg）<26.60 kPa（200 mmHg）；

（6）胸片示肺泡无实变或实变 ≤ 1/2 肺野。

4. 晚期 ARDS 的诊断应具备下述 6 项中的 3 项。

（1）呼吸窘迫，频率 >28 次/分；

（2）（FiO$_2$ 0.21）PaO$_2$ ≤ 6.60 kPa（50 mmHg）；

（3）PaCO$_2$ > 5.98 kPa（45 mmHg）；

（4）PaO$_2$/FiO$_2$ ≤ 26.6 kPa（200 mmHg）；

（5）（FiO$_2$ 1.0）P（A-a）O$_2$ > 26.6 kPa（200 mmHg）；

（6）胸片示肺泡实变 ≥ 1/2 肺野。

5. 中华医学会呼吸病学分会于 1999 年制定的诊断标准如下。

（1）有 ALI/ARDS 的高危因素；

（2）急性起病、呼吸频数和（或）呼吸窘迫；

（3）低氧血症：ALI 时动脉血氧分压（PaO$_2$）/吸入氧分数值（FiO$_2$）≤ 40 kPa（300 mmHg），ARDS 时 PaO$_2$/FiO$_2$ ≤ 200 mmHg；

（4）胸部 X 线检查显示两肺浸润阴影；

（5）PAWP ≤ 18 mmHg，或临床上能除外心源性肺水肿。

同时符合以上 5 项条件者，可以诊断 ALI 或 ARDS。

## （五）治疗

ARDS治疗的关键在于原发病及其病因，如处理好创伤，尽早找到感染灶，针对病菌应用敏感的抗生素，制止炎症反应进一步对肺的损伤；更紧迫的是要及时纠正患者严重缺氧，赢得治疗基础疾病的宝贵时间。在呼吸支持治疗中，要防止挤压伤，呼吸道继发感染和氧中毒等并发症的发生。根据肺损伤的发病机制，探索新的药理治疗也是研究的重要方向。

## （六）预防

对高危的患者应严密观察，加强监护，一旦发现呼吸频速，$PaO_2$降低等肺损伤表现，在治疗原发疾病时，应早期给予呼吸支持和其他有效的预防及干预措施，防止ARDS进一步发展和重要脏器损伤。

## 七、胃肠功能衰竭

胃肠功能衰竭是指机体在受到创伤、感染、失血等严重损害时，胃肠道出现的严重的应激反应，表现为：① 糖皮质激素分泌增加，使蛋白分解加速，胃肠道黏膜变薄；② 释放大量儿茶酚胺，使胃肠黏膜血管收缩，致胃肠黏膜缺血、缺氧、坏死，临床表现为急性胃黏膜病变、应激性溃疡、出血、穿孔等；③ 胃肠激素分泌紊乱，如胃动素、胃泌素、神经肽、血管活性肠肽等，使胃肠功能紊乱，出现腹胀、呕吐，胃肠蠕动变缓甚至停止等临床表现。

（吕希峰　董晓辉　杜淑玲）

# 第五节　颅脑损伤的护理

颅脑损伤患者的护理是颅脑损伤治疗不可分割的组成部分，护理工作的质量直接与颅脑损伤患者的预后密切相关。神经外科单元护理人员的工作包括两个方面的内容：患者的病情观察和患者的护理。后者包括基本护理和各种病症的护理。

## 一、颅脑损伤病人的病情观察

### （一）意识的观察

颅脑损伤的意识变化，是最早反映颅脑损伤程度的一项指标。因此，在各项观察中，患者的意识变化最为重要。首先，对于新入院的病人，护理人员要向护送人员详细了解病人在外伤后有无原发性昏迷（半数以上脑外伤后病人有原发性意识障碍），以便掌握情况，做到心中有数，并有利于了解病人意识变化的规律。其次，要准确分辨嗜睡、朦胧、浅昏迷、中昏迷、深昏迷等不同意识障碍的程度，可用问话、呼唤病人姓名，观察其回答情况；对疼痛刺激（针刺、捏胸大肌外侧缘、压眶上神经等）的防御反应如何；还可从咳嗽、吞咽、角膜、睫毛反射等了解意识障碍的深度。特别要注意硬膜外血肿，特点是发病急，有明显的中间清醒期，或昏迷逐渐加重。第三，注意手术后血肿的早期症状，即病人回病房时清醒，后来意识有改变;回病房麻醉未醒,后来情况更差。往往麻醉迟迟不醒,常伴血压升高,脉搏减慢,四肢活动改变和锥体束征阳性等。第四,颅脑损伤程度不严重的患者,有的诉说轻微头痛,周身不适,或夜晚难眠,常投以镇静安眠药,刚巧入睡后不久发生脑危象,值班人员可能会误认为患者在熟睡,这是因为小血管损伤性颅内出血,在初期并无明显的临床迹象,当出血量达一定程度时,病情急剧恶化。对这类伤员应劝阻不宜过早活动,尽量少用力,大便秘结者应服用通便剂或洗肠,少用或不用安眠药,尤其在夜班值班护士和医生人少事多时,更应密切观察病情变化,发现情况,除采取相应的紧急护理措施外,应及时请医生处理。

(二)瞳孔的观察

瞳孔的变化对颅脑损伤的诊断与预后估计有重要意义。护理人员应仔细观察,并随时做好病情记录。对于颅脑损伤的患者,随着受伤机制、暴力大小和程度的不一,患者瞳孔可有如下几种变化:① 双瞳孔等大等圆,对光反应良好,常为一般的脑挫裂伤,无特殊参考意义。② 双瞳孔极度缩小,这时对光反应往往无法测验。如伴有昏迷、高热,常提示为脑干的桥脑段损伤或伴有蛛网膜下腔出血。③ 双瞳孔极度散大,对光反应消失。如患者深昏迷,这提示已是脑症晚期,往往伴有生命体征的改变,病情危笃。如患者神志清楚,尤其是小儿在枕部着地受伤时,常为枕叶视中枢的损伤,一般可以恢复。④ 双瞳孔大小或形态多变,患者深昏迷、高热,常提示为脑干的中脑段损伤,患者的眼球位置、运动常有异常。⑤ 伤后一侧瞳孔的一过性缩小,继而进行性散大,均提示有颅内血肿、积液或脑水肿等颅内继发性病变,需紧急处理。⑥ 一侧瞳孔散大,视力消失,神志清楚,常提示有颅前窝骨折、视神经及视神经管损伤。⑦ 一侧瞳孔散大,或伴眼睑下垂,患者神志清楚或昏迷不深,常为该侧动眼神经损伤所引起。

(三)头痛的观察

头痛是颅脑损伤最常见又极其复杂的临床症状之一。伤员一旦清醒,常诉头痛,且随病情的变化而变化,有时也可能为危及伤员生命的症状之一,故要求护理人员在工作中必须做到严密观察,综合分析和及时处理。头痛按不同性质可分为如下几种:① 受伤部位头痛,头痛多局限于受伤局部,也可向邻近部位扩散。常可由局部头皮挫伤、脓肿、血肿形成、伤口缝合不良或遗有异物、或局部感染引起,要仔细观察头部伤口情况,早期发现和处理致病因素,以减轻头痛的程度。② 颅内压增高性头痛:颅脑损伤后极为常见,常以额颞部痛为主,有时也波及全头部。一般多呈爆炸样或搏动性头痛,晨起、咳嗽或低头时加重,并伴有不同程度的呕吐、恶心和视乳头水肿。可由于颅内血肿、脑组织水肿、脑蛛网膜下腔出血、脑出血、脑脊液分泌过多和(或)吸收不良,以及脑内血液淤滞等原因引起。这些症状可能为颅内血肿发生的征兆之一。③ 低颅内压性头痛:头痛多为额颞区为主,平卧或低头时疼痛减轻或消失,抬头或坐位时加重,严重者可伴有恶心、呕吐、眩晕或休克,可因脑脊液漏或腰穿所致的脑脊液大量丢失,脑脊液分泌过少或液体入量过多等因素所致。对此类伤员在加强对致病因素处理的同时,应让其取头低位和加强生活护理。④ 肌缩性头痛:疼痛常局限于单或双枕项区和颈部,呈紧缩性痛,严重者可波及整个头部,另外转仰头时,由于痉挛的肌肉受到牵拉可使头痛加剧。更由于颈部痉挛和易激发枕大神经痛而导致头痛。对此类伤员可在其后颈部垫一薄枕,如伤情许可,可作局部肌肉按摩,以便使肌肉松弛,减轻头痛。⑤血管反应性头痛:伤后早期极为常见,以颞区搏动性痛为主,多因颅外动脉扩张所致,如伴有血压过高者,可酌情服用短效而温和的降压药,并注意观察血压变化,以防血压下降过快过低,而影响脑部的供血供氧和脑功能的恢复。

### (四)肢体活动的观察

观察时要注意有无偏瘫,并注意偏瘫的程度是否进行性加重。肢瘫迅速加重常表示病情急剧变化。观察时要上下肢对比,左右侧对比。可压眶上神经,若一手动一手不动,观察不动侧有无病理征、张力、反射、感觉之改变;也可在每次肌肉或静脉注射时注意观察疼痛反应和活动情况来判定肢体有无瘫痪或瘫痪进展程度,以便发现继发性体征。颅内血肿病人往往出现一侧不完全瘫痪,表现为一侧肢体由不太灵活逐渐转为瘫痪。这种情况说明病情进展,应及时处理。对于瘫痪病人要防止肢体萎缩、褥疮、静脉循环障碍和血栓形成,肌肉废用性萎缩和牵引损伤等。

### (五)躁动的观察

急性颅内血肿病人易躁动不安,而亚急性和慢性颅内血肿病人则少出现躁动。故对躁动病人一定要加以分析,既有可能是神志好转的表现,也有可能是病情恶化的先兆。临床观察要有正确的估计。如患者出现由清醒到躁动不安、嗜睡、浅昏迷、血压升高、脉搏缓慢有力、呼吸深慢等症状,应立即报告医生。如系颅内血肿,应立即快速静脉滴注脱水药物,及早手术清除血肿。另外,颅脑外伤患者出现躁动时,应注意观察有无阵发性剧烈头痛、频繁呕吐、进行性意识障碍、血压升高、脉搏洪大有力、呼吸深慢等早期脑疝症状。一旦出现上述征象,应立即快速静脉滴注脱水药物,留置尿管,并要用有明显刻度的容器测量尿量,测量的数字和时间必须详细记录,以了解脱水效果。保持呼吸道通畅,密切观察呼吸、心跳、瞳孔的变化,做好紧急的术前特殊检查的手术准备,并备好抢救用品。此外,还要除外因体位不适或膀胱胀满而引起的躁动。

### (六)生命体征的观察

迟发性血肿引起的颅内压增高和脑疝,均可导致生命体征改变。早期表现为收缩压增高、脉压差增大、脉搏及呼吸变慢。随着血肿扩大,颅内压继续增高,出现脉搏缓慢有力、血压升高和呼吸加深。当脑干功能趋于衰竭时,脉搏快而弱、血压下降甚至为零、呼吸慢而表浅,甚至胸腹式呼吸均近于消失,或出现潮式呼吸。此时,应严密观察生命体征变化。一般半小时观察一次,并做好抢救与插管的准备。此外,观察中还应注意有无低血压(多为多发伤病人失血性休克所致)存在。有人认为低血压引起的脑缺血缺氧在外伤性迟发性颅内血肿形成中起重要作用。因此如果存在低血压,应除外内出血,并及时治疗,纠正低血压,以减少迟发性血肿的发生。丘脑下部前部有散热中枢,如受损可出现高热,应及时用冰袋、电扇、空调等给予降温。亦可用冬眠低温疗法,冬眠期间应严密观察病情,注意生命体征及神经系统变化,1~2 h测血压、脉搏、呼吸、体温 1 次,并详细记录,警惕颅内血肿引起脑疝。

### (七) 骨窗张力的观察

病人术后每 15～30 min 观察骨窗张力 1 次。因每位护理人员对骨窗张力的大小感受略有差异,所以要定人定时观察,交接班时交接班双方应同时触摸骨窗,体会其大小,作为标准。张力逐渐升高,则疑有迟发血肿的发生,应及时复查 CT,及时诊断。有研究表明通过对骨窗张力的观察可使 40%～50%发生迟发性颅内血肿的患者避免再手术的痛苦,而通过快速及时地保守治疗使病情得以控制并达康复。

## 二、护理

### (一) 体位

对不同病情采取不同体位,有颅内压增高的患者,只要不是急性颅内压增高合并呕吐,不论意识是否清楚,都可采用头高位,给予床头抬高 15°～30°,头偏向一侧,有利于静脉回流减轻脑水肿,降低颅内压,增加肺部通气量,并可减少胃内容物反流呼吸道。患者意识不清伴有呕吐者或舌根后坠者,应采用平卧位,头偏向一侧,或采用侧卧位,以利于呕吐物和口腔分泌物的外引流。有脑脊液漏者应采用半卧位能明显减轻脑脊液漏。脑外伤伴休克或术后麻醉未清醒者应取平卧位

### (二) 呼吸道的护理

重度颅脑损伤患者以呼吸道的并发症最为多见,而且常常造成颅脑损伤患者死亡的主要原因,因此呼吸道的护理在整个颅脑损伤患者护理过程中占据非常重要的位置。常见的并发症为低氧血症和肺部感染。造成呼吸道并发症的原因很多,包括脑干损伤造成的呼吸中枢抑制,昏迷患者咳嗽和吞咽反射消失而导致的误吸,血液和异物造成的呼吸道梗阻,昏迷患者排痰功能障碍,颅内压增高引起的肺分流和微小肺不张,长期卧床造成的坠积性肺炎。主要是保持呼吸道通畅,及时吸除口腔及气管内分泌物,防止呼吸道阻塞。其方法是吸痰、舌根后坠可用舌钳将舌牵出或放置口咽腔通气管或气管内插管;必要时早期行气管切开术,并按气管切开术后常规护理。吸痰,因脑损伤而出现昏迷的病人,由于舌肌松弛、舌根后坠,咳嗽反射消失,下气道分泌物积滞,极易出现窒息和坠积性肺炎等并发症。因此在护理上应尤为注意,除应及时吸收痰液外,还应在病情稳定允许的情况下,协助病人翻身叩背,有利于痰液排出,保持呼吸道通畅,减少和预防并发症的发生。对缺氧状态严重,出现中枢性呼吸功能障碍的病人,应行呼吸机辅助呼吸。对持续昏迷,咳嗽能力减弱,继发呼吸道感染或呼吸道梗阻的病人,应行气管插管或气管切开术。

1. 气管插管的护理要求。① 随时检查导管插入深度,及时发现导管滑入支气管或脱出,导管要固定牢固,避免随呼吸运动上下滑动而损伤气管黏膜。② 头稍后仰,1～2 小时转动头部避免体表压伤及减轻导管对咽喉的压迫。选用比导管略粗的牙垫,避免病人将导管咬扁而发生意外。③ 若气管阻力大或气管过细,死腔量大,可把留在口腔外的导管剪除。④ 为防止气管套囊对气管黏膜的长时间压迫,每隔 3～4 小时将套囊气体放掉 3～5 分钟。⑤ 气管插管拔管后应密切观察病人有无会咽炎、喉痉挛等并发症,并给予吸氧,以防低氧血症。

2. 气管切开带呼吸机病人的护理要点。① 固定导管的纱布要松紧适当,以能容纳一手指为度。② 导管与呼吸机管道相连后适当支撑管道不要把重力压于导管,以免压迫气管而造成坏死。③ 导管气囊适当充气,既不漏气也不应压力过高而影响气管黏膜的血液供应。④ 雾化吸入4小时一次:药液为生理盐水250 mL+ 庆大霉素8万U+a-糜蛋白酶4000 U,于吸痰前后滴入气管,每次3～5滴湿化气道,以防痰液结痂,预防感染。⑤ 若使用金属带套管导管,其内套管消毒每4～6小时一次。切口周围纱布保持清洁干燥,每天换药一次,如有污染随时更换。⑥ 气管切开导管拔出后,应注意窦道分泌物的清除,经常更换纱布,使窦道逐渐愈合。

（三）口腔及眼的护理

对长期昏迷、鼻饲患者,每天用2%～3%硼酸进行口腔护理,保持口腔清洁、湿润,使病员舒适,预防口腔感染等并发症,每天口腔清洗消毒两次,张口呼吸者,可用湿纱布覆盖口唇,以保证吸入的空气湿润。眼睑不能闭合的病员,角膜可因干燥而易发溃疡,同时伴有结膜炎,应用红霉素眼油膏或盖凡士林纱布以保护角膜。

（四）鼻腔及外耳道的护理

颅底骨折造成的脑脊液鼻漏或耳漏时,应用无菌棉棒及时擦去血性液体,但不能用纱布或棉球填塞,也不可用生理盐水冲洗,可用无菌纱布置于外耳道或鼻腔外,浸湿后及时更换,同时采用半卧位。

（五）消化道的护理

昏迷三天以上的患者应给予鼻饲。由于病人长期不能进食,所以应给予高蛋白、高热量、高维生素、低脂肪、易消化的流汁食物,食物应每4小时由胃管注入,注入食物的温度不可过高或过低,过高可引起食道和胃黏膜烫伤,过低则引起消化不良性腹泻。

（六）尿路感染的预防

对于昏迷时间长、留置导尿的病人,要经常冲洗膀胱和清洗会阴部,防止逆行感染。

（七）褥疮的护理

要定时为病人翻身,在尾骶部和其他骨突出部位垫气圈和泡沫垫,经常按摩受压部位。对于尿失禁或出汗多的患者,要经常更换床单、衣服,保持平整、干燥。

（八）四肢关节的护理

由于活动少,容易发生肌腱、韧带退变和肌肉萎缩,关节日久不动也会强直而失去正常功能,所以护理病员时应注意保持肢体的功能位置,给病人按摩、帮助病人做肢体关节有规律的被动运动,保持关节正常的活动度和肌肉的张力,促进肢体的血液循环,增加肌肉张力,防止关节挛缩,帮助恢复功能,尤其避免足下垂的发生,必要时可穿带丁字架的鞋,每天规律地挤压腓肠肌,可预防下肢深部静脉血栓的形成。给患者做关节的被动活动时,力量不能太猛烈,也不能太大,应逐步增加力度和幅度。

（九）术前准备和术后护理

1. 术前护理。

（1）清醒病人,应做好解释工作,以消除恐惧及顾虑,以便病人配合医护人员。

（2）协助拍 X 线片或做 CT 检查。

（3）禁食，防止病人术中呕吐。

（4）按医嘱补液、输血、纠正休克，并备足术中输血量。

（5）做好必要的生化检查。

（6）备皮。应剃光全部头发，并擦净病人头面部血迹及其他污物。

（7）留置导尿管。

（8）按医嘱应用术前药物，做好药物过敏试验。

（9）颅内压高的病人，尤其是已发生小脑幕疝者，需加强脱水治疗，并给中、高流量氧气吸入。

（10）昏迷病人送手术室前，应将口腔、呼吸道分泌物吸尽，以防送手术室过程中分泌物阻塞呼吸道引起窒息。

2. 术后护理。

（1）严密观察意识、瞳孔及生命体征变化，每 30 min～1 h 观测 1 次。

（2）术后应将病人安置在有抢救设施的观察室内，或有监护设备的 ICU 病房内。

（3）术后体位：血压正常、神志清醒者，可抬高床头 15°～30°，以减少颅内充血及脑水肿。全麻未清醒者取平卧位，头偏向一侧，应有专人护理至清醒。

（4）密切观察有无术后颅内血肿征象。术后血肿多发生在手术后 6～24 h 内，因此，在此期间应严密监护。如有下列主要表现应考虑为术后血肿，应及时报告医生。① 剧烈头痛、频繁呕吐；② 术后清醒不久，又嗜睡、躁动或进入再昏迷；③ 一侧瞳孔散大，光反应迟钝或消失，特别是术后已缩小的瞳孔又再度散大；④ 有时伴有偏瘫和失语；⑤ 血压升高和脉搏缓慢。上述表现用一般脑水肿不能明确解释时，应特别注意。脑水肿一般在术后 2～4 d 达高峰，比血肿的症状出现较晚，因此，需与脑水肿相鉴别。疑有术后血肿时，应迅速做好再手术的准备。

（5）观察刀口渗血及渗液情况，注意有无脑脊液漏出，及时更换外表敷料，防止污染。

（6）保持呼吸道通畅，做好皮肤护理，防止发生褥疮。

（7）保持各种引流管通畅，严格无菌操作，防止逆行感染。

（8）合理营养、预防便秘。

（十）康复护理

当病人病情稳定，护理工作重点进入康复护理阶段。

1. 补充能量，促进机体康复。伤后一周内，由于病人病情不稳定，消化功能紊乱，不宜进食，或不宜正常进食，主要是通过静脉给予胃肠外营养，一周后，病人病情多开始稳定，能够进食，这时应遵循定时、定量、由少到多、由稀到干的原则。昏迷的病人可行鼻饲，每次鼻饲前要抽取胃液，观察其色、量及性状，鼻饲观察有无腹胀、恶心呕吐及大便情况。如出现腹胀、呕吐，抽出胃液为血性或解出大便呈柏油样，抽出胃内容物超过 150 mL，应立即禁食，并及时报告医生作相应处理。

2. 加强基础护理，预防并发症。颅脑损伤病人常有肢体活动受限伴有意识障碍，生活自理能力丧失或下降,机体免疫力减弱,极易并发褥疮和各类感染。因而决不能忽视基础护理。室内空气应保持洁净,减少探视,各种治疗护理操作要严格无菌操作。胃管、导尿管不宜留置过久,口腔护理每日晨、晚各一次。要建立翻身卡制度,定时翻身、拍背,本组46例死亡病例均于急性期死于脑疝、多脏器衰竭等,无一例死于康复期并发症。

3. 加强瘫痪肢体的功能锻炼。肢体功能锻炼的原则为:既要动静结合,筋骨并重,心身兼治,医患合作;又要方法有效,量力而行,循序渐进,坚持不懈。要注意床上被动功能锻炼,耐心地指导教会家属对病人完成患肢屈曲与伸展、内收与外展等动作。待拔除气管套管及胃管后,要抓紧下床活动,主动锻炼为主,被动活动为辅。

4. 综合康复训练。自理训练:给予高蛋白、高热量、高维生素等营养丰富的食物,同时鼓励病人在可能的情况下自己进食,自己刷牙,培养自信心。训练膀胱括约肌功能:给予持续夹管,定时放尿,以锻炼其收缩功能,为拔管做准备。在出院前将有关具体的护理理念,护理方法,作为出院康复指导的重要内容传授给病人及家属,充分调动病人及家属的积极性,增强康复欲望及自信,而不会延误康复治疗的时机,并及时从替代护理转变为自我护理。

### 三、颅脑损伤后各种病症的护理

1. 高热护理。颅脑损伤后患者常出现高热,对高热的患者要了解其发生的原因,根据病因进行治疗,同时给予对症治疗。颅脑损伤急性期或术后早期发热,由于脑外伤累及到体温调节中枢发生中枢性高热,加重脑水肿,还可加速脑脊液的分泌,使颅内压增加,体温如果高于40℃,会使体内各种酶类的活性下降,造成脑代谢降低甚至停止,降温可使脑细胞耗氧量减少,降低机体代谢,有利于脑细胞的恢复,主要靠冬眠药物加物理降温,同时给予皮质激素治疗,而感染所致的发热,一般来的较迟,主要表现为伤后5天以后主要靠抗生素治疗,辅以物理降温。应对症处理进行降温,降温方法常用的是药物降温和物理降温及两者结合。药物降温时应防止出汗较多造成虚脱。物理降温包括酒精擦浴,冰袋外敷,冰帽和降温毯。冰袋降温置放于颈部两侧、双侧腋下和双侧腹股沟区,放置时应用布袋包裹以防冻伤,目前冰毯已经广泛应用,但冰毯应用时需配合冬眠和肌松药物,因此需密切观察病人的呼吸和意识变化。

2. 癫痫的护理。癫痫小发作不需特殊护理,但须报告医生并在护理记录中记录发作的时间、次数和发作持续的时间。癫痫大发作时的护理重点是保持呼吸道通畅,防治误吸和窒息。大发作时护士应守候在病人旁边,将病人的头偏向一侧,上下白齿之间放置牙垫或纱布卷防治舌咬伤,呼吸停止时应辅助人工呼吸。应用药物治疗时,应观察癫痫的控制情况,并注意呼吸的变化。癫痫持续状态时应作为紧急情况处理,须立即通知医生,用安定、阿米托纳或硫喷妥钠静脉内用药进行控制,使用这类药物时推注速度一定要慢,以免引起呼吸抑制,用药过程中和用药后仍需密切观察生命体征的变化。

3. 躁动不安的护理。躁动不安在不同的病程中有不同的意义。颅脑损伤患者由清醒逐步变为躁动不安,常说明有颅内继发性病变引起颅内压增高,如颅内血肿或脑水肿。应及时告知医生，当然，在考虑颅内病变的同时尚应除外休克、尿潴留和缺氧等情况引起躁动的可能性。手术后病人由麻醉状态转变为躁动或由昏迷状态转变为躁动，常预示着病人病情好转。对躁动不安的患者要适当约束防止坠床或将一些重要的导管自行拔出。

（陈秀杰　张建美　张秀苇）

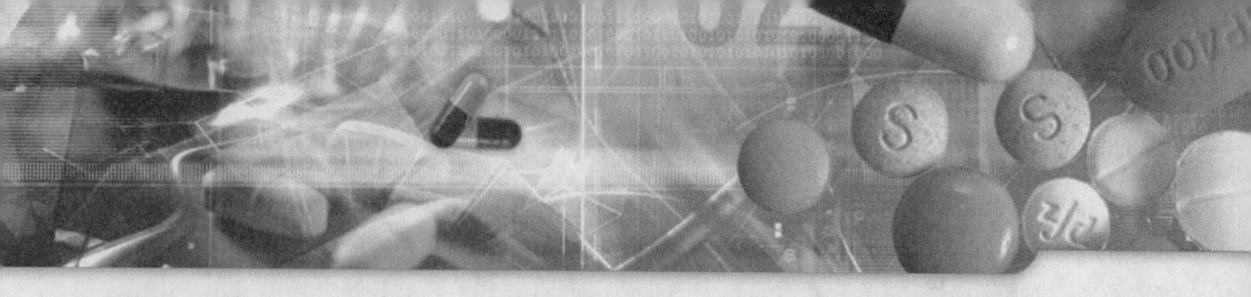

# 第四章 颅脑损伤合并伤及处理

## 第一节 腹部脏器损伤

### 一、脾破裂

脾是腹部内脏中最容易受损伤的器官，其发病率在开放性损伤中约为6%，闭合性损伤时约为25%。有慢性病理改变（如血吸虫病、疟疾、黑热病、传染性单核细胞增多症、淋巴瘤等）的脾更易破裂。从病理上，脾外伤分为三种：中央型破裂（破损在脾实质深部）、被膜下破裂（破损在脾实质周边部分）和真性破裂（破损累及被膜）等三种。根据损伤的范围和程度，也有将脾外伤进行不同的分级。脾包膜下和实质内血肿者，因脾包膜完整，出血量受到限制，故临床上并无明显内出血征象而不易被发现。若未被发现，可形成血肿而最终被吸收。但有些血肿（特别是包膜下血肿）在某些微弱外力的影响下，可以突然发生包膜破裂，导致诊治中措手不及的局面。这种情况常发生在外伤后1～2周，应予警惕。脾实质深处的血肿也可逐渐增大而发生破裂，少数可并发感染而形成脾脓肿。

临床所见脾损伤，约85%有脾包膜及脾实质破裂。破裂部位较多见于脾上极及膈面，有时在裂口对应部位有下位肋骨骨折存在。若破裂发生在脏面，尤其是邻近脾门者，有撕裂脾蒂的可能。这种类型的脾破裂，出血量大，病人可迅速发生休克，甚至未及抢救已致死亡。

脾破裂一经诊断，原则上应紧急手术处理。至于手术方式，因脾组织脆弱，破裂后不易止血、缝合或修补，故通常采用脾切除术。如脾裂口大而出血汹涌，可先捏住脾蒂以控制出血，然后快速清理手术野，改善显露，以便钳夹脾蒂。切忌在血泊中盲目钳夹。如果腹内确无其他脏器破裂，可收集未污染的腹内积血，过滤后进行自体输血。

近年由于对人体免疫功能的研究日益深入，有人主张以裂口修补术或脾部分切除术，以免日后招致严重的全身感染（以肺炎球菌为主要病原的暴发型感染），这些方法已有不少成功的报道，对于表浅或局限的脾破裂，可以考虑试用。对于某些破损严重而难以修补或保留的粉碎性脾破裂，有人主张将切除的脾切成小薄片，移植于大网膜囊内，总量约占原脾的1/3,以恢复脾功能。对于这类保脾手术的评价,在儿童中较为肯定;在成人,因暴发型感染的发病率不超过1%,实际价值尚无统一意见,对于轻度的单纯脾破裂,可以在严密的观察下进行非手术治疗。也有采用经腹腔镜止血或缝合裂口获得成功的报告。

## 二、肝破裂

肝破裂在各种腹部损伤中约占15%。一般来说,右肝破裂较左肝为多。与脾破裂不同的是,肝破裂后可能有胆汁溢入腹腔,故腹痛和腹膜刺激征较脾破裂病者更为明显。肝破裂后,血液有时可能通过胆管进入十二指肠而出现黑粪或呕血(即胆道出血),诊断中应予注意。肝外伤的病理分类:① 肝破裂:肝被膜和实质均裂伤;② 包膜下血肿:实质裂伤但包膜完整;③ 中央型裂伤:深部实质裂伤,可伴有或无包膜裂伤。肝被膜下破裂也有转为真性破裂的可能,但中央型肝破裂则更易发展为继发性肝脓肿。根据损伤的范围和程度,又将肝外伤分为六度,Ⅲ,Ⅳ,Ⅴ,Ⅵ度为严重的肝外伤。

(一)手术处理

1. 暂时控制出血,尽快查明伤情。一旦决定手术,应迅速剖开腹腔,争取控制出血的时间;手术切口应足够大,以便充分显露肝。进入腹腔后,往往由于出血汹涌,影响探查伤情。此时术者应迅速在肝十二指肠韧带绕一细导尿管或细的条带,将其缩紧,阻断入肝血流。同时,第一助手用吸引器将腹腔内积血吸尽。迅速剪开肝圆韧带和镰状韧带,在直视下探查左右半肝的脏面和膈面。需要指出的是,在探查过程中,一定要避免过分用力牵拉肝,以免加深撕裂肝上的伤口,造成更大量的出血。如果在入肝血流完全阻断情况下,肝裂口仍有大量出血,说明有肝静脉或腔静脉损伤。以纱布垫填塞伤口,压迫止血,并迅速剪开受伤侧肝的冠状韧带和三角韧带,显露第二或第三肝门,予以查清。然后根据肝受伤情况,决定选择何种手术方式。

在肝外伤的手术处理中,常温下阻断入肝血流是最简便、最有效的暂时控制出血的方法,临床上已广泛应用。在正常人,常温下阻断入肝血流的安全时限可达30分钟左右,肝有病理改变(如肝硬变)时,阻断入肝血流的时限最好不要超过15分钟。

2. 肝单纯的裂伤,裂口深度小于2 cm,可不必清创,予以单纯缝合修补即可。对于严重肝外伤,彻底清创和止血是手术的关键步骤之一。因为肝伤口处很可能有失活的肝组织,创口内可能有肝组织碎块或异物,伤口深处很可能有活动性出血等,若不予以彻底清创,清除失活的肝组织及异物,就有可能导致不良后果。清创时,通常在常温下暂时阻断第一肝门,然后用电刀切开损伤处创缘的肝包膜,用手指法断离失活的肝组织直至正常肝实质。清除毁损的肝实质后,可显露出肝断面处受损伤的血管及胆管,钳夹后予以结扎或缝合。较大的血管(门静脉、肝静脉)支或肝管损伤,用5-0无损伤针线缝合修补。解除肝门阻断,观察3~5分钟,确认已彻底清除及完全止血后,用一带蒂大网膜条填入肝创口内,再将肝创缘予以褥式缝合。

3. 如肝损伤严重,应作清创性肝切除,尽可能多地保留正常肝组织,以减少手术死亡率和术后并发症的发病率。

4. 纱布块填塞法仍有一定的应用价值。近年来的经验表明，在有些情况下，如由于医院的条件或技术能力等原因，不能对严重的肝外伤进行彻底止血手术者，为了尽快地控制肝创口出血，挽救病人的生命，此时应采用纱布填塞，可为转送上级医院争取再次手术赢得时间。又如，由于大量的失血及大量输入库存血，出现凝血机制紊乱，创面大量渗血而难以控制，此时应立即用纱布填塞压迫止血，终止手术。过去认为，为了防止继发感染，用于填塞止血的纱布应于术后3~5天内逐渐拔除。现在看来，这一期限太短，是拔除纱布后发生再出血的重要原因。作为填塞止血的纱布可在术后7~15天内逐渐取出。填塞纱布时，可在其周围放置2~3根引流管，以便及时将肝创面周围的渗出物排出，是防止局部继发感染的有效措施。

（二）非手术治疗

非手术治疗的指征：① 入院时患者神志清楚，能正确回答医生提出的问题和配合进行体格检查。② 血液动力学稳定，收缩压在90 mmHg以上，脉率低于100次/分。③ 无腹膜炎体征。④ B超或CT检查确定肝损伤为轻度（Ⅰ°~Ⅱ°）。⑤ 未发现其他内脏合并伤。在保守治疗过程中，还必须明确如下两点：① 经输液或输血300~500 mL后，血压和脉率很快恢复正常，并保持稳定。② 反复B超检查，证明肝损伤情况稳定，腹腔内积血量未增加或逐渐减少。但对非手术治疗指征不确切或把握性不大时，一定要慎用。

### 三、胰腺外伤

胰腺固定于后腹膜，背靠脊柱，前有腹壁、胃和横结肠，受伤的机会不多，因此胰腺外伤比较少见，既往占腹部外伤中的1%~2%。晚近由于交通事故增多，胰腺外伤有增加的趋势，占腹部内脏伤的8%~12%。常见的是飞轮、车把、汽车方向盘等突然撞击上腹部所致的钝挫伤。

1. 病因。胰腺损伤多见于上腹部闭合性的撞击伤和腹部开放性火器伤以及刀刺伤。

2. 病理。和其他部位的损伤一样，胰腺损伤可分为挫伤、撕裂伤、贯穿伤、横断伤。外伤性血肿和坏死。可在受伤的基础上继发胰腺炎或出血坏死性胰腺炎，据统计在1 576例胰腺损伤中有4%发生了"胰腺炎"。胰腺受伤后的炎性不同于胰腺炎，因此，不应混淆。有20%~80%的伤员血淀粉酶可以因炎性反应而升高。受伤的胰腺若未予处理可导致小网膜囊积液或积血，胰腺断裂若有胰导管破裂可导致胰瘘，因而它是胰腺外伤常见的并发症。因创伤而使胰腺组织失去生机甚至坏死，若未予清除可继发感染或形成脓肿。

3. 并发损伤。腹部开放性损伤并发的内脏损伤不同于闭合性损伤。开放性损伤多伴发胃和肝脏损伤，40%左右尚伴有大血管损伤，有时还伴有颅脑和胸部损伤。

4. 诊断。腹部开放性损伤需手术治疗者不存在诊断问题，腹部闭合性损伤应考虑到胰腺损伤的可能性。胰腺损伤2 h后血清淀粉酶可升高，然而胃肠道损伤穿孔时血清淀粉酶也同样升高，甚至高于胰腺损伤。当腹部闭合伤体征不明显而淀粉酶升高时，应予以谨慎观察并作腹腔灌洗。若腹腔灌洗液仍无阳性发现而仍疑有胰腺损伤时，可作B超或CT扫描检查，有时可获得阳性体征而确诊。当怀疑胰腺有损伤时应常规作B超检查，如有条件则可作 CT 检查。ERCP 虽可诊断胰腺损伤,若伤情严重多不能耐受此种检查。多数情况下在剖腹探查时才确定有胰腺损伤,因此探查时发现胃、肝、脾、十二指肠近端、空肠或肾脏损伤时若胰头部水肿、染有胆汁或胰腺周围有血肿应探查胰腺区域。探查要彻底就必须切开小网膜囊后检查胰腺头、体、尾部的前面,切开十二指肠外侧腹膜后探查胰头的后方,或切开胰腺的下缘将之翻起检查胰体尾部的后面,比较容易确定胰腺的断裂伤。探查有无主胰管损伤,胰腺创面有无胰液渗出以确定有无小胰管损伤。甚至有主张在难以确定胰管有无损伤的情况下,可切开十二指肠壁经壶腹插管作术中胰管造影。然而在紧急外伤的情况下作造影是否得当值得商讨。

5. 治疗。术中正确判断胰腺的伤情是决定如何处理的关键。胰腺伤面出血不多,但如伤及附近的大血管,如腹主动脉、下腔静脉、脾动静脉、门-肠系膜上静脉,则出血量多,需立即止血。一般均优先处理腹腔内其他脏器的损伤,胰腺损伤则留待最后处理。若断定无重要的胰管损伤,只需止血并放置引流。断裂较深的创面可予以缝合并放置引流。若胰腺横断而患者全身情况不允许作复杂手术时,仅放一引流条就可结束手术,术后发生胰瘘可择期再行处理。一般在损伤处留置双腔负压吸引管。胰腺特殊损伤的处理方法如下。

(一)胰腺横断

有多种方式的胰腺横断,常发生在上腹部钝性伤致前腹壁撞击到脊柱上。胰腺横断的典型部位是在胰颈部门-肠系膜上静脉的正上方或其左侧。手术探查发现胰腺断面组织毁损,主胰管断裂,而胰上、下缘则无多大损伤。胰腺组织可因遭受钝挫伤而失去生机而断裂。也可因遭利器戳割或火器射击而横断。处理的关键在于清创后引流胰液并预防胰瘘。胰腺若大部毁损则只有清除失去生机的组织或行胰大部切除术。因此,根据不同情况可采用下列各种方法:① 单纯引流术;② 空肠 Roux-en-Y 襻分别引流两断端;③ 缝合近断端,Roux-en-Y 襻引流远断端;④ 缝合近断端,切除横断段;⑤ 切除横断远段,Roux-en-Y 襻引流近断端;⑥ 吻合胰管留置支撑管,或用 T 形管支撑;⑦ 胰十二指肠切除;⑧ 全胰切除。

若胰腺未完全断裂而主胰管断裂,可只将创面与空肠襻行 Roux-en-Y 吻合。完全断裂的处理,则根据具体情况及术者的判断和经验选用不同的方法。最常用的方法是缝合近断端,而将远断端与空肠襻行 Roux-en-Y 吻合。主要的术后并发症是胰瘘(30% 左右),但都能经保守治疗而愈合。胰腺横断伤只有在伤员情况许可下才可行费时而精细的胰管端端吻合手术。

(二)胰腺、十二指肠联合损伤

伤情较轻者可分别用单纯缝合法修复。伤情较重者,十二指肠伤修复后切除胃窦按 Billroth Ⅱ 式法使之憩室化,然后根据具体伤情处理胰腺伤。此方法现已很少采用,20 世纪 70 年代 Graham 创导胃大弯切口缝合幽门作胃空肠吻合,使食糜经吻合口入空肠而避免刺激十二指肠。然后处理胰腺伤,此手术的死亡率约占 30%。第三种方法是分别修复胰头和十二指肠的损伤,用胃管作胃造瘘减压,再于近端空肠用两根胃管分别插入近、远两端,近端空肠造瘘管置入十二指肠减压,远端空肠造瘘管为滴注营养用。此法亦可取得相似的疗效。胰头十二指肠的严重损毁则只能行胰十二指肠切除术。严重的胰头十二指肠伤多伴有大血管损伤,因而残废率更高。

1. 并发症。

(1) 胰瘘:胰腺损伤经手术治疗有8%～20%并发胰瘘。多数患者经对症治疗而愈合。

(2) 急性胰腺炎:术后有4%～22%并发急性胰腺炎,出血坏死型需经再次手术治疗。

(3) 胰腺脓肿:胰腺因外伤而坏死并继发感染,若引流不畅可形成脓肿,B超或CT检查可以定位病灶。

(4) 假性囊肿:腹部钝挫伤波及胰腺若未经及时处理,可继发假性囊肿,发病率为2%～20%。

(5) 伴有大血管损伤或胰液外溢腐蚀大血管可发生大出血而致死。

2. 死亡率。单纯胰腺损伤的死亡率甚低。全身或腹部内脏多处伤的伤员多死于出血、休克、肾衰、成人呼吸窘迫症或腹腔感染。因此,胰腺损伤的死亡率可从5%到57%不等,根据1031例胰腺损伤伤员的死亡原因分析:死于出血9.7%、肺部并发症1.6%、出血坏死性胰腺炎1.1%、肾衰1.1%、颅脑损伤1%和感染2%。

### 四、十二指肠损伤

十二指肠位置较深,受伤的机会较少,仅占腹部外伤的3.7%～5%。但由于其周围关系复杂,生理学上又极为重要,一旦损伤,处理上常较其他脏器的损伤为难。

十二指肠损伤多发生于第二或第三部。十二指肠破裂后,可有胆汁流入腹腔而引起腹膜炎,故早期发现不难,一般不至耽误手术时机。如损伤发生在腹膜后部分,早期常无明显体征,以后可因向腹膜后溢出的空气、胰液和胆汁在腹膜后疏松结缔组织内扩散而引起严重的腹膜后感染,此时可逐渐出现持续而进行性的右上腹和腰背部疼痛(可向右肩和右睾丸放射),但并无腹膜刺激征。有时可有血性呕吐物出现。早期X线平片见右肾和腰大肌轮廓模糊。有时可见腹膜后有气泡;积气多时,肾轮廓可清晰显示。口服水溶性造影剂可见其外溢。直肠指检有时可在骶前扪及捻发音,提示气体已达到盆腔腹膜后组织。必要时可行CT扫描,以帮助诊断。

外科治疗。十二指肠损伤治疗成败的关键在于是否能早期手术治疗。临床上早期诊断本病比较困难,故此若有怀疑,应及时剖腹探查。剖腹探查必须采用完善的麻醉和良好的肌松弛。探查既要迅速、敏捷,又要仔细、全面。不能因有一阳性发现即终止或忽略对其他器官及十二指肠的探查。腹膜后血肿、胆汁染色和捻发音,是十二指肠损伤的典型表现。如术中仅发现腹膜后十二指肠周围有血肿,不能只满足于消除血肿,应仔细检查十二指肠、胰腺及肾脏等器官。十二指肠损伤常合并胰腺损伤,因此可切开十二指肠外侧后腹膜或横结肠系膜根部后腹膜,翻起十二指肠和胰头,以全面观察胰头前、后两面及十二指肠第二段,也能观察到门静脉和腔静脉有无损伤。同时必须切断屈氏韧带,以探查十二指肠第三、四段,此处的损伤常易漏诊。

十二指肠壁间血肿:如能排除十二指肠穿孔,也可采用保守治疗。方法包括胃肠减压,静脉输液全身支持,一般需治疗5天。许多病例通过保守治疗,血肿逐渐吸收,症状随之缓解。如梗阻症状持续存在,则仍须手术,方法有空肠造瘘或胃空肠吻合。

十二指肠破裂:十二指肠破裂的手术方法,取决于伤口大小和部位。小的破裂口可行缝合术修复。如系十二指肠第二段损伤,需加作胆总管切开,并放置T管引流至少2周。合并胆总管损伤者,须作胆总管空肠或十二指肠吻合。十二指肠裂口较大不能修补者,根据破裂的部位和肠管是否横断等,选用不同的修补术式,如对十二指肠第二、三段较大缺损而后壁完好者,可采取离空肠起始12~15 cm处,将远侧空肠袢经过结肠后与十二指肠裂口吻合,再将横断的近侧空肠端与距上述吻合口约40 cm处的空肠袢做端侧吻合术,即用Roux-en-Y吻合法修补裂口。治疗十二指肠破裂的任何手术方式,都应该附加减压手术,如经胃管、胃造口、空肠造口等行病灶近、远侧十二指肠的减压、以及胆囊造瘘或胆总管造瘘等,以保证十二指肠创伤的愈合,减少术后并发症的发病率死亡率。

十二指肠损伤合并胰腺损伤时,可采用十二指肠憩室化或胰十二指肠切除术。

## 五、小肠破裂

小肠占据着中、下腹的大部分空间,故受伤的机会比较多。小肠破裂后可在早期即产生明显的腹膜炎,故诊断一般并不困难。小肠破裂后,只有少数病人有气腹,所以,如无气腹表现,并不能否定小肠穿孔的诊断。一部分病人的小肠裂口不大,或穿破后被食物残渣、纤维蛋白素甚至突出的黏膜所堵,可能无弥漫性腹膜炎的表现。

小肠破裂的诊断一旦确定,应立即进行手术治疗。手术方式以简单修补为主。一般采用间断横向缝合以防修补后肠腔发生狭窄。有以下情况时,则应采用部分小肠切除吻合术:① 裂口较大或裂口边缘部肠壁组织挫伤严重者;② 小段肠管有多处破裂者;③ 肠管大部分或完全断裂者;④ 肠系膜损伤影响肠管血液循环者。

## 六、结肠破裂

结肠损伤发病率较小肠为低,但因结肠内容物液体成分少而细菌含量多,故腹膜炎出现得较晚,但较严重。一部分结肠位于腹膜后,受伤后容易漏诊,常常导致严重的腹膜后感染。由于结肠壁薄、血液供应差、含菌量大,故结肠破裂的治疗不同于小肠破裂。除少数裂口小、腹腔污染轻、全身情况良好的病人可以考虑一期修补或叫切除吻合(限于右半结肠)外,大部分病人均需先采用肠造口术或肠外置术处理之,待3~4周后病人情况好转时,再行关闭瘘口。即使采用一期修补或切除吻合术,也宜其近口侧进行造口术,暂时转移粪流并避免肠管膨胀,并在手术结束后即行肛管扩张,以保证其良好愈合。

(宋同勋 辛维栋 高 娜)

## 第二节　胸部损伤

### 一、概述

胸部损伤无论在战时或平时都很常见。平时胸部损伤多见于工矿、交通、建筑等事故中,如塌方、车祸、建筑物倒塌等,多为闭合伤。战时多为火器伤、刀刺伤,常为开放性,少数为爆震气浪的冲击伤。战时胸伤的发生率一般占伤员总数的6%～8%,而死亡率为5%～10%。住院死亡者多为复合伤,其中颅脑伤和腹内脏器伤是常见的合并伤和致死原因。近年来,随着医疗技术水平的不断提高和胸部损伤救治经验的积累,胸部损伤的治愈率已大大提高,死亡率逐渐降低。

（一）胸部损伤的分类

胸部损伤按其性质和伤情可分为闭合伤和开放伤两大类。胸部闭合伤的致伤原因包括挤压伤、摔伤、钝器伤及撞击伤等,多见于平时的损伤。轻者仅有胸壁软组织挫伤或单纯肋骨骨折;重者伴有内脏损伤,发生气胸、血胸、皮下气肿、纵隔气肿、创伤性窒息及外伤性膈疝等。爆震伤多见于战时,在陆地或水中,由于爆炸,形成强大的气浪或水浪,二者均能通过完整的体表而造成体内脏器损伤,如肺出血、肺水肿等。胸部闭合伤造成的肺脏、气管、食管破裂,产生内瘘,也可使胸膜腔与外界间接沟通。

胸部开放伤在战时常见,多为火器伤,亦有小部分是刃器伤。凡致伤物穿通胸膜腔或纵隔者,称为穿透伤;只穿透胸壁,而胸膜腔和纵隔未受伤者,称为未穿透伤。据伤道的情况又可将其分为贯通伤、盲管伤和切线伤三种。凡致伤物经过胸膜腔或纵隔又穿出体外,其伤道有入口又有出口者,称贯通伤。有入口而无出口者,称盲管伤。致伤物切过胸壁或胸腔的边缘部,形成的伤道呈槽状,称切线伤。

按受伤的器官和组织的不同,胸部损伤分为:① 胸壁、肋骨和胸骨的损伤;② 肺和支气管的损伤;③ 心脏和大血管损伤;④ 食管损伤;⑤ 胸导管损伤;⑥ 膈损伤。这些器官和组织的损伤常常不是单独存在,可同时有多种损伤。

（二）胸部损伤的诊断

胸部损伤,不论是何种性质或哪一部位,除特有的症状和体征外,往往有许多共同的临床表现,若对胸部损伤的诊断有一综合概念,在抢救时就能做到更为及时、正确、有效。

1. 病史。在全身各损伤中,胸部损伤占25%,因此,在处理损伤病人时,要经常想到胸部损伤的可能性。各种利器,如刀、子弹,各种暴力,如交通事故、高空坠落、重物撞击、高速运动时骤然减速、高空气体爆炸等,都可造成不同程度的胸部损伤。在老年病人,剧烈咳嗽、喷嚏、呃逆、呕吐后发生胸腹部疼痛和发热,或胸部手术后出现液气胸的症状和体征时,都要怀疑胸内脏器有损伤。

2. 休克。较严重的胸部损伤一般常伴有休克,同时可伴有呼吸功能障碍和其他部位的损伤,伤情往往严重而复杂。休克常是低容量性的,主要原因是大量出血或体液丢失;更重要的一条是由于胸膜和肺的损伤而引起的呼吸循环机能紊乱,叫做"胸膜肺休克"。休克病人表现为疲惫无力、烦躁、面色苍白或紫绀、手足发冷、呼吸浅快、心动过速,脉压变小、少尿或无尿。对此类伤员,除进行一般检查外,应首先检查心肺、纵隔及伤口情况,以便进行急救处理。经过积极处理而休克仍逐渐加重,要考虑是否有严重的胸内出血或全身复合性损伤。

3. 呼吸困难。多数有严重胸部损伤的伤员,都存在不同程度的呼吸困难。显著呼吸困难的主要原因:① 肺受压(气胸或血胸);② 支气管和肺泡腔阻塞(血液和分泌物)。上述两种情况往往同时并存。此外胸壁伴有骨折,在呼吸时产生疼痛,或由于胸壁软化引起反常呼吸运动,以及肺挫伤导致的肺出血、淤血或水肿,均能加重伤员的呼吸困难。

4. 急性损伤性呼吸功能衰竭。常在伤后24～48小时内出现。病人呼吸困难逐渐加重,紫绀,辅助呼吸肌强烈收缩,可有呼气性哮鸣等,但一般听不到罗音。实验室检查提示呼吸性酸中毒,动脉血酸碱度降低,二氧化碳分压升高,氧分压下降,中心静脉压降低。X线胸部平片显示双侧肺野散在片状浸润阴影。呼吸窘迫综合征在治疗过程中往往因感染、脂肪栓塞,大量输注库存血和输液过量而进一步加重。早期诊断有助于预防和治疗,并能明显降低死亡率。

5. 咳嗽、咯血。这是支气管和肺损伤的一个可靠征象。

6. 气胸。气胸的症状和体征随性质和程度而异。小量闭合性气胸,一般无自觉症状。较大的气胸可引起胸闷和呼吸困难。检查时,气管和心脏向健侧移位,伤侧叩诊呈鼓音,听诊呼吸音减弱。皮下气肿是损伤性气胸的常见体征,一般出现于伤口周围。

7. 血胸。小量血胸可以没有症状和体征,中度以上的血胸可产生休克,肋间隙饱满,叩诊呈实音,听诊呼吸音减低。X线检查和诊断性胸腔穿刺,可进一步确诊。

8. 皮下气肿。空气可从肺、气管和食管的裂口进入。当肺和胸膜有粘连时,空气可直接侵入胸壁皮下组织。

9. 浮动胸壁。由于多根多处肋骨骨折或合并胸骨骨折,胸廓的一部分发生反常呼吸运动,在吸气时内陷,呼气时外凸,出现显著的呼吸困难和紫绀。若同时伴有胸内器官损伤,则情况更为紧急。

10. 伤口和伤道。从伤口的外观和位置,一般可以推断伤情。尤其是贯通伤,根据入口和出口,可以判断伤道的径路及可能受伤的器官。检查时亦应注意受伤时伤员的体位和姿势,因为胸部皮肤可能由于体位的不同和上肢的举落而变动位置。此外,有否开放性气胸或活瓣作用,以及出血、骨折等,均可通过伤口直接进行观察和检查。

对所有胸部损伤的伤员。除了做详尽的胸部检查外,还要注意身体其他部位的检查,注意受伤部位邻近器官有无复合伤,特别是颅脑、颈部、腹部脊柱和四肢。要注意伤员的神志、呼吸、脉搏和血压变化。在有X线设备及伤员伤情许可的情况下,均应采用X线透视和拍摄胸位X线片或CT检查。对血胸、胸腔积液和脓胸等,应做胸腔穿刺,以证实临床诊断,并参照胸液的检查情况,决定处理方案。

(三)胸部损伤的处理

胸部损伤的经过和处理,大致可分三个阶段:早期、中期和晚期。伤后第1周为早期,自第1周末到第3个月为中期,第3个月以后为晚期。虽不能机械地截然分开,但在不同时期有不同的特点，故分期对于胸伤的处理有重要意义。

胸伤早期：主要是纠正呼吸和循环功能紊乱，及对休克和胸腔脏器严重损伤的处理。

胸伤中期：主要问题是防治并发症，尤其是感染，如肺炎、脓胸或脓毒血症等。

胸伤晚期：主要问题是处理并发症和后遗症，如慢性脓胸、胸内异物、支气管胸膜瘘等。

严重的胸部损伤，有些立即出现危急情况，必须紧急处理；有的在早期临床表现并不明显，若诊断处理不当，则后果极其严重。因此要特别强调胸部损伤的早期处理。

1. 休克的处理。胸部损伤后发生休克，原因错综复杂。由于胸膜和肺部神经受刺激，可引起反射性呼吸和循环生理失调；由于血胸、气胸压迫引起肺萎陷，或支气管、肺泡被血液浸润、堵塞；纵隔摆动造成回心血量减少；体内、体外大量失血导致血容量减少等，可造成一系列病理生理紊乱，因此胸伤后的休克往往特别严重，必须根据具体情况，采取有效的防治措施。

处理胸膜肺休克，首先要阻断对胸膜和肺的刺激因素，如采用肋间神经阻滞；同时必须纠正胸腔的病理状态，如封闭开放性气胸。对张力性气胸或血胸，采用穿刺或肋间插管闭式引流进行紧急减压。棉垫加压包扎，稳定胸壁反常运动。输血、输液是抗休克的主要措施之一，既要补足血容量，又不能过量，以免引起肺水肿，加重心脏负担。在早期救护时，应用吗啡止痛镇静是必要的，应及时而充分。处理低血压应多从临床病理方面分析，不可单纯依靠肾上腺素、多巴胺等维持。

清理呼吸道之后，使用氧气疗法。自主呼吸困难者，可行气管插管或气管切开进行供氧和辅助呼吸。

2. 保证呼吸道通畅。严重的胸部损伤，呼吸道内常有血液、分泌物、泥水等淤积，易致呼吸道阻塞，必须及时处理，以保证呼吸道通畅，否则将很快发生缺氧、肺不张和感染，导致呼吸衰竭。根据病情可采取以下措施。

（1）辅助排痰：如有肋骨骨折，可用胸带包扎。减轻疼痛，并给予适当的止痛药，即可减轻呼吸困难。鼓励伤员咳嗽，自行排痰。

（2）鼻导管吸痰法：气管、支气管内有分泌物淤积，伤员不能咳出。引起缺氧者，可间断用鼻导管吸痰。

（3）气管镜吸引：支气管内分泌物多，经以上处理无效，X线检查有肺不张，伤员明显缺氧，应及时采用气管镜或纤维支气管镜吸痰。吸痰后可注入适量抗生素和麻黄素，收敛支气管黏膜，扩张支气管，以利排痰。

（4）气管切开术：严重胸伤病员，呼吸道分泌物多，呼吸困难，高度缺氧，应及时进行气管切开。对于气管切开的病人，要按照气管切开的常规进行护理。

3. 浮动胸壁及反常呼吸的处理。由于多根多处肋骨骨折或合并胸骨骨折，胸廓的一部分发生浮动，形成反常呼吸运动，在吸气时内陷，呼气时外凸，临床表现为显著的呼吸困难及紫绀，急救处理，一般采用棉垫加以中等压力包扎，以减少反常呼吸的范围。

4. 气胸、血胸的处理。气胸、血胸常同时存在。若气、血量不多，肺萎陷在30%以下，病人呼吸困难不重者,可以观察1～2天,如积气、积血较多,且有张力,则应立即胸腔穿刺减压,抽除胸腔内积气积血;如仍不能解决问题,可能是持续性漏气或胸内出血,须做胸腔闭式引流或考虑开胸手术处理。

5. 开胸手术处理的指证。胸伤病员,经过一般处理大多数可以顺利恢复,只有少数(约占1/3)需要紧急开胸手术。对于急症手术的决定,既要当机立断,以免延误时机,造成不良后果,又要避免不必要的开胸手术。因此,要进行仔细的检查和充分的讨论。符合以下情况者,须行紧急手术。

(1)胸腔内活动性出血。
(2)张力性气胸与支气管断裂。
(3)肺广泛裂伤、异物存留与大咯血。
(4)心脏、大血管损伤。
(5)膈肌破裂,食管破裂。

## 二、肋骨骨折

肋骨骨折在胸部损伤中最为常见。骨折的部位与胸壁的结构和外力作用的方向有关。第4～10肋较易骨折;第1～3肋较短,且有肩胛骨和锁骨保护,不易骨折;第11～12肋骨前端游离,亦不易骨折。儿童和青年时期,肋骨富有弹性,不易折断;在成年及老年人,肋骨逐渐失去弹性,肋软骨也常有骨化,容易发生骨折。肋骨骨折可分为闭合性骨折和开放性骨折两种。折断的肋骨可为单根或多根,每根肋骨又可有单处或多处骨折。

1. 病因。肋骨骨折一般均为外来暴力所致。骨折部位可以发生在暴力打击处,称直接暴力骨折;也可发生在暴力作用以外的部位,称间接暴力骨折。

(1)直接暴力骨折。如硬物撞击胸壁,使肋骨在受伤部位向内弯曲而折断,骨折端易向内移位,刺破胸膜或肺组织,产生气胸或血胸。

(2)间接暴力骨折。胸廓前后方受暴力挤压,肋骨过度向外弯曲,往往引起肋骨中段折断。如挤压伤、坠落伤所致的肋骨骨折。此种骨折常在肋骨角一带折断,且易多发。亦有暴力打击前胸而后面骨折,或暴力施于后面而前面骨折的病例。老年人胸部肌肉急剧而强烈地收缩,如咳嗽、喷嚏时,亦可造成骨折。

2. 病理。肋骨的上下缘均有肋间肌附着,一根或多根单处骨折后,其上下均有完整的肋骨支持着胸廓,骨折移位一般不多见,对呼吸功能影响不大,但在多根双处或多处骨折,折断的肋骨前后端均失去支持,该部胸壁软化,在吸气时,胸腔内负压增加,软化部分向内凹陷;呼气时,胸内负压减小,该处胸壁向外凸出,与其他部位的胸壁运动方向相反,称之为反常呼吸运动或矛盾呼吸运动。同时,由于创伤和骨折,引起剧烈疼痛,严重地限制胸廓活动的幅度。此种病理改变对呼吸影响很大,并且这种损伤常伴有不同程度的肺挫伤,容易导致呼吸衰竭。

骨折断端刺破胸膜或肺组织,可产生气胸、血胸,出现皮下气肿和咯血等临床表现。疼痛使伤员呼吸短促,不敢咳嗽、咳痰,使呼吸道分泌物滞留,易引起肺炎和肺不张。

3. 临床表现。肋骨骨折最显著的症状是局部疼痛,深呼吸、咳嗽和喷嚏时疼痛加剧。骨折端刺破肺组织可发生咳血,但一般咳血量不多。除多根肋骨骨折外,一般无呼吸困难和紫绀。如出现上述症状,多因支气管阻塞引起肺不张,或伴有肺撕裂伤、支气管断裂等其他损伤。在受伤后1~2天,若呼吸困难和紫绀逐渐加重,要警惕创伤后急性呼吸衰竭的发生。

检查时,肋骨骨折部位有疼痛,即用双手挤压前后胸时,骨折部位有疼痛。扣诊可发现骨擦感。在多根多处肋骨骨折的病人,骨折区的胸壁扁平,失去正常的弓状形态,吸气时凹陷,呼气时凸出。

4. 诊断。有胸部损伤病史,并有局部疼痛和压痛,应想到肋骨骨折的可能性。挤压胸廓前后部而侧方有胸痛,如有局部肿胀和骨擦音,诊断更易确立。但应与胸壁软组织挫伤相鉴别。

胸部X线检查不但可以了解肋骨骨折的部位和数目,而且可以察看有无气胸、血胸并发症或胸内其他脏器损伤。但应注意,无移位的肋骨骨折,特别是肋骨和肋软骨交界处的骨折,在X线片上常不易看出。

5. 治疗。

(1) 闭合性单处肋骨骨折的治疗。此类肋骨骨折,多无显著错位,且能自行愈合,其治疗原则一是解除病员的疼痛,二是防止和处理肺部并发症。治疗的关键在于止痛,可用胶布固定胸壁或普鲁卡因封闭有关的肋间神经。上3条肋骨骨折,因活动度小,疼痛轻,一般不需要固定。自第4肋骨以下,肋骨活动度较大,骨折后应予以固定。

半环式胶布固定胸壁法:用宽5~7 cm的胶布条,于呼气之末,自脊柱向前贴在骨折部的胸廓上,前端超过胸骨中线。上一条遮盖下一条的1/3,自下而上呈叠瓦状。粘贴范围包括断肋上下各两条肋骨。固定时间一般为两周。此法虽延用多年,但缺点是固定不完全,病人深呼吸及咳嗽时仍有疼痛,现已很少采用。

(2) 开放性单处肋骨骨折的治疗。开放性肋骨骨折,无论单根或多根,均用进行彻底清创,切除挫伤严重的胸壁软组织,清除异物和碎骨片。若有尖锐的骨折断端,应切除一小段,以防骨端摩擦疼痛,但要注意保留骨膜。胸壁软组织要按层逢合。在清创的同时,必须仔细观察有无胸膜及胸内脏器损伤,如有胸膜损伤,应行胸腔闭式引流以免形成脓胸。

如有多根肋骨骨折,应选择中央的一根肋骨用不锈钢丝在骨折端做内固定。术后需给予大剂量抗生素控制感染。

(3) 多根多处肋骨骨折的治疗。多根多处肋骨骨折时,胸壁产生反常呼吸运动,形成浮动胸壁,需要积极妥善处理,否则易导致严重呼吸功能衰竭。① 包扎固定法:以厚敷料垫盖在骨折部位的胸壁上,以中等力量压紧,再用宽胶布固定,并用绷带或胸带捆扎。② 骨折内固定法:将靠近后部的两肋骨骨折端分别钻洞,用不锈钢丝扭紧,或用钢板、螺丝钉固定。③ 悬吊牵引法:以巾钳或不锈钢丝绕过折断的肋骨,用绳牵起,悬吊在床架的固定滑轮上,坠以重物做牵引。用这种治疗,病人需卧床1~2周,易导致全身其他并发症,且不易防止发生急性呼吸功能衰竭。④ 胸壁外固定牵引法:在浮动胸壁中央选择一根下陷的肋骨作牵引点,局部用 0.5％普鲁卡因浸润麻醉,然后以消毒的肋骨牵引钩沿肋骨上缘刺入皮肤,贴紧肋骨的胸膜面,绕过肋骨并将其钩住,轻轻提起,固定在牵引架上,调节螺丝松紧度,使胸部复原。

胸壁外固定牵引能迅速改善呼吸功能,应尽早应用。外周固定牵引架,要安放在胸壁合适的部位,并选择好支撑点。固定牵引后,伤员可以被搬动并及早下床活动。一般固定4～6周,待骨痂形成后即可拆除。

气管切开术应尽量避免。但病人如有严重全身性损伤、缺氧、呼吸、循环功能不稳定或双侧胸壁挫伤,必须给予辅助呼吸时,可在术毕拔除气管插管前做气管切开,连接人工呼吸器。

### 三、损伤性气胸

胸部损伤约 60％可发生气胸,而且常伴有血胸。肺、支气管、气管、食管破裂,肋骨骨折刺破肺组织,以及刀、子弹、弹片或其他锐器由皮肤穿破胸壁和胸膜造成的损伤,都可能发生气胸。按病理生理变化的不同,气胸可分为三类:① 闭合性气胸,即胸膜腔与外界大气不相通,空气由胸内器官裂口进入胸膜腔,但通道已闭塞;② 开放性气胸,即胸膜腔与外界大气直接沟通;③ 张力性气胸,即损伤后的通道组织,有活瓣作用,空气能进入胸膜腔但不能完全排出,致使胸膜腔压力不断增高。

（一）闭合性气胸

1. 病理生理。胸部受伤时,肺组织破裂,气体自裂口进入胸膜腔,形成气胸。若胸膜腔仅存有少量气体,胸内压仍可低于大气压。由于气胸的存在,肺部分萎陷,肺表面裂口可自行封闭而停止漏气,胸内气体逐渐被吸收,最后胸内压力恢复正常,肺乃复张。

2. 临床表现。病人的自觉症状随气胸的程度而定。小的气胸可无症状,有的患者仅有胸痛、胸闷、胸部紧迫感等。患侧听诊呼吸音减弱,叩诊呈鼓音。X线检查可见气胸及部分肺萎陷。若胸腔内气体较多,占胸腔的 1/3 或 1/2 以上,患者可有剧烈胸痛、气短等症状。检查可见气管及心浊音界偏向健侧。伤侧叩诊呈鼓音,呼吸音减低。若伴有血胸,可听到击水音。

皮下气肿是气胸常见的伴随体征,一般可在受伤区触及捻发感。如伴有气管、支气管、食管破裂,可出现纵隔气肿和颈部皮下气肿。

3. 诊断。 根据受伤史、症状、体征,其诊断不难确定。X线检查可以明确气胸范围、肺萎陷和纵隔移位的程度。

4. 治疗。闭合性气胸一般不要特殊处理,数日后气体可自行吸收,恢复正常。若余气超过 30％,吸收较慢,可以穿刺抽吸,以保证肺及时复张。有时胸腔内气体较多,占胸腔的1/3 或 1/2 以上,可以做胸腔穿刺抽气或经肋间闭式引流。

（二）开放性气胸

胸壁有伤口,胸膜腔通过伤口与外界相通,空气随呼吸运动经伤口自由出入,称之为开放性气胸。

在胸部损伤中,开放性气胸极为严重,是胸伤早期死亡的主要原因之一。

1. 病因。胸部开放性损伤所致的开放性气胸,多见于战时,常为火器伤,如枪弹或弹片伤。平时所见者,多为刀、锥等锐器穿刺伤,少数为交通、工矿等意外事故造成的胸部组织撕裂、缺损所致。枪弹伤可为贯通型或盲管型,有时可伴有胸腔脏器损伤和大出血。

2. 病理生理。由于胸壁伤口与胸膜腔相通,空气随呼吸运动经伤口自由出入,使呼吸循环功能受到严重影响。主要有三个方面。

（1）伤侧胸膜腔负压消失。伤侧胸膜腔开放,外界空气进入,负压消失,伤侧肺被压缩萎陷,丧失气体交换功能。同时,纵隔向健侧移位,致使健侧肺扩张受限,功能不全。由于胸腔内负压消失,回心血量和心输出量减少。

（2）纵隔摆动。伤侧胸膜腔内压力与大气压相等,而健侧胸腔仍保持负压。吸气时,大量空气经伤口进入胸腔,伤侧肺完全萎陷。纵隔移向健侧;呼气时两侧压力差变小,纵隔又摆回原位。这种伴随呼吸运动的纵隔摆动,不仅妨碍上、下腔静脉的回心血流,同时也刺激肺门、纵隔的神经,容易导致休克。

（3）呼吸气体的变化。伤侧肺萎陷,使肺动脉血未充分氧合就回流到左心,致动脉血氧分压及饱和度下降。呼气时,健侧肺内气体大都呼出体外,同时亦有一部分进入伤侧呼吸道内;吸气时,健侧肺内扩张,吸入的空气不仅来自外界,也有一部分来自伤侧呼吸道内含氧量较低的空气,时间稍久即可造成缺氧、紫绀及严重的呼吸困难。

3. 临床表现与诊断。胸部外伤后,病人表现呼吸困难、紫绀,呈休克状态。体格检查见胸壁有开放伤口,随病人呼吸可听到空气出入伤口的"嘶嘶"声。伤侧叩鼓音,听不到呼吸音,气管、心脏都向健侧移位。

4. 治疗。开放性气胸一经诊断,必须立即处理,以挽救伤员的生命。

（1）急救处理:迅速封闭伤口,使开放性气胸变为闭合性气胸,然后再按闭合性气胸处理。用大块凡士林油纱或无菌纱布、棉垫等在深呼气之末填塞或遮盖伤口,外加纱布固定,勿使漏气。有呼吸困难时,要做胸腔穿刺减压。若有条件,可给予氧气、抗生素和止痛剂,争取时间转送医院。

（2）手术处理:开放胸伤的伤口处理愈早愈好。早期处理,可以大大地减少并发症。处理愈晚,并发症(如脓胸)愈多,死亡率愈高。手术主要是对伤口进行早期彻底清创,闭合胸壁伤口,或修补缺损。

（三）张力性气胸

1. 病因与病理。气体来源于较大较多的肺裂伤、支气管裂伤或食管裂伤。裂口与胸膜腔相通,且形成活瓣。当吸气时,肺内压力增高,活瓣开放,空气进入胸膜腔;呼气时活瓣关闭,空气不能排出。胸膜腔内气体不断增加,压力逐渐增高,形成张力性气胸。

2. 临床表现与诊断。病人受伤后短时间内即有显著的呼吸困难,紫绀,甚至休克。缺氧严重者,烦躁不安甚至昏迷。常伴有皮下气肿及纵隔气肿。伤侧胸壁饱满,呼吸运动显著减弱,气管、纵隔向健侧移位,伤侧叩鼓音,心脏浊音界移向健侧。听诊呼吸音消失。胸腔穿刺时,穿刺针一进入胸腔,针栓即被顶出。抽出大量气体后,短时间内张力性气胸又会出现。胸部 X 线检查,可见胸腔内大量气体,肺完全萎缩,纵隔显著移位。有的可同时伴有血胸。

3. 治疗。张力性气胸的治疗原则是迅速排出气体,降低胸膜腔内压力,解除对肺和纵隔的压迫。

(1)现场急救:用大号注射针头刺入胸腔,再用橡皮管连接于水封瓶。使胸内积气持续排出。

(2)转运伤员:插入胸腔穿刺针,尾端加一橡皮手指套,指套顶端剪一小口。在呼气时小口开放,气体外逸,吸气时橡皮指套闭合,外界空气不能进入胸腔,可逐渐将胸内气体排出。同时抓紧将伤员转送上一级医院。

(3)肋间插管闭式引流:若经肋间穿刺虽有大量气体逸出,但气胸一时得不到控制,则应在前胸第 2 肋间隙安置胸腔闭式引流管。多数选用弹性较好的蕈头导管作引流管,再连接于水封瓶,闭式引流可将气胸张力解除,3~7 日排气多停止,若经胸部 X 线检查肺已复张,则可拔除引流管。

若闭式引流后仍有大量的气体或新鲜血液持续排出,则可能有支气管断裂或肺广泛裂伤,应积极准备开胸探查。对火器、刃器胸伤合并的张力性气胸,除按上述方法排气减压外,还必须清创包扎。

## 四、血胸

1. 病因。在胸部损伤中,血胸的发生率很高,特别是血、气胸,发生率可高达 75%,其中单纯血胸占 15%。血胸的血液来源有三:一是心脏及胸内大血管破裂;二是胸壁血管,如肋间动脉、胸廓内动脉损伤;三是肺组织破裂出血。致伤因素可能是刀、子弹、弹片等,也可由于肋骨骨折端刺破胸膜和肺组织所致。

2. 病理生理。血胸的来源不同,其预后也不一样。心脏和大血管损伤,病人多死于现场。临床常见的血胸,多为肺及胸壁血管损伤所致。肺组织出血,多可自止;胸壁血管出血,则不易自止。血胸的严重性,既在于急性失血,也在于胸腔内血液积存,产生和气胸类似的呼吸循环机能紊乱。小量血胸,积血量在 500 mL 以下,X 线可见肋膈角变钝,病人可无明显压迫或失血表现;中量血胸,积血量在 1 000 mL 左右,X 线可见阴影达胸腔中部,病人可有明显的失血性休克和胸内压增高的症状;大量血胸,积血超过 1 500 mL,甚至填满整个胸腔,病人感严重胸闷、胸痛、呼吸困难,呈重度休克。血胸可因细菌感染而发生脓胸,有的还可同时发生胸壁蜂窝组织炎。

血胸经过一定时期,由于积血刺激胸膜,产生渗液,渗出的纤维素覆盖于胸膜上,形成凝固性血胸,可使肺的呼吸功能减弱。

3. 临床表现。血胸症状因出血量的多少而不同。小量胸膜腔积血常无自觉症状,只能在 X 线检查时发现。中等量或大量血胸,则有急性失血和休克的表现,病人面色苍白、气促、口渴、呼吸表浅;脉搏细弱、血压下降。积血压迫肺或纵隔,使健侧功能和静脉回流受到影响,病人可有呼吸困难及组织缺氧的各种表现。

病人体温正常或有低热,如白细胞计数增高和有高热,应怀疑血胸并发感染的可能。

检查时,若为大量积血,则肋间隙饱满,叩诊呈实音。如有气胸同时存在,则上胸部叩鼓音,而下胸部呈实音。听诊时呼吸音减低或消失。如出血为进行性,上述症状和体征将逐渐加剧,这时要特别警惕有否心脏及大血管破裂,必须做好紧急手术探查的准备。

4. 诊断。病人有外伤史,查体有胸腔积液的体征,应首先考虑血胸的诊断。

X线检查时,如只有少重积血,可见肋膈角消失,下胸部不清楚;有大量血胸时,伤侧呈现一片较密而均匀的阴影,纵隔被推向健侧;有气胸和血胸同时存在时,可见到液平面。

胸腔穿刺抽液不仅可以确立诊断,并且可进行化验检查。每次胸腔穿刺液都应作涂片、细菌培养和药敏试验,以获得更为可靠的诊断依据,并作为选用抗生素的参考。

5. 治疗。

(1) 单纯性血胸或血气胸的治疗,主要采用胸腔穿刺,抽除胸腔内积液和积气,使肺迅速复张。

(2) 进行性血胸,应在输血补充血容量抗休克的同时,立即作剖胸探查的准备,及时手术止血。

(3) 有感染的血胸应及时作胸腔闭式引流术。

(4) 机化性血胸,胸膜外有增厚的纤维层形成,应采用手术方法,切除纤维层—纤维层剥脱术。手术的时间以伤后4~6周为宜。

## 五、肺挫裂伤

### (一) 肺挫伤

胸部挤压伤、爆炸伤、火器伤等常合并肺挫伤,挫伤的程度决定于暴力的大小。轻度肺挫伤为局限性肺组织毛细血管损伤破裂,只需要适当休息和给予止痛剂,还可以抗生素预防感染,鼓励病人咳嗽、咳痰,待病灶自行吸收。大多在2~3天内胸痛减轻,咯血停止。

严重的肺挫伤常造成两侧广泛出血性肺实质病变,病人可出现咳嗽、咯血、呼吸困难甚至紫绀。患者由于疼痛而呼吸受限,不敢用力咳嗽,气管、支气管内的分泌物和血液排泄不出,造成支气管阻塞、肺不张、肺炎及肺化脓症等并发症。胸部X线片显示一叶、一侧或两肺广泛均匀实变阴影。

治疗措施如下。

1. 病人取半坐位,保持安静。止痛药可用盐酸哌替啶。
2. 辅助咳痰,雾化、湿化吸入,氧气吸入,支气管内吸痰,保持呼吸道通畅。
3. 应用止血药。
4. 对双侧肺均有挫伤,下呼吸道血液及分泌物潴留,严重呼吸困难者,应尽早行气管切开,清理呼吸道,辅助呼吸。给予碱性药物,纠正呼吸性酸中毒。
5. 有心力衰竭者,给予强心药物。
6. 单侧肺叶严重挫伤,特别是火器伤者,保守治疗无效,应开胸探查,切除损伤严重的肺叶。

## （二）肺裂伤

胸部挤压伤时，肺实质深部可发生裂伤，而肺表面尚属完整，因而在肺实质内有出血、积气，形成肺内血肿或肺内创伤性囊肿。然而，常见的肺裂伤往往同时伴有小支气管破裂和肺表面破裂，合并血气胸。

肺裂伤病人常有严重胸痛、咯血、呼吸困难。合并血气胸或张力性气胸者，出现严重呼吸困难，烦躁、紫绀、休克等。

胸部 X 线片显示肺的一叶、一侧或两侧有广泛片状或块状阴影，或呈张力性空洞阴影，同时可伴有气胸或液气胸。

小的肺血肿或创伤性肺囊肿，常在伤后 10 天左右被吸收。病变较大者也在伤后 3 个月内自行吸收，肺功能不受影响。在抗生素治疗下，一般很少感染。合并血气胸者，经闭式胸腔引流也能很快恢复。但是，肺内血肿伴有异物存留时，可形成肺脓肿，肺囊肿可发生感染，形成支气管胸膜瘘及脓胸。

肺裂伤所致的肺血肿和肺囊肿，若出现长期持续咯血、感染及其他并发症，应考虑开胸探查，清理病灶或行肺叶切除术。

## 六、创伤性湿肺

### （一）病因与病理

胸部损伤时，肺和支气管受到损伤，胸壁损伤引起神经反射作用，毒气、蒸气吸入，均可造成创伤性湿肺。其病理变化为广泛小支气管痉挛，支气管和肺泡分泌物骤然增多，造成末梢支气管和肺泡内分泌物潴留。加之局部毛细血管通透性增加，引起组织间水肿，使肺通气面积减少，通气功能障碍，继发肺炎、肺不张，严重者可危及生命。

### （二）临床表现与诊断

病人有胸部外伤史，表现为呼吸困难，痰多且不易咳出。呼吸困难的程度依湿肺的范围大小而异，轻者有胸痛、憋气，重者极度呼吸困难和紫绀，并出现喘息样呼吸。由于缺氧继续加重，病人呼吸急促，烦躁不安，出现濒死挣扎，频繁咳嗽，吐大量泡沫或黏液样痰。若并发感染，则痰液呈脓性并混有血液。听诊可闻及肺部哮鸣音或粗糙的痰鸣音，严重者有大片水泡音。

X 线检查可见小块肺实变、炎性浸润及大片肺不张。也可伴有胸腔积液、气胸或液气胸。

### （三）预防与治疗

胸部损伤后有并发创伤性湿肺的可能者，应使病员经常翻身，鼓励咳嗽及深呼吸。咳嗽时，医护人员要用手按压固定伤员胸壁，以减轻因咳嗽而引起的疼痛。禁用吗啡、可待因类镇痛药，以免抑制咳嗽和呼吸，加重呼吸道梗阻。安定、鲁米那等药物对消除精神紧张和镇静有一定的作用，可适当应用。

若合并多发性肋骨骨折，应及时用胶布固定胸壁，或做肋骨牵引，以保持胸部的完整性，避免反常呼吸运动。

为减轻胸壁疼痛,可行肋间神经封闭。

有气胸或液汽胸时,应行胸腔穿刺抽气抽液,必要时做胸腔闭式引流术。

给予氧气吸入。为预防和减轻肺水肿,还可给予酒精氧气吸入。

应用大剂量抗生素,以预防肺部继发性感染和胸腔感染。此外,氨茶碱、地塞米松,异丙嗪等药物亦可使用,以消除支气管痉挛,有利于呼吸功能的恢复。

### 七、创伤性窒息

创伤性窒息是胸部损伤中一种较为少见的综合征,表现为头、颈、胸、上肢广泛皮肤黏膜末梢毛细血管瘀血及出血性损害,呈现青紫色瘀斑,故又称之为"瘀斑状面罩"。呼吸困难并不一定是突出的症状,但临床上习惯称之为创伤性窒息。

（一）病因与病理

常见的致伤原因有工程塌方、房屋倒塌或车辆挤压等。当胸部或上腹部突然受到挤压的瞬间,伤者声门突然紧闭,气管及肺内的空气不能排出,使胸腔内压力急骤上升,压迫心脏及大血管。由于上腔静脉系统缺乏静脉瓣,突然的压力升高可引起上腔静脉的血液逆流至无名静脉、颈静脉吸收的末梢区域,造成末梢小静脉及毛细血管的扩张,血管壁暂时瘫痪或破裂,引起皮肤、黏膜瘀血、出血,尤其是局部组织比较疏松的眼睑和球结合膜下,出血最为明显,表现为上胸部、头部、头面部淤血和呼吸困难。

（二）临床表现

胸部或上腹部受伤后,伤员有以下表现。

1. 皮肤黏膜：面部、颈部及上胸部皮肤青紫,出现紫红色瘀斑,以眼眶周围部位最显著,口腔黏膜亦有瘀斑,多在10天左右消失,不留任何痕迹。头面部软组织肿胀可在3～5天内消失。

2. 眼部：球结膜下出血是本病的特征性改变,严重者结膜肿胀突出,一般在2～6周内好转。若视网膜血管出血时,可导致失明。

3. 胸部表现：伤员常伴有多根或多段肋骨骨折、气胸或血胸,出现胸闷、呼吸困难及少量咯血。

4. 神经系统：伤员出现暂时性意识障碍,可于短时间内恢复。颅内静脉破裂时,病人发生昏迷,此时须与颅脑直接损伤相鉴别。另外,也有合并鼓膜出血斑及暂时性听力障碍者。

（三）治疗

首先对伤员进行全面检查,以发现胸壁及胸内脏器的合并损伤,并积极予以处理。对无合并伤、神志清醒的病人,只需严密观察,不需特殊处理。对严重病人应加强护理,密切观察,妥善处理。

1. 预防和治疗休克。
2. 纠正缺氧、呼吸困难。氧气吸入至呼吸平稳为止。
3. 解痉药物如氨茶碱,及激素如强的松等可以适当应用。

4. 适量应用镇静剂,如安定、鲁米那钠、水合氯醛等,但忌用吗啡。病人安静后立即给予 20% 甘露醇 250 mL,6 小时后再给予 50% 葡萄糖 60 mL,交替使用。留置导尿管,计算尿量。

5. 及时处理胸部损伤合并症,如肋骨骨折、胸壁软化、血气胸及肺裂伤等。

6. 颈交感、迷走神经封闭,可减轻支气管痉挛,利于呼吸道通畅,预防和治疗湿肺。

### 八、胸腔内异物存留

胸部损伤后,可有异物如弹头、弹片、铁砂、钉、碎骨片等异物存留于胸腔、肺;纵隔、心肌或心腔内。

(一)肺内异物存留

1. 病因。均系外伤所致,存留物多是金属性的,如弹头、铁砂,也可以是非金属性的,如碎骨片、布类。

2. 临床表现与诊断。患者有受伤史,间歇性咯血与胸痛、咳嗽、咳脓痰,个别较小的异物可无症状。X 线检查:金属异物在 X 线透视下可以确诊和定位,较大的骨碎片可在 X 线片上显影,但较小的骨碎片或布类衣物,则显影不良,与心影或骨骼相重叠的中小金属物,正侧位 X 线片常不能发现,只能见到由异物引起的肺周围继发性病变。CT 扫描可清晰显示隐蔽的金属异物及其与周围结构的关系。支气管碘油造影既有助于异物定位,又可明确有无继发性支气管扩张或肺不张。

3. 治疗。异物直径不超过 1.5 cm,边缘整齐,距纵隔或肺门较远,且无临床症状者,可暂不手术,注意临床观察和随诊。金属异物体积大,边缘不规则,特别是邻近纵隔或肺门组织者,在深呼吸或体力活动时,可引起肺内血肿、大咯血;长期存留的异物可引起肺化脓性改变,需尽早手术去除。手术指证:① 有咯血及感染等临床症状者;② 直径在 1.5 cm 以上,外形不规则者;③ 异物位于大血管、气管、纵隔、心脏附近者。

(1)单纯异物摘除术。适用于肺内金属异物。位置深的异物,可使肺暂时萎缩,用手仔细触摸后,以长针头穿刺定位,切开肺组织摘除异物,注意避免损伤大支气管和血管,肺切面组织用细丝线缝合修复,勿使漏气、出血。肺表面切口可以敞开(如有轻度感染),也可缝合(伤口清洁无明显感染者)。

(2)复杂情况下的异物摘除。异物紧靠或与大血管粘连者,在摘除异物前应控制血管出血和修补血管的准备措施。摘除靠近气管的异物前,也需有修补、加固、引流的准备,以避免在异物去除后,造成大出血或气胸。异物摘除后,应彻底冲洗局部和胸腔,常规放置闭式引流管,应用抗生素。同时要注射破伤风抗毒素。

(3)肺切除术。适用于异物存留继发慢性肺化脓症、肺不张、支气管扩张或异物嵌入支气管内者,根据伤情行肺段或肺叶切除术。

(二)心脏金属异物

1. 病因。均系外伤所致,如子弹头、弹片、注射针、铁砂等,以弹头、弹片伤最多见。心脏受伤部位,半数在右心室,可能与右心室位置居前,暴露面较大,而异物入口多在心(胸)

前或血液循环进入右心等有关。

2. 临床表现与诊断。病人多胸痛、胸闷、心悸、呼吸急促,有晕倒史,或感头晕,有时低血压、心音遥远、脉压小、颈静脉怒张等,应想到心脏损伤并伴有心包填塞和异物存留的可能,根据病史、症状、X线检查,明确诊断后应做紧急处理。心脏异物有随血流移动位置的特点,其随动的范围与伤及心脏的部位有关,浅者可在心包腔内或心脏表面,深者可穿透心室(房)壁。心脏搏动可使异物改变位置。右心室内的异物可移至肺动脉;注射针头折断于静脉内,可随血流进入心脏;异物在动静脉内的移动距离可能很远,也可随血流移动。鉴于这一特点,手术前一天,甚至进手术室前,应再透视定位,手术操作程序也应考虑这一特点。

3. 治疗。根据异物的部位和临床分析,手术多在常温麻醉下进行,有时需在低温麻醉或体外循环下进行。切开心包摘除心包腔内或心肌浅层异物,注意有无伤及冠状血管。对嵌入心室壁或心腔内的异物,可先缝置垫片针;心壁与大血管根部做好荷包缝合线,以防异物摘除后大出血。必要时,可将手指由心耳插入心腔,探摸、固定异物,以利摘除。冠状血管附近的异物,应在冠状血管底面做褥式缝合,保护冠状血管,结扎后保证血管通畅。手术前、后应常规应用抗生素,以预防细菌性心内膜炎。对于异物体积过小,估计难以寻找,又无明显症状者,可保守治疗。对于保守治疗或手术摘除不成功者,应定期随诊观察,注意有无移位,根据情况做妥善处理。

## 九、胸腹联合伤

胸腹联合伤是胸部损伤中比较严重、复杂的一种,休克发生率高达60%,死亡率达25%~35%。胸腹联合伤之所以严重,除因胸腔和膈肌损伤外,常有腹腔内多个脏器同时损伤。伤员不仅呼吸、循环机能障碍,而且还有胸腹腔内多个脏器破裂、大出血、胃肠穿孔、污染等因素,若延误治疗或处理不当,常造成病人死亡。

胸腹联合伤右侧多于左侧,双侧同时损伤者甚少。正常人用力呼气时,膈肌上升至胸第4肋间平面。因此,任何第4肋间以下的穿入伤,均应考虑到膈肌或腹内脏器损伤的可能。胸腹联合伤常伴有膈破裂和血气胸,腹腔内常常有多个脏器损伤。在右侧常伤及肝、胆;在左侧,胃、脾、肾、结肠、胰腺、小肠等可被损伤。受伤脏器数目越多,伤情越严重,死亡率越高。

1. 病因。战伤中,致伤原因大多数为弹片伤或枪弹伤。苏联卫国战争中的胸腹联合伤,盲管伤占65.3%,贯通伤占33.4%,切线伤战1.3%。贯通伤中,枪弹伤高达81.9%,弹片伤占18.1%。盲管伤中,81%为弹片伤。

在平时,以车祸、挤压、高处坠落等钝性伤多见,且多为闭合伤。锐器刺伤、火器伤等开放伤少见。

2. 病理生理。开放损伤是由于弹片、枪弹或刃器直接穿通胸壁、膈肌和腹壁,或经腹腔、膈肌和胸腔使胸腹腔脏器和膈肌均遭受损伤,在伤道经过的全程,造成多种脏器同时损伤。闭合性损伤发生于下胸部或上腹部,突然强力挤压或撞击使胸腔或腹腔内压力骤升,造成胸内或腹内脏器破裂。

不论开放性或闭合性胸腹联合伤,都可能发生心、肺、大血管损伤、膈肌破裂,肝、脾破裂,胃肠破裂等。上述损伤的结果,主要造成循环呼吸机能紊乱和严重胸腹腔污染。

3. 临床表现与诊断。胸腹联合伤临床表现为严重呼吸困难,紫绀和休克,常兼有胸部和腹部症状。因多合并肋骨骨折,肺、肝、脾、膈肌、胃肠等破裂,所以症状和体征各不相同,临床表现复杂,必须认真询问受伤史,详细进行体检和伤道检查,根据投射物的方向,伤员受伤时的姿势等,结合伤后的病理生理变化分析判断,并进行必要的辅助检查,明确诊断,及时处理。

胸部损伤的主要表现为血、气胸,纵隔移位、咯血、皮下气肿等。凡是在第4前肋以下的胸部贯通伤或上腹部贯通伤,都可造成胸腹联合伤。若从胸部伤口见到粪便、胆汁、胃肠内容物、大网膜等,即可确定胸腹联合伤的诊断。腹部损伤的主要表现为内出血、呕血、便血、血尿及腹膜刺激症状,血压下降、脉速、血红蛋白持续降低。胃肠等空腔脏器破裂时,有腹痛、恶心、呕吐、腹肌紧张、压痛及反跳痛。

一般认为,若胸部损伤出现腹部症状,或腹部损伤出现胸部症状,应考虑胸腹联合伤。在胸腹联合伤,若胸腹症状同时或相继出现,则早期诊断较易确立。但常因胸部症状重腹部症状轻,注意力集中于胸部而忽视了腹部,或因合并伤(颅脑损伤,四肢损伤)严重,掩盖了腹部的伤情。有人认为,胸部或腹部外伤之后,伤员出现严重呼吸功能紊乱,难以纠正的休克,大量胃肠内容物污染胸腔、腹腔,以及腹内出血等,都是胸腹联合伤的可靠证据。

X线检查若发现有血气胸、肋骨骨折、膈下游离气体、胸内有肠、胃等疝入,对诊断很有价值。但约30%的膈肌和腹内脏器损伤病人,无X线阳性发现。腹腔穿刺简单可靠,正确率为79.8%。有条件时,应做超声波检查协助诊断。为避免延误诊断,凡伤员有以下情况时,应怀疑有胸腹联合伤。

(1)腹部伤并有呼吸困难,紫绀或纵隔移位者。
(2)胸部外伤之后,腹部渐塌陷,胸部听到肠鸣音。
(3)经胸背部伤口或胸腔引流管流出消化道内容物。
(4)胸部X线摄片或口服水溶性造影剂检查,发现腹内脏器疝入胸腔者。
(5)胸背部、肩部或臀部多处盲管伤,又有腹部脏器伤的证据者。

4. 治疗。
(1)急救处理:对胸腹联合伤的伤员,应依照医疗救治原则,选择适当的救治方法。纠正呼吸功能紊乱,迅速改善呼吸功能。补充失血,尽快恢复有效血循环。加强抗感染治疗和合并症的治疗。应分别轻重缓急,有重点有步骤地进行。

① 改善呼吸功能:给氧,斜坡卧位,保持呼吸道通畅。包扎胸部开放呼吸道。肋间神经封闭或颈封。胸腔穿刺减压或胸腔闭式引流。

② 恢复有效血循环:输血、输液或血浆代用品。心包穿刺,解除心包填塞。控制出血。酌情使用升压药。

③ 预防和控制感染:使肺充分膨胀。防止加重污染,使用大剂量有效抗生素。

④ 处理合并伤:对合并颅脑损伤、四肢骨折等,进行适当地清理、包扎和固定。

经过以上处理,伤员情况好转,可在监护下转上级医院。平时的伤员,多半由现场直接送医院。

(2)手术治疗:胸腹联合伤的伤员,除积极抢救休克,迅速纠正呼吸循环功能障碍外,还要根据合并伤的严重程度进行手术处理。

手术指证主要根据胸腹部脏器损伤的情况决定。有血胸、腹腔内大出血和空腔脏器破裂者,必须早期处理。

胸腹联合伤手术并发症发生率甚高,国内有的资料报告达 25.9%。因伤情不同,并发症各异。常见者有膈下脓肿、脓胸、继发性腹膜炎、继发性出血等,均较为严重,应引起术中、术后注意。

### 十、食管破裂

食管破裂或穿孔是一种突发而严重的疾病,必须立即作出诊断和治疗,否则因唾液和胃内容物自裂口外溢,迅速引起食管周围的纵隔或胸膜腔的急性化脓性感染而出现全身中毒症状。病情危重、死亡率颇高。因其发生率较低,一般医务人员对此病缺乏认识,常常延误治疗。因此,应当提高对本病的认识,做到及时诊断和正确治疗。

根据发生原因,将食管破裂分为四类:① 外伤性食管破裂;② 异物致食管破裂,③ 医源性食管破裂;④ 自发性食管破裂。

(一)外伤性食管破裂

外伤性食管破裂比较少见,根据受伤部位,多可诊断。

(二)异物致食管破裂

异物致食管破裂约占食管破裂的 7.3%。食管异物是临床上比较常见的急症之一,以儿童和老年人多见。因异物的性质、存留部位及时间不同而发生不同的并发症。最严重的并发症是食管破裂和大血管破裂,若得不到及时正确处理,可发生致命的危险。

1. 病因。

(1)异物种类:造成食管破裂的异物大多是尖角棱刺或粗糙的异物。误吞异物的种类与地区、饮食习惯、风俗民情有关。我国南方及沿海地区以家禽骨和鱼骨多见,北方地区多为枣核,新疆维吾尔族农民中多为羊骨和肉块。

(2)穿孔部位:大多数异物易于梗阻在食管第 1 个狭窄处,尤其多见于环咽肌的下方,近胸腔入口处,致颈段食管破裂。异物亦可在食管第 2 个狭窄处,相当于主动脉弓和气管分叉水平存留,造成胸段食管破裂。膈食管裂孔处是食管第 3 个狭窄,也易异物存留。大型特殊非食物性食管异物是患者企图自杀或精神失常硬性吞下或压入食管有铁丝、长针、锯条、手表、竹筷等。

(3)治疗方法不当:患者在异物咽入食管后,常常有强吞饭团,企图迫之入胃的经历;还有以手指掏取异物;刺激喉头作呕以期吐出异物。医生对食管异物未及时取出或取出方法不当,均可引起食管破裂或其他并发症。

2. 病理。异物所致的食管破裂,按照异物的性状、大小、破裂的部位及范围等产生不同的病理变化。尖锐的异物可直接刺破食管壁造成食管破裂。圆钝异物如长期压迫食管壁、使之缺血坏死破裂，或压迫坏死后形成食管憩室，再与周围组织穿通形成食管瘘或食管气管瘘。小的食管破裂，因周围组织的炎症粘连，形成食管周围炎或局限食管周围脓肿，颈深部脓肿即由此形成。若破裂范围较大、感染严重时，脓肿将在甲状腺与食管间隙内形成，并由此向下延伸造成纵隔内感染。胸段食管破裂，不仅可造成纵隔或胸腔内的感染、还可累及邻近的气管或主动脉发生穿孔，亦可由异物直接压迫或刺破大血管而发生致命性大出血，或暂时形成假性动脉瘤而后发生大出血死亡。有报道的异物致食管破裂而又引起大出血病例，保守与手术治疗均全部死亡。也有报道因异物穿通心脏而死亡者。

3. 临床表现与诊断。

（1）病史。详细询问病史。成人和多数儿童吞咽异物的病史都比较清楚，并能指出异物的形状、性质及卡住的部位。详细询问吞咽异物后的病程进展情况，有无疼痛、呕血、发热及肺部并发症等。

（2）症状。

① 疼痛：可产生持续性的颈部及胸背部疼痛、吞咽食物时疼痛更为严重。颈段食管破裂后可产生颈部局限的红肿及压痛，有的伴有颈部皮下气肿及蜂窝组织炎。胸内食管破裂可发生胸骨后剧痛并向背部放射。

② 吞咽困难：异物占据食管腔，产生不同程度的吞咽困难。食管破裂后，因炎症水肿更加重了吞咽困难，有的流质饮食亦难咽下。

③ 呼吸道症状：食管破裂周围炎症纤维化反应刺激气管，或破裂进一步发展成为食管气管瘘及呼吸道感染，故可表现为咳嗽、气急、呼吸困难，甚至发绀。以婴幼儿及儿童表现明显。

④ 局部及全身症状：颈部可有红、肿、热、痛局部炎症表现。纵隔及胸腔内亦可产生严重感染，全身有发热、胸背部疼痛，白细胞增高等。

（3）X线检查。X线检查是诊断食管异物的主要方法之一，亦是诊断食管破裂的有效手段。颈胸部正侧位平片应作为常规检查、颈段食管破裂侧位片上可见游离气体及异物所在部位及炎症所致的软组织阴影。有脓肿时可见到气液平面。胸段食管破裂可见到液气胸或液气纵隔及胸内异物影。

（4）食管镜检查。食管镜检查只适用于X线检查不能肯定，而临床又高度怀疑食管破裂的病例。食管镜主要用于异物取出及穿孔部位形成的食管周围脓肿行管腔内引流者。

4. 并发症。

（1）颈深部感染和脓肿：异物穿破颈段食管壁可引起颈部食管周围感染，形成颈深部脓肿。

（2）纵隔感染和脓肿：一般较小的食管穿孔污染范围较局限。较大的穿孔可迅即发生纵隔及颈部的皮下气肿，并继之出现纵隔感染或脓肿形成。

（3）食管气管瘘及胸腔肺并发症：上胸部食管破裂可以穿入气管而形成食管气管瘘。分泌物反流误吸可发生肺部炎症、肺不张或肺脓肿。

（4）大血管损伤及破裂：这是一种极严重的致命性并发症。损伤及穿破的血管主要为主动脉。个别为颈总动脉、左锁骨下动脉和无名动脉等。

5. 治疗。异物致食管破裂的外科治疗主要是处理食管破裂以及破裂所引起的严重并发症。一般早期食管破裂,可行手术取出异物,修补缝合食管破口,多可取得满意的效果。

晚期食管破裂,多伴有食管本身及其周围的严重感染脓肿形成,瘢痕挛缩,瘘管形成。单纯缝合不易愈合。

(三)医源性食管破裂

医源性食管破裂系指在诊断和治疗过程中造成的食管破裂,亦称器械性食管破裂。其发生率占食管破裂的70%~75%。

1. 病因。医源性食管破裂常见于下列情况。

(1)内窥镜检查或治疗操作不慎。常见于食管镜或胃镜的检查和食管狭窄的扩张、食管内活检及异物取出术。

(2)气管内插管误伤或气管套管压迫食管坏死、破裂。

(3)插鼻胃管及三腔管,长期压迫食管壁造成缺血坏死破裂。

(4)食管周围脏器的外科手术误伤,如气管切开、肺及纵隔手术、胃贲门部迷走神经切断、甲状腺手术等都有意外造成食管破裂之可能。

2. 病理。内窥镜检查引起的食管破裂以硬质食管镜发生率为高,最容易、最常见发生在颈段食管,尤其是食管入口处环咽肌部位。此处食管壁紧靠椎体,器械可直接损伤食管后壁引起破裂。亦可造成不同程度的撕裂,继发坏死或破裂。颈部过度后仰及椎体前缘增生可增加食管破裂的危险性。气管内插管或插双腔管有时可直接损伤食管前壁引起破裂。延长的气管内插管或插鼻胃管、三腔气囊管可压迫食管壁引起坏死而后发生破裂。

胸段食管在内窥镜检查时一般不易破裂,但当做深部活组织检查、病变狭窄用力扩张,以及取异物等可导致破裂。

食管破裂后,空气和食管胃内容物自裂口外溢,可以迅速引起食管周围以及纵隔的化学性炎症和化脓性感染。

3. 临床表现与诊断。食管镜检查术后,应常规进行颈根部检查警惕食管损伤或破裂的发生。破裂的主要症状是胸骨后疼痛。颈段食管损伤较常见,吞咽和呼吸时疼痛加重,颈部有压痛、皮下气肿。后期可出现颈部红肿、颈深部脓肿及全身发热等炎症表现。

胸腔内食管破裂时,根据破裂的大小以及纵隔胸膜的破裂与否,则有不同的临床表现,剧烈的胸骨后或背部疼痛,纵隔气肿、纵隔炎。胸膜腔的渗出可形成一侧液气胸,严重时病人发热、呼吸困难、发绀,甚至休克。

腹段食管破裂可产生上腹痛,随后有腹膜炎症状。

食管周围脏器的外科手术误伤食管时,术中容易发现,手术野局部会出现唾液或胃液以及气体的溢出。

诊断可采用颈或胸部正侧位X线照片。

4. 治疗。要根据穿孔的部位、大小以及发现的早晚,有无食管原发病变等来确定。颈部食管小的破裂,症状轻微者,可采用抗生素、静脉补液、禁食等保守治疗。若发现早仍应以缝合修补为好。胸段及腹段食管破裂,应及早手术缝合,如原有食管病变应争取一起同时处理。

（四）自发性食管破裂

自发性食管破裂是一种较少见的急性胸部疾患。发病急骤,病势凶险,极易误诊,死亡率颇高。其发生率约占食管破裂的12.3%。

1. 病因。呕吐是自发性食管破裂最常见的原因。个别病例也有在分娩、排便、抽搐、举重或强力吞咽后发生者。任何突然增加腹压的因素均有可能造成食管破裂。因腹压突然增加,迅速传导到食管,并迫使胃内容物迅速冲向食管内壁,造成食管腔内压力突然增加而发生破裂。

导致剧烈呕吐的诱因大多是暴饮暴食,大量饮酒,服用其他刺激性物质,如中药、西药以及农药等,急性胃肠炎等。

当剧烈呕吐时,腹腔内压力突然增高,幽门及环咽肌同时发生痉挛闭锁,胃内压力也急剧增加并迅速传导到食管腔内,贲门松弛,远端食管扩张,此时食管腔内和胸腔内的压力差瞬时增大,再加之食管较游离,周围支持组织少,易导致食管壁破裂。另一方面食管下段以平滑肌为主,纵行肌纤维少,肌层薄弱、血管神经也少,当胃内容物急速冲向食管,食管又处于负压之胸腔内,故中下段食管极易发生破裂。另外,在食管本身有炎症、溃疡、肌层肥厚等疾病的基础上更易发生破裂。

2. 病理。自发性食管破裂发生在颈部者少见,85%～90%的病例破裂位于食管中下段。食管壁破裂的长度以0.6～10 cm不等,且往往黏膜的撕裂大于肌层的破裂,尤其是破裂的下端,并可发生不同程度的出血。破裂至纵隔内者,可出现纵隔气肿,向上发展则出现颈部皮下气肿,随后即出现炎症反应。多数病例破裂一开始即穿破纵隔胸膜、气体、胃液、消化酶、食物及细菌迅速浸入胸膜腔,引起胸膜腔的急性渗出性反应,产生化学性和细菌性胸膜炎。大量积液多见于破裂的一侧,双侧者少见。严重者可发生呼吸困难及休克,若未确诊和未及时治疗,病情迅速恶化,可在短期内死亡。

3. 临床表现与诊断。发病年龄多见于中年男性。典型病史为大量饮酒、暴食或服用刺激性物质后发生剧烈恶心呕吐。病人突然感到胸骨后或上腹部剧烈疼痛,且难以忍受,常伴有虚脱、晕厥。疼痛为持续性,有时向背部肩部传导放射。随后可出现气短,呼吸困难,发绀或休克。检查病人往往不能平卧,重病貌,呼吸急促,面色苍白,出汗,心率增快,血压下降。颈或胸部皮下可出现气肿。患侧 胸廓饱满,呼吸动度减弱,气管向健侧移位,听诊呼吸音减弱或消 失。因纵隔积气于胸骨旁,有时可闻及伴随心跳之嘎扎声(Hamman氏征)。上腹部可有压痛及肌紧张。有人将呼吸急促、腹部压痛和颈部皮下气肿称为三联症,是自发性食管破裂的特有症状和体征。

胸部X线检查是诊断自发性食管破裂最简单且最有价值的方法之一。典型表现为一侧(或双侧)胸腔积液及液气胸。因病情较重,食管镜检查一般不主张应用。

实验室检查可见白细胞增高,胸液检查淀粉酶水平增高及pH低于6.0,有助于诊断。

此病较少见,医务人员对本病缺乏认识,致使自发性食管破裂常常不能及时诊断,误诊率很高，诊断的关键是医务人员对本病要有全面的认识，详细询问病史、仔细查体，结合胸部 X 线检查，对大多数的病人都能作出正确诊断。

4. 治疗。对早期病人的治疗，应强调尽早诊断，及时手术。一般在 24 小时以内，尤其 12 小时以内者，手术修补食管裂口成功的机会较大。时间较长，胸腔污染严重引起中毒性休克者，影响手术效果和预后。食管破裂严重不能修补，但病人全身状况良好者，选用一期食管切除，胸骨后径路、胃代食管颈部吻合术。病人全身情况差或胸腔内大量积液，形成腐败性脓胸，则可做胸内食管切除，颈段食管外置、封闭贲门，再做胃造瘘术维持营养，创造条件延期做胃或结肠代食管术。发病时间较长、感染严重、情况较差的病人，宜采用胸腔闭式引流、空肠造瘘、胃减压、大剂量多联广谱抗生素、间断少量输血等保守治疗，部分病例仍可治愈。

（五）食管破裂的外科治疗

食管破裂大都需手术处理，非手术疗法效果不佳。其外科治疗的方法应根据破裂的原因、部位、损伤范围大小、破裂后的时间长短以及食管合并的疾病而定。食管破裂一旦确诊，及早手术修补是治疗的基本原则。时间对预后极为重要。多数作者认为，穿孔在 24 小时以内者属于早期，手术成功率高。穿孔时间超过 24 小时，伴有中毒症状，宜先做引流控制感染，改善一般情况，再予以修补较为稳妥。

食管破裂的手术方法有：食管裂口直接修补缝合术；食管旷置和 II 期重建术及食管切除胃或肠代替食管术等。另外腔内置管术也有治愈的报道。

1. 颈部食管破裂。在破裂侧胸锁乳突肌前缘作切口，长为 6～8 cm，切断肩胛舌骨肌及甲状腺中静脉，将肌肉和颈动脉鞘向外侧拉开，食管、气管牵向内侧，保护食管气管沟内的喉返神经；看清食管破裂的部位、范围，良好暴露后，用肠线或细丝线缝合黏膜及肌层并局部引流。如就诊较晚、延误诊断或形成颈深部脓肿者，则行切开引流术。

2. 胸部食管破裂。早期食管破裂，在数小时内应争取做单纯修补术，多可取得满意效果。若超过 24 小时，食管本身及其周围感染已经形成，组织充血水肿、缝合困难，或缝合后易再度裂开。但时间不是决定手术方法的唯一因素，如病人一般情况良好，胸腔感染不重，即是超过 24 小时仍可争取一期修补。

3. 腹部食管破裂。旁正中或右胸腹联合切口。游离胃底，向下牵拉食管。若裂口在食管前壁，则缝合裂口，将胃底上提，以胃浆膜层缝盖。若裂口在腹段食管后壁，可用胃折叠术加强缝合。亦可用带蒂膈肌瓣缝盖于缝合的裂口上，或大网膜填塞之。

4. 晚期食管破裂。对就诊较晚或延误诊断的晚期食管破裂，应根据具体情况而采用不同的手术方法。破裂口大、病人情况差、胸腔感染严重，裂口不能修补，采用食管旷置术。经腹部切口，缝闭贲门上食管下端，颈部食管外置或造口插入胃管持续吸引，并做胃或空肠造瘘，补充营养，待一般情况改善后，二期行食管重建术。

5. 食管破裂合并有食管疾病。食管狭窄或食管恶性病变时发生的医源性食管破裂，如能及时诊断，病人情况又良好者，可切除病变行胃—食管吻合术。或空肠结肠间置一期吻合术，对患有贲门失弛缓症并发食管破裂的病例，缝合破裂的同时，应做改良的 Heller

氏术。因食管良性狭窄行扩张时引起的破裂，如狭窄部不能扩张时，该段食管则应切除，若能扩张者可单纯缝合裂口不做切除，缝合部胸膜瓣覆盖加固。

对发病时间长，感染严重、营养不良、全身情况较差，失去手术机会的病人，也应该在全身支持疗法的同时行充分的胸腔闭式引流，空肠造瘘、胃肠减压等保守治疗；部分病例仍可望治愈。

（匡 如 张建美 刘 娟）

## 第三节 泌尿系统损伤

### 一、肾损伤

肾脏深藏于肾窝，受到周围结构较好的保护：在肾的后面有肋骨，脊椎和背部的长肌肉，前面有腹壁和腹腔内容物，而其上面则被膈肌所罩住。正常肾脏有 1～2 cm 活动度。故肾脏不易受损。但从另一方面观察，后面的骨质结构也可以引起肾损伤，如下位肋骨骨折的断端可穿入肾实质；肾脏被挤于脊柱和其横突之间而受到损伤。

肾损伤的发病率是不高的。肾损伤占住院病人总数的 0.03%～0.063%。肾损伤常是严重多发性损伤的一部分。在一组意外伤亡的 326 例尸解中，发现肾损伤 36 例（11%）。国内报告腹部损伤病例中，肾损伤占 14.1%；腹部穿透伤中，肾损伤为 7.5%。但实际上肾损伤的发病率要比这些数字所表示的为高。因为严重的多发性损伤病例常忽视了肾损伤，而轻微的肾损伤常不伴有严重症状而被漏诊。肾损伤大多见于 20～40 岁的男性。这与从事剧烈体力劳动和体育活动有关。男女病人数之比约为 4:1。但婴幼儿的肾损伤比较常见。这和解剖特点有关：① 婴幼儿肾脏相对较大，位置较低；② 保护性的肾周脂肪较少，肌肉也不发达；③ 具有缓冲作用的肾周筋膜发育不全，肾脏直接依靠着相当紧张的腹膜；④ 有时患者有先天性肾积水、肾胚胎瘤等疾病而易发生损伤。有人统计，每 2 000 例住院儿童中，即有 1 例肾损伤，而 15 岁以下的儿童占所有肾损伤病例的 20%。在婴幼儿中性别对肾损伤发病机会的影响不明显。

肾损伤大多是闭合性损伤，占 60%～70%。可由直接暴力（如撞击、跌打、挤压等）或间接暴力（如对冲伤）所致。开放性损伤多见于战时和意外事故。无论是由冷兵器还是火器所致，常伴有其他脏器的损伤，后果严重。偶然医疗操作如肾穿刺、腔内泌尿外科检查或治疗时也可发生肾损伤。

1. 病因。肾损伤可在下列情况发生。

（1）直接暴力。肾区受到直接打击，伤员跌倒在一坚硬的物体上，或被挤压于两个外来暴力的中间。

（2）间接暴力。人自高处跌落时，双足或臀部着地，由于剧烈的震动而伤及肾脏。

（3）穿刺伤。常为贯通伤，可以损伤全肾或其一部分，一般均伴发腹腔或胸腔其他内脏损伤。

（4）自发破裂。肾也可无明显外来暴力而自发破裂，这类"自发性"的肾破裂常由于肾脏已有病变，如肾盂积水、肿瘤、结石和慢性炎症等所引起。

2. 病理。肾损伤可分为闭合性损伤（如肾挫伤和肾裂伤）和贯通伤（如枪弹伤、刺伤）两类。

根据肾损伤的严重程度可以分为：

（1）肾脏轻度挫伤。损伤仅局限于部分肾实质，形成实质内瘀斑、血肿或局部包膜下小血肿，亦可涉及肾集合系统而有少量血尿。由于损伤部位的肾实质分泌尿液功能减低，故甚少有尿外渗。一般症状轻微，愈合迅速。

（2）肾挫裂伤。是肾实质挫裂伤。如伴有肾包膜破裂，可致肾周血肿。如肾盂肾盏黏膜破裂，则可见明显的血尿。但一般不引起严重尿外渗。内科治疗，大多可自行愈合。

（3）肾全层裂伤。肾实质严重挫伤时外及肾包膜，内达肾盂肾盏黏膜，此时常伴有肾周血肿和尿外渗。如肾周筋膜破裂，外渗血尿可沿后腹膜外渗。血肿如破入集合系统，则可引起严重血尿。有时肾脏之一极可完全撕脱，或肾脏严重裂伤呈粉碎状——粉碎肾。这类肾损伤症状明显，后果严重，均需手术治疗。

（4）肾蒂损伤。肾蒂血管撕裂时可致大出血、休克。如肾蒂完全断裂，伤肾甚至可被挤压通过破裂的横膈进入胸腔。锐器刺伤肾血管可致假性动脉瘤、动静脉瘘或肾盂静脉瘘。对冲伤常是肾动脉在腹主动脉开口处内膜受牵拉而破裂，导致肾动脉血栓形成，使伤肾失去功能。

（5）病理性肾破裂。轻度暴力即可使有病理改变的肾脏破裂，如肾肿瘤、肾积水、肾囊肿、脓肾等。有时暴力甚至不被觉察，而称之"自发性"肾破裂。

（6）严重肾外伤尤其是贯通伤，常伴腹腔和胸腔其他内脏的损伤。血尿可渗入胸腔或腹腔。伤员常因大量出血不及医治而死亡。

除出血、尿外渗外，感染是一种严重并发症。它的发生较出血为晚，肾和周围组织因血肿和尿外渗而易使细菌侵入并繁殖。在愈合过程中，肾脏周围组织可产生纤维性变，形成粘连。

3. 临床表现。肾损伤的临床表现颇不一致。有其他器官同时受伤时，肾损伤的症状可能不易觉察。其主要症状有休克、出血、血尿、疼痛、伤侧腹壁强直和腰部肿胀等。

（1）休克。早期休克可能由剧烈疼痛所致，但其后与大量失血有关。其程度依伤势和失血量而定。除血尿失血外，肾周筋膜完整时，血肿局限于肾周筋膜，若肾周筋膜破裂，血液外渗到筋膜外形成大片腹膜后血肿；如腹膜破裂，则大量血液流入腹膜腔使病情迅速恶化。凡短时间内迅速发生休克或快速输血2单位后仍不能纠正休克时，常提示有严重的内出血。晚期继发性出血常见于伤后2～3周，偶尔在2月后亦可发生。

（2）血尿。90%以上肾损伤的患者有血尿；轻者为镜下血尿。但肉眼血尿较多见。严重者血尿甚浓，可伴有条状或铸型血块和肾绞痛，有大量失血。多数病例的血尿是一过性的。开始血尿量多，几天后逐渐消退。起床活动、用力、继发感染是继发血尿的诱因，多见于伤后2～3周。部分病例血尿可延续很长时间，甚至几个月。将每小时收集的尿液留在试管中分别依次序排列在试管架上来比较尿色深浅,可以了解病情进展情况。没有血尿不能除外肾损伤的存在,尿内血量的多少也不能断定损伤的范围和程度。肾盂遭受广泛性的损伤,肾血管损伤(肾动脉血栓形成、肾蒂撕脱),输尿管断裂或被血块或肾组织碎片完全堵塞,血液流入腹腔,以及血和尿同时外渗到肾周围组织等损伤情况时,尽管伤情严重,但血尿可不明显。如尿标本由导尿所得,需与导尿本身引起的损伤出血鉴别。

(3) 疼痛与腹壁强直。伤侧肾区有痛感、压痛和强直。身体移动时疼痛加重。但轻重程度不一。这种痛感是由于肾实质损伤和肾被膜膨胀所引起。虽然腹壁的强直会影响准确的触诊,但在某些病例仍可在腰部扪到由肾出血形成的肿块。疼痛可局限于腰部或上腹,或散布到全腹,放射到背后、肩部、髋区或腰骶部位,如伴腹膜破裂而有大量尿液,血液流入腹腔可致全腹压痛和腹肌紧张等腹膜刺激征象,这种情况在幼童较易发生。当血块通过输尿管时可有剧烈的肾绞痛。腹部或腰部的贯通伤常有广泛的腹壁强直,可由腹腔或胸腔内脏的损伤引起,但亦可为肾区血肿或腹腔内出血所造成。

(4) 腰区肿胀。肾破裂时的血或尿外渗在腰部可形成一不规则的弥漫性肿块。如肾周筋膜完整,则肿块局限,否则在腹膜后间隙可造成一广泛性的肿胀。以后皮下可出现瘀斑。这种肿胀即使在腹肌强直时也往往可以扪及。从肿胀的进展程度可以推测肾损伤的严重程度。为缓解腰区疼痛,患者脊柱常呈侧突。有时尚需与脾、肝包膜下出血所形成的肿块相鉴别。

4. 诊断。肾损伤的诊断可根据病史、症状和体征、尿液检查和 X 线尿路造影等而确定。多数病例经过上述步骤或仅从临床现象和血尿即可肯定肾损伤的诊断。肾损伤时常伴有颅脑、胸腹内脏器、骨折等严重损伤。由于这些损伤的症状严重,常使人忽视了肾损伤的表现。但只要警惕有肾损伤的可能,在及时处理这些损伤、抢救休克的同时,详细询问受伤的经过、暴力的性质、贯通伤的方向,仔细检查体征和尿常规检查,多数病人可以确诊。病情迅速恶化时说明损伤严重,需积极抢救。为了选择保守或手术治疗,常须借助于一些辅助检查,以了解伤肾的真实情况。

X 线检查对肾损伤的诊断极为重要。应尽可能及早进行,否则可因腹部气胀而隐蔽肾脏阴影的轮廓。X 线腹部平片上,肾阴影增大暗示有肾被膜下血肿,肾区阴影扩大则暗示肾周围出血。腰大肌阴影消失、脊柱向伤侧弯曲,肾阴影模糊或肿大、肾活动受到限制以及伤侧横膈常抬高并活动幅度减小,更可指示肾周组织有大量血或尿外渗。由于肠麻痹而可见肠道充气明显。另外尚可能发现有腹腔内游离气体、气液平面、腹腔内容变位,气胸、骨折,异物等严重损伤的证据。排泄性尿路造影术能确定肾损伤的程度和范围。轻度的肾损伤可无任何迹象或仅为个别肾盏的轻度受压变形或在肾盏以外出现囊状的局限阴影。血块存在于肾盂、肾盏内表现为充盈缺损。在断层片上可见肾实质有阴影。广泛肾损伤时,一个弥漫不规则的阴影可扩展到肾实质的一部分或肾周,造影剂排泄延迟。集合系统有撕裂伤时可见造影剂外溢。输尿管可因血尿外渗而受压向脊柱偏斜,肾盂输尿管连接处向上移位和肾盏的狭窄等,排泄性尿路造影亦可反映两肾的功能。先天性孤立肾虽极少见,但应想到这一可能。休克、血管痉挛,严重肾损伤、血管内血栓形成,反射性无尿、肾盂输尿管被血块堵塞等原因可导致肾脏不显影。故首先必须纠正休克，使收缩血压高于 12 kPa（90 mmHg)后才进行排泄性尿路造影。大剂量排泄性尿路造影（50%泛影葡胺 2.2 mL/kg + 150 mL 生理盐水快速静脉滴入)可得到比一般剂量更好的效果。并且可避免压腹引起的疼痛。断层摄片可以减少肠内容物的干扰而使显影更清楚。为了避免肠胀气影响 X 线片的清晰度，故排泄性造影应在伤后尽早进行。膀胱镜逆行尿路造影除不能了解伤肾功能外，可达到与排泄性尿路造影同样的目的。但由于可引起逆行尿路感染和外伤病人多不能耐受此手术而尽量不用。主动脉和选择性肾动脉造影应在伤后 2 小时以后进行，以避免受外伤引起的早期血管痉挛的影响。肾轻度损伤时肾动脉造影可完全正常。肾实质裂伤时可见肾实质边缘典型的开裂，有时须与胚胎性分叶肾区别。根据包膜动脉和肾盂动脉的引长或移位，可以诊断较小的周围血肿。典型的肾内血肿表现为叶间动脉的移位或歪斜以及局部肾实质期显影度降低。如其周围为均匀的正常显影表示血供良好，而周围呈斑点状不均匀的显影或显影度降低应考虑周围肾组织外伤性血管栓塞或严重而持久的血管痉挛。这些伤员常易发生迟发性出血或腹膜后尿液囊肿形成。无血管区限于小范围肾实质时说明伤情轻，预后好。肾动脉血栓形成表现为肾主动脉或其分支为一盲端，呈切断现象，并常伴有动脉近端的球状扩张，相应肾实质显影不良：在肾静脉期时静脉不显影。外伤性肾动静脉瘘则表现为肾静脉过早显影，于动静脉之间有一囊状结构的通道。动静脉瘘较大时由于血流动力学改变，动静脉瘘的虹吸作用引起相应肾实质缺血，显影减低。肾动脉造影还能提供肾皮质梗死后是否有侧支存在。如伴有其他内脏损伤，尚可行选择性相应脏器的血管造影。电子计算断层扫描（CT)对一些小的肾裂伤和其他内脏损伤也可能作出诊断。

B 型超声波可以随访血肿的大小和进展，也可用于鉴别肝、脾包膜下血肿。放射性核素肾扫描时受伤区呈核素低浓度之"冷区"，肾轮廓不整齐。该方法安全、简便，不受肠内容物干扰，尤适用于排泄性尿路造影显影不佳时。

肾损伤后血清碱性磷酸酶往往升高。一般在伤后 4 小时开始上升，16～24 小时达高峰。以后逐渐下降。故伤后 16～24 小时检查为宜。

5. 治疗。肾损伤的治疗是依照伤员的一般情况，肾损伤的范围和程度，以及其他器官有无严重损伤而确定。因此，在处理上应考虑：① 休克的治疗；② 其他器官损伤的治疗；③ 肾损伤的处理：支持治疗或手术治疗；④ 手术的时间和方法。选择正确的初期治疗方法常是决定预后的重要因素。对有严重休克的患者，首先进行紧急抢救，包括卧床休息，镇静止痛、保持温暖、输血（或血浆)输液等。许多病例经过处理后，休克获得纠正，一般情况应呈好转。若休克系大量出血或弥漫性腹膜炎引起，则应选择一及早而较安全的时期进行探查手术。

单纯的肾损伤，如无严重的出血或休克，一般采用支持治疗。包括：① 绝对卧床至少 2 周，待尿液变清后可允许起床活动。但小裂伤创口的愈合需 4～6 周，因此剧烈活动至少应在症状完全消失后 1 个月才能进行。② 镇静止痛和解痉剂。③ 适量抗生素预防和抗感染。④ 止血药物。⑤ 定时观察血压、脉搏、血常规、腰腹部体征和血尿进展情况。局部可冷敷,必要时输血补充血容量。⑥3～5周复查排泄性尿路造影并注意有否高血压。

外科领域中的清创、止血、初期缝合的原则也适用于肾损伤。肾裂伤的当时即行一期修复效果较出现感染、疤痕粘连形成后再作二期手术为好。严重的肾挫裂伤时,集合系统破裂、尿外渗、感染是并发症的主要原因。此时再次手术常须肾切除。肾蒂损伤时手术有较高的修复可能。故以上情况时应尽早手术。

肾损伤的手术治疗有下列常用的几种方法。

(1)肾部引流。

(2)肾修补术或部分肾切除术。

(3)肾切除术 应尽一切力量保留伤肾。在病情危重需行肾切除时必须证实对侧肾功能良好后才能进行。至少应打开腹膜,查清对侧肾脏情况。肾切除适应于① 无法控制的大出血;② 广泛的肾裂伤,尤其是战时的贯通伤;③ 无法修复的肾蒂严重损伤;④ 伤肾原有病理改变且无法修复者。

(4)肾血管修复手术。

(5)肾动脉栓塞疗法。通过选择性动脉造影的检查注入栓塞剂可达到满意的止血效果。常用的栓塞剂为可吸收的自体血块和明胶海绵碎片。如先注入少量正肾上腺素溶液使正常肾血管收缩,可达到使栓塞剂较集中于受伤部位的目的。

## 二、输尿管损伤

输尿管为一细长而有肌肉黏膜构成的管形器官,位于腹膜后间隙,周围的保护良好并有相当的活动范围。因此,由外界暴力(除贯通伤外)所致成的输尿管损伤较为少见,但在输尿管内进行检查操作和广泛性盆腔手术时常引起输尿管损伤。

1. 病因。

(1)外伤性损伤。多见于战时,输尿管损伤时常伴有其他内脏的损伤或贯通伤。

(2)器械损伤。见于输尿管逆行插管、输尿管盂镜或腔内泌尿外科操作时穿破输尿管壁,经输尿管插管套石时套石篮嵌顿或输尿管撕脱。

(3)手术损伤。多见于腹部或盆腔内进行较广泛的手术时,如子宫切除、直肠癌根治性切除术时。损伤可为结扎、钳夹、切开、切断、部分截除或损害输尿管血供而致管壁坏死。

(4)放射性损伤。

2. 症状。输尿管损伤的症状极不一致。如有其他重要脏器同时受伤,患者常因休克、腹膜炎等症状而使输尿管损伤症状不易被早期发现。输尿管损伤后常见的症状有:

(1)输尿管黏膜裂伤仅有血尿和局部疼痛。一般可迅速缓解和消失。

(2)尿外渗。可以发生于损伤一开始,也可于4～5天后因血供障碍(钳夹、缝扎或外膜剥离后缺血)使输尿管壁坏死而发生迟发性尿外渗。

(3)尿瘘。如同时有腹壁创口或与阴道、肠道创口相通,可发生尿瘘。

(4)结扎输尿管可引起患侧腰区胀痛、叩击痛,体检时可扪及肿大肾脏。

3. 诊断。腹部手术尤其是后腹膜和盆腔手术时,应时时警惕有输尿管损伤之可能。手术时缝扎、切断管状组织时应当考虑有输尿管可能。手术时发现创口内不断有血水样液体积聚时由静脉注射靛胭脂,观察创口内有无蓝色液体积聚,由此可以早发现输尿管损伤。外伤或术后常因尿外渗、无尿等情况时才考虑到此诊断。但需与肾、膀胱损伤相鉴别。肾图常可显示结扎侧上尿路梗阻。而排泄性尿路造影或逆行输尿管造影常可以明确诊断。

4. 治疗。输尿管受损伤时应尽早修复,保证通畅,保护肾脏功能。尿外渗应彻底引流,避免继发感染。而轻度输尿管黏膜损伤,可应用止血药、抗菌药物治疗,并密切观察症状变化。小的穿孔如能插入并保留合适的输尿管内支架管可望自行愈合。

上段输尿管损伤可经腰切口探查,中下段输尿管损伤可经伤侧下腹部弧形切口或腹直肌切口探查。探查时应注意中、下段输尿管常与腹膜一起被推向前方,使寻找发生困难。

(1)输尿管外伤时如伴有其他脏器的严重损伤,病情危重,应首先抢救病人生命。外渗尿液可彻底引流,可以行伤侧肾造瘘,以待二期修复输尿管损伤。

(2)逆行插管引起的输尿管损伤一般不太严重,可以保守治疗。

(3)手术时发生输尿管损伤,应及时修复。如有钳夹,误扎时应拆除缝线,并留置输尿管内支架管引流尿液。但如估计输尿管血供已受损,以后有狭窄可能时应切除损伤段输尿管后重吻合。为保证手术的成功,无生机的损伤输尿管应彻底切除。但吻合口必须无张力。吻合口必须对合好并用可吸收缝线间断缝合。下段输尿管近膀胱处损伤可用黏膜下隧道法或乳头法等抗逆流方法与膀胱重吻合。

(4)放疗引起的输尿管疤痕狭窄,手术治疗较困难。必要时应尽早尿流改道。

## 三、膀胱损伤

膀胱是贮存、排泄尿液的器官。随着贮存尿液的多少而呈膨起或空虚。在婴儿儿童时期,膀胱高出于耻骨弓而位于下腹部。在成年男性,膀胱介于耻骨与直肠之间。其下与前列腺部尿道相通,后面为精囊和输精管壶腹部。膀胱与直肠之间是直肠膀胱陷凹。女性膀胱之后方为子宫,两者之间是子宫膀胱陷凹。故女性膀胱的位置较男性为靠前和较低,而覆盖于膀胱后壁的腹膜反折,因与子宫相连,故较男性者为高。脐尿管以下的膀胱壁直接与腹前壁相接触,其间无腹膜覆盖。故膀胱空虚时,仅在其上缘为腹膜遮盖,膀胱的前下方和侧壁下面的部分则无腹膜遮盖。当膀胱充盈膨胀时,膀胱上升到腹下部,覆盖于膀胱顶部的腹膜也随之升高。可见膀胱的位置,与周围脏器的关系可因年龄、性别和尿液充盈程度不同而异。膀胱这种解剖和生理的特点与其损伤的类型、部位和范围均有着密切的关系。

(一)病因和病理

膀胱损伤大多数发生在尿液充满膀胱时,此时膀胱壁紧张,膀胱面积增大且高出于耻骨联合处而成为一腹部器官,故易遭受损伤。膀胱排空时位于骨盆深处,受到周围筋膜、肌肉、骨盆及其他软组织的保护,故除贯通伤或骨盆骨折外,很少为外界暴力所损伤。根据致伤的病因,膀胱损伤可分成三类。

1. 闭合性损伤。过度充盈或有病变(如肿瘤、溃疡、炎症、憩室)的膀胱易受外界暴力损伤而发生破裂。多见于猛击,踢伤,堕落或意外交通事故;当骨盆骨折时,骨折碎片亦可刺破膀胱。酒醉是引起膀胱破裂的因素之一。酒醉时膀胱常膨胀充盈,腹部肌肉松弛,故易受损伤。酒醉或膀胱原已有病变时,膀胱破裂甚至可无明显外界暴力作用时即可发生,称之为自发性破裂。自发性膀胱破裂几乎均为腹膜内型膀胱破裂。

2. 开放性损伤。主要见于战时,由火器和锐器所致,常合并其他脏器损伤,如直肠损伤和骨盆损伤。一般而论,从臀部、会阴或股部进入的弹片或刺伤所并发的膀胱损伤多见腹膜外型,经腹部的贯通性创伤所引起的则多为腹膜内型。

3. 手术损伤。见于膀胱镜检、碎石、膀胱腔内 B 超检查,经尿道前列腺切除,膀胱颈部电切除,经尿道膀胱癌电切除,分娩,盆腔和阴道手术。甚至腹股沟疝(膀胱滑疝)修补时也可发生。主要原因是操作不当,而膀胱本身病变更增加了这类损伤的机会。

轻度的膀胱挫伤仅局限于膀胱的壁层,无尿外渗,并不引起严重后果,而临床上所遇到的膀胱损伤主要是破裂。依照破裂的位置与腹膜的关系,可分为腹膜内破裂和腹膜外破裂两型。

(1)腹膜外型膀胱破裂。膀胱壁破裂,但腹膜完整。尿液外渗到膀胱周围组织及耻骨后间隙并延伸到前腹壁的皮下,沿骨盆筋膜到盆底,或沿输尿管周围疏松组织蔓延到肾区。损伤部位多见于膀胱之前壁。腹膜外型膀胱破裂多数伴有骨盆骨折。

(2)腹膜内型膀胱破裂。膀胱壁破裂伴腹膜破裂,膀胱壁裂口与腹腔相通,尿液流入腹腔,引起腹膜炎。其损伤部位多见于膀胱的后壁和顶部。

(二)临床征象

轻度膀胱壁挫伤仅有下腹疼痛,少量终末血尿,并在短期内自行消失。膀胱全层破裂时症状明显。依裂口所在的位置、大小,受伤后就诊时间以及有无其他器官伴有损伤而有不同。腹膜内型与腹膜外型的破裂又有其各自特殊的征候。膀胱破裂一般可有下列症状。

1. 休克。剧烈的创伤,疼痛和大量失血是休克的主要原因。

2. 疼痛。腹下部或耻骨疼痛和腹壁强直,伴有骨盆骨折时挤压骨盆时尤为明显。

3. 血尿和排尿障碍。病员有尿急或排尿感,但无尿液排出或仅排出少量血性尿液。膀胱破裂后,可因括约肌痉挛、尿道为血块所堵塞、尿外渗到膀胱周围或腹腔内等情况而无尿液自尿道排出,膀胱全层破裂时导尿仅见少量血性尿液。

4. 尿瘘。在开放性膀胱损伤,伤口有尿液流出。如与直肠、阴道相通,则可经肛门、阴道排出血性尿液。膀胱直肠瘘形成后,排尿时可排出粪便碎片及气体。

5. 晚期症状。尿液自伤口溢出,或经膀胱直肠瘘或膀胱阴道瘘自肛门或阴道排出。膀胱容易缩小,致有尿频、尿急症状。并可有反复尿路感染症状。

(三)诊断

根据病史、体征以及其他检查结果,可以确诊膀胱损伤。但如伴有其他脏器损伤,膀胱损伤的病象可被其隐蔽。故凡下腹部、臀部或会阴部有创伤时,或下腹部受到闭合性损伤时,患者有尿急而不能排尿或仅排出少量血尿时,均应想到膀胱已受损伤。下列检查对确诊有否膀胱破裂有一定帮助。

1. 导尿时发现膀胱空虚仅有极少血性尿液时,应想到膀胱破裂并有尿外渗可能。可注入一定量的消毒生理盐水,片刻后重新抽出。如抽出液量少于注入量,应怀疑有膀胱破裂和尿外渗。

2. 导尿后由导尿管注入造影剂行膀胱造影,以了解有否膀胱破裂、尿外渗及其渗出部位。有时甚至可发现导尿管已通过膀胱裂口进入腹腔,从而明确诊断。

3. 排泄性尿路造影。如病情允许,可作排泄性尿路造影借以显示尿路结构和功能。

4. 腹腔穿刺。如有腹水症可行腹腔穿刺。如抽得多量血性液体,可测定其尿素氮及肌酐含量。如高于血肌酐和尿素氮,则可能是外渗之尿液。

其他如骨盆平片可以了解有否骨盆骨折,有否异物,腹部平片可了解有否膈下游离气体。血液中尿素氮、肌酐升高可能是腹腔内尿液重吸收的后果,并不一定反映肾功能情况,如诊断有疑问,而临床征象表示可能有膀胱破裂,应尽早进行探查手术。尤其是膜内型患者,须行紧急手术治疗。

(四)治疗

膀胱破裂的早期治疗包括综合疗法、休克的防治、紧急外科手术和控制感染。晚期治疗主要是膀胱瘘修补和一般支持性的处理。

1. 休克的处理。休克的预防和治疗是最首要的急救措施,也是手术前必要的准备,包括输血、输液以及兴奋剂的应用等,迅速使伤员脱离休克状态。这种情况尤于伴有骨盆骨折时常有发生。

2. 紧急外科手术。处理的方法依损伤的位置,感染的情况和有无伴发损伤而定。手术的主要目标为尿液的引流、出血的控制,膀胱裂口的修补和外渗液的彻底引流。若腹腔内其他器官也有损伤,应同时给予适当的处理。

手术步骤:耻骨上正中切口,依次切开下层筋膜并分离及牵开腹直肌以显露膀胱前间隙。腹膜外型和腹膜内型的膀胱破裂分别处理如下。

(1) 腹膜外型膀胱破裂。在膀胱前间隙可见大量血液和尿外渗。吸尽后显示膀胱前壁。骨折的耻骨不必细究。如骨折碎片或异物刺破腹壁下血管或膀胱可去除此碎片,结扎出血的血管以止血。必要时切开膀胱前壁探查膀胱内部,证实破裂部位及大小。去除无生机的组织后,裂口内层黏膜必须用可吸收缝钱缝合。缝合时应注意避免缝扎输尿管。如病情危重,裂口近膀胱颈部而难以仔细缝合时,勿需勉强修补,作耻骨上膀胱造口术并彻底引流膀胱前间隙后,裂口可自行愈合。膀胱裂口修复后,留置保留导尿管1周左右后再拔除。如腹壁、腰部、坐骨直肠窝,会阴、阴囊甚至股部有尿外渗时,必须彻底切开引流以免继发感染。

(2) 腹膜内型膀胱破裂。切开腹膜,吸尽腹腔内的液体,探查膀胱圆顶和后壁以确定裂口,同时可在腹膜反折下切开膀胱前壁并观察膀胱内部。修复裂口后如无腹腔内脏损伤,即缝合腹膜。在膀胱前壁作一高位造瘘,并引流膀胱前间隙。

晚期治疗:主要是处理膀胱瘘,必须待伤员一般情况好转和局部急性炎症消退后才可进行。长期膀胱瘘可使膀胱发生严重感染和挛缩,应采取相当防治措施。手术主要步骤是切除瘘管和瘘孔边缘的瘢痕组织,缝合瘘孔并作高位的耻骨上膀胱造瘘术。结肠造口应在膀胱直肠瘘完全修复愈合后才关闭。膀胱阴道瘘与膀胱子宫瘘应进行修补,在耻骨上膀胱另造瘘口,并引流膀胱前间隙。

## 四、尿道损伤

男性尿道为 肌肉黏膜管,长约 20 cm,可分为前后两段,以尿生殖膈为界。前尿道为海绵体部,包括阴茎头部、阴茎部和球部,共长 15 cm。后尿道包括膜部和前列腺部,长约 5 cm。男性尿道有耻骨下和耻骨前两个弯曲。耻骨下弯曲基本固定,而耻骨前弯曲在阴茎背贴于下腹部时即消失。尿道背面较腹面短,且为固定。当阴茎在弛缓状态时,尿道腹面有多数皱襞。尿道黏膜富有腺体,本质柔软;黏膜下层组织血供丰富。男性尿道因解剖上的特点,故易遭受损伤,男性尿道损伤是泌尿科常见的急症,可产生尿外渗、感染、尿道狭窄和瘘管等并发症。女性尿道短而很少被损伤。但难产时,胎头压迫或施放产钳可致损伤而产生尿道阴道瘘。

(一)病因

1. 尿道内损伤。绝大多数是在应用经尿道器械操作或排出异物(如结石)时发生损伤。少数性变态、酒醉或精神病人用发针、铁丝、玻璃杆之类异物插入尿道而引起损伤,误注某些化学药物如硝酸银、硫酸铜、石炭酸等可引起化学灼伤。经尿道行电切除术时可致尿道电灼伤。

2. 尿道外暴力损伤。这种损伤较尿道内损伤为多见。可为贯通伤或闭合伤。前者主要见于战场,尿道被火器或利器所穿破。受伤部位大多在球、膜部。海绵体部和前列腺部则少见。闭合性尿道损伤,在战时和平时均可见到。会阴部骑跨伤或踢伤时受损部位多见于球部和膜部尿道,而伴骨盆骨折时常伴前列腺部尿道损伤。

(二)病理

尿道损伤可仅伤及黏膜或为尿道壁挫伤,但大多伤及全层而致尿道破裂,这种破裂可为纵行也可为横断、可为部分裂伤也可完全割断而使断端上下回缩,两端之间有一空隙和错位。尿道全层裂伤后可有血尿外溢。血尿外渗的范围视尿道损伤的部位和程度不同而各不相同,熟悉会阴部的解剖对了解血尿外渗的范围有很大的帮助。临床上,尿道外伤后的尿外渗有三种类型。

1. 当尿道破裂在前尿道部、在尿生殖膈之前时,如阴茎固有筋膜尚完整,则尿外渗仅限于阴茎。

2. 前尿道损伤时,如阴茎固有筋膜也破裂,则尿液沿阴茎、阴囊、腹壁下浅筋膜外渗到阴囊、阴茎、会阴浅层和腹部。因腹壁浅筋膜固定于腹股沟韧带处,故尿液不会外渗到两侧股部。此种情况最为常见。

3. 当尿道破裂发生在后尿道即尿生殖膈两层之间或此膈之后,尿液沿前列腺处而外渗到耻骨后间隙和膀胱周围。膀胱主要由膜部尿道固定于尿生殖膈。

尿道破裂可并发尿道周围脓肿和尿瘘。晚期由于纤维瘢痕的形成,可产生尿道狭窄。

神经科急症救治与护理

## （三）临床表现

尿道损伤的症状取决于致损伤的病因，尿道损伤的程度、范围和伴发的其他脏器损伤情况。常见如下。

1. 休克。见于严重的损伤，尤多见于伴有骨盆骨折的后尿道损伤。

2. 疼痛。受损伤处有疼痛，有时可放射到尿道外口。疼痛尤其于排尿时更为剧烈。

3. 尿道出血。如损伤在尿道膜部的远端，即使不排尿时也可见尿道外口滴血。如损伤在后尿道，则出血多见于排尿时，于排尿前或后有少量血液滴出。

4. 排尿困难和尿潴留。尿道完全断裂时患者有尿潴留。尿道挫裂伤时可因疼痛而致括约肌痉挛而有排尿困难和尿潴留。

5. 局部肿胀和瘀斑。受伤处组织出现肿胀和瘀血。如尿道骑跨伤可于会阴部、阴囊处见肿胀、明显瘀斑。

6. 尿外渗和尿瘘。尿道全层裂伤后，当患者用力排尿时，尿液可由裂口外渗到周围组织中。一旦继发感染致蜂窝组织炎，出现脓毒血症。如不予及时治疗，可致死亡。如为开放性损伤，则尿液可从皮肤创口、肠道或阴道瘘口流出，最终形成尿瘘。

## （四）诊断

根据病史、症状和体征，尿道损伤的诊断并不困难。前尿道损伤的征象一般较为明显，诊断较易。后尿道损伤的诊断较困难。导尿是检查尿道连续性是否完整的好方法。在无菌条件下，如能顺利插入一导尿管，则说明尿道的连续性完整。如一次插入困难，不应勉强反复试探，以免加重创伤和导致感染。应立即手术探查。

## （五）治疗

首先应纠正休克，然后再处理尿道损伤。治疗尿道损伤的基本原则是引流尿液和尿道断端的重新衔接。

1. 引流尿液。在严格无菌和满意麻醉下如能顺利插入导尿管，说明尿道的连续性尚完整，如血肿和尿外渗不严重，则保留导尿10～14天以引流尿液并支持尿道，等待损伤愈合。如导尿失败应立即手术探查。如病情严重不允许较大手术，可单纯作耻骨上膀胱造口术。膀胱造口术也可用穿刺方法完成。适用于后尿道损伤病例。由于方法简便，尤宜于基层医疗单位。

2. 尿道修补术。

（1）经会阴尿道修补术，适用于骑跨伤等所致的球部尿道损伤。

（2）经尿道会师术，后尿道损伤时，常由于合并其他脏器严重外伤，病情危重，病人不能耐受大手术。此时可经耻骨上切口经膀胱作尿道会师术。

（3）经耻骨上途径一期断裂尿道修复术，尿道损伤无论经哪一种方法修复，术后均有瘢痕收缩而致尿道狭窄之可能。手术后的定期尿道扩张有时也未必有效。此外，感染和尿瘘也是常见的并发症。

## 五、阴茎损伤

因为阴茎移动性大，故阴茎损伤甚为罕见。常见的阴茎损伤有刺伤、裂伤、切割伤；穿透伤,剥裸、绞窄、脱位、骨折等。

1. 阴茎折断。又称阴茎骨折。多发生在阴茎勃起时,由暴力所致。患者可感到阴茎局部组织破裂的声响和剧痛。阴茎即由勃起转为松软。应立即手术。否则由于血肿机化、疤痕挛缩而使阴茎变形,导致勃起障碍。

2. 阴茎脱位。在暴力作用下,阴茎脚从耻骨固定处撕脱,阴茎头部周围包皮可呈环状裂开。阴茎脱离其覆盖之皮肤而被推挤移位到阴囊根部、大腿根部或下腹部皮下。

3. 阴茎皮肤撕脱。多见于阴茎、阴囊皮肤被转动机器绞缠而撕脱,阴茎阴囊皮肤皮下组织松弛,移动性大,常为大片撕脱。但其血供常良好,彻底清创后,重新缝合,存活机会较高。

4. 阴茎绞窄。见于手淫或恶作剧。常为金属套环或线套所致。

## 六、阴囊及其内容物损伤

阴囊损伤分闭合性和开放性损伤。包括挫伤、撕裂伤、贯穿伤。严重阴囊损伤不但伤及皮肤,而且可伴睾丸、精索、阴茎或尿道损伤,其中以阴囊皮肤撕脱较为多见。

1. 阴囊撕裂伤。须行清创,止血,逐层缝合。严重的阴囊皮肤挫裂伤,可切除无生机的组织。

2. 阴囊血肿。阴囊皮肤及其内容物血供丰富,一旦损伤,甚易局部形成血肿,阴囊内组织松弛,血肿甚易增大。迅速增大的血肿,应手术探查。清除血肿,严密止血,留置引流后关闭切口。

3. 鞘膜积血,即鞘膜内出血。可在鞘膜积水的基础上发生,透光试验不透光,诊断性穿刺有诊断意义。

4. 精索损伤。多见于手术时误扎精索动脉。

5. 输精管损伤。外伤或手术(如疝修补时)可能切断或结扎输精管,可予立即作端端吻合。最好在手术显微镜下用 7—0～9—0 无损伤尼龙缝线间断作缝合,不必置支架。

## 七、前列腺及精囊损伤

单独的前列腺或精囊的损伤极为罕见,大多是骨盆损伤的一部分,并常伴有膀胱、后尿道或直肠的损伤。前列腺损伤的后果可有:① 尿潴留,由血块或组织水肿堵塞后尿道所致;② 尿外渗,尿液可沿盆筋膜向腹膜后间隙外渗;③ 脓毒性蜂窝织炎,常继发于尿外渗,可局限在肛门、会阴、坐骨直肠窝等处;④ 尿瘘,继发于尿道破裂、尿道周围炎或蜂窝织炎;⑤ 尿失禁,是由尿道括约肌受损所致。

前列腺、精囊损伤的治疗可与其他伴发的损伤(如骨盆、膀胱,尿道损伤)同时进行。膀胱镜、尿道镜或尿道探杆操作所引起的损伤,只要能顺利置入气囊导尿管或作耻骨上膀胱造瘘充分引流尿液,大多不会引起严重的尿外渗或其他严重并发症。

(张建美  綦淑杰  刘德财)

## 第四节 运动系统损伤

### 一、骨折概论

（一）定义

骨折即骨的完整性和连续性中断。

（二）成因

骨折可由创伤和骨骼疾病所致，后者称为病理性骨折。

1. 直接暴力。暴力直接作用使受伤部位发生骨折，常伴有不同程度软组织损伤。
2. 间接暴力。暴力通过传导、杠杆、旋转和肌收缩使肢体远处发生骨折。
3. 积累性劳损。长期、反复、轻微的直接或间接损伤可致使肢体某一特定部位骨折。

（三）分类

1. 根据骨折处皮肤、黏膜的完整性分为：

（1）闭合性骨折：骨折处皮肤或黏膜完整，骨折端不与外界相通。

（2）开放性骨折：骨折处皮肤或黏膜破裂，骨折端与外界相通。

2. 根据骨折的程度和形态分为：

（1）不完全骨折：骨的完整性和连续性部分中断。按其形态又可分为：

① 裂缝骨折：骨质发生裂隙，无移位。

② 青枝骨折：多见于儿童骨折，骨膜部分断裂，可有成角畸形。有时成角畸形不明显，仅表现为骨皮质劈裂，与青嫩树枝被折断时相似而得名。

（2）完全骨折：骨的完整性和连续性全部中断。按骨折线的方向及其形态可分为：

① 横形骨折：骨折线与骨干纵轴接近垂直。

② 斜形骨折：骨折线与骨干纵轴成一定角度。

③ 螺旋形骨折：骨折线呈螺旋状。

④ 粉碎性骨折：属于完全骨折，指骨质碎裂成三块以上。

⑤ 嵌插骨折：骨折片相互嵌插，多见于干骺端骨折。

⑥ 压缩性骨折：骨折因压缩而变形，多见于松质骨。

⑦ 凹陷性骨折：骨折片局部下陷。

⑧ 骨骺分离：经过骨骺的骨折，骨骺的断面可带有数量有不等的骨组织。

3. 根据骨折端稳定程度分为：

（1）稳定性骨折：骨折端不易移位或复位后不易再发生移位者。

（2）不稳定性骨折：骨折端易移位或复位后易再移位者。

（四）骨折段的移位

大多数骨折段均有不同程度的移位，常见有以下 5 种。

1. 成角移位。两骨折段的纵轴线交叉成角，以其顶角的方向为准有向前、后、内、外成角。

2. 侧方移位。以近侧骨折段为准,远侧骨折段向前、后、内、外的侧方移位。

3. 缩短移位。两骨折段相互重叠或嵌插,使其缩短。

4. 分离移位。两骨折段在纵轴上相互分离,形成间隙。

5. 旋转移位。远侧骨折段围绕骨之纵轴旋转。

造成各种不同移位的影响因素为:① 外界暴力的性质,大小和作用方向。② 肌肉的牵拉,不同骨折部位,由于肌肉起止点不同,肌肉牵拉造成不同方向移位。③ 骨折远侧段肢体重量的牵拉,可致骨折分离移位。④ 不恰当的搬运和治疗。

(五)骨折的临床表现及X线检查

1. 全身表现。大多数骨折一般只引起局部症状,严重骨折和多发性骨折可导致全身反应。

(1)休克。骨折所致的休克主要原因是出血,特别是骨盆骨折、股骨骨折和多发性骨折。严重的开放性骨折或并发重要内脏器官损伤时亦可导致休克。

(2)发热。骨折后一般体温正常,出血量较大的骨折,血肿吸收时可出现低热。开放性骨折,出现高热时,应考虑感染的可能。

2. 局部表现。

(1)骨折的一般表现 为局部疼痛、肿胀和功能障碍。

(2)骨折的特有体征。

① 畸形:骨折段移位可使患肢外形发生改变,主要表现为缩短、成角或旋转畸形。

② 异常活动:正常情况下肢体不能活动的部位,骨折后出现不正常的活动。

③ 骨擦音或骨擦感:骨折后,两骨折端相互摩擦时,可产生骨擦音或骨擦感。具有以上三个骨折特有体征之一者,即可诊断为骨折。有些骨折如裂缝骨折和嵌插骨折,可不出现上述三个典型的骨折特有体征,应常规进行X线拍片检查,以便确诊。

3. X线检查。凡疑为骨折者应常规进行X线拍片检查。有些轻微的裂缝骨折,急诊拍片未见明显骨折线,如临床症状较明显者,应于伤后2周拍片复查。此时,骨折端的吸收常可出现骨折线。

(六)骨折的并发症

1. 早期并发症。

(1)休克。严重创伤、骨折引起大出血和重要器官损伤所致。

(2)脂肪栓塞综合征。是由于骨折处髓腔内血肿张力大,骨髓被破坏,脂肪滴进入破裂的静脉窦内,可引起肺、脑脂肪栓塞。

(3)重要内脏器官损伤。① 肝、脾破裂。② 肺损伤。③ 膀胱和尿道损伤。④ 直肠损伤。

(4)重要周围组织损伤。

① 重要血管损伤:常见的有股骨髁上骨折,远侧骨折端可致腘动脉损伤;胫骨上段骨折的胫前和胫后动脉损伤;伸直型肱骨髁上骨折,近侧骨折端易造成肱动脉损伤。

② 周围神经损伤:特别是在神经与其骨紧密相邻的部位,如肱骨中、下1/3交界处骨折极易损伤紧贴肱骨行走的桡神经;腓骨颈骨折易致腓总神经损伤。

③脊髓损伤：为脊柱骨折和脱位的严重并发证，多见于脊柱颈段和胸腰段，出现损伤平面以下的截瘫。

（5）骨筋膜室综合征。即由骨、骨间膜、肌间隔和深筋膜形成的骨筋膜室内肌肉和神经因急性缺血而产生的一系列早期综合征。最多见于前臂掌侧和小腿。根据其缺血的不同程度而导致：①濒临缺血性肌挛缩；②缺血性肌挛缩；③坏疽。如有大量毒素进入血循环，还可致休克、心律失常和急性肾衰竭。

2. 晚期并发症。①坠积性肺炎；②褥疮；③下肢深静脉血栓形成；④感染；⑤损伤性骨化；⑥创伤性关节炎；⑦关节僵硬；⑧肌肉萎缩；⑨缺血性骨坏死；⑩缺血性肌挛缩。

（七）骨折的愈合过程

1. 骨折愈合过程的三个阶段。

（1）血肿机化演进期。

（2）原始骨痂形成期。

（3）骨痂改造塑型期。

多种骨生长因子与骨折愈合有关，其中骨形态发生蛋白（BMP）有较强的跨种诱导成骨活性（即诱导未分化的间充质细胞分化形成软骨或骨，其作用无种属特异性）和骨损伤修复作用。

2. 骨折临床愈合标准。

（1）局部无压痛及纵向叩击痛。

（2）局部无异常活动。

（3）X线光显示骨折处有连续性骨痂，骨折线已模糊。

（4）拆除外固定后，如为上肢能向前平举 1 kg 重物持续达 1 分钟；如为下脚不扶拐能在平地上连续步行 3 分钟，并不小于 30 步；连续观察 2 周骨折处不变形。

3. 影响骨折愈合的因素。

（1）全身因素。

①年龄：不同年龄骨折愈合差异很大，如新生儿股骨骨折 2 周可达坚固愈合，成人股骨骨折一般需 3 个月左右。

②健康状况：健康状况欠佳，特别是患有慢性消耗性病者，骨折愈合时间时显延长。

（2）局部因素。

①骨折的类型和数量：螺旋形和斜形骨折，骨折断面接触面大，愈合较快。横形骨折断面接触面小，愈合较慢。多发性骨折或一骨多段骨折，愈合较慢。

②骨折部位的血液供应：这是影响骨折愈合的重要因素，骨折的部位不同，骨折段的血液供应状况也不同。一般有以下四种情况。

a. 两骨折段血液供应均良好，多见于干骺端骨折。血液供应丰富，骨折愈合快。

b. 一骨折段血液供应较差，如胫骨干中、下 1/3 骨折，滋养动脉断裂，骨折愈合较慢。

c. 两骨折段血液供应均差，如胫骨中、上段和中、下两处同时发生骨折。

d. 骨折段完全丧失血液供应。如股骨颈囊内骨折，容易发生缺血性坏死。

③ 软组织损伤程度：严重的软组织损伤影响骨折的愈合。

④ 软组织嵌入：若有肌、肌腱等组织嵌入两骨折端之间，影响骨折的复位，阻碍两骨折端的对合及接触，骨折难以愈合甚至不愈合。

⑤ 感染：开放性骨折，局部感染可导致化脓性骨髓炎，严重影响骨折愈合。

（3）治疗方法的影响。

① 反复多次的手法复位，可损伤局部软组织和骨外膜，不利于骨折愈合。

② 切开复位时，软组织和骨膜剥离过多影响骨折段血供，可能导致骨折延迟愈合或不愈合。

③ 开放性骨折清创时，过多地摘除碎骨片，造成骨质缺损，影响骨折愈合。

④ 骨折行持续骨牵引治疗时，牵引力过大，可造成骨折段分离，并可因血管痉挛而致局部血液供应不足，导致骨折延迟愈合或不愈合。

⑤ 骨折固定不牢固，骨折处仍受到剪力和旋转力的影响，干扰骨痂生长，不利于骨折愈合。

⑥ 过早和不恰当的功能锻炼，可能妨碍骨折部位的固定，影响骨折愈合。

（八）骨折的治疗原则

复位：将移位的骨折段恢复正常或近乎正常的解剖关系，重建骨的支架作用；固定：即将骨折维持在复位后的位置，使其在良好对位情况下达到牢固愈合；功能锻炼：是在不影响固定的情况下，尽快地恢复患肢肌、肌腱、韧带、关节囊等软组织的舒缩活动。

1. 骨折的复位。

1）复位标准。

（1）解剖复位：骨折段通过复位，恢复了正常的解剖关系，对位（两骨折端的接触面）和对线（两骨折段在纵轴上的关系）完全良好时，称解剖复位。

（2）功能复位：经复位后，两骨折段虽未恢复至正常的解剖关系，但在骨折愈合后对肢体功能无明显影响者，称功能复位。功能复位的标准如下。

① 骨折部位的旋转移位、分离移位必须完全矫正。

② 缩短移位在成人下肢骨折不超过 1 cm；儿童若无骨骺损伤，下肢缩短在 2 cm 以内，在生长发育过程中可自行矫正。

③ 成角移位：下肢骨折轻微地向前或向后成角，与关节活动方向一致，日后可在骨痂改造期内自行矫正。向侧方成角移位，与关节活动方向垂直，日后不能矫正，必须完全复位。否则关节内、外侧负重不平衡，易引起创伤性关节炎。上肢骨折要求也不一致，肱骨干稍有畸形，对功能影响不大；前臂双骨折则要求对位、对线均好，否则影响前臂旋转功能。

④ 长骨干横形骨折，骨折端对位至少在 1/3 左右，干骺端骨折至少应对位 3/4 左右。

2）复位方法。

（1）手法复法：大多数骨折均可采用手法复位的方法矫正其移位。进行手法复位时，其手法必须轻柔，并应争取一次复位成功。

手法复位的步骤。① 解除疼痛：可用局部麻醉、神经阻滞麻醉或全身麻醉，后者可多用于儿童。② 肌松弛位:麻醉后,将患肢各关节置于肌松弛位,以减少肌肉对骨折段的牵拉力。③ 对准方向:骨折复位时,是将远侧骨折段对准近侧骨折段所指的方向。④ 拔伸牵引:在对抗牵引下,于患肢远端,沿其纵轴牵引,矫正骨折移位。

术者用两手触摸骨折部位,根据 X 线片所显示的骨折类型和移位情况,分别采用反折、内旋、端提、捺正和分骨、扳正等手法予以复位。

(2)切开复位。

① 切开复位的指证:a. 骨折端之间有肌和肌腱等软组织嵌入,手法复位失败者;b. 关节内骨折,手法复位后对位不良,将影响关节功能者;c. 手法复位未能达到功能复位的标准,将严重影响患肢功能者;d. 骨折并发主要血管、神经损伤,修复血管、神经的同时,宜行骨折切开复位;e. 多处骨折,为便于护理和治疗,防止并发证,可选择适当的部位行切开复位。

② 切开复位的优缺点:切开复位的最大优点是使骨折达到解剖复位。有效的内固定,可使病人提前下床活动,减少肌萎缩或关节僵硬。还能方便护理,减少并发证。缺点主要有:a. 可能引起骨折延迟愈合或不愈合。b. 增加局部软组织损伤的程度,易于发生感染。c. 所用的内固定器材不当,术中可能发生困难或影响固定效果,可发生无菌性炎症,内固定器材的拔除,大多需要一次手术。

2. 骨折的固定。

(1)外固定。主要用于骨折经手法复位后的患者,也有些经切开复位内固定术后,需加用外固定者。

(2)小夹板固定。

① 四肢闭合性冠状骨折,但股骨骨折因大腿肌牵拉力强大,需结合持续骨牵引;

② 四肢开放性骨折,创口小,经处理创口已愈合者;

③ 四肢陈旧性骨折,仍适合于手法复位者。

(3)石膏绷带固定。

① 开放性骨折清创缝合术后,创口愈合之前不宜使用小夹板固定者;

② 某些部位的骨折,小夹板难以固定者,如脊柱骨折;

③ 某些骨折切开复位内固定术后,如股骨骨折髓内钉或钢板螺丝钉固定术后,作为辅助性外固定;

④ 畸形矫正后矫形位置的维持和骨关节手术后的固定,如腕关节融合术后;

⑤ 化脓性关节炎和骨髓炎患肢的固定。

(4)外展架固定。

① 肱骨骨折合并桡神经损伤和/或肱骨干骨折手法复位后,小夹板固定。

② 肿胀严重的上肢闭合性骨折和严重的上臂和前臂开放性损伤。

③ 臂丛神经牵拉伤。

④ 肩胛骨骨折。

⑤ 肩、肘关节化脓性关节炎或关节结核。

(5)皮肤牵引和骨牵引。

① 颈椎骨折脱位-枕颌布托牵引和颅骨牵引；

② 股骨骨折-大腿皮肤牵引或胫骨结节骨牵引；

③ 胫骨开放性骨折-跟骨牵引；

④ 开放性骨折合并感染；

⑤ 复位困难的肱骨髁上骨折-尺骨鹰嘴牵引。

持续牵引的方法和牵引重量应根据病人的年龄、性别、肌肉发达程度、软组织损伤情况和骨折的部位来选择。如股骨干闭合性骨折,胫骨结节骨牵引,其牵引重量一般为体重的 1/7～1/8。

外固定器适用于开放性骨折,闭合性骨折伴广泛软组织损伤,骨折合并感染和骨折不愈合,截骨矫形和关节融合术后。

内固定主要用于切开复位后,采用金属内固定物,如接骨板、螺丝钉、髓内钉和加压钢板等将骨折段于解剖复位的位置予以固定。

3. 功能锻炼。

(1)早期阶段。骨折后 1～2 周内,此期功能锻炼的目的是促进患肢血液循环,消除肿胀,防止肌萎缩。功能锻炼应以患肢肌主动舒缩活动为主。原则上,骨折上、下关节暂不活动。

(2)中期阶段。即骨折 2 周以后,骨折处已有纤维连接,日趋稳定,此时应开始进行骨折上、下关节活动,以防肌萎缩和关节僵硬。

(3)晚期阶段。骨折已达临床愈合标准,外固定已拆除,此时是功能锻炼的关键时期。

(九)开放性骨折(包括关节损伤)的处理原则

开放性骨折即骨折部位皮肤和黏膜破裂,骨折与外界相通。其最大危险是由于创口被污染,大量细菌侵入,并局部迅速繁殖,导致骨感染,可分为三度。

第一度:皮肤由骨折端自内向外刺破,软组织损伤轻。

第二度:皮肤割裂或压碎,皮下组织与肌组织中度损伤。

第三度:广泛的皮肤、皮下组织与肌肉严重损伤,常合并血管、神经损伤。

开放性骨折的处理原则是及时正确地处理创口,尽可能地防止感染,力争将开放性骨折转化为闭合性骨折。

1. 术前检查与准备。

(1)询问病史,了解创伤的经过、受伤的性质和时间,急救处理的情况等。

(2)检查全身情况,是否有休克和其他危及生命的重要器官损伤。

(3)通过肢体的运动、感觉,动脉搏动和末梢血循环状况,确定是否有神经、肌腱和血管损伤。

(4)观察伤口,估计损伤的深度,软组织损伤情况和污染程度。

(5)拍摄患肢正、侧立 X 线片,了解骨折类型和移位。

2. 清创的时间。

原则上,清创越早,感染机会越少,治疗效果越好。一般认为在伤后6~8小时内清创,创口绝大多数能一期愈合,应尽可能争取在此段时间内进行清创。

3. 清创的要点。

(1)清创。清创即将污染的创口,经过清洗、消毒,然后切除创缘、清除异物,切除坏死和失去活力的组织,使之变为清洁的创口。

① 清洗:无菌敷料覆盖创口,用无菌刷及肥皂液刷洗患肢2~3次,刷洗后用无菌生理盐水冲洗,然后可用0.1%活力碘(聚吡咯酮碘)冲洗创口或用纱布浸湿0.1%活力碘敷于创口,再用生理盐水冲洗。

② 切除创缘皮肤1~2mm。从浅至深,清除异物,应在尽量切除其污染部分的情况下,保留组织完整性。

③ 关节韧带和关节囊严重挫伤者,应予切除。若仅污染,则应在彻底切除污染的情况下,尽量予以保留,对关节以后的功能恢复十分重要。

④ 骨外膜应尽量保留,以保证骨愈合。若已污染,可仔细将其表面切除。

⑤ 骨折端的处理:骨端的污染程度在密质骨一般不超过0.5~1.0mm,松质骨则可深达1cm。污染的骨髓腔应注意将其彻底清除干净。

粉碎性骨折,游离的小骨片可以去除,与周围组织尚有联系的小骨片应予保留,并应复位。大块的骨片,即使已完全游离也不能摘除,以免造成骨缺损。

⑥ 再次清洗:用无菌生理盐水再次冲洗创口及其周围2~3次。然后用0.1%活力碘浸泡或湿敷创口3~5分钟。还可加用3%过氧化氢溶液清洗。再清洗后应更换手套、敷单及手术器械,继续进行组织修复手术。

(2)组织修复。

① 骨折固定:清创后,应在直视下将骨折复位,选择适当的内固定。必要时术后可适当加用外固定。第三度开放性骨折及第二度开放性骨折清创时间超过伤后6~8小时者,不宜应用内固定。

② 重要软组织修复:肌腱、神经、血管等重要组织损伤,应争取清创时采用合适的方法予以修复,以便早日恢复肢体功能。

③ 创口引流:用硅胶管,置于创口内最深处,从正常畅通处穿出体外,并接以负压引流瓶,于24~48小时后拔除。

(3)闭合创口。完全闭合创口,争取一期愈合,是达到将开放性骨折转化为闭合性骨折的关键,也是清创术争取达到的主要目的。第一、第二度开放性骨折,清创后,大多数创口能一期闭合。第三度开放性骨折,亦应争取在彻底清创后,采用各种不同的方法,尽可能一期闭合创口。显微外科的发展,为这类损伤的治疗提供了更好的方法和更多的机会。

① 直接缝合:垂直越过关节的创口,不宜直接缝合,以免创口瘢痕挛缩,影响关节的活动。应采用Z形成形术予以闭合。

② 减张缝合和植皮术:皮肤缺损,创口张力较大,不能直接缝合,如周围皮肤及软组织

# 第四章 颅脑损伤合并伤及处理

损伤较轻,可在创口一侧或两侧做与创口平行的减张切口。缝合创口后,如减张切口可以缝合者则直接缝合,否则于减张切口处植皮。如创处皮肤缺损,而局部软组织床良好,无骨和神经、血管等重要组织外露,亦可在创口处直接植皮。

③ 延迟闭合:第三度开放性骨折,软组织损伤严重,一时无法完全确定组织坏死情况,感染的机会较大。清创后,可将周围组织覆盖骨折处,敞开创口,用无菌敷料湿敷,观察3~5天,可再次清创,彻底切除失活组织,进行游离植皮。如植皮困难,可用皮瓣移植覆盖。

④ 皮瓣移植:伴有广泛软组织损伤的第三度开放性骨折,骨折处外露,缺乏软组织覆盖,极易导致感染。应设法将创口用各种不同的皮瓣加以覆盖,如局部转移皮瓣,可用带血管蒂岛状皮瓣和吻合血管的游离皮瓣移植等。

清创过程完成后,根据伤情选择适当的固定方法固定患肢。应使用抗生素预防感染,并应用破伤风抗毒素。

4. 开放性关节损伤的处理原则。

开放性关节损伤处理原则与开放性骨折基本相同,治疗的主要目的是防止关节感染和恢复关节功能。损伤程度不同、处理方法和术后效果亦不同,一般可分为以下三度。

第一度:锐器刺破关节囊,创口较小,关节软骨和骨骼无损伤。此类损伤勿需打开关节。创口清创缝合后,可在关节内注入抗生素,予以适当固定3周,开始功能锻炼。

第二度:软组织损伤较广泛,关节软骨及骨骼部分破坏,创口内有异物。应扩大关节囊切口,用大量生理盐水反复冲洗,彻底清除关节内的异物、血肿和小的骨碎片。大的骨片应予复位,并尽量保持关节软骨面的完整,关节囊和韧带应尽量保留、修复。必要时用关节抗生素灌洗引流。

第三度:软组只毁损,韧带断裂,关节软骨和骨骼严重损伤,创口内有异物,可合并关节脱位及血管、神经损伤等。经彻底清创后敞开创口,无菌敷料湿敷,3~5天后可行延期缝合。亦可彻底清创后,大面积软组织缺损用显微外科组织移植。

(十) 骨折延迟愈合、不愈合和畸形愈合的处理原则

1. 骨折延迟愈合。骨折经治疗,超过一般愈合所需时间,骨折断端仍未出现骨折连接,称骨逝延迟愈合。X线片显示骨折端骨痂少,轻度脱钙,骨折线仍明显,但无骨硬化表现。

2. 骨折不愈合。骨折经过治疗,超过一般愈合时间,且经再度延长治疗时间,仍达不到骨性愈合。X线片显示为骨折端骨痂少,骨端分离,两断端萎缩光滑,骨髓腔被致密硬化的骨质所封闭。临床上骨折处有假关节活动,称为骨折不愈合或骨不连接。骨折不愈合,不可能再通过延长治疗时间而达到愈合,而需切除硬化骨,打通骨髓腔,修复骨缺损。

3. 骨折畸形愈合。即骨折愈合的位置未达到功能复位的要求,存在成角、旋转或重叠。

(十一) 骨筋膜室综合征

骨筋膜室综合征即由骨、骨间膜、肌间隔和深筋膜形成的骨筋膜室内的肌和神经因急性缺血而产生的一系列早期症状和体征。最常发生于前臂掌侧和小腿。由于缺血的病因、程度和范围不同,引起不同的病损,如沃尔克曼(Volkmann)缺血性肌挛缩、濒临缺血性肌

挛缩、挤压综合征及运动性缺血症等。

1. 病因。骨筋膜室综合征是由于骨筋室内压力增高所致,常见的原因如下。

(1) 骨筋膜室容积骤减。

① 敷料包扎过紧:四肢损伤或骨折后,绷带、石膏、小夹板等在包扎时可能不紧,但在创伤性水肿继续发展的情况下,早期不紧的包扎,以后可以变得过紧而形成压迫。若早期包扎已经较紧,则更易发生本征。

② 严重的局部压迫:例如在地震中肢体长时间被重物挤压,又如昏迷病人的肢体长时间被压在身下等。

(2) 骨筋膜室室内容物体积骤增。

① 缺血后水肿:任何原因的肌缺血,都将使肌内的毛细血管内膜通透性增加,发生严重水肿,使室内肌的体积和组织压剧增,发生缺血-水肿恶性循环。

② 损伤:软组织严重挫伤、挤压伤和二、三度烧伤等,可因损伤性炎性反应和广泛毛细血管损伤,直接或间接使室内的肌肉发生严重水肿。

③ 小腿的激烈运动:激烈的体育运动和过于疲劳的长途步行,都可发生小腿的急性或慢性骨筋膜室综合性。

④ 出血:骨筋膜室内的大血肿,一般不易发生本征,但若有凝血机制障碍并严重骨折移位,尤其是在小腿和前臂,也可发生本综合征。

2. 病理。骨筋膜室的室壁坚韧而缺管弹性,如果室的容积骤减或室内内容物体积骤增,则骨筋膜室内的压力急剧增加,阻断室内血液循环,使骨筋膜室内的神经组织缺血。肌组织缺血后,毛细血管通透性增加,大量渗出液进入组织间隙,形成水肿,使骨筋膜室内压力进一步增加,形成缺血-水肿恶性循环。如果不及时采取措施,将发生下列后果。

(1) 濒临缺血性肌挛缩 在严重缺血的早期,经积极抢救,及时恢复血液供应后,可以避免发生或只发生极小量的肌坏死,可不影响患肢的功能,或影响极小。

(2) 缺血性肌挛缩 时间较短的完全缺血,或程度较重的不完全缺血,在积极恢复其血液供应后,有部分肌组织坏死,尚能由纤维组织修复,但因瘢痕挛缩而形成特有的畸形,爪形手、爪形足,将严重影响患肢功能。

(3) 坏疽范围广、时间久的完全缺血,其结果为大量肌坏疽,无法修复。

以上三种结果是骨筋膜室或肢体缺血的三个不同阶段,发展很快,急剧恶化,直至坏疽。骨筋膜室综合征主要是指缺血的早期,但因各阶段之间并无明显界限,故也包括轻度缺血性肌挛缩。前臂和小腿的正常组织压分别为 1.20 kPa 和 2.00 kPa(9 和 15 mmHg),如果组织压分别升至 8.66 和 7.33 kPa(65 和 55 mmHg)时,则血流完全中断。当组织压升高到与舒张血压之间的差只有 1.33～2.67 kPa(10～20 mmHg)时,已有切开深筋膜的指证。一般来说,缺血 30 分钟,即可出现神经功能异常,完全缺血 12～24 小时,将发生永久性神经功能丧失。肌缺血 2～4 小时,即可出现功能改变;8～12 小时后发生不可逆性损害。这些时限又与组织代谢率有密切关系;天气炎热,时限缩短;环境寒冷,时限延长。

对多室性的或肌丰富部位的骨筋膜室综合征不仅是局部问题,而且是全身问题。此综合征早期血流尚未完全阻断,因此大量血浆和液体渗出毛细血管,将发生低血压和休克。大量肌组织坏死将释放大量肌球蛋白和钾离子等,从而发生毒血症和代谢性酸中毒。一般在酸中毒的情况下,肌球蛋白又容易在远侧肾小管中沉积,形成肾功能衰竭。加之低血压又使肾小管缺氧,使肾功能衰竭更为严重。酸中毒、高血钾和低血压等又可影响心脏功能,发生心律不齐。这些严重的全身反应实质上是挤压综合征的表现,既可在解除室内压以前出现,又可在解压后加重,因此,在肌肉丰富的大腿和小腿或在多室性骨筋膜室综合征,此二病名实际上指的是同一病理。

3. 临床表现。骨筋膜室综合征的早期临床表现以局部为主。只有肌肉缺血较久,已发生广泛坏死时,才出现全身症状,如体温升高、脉率增快、血压下降,白细胞计数增多,血沉加快,尿中出现肌球蛋白等。

(1)疼痛。创伤后肢体持续性剧烈疼痛且进行性加剧,为本征早期的症状,是骨筋膜室内神经受压和缺血的重要表现。神经组织对缺血最敏感,感觉纤维出现症状最早,必须予以足够重视,及时诊断和处理。至晚期,当缺血严重,神经功能丧失后,感觉即消失。再无疼痛。

(2)指或趾呈屈曲状态,肌力减弱。被动牵伸指或趾时,可引起剧烈疼痛,为肌肉缺血的早期表现。

(3)患室表面皮肤略红,温度稍高,肿胀,有严重压痛,触诊可感到室内张力增高。

(4)远侧脉搏和毛细血管充盈时间正常。但应特别注意,骨筋膜室内组织压上升到一定程度:前臂 8.66 kPa(65 mmHg)、小腿 7.33 kPa(55 mmHg),就能使供给肌血运的小动脉关闭,但此压力远远低于病人的收缩血压,因此还不足以影响肢体主要动脉的血流。此时,远侧动脉搏动虽然存在,指、趾毛细血管充盈时间仍属正常,肌已发生缺血,所以肢体远侧动脉搏动存在并不是安全的指标,应结合其他临应表现进行观察分析,协助诊断。以上症状和体征并非固定不变。若不及时处理,缺血将继续加重,发展为缺血性肌挛缩和坏疽,症状和体征也将随之改变。为了加深印象,将缺血性肌挛缩的五个主要临床表现列下,并可记成 5 个 P 字:① 由疼痛转为无痛(painless);② 苍白(pallor)或发绀、大理石纹等;③ 感觉异常(paresthesia);④ 肌瘫痪(paralysis);⑤ 无脉(pulselessness)。

4. 治疗。骨筋膜室综合征一经确诊,应立即切开筋膜减压。早期彻底切开筋膜减压是防止肌肉和神经发生缺血性坏死的唯一有效方法。切开的皮肤一般多因张力过大而不能缝合,可用凡士林纱布松松填塞,外用无菌敷料包好,待消肿后行延期缝合,或应用游离皮片移植闭合伤口。切不可勉强缝合皮肤,失去切开减压的作用。

局部切开减压后,血循环获得改善,大量坏死组织的毒素进入血液循环,应积极防治失水、酸中毒、高血钾症、肾功能衰竭、心律失常、休克等严重并发症,必要时还得行截肢术以抢救生命。

## 二、上肢骨折、关节损伤

(一)锁骨骨折

1. 临床表现。

(1)症状。肿胀、瘀斑,肩关节活动使疼痛加重。病人常用健手托住肘部,头部向患侧倾斜。

(2)体征。可扪及骨折端,有局限性压痛,有骨擦感。

(3)X线检查。

2. 治疗。

(1)无移位骨折或儿童青枝骨折可不作特殊治疗。仅用三角巾悬吊患肢3～6周即开始活动。

(2)有移位的中段骨折,采用手法复位,横行8字绷带固定。复位固定后严观察双侧上肢血循环及感觉运动功能。

(3)切开复位指证:① 病例人不能耐受8字形绷带固定的痛苦;② 复位后再移位,影响外观;③ 合并神经血管损伤;④ 开放性骨折;⑤ 陈旧骨折不愈合;⑥ 锁骨外端骨折,合并喙锁韧带断裂。

(二)肩并节脱位

1. 分类。

(1)前脱位。最常见,分类喙突下脱位、盂下脱位和锁骨下脱位。

(2)后脱位。分为肩峰下脱位、盂下脱位和冈下脱位。

(3)盂上脱位。

(4)盂下脱位。

2. 临床表现。

(1)症状。患处疼痛、肿长,患者不敢活动肩膀关节,以健手托住患侧前臂,头部倾斜。

(2)体征。方肩畸形、Dugas征阳性。

(3)X线检查。主要了解有无合并骨折,常见肱骨大结节骨折,还可了解脱位类型。

3. 治疗。

(1)复位。手法复位为主,现在都采用Hippocrates法。

(2)固定方法。单纯肩关节脱位可用三角巾悬吊3周,大结节有骨折者延长1～2周。

(3)功能锻炼。

(三)肱骨外科颈骨折

1. 解剖。肱骨外科颈为肱骨大结节、小结节移行为肱骨干的交界部位,是松质骨和密质的交界处,位于解剖颈下2～3 cm,有臂丛神经、腋血管在内侧经过,因引骨折可合并神经血管损伤。

2. 分类、临床表现及治疗原则。

(1)无移位骨折。一是裂缝骨折,二是嵌插骨折。不需进行手法复位,用三角巾悬吊上肢3～4周即可开始进行功能锻炼。

(2)外展型骨折。骨折近端呈内收位,肱骨在结节与肩峰的间隙增宽,肱骨头旋转;远折端肱骨的外侧骨皮插入远端髓腔,成外展位成角畸形;也可能远折端向内上移位而呈重叠移位。治疗主要采用手法复位、外固定方法治疗。

(3)内收型骨折。上臂呈内收位畸形,常可扪及骨折断端。X线片可见骨折远端位于肱骨头的外侧,大结节与肩峰的间隙变小,肱骨头有旋转,可产生向前、外方的成角畸形或侧方移位。治疗主要采用手法复位、外固定方法治疗。

（4）粉碎型骨折。① 对于严重粉碎型骨折，若病人年龄过大，全身情况很差，可用三角巾悬吊，任其自然愈合；② 手术治疗先用松质骨螺钉固定在近折端骨折块，使外科颈骨折复位，再用 T 型钢板固定，或用张力带钢丝固定。术中注意修复肩袖，术后 4～6 周开始肩关节活动。③ 对青壮年的严重粉碎骨折，估计切开复位难以内固定时，可作尺骨鹰嘴外展位牵引，附以手法复位，小夹板固定。6～8 周后去牵引，继续用小夹板固定，并开始肩关节活动。

（四）肱骨干骨折

1. 解剖。肱骨外科颈下 1～2 cm 至肱骨髁上 2 cm 段的骨折称为肱骨干骨折。在肱骨干中下 1/3 段外侧有桡神经沟，此处骨折容易发生桡神经损伤。

2. 分类及临床表现。在三角肌止点以上的骨折，近折端受胸大肌、背阔肌、大圆肌的牵拉而向内、向前移位，远折端因三角肌、喙肱肌、肱二头肌、肱三头肌的牵拉而向外、向近端移位。

X 线片可确定骨折类型和移位方向。

若合并桡神经损伤，可出现垂腕，各手指掌指关节不能背伸，拇指不能伸，前臂旋后障碍，手背桡侧皮肤感觉减退或消失。

3. 治疗原则。大多数肱骨干横行或短斜形骨折可采用非手术方法治疗。

切开复位的手术指证：① 反复手法复位失败，骨折端对位对线不良，估计愈合后影响功能；② 骨折有分离移位或骨折端有软组织嵌入；③ 合并神经血管损伤；④ 陈旧骨折不愈合；⑤ 影响功能的畸形愈合；⑥ 同一肢体有多发骨折；⑦ 8～12 小时以内的污染不重的开放骨折。

（五）肱骨髁上骨折

1. 解剖。肱骨髁上骨折是指肱骨干与肱骨髁的交界处发生的骨折。肱骨干轴线与肱骨髁轴线之间有 30°～50° 的前倾角，这是容易发生肱骨髁上骨折的解剖因素。

在肱骨髁内、前方有肱动脉、正中神经经过。在神经血管束的浅面有坚韧的肱二头肌腱膜，后方为肱骨，一旦发生骨折，神经血管容易受到损伤。在肱骨髁的内侧有尺神经，外侧有桡神经，均可因肱骨髁上骨折的侧方移位而受到损伤。

肱骨髁上骨折多发生于 10 岁以下儿童，肱骨髁上有骨折复位时，桡侧或尺侧移位未得到纠正，或合并了骨骺损伤，骨折愈合后，可出现肘内外翻畸形。

2. 分类、临床表现及治疗。

（1）伸直型肱骨髁上骨折。近折端向前下移位，远折端向上移位，但肘后三角关系正常。此骨折容易造成肱动脉损伤，出现前臂骨筋膜室综合征，导致前臂缺血性肌挛缩。受伤时间短，局部肿胀轻，没有血循环障碍者，可进行手法复位外固定。

手术治疗的适应证包括：① 手法复位失败；② 小的开放伤口，污染不重；③ 有神经血管损伤。

无论手法复位外固定，还是切开复位内固定，术后应严密观察肢体血循环及手的感觉、运动功能。抬高患肢,早期进行手指及腕关节屈伸活动,有利于减轻水肿。4～6周后即可开始肘关节屈伸活动;手术切开复位内固定稳定的病人,术后2周即可开始肘关节活动。

(2)屈曲型肱骨髁上骨折。近折端向后下移位,远折端向前移位,骨折线呈前上斜向后下的斜形骨折。可刺破皮肤形成开放骨折,少有合并神经血管损伤。

(六)肘关节脱位

1. 分类。后脱位、外侧方脱位、内侧方脱位及前脱位,其中后脱位最常见。

2. 临床表现。患处肿痛,不能活动,患者以健手托住患侧前臂,肘关节处于半伸直位,不能被动伸直;肘后空虚感,可摸到凹陷处;肘后三点关系完全破坏,失去正常关系;X线检查可明了脱位情况,有无合并骨折。

3. 治疗原则。手法复位,用长臂石膏托固定肘关节于90°位,再用三角巾悬吊胸前2～3周。

(七)前臂双骨折

1. 解剖。尺桡骨之间由坚韧的骨间膜相连,由于尺骨和桡骨均有一定的弯曲幅度,使尺、桡骨之间宽度不致过宽,最宽处为1.5～2 cm。前臂处于中立位时,骨间膜最紧张,处于旋转位时较松弛。

骨间膜的纤维方向呈由尺侧下方斜向桡侧上方,当单一尺骨或桡骨骨折时,暴力可由骨间膜传导到另一骨干,引起不同平面的双骨折,或者说发生一侧骨干骨折,另一骨的上端或下端脱位。

2. 病因和分类。

(1)直接暴力。导致尺桡骨同一平面的横行或粉碎型骨折。

(2)间接暴力。跌倒时手掌着地,一般发生桡骨高位、尺骨低位斜形骨折。

(3)扭转暴力。跌倒时手掌着地,同时前臂发生旋转,多为高位尺骨、低位桡骨骨折。

(4)孟氏(Monteggia)骨折。尺骨上1/3骨干骨折合并桡骨小头脱位。

(5)盖氏(Galeazzi)骨折。桡骨干下1/3骨折合并尺骨小头脱位。

3. 治疗原则。

(1)保守治疗。手法复位,外固定。注意防止骨间膜室综合征的发生。

(2)手术指证:① 手法复位失败;② 受伤时间短、伤口污染不重的开放性骨折;③ 合并神经、血管、肌腱损伤;④ 同侧肢体有多发性损伤。

(八)桡骨下端骨折

1. 解剖。桡骨下端骨折是指距桡骨下端关节面3 cm以内的骨折。桡骨下端关节面呈背侧向掌侧、由桡侧向尺侧的凹面,分别形成掌倾角(10°～15°)和尺倾角(20°～25°)。

2. 分类、临床表现及治疗原则。

多为间接暴力引起。根据受伤机制不同,可发生伸直型骨折、屈曲型骨折、关节面骨折伴腕关节脱位。

(1)伸直型骨折(Colles骨折)。多为腕关节处于背伸位、手掌着地、前臂旋前时受伤。

伤后局部疼痛,肿胀,可出现典型畸形姿势,即侧面看呈"银叉"畸形,正面看呈"枪刺样"畸形。检查局部压痛明显,腕关节活动受限。X线片可见骨折远端向桡、背侧移位,近端向掌侧移位。可同时伴有下尺桡关节脱位。治疗以手法复位外固定为主,极少需要手术治疗。

(2)屈曲型骨折(Smith 骨折或反 Colles 骨折)。少见,常由于跌倒时,腕关节屈曲,手背着地受伤引起。近折端向背侧移位,远折端向掌侧、桡侧移位,与伸直型骨折移位相反。主要采用手法复位外固定,与伸展型相反。

(3)桡骨远端关节面骨折伴腕关节脱位(Barton 骨折)。这是桡骨远端骨折的一种特殊类型,X线片可与上述两种骨折区别,以手法复位外固定为主。

### 三、手外伤及断肢再植

(一)手外伤

1. 现场急救。目的是止血,减少伤口进一步污染,防止加重组织损伤和迅速转运。现场急救包括止血、伤口包扎和局部固定。

治疗原则如下。

(1)早期彻底清创。清创的目的是清除异物,彻底切除被污染和遭严重破坏失去活力的组织,使污染伤口变成清洁伤口,避免感染,达到一期愈合。一般应争取在伤后6~8小时内进行。清创时,从浅层到深层,顺序将各种组织进行清创。

(2)正确处理深部组织损伤。清创时应尽可能地修复深部组织,恢复重要组织如肌腱、神经、骨关节的连续性,以便尽早恢复功能。

(3)一期闭合伤口。

(4)正确的术后处理。神经、肌腱和血管修复后固定的位置应以修复的组织无张力为原则。固定时间依修复组织的性质而定,如血管吻合后固定2周,肌腱缝合后固定3~4周,神经修复后根据有无张力固定4~6周,关节脱位固定3周,骨折固定4~6周。抬高患肢,防止肿胀。应用破伤风抗毒素血清,并用抗生素预防感染。根据不同的要求,加强主动和被动功能锻炼。

2. 手部骨折与脱位。治疗目的是保持和恢复关节的活动功能。治疗原则为早期准确复位和牢固地固定,闭合伤口,防止感染引起关节功能障碍,早期功能锻炼,防止关节僵直。

无论伤口情况和损伤的严重程度如何,骨折和关节脱位均应立即处理。关节脱位复位后,应注意关节侧副韧带和关节囊的修复。掌指骨骨折应立即复位,并要根据具体情况用克氏针内固定,且克氏针应该是不穿入关节,以免影响关节功能。亦可采用微型钢板螺丝钉固定。

3. 肌腱损伤。肌腱是手部关节活动中的传动装置,具有良好的滑动功能,肌腱损伤将导致严重的手部活动功能障碍。肌腱损伤,有良好的皮肤覆盖时,均应进行一期缝合。肌腱缝合的方法很多,方法选择可根据肌腱损伤的情况以及术者的技术和条件来决定。肌腱缝合后,一般应固定3~4周。

4. 神经损伤。神经断伤,修复越早,效果越好。

(二)断肢(指)再植

外伤所致肢体断离,没有任何组织相连或虽有残存的损伤组织相连,但在清创时必须切除的,称为完全性断肢;肢体骨折或脱位伴 2/3 软组织断离、主要血管断裂,不修复血管远端肢体将发生坏死的称为不完全性断肢。

1. 断肢(指)再植的适应证。

(1)全身情况良好是断肢再植的必要条件,若有重要器官损伤应先抢救,将断肢置于 4 度冰箱内,待全身情况稳定后再植。

(2)肢体的条件。与受伤的性质有关,切割伤再植成活率较高;碾压伤、撕裂伤再植成活率较低。

(3)再植时限。肢体离断后,组织通过有氧和随后的无氧代谢,形成细胞内的中毒,使细胞和细胞膜结构受损,蛋白质和离子通透性障碍,导致组织细胞死亡。再植时限原则上越早越好,应分秒必争。一般以 6~8 小时为限,如伤后早期开始冷藏保存,可适当延长。

(4)离断平面。高位断肢的平面与再植时限、术后对全身情况的影响及功能恢复有关。

(5)年龄。青年、小儿应争取再植,老年人慎重。

(6)双侧上肢或下肢或多个手指离断,可组织两组人员同时进行。原则是先再植损伤较轻的肢体,多个手指离断,应先再植拇指,并按手指的重要性依次再植。

2. 断肢(指)再植的禁忌证。

(1)患全身性慢性疾病,不允许长时间手术,可有出血倾向者。

(2)断肢(指)多发性骨折及严重软组织挫伤,血管床严重破坏,血管、神经、肌腱高位撕脱者。

(3)断肢经刺激性液体及其他消毒液长时间浸泡者。

(4)在高温季节,离断时间过长,断肢未经冷藏保存者。

(5)病人精神不正常,本人无再植要求且不能合作者。

3. 断肢(指)再植手术原则和程序。

(1)彻底清创。

(2)重建骨的连续性,恢复其支架作用。

(3)缝合肌腱。

(4)重建血循环。

(5)缝合神经。

(6)闭合伤口。

(7)包扎。

4. 断肢再植术后处理。

(1)一般护理。

(2)密切观察全身反应。

(3)定期观察再植肢体血循环,及时发现和处理血管危象。

(4)防止血管痉挛,预防血栓形成。

(5)使用抗生素预防感染。

(6)肢体成活,骨折愈合拆内固定后,应积极进行主动和被动功能锻炼。

### 四、下肢骨折、关节损伤

(一)髋关节脱位

按股骨头脱位的方向可分为前、后和中心脱位,以后脱位最为常见,占全部脱位的85%～90%。

1. 髋关节前脱位的分类、临床表现及治疗。

(1)分类 闭孔下、髂骨下与耻骨下脱位。

(2)临床表现与诊断。

① 有强大暴力所致外伤史。

② 患肢呈外展、外旋和屈曲畸形。

③ 腹股沟处肿胀,可以摸到股骨头。

④ X线片可以了解脱位方向。

(3)治疗。复位以Allis法最常用。固定和功能锻炼方法同髋关节后脱位。

2. 髋关节后脱位的分类、临床表现及治疗。

(1)髋关节后脱位的分类。按有无合并骨折可以分为5型。

① 单纯性髋关节后脱位,无骨折,或只有小片骨片。

② 髋关节后缘有单块大骨折片。

③ 髋臼后缘有粉碎性骨折,骨折块可大可小。

④ 髋臼缘及壁亦有骨折。

⑤ 合并有股骨头骨折。

(2)临床表现与诊断。

① 明显外伤史。

② 明显的疼痛,髋关节不能活动。

③ 肢缩短,髋关节呈屈曲、内收、内旋畸形。

④ 可以在臀部摸到突出的股骨头,大粗隆上移明显。

⑤ 部分病例有坐骨神经损伤表现。

⑥ X线检查,了解脱位情况及有无骨折。

(3)治疗。

① 第1型的治疗:复位宜早,最初24～48小时是复位的黄金时期,最好尽可能在24小时内复位完毕。常用的复位方法Allis法,即提拉法。

复位后,用绷带将双踝暂时捆在一起,于髋关节伸直拉下将病人搬运到床上,患肢作皮肤牵引或穿丁字鞋2～3周。不必石膏固定。需卧床休息4周。卧床期间作股头肌收缩动作。2～3周后开始活动关节。4周后扶双拐下地活动。3个月后可完全负重。

② 第 2~5 型的治疗：考虑到合并关节内骨折，日后产生创伤性关节炎的机会明显增多，因此主张早期切开复位与内固定。

3. 髋关节中心脱位的分类、临床表现及治疗。

(1) 分类。髋关节中心脱位可分为下列各型。

第一型：单纯性髋臼内侧壁骨折（耻骨部分），股骨头脱出于骨盆腔内可轻可重。

第二型：后壁有骨折（坐骨部分），股骨头后方脱出可有可无。

第三型：髋臼顶部有骨折（髂骨部分）。

第四型：爆破型骨折，髋臼全部受累。

(2) 临床表现与诊断。

① 强大暴力外伤病史。

② 后腹膜间隙内出血甚多，可以出现出血性休克。

③ 伤处肿胀、疼痛、活动障碍；大腿上段外侧方往往有大血肿；肢体短缩情取决于股骨头内陷的程度。

④ 合并有腹腔内脏损伤的并不少见。

⑤ X线检查可以了解伤情，CT检查可以对髋臼骨折有三维概念的了解。

(3) 治疗。髋关节中心脱位可以有低血容量性休克及合并腹部内脏损伤，必须及时处理。

① 第一型的治疗：轻度股骨头内陷，髋臼骨折不重的可不必复位，需卧床休息 10~12 周，作短期皮肤牵引以缓解症状。内移明显者，需用骨牵引复位，一般牵引 4~6 周。3个月后方能负重。

② 第二至四型的治疗：这类损伤髋臼损毁明显，治疗比较困难。一般主张切开复位和合适的内固定。第 4 型病例，髋臼损毁严重往往发生创伤性骨关节炎，必要时可施行关节融合或全髋置换术。

(二) 股骨颈骨折

1. 解剖。股骨颈的长轴线与股骨干纵轴线之间形成颈干角，为 110°~140°，平均为 127°。儿童的颈干角大于成人。在重力传导时，力线并不沿股骨颈中心线传导，而是沿股骨小转子、股骨颈下沿传导，因此形成骨皮质增厚部分。

若颈干角大于 127° 为髋外翻，小于 127° 为髋内翻。从矢状面上观察，股骨颈的长轴线与股骨干的纵轴线也不在同一平面早，股骨颈有向前的 12°~15° 角，称为前倾角。

髋关节的关节囊较大，从各个方向包绕髋臼、股骨头和股骨颈。在关节囊包绕的部分没有骨膜，在髋关节的后、外、下方则没有关节囊包绕。关节囊的前上方有髋股韧带，在后、上、内方有坐股韧带，是髋关节的稳定结构。

成人股骨头的血运来源：股骨头圆韧带内的小凹动脉，提供股骨头凹部的血液循环；股骨干滋养动脉升支，沿股骨颈进入股骨头；旋股内、外侧动脉的分支，是股骨头、颈的重要营养动脉。旋股内侧动脉发自股深动脉，在股骨颈基底部关节囊滑膜反折处，分出骺外侧动脉、干骺端上侧动脉和干骺端下侧动脉进入股头。骺外侧动脉供应股骨头 2/3~4/5 区域的血液循环，是股骨头最主要的供血来源。旋股内侧动脉损伤是导致股骨头缺血坏死的主要原因。

2. 分类。

(1) 按股骨颈骨折线部位分类:头下骨折、经颈骨折和基底骨折。

(2) 按 X 线表现分类:内收骨折(Pauwells 角 50°)和外展骨折(Pauwells 角 30°)。

(3) 按移位程度分类:不完全骨折和完全骨折(无移位、部分移位、完全移位)。

3. 临床表现与诊断。中、老年人有摔倒受伤史,患髋疼痛,下肢活动受限,不能站立和行走。检查患肢出现外旋畸形,一般 45°～60°,可出现局部压痛和纵向叩击痛,患肢短缩,Bryant 三角底边缩短,大转子超过 Nelaton 线之上。X 线片可明确骨折的部位、类型、移位情况,是选择治疗方法的重要依据。

4. 治疗。

(1) 非手术疗法。无明显移位的骨折,外展型或嵌入型等稳定骨折,年龄过大,全身情况差,或合并严重心、肺、肾、肝等功能障碍者,选择非手术疗法。

采用穿防脱位鞋,下肢皮肤牵引,卧床 6～8 周,同时进行股四头肌等长收缩训练和踝、足趾的屈伸活动,避免静脉回流障碍或静脉血栓形成。卧床期间应避免卧床并发症如肺部感染、泌尿道感染和褥疮等的发生。一般 8 周后在床上逐渐坐起,但不能盘腿而坐,3 个月后,扶双拐下地,不负重,6 个月后,逐渐弃拐行走。

(2) 手术治疗。手术指证:① 内收型骨折和有移位的骨折;② 65 岁以上老年人的股骨头下骨折;③ 青少年的股骨颈骨折应尽量达到解剖复位;④ 股骨颈陈旧骨折不愈合;⑤ 影响功能的畸形愈合;⑥ 股骨头缺血坏死或合并髋关节骨关节炎。

(3) 手术方法:① 闭合复位内固定;② 切开复位内固定;③ 人工关节置换术。

(三)股骨转子间骨折

1. 病因与分类(Tronzo 和 Evans 的分类方法)。

Ⅰ型:单纯转子间骨折,骨折线由外上斜向下内,无移位。

Ⅱ型:在Ⅰ型的基础上发生移位,合并小转子撕脱骨折,但股骨矩完整。

Ⅲ型:合并小转子骨折,骨折累及股骨矩,有移位,常伴有转子间后部骨折。

Ⅳ型:伴有大、小转子粉碎骨折,可出现股骨颈和大转子冠状面的暴裂骨折。

Ⅴ型:为反转子间骨折,骨折线由内上斜向下外,可伴有小转子骨折,股骨矩破坏。

2. 临床表现与诊断。中、老年人有摔倒受伤史,患髋疼痛,下肢活动受限,不能站立和行走。检查患肢出现外旋 90° 畸形,可出现局部压痛和纵向叩击痛。患肢短缩。X 线片可明确骨折的类型和移位情况。

3. 治疗。主张早期手术,内固定方法很多,可采用鹅头钉、髁钢板等。

(四)股骨干骨折

1. 病因与分类。

(1) 上 1/3 骨折。由于髂腰肌、臀中、小肌和外旋肌的牵拉,拉近端向前、外、外旋方向移位;远折端则由于内收肌的牵拉而向内、后方向移位;由于股四头肌、阔筋膜张肌由于内收肌的作用而向近端移位。

(2) 中 1/3 骨折。由于内收肌群的牵拉,使骨折向外成角。

（3）下 1/3 骨折。远折端由于腓肠肌的牵拉以及肢体的重力作用而向后方移位，可能损伤腘动静脉和腓总神经等；又由于股前、外、内肌肉的牵拉合力，使近折端向前上移位，形成短缩畸形。

2. 临床表现与诊断。受伤后出现大腿肿胀，皮下淤斑。局部出现成角、短缩、旋转等畸形。检查局部压痛、假关节活动，骨摩擦音，即可作出临床诊断。X 线片可明确骨折的准确部位、类型和移位情况。由于出血量大，可能出现出血性休克。

3. 治疗。

（1）非手术疗法。手法复位后，成人可采用 Braun 架固定持续牵引或 Thomas 架平衡持续牵引。3 岁以下儿童则采用垂直悬吊皮肤牵引。

（2）手术指证。非手术疗法失败；同一肢体或其他部位有多处骨折；合并神经血管损伤；老年人骨折，不宜长期卧床；陈旧骨折不愈合或有功能障碍的畸形愈合；无污染或污染很轻的开放性骨折。

（3）手术方法。切开复位加钢板内固定或切开复位带锁髓内针固定或采用传统的髓内针，如 V 型针、梅花针固定。

（五）髌骨脱位与骨折

1. 髌骨脱位。分为外伤性和习惯性脱位两种。外伤性脱位可分为上脱位和向外脱位，而习惯性脱位往往是先天性异常或外伤性脱位未及时处理造成的。

正常人体的股四头肌力学轴线起自髂前上棘，止于髌骨上缘的中点，它与髌韧带的轴线组成夹角，这个角度是外翻，正常为 14°，如超过 20° 时伸肌的牵引力量偏向外侧，将髌骨向外侧牵引，容易产生脱位。髌骨向外侧脱位 X 线片难以发现，宜于屈曲 20°～30° 位置下摄髌骨轴位片，可以发现有无髌骨半脱位。

2. 髌骨骨折的诊断与治疗。

（1）临床表现及诊断。多发生于青壮年。受伤后，膝关节前方肿胀、瘀斑、膝关节不能活动。

检查可发现髌骨前方压痛，受伤早期可扪及骨折分离出现的凹陷，积压髌骨时疼痛加重。由于关节内积血，可出现浮髌试验阳性。

X 线片可明确骨折的部位、类型及移位程度，是选择治疗方法的重要依据。

（2）治疗。无移位的髌骨骨折采用非手术方法治疗，早期冷敷，加压包扎，减少局部出血。保持膝关节伸直位，用石膏托或下肢支架固定 4～6 周，即可开始股四头肌等长收缩。6 周后开始膝关节主动屈伸活动训练。

有移位的横行骨折，如果移位在 0.5 cm 以内，可采用非手术方法治疗，超过 0.5 cm 应行手术治疗，采用切开复位张力带钢丝内固定，或钢丝捆扎固定。

髌骨的粉碎骨折，应行手术恢复关节面的平滑性，复位后，用钢丝环绕捆扎固定。严重粉碎骨折，无法恢复关节面的完整性，可摘除髌骨。

（六）膝关节韧带损伤

分为扭伤（部分纤维断裂），部分韧带断裂，完全断裂和联合性损伤。例如，前交叉韧带断裂可以同时合并内侧副韧带与内侧半月板损伤,称为"三联伤"。韧带断裂的部分又可分为韧带体部断裂、韧带与骨骼连接处断裂、韧带附着处的撕脱骨折。

1. 临床表现。外伤病史,青少年多见,男性多于女性,运动员最为多见。受伤时,有时可听到韧带断裂的响声,很快便因剧烈疼痛而不能再继续运动和工作。

膝关节处出现肿胀、压痛与积血,膝部肌痉挛,患者不敢活动膝部,膝关节处于强迫体位,或伸直或屈曲。膝关节侧副韧带的断裂处有明显的压痛点,有时还会摸到蜷缩的韧带断端。

检查常用的三个试验为侧方应力试验、抽屉试验和轴移试验。

2. 影像学与关节镜检查。普通 X 线片只能显示撕脱的骨折块,为显示有无内、外侧副韧带损伤可摄应力位平片,一般认为两侧间隙在 4 mm 以下为轻度扭伤,4～12 mm 为部分断裂,12 mm 以上为完全性断裂,可能还合并有前交叉韧带损伤。MRI 和关节镜检查对诊断交叉韧带损伤十分重要。

3. 治疗。膝关节副韧带和交叉韧带的断裂均应及时手术修复。

(七)膝关节半月板损伤

产生半月板损伤必须具有四个因素:膝半屈、内收或外展、重力挤压和旋转力量。

半月板破裂的类型:纵裂,也称"桶柄样撕裂";中 1/3 撕裂,又名体部撕裂;前角撕裂;前 1/3 撕裂;后 1/3 撕裂;分层裂,又名水平裂。

1. 临床表现。

(1) 只有急性损伤病例有外伤病史,慢性损伤病例无明确外伤病史。

(2) 多见于运动员与体力劳动者,男性多于女性。

(3) 受伤后膝关节剧痛,伸不直,并迅速出现肿胀,有时有关节内积血。

(4) 急性期过后转入慢性阶段,可能出现关节交锁。

(5) 慢性阶段的体征有关节间隙压痛,弹跳,膝关节屈曲挛缩与股内侧肌的萎缩。

(6) 几种特殊试验:过伸试验;过屈试验;半月板旋转试验(M cmurray - Fouche 试验);研磨试验(Apley 试验);蹲走试验。

2. 影像学与关节镜检查。X 线片不能显示半月板形态,主要用来除外膝关节其他病变与损伤。MRI 分辨率高,可以清晰地显示半月板有无变性、破裂,还可察觉有无关节与韧带的损伤。但其准确性不及关节镜检查。关节镜同时具有诊断和治疗功能。

3. 治疗。急性半月板损伤时可用长腿石膏托固定 4 周。急性期过后疼痛减轻,开始作股四头肌功能锻炼,以免发生肌萎缩。如果确有半月板损伤,目前主张在关节镜下进行手术,边缘分离的半月板可以缝合,容易交锁的破裂的半月板瓣可以局部切除,有条件的亦可以予以修复。破碎不堪的半月板可在关节镜下完全摘除。

(八)胫骨平台骨折

1. 分类。

(1) 单纯胫骨外侧髁劈裂骨折。

(2) 外髁劈裂合并平台塌陷骨折。

（3）单纯平台中央塌陷骨折。

（4）内侧平台骨折，可表现为单纯胫骨内髁劈裂骨折或内侧平台塌陷骨折。

（5）胫骨内、外髁骨折。

（6）胫骨平台骨折同时有胫骨干骺端或胫骨干骨折。

2. 治疗。目的：恢复关节面的平整和韧带的完整性，保持膝关节活动。

（1）单纯劈裂骨折若无明显移位，采用下肢石膏托固定4～6周。移位明显者，应切开复位，松质骨螺丝钉内固定或支撑钢板固定，以保持关节面平滑和恢复侧副韧带张力。

（2）伴有平台塌陷的劈裂骨折，应切开复位，撬起塌陷的骨块，恢复关节面的平滑，植骨质，松质骨螺丝钉内固定。

（3）平台中央的塌陷骨折，由于不是重要负重区，在1 cm以内的塌陷，只需用下肢石膏固定4～6周，即可开始功能锻炼。若有折块塌陷超过1 cm或有膝关节不稳定，应行切开复位，植骨内固定，石膏固定4～6周。

（4）无移位的平台内侧骨折只需石膏固定4～6周即可进行功能训练。第5、第6型骨折应切开复位内固定。

（九）胫腓骨干骨折

1. 临床表现。以胫腓骨干双骨折为最多见、单纯胫骨或腓骨骨折少见。

2. 治疗。目的是矫正成角、旋转畸形，恢复胫骨上、下关节面的平行关系，恢复肢体长度。当手法复位失败，可以采用手法复位外固定；严重粉碎性骨折或双段骨折；污染不重，受伤时间较短的开放性骨折，可选钢板螺钉或髓内针固定。软组织损伤严重及污染较重的骨折，可行外固定器固定。

（十）踝部骨折

1. 解剖。由内踝、外踝和胫骨下端关节面构成踝穴，包容距骨体。距骨体前方较宽，后方略窄，使踝关节背屈时，距骨体与踝穴适应性好，踝关节较稳定；在跖屈时，距骨体与踝穴的间隙增大，因而活动度增大，使踝关节相对不稳定，这是踝关节在跖屈位时容易发生骨折的解剖因素。

2. 临床表现与诊断。踝关节受伤后，局部肿胀明显，瘀斑，出现内翻或外翻畸形，活动障碍，局部压痛，X线片明确诊断。

3. 治疗。在充分认识损伤特点的基础上，以恢复踝关节的结构及稳定性为原则，灵活选择治疗方案。无移位的和无胫腓下关节分离的单纯内踝或外踝骨折，在内翻或外翻位用石膏固定6～8周。有移位的内踝或外踝骨折或三踝骨折，伴或不伴胫腓下关节分离，均应行切开复位内固定。

## 五、脊柱及骨盆骨折

（一）脊柱骨折

脊柱骨折十分常见，占全身骨折的5%～6%，胸腰段脊柱骨折多见。脊柱骨折可以并发脊髓或马尾损伤，特别是颈椎骨折—脱位常合并有脊髓损伤，能严重致残甚至危及生命。

1. 病因与分类。暴力是引起胸腰椎骨折的主要原因。

(1) 胸腰椎骨折的分类。

① 单纯性楔形压缩性骨折：是脊柱前柱损伤的结果，这类骨折不损伤中柱，脊柱仍保持其稳定性。

② 稳定性爆破型骨折：是脊柱前柱和中柱损伤的结果，脊柱的后柱不受影响，因而仍保留了脊柱的稳定性，但破碎的椎体与椎间盘可以突出于椎管前方，损伤脊髓而产生症状。

③ 不稳定性爆破型骨折：是前、中、后柱同时损伤的结果。由于脊柱不稳定，会出现创伤后脊柱后突和进行性神经症状。

④ Chance 骨折：为椎体水平撕裂损伤。这种骨折也是不稳定骨折，临床上比较少见。

⑤ 屈曲——牵拉型损伤：屈曲轴在前纵韧带后方。前柱部分因压缩力量而损伤，而中、后柱则因牵拉的张力力量而损伤；中柱部分损伤造成后纵韧带断裂；后柱部分损伤表现为脊椎关节囊破裂、关节突脱位、半脱位或骨折。这类损伤往往是潜在的不稳定型骨折。

⑥ 脊柱骨折——脱位：又称移动性损伤。椎管的对线对位已经完全被破坏，在损伤平面，脊椎沿横面产生移位。通常三位均毁于剪力。损伤平面通常通过椎间盘，因此脱位程度重于骨折。当关节突完全脱位时，下关节突移至下一节脊椎骨的上关节突前方，互相阻挡，称为关节突交锁。这类损伤极为严重，脊髓损伤难免，预后差。

(2) 颈椎骨折的分类。

① 屈曲型损伤：是前柱压缩、后柱牵张的结果。临床上常见如下。

a. 前方半脱位（过屈型损伤）：是脊椎后柱韧带破裂的结果，有完全性和不完全性两种。

b. 双侧椎间关节脱位：因过度屈曲使中后柱韧带破裂所致。

c. 单纯性楔形（压缩性）骨折：较为多见，常见于骨质疏松者。

② 垂直压缩所致的损伤。

a. 第一颈椎双侧性前、后弓骨折：又称 Jefferson 骨折。X 线上很难发现骨折线，CT 检查可清晰显示骨折部位、数量及移位情况，MRI 检查只能显示脊髓受损情况。治疗以非手术治疗为主。

b. 爆破型骨折：为下颈椎椎体粉碎性骨折，多见于 C5, C6 椎体，破碎的骨折片不同程度地凸向椎管内，因此瘫痪的发生率很高。

③ 过伸损伤。

a. 过伸性脱位：常见于高速驾驶汽车，因急刹车或撞车时，由于惯性作用使头部过度仰伸继而过度屈曲，使颈椎发生严重损伤。前纵韧带破裂，椎间盘水平状破裂，上一椎体前下缘撕脱骨折和后纵韧带断裂。这种病的特征性体征是额面部有外伤痕迹。

b. 损伤性枢椎椎弓骨折：此型损伤的暴力来自于额部，使颈椎过度仰伸，在枢椎后半部形成强大的剪切力量，使枢椎的椎弓发生垂直状骨折。以往多见于被缢死者，故又称缢死者骨折。

④机制不甚了解的骨折:齿状突骨折可分为三种类型。第1型,齿状突尖端撕脱骨折;第2型,齿状突基部、枢椎体上方横行骨折;第3型,枢椎体上部骨折,累及枢椎的上关节突,一侧或双侧性。第1型较为稳定,并发症少,预后较佳;第2型多见,该处血供不佳,常发生骨不愈合,故需手术治疗;第3型骨折稳定性好,血供亦良好,预后较好。

(3)根据骨折的稳定性,可分为稳定型和不稳定型。单纯压缩骨折,椎体压缩1/3以上的单纯压缩骨折、粉碎压缩型骨折、骨折脱位、第1颈椎前脱位或半脱位,以及腰4~5的椎板、关节突骨折,复位后容易再移位,为不稳定型骨折。

2. 临床表现。

(1)有严重外伤史,如从高空落下,重物打击头部、颈、肩或背部,跳水受伤,塌方事故时被泥土、矿石掩埋等。

(2)胸腰椎损伤后,病人有局部疼痛,腰背部肌痉挛,不能起立,翻身困难,感觉腰部无力。由于腹膜后血肿对自主神经的刺激,肠蠕动减慢,常出现腹胀、腹痛、大便秘结等症状。颈椎损伤时,有头、颈痛,不能活动,明显压痛,伤员常用两手扶住头部。检查脊柱时可发现位于中线的局部肿胀和明显的局部压痛;颈椎损伤时肿胀和后突畸形并不明显,但有明显压痛;胸、腰段损伤时常有后突畸形。

(3)X线表现。X线摄片检查对于明确诊断,确定损伤部位、类型和移位情况,以及指导治疗,有重要意义。

以胸腰段椎骨骨折为例,X线的表现是:在侧位片上,椎体前上部有楔形改变,或整个变扁。椎体前方边缘骨的连续性中段,或有碎骨片,粉碎压缩骨折时,椎体后部可向后方突出成弧形。合并脱位时,椎体间有前后脱位,关节突的关系有改变,或有关节突骨折。在正位片上,可见椎体变扁,或一侧呈楔形,其两侧的骨连续性中断,或有侧方移位。也可有椎板、关节突、横突骨折等。

3. 急救处理。

(1)用木板或门板搬运。

(2)先使伤员两下肢伸直,两上肢也伸直放于身边。木板放在伤员一侧,两至三人扶伤员躯干,使成一体滚动,移至木板上。注意不要使躯干扭转。或三人用手同时将伤员平直托至木板上。禁用搂抱或一人抬头、一人抬足的方法,因这些方法将增加脊柱的弯曲,加重椎骨和脊柱的损伤。

(3)对颈椎损伤的伤员,要有专人托扶头部,沿纵轴向上略加牵引,使头、颈随躯干一同滚动。或由伤员自己双手托住头部,缓慢搬移,严禁随便强行搬动头部。睡到木板上后,用沙袋或折好的衣物放在颈的两侧加以固定。

4. 脊柱骨折的治疗。

(1)胸腰椎骨折的治疗。

①单纯性压缩骨折的治疗:椎体压缩不超过1/5者,或老年体弱不能耐受复位及固定者可仰卧于硬板床上,骨折部位垫厚枕,使脊柱过伸,嘱3日后开始腰背部肌锻炼。2个月后骨折基本愈后,第3个月内可以下地稍许活动,仍以卧床休息为主。3个月后逐渐下地活动。

椎体压缩高度超过 1/5 的青少年或中年伤者复位后在此位置应用过伸位石膏背心固定。石膏固定期间,鼓励病人下地活动,坚持每天作腰背肌功能锻炼。固定时间约 3 个月。也可采用双髁悬吊法复位。

② 爆破型骨折的治疗:对没有神经症状的爆破型骨折,经 CT 证实没有骨块挤入椎管内者,可以采用双髁悬吊法复位。对有神经症状和有骨块挤入椎管内者,不宜复位。此类骨折宜经侧前方途径,去除椎管内的骨折片以及椎间盘组织,然后行椎体间植骨融合术,必要时还可以置入前路内固定物。后柱有损伤必要时还需作后路内固定术。

③ Chance 骨折:屈曲-牵拉型损伤及脊柱移动性骨折-脱位者,都需要做前后路复位及内定器安装术。

(2) 颈椎骨折的治疗。

① 对颈椎半脱位的病例,在急诊时往往难以区别出是完全性撕裂或不完全性撕裂,为防治迟发的并发症,对这类隐匿型颈椎损伤应予以石膏颈围固定 3 个月。对出现后颈椎不稳定与畸形的病例可采用经前路或经后路的脊柱融合术。

② 对稳定性的颈椎骨折,轻度压缩者可采用颌枕带卧位牵引复位,牵引重量 3kg。复位后应用头颈胸石膏固定 3 个月。压缩明显的和有双侧椎间关节脱位的可以采用持续颅骨牵引复位再辅以头颈胸石膏固定。牵引重量 3～5 kg,必要时可增加至 6～10 kg。摄 X 线证实复位后,可于牵引 2～3 周后应用头颈胸石膏固定,固定时间约 3 个月。有四肢瘫痪及牵引失败者须行手术复位,必要时可以切去关节突以获得良好的复位,同时还须安装内固定物。

③ 单侧小关节脱位者可以没有神经症状,特别是椎管偏大者,可以先应用持续骨牵引复位,牵引重量逐渐从 1.5 kg 开始,最多不能超过 10 kg,牵引时间约 8 小时。在牵引过程中不宜手法复位,以免加重神经症状。复位困难者以手术为宜,必要时可以切除上关节突,并加做颈椎融合术。

④ 对爆破型骨折有神经症状者,原则上应该早期手术治疗,通过采用前路手术,切除骨片、减压、植骨融合及内固定手术。

⑤ 对过伸性损伤,大都采用非手术治疗。特别是损伤性枢椎椎弓骨折伴发神经症状者很少,没有移位者可以采用保守治疗,牵引 2～3 周后上头颈胸上固定 3 个月;有移位者应作颈前路 C2-3 椎体间植骨融合术。而对有脊髓受压者一般在伤后 2～3 周时作椎管减压术。

⑥ 对第 1 型、第 3 型和没有移位的第 2 型齿状突骨折,一般采用非手术治疗,可先用颌枕带或颅骨牵引 2 周后上头颈胸石膏 3 个月。第 2 型齿状突骨折如移位超过 4 mm 者,愈合率极低,一般主张手术治疗,可经前路用 1～2 枚螺钉内固定,或经后路行 C1～2 植骨及钢丝捆扎术。

(二) 骨盆骨折

1. 解剖。骨盆系一完整的闭合骨环,由两侧髋骨及骶尾骨构成,在前正中线有耻骨联合相接,在后面借助骶骨关节面与左右两侧髂骨关节面形成骶髂关节。躯干的重量经骨盆传递至下肢,它还起支持脊柱的作用。在直立位时,重力线经骶髂关节、髂骨体至两侧髋关节,为骶股弓;坐位时,重力线经骶髂关节、髂骨体、坐骨支至两侧坐骨结节,为骶坐弓。另有两个副弓,一个副弓经耻骨上支与耻骨联合至双侧髋关节,以连接股弓和另一个副弓;另一个副弓经坐骨升支与耻骨联合至双侧坐骨结节连接骶坐弓。骨盆骨折时,往往先折断副弓;主弓折断时,往往副弓已先期折断。骨盆边缘有许多肌肉和韧带附着,特别是韧带结构对维护骨盆起着重要作用,在骨盆底部,更有坚强的骶结节韧带和骶棘韧带。骨盆保护着盆腔内脏器,骨盆骨折后对盆腔内脏器也会产生重度损伤。

2. 分类。

(1) 按骨折位置与数量分类。

① 骨盆边缘撕脱骨折:为肌肉猛烈收缩所致,骨盆环不受影响。最常见的有:

a. 髂前上棘撕脱骨折;

b. 髂前下棘撕脱骨折;

c. 坐骨结节撕脱骨折;

d. 髂骨翼骨折。

② 骶尾骨折。

a. 骶骨骨折:往往是复合性骨盆骨折的一部分。可分为三区:Ⅰ区,在骶骨翼部;Ⅱ区,在骶孔处;Ⅲ区为中骶管区。Ⅱ区与Ⅲ区损伤分别会引起骶神经与马尾神经终端的损伤。

b. 尾骨骨折。

③ 骨盆环单处骨折:骨盆环单处骨折不至于引起骨盆环的变形,属于该类的骨折有:

a. 髂骨骨折;

b. 闭孔环处有1~3处出现骨折;

c. 轻度耻骨联合分离;

d. 轻度骶髂关节分离。

④ 骨盆环双处骨折伴骨盆变形:属于该类骨折的有:

a. 双侧耻骨上、下支骨折;

b. 一侧耻骨上、下支骨折合并耻骨联合分离;

c. 耻骨上、下支骨折合并骶髂关节脱位;

d. 耻骨上、下支骨折合并髂骨骨折;

e. 髂骨骨折合并骶髂关节脱位;

f. 耻骨联合分离合并骶髂关节脱位。

(2) 按暴力的方向分类。

① 暴力来自侧方的骨折(LC骨折):侧方的挤压力量可以使骨盆的前后部结构及骨盆底部韧带发生一系列损伤,可分为三型。

a. LC-Ⅰ型:耻骨支横形骨折,同侧骶骨翼部骨折。

b. LC-Ⅱ型:耻骨支横形骨折,同侧骶骨翼部压缩性骨折及髂骨骨折。

c. LC-Ⅲ型骨折:耻骨支横形骨折,同侧骶骨翼部压缩性骨折;髂骨骨折,对侧耻骨骨折,骶结节和骶棘韧带断裂及对侧骶髂关节轻度分离。

② 暴力来自前方的骨折(APC 骨折)可分为三型。

a. APC-Ⅰ型:耻骨联合分离。

b. APC-Ⅱ型:耻骨联合分离,骶结节和骶棘韧带断裂,骶髂关节间隙增宽,前方韧带已断,后方韧带仍保持完整,提示骶髂关节有轻度分离,这种情况只能在 CT 检查时发现。

c. APC-Ⅲ型:耻骨联合分离,骶结节和骶棘韧带断裂,骶髂关节前、后方韧带均断裂,骶髂关节分离,但半个骨盆很少向上回缩。

③ 暴力来自垂直方向的剪力(VS 骨折):前方发生耻骨联合分离或耻骨支垂直形骨折,骶结节和骶棘韧带都断裂,后方的骶髂关节完全性脱位,一般还带有骶骨或髂骨的骨折块,半个骨盆可以向前上方或后上方移位。

④ 暴力来自混合方向的骨折(CM)骨折:通常是混合性骨折。

3. 临床表现。除骨盆边缘撕脱骨折和骶尾骨骨折外,都有强大的暴力外伤史。是一种严重的多发伤,低血压和休克常见,如为开放性损伤,病情更为严重。可发现以下体征。

(1) 骨盆分离试验和挤压试验阳性。

(2) 肢体长度不对称。

(3) 会阴部的瘀斑是耻骨和坐骨骨折的特有体征。

(4) X 线检查可显示骨折类型及骨折块移位情况,但骶髂关节情况以 CT 检查更为清晰。

4. 常见的并发症。

(1) 腹膜后血肿。骨盆各骨主要为松质骨,盆壁肌肉多,邻近又有许多动脉和静脉丛,血液供应丰富,因此,骨折后可引起广泛出血。巨大血肿可沿腹膜后疏松结缔组织间隙蔓延到肾区、膈下或肠系膜。病人常有休克,并可有腹痛、腹胀及腹肌紧张等腹膜刺激表现。为了与腹腔内出血鉴别,可进行腹腔诊断性穿刺,但穿刺不宜过深,以免进入腹膜后血肿内,误认为是腹腔内出血。如为髂内动、静脉破裂,病人可迅速致死,需紧急手术止血。

(2) 尿道或膀胱损伤。对骨盆骨折的病人应经常考虑下尿路损伤的可能性,尿道损伤远较膀胱损伤多见。当有双侧耻骨支骨折以及耻骨联合分离时,尿道损伤发生率较高。

(3) 直肠损伤。除非骨盆骨折伴有会阴部开放性损伤时,直肠损伤并不是常见的合并症。直肠破裂如发生在腹膜返折以上,可引起弥漫性腹膜炎;如在返折以下,则可发生直肠周围感染,常为厌氧菌感染。

(4) 神经损伤。多在骶骨骨折时发生,组成腰骶神经干的骶 1 及骶 2 最易受伤。可出现臀肌、腘绳肌和小腿腓肠肌肌群的肌力减弱,小腿后方及足外侧部感觉丧失。在骶 1 神经损伤严重时可出现踝反射消失,很少发生括约肌功能障碍。

5. 骨盆骨折诊断步骤。

(1) 监测血压。

(2) 建立输血补液途径。

(3) 视病情及时完成 X 线和 CT 检查,并检查有无其他合并损伤。

（4）检查是否有尿道损伤。

（5）诊断性腹腔穿刺。

6. 骨盆骨折的治疗。

（1）治疗原则。

① 积极的全身治疗。

② 有休克者应积极抢救。

③ 各种危及生命的并发症应着重处理。

（2）治疗方法。

① 骨盆边缘性骨折：无移位者不必特殊处理。髂前上、下棘骨折可于髋、膝屈曲位卧床休息3～4周；坐骨结节撕脱骨折，则在卧床休息时采用大腿伸直、外旋位。只有极少数骨折片移位明显者才需手术处理。髂骨翼部骨折只需卧床休息3～4周即可下床活动，但也有主张对移位者采用长螺钉或钢板螺钉固定。

② 骶尾骨骨折：都采用非手术方法，以卧床休息为主，骶部垫气圈或软垫。3～4周后疼痛逐渐消失。

③ 骨盆环单处骨折：由于这类骨折通常没有明显移位，只需卧床休息。症状缓解后即可下床活动。

④ 单纯性耻骨联合分离且较轻者，可用骨盆兜悬吊固定。此法不宜用于来自侧方挤压力量所致的耻骨支横形骨折。骨盆兜悬吊治疗耻骨联合分离时间长，愈合差，目前大都主张手术治疗，在耻骨上缘用钢板螺钉作内固定。

⑤ 骨盆环双处骨折伴骨盆环断裂：大都主张手术复位及内固定，再加上外固定支架。

## 六、周围神经损伤

（一）概论

1. 神经损伤的分类。周围神经可因切割、牵拉、挤压等损伤，使其功能丧失，按损伤程度，可分为：

（1）神经传导功能障碍。神经暂时失去传导功能，神经纤维不发生退行性变。临床表现为运动障碍明显而无肌肉萎缩，痛觉迟钝而不消失。数日或数周内功能可自行恢复，不留后遗症。

（2）神经轴索中断。神经受钝性损伤或持续性压迫，轴索断裂导致远端的轴索和髓鞘发生变性，神经内膜管完整，轴索可沿施旺鞘管长入末梢。临床表现为该神经分布区运动、感觉功能丧失，肌肉萎缩和神经营养性改变，但多能自行恢复。严重的病例，神经内瘢痕形成，需行神经松解术。

（3）神经断裂。神经完全断裂，神经功能完全丧失，需手术修复，方能恢复功能。

2. 临床表现。

（1）运动功能障碍。神经损伤，其所支配的肌肉呈弛缓性瘫痪，主动运动、肌张力和反射均消失。由于关节活动的肌力平衡失调，可出现一些特殊的畸形。随时间延长，肌肉逐渐萎缩。

（2）感觉功能障碍。皮肤感觉包括触觉、痛觉与温度觉，神经断裂，其所支配的皮肤以上感觉均消失。由于感觉神经相互交叉，重叠支配，实际感觉完全消失的范围很小，称为神经的绝对支配区。如神经部分损伤，则感觉障碍表现为减退、过敏或异常感觉。感觉功能检查对神经功能恢复的判断亦有重要意义。

（3）神经营养性改变。即自主神经功能障碍所表现，神经损伤立即出现血管扩张、汗腺停止分泌，表现为皮肤潮红、皮温增高、干燥无汗等。晚期因血管收缩而表现为苍白、皮温降低、自觉寒冷、皮纹变浅触之光滑。还有指甲增厚，出现纵横纹，生长缓慢、弯曲等。汗腺功能检查对神经损伤的诊断和神经功能恢复的判断均有重要的意义。无汗表示神经损伤，从无汗至有汗则表示神经功能恢复，而且恢复早期为多汗。

（4）神经叩击试验（Tinel征）。Tinel征既可帮助判断神经损伤的部位，亦可检查神经修复后，再生神经纤维的生长情况。

（5）神经电生理检查。肌电检查和体感诱发电位对于判断神经损伤的部位和程度以及帮助观察损伤神经再生及恢复情况有重要的价值。

3. 治疗。

（1）治疗原则。神经损伤的治疗原则是尽可能早地恢复神经的连续性。

① 闭合性损伤：大部分闭合性神经损伤属于神经传导功能障碍和神经轴索断裂，多能自行恢复。因此需要观察一定时间，如仍无神经功能恢复表现，或已恢复部分神经功能，但停留在一定水平后不再有进展，或主要功能无恢复者，则应进行手术探查。观察时间一般不超过3个月。观察期间应进行必要的药物和物理治疗及适当的功能锻炼，防止肌肉萎缩、关节僵硬和肢体畸形。

② 开放性损伤：切割伤，伤口整齐且较清洁，神经断端良好而无神经缺损，闭合伤口估计不会发生感染，有一定技术和设备条件，均应一期进行神经缝合。碾压伤和撕脱伤导致神经缺损而不能缝合，断端不整齐且难以估计损伤的范围，应将两神经断端与周围组织固定，以防神经回缩，留待二期行神经修复。火器伤，受高速震荡，神经损伤范围和程度不宜确定，不宜行一期缝合。

未行一期缝合的神经断伤，在创口愈合后3~4周即应手术。创口感染者，在愈合后2~3个月进行。开放性损伤，神经连续性存在，神经大部功能或重要功能丧失，伤后2~3个月无明显再生征象者，应手术探查。

（2）手术方法。

① 神经缝合术：是将神经两断端缝合，适用于神经切割伤的一期缝合和未经缝合的神经断伤，切除两断端的瘢痕后，在无张力下缝合。神经缝合法有外膜缝合法和束膜缝合法。

② 神经移植术：神经缺损过大，神经缝合时采用克服张力的各种方法仍不能直接缝合时，应进行神经移植术。常用方法是切取肢体腓肠神经作游离移植。若需修复的神经干较粗，可采用多股移植神经行电缆式缝合。近年来采用吻合血管的神经移植，保持移植神经的血供，可修复较长的神经缺损。

③ 神经松解术：神经受牵拉、压迫、慢性磨损，使神经与周围组织粘连或神经内瘢痕形

成,需行神经减压术。

④ 神经移位术:神经近端毁损性损伤,无法进行修复者,采用功能不重要的神经,将其切断,其近端移位到功能重要的损伤神经远端,以恢复肢体的重要功能。

⑤ 神经植入术:神经远端在其进入肌肉处损伤,无法进行缝接时,可将神经近端分成若干神经束,分别植入肌肉组织,可通过再生的新的运动终板或重新植入的原运动终板,恢复部分肌肉功能。亦可将感觉神经近端植入皮下而恢复皮肤感觉功能。

(二)上肢神经损伤

1. 解剖概要。上肢神经来自臂丛,从第5、6、7、8颈神经及第1胸神经前支组成。在前斜角肌外缘由颈6组成上干,颈7为中干,颈8胸1组成下干。三干向外下方延伸,于锁骨中段平面,各个分为前后两段。上、中干前股组成外侧束,下干前股为内侧束,三干后股组成后束。各束在喙突平面分出神经支,外侧束分为肌皮神经和正中神经外侧头,内侧束分为尺神经和正中神经内侧头,后束分出腋神经和桡神经。正中神经内、外侧头分别在腋动脉两侧至其前方组成正中神经。

2. 臂丛神经损坏的表现及治疗。臂丛神经损伤多由牵拉所致,暴力使头部与肩部向相反方向分离,常引起臂丛上干损伤,重者可累及中干。臂丛神经损伤主要分为上臂丛、下臂丛及全臂丛神经损伤。上臂丛神经:包括颈6,颈7,由于颈7神经单独支配的肌肉功能障碍不明显,主要临床表现与上干神经损伤相似,即腋神经支配的三角肌麻痹导致肩外展障碍和肌皮神经支配的肱二头肌麻痹所致的屈肘功能障碍。下臂丛神经:为颈8、胸1神经,其与下干神经相同,主要临床表现为尺神经及部分正中神经和桡神经麻痹,即手指不能伸屈,并有手指内部肌麻痹表现,而肩、肘、腕关节活动基本正常。全臂丛神经损伤表现为整个上肢呈弛缓性麻痹,全部关节主动活动功能丧失。臂丛神经如为根性撕脱伤,则其特征性表现为颈5-颈7为肩胛提肌、菱形肌麻痹及前锯肌麻痹;颈8及胸1出现Horner征,即患侧眼裂变窄,眼球轻度下陷,瞳孔缩小,面颈部不出汗。臂丛神经根的感觉支配为颈5-上臂外侧,颈6-前臂外侧及拇、食指,颈7-中指,颈8-环、小指及前臂内侧,胸1-上臂内侧中、下部。

臂丛神经损伤的治疗原则为:如为开放性损伤、手术伤及药物性损伤,应早期探查。闭合性牵拉伤,应确定损伤部位、范围和程度,定期观察恢复情况,3个月无明显功能恢复者应行手术探查,根据情况行神经松解、缝合或移植术。如为根性撕脱伤,则应早期探查,采用膈神经、副神经、颈丛神经、肋间神经和健侧颈7神经移位,以恢复患肢和手部部分重要功能。臂丛神经部分损伤,神经修复后功能无恢复者,可采用剩余有功能的肌肉行肌腱移位术或关节融合术重建部分重要功能。

3. 正中神经损伤的表现及治疗。正中神经由臂丛内、外侧束的正中神经内、外侧头组成,于喙肱起点附近移至腋动脉前方,在上臂于肱动脉内侧与之伴行。在肘前方,两者通过肱二头肌肌腱下方进入前臂,穿过旋前圆肌、指浅屈肌、桡侧腕屈肌、掌长肌。在旋前圆肌下缘发出骨间掌侧神经,沿骨间膜与骨间掌侧动脉同行于桡侧腕肌腱与掌长肌腱之间,发出掌长支,分布于掌心和鱼际部皮肤。然后经过腕管至手掌部发出分支,支配拇短展肌、拇短屈肌外侧头、拇指对掌肌和蚓状肌,3条指掌侧总神经支配桡侧3个半手指掌面和近侧指关节以远背侧的皮肤。

正中神经于腕部和肘部位置表浅,易受损伤,特别是腕部切割伤较多见。正中神经在肘上无分支,其损伤可分为高位损伤(肘上)和低位损伤(腕部)。腕部损伤时所支配的鱼际肌和蚓状肌麻痹及所支配的手部感觉障碍,临床表现主要是拇指对掌功能障碍和手的桡侧半感觉障碍,特别是食、中指远节感觉消失。而肘上损伤则所支配的前臂肌亦麻痹,除上述表现外,另有拇指和食、中指屈曲功能障碍。

正中神经挤压所致闭合性损伤,应予短期观察,如无恢复表现则应手术探查。如为开放性损伤应争取行一期修复,错过一期修复机会者,伤口愈合后亦应尽早手术修复。神经修复或感觉功能一般都能恢复,拇指和食、中指屈曲及拇指对掌功能不能恢复者可行肌腱移位修复。

4. 尺神经损伤的表现与治疗。尺神经来自臂丛内侧束,沿肱动脉内侧下行,上臂中段逐渐转向背侧,经肱骨内上髁后侧的尺神经沟,穿尺侧腕屈肌尺骨头之间,发出分支至尺侧腕屈肌,然后于尺侧腕屈肌与指伸屈肌间进入前臂掌侧发出分支至指伸屈肌尺侧半,再与尺动脉伴行,于尺侧腕屈肌桡侧深面至腕部,于腕上5 cm发出手背支至手背尺侧皮肤。主干通过豌豆骨与钩骨之间的腕尺管(Guyontp管)即分为深、浅支,深支穿小鱼际肌进入手掌深部,支配小鱼际肌,全部骨间肌和3、4蚓状肌及拇收肌和拇短屈肌内侧头。浅支至手掌尺侧及尺侧一个半手指皮肤。

尺神经易在腕部和肘部损伤,腕部损伤主要表现为骨间肌、蚓状肌、拇收肌麻痹所致环、小指爪形畸形及手指内收、外展障碍和Froment征,手部尺侧半和尺侧一个半手指感觉障碍,特别是小指感觉消失。肘上损伤除上述表现外另有环、小指末节屈曲功能障碍。

尺神经损伤修复后手内在肌功能恢复较差,特别是高位损伤。除应尽早修复神经外,腕部尺神经运动与感觉神经已经分成束,可采用神经束缝合,以提高手术效果。晚期功能重建主要是矫正爪形手畸形。

5. 桡神经损伤的表现与治疗。桡神经来自后束、在腋动脉后,于肩胛下肌、大圆肌表面斜向后下,绕经肱骨后方桡神经沟至臂外侧,沿肱三头肌外侧头下行。桡神经在腋部发出分支至肱三头肌,然后在肱肌与肱桡肌之间至肘前外侧,于肘上发出分支至肱桡肌和桡侧腕长伸肌。后于肱桡肌与桡腕长伸肌之间进入前臂分成深、浅两支,浅支与桡动脉伴行,在肱桡肌深面于桡骨茎突上5 cm转向背侧,至手背桡侧及桡侧三个半手指皮肤。深支又称骨间背侧神经,在进入旋后肌之间发出分支至桡侧腕短伸肌,穿经旋后肌并于其下缘分成数支,支配旋后肌、尺侧腕伸肌、指总伸肌、食指和小指固有伸肌、拇长展肌和拇长、短伸肌。

桡神经在肱骨中、下1/3交界处紧贴肱骨,交界处骨折所致的桡神经损伤最为常见,主要表现为伸腕、伸拇、伸指、前臂旋后障碍及手背桡侧3个半手指背面皮肤,主要是手背虎口处皮肤麻木区。典型的畸形是腕垂。如为桡骨小头脱位或前臂背侧近端所致骨间背侧神经损伤,则桡侧腕长伸肌功能完好,伸腕功能基本保持正常,而仅有伸拇、伸指和手部感觉障碍。

肱骨骨折所致桡神经损伤多为牵拉伤,大部分可自行恢复,在骨折复位固定后,应观察2～3个月,如肱桡肌功能恢复则继续观察,否则可能是伸肌断伤或嵌入骨折断端之间,应即手术探查。如为开放性损伤应在骨折复位时同时探查伸肌并行修复。晚期功能不恢复者,可行肌腱移位重建伸腕、伸拇、伸指功能,效果良好。

（三）下肢神经损伤

下肢最重要的神经是前方的股神经和后方的坐骨神经。下肢神经损伤远较上肢神经损伤为少。

1. 股神经损伤的表现与治疗。股神经来自腰丛,沿髂腰肌表面下行,穿腹股沟韧带并于其下3～4 cm股动脉外侧分成前、后两股,支配缝匠肌、股四头肌,皮支至股前部及隐神经支配小腿内侧皮肤。股神经损伤较少见,且多为手术损伤,伤后主要临床表现为股四头肌麻痹所致膝关节伸直障碍及股前和小腿内侧感觉障碍。如为手术伤应尽早予以修复。

2. 坐骨神经损伤的表现与治疗。坐骨神经由胫神经和腓总神经组成,分别起自腰4、腰5和骶1－骶3的前、后股,包围在一个结缔组织鞘中。穿梨状肌下孔至臀部,于臀肌深面沿大转子与坐骨结节中点下行,股后部在股二头肌与半膜肌之间行走,至腘窝尖端分为胫神经和腓总神经,沿途分支支配股后部的股二头肌、半腱肌和半膜肌。损伤后表现依损伤平面而定。髋关节后脱位、臀部刀伤、臀肌挛缩手术伤以及臀部肌注药物均可导致其高位损伤,引起股后部股肉及小腿和足部所有肌肉全部瘫痪,导致膝关节不能屈、踝关节及足趾运动功能完全丧失,呈足下垂。小腿后外侧和足部感觉丧失,足部出现神经营养性改变。由于股四头肌腱全,膝关节呈伸直状态,行走时呈跨越步态。如在股后中、下部损伤,则腘绳肌正常,膝关节屈曲功能保存。高位损伤预后较差,应尽早手术探查,根据情况行神经松解和修复手术。

3. 胫神经损伤的表现和治疗。胫神经于腘窝中间最浅,伴行腘动、静脉、比目鱼肌腱弓深面至小腿,小腿上2/3部行走于小腿三头肌和胫后肌之间,于内踝后方穿屈肌支持带进入足底,支配小腿后侧屈肌群和足底感觉。股骨髁上骨折及膝关节脱位易损伤胫神经,引起小腿后侧屈肌群麻痹,出现足跖内收、内翻,足趾跖屈、外展和内收障碍,小腿后侧、足背外侧、跟外侧和足底感觉障碍。此类损伤多为挫伤,应观察2～3个月,无恢复表现则应手术探查。

4. 腓总神经损伤的表现与治疗。腓总神经于腘窝沿股二头肌内缘斜向下,经腓骨长肌两头之间绕腓骨颈,即分腓浅、深神经。两者于腓骨长、短肌间下行,小腿下1/3穿出深筋膜至足背内侧和中间。后者于趾长伸肌和胫前肌之间,贴骨间膜下行,与胫前动、静脉伴行,于趾长伸肌之间至足背。支配小腿前外侧伸肌群及小腿前外侧和足背皮肤。腓总神经易在腘部及腓骨小头处损伤,导致小头前外侧伸肌麻痹,出现足背屈、外翻功能障碍,内侧感觉障碍。腓骨小头处损伤位置表浅,神经均可触及,应尽早手术探查。功能不恢复者,晚期行肌腱移位或踝关节融合矫正足下垂畸形。

（叶　林　綦淑杰　杨　青）

## 第五节 颌面部损伤

### 一、眼外伤

眼外伤是临床单眼致盲的主要原因之一。因眼球位置的暴露,无论是在平时还是战时眼外伤的发生率都很高,由于其解剖生理的特殊性,发生眼外伤往往病情复杂,轻者影响视力,重者可导致双目失明,因此对于眼外伤保护伤员的视力具有非常重要的意义。眼外伤的特点有以下几点。① 年龄:伤者多为青少年或壮年,一旦致残常给个人、家庭和社会带来各种负担。② 发生率高:眼处在暴露位置,因此眼受伤的发生率高。③ 易受累:眼球结构精细,易损害视功能。由于眼球结构细微,光学结构严谨,对于身体其他部位微不足道的伤害,作用在眼球上可能造成极其严重的后果。④ 并发症多:常为眼部多处组织受伤,伤后并发症多,并有持续威胁眼功能的的危险。⑤ 预后影响容貌,如眼睑畸形或角膜白斑。⑥ 交感性眼炎:一眼受伤,对侧健眼可发生交感性眼炎,因此处理不及时一眼受伤可导致双目失明。⑦ 药效低:眼球结构特殊,常使药物难以奏效。由于眼球存在血-房水屏障,血-视网膜屏障,使治疗的药物难以进入眼内达到有效的浓度。

分类:由于致伤的原因不同,一般分为机械外伤和非机械外伤。

(一)机械性外伤

1. 眼睑外伤。眼睑皮肤菲薄,皮下组织疏松,血管丰富,在发生外伤时可迅速出现组织水肿及皮下出血甚至血肿。如单纯眼睑挫伤、皮下出血,伤后48小时应采用冷敷,一般2周内淤血可基本消退。

(1)眼睑裂伤。钝器或锐器均可造成眼睑有伤口的创伤,由于致伤物的大小、作用方向的不同,眼睑可发生擦伤、切割伤、贯通伤和撕裂伤。在处理眼睑裂伤时,不应只看局部,应详细检查有无提上睑肌断裂,有无内、外眦韧带的断裂,眼眶脂肪有无脱出,如伤口在内眦还应注意有无泪小管断裂,眼睑是否全层裂伤。如同时有眼球裂伤时,应先处理眼球伤口,再处理眼睑伤口。

(2)眼睑擦伤。一般是浅层组织损伤,皮肤可全层掀起,由于皮肤菲薄,有弹性,常缩成一团。处理时用生理盐水冲洗后仔细将皮肤展平、复位缝合固定。眼睑皮肤应尽量保存,不要轻易剪除。

(3)眼睑切割伤。由于锐器所伤,伤口多整齐,伤口内也多清洁。如伤口平行于眼睑边缘,此类伤口仔细对位缝合后,预后一般不留瘢痕,如伤后垂直于睑缘,轮匝肌已断裂,则应分层对位缝合,否则,预后则瘢痕很明显。如睑缘全层裂伤,处理不当,则可发生睑缘切迹、睫毛乱生、睑内翻或外翻。

2. 泪小管断裂。内眦部眼睑裂伤,常伴有泪小管的断裂,应尽量予以吻合。如上下泪小管均断裂,可选下泪小管吻合。

3. 球结膜挫伤。球结膜外伤后可表现有结膜水肿、结膜下出血、结膜裂伤不等。单纯的结膜水肿,局部给予抗生素眼药水,即可控制。结膜下出血,应注意出血的部位、出血形态、有无血肿。如颜色鲜红,分布均匀,境界清楚,测眼压正常,则为单纯性球结膜下血管破裂所致,无需特殊处理。一般1周左右即可吸收。如大面积球结膜下出血伴眼部胀痛、眼球突出、视力障碍应考虑眶内血肿应加压包扎,并行X线检查以明确诊断。如双侧穹窿部宽广的球结膜下出血,愈向后愈多,这是前颅窝底骨折的征象。最值得引起重视的是局限性结膜下出血,常为结膜下巩膜破裂或细小穿孔,内容物脱出又被淤血掩盖。在发现这类情况时,首先轻测眼压,看眼压是否正常,如穿孔眼压下降,一般疑有巩膜穿孔,应将球结膜打开探查,必要时行巩膜修补或冷凝。球结膜有裂伤,应先看伤口是否清洁、整齐,有无筋膜嵌顿。如伤口清洁、对位良好,则不必缝合,涂抗生素眼膏,盖眼垫1~2天即可自愈。如伤口不规则或有筋膜嵌顿可行修补术,对于大片球结膜撕脱缺损者,可将附近的球结膜做带蒂转移。

4. 眼眶外伤。由于眼眶周围的毗邻关系复杂,且眶内有眼球、神经、眼外肌、血管、泪腺等组织,并通过眶上裂与颅中窝直接沟通。因此,眼眶外伤时,单纯的眼眶外伤较少见,往往临床表现复杂,多伴有邻近部位的损伤,应请脑外科、耳鼻喉科、颌面外科一同会诊,常见的眶外伤多由钝器击伤、车祸、从高处摔伤、锐器直接刺伤及枪弹伤。

(1)眼眶挫伤。为正前方或一侧的钝性打击均可造成眼眶骨或眶内软组织的挫伤及出血。当眼外肌挫伤水肿时,可表现为眼外肌的不全麻痹或麻痹,伤员有复视,眼球运动障碍,此种损伤不需手术治疗。可给予维生素B族类药物、ATP、辅酶A等治疗。常在数周或数月内恢复。如眶内血管破裂,形成眶内血肿表现为眼球突然突出,眼球各方向运动受限,可有球结膜下广泛出血,甚至血肿。由于眶内压急剧增高,压迫眼球使眼压增高,可有恶心、呕吐、心率减慢等症状。如有视神经受压,影响视神经的功能或血供可导致视神经、视网膜病变,使视力丧失;眼球突出时间过久可导致暴露性角膜炎,也可严重影响视力。治疗应先排除颅脑外伤问题,如系单纯框内出血,应立即加压包扎,全身应用止血剂。如伴有眼压明显增高,眼球高度突出,对视力有严重威胁者行眶减压术,治疗时注意保护角膜,防治暴露性角膜炎。

眼眶挫伤较常见的为眶骨骨折。如视神经管部骨折,使视神经受压或切割伤,视力突然下降或丧失,患侧瞳孔散大,但眼底可无异常。如眶上裂或岩尖部骨折,可出现眶上裂综合征,眶下壁骨折伤及下颌窦眶内容物易陷入上颌窦,出现眼球移位(下陷、后退),临床表现为复视。眶内壁骨折,可发生皮下气肿、鼻出血,伤及泪囊或鼻泪管,可出现溢泪。眶外壁骨折可出现颧弓或颧骨体骨折或移位,有咀嚼时痛疼,外眦部下移;眶骨骨折诊断一般有以下特点:眶缘触诊有明确压痛点或可直接触及眶骨移位;波及鼻窦时常有皮下气肿,面部不对称、眼球移位、复视、视力变化等,借助X线检查可明确诊断。如骨折无移位,无视力障碍,可不必手术,反之则应手术治疗。

(2)眼眶穿透伤常见有刀、笔尖、木棍、铁钩、钢针等刺伤引起。可单纯伤及眶内软组织,也可能伤及眶骨发生眼眶穿透伤。由于致伤物及伤情不同,处理一定要谨慎。

(3)眶内异物。常见有枪弹、铁屑或植物性异物。由于异物的不同,伤道的不同,可造成伤道附近组织机械性损伤,异物存留在眶内继发感染形成脓肿,眼眶瘘管;异物化学反应以及异物存留等因部位不同可引起眼外肌的损伤粘连,影响眼球的活动,在视神经周围可影响视神经的血供,导致视神经的慢性缺血,最终视神经萎缩。

诊断:外伤史,X 线检查或 B 超探查,如有眶外伤一段时间后发生眼眶蜂窝织炎,眼眶瘘管,应高度怀疑眶内有植物样异物存在。

5. 眼球外伤。

(1)角膜挫伤。根据钝力作用于眼球的力量不等,角膜挫伤临床上分为轻、中、重三种程度。轻度为角膜上皮擦伤,伤后有视物模糊、痛疼、畏光、流泪的表现。中度为组织内陷导致角膜基质受损或后弹力膜破裂,表现为角膜层水肿,角膜混浊,后弹力膜皱褶,重度则发生角膜全层破裂。轻度挫伤可涂金霉素眼膏包眼垫,1~2 天后角膜上皮可修复。中度挫伤应用阿托品散瞳,局部滴用或结膜下注射地塞米松,同时预防感染。重度挫伤则应立即手术清创缝合。

(2)巩膜挫伤。受外力打击时,巩膜几个薄弱处易发生破裂,依次为角巩膜缘、直肌附着处、赤道部、筛板处。巩膜裂伤常伴有眼内容物脱出,视力减退或丧失,前房积血,眼压低,诊断容易。临床上常见到球结膜完整,而球结膜下巩膜破裂。表现为结膜下出血局限性血肿,如发现前房较深,眼压变低,应警惕结膜下巩膜破裂。应在局麻下将球结膜打开探查。

(3)眼球穿通伤处理。

① 急症手术,详查创口,如有异物嵌顿,立即取出;脱出,时间短、创口小而清洁者,可经稀释的抗生素液冲洗后还纳,否则应将脱出部稍拉出后剪除。如有睫状体和脉络膜组织脱出,应经抗生素液冲洗后送回。

② 角膜创口小于 3 mm 且无眼内容物嵌顿者,可不缝合;创口大者,应直接缝合。位于睫状体区以后的巩膜创口缝合后,为预防视网膜脱离,须在创口周围行凝固术或预防性巩膜外加压术。

③ 复杂眼球穿通伤通常以采取二次手术为宜。初期伤口修复,应以恢复眼球完整性为主要目的。对各种并发症的处理可考虑行二期手术,如感染性眼内炎、脉络膜大出血、晶体破裂或脱入前房、球内铜质或铁质异物、视网膜破孔、视网膜脱离(直接损伤或牵拉性损伤)、玻璃体出血等。根据病情,二期手术宜在伤后 1~2 周进行。在初期缝合后,应行眼部超声检查和视觉电生理检查,为再次手术作准备。局部和全身应用抗生素及糖皮质激素。手术后可以外敷眼药水。

(二)非机械性损伤

非机械性眼外伤:包括高热烧伤、化学伤和辐射伤等。

1. 高热烧伤。沸水沸油或铁水等造成眼球表面和眼睑的烫伤或热灼伤,烫伤的部位多在眼部外表,如眼睑、皮肤角膜及结膜等处;重症烫伤可造成角膜混浊、睑球粘连、瘢痕性睑外翻、兔眼。化学伤:碱性或酸性物质溅入眼部而致的损伤。碱比酸易向深部腐蚀,其视力恢复挽救预后差。化学物质伤后应立即用大量净水冲洗眼,碱性物质如氢氧化钠、氢氧化钾、氨水、石灰等,易透过角膜侵犯深部组织,继发角膜穿孔和虹膜睫状体炎。碱性化学伤应行维生素 C 球结膜下注射,并注意预防感染。

2. 辐射性眼外伤。紫外线照射多能产生浅层角膜炎。照射后发病,羞明、流泪、眼剧痛、异物感、眼睑痉挛。至于原因不同,有雪性眼炎、电光性眼炎(多因电焊时不戴保护眼镜),需注意预防红外线伤,多见于高热炉前工作者、吹玻璃工人等,可发生白内障;受X线照射,经数月可发生白内障;核能也有同样的危险,可发生原子能爆炸性白内障。

## 二、耳外伤

耳廓暴露于头颅两侧,易遭外伤。常见的耳廓外伤有挫伤、切伤、咬伤、撕裂伤、冻伤和烧伤。鼓膜外伤常见的原因是挖耳(火柴杆、发夹、毛线针等)和外耳道压力急剧变化(如炮震、高位跳水、打耳光等)。颞骨骨折多由车祸、坠跌、打击颞枕部或战伤等引起。

耳外伤包括挫伤、切割伤、撕裂伤、火器伤、爆震伤、烧伤和冻伤等。

1. 耳廓挫伤有皮下瘀血、血肿,撕裂伤有皮肤撕裂,软骨破碎,部分或完全切断。早期伤口出血,局部疼痛。合并感染后出现急性化脓性软骨膜炎表现。

2. 外耳道外伤 伤后皮肤肿胀、撕裂、出血,软骨或骨部骨折可致外耳道狭窄。

3. 中耳外伤有流血、耳聋、耳鸣、耳痛,偶有眩晕。鼓膜呈不规则穿孔,穿孔边缘有血迹,有时可见听小骨损伤脱位。

4. 内耳外伤,轻者迷路震荡及爆震聋,主要表现为感音耳聋、耳鸣、眩晕、恶心、呕吐、眼震及平衡障碍。严重者合并岩骨骨折,表现为耳内出血,如鼓膜未穿破,则鼓室内积血使鼓膜呈蓝色,鼓膜破裂有脑脊液耳漏,流出淡红色血液,或清亮液体。有时合并面瘫。

5. 耳外伤常合并颅脑外伤,颌面外伤等。应注意神志、呼吸、心跳、脉博、血压、瞳孔,其他神经系统及颅颌面伤情、全身情况等。

6. 诊断鉴别诊断。

(1)有外伤史。

(2)根据症状和体征。应注意有无复合伤,如颞骨骨折、颅底骨折及脑脊液耳漏。

(3)受伤后出现晕或听力减退。

7. 治疗原则。

(1)耳廓挫伤后,24 h内先行冷敷。血肿较大时,应在严密消毒下穿刺抽血,局部加压包扎。

撕裂伤应及早清创缝合。冻伤应保护耳廓,逐步复温,重建血循环。烧伤的治疗原则是控制感染,防止粘连,尽量减轻愈合后的畸形。

(2)鼓膜外伤后外耳道严禁冲洗和滴药,禁止用力擤鼻,全身使用抗生素预防感染。鼓膜穿孔如长期不愈合可修补。

(3)3周后,如病情允许,可用颞肌筋膜修补。全身情况稳定或好转后,如有手术适应证,可行鼓室成形术或面神经手术。

8. 用药原则。

## 三、鼻外伤

鼻外伤为耳鼻咽喉科常见急诊,由于鼻部突出于面部中央,当外力向面部撞击时易受伤。常见的有挫伤、撞击伤、拳击伤、刀伤、跌伤。

（一）临床表现

1. 局部疼痛，鼻出血，鼻阻塞。
2. 局部肿胀，皮下瘀血，鼻梁偏斜或塌陷，触诊压痛，有骨摩擦音或捻发音。
3. 中隔脱位、弯曲、黏膜撕裂或血肿形成。

（二）辅助检查

1. 外伤较轻者检查以框限"A"为主。外伤严重疑合并有头颅外伤者检查可包括检查框限"A""B"或"C"。
2. 摄鼻骨侧位片确诊有无骨折及骨折的类型，如疑有鼻窦及颅脑损伤，应加拍鼻窦片及颅底片，必要时可行CT扫描。

（三）诊断鉴别诊断依据

1. 有鼻部外伤史。
2. 有以上症状和体征。
3. X线摄鼻骨相可显示有骨折情况。

（四）治疗原则

1. 安慰患者，镇定情绪，过度疼痛患者可酌情给予止痛剂。
2. 鼻外伤后24小时内给予局部冷敷，24小时后给局部热敷。
3. 观察生命体征变化及面部肿胀情况。按医嘱使用抗生素。
4. 有鼻骨骨折者适度休息，及时复位，鼻腔纱条填塞于24~48小时取出后，嘱患者勿用力擤鼻，以免发生皮下气肿使感染扩散。保持口腔清洁，必要时行口腔护理。
5. 伴有颅底骨折者绝对卧床，禁擤鼻、禁鼻腔滴药，在鼻腔少量出血时暂不要用填塞物填塞鼻腔，以观察鼻分泌物性质、出血的部位，综合判断有无脑脊液鼻漏的发生。

（五）用药原则

1. 轻伤者以抗生素预防感染和其他辅助药为主。
2. 重伤出血量大者除以上处理外，可考虑予补液或输血。

鼻外伤因鼻突出于面部中央易遭受撞击或跌碰而致外伤，外力作用的大小程度及方向不同所致损伤的程度各异，可表现为软组织挫伤、裂伤鼻骨骨折、中隔骨折、软骨脱位、鼻出血等。

（潘　峰）

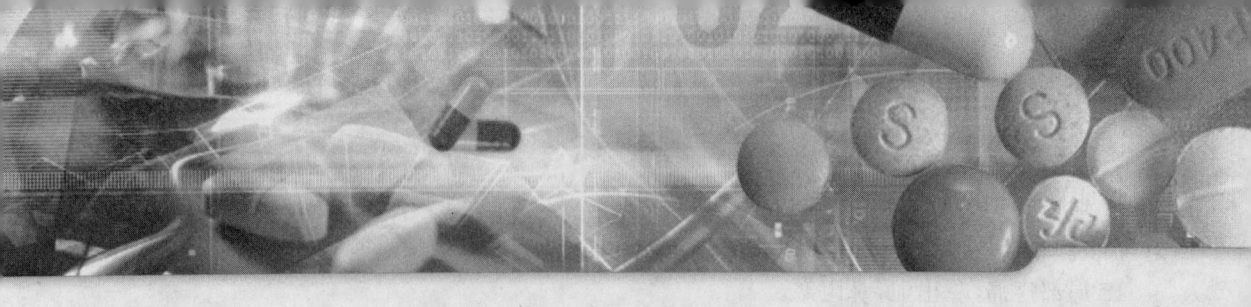

# 第五章 脊髓损伤

## 第一节 急性创伤性脊髓损伤

### 一、闭合性脊髓损伤

闭合性脊髓损伤系指脊柱骨折或脱位造成的脊髓或马尾神经受压、水肿、出血、挫伤或断裂,不伴有与外界相通的伤道。脊柱骨折中14%合并脊髓损伤,绝大多数为单节段伤。

根据资料统计,脊髓损伤在英、美两国的年发病率分别为12/100万和(30～32)/100万;另一组数据显示在美国每年有新增脊髓损伤病例7 600～10 000个。我国台湾省台北市为14.6/100万,绝大多数为闭合性损伤。近年来国内外在脊髓损伤的基础研究和诊断、治疗上取得一些新的进展。脊髓损伤后继发的病理改变与细胞膜上自由基介导的脂质过氧化反应有关,伤后8小时内使用大剂量激素可以有效地减轻继发损害。外科治疗方法是早期复位和固定,解除脊髓的压迫(主要来自前方)。胚胎组织、神经干细胞脊髓移植、基因治疗等在脊髓损伤动物实验中观察到一定效果。目前就脊髓损伤而言,早期积极的救护是一方面,防治并发症和积极进行康复训练对于脊髓损伤已呈慢性的患者则具有更加重要的意义。

#### (一)病因

闭合性脊髓损伤的原因是暴力间接或直接作用于脊柱并引起骨折和/或脱位,造成脊髓、马尾挤压、损伤。约10%的脊髓损伤者无明显骨折和脱位的影像学改变,称之为无放射影像异常的脊髓损伤,多见于脊柱弹性较强的儿童和原有椎管狭窄或骨质增生的老年人。

直接暴力致伤相对少见,见于重物击中颈后、背、腰部,相应部位椎板、棘突骨折,骨折片陷入椎管内。

间接暴力致伤占绝大多数,常见于交通事故、高处坠落、建筑物倒塌、坑道塌方和体育运动中。暴力作用于身体其他部位,再传导至脊柱,使之超过正常限度的屈曲、伸展、旋转、侧屈、垂直压缩或牵拉(多为混合运动),导致维持脊柱稳定性的韧带的损伤、断裂、椎体骨折和/或脱位、关节突骨折和/或脱位、附件骨折、椎间盘突出、黄韧带皱折等,造成脊髓受压和损伤。

闭合性脊髓损伤中,脊椎的稳定性多受影响。Denis 于 1983 年根据胸腰脊髓损伤的 CT 表现,提出脊柱分为前、中、后三柱的概念。前柱包括前纵韧带、椎体前部和椎间盘纤维环前部;中柱包括椎体后半部、纤维环后部、后纵韧带和椎弓部;后柱包括椎弓、小关节和后方韧带复合体(棘上韧带、棘间韧带、黄韧带、关节囊)。当有两柱或三柱受损时,才视为不稳定。关键在于是否保持中柱的完整性。此标准不适用于下颈椎。

影响脊柱骨折或韧带损伤类型的因素:① 外力的强度和方向;② 外力的作用点;③ 受伤时身体的姿势;④ 不同节段的解剖和生物力学特点。

脊髓损伤通常发生在一个活动度较大的脊柱节段与一个活动度较小的节段的结合部。颈段和胸腰结合部是脊髓损伤中最常受到影响的区域,胸段或者腰段区的发生率则紧随其后。不同节段的损伤类型的原因如下。

1. 颈段:机械稳定性差,比其他节段更易受损,合并脊髓损伤的比例亦高(40%),颈髓损伤占全部脊髓损伤的 50%。

(1) 屈曲型损伤:多见于突然刹车和撞车,头部靠惯性向身前运动,后部韧带复合体受损,椎体前部被压缩呈楔形,此时通常是稳定的。但过屈运动可造成包括脊髓、关节囊在内的广泛损伤或关节突骨折、交锁,外力使损伤水平上部的椎体向前滑移,脊髓受到下一椎体后上部的挤压,甚至断裂。

(2) 伸展型损伤:跌落时下颌或前额着地或坐车时被后面的车辆碰撞使头部后仰。损伤多在 C4~C5 处。前纵韧带断裂,椎体前部可撕脱,椎弓可断裂。严重者损伤水平以上椎体向后脱位,脊髓受到前方椎体、椎间盘和后方的椎板、黄韧带的压迫。有颈椎病者易发生此类损伤。

(3) 垂直压缩型损伤:颈部伸直状态下头顶纵向受力,C4~C5 处可出现爆裂骨折或伴有椎弓骨折。

(4) 特殊类型骨折:Jefferson 骨折指寰椎受轴身压力作用,两侧前后弓同时骨折,因此处椎管较宽,一般无脊髓损伤。齿突骨折系颈部过屈或过伸引起的,骨折发生在齿突尖、体或基底部。悬吊者骨折或绞刑者骨折是颈部极度后伸造成的枢椎椎弓根骨折,可伴有 C2,C3 椎体分离。

2. 胸和腰段。T1~T10 有肋骨保护,较为稳定,损伤发生率低,然而一旦发生则损伤较完全,因椎管较小、上胸段脊髓血运差。下胸段损伤若累及 Adamkiewicz 动脉,缺血平面可升至 T4。腰椎关节面垂直,前后方向稳定性好,腰椎管较宽,L1~L2 以下为马尾神经,故损伤多不完全。T12~L1 为相对稳固的胸椎与活动度大的腰椎相交汇处,最易受损。

(1) 屈曲型损伤:坠落时双足或臀部着地、弯腰时被重物砸中背部,常致胸段屈曲型损伤。轻者椎体前部压缩呈楔形,重者伴有脱位或后部结构的分离损伤。

(2) 屈曲旋转型损伤:由高处坠落,上背部和一侧胸腰部着地造成损伤,多同时累及前、中、后三柱结构,出现椎体前部压缩、椎体横断骨折、椎弓和横突骨折,常伴有脱位,导致严重脊髓损伤。

（3）垂直压缩型损伤：落物砸中上胸段或坠落时双足或臀部着地，可引起T10～L12爆裂骨折。

（4）屈曲-分离损伤：即安全带骨折。老式的汽车安全带横系于腹前壁而无肩部保护，车祸时人上半身以此为轴过度前曲，严重时三柱结构可水平横断、脱位，并可合并腹腔内脏伤。

（二）病理及病理机制

急性脊髓损伤的损伤机制包含原发性脊髓损伤和随之发生的继发性脊髓损伤。原发性损伤指由于局部组织变形和创伤能量传递引起的初始机械性的脊髓损伤；继发性的脊髓损伤则指的是原发性损伤激活的包括生化和细胞改变在内的链式反应过程，可以使神经细胞损伤进行性加重甚至死亡，并导致脊髓自体溶解破坏，髓内结构发生不可逆性的损害，脊髓损伤区域的进行性扩大。

1. 原发性脊髓损伤。① 脊髓震荡：在所有的脊髓损伤中最轻微的一种病理损伤，伤后出现短暂的可逆脊髓功能障碍。在镜下可以见到中央灰质的小灶性出血，神经细胞或轴索退变，一般伤后数周可以恢复正常，出血吸收。② 脊髓挫裂伤：早期的病理变化主要为出血、渗出、水肿和神经元的变性。镜下可以见到小血管的破裂、红细胞逸出，神经元肿胀、尼氏体消失，神经轴索与髓鞘之间间隙增大，髓鞘板层分离，随着病理进程的发展，出现神经元结构的坏死、崩解和消失，胶质细胞浸润和结缔组织细胞增生。完全性的损伤病理改变由中央灰质大片出血扩展到白质出血，由中央灰质坏死发展为全脊髓坏死；而不完全性的损伤主要为点状出血，局灶性神经细胞退变、崩解及少数轴索退行性改变，不发生中央坏死。二者的病理改变有质和量的差别。③ 脊髓压迫伤：动物实验观察到脊髓长时间受压会导致灰质出现空泡、空腔，空洞周围有纤维缓缓形成的吞噬细胞浸润而没有明显的出血。轻度受压者多无明显改变。

2. 继发性脊髓损伤。继发性损伤的概念最初由Allen在1911年提出。他在动物实验中观察到急性脊髓损伤的狗在清除血肿后神经功能获得了一定的改善，但可能存在源于局部血肿及坏死物的生化物质会导致进一步的脊髓损伤。20世纪70年代中期，Kobrine和Nelson分别提出了导致脊髓继发损伤的神经源性理论和血管源性理论。前者认为神经膜的损伤诱发性理论和血管源性理论。前者认为神经膜片的损伤诱发了一系列病理生理的代谢改变。后者认为脊髓微血管破裂、血管痉挛、血栓形成等引起脊髓缺血，最终导致中央性出血性坏死。此后近30年的大量研究相继提出了各种与继发性脊髓损伤相关的因素，主要包括：① 血管改变，包括局部缺血、微循环紊乱、血管痉挛、栓塞、血管自动调节机制的丧失；② 离子紊乱，包括细胞内钙增加、细胞外高钾、钠离子通透性增加；③ 神经递质，诸如5-羟色胺、儿茶酚胺和兴奋性氨基酸的聚集，而后者可导致神经元的兴奋毒性损伤；④ 花生四烯酸的释放、自由基的产生和脂质过氧化反应；⑤ 内源性阿片样物质；⑥ 一氧化氮（NO）；⑦ 水肿；⑧ 炎性反应；⑨ 细胞能量代谢的异常；⑩ 程序性细胞死亡即凋亡等等。尽管如此，对于继发性脊髓损伤的机制的认识目前仍然还不十分精确，在这些相关因素中最值得重视的仍然是局部微循环障碍带来的缺血改变和自由基引起的脂质过氧化反应。

（三）临床表现

伤后立即出现损伤水平以下运动、感觉和括约肌功能障碍，脊柱骨折的部位可有后突畸形；伴有胸腹脏器伤者，可有休克等表现。

1. 神经系统可出现如下表现。① 脊髓震荡：不完全神经功能障碍，持续数分钟至数小时后恢复正常。② 脊髓休克：损伤水平以下感觉完全消失，肢体弛缓性瘫痪、尿潴留、大便失禁、生理反射消失、病理反射阳性。这是损伤水平以下脊髓失去高级中枢控制的结果，一般24小时后开始恢复，如出现反射等，但完全渡过休克期需2～4周。③ 完全性损伤：休克期过后，出现损伤水平上运动神经元损伤表现，而损伤水平以下为下运动神经元损伤表现，肌张力增高，腱反射亢进，出现病理反射，无自主运动，感觉完全消失。④ 不完全性损伤：可在休克期过后，亦可在伤后立即表现为感觉、运动和括约肌功能的部分丧失，病理征可阳性。

2. 常见以下几种特殊类型的不完全损伤：① Brown-Sequrd综合征：即脊髓半侧损害综合征，可见单侧关节绞锁和椎体爆裂骨折，表现为同侧瘫痪及本体感觉、振动觉、两点分辨觉障碍，损伤水平皮肤感觉节段性缺失；而对侧在损伤水平几个节段以下的痛、温觉消失。典型者并不常见，多为一侧损伤比另一侧重。② 脊髓前部综合征：多见于屈曲性楔形或泪滴骨折，亦可由脊髓前动脉损伤引起，表现为双侧运动障碍，可伴有痛温觉消失，本体感觉完好。③ 脊髓中央损伤综合征：常见于老年颈椎病患者颈部屈曲性损伤，其临床表现与外周部分传导束保留多少有关，轻者只有双上肢的感觉运动障碍。

（四）辅助检查

1. X线平片：通常应摄正位、侧位和双斜位片，但应防止为追求好的多影像结果而过度搬动病人。宜先摄侧位片。阅片时应观察：① 脊柱的整体对线、排列；② 椎体骨折、脱位的类型；③ 附件有无骨折；④ 椎间隙有无狭窄或增宽（分别揭示椎间盘突出和前纵韧带断裂），有无棘突间隙增宽（提示棘间韧带损伤）。其中前两项意义最大，但有时受伤瞬间脱位严重，过后可恢复对线。过伸过屈位可观察稳定性，但应慎用。

2. CT扫描：轴位CT可显示椎管形态、有无骨折片突入。腰穿注入水溶性造影剂后再进行CT，可清楚地显示突出的椎间盘及脊髓受压移位情况。当脊髓水肿增粗时，环形蛛网膜下腔可变窄或消失。

3. 脊髓碘水造影：可显示蛛网膜下腔有无梗阻、脊髓受压程度和方向、神经根有无受累。

4. 磁共振成像：是迄今唯一能观察形态的手段、有助于了解脊髓受损的性质、程度、范围，发现出血的部位以及外伤性脊髓空洞，因而能够帮助判断预后。显示T2加权像往往表现为脊髓的增粗，有定位意义。明显的不足之处是磁共振成像对骨质结构的改变观察不清。

5. 体感诱发电位：电刺激周围神经时，在大脑皮层相应的感觉区可记录到电位变化。

脊髓损伤时可藉此项检查判断脊髓功能和结构的完整性。受伤24小时以后检查,不能引出诱发电位,且经数周内连续检查仍无恢复者,表明为完全性损伤;受伤后即能引出诱发电位,或者经过一段时间能够引出异常电位波者,表明为不完全性损伤。缺点是本检查仅反映感觉功能,无法评估运动功能。

（五）诊断

闭合性脊髓损伤的诊断应包括：① 脊柱损伤的水平、骨折类型、脱位状况。② 脊柱的稳定性。③ 脊髓损伤的水平、程度。

脊柱的损伤的水平、脱位情况一般只需 X 线片即能判断,而骨折类型有时尚需参照 CT 片。

保持脊柱稳定性主要依靠韧带组织的完整。临床实际中所能观察到的、造成不稳定的因素综合起来有：① 前柱：压缩 > 50%（此时若中柱高度不变,则提示后方的韧带结构撕裂）。② 中柱：受损（其他两柱必有一个结构不完整）。③ 后柱：骨质结构的破坏；矢状方向脱位 > 3.5 mm（颈）或 > 3.5 mm（胸、胸腰）；矢状向成角 > 11°（颈），> 5°（胸、胸腰）或 >11°（腰）。④ 神经组织损伤：大外力作用而变形、移位、损伤。⑤ 原有关节强直：说明脊柱已无韧带的支持。⑥ 骨质异常。

寰枢椎不稳定的标准：① 寰椎前结节后缘与齿状突前缘的间距 > 3 mm。② 寰椎侧块向两侧移位的总和 > 7 mm。

脊髓损伤的水平是指保留有完整感觉、运动功能的脊髓的最末一节。

完全性损伤指包括最低骶节在内的感觉、运动功能消失。检查肛门皮肤黏膜交界区的轻触觉和痛觉并指诊肛门括约肌的随意收缩功能。不完全损伤指损伤水平以下有部分感觉、运动功能保留,包括最低骶节。

脊髓损伤的分组标准仍不统一,较有权威性的是 Frankel 分级：① 完全损伤：损伤水平以下感觉运动消失。② 感觉、运动消失,仅存某些感觉（含骶区）。③ 无用运动：肌力微弱,无实际运动功能意义。④ 有用运动：借用拐杖或不用拐杖,可站立或行走。⑤ 完全恢复：神经功能正常,可有病理反射。

此分级不够细致,许多学者予以修正。1989年美国脊柱损伤联合会对脊髓损伤的某些概念,特别是确定损伤水平的关键肌肉和关键感觉区作出了规定。1991年又做了部分修正说明了运动和感觉指数记分法。

代表运动水平的关键肌肉是：

| | |
|---|---|
| C5 屈肘 | L2 屈髋 |
| C6 伸腕 | L3 伸膝 |
| C7 伸肘 | L4 踝背屈 |
| C8 屈指（中指远端） | L5 伸拇趾 |
| T1 小指外展 | S1 踝跖屈 |

每块（组）肌肉力量分别为 0～5 级（分）,双侧共 100 分。

在每个皮节测试针刺痛觉和触觉,分别记为 0~2 分,28 个皮节双侧共 112 分。

(六)鉴别诊断

1. 椎管内出血。外伤,如高处坠落背部或臀部着地,背部直接受力等偶可引起椎管内血管破裂出血;原有血管畸形、抗凝治疗、血液病等病人轻度受伤即可出血(亦可为自发性)。血肿可位于硬膜外、硬膜下、蛛网膜下腔和髓内。起病较急,常有根性疼痛,亦可有脊髓压迫症状,往往累及几个节段。蛛网膜下腔和髓内出血时,腰穿脑脊液血性。轴位 CT 可见到相应部位有高密度影。MRI 则可显示异常信号,早期 T1 加权像改变不明显,T2 加权像上呈低信号;此后随着血肿红细胞内正铁血红蛋白增多,使 T1 时间缩短,在 T1 加权像上出现高信号;约一周后红细胞破裂,出现细胞外正铁血红蛋白,使 T2 时间延长,故 T2 上变为高信号(T1 上仍为高信号)。

2. 脊髓栓系综合征。当腰背部直接打击或摔伤时,可使原有脊髓栓系综合征患者的症状加重,出现双腿无力,行走困难,括约肌功能障碍。MRI 上可以看到圆锥低位、终丝增粗,多伴有脊柱裂、椎管内和/或皮下脂肪瘤。

(七)治疗

现场急救时掌握正确的托运方法对于防止加重损伤有极其重要意义。据统计,继发于脊柱损伤的神经功能损害中,25% 是托运不当引起的。未经专门训练者,不要单人搬动可能有脊柱、脊髓损伤的病人,除非有危及病人生命的险情发生,例如病人躺在燃烧的汽车里或头面部浸没在水中。托运截瘫病人的正确方法是:三人位于病人一侧,同时将其水平抬起,放在木板上,尽快送到专科医院。

闭合性脊髓损伤的现代治疗原则是早期治疗、综合治疗、复位与固定、解除压迫、防治并发症和康复训练。

1. 非手术治疗。① 颅骨牵引:适用于颈椎骨折、脱位或上胸段骨折、脱位的早期治疗,术中亦常需施行。常用 Crutchfield 牵引钳和 Gardner-Wells 牵引弓(两端为可旋入两侧骨板的螺钉,较为方便,不易滑脱)。开始的牵引重量为每个椎体 1 千克左右,每 10 分钟增加 2 千克,最多不超过 20 千克。经 X 线片证实复位后,若不需进一步手术,则以 5~8 千克维持牵引 1~2 月,待纤维愈合后改用其他支具制动,如项圈、颈胸支架,时间约 3 个月。② 颈胸支架:特别适用于颈段不全损伤者,可使其早期下地活动,可用于颈椎融合术后外固定。国外广泛应用此法。③ 手法整复:适用于胸椎骨折和脱位。前后脱位者,取俯卧位,两下肢各由一人牵引并逐渐抬高,使脊柱后伸,然后按压背部使之复位,随后翻身仰卧,局部垫枕呈过伸位。如伴有侧方脱位,取侧卧位,下方垫枕,由两人各牵一下肢向上方弯曲脊柱,术者按压下位脊柱,复位后改为俯卧,按前述方法整复前后脱位,最后仰卧保持过伸位。④ 姿势复位:适用于胸腰段脱位,英国著名脊髓损伤专家使用此法。病人取仰卧位,背部骨折处垫以软枕,使脊柱呈过伸姿势,并逐步垫高,增加过伸,达到复位。一般需求 2 个月才能使复位稳定,在此期间要定时翻身并维持过伸位。

上述 3、4 法不适用于椎板和棘突骨折。

2. 药物治疗。① 甲基强的松龙:主要作用是抑制细胞膜的脂质过氧化反应,可以稳定溶酶体膜,提高神经元及其轴突对继发损伤的耐受,减轻水肿,以防止继发性脊髓损害,为手术治疗争夺时间。1990年美国第二次全国急性脊髓损伤研究确认:早期大剂量应用甲基强的松龙是治疗人类急性脊髓损伤的有效方法。损伤后8小时内开始应用,首剂30 mg/kg,继之5.4 mg/(kg·h)连续23 h。而最近NASCISIII的研究显示在创伤发生后几小时内给药的效果会有明显的提高。但大剂量激素的应用必须密切注意应激性溃疡等并发症的发生。21-氨基类固醇作为一种新型的制剂,其抑制脂质过氧化反应的能力强于甲基强的松龙,而不易引起激素所具有的副作用,在动物实验中显示出良好效果,已被列入第三次美国急性脊髓损伤研究计划。② 甘露醇、速尿等脱水药物可减轻脊髓水肿,宜早期使用。③ GM-1:为神经节苷脂类,GM是组织细胞膜上含糖鞘脂的唾液酸。GM-1在哺乳类中枢神经系统的细胞膜上含量很高,特别是髓鞘、突触、突触间隙,能为受损脊髓(特别是轴突)提供修复的原料。在动物实验中具有激活$Na^+$-$K^+$-ATP酶、腺苷酸环化酶、磷酸化酶的活性,防止神经组织因缺血损伤造成的细胞水肿,提高神经细胞在缺氧状态下的存活率,并有促进神经细胞轴突、树突发芽再生的作用。Geisler于1992年总结认为脊髓损伤后应用GM-1治疗组的Frankel评分平均提高2~3级,联合运用小剂量MP和GM-1效果比较好。但应用时机,给药时间,与MP的最佳配伍剂量仍需进一步的研究。④ 其他:尚有从诸多的药物如兴奋性氨基酸拮抗剂(ML-801)、阿片肽受体拮抗剂、自由基清除剂等仍处于实验阶段,并被认为具有一定的应用前景。

3. 高压氧和局部低温疗法。高压氧疗法可以提高血氧分压,改善脊髓缺血状况。局部低温可降低损伤部位的代谢,减少耗氧,可采用开放或闭合式,硬膜外或硬膜下冷却液灌洗,温度为5℃~15℃。

4. 手术治疗。① 切开复位和固定:由于关节绞锁或骨折脱位严重,闭合复位困难,需行手术复位。整复关节绞锁有时需切除上关节突。脊柱固定方法和材料有多种,途径可经前路或后路,最近有多部专著对此有详尽描述,总的要求是固定牢靠,操作中防止脊髓损伤。值得提及的是,对于骨折脱位严重,脊髓横断,瘫痪已成定局者,复位和固定依然十分重要,它可以减轻疼痛并为全面康复训练打好基础;某些韧带损伤如不经有效修复,可发生晚期不稳定,出现渐进性神经功能障碍。② 椎板切除术:传统上试用此法来迫使脊髓后移,躲避前方的压迫,结果是无效的。此外,椎板广泛切除增加脊柱的不稳定性,实验证明可能减少脊髓供血。但遇下列情况,可行椎板切除术:a. 棘突、椎板骨折压迫脊髓;b. 合并椎管内血肿;c. 行脊髓切开术;d. 行马尾神经移植、缝合术。为保持脊柱的稳定性,防止晚期出现驼背畸形,可行内固定术或将切除的椎板复位、成形(去除椎板之时就保持其完整)。③ 脊髓前方减压术:脊柱骨折引起的脊髓损伤,大多来自压缩和脱位的椎体或其后上角、粉碎骨折块、突出的椎间盘,有效的方法是解除来自脊髓前方的压迫。a. 颈髓前路减压术:此入路,包括经口咽行齿状突骨折切除术的入路已逐渐为神经外科医生掌握。为减少损伤加重脊髓损伤,尽量不用Cloward钻或骨凿,理想的方法是用高速小头钻磨除压迫物,减压后取髂骨行椎体间融合术。术前、术中和术后需行颅骨牵引。b. 胸段前方减压术:经胸入路,经椎弓根入路和经肋骨横突入路。后两种入路神经外科医生较为熟悉,是经过椎管的侧方进入,对脊髓的牵拉较小。但近年一些学者尚嫌暴露不够满意,特别是对严重的爆裂骨折,需要彻底减压和植骨融合,故主张经胸前路手术(经胸膜外或胸腔),此手术需要术者有胸外科知识和技巧。减压后应行椎体间植骨融合,必要时加用固定器。c. 胸腰段前方减压术:在20世纪80年代中期开始就用经腹膜后入路。通常从左侧进入以避开肝脏和下腔静脉。由第12肋间进入腹膜后间隙,可暴露T11~L3椎体;稍向下方作皮肤切口,即可显露L4椎体。切除横突、椎弓根,去除骨折块和突出的椎间盘,充分减压后行椎骨间植骨融合术(取同侧髂骨)。d. 腰段前方减压术:除上述腹膜后入路外,仍有人采用侧后方入路,切除半侧椎板和椎弓根,显露出硬膜囊的外侧,稍向后方(马尾神经有一定游离度),用弯的器械夹取前方的骨折片、突出的椎间盘,或用小钻磨除突出的椎体后缘。经此入路暴露前方不满意,优点是可同时行椎板内固定。创作和脊柱手术都可能影响脊柱的稳定性,应行正确的器械内固定。合理的脊柱内固定可以纠正脊柱畸形,减轻神经组织受压,融合不稳定的脊柱节段,保护附近正常活动的脊柱节段。后路器械固定及融合术是最常采用的治疗方案,一般的适应不同的脊柱节段采用不同的固定系统。

5. 脊髓损伤的治疗前景。随着对脊髓损伤病理生理变化特点和中枢神经再生能力认识的深入,目前开展的脊髓损伤后细胞和组织移植修复的实验研究已经取得一些新的进展。在保护损伤神经元,增强轴索再生能力方面,神经营养因子已被用于增强中枢神经系统神经元极其有限的内在再生能力;而为了建立更有效、更持久的分泌并发挥这些营养因子的作用,目前开展的采用转基因技术的分子水平的研究已经在试图向脊髓内植入可分泌神经营养因子的基因修饰细胞(离体靶细胞基因治疗)或者直接以神经营养因子基因转染(通常通过病毒载体)宿主原位组织细胞(在靶体细胞基因治疗)。除此以外,在克服抑制轴突再生的中枢环境及损伤局部胶质瘢痕形成对轴索再生的抑制方面,也有了新的思路,可以应用不同的细胞移植物,包括胚胎组织、干细胞、雪旺氏细胞及嗅神经鞘细胞等,桥接脊髓断端并促进轴突长过损伤区。这些细胞移植的开展在大鼠或灵长类动物的动物实验中已经取得了值得兴奋的成果。虽然这些实验取得的进展离临床治疗的应用还有一段距离,但可以预料,随着分子生物学的进一步发展,将会给脊髓损伤的患者带来福音。

(八)并发症及处理

1. 褥疮。每2小时翻身一次,保持皮肤干燥,骨突出部位垫以气圈或海绵。国外最新研制的可持续缓慢左右旋转的病床可有效地防止压伤。褥疮一但发生应予以积极护理。若3、4度褥疮久治不愈,可行转移皮瓣覆盖。

2. 尿路感染。患者入院后一般均予以留置导尿。导尿管应每周更换1次,并进行膀胱冲洗。

3. 肺部感染。C4以上脊髓损伤可导致呼吸困难、排痰不畅,较容易并发肺部感染。应加强吸痰,雾化吸入治疗。

4. 深静脉血栓形成(DVT)。此症日益受到重视。据统计,有临床症状的DVT发生率为16.3%,倘做其他检查,如静脉造影等,DVT的发生率为79%。DVT可能与下列因素有关:缺乏大组肌群收缩产生的泵作用,静脉血淤滞;创伤后纤维蛋白原增多,血液粘滞度高；脱水；血浆蛋白原激活抑制因子释放增多，纤溶障碍，下肢不活动、受压导致血管内皮的损伤等。DVT常发生在伤后头几个月，表现为下肢水肿、疼痛、皮肤颜色改变、局部或全身发热。最严重的并发症是肺梗塞致死。诊断方法有多普勒超声、静脉造影等。预防措施主要是活动下肢，应用抗血栓长袜等。一旦出现DVT，应行抗凝治疗。

（九）预后

高位完全截瘫患者死亡率49%～68.8%。死亡原因主要为呼吸衰竭、呼吸道梗阻、肺炎。脊髓功能的恢复程度主要取于受损的严重程度和治疗情况。完全横断者，神经功能不能恢复。马尾神经受压解除后恢复良好。对完全截瘫者的脊柱骨折脱位采用闭合复位，其功能有10%恢复，采用手术方法治疗者有10%～24%恢复；对不完全截瘫者治疗后功能恢复率为80%～95%。

## 二、脊髓刃器伤

脊髓刃器伤是指由尖锐、锋利的器械戳伤脊髓造成的开放性损伤。南非是世界上发生此类损伤最多的国家。Peacock1977年报告了13年内发生的450例脊髓刃器伤，占同期脊髓损伤的1/4。Lipschitz也报告了314例，为研究本病提供了丰富的资料。脊髓刃器伤多为不完全性，预后较好。

（一）病因

脊髓刃器伤多由犯罪导致，被害者遭受来自背后的的袭击。最常见的致伤器为匕首，其次为斧头，尚有螺丝刀、自行车辐条、镰刀和削尖的竹、木棍等。伤后刃器可立即被拔出，也可滞留或部分折断于体内。

1. 刃器戳伤脊髓的途径有：① 经椎板间隙：最为常见。脊柱的棘突向后方突出，横突向侧后方突出，两者之间形成一纵形沟槽，刃器从背后刺入后易在此沟中进入椎板间隙或遇椎板后上下滑动，再进入此间隙。因此，刃器伤半数为半切性损伤。② 经椎间孔：由此途径进入椎间的几乎均为细长的锐器，可造成脊髓、神经根和血管损伤。③ 经椎板：用猛力将锋利的刃器刺入椎板后，刃器本身及椎板骨折片损伤脊髓。

2. 脊髓受伤的方式分为两种。① 直接损伤：刃器或骨折片直接损伤脊髓、神经根或血管。② 对冲性损伤：刃器进入椎管一侧，将脊髓挤向对侧，造成对侧的撞击伤。

（二）病理

单纯的脊髓刃器伤很少致死，多无需手术探查，故早期的病理资料来源较少。对死于合并伤者进行尸检，可观察到脊髓部分或全部被切除，或仅为挫伤，断面水肿、外翻，硬膜可破损，椎管内可有血肿。根动脉损伤者，脊髓坏死、软化。致伤物愈锐利，损伤血管的可能性愈大。

（三）临床表现

1. 伤口特点：伤口几乎均在身体背侧，1/3在中线处或近中线处。可为单发，亦可多发，但一般只有一个伤及脊髓。伤道的方向在胸段多朝上，在颈段和腰段多为水平或向下。伤口的大小与刃器的利源有关，最小者仅为一洞，需仔细检查方能发现。

2. 脑脊液漏:4%~6%的伤口脑脊液漏,多在2周内停止。

3. 神经系统症状:根据 Peacock 的450例资料统计,损伤部位在胸段占63.8%,颈段占29.6%,腰段占6.7%。完全损失仅占20.9%,不完全损伤占70%,表现为典型或不典型的 Brown-Sequard 征。脊髓休克一般于24小时内恢复。有动脉损伤者,症状多较严重。损伤平面以下可因交感神经麻痹、血管扩张而体温升高。

4. 合并损伤:多伴有其他脏器的损伤。腹腔脏器有损伤时,可因缺乏痛觉和痛性肌紧张而漏诊。

(四)诊断

根据背部刀伤史和随即出现的脊髓半侧损害症状,即可明确诊断。

X线平片上可能发现较大的骨折片,亦可根据滞留刃器的尖端位置或折断后残留部分的位置判明损伤的节段。应常规拍摄正、侧位片。与投照方向平行的细长刃器可仅为一点状影,若重叠于椎骨上,不易发现。胸片和腹片上注意有无气胸、胸腔积液和膈下游离气体。

为明确伤道与椎管的关系,可采用伤道水溶性碘剂造影。

轴位 CT 可明确显示残留刃器或骨折片的部位或发现椎管内血肿、脓肿等需要手术的占位病变,但金属异物产生的伪影常影响观察。

磁共振可清楚显示脊髓损伤的程度。典型的半切损伤在冠状位上为脊髓一侧的横行缺损,缺损区为T1,长T2信号。

当神经系统症状恶化,需手术探查,然又不便行 CT 或 MRI 时,应行脊髓碘水造影,了解有无受压或梗阻。

(五)治疗

1. 优先处理颈、胸、腹部重要脏器的损伤。

2. 早期静脉应用大剂量抗生素,肌注 TAT。

3. 伤口的处理:小的伤口,若无明显污染,可只冲洗其浅部,然后将其缝合。较大的伤口,有组织坏死或污染较重者,需行伤道清创。与火器伤相比,刃器伤的伤口处理偏于保守,但前提是应用大量的广谱抗生素。

4. 手术指证。遇下列情况,可考虑行椎板切除术:① 影像学证实椎管内异物,骨片存在、需清除;② 进行性神经功能障碍,CT 或 MRI 证实椎管内有血肿;③ 脑脊液伤口漏超过2周不愈,需缝合修补硬膜;④ 椎管内有脓肿或慢性肉芽肿形成,造成脊髓压迫症状。

(六)并发症

Brodie 脓肿:残留在椎体内的折断的刃器尖引起的慢性椎体脓肿,需手术清除。

(七)预后

刃器伤的预后比火器伤为佳,原因是脊髓切缘整齐,挫伤范围小,有利于神经组织修复。Peacock 报告的450例中,65.6%恢复良好,无需或略加支持即能行走,17.1%需挂拐行走;17.3%无恢复,16例死亡者中,9例早期死于脑膜炎或肺栓塞。

(周伟东 姜 宁 刘洪飞)

## 第二节 脊髓火器伤

20世纪90年代以来,脊髓火器伤在国外,特别是在美国的大都市中,已经有明显增多的趋势,有报道称火器伤导致的脊髓损伤实际上已成为除交通事故、跌落伤外的第三大病因,在我国这方面的报道也不少见。脊髓火器伤是由枪弹或弹片造成的脊髓开放性损伤,每因合并颈、胸和腹部重要脏器损伤,使伤情趋于复杂,加之脊髓本身损伤多为完全性,预后较差。

### 一、损伤机制及病理

在脊髓火器伤,子弹的致伤能力是直接由它的质量和速度所决定,而相对于质量而言,速度的作用更为明显。致伤物在战时多为高速子弹或弹片,其飞行速度大于1 000 m/s,而平时则以低速子弹为主。低速飞行物造成脊髓损伤相对较轻,常见的是直接撞击、挤压和挫裂。高速飞行物呈滚动式前进,对组织的直接毁损更为严重,当其击中骨质时,可使之成为继发投射物,尤为突出的是,其在伤道内形成的强大侧方冲击力,可达135 kg/cm$^2$,殃及远离伤道的脊髓。高速弹造成的脊髓损伤,甚至可以不直接击中脊柱,在不发生脊柱骨折、穿通或者弹片存留的情况下引起脊髓挫伤。此外,特殊的受伤机制是枪弹击中臂丛神经的瞬间撕扯脊髓的后索和侧索。

胥少汀等根据枪伤动物的实验结果,全面、系统地分析了脊髓火器伤的病理改变。

1. 贯通伤:高能量弹丸穿过椎体或椎管时造成脊髓损伤,分为以下几种。① 横断:致伤物贯通椎管,击断脊髓,贯穿椎体后,能量传递到脊髓,使之断裂。缺损1~1.5 cm,断端不整,硬膜多有破损。断端1~2 cm范围内灰质中心出血,逐渐向周围扩展,42小时后整个断面坏死。② 完全性挫裂伤:飞弹穿过椎管壁或相邻部位,冲击波挫伤脊髓,但其外观尚完整,硬膜多无损,常伴有骨折。改变类似上述横断面,但较之更为严重,进展更快。③ 不完全挫伤:弹丸通过椎旁、椎间盘、冲击波作用于脊髓。其外观正常。镜下见灰质中多处出血灶,白质改变不明显,或仅有少许退变。④ 轻度挫伤:伤道距椎管稍远(如穿过棘突),脊髓大体无改变,镜下见灰质中央点状出血。

2. 盲管伤:飞弹速度较慢时,可停留于椎管内或椎管壁上,其脊髓损伤的程度比相同部位的贯通伤低一级别。

### 二、临床表现

1. 伤口情况:多位于胸段,其次位于腰、颈段,最次位于骶段,这与各部位椎节的长度相关。伤口污染较重,可有脑脊液或脊髓组织流出。

2. 脊髓损伤特征:由于火器伤在原发创道外还存在的震荡区和挫伤区效应,受伤当时表现出的神经系统功能损害的平面可高出数个节段,随着此种病理改变的恢复,受损平面可能下降,因此,伤后早期行椎板切开脊髓探查术时对此应有所考虑。与脊髓刃器伤相仿,完全性损伤占多数。

3. 合并伤：颈部可伴有大血管、气管和食道损伤，胸腹部有半数合并血、气胸、腹腔内脏损伤或腹膜后血肿，因此，休克发生率高。

### 三、诊断

脊髓火器伤的高发性，首先强调不能遗漏危及生命的合并伤的诊断，必要时应行血管造影明确有无大血管的损伤。脊髓火器伤一般根据枪弹伤的入（出）口和伤道的方向及脊髓损伤的神经系统症状可做出初步诊断。受伤当时神经系统损伤程度同样需要采用 Frankel 分级中 ASIA 评分进行记录和评价，伤情允许时，有选择的辅助检查，判断脊髓受损的确切平面和严重程度。

1. X 线平片：观察子弹或弹片在椎管内、椎旁的滞留位置，有无骨折。根据脊椎骨受损的部位估计脊髓受损的严重程度。

2. CT 扫描：当 X 线片上脊柱受损的情况显示不清时，行轴位 CT 扫描可提示骨折的部位，椎管内有无骨折片突入或金属碎片。注意有无椎管内血肿。

3. MRI：MRI 能够准确地显示脊髓受损的情况，具有不可替代的优势，但在脊髓火器伤时是否采用 MRI 检查，特别是可能有弹片位于髓内时，应慎重分析。MRI 扫描时产生的强大磁场可能使位于髓内的弹片发生移位，引起更严重损伤，并且金属异物本身也可以使检查产生伪影。伤道内，特别是椎管内无金属弹头或弹片存留时，MRI 检查能最准确地显示脊髓受损状态。作者曾遇一例意外事故所致颈段枪弹贯通伤，MRI 示 C5～C6 以椎板、棘突为中心的 4 厘米大小空腔，为低信号，脊髓缺损，上部断端向后上方卷翘。

### 四、鉴别诊断

1. 脊髓闭合损伤：病员被枪弹或弹片击中后，可发生翻滚、坠落，引起脊柱骨折、脱位、压迫脊髓。X 线检查多可发现椎体压缩，呈楔形变，常伴有脱位。火器伤一般只见局部的破坏，不会影响脊柱稳定性。

2. 腰骶神经丛损伤：与单侧的圆椎和马尾神经的火器伤有时不易鉴别，后者腰穿有血性脑脊液。

### 五、治疗

1. 开放性脊髓损伤一般不影响脊柱稳定性，对搬运无特殊要求。
2. 优先处理合并伤，积极抗休克治疗。
3. 早期全身大剂量应用广谱抗生素、TAT，预防感染。
4. 伤后早期实行清创术，应争取伤后 6～8 小时内进行。原则是沿伤道消除坏死组织和可见异物、游离骨片。胸壁上伤口清创仅限于软组织内，不进入胸腔。
5. 椎板切除术的适应证：① 椎管内异物、骨片压迫脊髓或存在易引起感染因子（如子弹进入椎管前先穿透肠管）；② 椎管内有血肿压迫脊髓；③ 脑脊液漏严重；④ 不完全损伤者在观察过程中症状恶化，奎肯氏试验提示椎管内有梗阻。一般应另作切口。手术目的是椎管内清创，去除椎管内异物、骨片、血块，如硬膜未破损，一般不应切开，以免污染脊髓组织;已破损者,应扩大切开,探查脊髓,清除异物,碎烂的脊髓可轻轻吸除。清除后,缝合修补硬膜。

6. 继发于低速弹火器伤的脊柱不稳定是很少见的,发生不稳定的原因多数是医源性原因引起的,常常是由于不正确或者是过分追求减压效果的多个椎板切除减压导致。因此在椎板切除术前应对此有足够的认识。

### 六、并发症

脊髓火器伤的突出并发症是感染。感染可发生在伤口、椎管内(硬膜外或硬膜内),防治方法重在彻底清创、充分引流和全身大量应用抗生素。

子弹的存留有引起铅中毒的可能。特别是在弹片直接与脑脊液或者形成的假性囊肿液相接触时,弹片中含铅成分可能发生分解而引起慢性铅中毒,主要表现为腹痛、痴呆、头痛、记忆力丧失、肌无力等。治疗可以采用乙二胺四乙酸(EDTA)、二巯丙醇(BAL)等金属鳌合剂。

### 七、预后

脊髓火器伤常伴有危及生命的内脏损伤和休克。据英国著名的脊髓损伤专家统计,第一次世界大战期间,死亡率高达 70%～80%。此后由于抗休克治疗的加强,抗菌素的广泛应用,后送条件改善及脊髓损伤中心的建立,死亡率逐渐下降,至第二次世界大战后期已低于 15%。

(周伟东 姜 宁 刘洪飞)

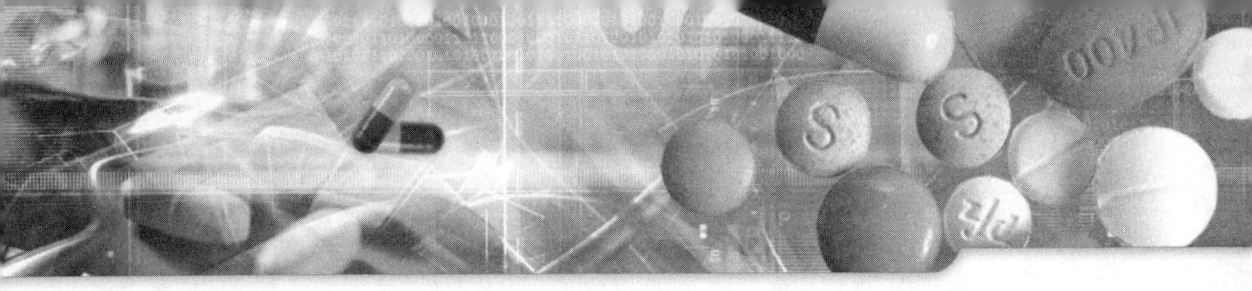

# 第六章 脑血管疾病

## 第一节 脑梗塞

脑梗塞（cerebral infarction）是指脑部血液供应障碍，缺血、缺氧引起脑组织坏死软化而言。是脑血管病中最常见者，约占75%。临床上常见的有脑血栓形成、脑栓塞、脑分水岭梗塞及脑腔隙性梗塞。

### 一、栓形成

脑血栓形成（cerebral thrombosis）是缺血性脑血管病中常见的类型。由于供应脑的动脉因动脉粥样硬化等自身病变使管腔狭窄、闭塞，或在狭窄的基础上形成血栓，造成脑局部急性血流中断，缺血缺氧，软化坏死，出现相应的神经系统症状，常出现偏瘫、失语。

1. 病因。最常见的病因为动脉粥样硬化，且常伴有高血压，少见的原因有动脉壁的炎症，如结核性、梅毒性、化脓性、钩端螺旋体感染、结缔组织病、变态反应性动脉炎等，还可见于先天性血管畸形、真性红血细胞增多症、血高凝状态等。由于动脉粥样硬化好发于大血管的分叉处及弯曲处，故脑血栓的好发部位为大脑中动脉、颈内动脉的虹吸部及起始部、椎动脉及基底动脉中下段等。由于脑动脉有丰富的侧支循环，管腔狭窄需达80%以上才能影响脑血流量，逐渐发生的动脉硬化斑块一般不出现症状，当内膜损伤破裂形成溃疡后，血小板及纤维素等血中有形成分粘附、聚集、沉着形成血栓，有时血栓的碎屑脱落阻塞远端动脉（血栓—栓塞），或血压下降、血流缓慢、脱水等血液黏度增加，致供血减少或促进血栓形成的情况下，即出现急性缺血症状。

2. 病理。脑动脉闭塞6小时以内脑组织改变尚不明显，属可逆性。8~48小时缺血最重的中心部位发生软化（softening）即梗塞（infarct），脑组织肿胀、变软，灰白质界限不清，如病变范围大，脑组织高度肿胀时，可向对侧移位，甚至形成脑疝。镜下见组织结构不清，神经细胞及胶质细胞坏变，毛细血管轻度扩张，周围可见液体或红细胞渗出，此期为坏死期。动脉阻塞2~3天后，特别是7~14天，脑组织开始液化，周围水肿明显，病变区明显变软，神经细胞消失，吞噬细胞大量出现，星形细胞增生，此期为软化期。3～4周后液化的坏死组织被吞噬和移走，胶质细胞、胶质纤维及毛细血管增生，小病灶形成胶质瘢痕，大病灶形成中风囊，此期称恢复期，可持续数月至1～2年。大多数脑血栓形成呈上述病理改变称白色梗塞；少数梗塞区，特别是近皮质者，由于血管丰富，于再灌流时可继发出血，呈现出血性梗塞或称红色梗塞。

病理解剖检查见各主要脑动脉形成血栓的发生率约为：颈内动脉起始部及虹吸部29%，大脑中动脉43%，两者共占2/3，大脑后动脉9%，大脑前动脉5%，基底动脉7%，椎动脉7%。

3. 临床表现。多见于50～60岁以上患有动脉硬化的老年人，常伴有高血压、冠心病或糖尿病。多于静态发病，约25%患者病前有TIA史。多数病例症状经数小时甚至1～2天达高峰。通常意识清楚，生命体征平稳，但当大脑大面积梗塞或基底动脉闭塞病情严重时，意识可不清，甚至出现脑疝，引起死亡。

（一）临床类型

1. 完全型。指起病6小时内病情即达高峰者，常为完全性偏瘫，病情一般较严重。甚至昏迷。

2. 进展型。局限性脑缺血症状逐渐进展，呈阶梯式加重，可持续6小时至数天。

3. 缓慢进展型。起病2周后症状仍进展，常与全身或局部因素所致的脑灌流减少，侧支循环代偿不良，血栓向近心端逐渐扩展等有关，此型应与颅内占位性病变如肿瘤或硬膜下血肿等鉴别。

4. 可逆性脑缺血发作或称可逆性缺血性神经功能缺损(reversible ischemic neurologic deficit, RIND)，缺血出现的神经症状一般在24～72小时才恢复，最长可持续3周，不留后遗症。实际上是一种较轻的梗塞。

（二）不同动脉闭塞时的临床症状

由于血栓形成的部位不同，出现相应动脉支配区的神经功能障碍。

1. 颈内动脉。临床表现复杂多样。在眼动脉分出之前闭塞时，如脑底动脉环完整，眼动脉与颈外动脉分支间的吻合良好，可以完全代偿其供血，临床上可无任何症状，如出现症状，可表现为TIA，或进展型或完全型卒中。常见症状为对侧偏瘫、偏身感觉障碍，优势半球病变时可有失语。如颈内动脉近端血栓影响眼动脉，可出现特征性的病变，即同侧一过性视力障碍和Horner征。检查可见患侧颈内动脉搏动减弱或消失，局部可闻收缩期血管杂音，同侧视网膜动脉压下降，颞浅动脉额支扩张充血搏动增强。多普勒超声示颈内动脉狭窄或闭塞外，还可见颞浅动脉血流呈逆向运动，这对诊断本病有较大意义。脑血管造影可明确显示颈内动脉狭窄或闭塞。

2. 大脑中动脉。大脑中动脉主干闭塞：出现对侧偏瘫、偏身感觉障碍和同向性偏盲。优势半球受累还可出现失语。当梗塞面积大、症状严重者可引起颅内压增高、昏迷，甚至可导致死亡。皮质支闭塞：偏瘫及偏身感觉障碍以面部及上肢为重，优势半球受累可有失语，非优势半球受累可出现对侧偏侧忽视症等体象障碍。深穿支闭塞：内囊部分软化，出现对侧偏瘫,一般无感觉障碍及偏盲,优势半球受损时,可有失语。

3. 大脑前动脉。近端阻塞时因前交通支侧支循环良好可无症状。前交通支以后阻塞时,额叶内侧缺血,出现对侧下肢运动及感觉障碍,因旁中央小叶受累排尿不易控制。深穿支闭塞时,内囊前肢和尾状核缺血,出现对侧中枢性面舌瘫及上肢轻瘫。双侧大脑前动脉闭塞时,可出现淡漠、欣快等精神症状及双侧脑性瘫痪。

4. 大脑后动脉。大脑后动脉供应大脑半球后部、丘脑及上部脑干。梗塞时常见对侧同向性偏盲(有黄斑回避)及一过性视力障碍如黑蒙等。优势半球受累除有皮质感觉障碍外,还可出现失语、失读、失认、失写等症状;非优势半球受累可有体象障碍。深穿支阻塞累及丘脑和上部脑干,出现丘脑综合征,表现为对侧偏身感觉障碍,如感觉异常、感觉过度、丘脑痛;锥体外系症状如手足徐动、舞蹈、震颤等;还可出现动眼神经麻痹、小脑性共济失调。

5. 椎-基底动脉。常出现眩晕、眼震,复视、构音障碍、吞咽困难、共济失调、交叉瘫等症状。基底动脉主干闭塞时出现四肢瘫、球麻痹、意识障碍,常迅速死亡。脑桥基底部梗塞可出现闭锁综合征(Locked-insyndrome),患者意识清楚,因四肢瘫、双侧面瘫、球麻痹,不能言语、不能进食、不能做各种动作,只能以眼球上下运动来表达自己的意愿。

6. 小脑下后动脉。此处梗塞又称延髓背外侧综合征或 Wallenberg 综合征。临床表现为突然眩晕、恶心呕吐,眼球震颤,吞咽困难,病灶侧软腭及声带麻痹(舌咽、迷走神经疑核受损),共济失调(前庭小脑纤维受损),面部痛觉温度觉障碍(三叉神经脊髓束核受损)Horner 综合征(交感神经下行纤维受损),对侧半身痛觉温度觉障碍(脊髓丘脑束受损)

辅助检查:除血尿常规检查外,应查血糖、血脂、血液流变学、心电图等。CT 检查;发病当天,特别是 6 小时以内多正常。24~48 小时后,梗塞区出现低密度灶。对脑干梗塞,CT 显示不佳,有条件时可行 MRI 检查。脑血管造影可显示血栓形成的部位、程度和侧枝循环情况。经颅多普勒超声(TCD)检查、脑局部血流量测定均可发现异常,有助于诊断。

诊断。本病的诊断要点为:① 发病年龄多较高;② 多有动脉硬化及高血压;③ 发病前可有 TIA;④ 安静休息时发病较多,常在睡醒后出现症状;⑤ 症状多在几小时或更长时间内逐渐加重;⑥ 多数病人意识清楚,而偏瘫、失语等神经系统局灶体征明显;⑦ 脑脊液多正常,CT 检查早期多正常,24~48 小时后出现低密度灶。

(三)鉴别诊断

应与以下疾病鉴别。

1. 脑出血。发病更急,常有头痛、呕吐等颅内压增高症状及不同程度的意识障碍,血压增高明显,典型者不难鉴别。但大面积脑梗塞与脑出血,轻型脑出血与一般脑血栓临床表现相似,鉴别困难,往往需要做 CT 才能鉴别。

2. 脑栓塞。起病急骤,一般缺血范围较广,症状常较重,常有心脏病史,特别是有心房纤颤、细菌性心内膜炎、心肌梗塞或其他原因容易产生栓子来源时应考虑脑栓塞。

3. 颅内占位病变。某些硬膜下血肿、颅内肿瘤、脑脓肿等发病较快,出现偏瘫等症状,与脑血栓相似,应注意有无高颅内压的症状及体征,必要时可做腰穿、CT 等检查以资鉴别。

（四）治疗

急性期治疗。治疗原则是调整血压，防治并发症，防止血栓进展及减少梗塞范围，主要是减小半影区（ischemic penumbra），对大面积梗塞应减轻脑水肿或手术治疗防治脑疝。由于脑血栓患者病情轻重及就诊时期不同，用药品种及方法亦应因人而异。

1. 一般处理。是脑血管病人的基础治疗，不可忽视，否则可发生合并症导致死亡。病人需卧床休息，注意防治褥疮及呼吸道感染，维持水、电解质平衡及心肾功能，起病24～48小时后仍不能自行进食者，应鼻饲，以保证入量及营养。

2. 调整血压。脑血栓病人急性期的血压应维持在发病前平时所测的或患者年龄应有的稍高水平。一般不应使用降血压药物，以免减少脑血流灌注量加重梗塞。如血压过低，应补液或给予适当的药物如多巴胺、阿拉明等以升高血压。

3. 溶栓治疗。适用于超早期患者及进展型卒中。超早期是指发病6小时以内，有人认为可适当延长。应用此类药物，首先需经CT证实无出血灶，病人无出血素质，并应监测出凝血时间，凝血酶原时间等。尿激酶是最早应用的溶栓药物，常用1万～2万U溶于生理盐水20 mL，静脉注射，每日1次，7～10天为一疗程。或2万～10万U用生理盐水溶解后加入5%葡萄糖500 mL中静脉滴注，每日1次，连续5～10天。近来有用50万～150万U进行冲击治疗，效果尚需观察。亦可用链激酶治疗。至于新型溶栓剂组织型纤溶酶原激活物（t-PA）、重组组织型纤溶酶原激活剂（rt-PA）以及乙酰化纤溶酶激活剂复合物（APSAC）等，对早期脑血栓治疗虽有应用前景，但价格昂贵，可引起出血，目前尚处于临床探索之中。

4. 抗凝治疗。主要为防止血栓继续进展，适用于进展型卒中。方法见本章第二节。

5. 血液稀释疗法。目的是降低血液黏度，改善血流速度。本法可分高容、等容及低容三种。高容性稀释疗法：直接输入较大量扩容剂，常用低分子右旋糖酐500 mL静脉滴注，每日1次，共7～10天。此法简便，但降低红细胞压积少，颅内压增高及心肾功能不全者慎用或禁用；等容性稀释疗法：放出的血量与补充的液体（低分子右旋糖酐或706代血浆等）量相等；低容性稀释疗法：放出的血量大于补充的液体量。后两种血液稀释疗法，实验资料结果较肯定，临床结果分歧较大，目前多用高容性稀释疗法。

6. 血管扩张剂。是否应用一直有争议，目前认为只可用于病变轻无水肿的小梗塞，或脑梗塞发病3周以后脑水肿已消退的患者。对出血性梗塞、发病后24小时至2周内有脑水肿和颅内压增高者、血压下降或有下降趋势者，均不宜使用血管扩张剂。

7. 防治脑水肿。用于梗塞面积大病情严重时，常用20%甘露醇125～250 mL静脉滴注，每日2～4次，连用7～10天。由于甘露醇结晶易阻塞肾小管引起血尿或无尿等肾损伤，应注意查尿。心、肾功能不良者应慎用。在应用甘露醇数日后，可改用或交替使用10%复方甘油250～500 mL每日1～2次。甘油作用时间较长，反跳现象少，还可供给一定的热量，但滴速过快时，可发生溶血、肾衰等副作用。关于肾上腺糖皮质激素的使用仍有争议，用时应警惕继发感染及消化道出血。对重症脑梗塞患者可早期短程使用，一般用地塞米松每日10～20 mg加入甘露醇中静脉滴注，持续3～5天，最长7天。甘露醇和地塞米松还有清除自由基的作用。

8. 抗血小板聚集剂。

9. 钙拮抗剂。

10. 脑代谢活化剂。可用三磷酸腺苷、细胞色素C、胞二磷胆碱、辅酶A等。

11. 中医药治疗。一般采取活血化瘀、通经活络治则,可用丹参、川芎、红花、鸡血藤、地龙等。

12. 手术治疗。大面积脑梗塞内科治疗困难时,为了防治脑疝,可行大骨瓣减压和坏死脑组织吸出术;对急性小脑梗塞产生明显肿胀及脑积水患者,可行脑室引流术或去除坏死组织以挽救生命。至于颅内外血管吻合术和大网膜移植术等效果均不肯定,现国内很少进行。

恢复期治疗。一旦病情稳定,即应进行运动康复治疗,早期对瘫痪肢体进行按摩及被动运动,开始有主动运动时即应按康复要求按阶段进行训练,避免出现关节挛缩、肌肉萎缩和骨质疏松,对失语患者需加强言语康复训练,以促进神经功能恢复。同时可用针灸、理疗、服用促神经代谢药物如ATP、脑复康、脑复新等,服用血管扩张剂、钙离子拮抗剂、抗血小板聚集剂以防复发(参见本章第二节)。

预后。脑血栓形成急性期病死率为5%～15%,死亡原因中1/3由脑部病变直接引起,2/3因严重肺部感染、心肾功能不全等合并症死亡。存活患者,残废率较高,仅30%可部分或完全恢复工作。

预防。主要是对脑血栓的危险因素动脉硬化、高血压、糖尿病、高血脂症以及TIA等进行治疗。应注意防止血压降低过多过快,特别是老年高血压患者服降压药时要注意。老年人有严重腹泻、大汗、失血等情况时,要注意补液,防止血容量不足、血黏度增高、血流缓慢等。

## 二、脑栓塞

脑栓塞,引起相应供血区脑组织缺血坏死出现脑功能障碍而言。占脑卒中的15%～20%。由于影像学的进展,对脑栓塞的诊断也有所提高,其占脑血管病的比例,可能还要多些。

(一)病因

栓子来源可分三类。

1. 心源性。是脑栓塞中最常见者。风湿性心脏病二尖瓣狭窄合并心房颤动时,左心房扩大,血流缓慢淤滞,易发生附壁血栓,血流不规则易使栓子脱落形成栓塞;亚急性细菌性心内膜炎瓣膜上的炎性赘生物质脆易脱落;心肌梗塞或心肌病时心内膜病变形成的附壁血栓脱落均可形成栓子。近年来心脏外科的发展,增加了心源性脑梗塞的发病。

少见的原因有心脏黏液瘤、二尖瓣脱垂、先天性心脏病房室间隔缺损将来自静脉的栓子压入左心产生的反常栓塞等。

2. 非心源性。主动脉弓及其发出的大血管动脉粥样硬化斑块和附着物脱落(血栓—

栓塞)也是脑栓塞的重要原因,常发生微栓塞引起短暂性脑缺血发作。少见的有败血症、肺部感染等引起的感染性脓栓,长骨骨折的脂肪栓塞,癌细胞栓塞,寄生虫卵栓塞,各种原因的空气栓塞以及异物栓塞等。

3. 来源不明。少数病例虽经检查仍未明确栓子来源者。

(二)病理和病理生理

脑栓塞多见于颈内动脉系统,特别是大脑中动脉。椎-基底动脉栓塞少见,仅占脑栓塞的10%左右。由于栓子突然堵塞动脉不但引起供血区的急性缺血,而且常引起血管痉挛使缺血范围更加扩大。年轻患者因无动脉硬化,血管痉挛更易发生,有时千个小栓子即可引起严重痉挛出现较大的梗塞。当血管痉挛减轻,栓子移向动脉远端,以及侧支循环建立,缺血范围缩小,症状减轻。脑栓塞所引起的病理改变与脑血栓基本相同,但可多发且出血性梗塞更为常见,占30%～50%,这是因为栓子阻塞较大血管引起血管壁坏变,当血管痉挛减轻和(或)栓子分解碎裂,栓子移向动脉远端,原栓塞处因血管壁已受损,血流恢复后易发生渗漏性出血。此外,某些固体栓子常为不规则形凝块,不易将血管完全堵塞,血液可通过缺血损伤的血管漏出。脑栓塞的病变范围受栓子大小及侧支循环的影响,一般较血栓为大,水肿重,面积较大者可致脑疝。脑栓塞可多发,当栓子来源未消除时,还可反复发生。同时肺、脾、肾等脏器、末梢动脉及皮肤黏膜均可出现栓塞。炎性栓子可引起脑炎、脑脓肿、限局性动脉炎、细菌性动脉瘤、或在血管中发现细菌栓子等。脂肪栓塞常为多发性小栓塞,大脑白质可见弥散性瘀斑和水肿,镜下见毛细血管中有脂肪球,周围有环状出血。寄生虫卵栓塞可发现虫卵。有时病理检查未能发现栓子,原因是栓子太小或已碎裂、溶解。

(三)临床表现

脑栓塞的发病年龄跨度较大,风湿性心脏病引起者以中青年为多,冠心病及大动脉病变引起者以中老年为多。一般发病无明显诱因,安静和活动时均可发病,似以静态到动态时发病较多。发病急骤,在数秒或数分钟之内症状即达高峰,是所有脑血管病中发病最快者。多属完全性卒中,仅个别病人因反复栓塞可在数天内呈阶梯式加重,或因逆行性血栓形成病情有所进展。半数病人起病时有短暂的程度不等的意识障碍,当大血管及椎-基底动脉栓塞时昏迷发生快且重。由于发病快,常引起血管痉挛,癫痫发作较其他血管病常见,一般为局限性抽搐,如为全身性大发作,常提示梗塞范围较大。少数病人还有头痛、多限于病侧。常见偏瘫、失语、偏身感觉障碍及偏盲等。症状取决于栓塞血管所支配的供血区的神经功能(参见脑血栓的症状部分)。心源性栓塞同时有心脏病的症状及体征,或有心脏手术经过。脂肪栓塞常发生于长骨骨折或手术后,常先有肺部症状,如呼吸困难,胸痛、咯血等,以后出现神经系统症状,表现为精神异常、烦躁不安、头痛、嗜睡、昏迷、抽搐、颅内压增高等,局限性体征少,皮肤黏膜可见褐色瘀斑,死亡率较高。

(四)辅助检查

1. CT检查不仅可确定梗塞的部位及范围,而且可明确是单发还是多发。一般于24～48小时后可见低密度梗塞区,如在低密度区中有高密度影提示为出血性梗塞。为了确定是否有出血性梗塞,有时需再次描扫。脑脊液可正常,亦可压力增高,有出血性梗塞时可见红细胞。感染性梗塞者脑脊液中的白细胞可增加。脂肪栓塞时,脑脊液、尿、痰中可见脂肪球。胸部 X 线检查有助于了解心脏情况及肺部有无感染、癌肿等。

2. 心电图应列为常规检查,必要时可做超声心动图进一步确定心脏情况。疑有亚急性细菌性心内膜炎时应注意血象变化、血沉及查尿,必要时做血培养。疑有主动脉弓大血管或颈部血管病变时,可做脑血管造影。

(五)诊断与鉴别诊断

突然偏瘫,一过性意识障碍可伴有抽搐发作或有其他部位栓塞,有心脏病史者诊断不难,特别是年轻患者,更容易考虑脑栓塞。对那些临床表现像脑栓塞又无心脏病患者,应注意查找非心源性栓子来源,以明确诊断。对中老年患者要注意与脑出血及脑血栓鉴别。抽搐发作者应与癫痫鉴别。

(六)治疗

脑栓塞的治疗除治疗脑部病变外,要同时治疗引起脑栓塞的原发疾病。脑部病变的治疗基本上与脑血栓相同,主要是改善脑循环,减轻脑水肿,减少梗塞范围。对心源性脑栓塞患者,静脉滴注药物时要注意心脏的承受能力。为了防止心内形成新的血栓,消除栓子来源,以及防止被栓塞的血管发生逆行血栓,主张抗凝治疗及抗血小板聚集疗法,但如 CT 显示为出血性梗塞或脑脊液中含红细胞,或由亚急性细菌性心内膜炎并发的脑栓塞均应禁用抗凝治疗。对感染性栓塞应积极抗炎治疗。脂肪栓塞患者除按脑梗塞治疗外,有人主张用肝素 10~50 mg,6~8 小时一次,或用氢化可的松(因其为酒精溶液)或 5% 碳酸氢钠 250 mL 静脉滴注,均有助于脂肪颗粒溶解。对原发疾病的治疗是整体治疗的一部分,应予以重视。如心源性栓塞患者需卧床休息数周,以减少栓塞复发,同时纠正心律失常,控制心率,防治心衰。积极治疗细菌性心内膜炎。某些心脏病患者在适当时机可进行外科手术治疗,以根除栓子来源,防止栓塞复发。

(七)预后

急性期病死率为 5%~15%,多死于严重脑水肿脑疝、肺部感染及心力衰竭。如栓子来源未消除,半数以上患者可复发,再发时病死率更高。心肌梗塞引起的脑栓塞预后较差。存活的栓塞患者后遗症较多,如栓塞发生后很快即有神经功能恢复者,可能是脑血管痉挛较快解除或栓子向远端移动者,预后较好。

预防:主要是防治各种原发疾病,特别是各种心脏疾病,以消除栓子来源。

## 三、脑分水岭梗塞

脑分水岭梗塞(cerebral watershed infarction,CWSI)是指脑内相邻的较大血管供血区之间即边缘带(border zone)局限性缺血,出现相应的神经功能障碍。本病约占全部梗塞的 10%。

1. 病因。最常见的原因是体循环低血压及低血容量。由于脑分水岭区距心脏最远,又是动脉的末梢部分,最易受体循环血压及有效循环血量的影响,特别是原有动脉硬化已导致慢性脑供血不足的老年人，平时通过脑底动脉环从对侧脑动脉或其他侧支循环获得血液，一旦血压降低即可出现症状。引起体循环低血压或心输出量减低的原因有各种原因引起的休克、降血压药物应用不当、麻醉药过量、严重腹泻或呕吐等脱水、外科手术失血过多、严重心律失常、心脏骤停、大量饮酒等。颈内动脉狭窄（多超过50%）或闭塞也是引起本病的重要原因。有人认为微栓子进入脑皮质血管分支也可引起本病。此外，高血压、动脉硬化、高血脂、血细胞压积升高、血液黏度增加、糖尿病等也是分水岭梗塞的潜在危险因素。

2. 病理。梗塞部位见于大脑皮质大动脉供血区之间、皮质动脉与深穿支动脉供血之间及基底节区动脉供血区之间的边缘带脑组织。最常见的是大脑中动脉与后动脉位于枕顶部的分水岭区，其次为大脑前、中动脉之间者，也可见于大脑前、中、后动脉之间者。皮质梗塞的典型病灶呈楔形，尖端向侧脑室，底面向脑表面。大脑前、中、后动脉间的梗塞灶，位于半球皮质中部由前至后稍呈弧形的病变，皮质下的病灶多呈条索状。病理过程及组织学改变与脑血栓同。

3. 临床表现。发病年龄以50～70岁居多。50%有高血压动脉硬化病史，约15%病前有TIA史，约12%有冠心病或糖尿病史，某些患者有自发性血压波动或晕厥等病史。急性发病，意识障碍少见，仅占3%且较轻。可出现偏瘫或单瘫、言语障碍、视物不清、偏盲等症状。少数可出现精神症状、智力障碍、尿失禁、多动等，视病变部位不同而异。

4. 诊断。卒中发作患者，多无意识障碍，神经系统症状及体征相对较轻，有血压降低或血灌注量不足者应考虑本病。最后确诊需依靠CT或MRI等影像学检查。

5. 治疗及预后。治疗与脑血栓同，并应对引起本病的原因进行治疗，如纠正低血压，治疗休克，对心脏疾病进行处理等。本病预后较好，一般不会直接导致死亡。

### 四、腔隙性梗塞

腔隙性梗塞（lacunarinfarct），这是高血压小动脉硬化引起的一种特殊类型微梗塞，有人认为少数病例也可由动脉粥样硬化导致的微栓塞引起。病变血管多为深穿支，故多见于壳核、尾状核、内囊、丘脑、脑桥基底部及辐射冠等。梗塞灶直径一般为0.2～15 mm，当坏死软化组织被吞噬移除后可残留小囊腔。本病可反复发作出现多个腔隙称腔隙状态。由于CT及MRI的应用，对以前临床不可能诊断的本病可以确诊，而且发病率相当高，有人统计约占脑梗塞的20%～30%。腔隙性梗塞的症状决定于梗塞部位。相当一部分患者不出现临床症状，只在影像学检查时发现。出现症状时也较轻，持续时间多较短。Fisher将本病的症状归纳成21种综合征。临床表现较有特点且较常见的有：① 纯运动性卒中。最常见，约占60%，锥体束的任何部位受损均可出现，如内囊、辐射冠及脑干等处病变。② 构音障碍——手笨拙综合征：约占20%，表现构音不清、吞咽困难，病变对侧轻度中枢性面、舌瘫，手的精细动作欠灵，指鼻试验欠稳准，有时可出现锥体束征。病灶在脑桥基底部或内囊前肢及膝部。③ 纯感觉性卒中：约占10%，表现为偏身感觉障碍，病变在对侧丘脑腹后外侧核。④ 共济失调性轻偏瘫：出现一侧下肢比上肢重的共济失调和肌无力，可伴锥体束征,共济失调明显不能完全用无力来解释。病变多在对侧辐射冠纤维汇集至内囊处,或脑桥基底部皮质脑桥束受损所致。本病发作后常在2周内恢复,但可反复发作,易出现假性球麻痹、痴呆、帕金森综合征。诊断多需依赖CT检查,某些小病灶或病变位于脑干时,MRI更有帮助。

治疗基本上与脑血栓同。由于腔隙性梗塞系深穿支阻塞,难以形成侧支循环,治疗的目的更多在于预防复发。应积极控制高血压,并用小量阿司匹林等抗血小板聚集剂及尼莫地平、氟桂嗪等钙离子拮抗剂。禁用抗凝剂,以免出现高血压脑出血。

(高兰美　徐增良　赵翠梅)

## 第二节　脑出血

脑出血是指非外伤性脑实质内出血,占全部脑卒中的20%～30%,死亡率高。

### 一、病因

脑出血绝大多数由高血压合并动脉硬化引起,仅有少数为其他原因所致,如先天性脑血管畸形、动脉瘤、血液病(白血病、再生障碍性贫血、血小板减少性紫癜和血友病等)、梗塞性出血、抗凝或溶栓治疗、类淀粉样血管病、脑底异常血管网(Moyamoya病)及脑动脉炎等。此外,绒癌脑转移及其他恶性肿瘤均可破坏血管引起脑内出血。

发病机制。虽然高血压是脑出血最常见的原因,但其发病机制至今仍有争论,单纯高血压不至于引起血管破裂,而是在血管病变的基础上血压升高所致。目前认为持续高血压可使脑内小动脉硬化、玻璃样变、形成微动脉瘤,当血压骤然升高时破裂出血,这种微动脉瘤已被微血管造影所证实。此外,有人认为高血压引起血管痉挛致小血管缺氧坏死发生出血,出血融合成片即成较大的出血。脑内动脉壁薄弱,中层肌细胞及外膜结缔组织减少,且无外弹力层,这种结构特点可能是脑出血高于其他内脏出血的原因。

### 二、病理

脑出血80%位于大脑半球,主要在基底节附近,其次是各脑叶的皮质下白质,其余见于脑干、小脑。脑出血病例尸检时脑外观多可见到明显动脉粥样硬化,出血侧半球膨隆肿胀,脑回宽,脑沟窄,有时可见少量蛛网膜下腔积血。颞叶海马与小脑扁桃处常可见脑疝痕迹。出血灶一般在2～8 cm,绝大多数为单灶,仅1.8%～2.7%为多灶。常见的出血部位为壳核出血,出血向内发展可损伤内囊,出血量大时可破入侧脑室,丘脑出血血液常穿破第三脑室或侧脑室,向外可损伤内囊。脑桥和小脑出血可穿破第四脑室,甚至可经中脑水管逆行进入侧脑室。原发性脑室出血出血量小时只侵及单个脑室,或多个脑室的一部分,大量出血时全部脑室均可被血液充满,脑室扩张积血形成铸形。脑出血周围脑组织受压,水肿明显,颅内压增高,脑组织可移位,幕上半球出血可引起小脑幕疝,颅内压增高明显或小脑出血均可引起枕骨大孔疝,这些都是引起病人死亡的直接原因。急性期过后,血块溶解,含铁血黄素和破坏的脑组织被吞噬细胞清除,胶质增生,小出血灶形成胶质瘢痕,大者形成中风囊。

### 三、临床表现

本病以50岁以上的高血压患者最多见。多在情绪紧张、兴奋、排便、用力时出现,少数可在静态时发病,与季节交替气候变化有关。起病前多无预感,仅少数患者有头疼、头昏、动作不便、口齿不清等症状。发病突然,一般在数分钟至数小时达高峰,多表现为头疼、头晕、恶心、呕吐、偏瘫、失语、意识障碍、大小便失禁。血压增高,根据出血部位不同,临床表现各异。

1. 基底节区出血。为脑出血中最多,占60%～70%。其中壳核出血最多,约占脑出血的60%;丘脑出血较少,约占10%;尾状核及带状核等出血少见。虽然各核出血有其特点,但出血较多时均可侵及内囊,出现一些共同症状,现将常见的症状分轻、重两型叙述如下。

(1) 轻型。多属壳核出血,出血量一般为数毫升至30 mL,或为丘脑小量出血,出血量仅数毫升,出血限于丘脑或侵及内囊后肢。患者突然头痛、头晕,恶心呕吐,意识清楚或轻度障碍,出血灶对侧出现不同程度的偏瘫,亦可出现偏身感觉障碍及偏盲(三偏征),两眼可向病灶侧凝视,优势半球出血可有失语。

(2) 重型。多属壳核大量出血,向内扩展或穿破脑室,出血量可达30～160 mL;或丘脑较大量出血,血肿侵及内囊或破入脑室。发病突然,意识障碍重,鼾声明显,呕吐频可吐咖啡样胃内容物(由胃部应激性溃疡所致),两眼可向病灶侧凝视或固定于中央位,丘脑出血患者两眼常向内或内下方凝视。常有双侧瞳孔不等大,一般为出血侧散大,指示已有小脑幕疝形成。出血对侧偏瘫,肌张力低,可引出病理反射,平卧位时,患侧下肢足呈外旋位。如病情发展,血液大量破入脑室或损伤丘脑下部及脑干,昏迷加深,出现去脑强直或四肢弛缓,面色潮红或苍白,出冷汗,鼾声大作,中枢性高热或体温过低,甚至出现肺水肿,最后多发生枕大孔疝死亡。

2. 脑叶出血。或称皮质下白质出血。CT未应用于临床以前难以诊断,应用CT以后发现脑叶出血约占脑出血的15%,仅次于壳核出血。发病年龄为11～80岁不等,40岁以下占30%。年轻人多由血管畸形(包括隐匿性血管畸形)、Moyamoya病(烟雾病)引起;老年人常见于高血压动脉硬化,其次为类淀粉样血管病等。脑叶出血以顶叶最多见,以后依次为颞、枕、额叶,40%为跨叶出血。临床症状大致可分为三组:① 无瘫痪及躯体感觉障碍者:约占25%,出现头痛、呕吐、脑膜刺激征及血性脑脊液,需与蛛网膜下腔出血鉴别,仔细检查可发现一些与病变部位相应的体征,如偏盲及象限盲,各种类型不全失语,精神异常,摸索或强握等症状;② 有瘫痪和(或)躯体感觉障碍者:约占65%,出血多位于颞、顶区,临床特点为虽有偏侧体征,但上下肢瘫痪程度或运动与感觉程度明显不等;③ 发病即昏迷者:属出血量大者,约占10%。脑叶出血多数预后良好,约10%死亡。

3. 脑桥出血。占脑出血的10%左右。病灶多位于脑桥中部的基底部与被盖部之间。

出血量少时，病人意识可清楚，出现脑桥一侧受损体征，如面、展神经交叉瘫，双眼向病灶对侧凝视，也有病人表现一侧中枢性面、舌瘫及肢瘫，系出血位于脑桥上部腹侧所致，需与大脑半球出血鉴别。轻型患者预后较好，不但可存活，有的还可恢复工作。出血量大者病情严重，昏迷出现早且重，四肢瘫痪，且多呈弛缓性，少数可出现去脑强直，双侧瞳孔极度缩小呈针尖样（系交感神经纤维受损所致），由于破坏了联系丘脑下部调节体温的纤维出现中枢性高热，同时呼吸不规则，多于24~48小时内死亡。

中脑出血：自CT应用于临床后临床已可诊断。轻者可表现为一侧或两侧动眼神经不全瘫，或Weber综合征；重者昏迷，四肢软瘫，迅速死亡。

4. 小脑出血。约占脑出血的10%。多见于一侧半球的齿状核部位，小脑蚓部也可发生。发病突然，眩晕明显，频繁呕吐，枕部疼痛，病变侧共济失调，可见眼球震颤，同侧周围性面瘫，颈项强直等，如不仔细检查，易误诊为蛛网膜下腔出血。病情如继续增重，颅内压增高明显，昏迷加深，极易发生枕大孔疝死亡。

5. 脑室出血。分原发与继发两种，继发性系指脑实质出血破入脑室者；原发性指脉络丛血管出血及室管膜下1.5cm内出血破入脑室者。本节仅讨论原发性脑室出血。以前认为罕见，现已证实占脑出血的3%~5%。55%的病人出血量较少，仅部分脑室有出血，其临床表现为头痛，呕吐，项强，Kernig征（+），意识清楚或一过性意识障碍，脑脊液血性，酷似蛛网膜下腔出血，预后良好，可以完全恢复正常；出血量大，全部脑室均被血液充满者，其临床表现符合既往所谓脑室出血的症状，即发病即昏迷，呕吐，瞳孔极度缩小，两眼分离斜视或眼球浮动，四肢弛缓性瘫，可有去脑强直，呼吸深，鼾声明显，体温明显升高，面部充血多汗，预后严重，多迅速死亡。

## 四、辅助检查

有条件的单位，CT检查应作为首选，因脑出血发病后立即出现高密度影，可与梗塞鉴别。同时CT可显示血肿的部位、大小、是否有脑移位、有无破入脑室，以便决定治疗方针。无CT的单位，对重症脑出血一般可根据临床表现做出诊断。对那些病情不十分严重，无明显颅内压增高的患者可慎重进行腰穿，脑出血者脑脊液压力常增高，多呈血性。有脑疝及小脑出血者应禁做腰穿。血及尿常规、血糖、血尿素氮应列为常规检查。脑血管造影适用于寻找出血原因，如脑血管畸形、脑动脉瘤、脑底异常血管网等。

## 五、诊断与鉴别诊断

典型病例多为50岁以上，有高血压病史，情绪激动及体力活动时突然发病，进展迅速，有不同程度的意识障碍及头痛、呕吐等颅内压增高症状，有偏瘫、失语等脑局灶体征，诊断不难。但小量出血与脑梗塞相似，而重症脑梗塞可出现明显高颅压症状甚至脑疝，又与脑出血难以鉴别，此时需靠CT以助诊断。小量脑出血时做腰穿查脑脊液也有所帮助。

发病突然，迅速昏迷，局灶体征不明显的患者，应与可引起昏迷的全身性疾病如糖尿病、肝性昏迷、尿毒症、急性酒精中毒、低血糖、药物中毒、CO中毒等鉴别。应详细询问病史,仔细查体,如发现同向偏视、一侧瞳孔散大、一侧面部船帆现象、一侧上肢出现扬鞭现象、一侧下肢呈外旋位时,对诊断脑出血有帮助。此外,还应与外伤性颅内血肿,特别是硬膜下血肿鉴别。

## 六、治疗

急性期的治疗原则是:保持安静,防止继续出血;积极抗脑水肿,减低颅压;调整血压,改善循环;加强护理,防治并发症。

1. 发病后,尽可能就近治疗,不宜长途搬运。如须搬动,亦应尽量保持平稳,减少颠簸,以免加重出血。一般头平位,昏迷病人应将头歪向一侧,便于口腔黏液或呕吐物流出,如分泌物不能流出,应随时吸出,必要时进行气管切开吸痰,保持呼吸道通畅,防止发生肺炎。必要时可吸氧。密切观察血压、呼吸及瞳孔情况,直至病情稳定为止。尿潴留时应导尿。定时轻轻变换体位,防止褥疮。为防治肺炎及尿路感染,可早期应用抗生素。发病后3日,如神志仍不清楚,不能进食者,应鼻饲以保证营养。

2. 因脑出血后第2天即开始出现脑水肿,3~5天明显,因此抗脑水肿,降低颅内压是治疗脑出血的重要措施。应立即快速使用脱水剂,常用20%甘露醇125~250 mL静脉滴注,每6~8小时一次,病情比较平稳时可用10%复方甘油500 mL静脉滴注,每日1~2次。发病最初几天可将地塞米松10~20 mg加入脱水剂中静脉滴注,对防治脑水肿及清除氧自由基有益,但不可长期使用,因对高血压、糖尿病、溃疡病及感染不利。有时也可用速尿等脱水。在使用脱水剂时要注意水、电解质平衡和肾功能。

3. 脑出血患者一般血压都高,甚至比平时更高,这是因为颅内压增高时为了保证脑组织供血的代偿性反应,当颅内压下降时血压亦随之下降,因此一般不应使用降血压药物,尤其是注射利血平等强力降压剂。如血压超过平时血压过多,收缩压在26.6 kPa(200 mmHg)以上时,可适当给予作用温和的降压药物如速尿及硫酸镁等。急性期过后(约2周),血压仍持续过高时可系统应用降压药。急性期血压急骤下降表示病情严重,应给升压药物以保证足够的脑供血量。止血剂及凝血剂对脑出血并无效果,但如合并消化道出血或有凝血障碍时仍可使用。消化道出血时,还可经胃管鼻饲或口服云南白药、三七粉、氢氧化铝凝胶和(或)冰牛奶、冰盐水等。

4. 外科手术治疗:无论行血肿清除术或血肿抽吸术,其目的都在于清除血肿,降低颅内压,使受压而未破坏的神经元恢复功能,对某些危重病人,不但可以挽救生命,而且可以提高生存质量。虽然脑出血手术治疗已广泛开展,但手术适应证及禁忌证至今仍无统一意见,一般认为年龄不太大,生命体征平稳,心肾功能无明显障碍,血压< 26.6/16 kPa(200/120 mmHg)。符合以下情况者可作为适应证:① 小脑出血血肿> 10 mL,直径> 3 cm者,可考虑手术治疗;血肿> 20 mL或有脑干受压征应紧急手术清除血肿,否则随时可能发生脑疝死亡。② 壳核出血血肿> 50 mL,或颅内压明显增高有可能形成脑疝者。③ 丘脑出血血肿> 10 mL,病情继续恶化者。对重症原发性脑室出血或丘脑内侧出血血液大量破入脑室者,可行颅骨钻孔,脑室外引流加腰穿放液治疗。恢复期的康复治疗与脑血栓同,原则上应尽早开始。

### 七、预后

决定于出血部位、出血量及是否有合并症。轻型脑出血经治疗后可明显好转甚至恢复工作;重症者死亡率高,多在发病后数小时至数天内因脑疝死亡,昏迷1周以上者常死于合并症。

预防。应积极控制高血压。近年来,国内不少地区对脑卒中危险因素特别是高血压进行早期普治,取得可喜成果,脑出血的发病率及死亡率均有所下降,应继续进行和推广。防治高血压应坚持服药,注意劳逸结合,心理健康,戒烟忌酒等。

(高兰美 刘德财 李 莹)

## 第三节 蛛网膜下腔出血

蛛网膜下腔出血(subarachnoidherrlorrhage,SAH),是指各种原因出血血液流入蛛网膜下腔的统称。临床上可分自发性与外伤性两类,自发性又分为原发性与继发性两种。由各种原因引起软脑膜血管破裂血液流入蛛网膜下腔者称原发性蛛网膜下腔出血;因脑实质内出血血液穿破脑组织流入蛛网膜下腔者称继发性蛛网膜下腔出血。一般所谓的蛛网膜下腔出血仅指原发性蛛网膜下腔出血,约占急性脑血管病的15%。本节所述者也仅限于此。

### 一、病因

最常见的原因是先天性动脉瘤(50%~80%),其次是脑血管畸形和高血压动脉硬化。还可见于脑底异常血管网症(烟雾病),各种感染引起的动脉炎、肿瘤破坏血管、血液病、抗凝治疗的并发症等。

### 二、发病机制及病理

脑动脉瘤好发于动脉分叉部,80%~90%见于脑底动脉环前部,特别是颈内动脉与后交通动脉、大脑前动脉与前交通动脉分叉处最为常见。由于动脉分叉部内弹力层和肌层先天缺失,在血流涡流的冲击下渐向外突出形成动脉瘤,多呈囊状,一般为单发,10%~20%为多发。动脉瘤虽为先天性,但通常在青年时才发展,故婴儿及儿童期很少发现。有人研究直径在4 mm以下的动脉瘤一般不破裂,50%的病人出现症状在40岁以后。脑血管畸形多为动静脉畸形,血管壁发育不全,厚薄不一,常位于大脑中动脉和大脑前动脉供血区的脑表面。脑底动脉粥样硬化时,因脑动脉中纤维组织代替了肌层,内弹力层变性断裂和胆固醇沉积于内膜,经过血液冲击逐渐扩张形成梭形动脉瘤亦可破裂出血。

血液进入蛛网膜下腔后,主要沉积在脑底部各脑池中呈紫红色。如出血量大,血液凝结后,颅底的血管、神经可被掩盖。仔细分离脑底血管常可找到破裂的动脉瘤或病变血管。

部分脑表面也可见薄层血凝块。脑膜可有轻度炎性反应,以后可发生粘连。前交通支动脉瘤破裂,有时血液可穿破脑底面进入第五脑室(透明中隔腔)及侧脑室,血量多时可充满全部脑室。脑底大量积血和(或)脑室内积血影响脑脊液循环,30%～70%的病人早期即出现急性梗阻性脑室扩张积水,随着病情恢复多可好转,脑室逐渐恢复正常。约有5%的病人因蛛网膜颗粒受出血影响发生粘连,影响脑脊液吸收,出现不同程度的正常颅内压脑积水。

此外,血液进入蛛网膜下腔后,直接刺激血管或血细胞破坏产生多种血管收缩物质(如氧合血红蛋白、肾上腺素、去甲肾上腺素、5-羟色胺等)刺激血管,使部分患者发生脑血管痉挛,这种痉挛多数为局限性,也可为广泛性,严重时可导致脑梗塞。

### 三、临床表现

各个年龄组均可发病,但以40～70岁为多。发病突然,可有情绪激动、用力、排便、咳嗽等诱因。最常见的症状是突然剧烈头痛、恶心呕吐、面色苍白、全身冷汗。半数病人可有不同程度意识障碍,以一过性意识不清为多,重者昏迷。20%可有抽搐发作。少数病人可出现精神症状,如烦躁不安,定向力障碍等。某些患者可出现头昏、眩晕、项背或下肢疼痛等。脑膜刺激征明显,常在1～2天内即出现。某些患者出现一侧动眼神经麻痹,提示为该侧后交通支动脉瘤破裂所致,其他脑神经麻痹少见。少数病人可出现一侧肢体轻瘫、感觉障碍、失语等,早期出现者多因出血破入脑实质和脑水肿所致,晚期往往系迟发血管痉挛引起。眼底检查25%可见玻璃体膜下片块状出血,这种出血在发病1小时内即可出现。这是诊断SAH相当有力的依据,出血量过大时,血流可侵入玻璃体内引起视力障碍。10%～20%可见视乳头水肿。

SAH容易发生脑血管痉挛,发生率为31.6%～66%。早期痉挛常发生于起病不久,历时数十分钟或数小时即缓解,出血后早期发生一过性意识障碍和轻度神经功能缺失即可能是其结果。迟发痉挛多发生在病后5～15天,主要表现为意识障碍,局限性神经系统体征、精神障碍等,应与再出血鉴别。

60岁以上的老年患者临床症状常不典型,头痛、呕吐、脑膜刺激征都可能不明显,而表现精神症状或意识障碍。

SAH发病后数日可有低热,系出血后吸收热。少数重症患者昏迷深,可出现去脑强直、脑疝死亡。

### 四、辅助检查

(一)CT检查

对诊断SAH和鉴别无明显肢体瘫痪的脑出血很有帮助,多数可见脑沟、脑池或外侧裂中有高密度影,某些患者同时可见脑室积血,血液可波及一个或全部脑室,或在脑实质内或沟裂中形成血肿。对脑血管痉挛引起的脑梗塞和阻塞性脑积水均可得出明确结论。有时还可确定出血原因,如增强扫描后可显示血管畸形等。

## （二）脑脊液检查

脑脊液压力多增高,外观呈均匀一致血性。镜检可见大量红细胞,开始时红细胞与白细胞之比与血液相似,但可见皱缩红细胞。发病数小时非炎症性白细胞即出现,2~3天达高峰,1周左右中性粒细胞消失。发病3~6天见红细胞吞噬细胞。1周后红细胞破坏消失,脑脊液黄变,可见含铁血黄素吞噬细胞,蛋白常偏高,糖及氯化物正常。3~4周后脑脊液恢复正常。但含铁血黄素吞噬细胞往往持续存在数周甚至数月

## （三）脑血管造影或数字减影脑血管造影

目前多主张用股动脉插管作全脑连续血管造影。因既可明确动脉瘤的部位、大小、单发或多发,脑血管畸形及其供血动脉和引流静脉的情况,又可了解侧支循环情况,对诊断及决定手术方案均有重要价值,而且对继发性动脉痉挛的诊断亦有帮助。也可作MRA检查。除年龄过高,高血压动脉硬化明显不适于手术者外,均应力争早期进行。约10%患者造影未发现异常,可能是病变过小,或血块填塞了动脉瘤等原因引起,这些病人复发率较低。

诊断与鉴别诊断。首先应明确是否为SAH,然后进一步寻找病因。突然剧烈头痛,恶心呕吐,脑膜刺激征(+)的患者,应高度怀疑本病,脑脊液呈均匀一致血性,压力增高,基本上可诊断,特别是眼底检查发现玻璃体膜下出血对诊断很有帮助。有条件时均应做CT以鉴别。各种脑膜炎均有头痛、呕吐、脑膜刺激征,但起病不如SAH急骤,且开始即有发热,腰穿查脑脊液可资鉴别。比较困难的是SAH发病1~2周后,脑脊液黄变,白细胞增加,应与结核性脑膜炎鉴别。结核性脑膜炎发病较慢,中毒症状重,脑脊液蛋白增高明显,糖、氯化物降低。某些以精神症状为主要表现者,应与精神病鉴别,需详细询问病史及检查,如疑似本病者,可腰穿查脑脊液或做CT检查以防误诊。

## 五、治疗

本病的治疗原则是制止继续出血,防治继发性脑血管痉挛,去除出血的原因和防止复发。

1. SAH一般都应住院治疗,必须绝对卧床休息4~6周,避免一切可能引起血压或颅内压增高的原因,如用力排便、咳嗽、喷嚏、情绪激动、劳累等。要避免便秘、可服用缓泻剂或使用开塞露等。昏迷患者应留置导尿管。病房应安静、舒适,光线柔和。应用足量的止痛、安定和镇静剂,保证病人安静休息。适当限制入水量。有脑水肿者可给予脱水剂,有抽搐发作者应及时给予抗痉药物,血压高者应予以降血压。

2. 为了防止动脉瘤周围的血块溶解引起再度出血,主张用较大剂量的抗纤维蛋白溶解剂以抑制纤维蛋白溶酶原的形成,此类药物还有减轻脑血管痉挛的作用。常用的药物有:① 6-氨基己酸(EACA) 4~6 g溶于100 mL生理盐水或5%~10%葡萄糖中静脉滴注,15~30分钟内滴完,以后持续静脉滴注1 g/h,维持12~24小时,以后每日静脉滴注24 g,持续7~10天,改口服,逐渐减量共用3周左右。肾功能障碍者慎用,副作用有血栓形成的可能。② 止血芳酸(对羧基苄胺、氨甲苯酸、抗血纤溶芳酸、PAMBA)

100～200 mg 加入 5%～10%葡萄糖液或生理盐水中缓慢静注,每日 2～3 次。③ 止血环酸(氨甲环酸)为止血芳酸的衍化物,抗血纤维蛋白溶酶的效价比 6-氨基己酸强 8～10 倍,比止血芳酸略强。每次 250～500 mg 加入 5%～10%葡萄糖液中静脉滴注,每日 1～2 次。还可用安络血、止血敏等药物,但效果不肯定。

3. 为防治继发性脑血管痉挛,可早期使用钙离子拮抗剂如尼莫地平 20～40 mg,每日 3 次,连用 3 周以上。也可用异丙基肾上腺素以松弛平滑肌,0.4～0.8 mg,溶于 5%葡萄糖 150 mL 静脉滴注,每分钟 10～20 滴,每 8 小时 1 次。

腰椎穿刺放脑脊液对某些头痛剧烈者有效,慎重选择适应证后每次可缓慢放液 3～5 mL。

4. 外科手术治疗:目的在于根除动脉瘤避免再次出血,但在手术时机的选择上有争议,一般主张对动脉瘤患者,在身体情况允许下应争取早期手术治疗。可选用瘤颈夹闭术、孤立术、瘤壁加固术、瘤内填塞或凝固术等。对脑血管畸形应力争手术全切除,这是最合理的方法,供血动脉结扎术只是一种姑息疗法或作为巨大脑血管畸形切除术的前驱性手术。人工栓塞或可脱离的带球囊导管堵塞术治疗动脉瘤和脑血管畸形,是当前研究的热点,发展前景及疗效有待观察。

## 六、预后

SAH 的预后与病因、出血部位、出血量、有无并发症及是否得到适当治疗有关。颅内动脉瘤出血急性期病死率约为 30%,存活者 1/3 复发,其中 60%复发在发病 2 周内,第 1 次出血存活时间愈长,复发机会愈小。第 2 次出血病死率为 30%～60%,第 3 次几乎是 100%。脑血管畸形引起的 SAH 预后较动脉瘤为好,病死率为 10%～15%,复发也较低。存活的 SAH 经 2～3 周后症状大多消失,一般不留后遗症,仅个别患者于出血后数月至数年发生正常颅内压脑积水,患者出现智力减退、步态不稳和尿失禁,可考虑作分流手术。

脊部蛛网膜下腔出血,是一种特殊类型的蛛网膜下腔出血。多由脊髓血管畸形引起,也可见于血液病等。临床特点为突然背痛、颈痛或肢痛,然后迅速出现截瘫,尿便障碍及脑膜刺激征,当血液逆流入脑蛛网膜下腔后即开始头痛。腰穿脑脊液血性。病变处 CT、MRI 检查及脊髓造影或选择性脊髓血管造影均有助于诊断,甚至可确定病变性质。除内科治疗外,亦可行椎板减压清除血块等。

(刘德财 高兰美 刘 芳)

## 第四节 高血压脑病

高血压脑病是指血压骤然急剧升高引起的急性全面性脑功能障碍。若及时降低血压,可使症状缓解,否则可导致严重的脑损害以致死亡。近年来由于对急性肾炎、妊娠高血压综合征(妊娠毒血症)、恶性高血压等防治较好,本病发病已较前减少。

## 一、病因及发病机制

任何原因引起血压急剧过度升高均可导致本病。常见于急进型高血压、急慢性肾炎、妊娠高血压综合征,偶可因嗜铬细胞瘤、库欣综合征、服用单胺氧化酶抑制剂(MAOI)作为抗抑郁剂的患者同时服用酪胺(奶油和各种乳酪)激发血压升高、或长期服用降血压药突然停药而诱发等。高血压脑病的发病决定于血压增高的程度和速度。其发病机制有以下两种学说:① 自动调节崩溃(breakthrough)学说。正常情况下,血压波动时,可通过小动脉的自动调节维持恒定的脑血流量即 Bayliss 效应。这种效应仅限在平均动脉压(舒张压+1/3 脉压)在 8.0~21.3 kPa(60~160 mmHg)范围内。当平均动脉压迅速增高到 21.3 kPa 以上时,即可引起自动调节机制破坏,使脑血管由收缩变为被动扩张,脑血流量增加,造成过灌注,血管内液体外渗,迅速出现脑水肿致颅内压增高,毛细血管壁变性坏死,出现血压迅速升高,自动调节过强,小动脉痉挛,血流量减少,血管壁缺血变性,通透性增加,血管内液外渗引起水肿、点状出血及微梗塞。② 还有人认为高血压脑病是急性过度升高的血压迫使血管扩张,通过小动脉壁过度牵伸破坏血脑屏障,继发血管源性水肿所致。

## 二、临床表现

急骤起病,发病前 12~48 小时往往先有血压明显升高,平均动脉压常在 20~26.6 kPa(150~200 mmHg)之间,以往血压正常者如儿童急性肾炎和妊娠高血压综合征患者,血压突升至 24/16 kPa(180/120 mmHg)时即可发病;慢性高血压患者,可能在 30.6~33.3/16.0~20.0 kPa(230~250/120~150 mmHg)以上才会发病。常以剧烈头痛,烦躁不安起病,随之出现恶心呕吐、眼花、黑蒙、全身性或局限性抽搐,神经系统局灶性症状如阵发性或持续性单侧肢体发麻、偏瘫、失语、偏盲等。可有不同程度的意识障碍,如嗜睡、谵妄、昏迷等。眼底检查可见视乳头水肿,视网膜上有火焰状出血及渗出,动脉痉挛变细。长期高血压病人常有高血压性心脏病,肾炎病人常合并尿毒症,妊娠高血压综合征患者有水肿及蛋白尿等。

## 三、鉴别诊断

高血压脑病患者若及时降低血压,症状和体征很快恢复正常。如不恢复应注意与高血压合并的脑出血、脑梗塞及蛛网膜下腔出血鉴别。高血压脑病 CT 检查可见脑水肿,脑室变小,但脑部结构及位置正常。此外,肾性高血压患者应与尿毒症脑病,合并糖尿病患者应与糖尿病昏迷或低血糖(用胰岛素后)昏迷鉴别。

## 四、治疗

高血压脑病发病急、变化快,如不及时紧急治疗,可因脑疝、颅内出血或持续抽搐死亡。及时充分降低血压,症状可于数小时或 1~2 天内完全恢复。治疗原则是:尽快降低血压,控制抽搐,减轻脑水肿,降低颅内压。

## （一）迅速降血压

一般应争取使血压迅速降至 21.3/13.3 kPa（160/100 mmHg）左右或接近病人平时血压水平。不宜降的过低，以免发生脑、心供血障碍发生梗塞。常用药物为：

1. 氯苯甲噻二嗪（降压嗪）。对小动脉平滑肌有扩张作用，首次用 150～300 mg 静脉注射，15～30 s 内注完，1 分钟后即开始起作用，可维持 4～12 小时，必要时 2 小时后可再注射。本药有抗利尿作用，滞留钠，故应并用利尿剂如速尿等。

2. 硝普钠。直接松弛周围血管，降低外周阻力。常用 50 mg 加入 5％葡萄糖 500 mL 中静脉滴注，每分钟 1 mL。此药作用快，维持时间短暂，须在监护下缓慢静脉滴注，根据血压情况调节用量。

3. 利血平。1～2 mg 肌肉注射，每日 1～3 次。注射后 1.5～3 小时才显示降压效果。重症病人不应作为首选。

当血压下降至要求水平后，可口服降压药控制血压，以免血压再度升高。

## （二）抗脑水肿，降低颅内压

可用 20％甘露醇 250 mL 快速静脉滴注，每 6～8 小时一次，也可用 10％甘油 500 mL 静脉滴注或肌注速尿等。

## （三）控制抽搐

抽搐严重者首选安定 10 mg 静脉缓慢注射。亦可使用苯巴比妥钠、副醛、苯妥英钠等。对有心肾等病变者应予以相应治疗。妊娠高血压综合征患者应及早终止妊娠。

（姜　宁　杨娉萍　吕希峰）

# 第五节　颅内静脉窦及脑静脉血栓形成

颅内静脉窦和静脉均可形成血栓，是脑血管病的一种特殊类型。按病变性质可分为感染性和非感染性两类。感染性多见，常引起海绵窦和横窦、乙状窦血栓，多继发于面部、眼眶、乳突、鼻窦、口咽部炎症，脑膜炎、脑脓肿、败血症、颅脑外伤、乳突手术等也可引起；非感染性多见于上矢状窦血栓，与血液瘀滞、"高凝"状态有关，故见于全身衰竭、脱水、慢性消耗性疾病、恶液质、产褥期、真性红细胞增多症或白血病等血液病、心肌梗塞等心脏病时。脑静脉血栓形成多由静脉窦血栓扩展所致。各静脉窦之间相互沟通吻合丰富，故小的血栓可不出现症状。当血栓使静脉窦完全阻塞后即可引起静脉回流障碍，导致脑组织淤血、水肿、颅内压升高，脑皮质和皮质下出现多数点片状出血灶。有时还可见到出血性梗塞或软化灶。感染性者静脉窦内可见脓液，且常伴有脑膜炎和（或）脑脓肿。

## 一、临床表现

急性起病，一般均有头痛、呕吐等颅内压增高症状。感染性者还有发热，全身酸痛，疲乏无力等感染中毒症状。病情较重者可有不同程度意识障碍。由于各窦部位不同，局部静

脉回流障碍引起的神经系统症状亦异,现将常见的几种分述如下:

（一）海绵窦血栓形成

这是静脉窦血栓中较常见者。多继发于眼眶周围、鼻部及面部"危险三角"的化脓性感染（疖肿）。不少患者有面部疖肿挤压史。常急性发病,如由中耳炎、蝶窦炎等逆行感染引起,起病相对较慢。除有炎症感染症状外,由于眶内静脉回流受阻,眼球突出,眼睑、眶周及结膜水肿明显,眼底静脉淤血,视乳头水肿,甚至可见出血,视力可受影响。由于动眼、滑车、展及三叉神经眼支穿过海绵窦外侧壁,故此等神经均可受累,出现眼睑下垂,眼球正中位固定,向各方向活动均受限,瞳孔散大,对光反应消失,三叉神经第一支分布区感觉障碍,角膜反射消失。一般在发病初期病变在一侧,因两侧海绵窦经环窦相通,数日后有的可扩展至对侧。并发症中以脑膜炎最常见,但比一般化脓性脑膜炎轻。脑脓肿约占7%,可位于额叶、颞叶及小脑,多见于疾病的恢复期。还可并发颈内动脉狭窄或闭塞,以及垂体感染等。血白细胞增高。脑脊液有炎性改变,细菌培养可能阳性。

（二）横窦与乙状窦血栓形成

主要由化脓性乳突炎或中耳炎引起。一侧横窦血栓有时无症状,当对侧横窦或窦汇先天异常,或血栓形成延至上矢状窦或对侧横窦时,即发生进行性脑水肿,颅内压增高。患者头痛、呕吐、复视、头皮静脉怒张、精神障碍以及不同程度意识障碍,并可见视乳头水肿等。如血栓延及颈静脉,则颈静脉增粗,并有压痛。如累及颈静脉孔附近影响Ⅸ、Ⅹ、Ⅺ对脑神经,即可出现颈静脉孔综合征,表现球麻痹及副神经受损症状。如血栓延及上下岩窦可出现患侧展神经及三叉神经第一支受损症状。当血栓经窦汇延及上矢状窦时,颅内压增高明显,并可出现昏迷、肢瘫及抽搐等症状。本病90%以上为感染性,因此可有发热、白细胞增高、脑脊液有炎性改变。腰穿作压颈试验,压患侧颈静脉脑脊液压力不升高,压健侧时压力迅速上升,即Ayer征（+）。

（三）上矢状窦血栓形成

多属非感染性。多见于分娩后1～3周的产妇、儿童或老人严重脱水、感染、全身衰竭、恶液质等情况时,炎性血栓可见于头皮或其他邻近组织（如额窦）感染,颅脑外伤（特别是直接损伤上矢状窦时）,也偶见于身体其他部位感染。由于大脑上静脉的血液流入上矢状窦,当上矢状窦血栓形成时,此等静脉回流受阻,亦可形成血栓,脑皮质水肿明显,可见出血性梗塞及软化。临床特点为急性发病,早期即因脑水肿出现颅内压增高症状,如头痛、呕吐、视乳头水肿等,婴儿可见前囟膨隆,头皮静脉怒张,骨缝增宽。常伴有精神异常、意识障碍,如表情淡漠、呆滞、嗜睡以至昏迷。常有癫痫发作,可为局限性（以下肢为主）或全身性。肢体瘫痪一般为两下肢瘫,也可见偏瘫及以下肢为主的四肢瘫。有的病人可有失语,共同偏视及皮质感觉障碍,并可出现排尿障碍,脑脊液压力明显增高,可见红细胞或黄变,感染性者可见炎症反应。CT增强时可确切显示病灶部位。脑血管造影连续拍片静脉期示上矢状窦闭塞。

（四）大脑静脉血栓形成

大多由静脉窦血栓扩延而来,单独者少见。可见于高热或严重传染病时,也可见于中耳炎、乳突炎及鼻窦感染等。静脉闭塞除引起水肿、颅内压增高外,也可发生皮质和皮质下出血性梗塞。起病急,常有头痛、呕吐、局限性癫痫发作、肢体瘫痪及皮质感觉障碍,亦可有精神及意识障碍。由于血栓形成部位、范围、程度、以及脑水肿、软化或出血等情况不同,临床表现也不同。如深部的大脑大静脉(Galen静脉)发生血栓,则病情严重,可累及间脑及底节,出现昏迷、去脑强直、高热、抽风等,若病人能存活,多遗有手足徐动、舞蹈症等锥体外系统症状。

治疗。一般应包括颅内病变治疗及原发病治疗两方面。针对颅内压增高,可用甘露醇等脱水治疗,急性期加用肾上腺皮质激素数日以降低颅内压,防止脑疝。如为炎性血栓,特别是全身感染中毒症状重者,应给予大量抗生素治疗。抗生素的选择可根据脑脊液涂片、细菌培养、血培养以及其他实验室检查提供的资料来决定。当病原菌不清时,可用广谱抗生素,或两种以上抗生素联合应用。对原发疾病,如面部疖肿、中耳炎、乳突炎、鼻窦炎等应积极处理,包括手术等局部处理及抗生素消炎治疗。对非感染性血栓患者,要尽力纠正脱水及多种脏器功能衰竭等,并降低血液黏度,改善循环,可用低分子右旋糖酐等药物。抗凝和溶栓治疗虽可预防血栓扩延,但静脉窦血栓易产生梗塞性出血,故应慎用。必要时可考虑外科手术。

(姜 宁 杨娉萍 董晓辉)

## 第六节 动脉瘤和血管畸形

### 一、颅内动脉瘤

(一)颅内动脉瘤概述

颅内动脉瘤是指脑动脉内腔的局限性异常扩大造成动脉壁的一种瘤状突出,颅内动脉瘤多因脑动脉管壁局部的先天性缺陷和腔内压力增高的基础上引起囊性膨出,是造成蛛网膜下腔出血的首位病因。过去人们称之为先天性脑动脉瘤,事实上先天性脑动脉瘤占脑动脉瘤的70%~80%。

(二)发病原因

动脉瘤发病原因尚不十分清楚,其形成的病因,概括有以下几种。

1. 先天性因素。脑动脉管壁的厚度为身体其他部位同管径动脉的2/3,周围缺乏组织支持,但承受的血流量大,尤其在动脉分叉部,管壁中层缺少弹力纤维,平滑肌较少,由于血流动力学方面的原因,分叉部又最易受到冲击,这与临床发现分叉部动脉瘤最多,向血流冲击方向突出是一致的,管壁的中层有裂隙,胚胎血管的残留,先天动脉发育异常或缺陷(如内弹力板及中层发育不良)都是动脉瘤形成的重要因素,先天动脉发育不良不仅可发展成囊性动脉瘤,也可演变成梭形动脉瘤,动脉瘤病人的Willis环变异多于正常人,两侧大脑前动脉近端发育不对称与前交通支动脉瘤的发生有肯定的关系,即动脉瘤由发育好的一侧前动脉供应,该侧不仅供血到动脉瘤,还供血到两侧前动脉,动脉瘤常与一些先天性疾患如颅内动静脉畸形、主动脉弓狭窄、多囊肾、隐性脊柱裂、血管痣并存,文献中不断有家族性颅内动脉瘤的报道,这也是先天性原因的一个佐证。

颅内动脉瘤在西欧、东欧国家、日本、美国、智利、瑞典较多,远比颅内动静脉畸形多,它们之间的比例为8:1～4:1,但在中国、印度、中东动脉瘤却少得多,而动静脉畸形相对较多,在中国它们之间的比例为1:1,Bhagwati认为印度的动脉瘤少与Willis动脉环的先天变异少有关,他连续解剖了1 021例Willis动脉环,发现其变异如血管缺如、索条状血管、副血管、重复血管、前交通支融合及多发异常等占30.4%,认为解剖上的变异少是印度颅内动脉瘤少的一个因素,在1 021例Willis动脉环仅发现2例(0.2%)动脉瘤,都在大脑中动脉,都有全身性的动脉粥样硬化,而Willis动脉环无解剖变异。在西方的尸解中,颅内动脉瘤为0.93%～3.7%,因此,认为印度的颅内动脉瘤少是由于脑血管的先天变异及粥样硬化少的关系,但也可能与饮食内容不同有关。

2. 动脉硬化。动脉壁发生粥样硬化使弹力纤维断裂及消失,削弱了动脉壁而不能承受巨大压力,硬化造成动脉营养血管闭塞,使血管壁变性,40～60岁是动脉硬化发展的明显阶段,同时也是动脉瘤的好发年龄,这足以说明二者的相互关系,尤其是梭形动脉瘤多与动脉硬化有关,也可由于先天性动脉发育不良,晚近发现垂体腺瘤病人较其他肿瘤易于并发颅内动脉瘤,但是否因长期高水平的生长激素诱发动脉硬化所致尚无定论。

3. 感染。感染性动脉瘤约占全部动脉瘤的4%,身体各部的感染皆可以小栓子的形式经血液播散停留在脑动脉的周末支,少数栓子停留在动脉分叉部,颅底骨质感染,颅内脓肿,脑膜炎等也会由外方侵蚀动脉壁,引起感染性或真菌性动脉瘤,感染性动脉瘤的外形多不规则。

4. 创伤。颅脑闭合性或开放性损伤,手术创伤,由于异物、器械、骨片等直接伤及动脉管壁,或牵拉血管造成管壁薄弱,形成真性或假性动脉瘤,和平时期的创伤性动脉瘤多位于颈内动脉的海绵窦部,由于该部的颅骨骨折引起。战争弹片伤造成的颅内动脉瘤占战争创伤患者的2.5%;大多数是由于弹片从翼点(额、顶、颞骨与蝶骨大翼交界处)穿入,造成大脑中动脉的主要分支,大脑前动脉的胼周动脉及眼动脉动脉瘤。

5. 其他。此外还有一些少见的原因如肿瘤等也能引起动脉瘤,颅底异常血管网症,脑动静脉畸形,颅内血管发育异常及脑动脉闭塞等也可伴发动脉瘤。

除上述各原因外,一个共同的因素是血流动力学的冲击因素,Hashimoto将高血压鼠的一侧颈总动脉在颈部结扎,则动脉瘤出现于前交通动脉及结扎侧的后交通动脉,当两侧颈总动脉都被结扎,则在大脑后动脉及基底动脉出现动脉瘤,这些动脉瘤的部位正是血流冲击力增加的部位,临床上将脑动脉畸形切除,则有关的颅内动脉瘤也变小或消失,供应前交通支动脉瘤的一侧颈内动脉也多半供应两侧大脑前动脉,而对侧大脑前动脉近端发育不良,这些都支持了血流动力学这个因素,年轻病人有多囊肾使血压升高也会引起动脉瘤,甚至于多个动脉瘤。

总之,动脉壁有上述先天因素,动脉硬化,感染或外伤,加上血流的冲击是动脉瘤形成的原因,在临床上有时可见到下列情况发展成动脉瘤:① 残余的动脉瘤蒂:即夹闭动脉瘤时剩下一小部分薄壁；②动脉分叉处的膨隆：如颈内动脉-后交通支交界处的膨隆；③动脉壁的一部分向外突出，这些可在2~10年演变成动脉瘤。

（三）发病机制

动脉瘤发生后，常常进一步发展，出现动脉瘤扩大，高血压是导致动脉瘤逐渐扩大的一个重要后天因素，动脉瘤腔与瘤颈的大小，动脉瘤体扩展的方向等都与动脉瘤的扩大有一定的关系，动脉瘤形成后，由于瘤腔内压和血流呈湍流状态的作用，使瘤壁发生损伤，导致瘤腔扩大和增厚而使动脉瘤扩大，亦可形成瘤腔内附壁血栓，瘤壁扩张，动脉瘤扩大，动脉瘤破裂后，动脉瘤周围很快形成一个纤维蛋白保护膜，此膜在3周后逐渐增厚，并且有毛细血管增生，形成新的瘤壁，而新生毛细血管亦可破裂出血，出血限于壁内或壁外，使瘤壁增厚或形成新的瘤壁，动脉瘤逐渐扩大，这一过程亦被认为是巨大动脉瘤形成的一种新机制。

动脉瘤的破裂实际是只有瘤壁的渗血，在破裂出血的病例中，开颅直接探查时常见颅内虽有出血，但动脉瘤仍保持完整，并无肉眼可见的动脉瘤壁穿孔，这种破裂与想像中的动脉瘤爆裂（如术中动脉瘤破裂）是不同的，这种情况下往往出血十分汹涌，病人常在几分钟之内陷入昏迷，因脑干受损而迅速死亡，出血导致的颅内压增高以及脑血管痉挛虽然可作为一种对抗力量来制止动脉瘤破口处的出血，但是，这又可因脑灌注压的不足而引起脑的缺血性损害，动脉瘤的破裂往往是由于动脉血管壁的坏死，玻璃样变化，钙化及动脉瘤内的血流涡流等引起，在显微镜下可见出血动脉壁的内膜有小块坏死区，这种坏死的原因可能是动脉壁上的供血不足，这种坏死多引起渗血，并非动脉穿孔出血，有时亦为壁内出血以及壁内炎性细胞及纤维素浸润，导致破裂，血液的冲击使动脉瘤内膜出现小的破损，血液进入破损处渗入瘤壁的夹层，形成瘤壁的分裂过程，最后导致瘤壁渗血，另外，高血压可增加动脉瘤瘤腔内的张力和瘤壁的负荷，加速瘤壁的动脉硬化，增加破裂的可能，上述变化在动脉瘤的顶部最明显，有人统计约83%破裂的动脉瘤在囊的顶部。

忧虑、紧张、激动、血压突然升高、大小便、用力、妊娠晚期、分娩、体力劳动、性生活等仅是动脉瘤破裂的诱发因素，很多病人在出血前即有阵发性头痛、眼肌麻痹、复视、头昏、颈痛等先驱症状，说明动脉瘤在破裂之前，动脉瘤壁已有病理改变，在诱因存在的情况下，已发生分裂的动脉瘤壁出现破裂，脑动脉瘤病人在做下俯动作和用力大便时，可使动脉瘤腔内压力突然增加，而导致破裂，在更多的情况下，出血是在没有明显诱因时突然发生的。

动脉瘤破裂出血后，出血处由血凝块凝固以及血管痉挛收缩而达到止血的目的，加之脑脊液的促进作用，破裂处停止出血，在出血后1~2周，纤溶现象亢进，使破裂处纤维网脆弱，血凝块液化，由于此时动脉壁破裂口的纤维化尚不牢固，故容易发生再出血，另外，颅内压对动脉瘤再破裂也有一定影响，当颅内压低于3.8 kPa时，新近出血的动脉瘤容易再次发生破裂出血。

先天性脑动脉瘤好发于脑底动脉环分叉处及其主要分支，约85%的先天性动脉瘤位于Willis动脉环前半环颈内动脉系统，即颈内动脉颅内段，大脑前动脉，前交通动脉，大脑中动脉，后交通动脉的后半部，其中以颈内动脉的虹吸部发生最多，大脑前动脉及前交通动脉次之,大脑中动脉再次之,左右两侧半球发病率相近,右侧稍多于左侧,其中大脑前动脉占4.3%～9.0%,前交通动脉占9.6%～28%;椎动脉占2.3%～4.6%,基底动脉占1.7%～8.9%,综合文献中6 570例动脉瘤,其分布情况如下:颈内动脉41.3%,前交通动脉26.1%,大脑中动脉20.4%,大脑前动脉7.6%,椎-基动脉4.6%。

尸检报告中与临床统计上两者的动脉瘤分布无多大差异,有人尸检统计,颈内动脉占26%,大脑中动脉占39%,大脑前动脉及前交通动脉占24%,椎-基动脉占8%,其他部位占3%,基底动脉环的后半环的动脉瘤占3%～16%,以往由于椎-基动脉造影未全面进行,故其发病率较低,现在普遍应用4条血管造影的病例中,椎-基动脉瘤的发生率占脑动脉瘤全部的15%左右。

如果动脉壁呈不对称性囊状扩张,即称之为囊状动脉瘤,小的囊状动脉瘤有瘤颈狭窄者又称之为浆果状动脉瘤,绝大多数先天性动脉瘤呈囊状或浆果状,亦可呈小结节状,称之为分叶状动脉瘤,其他形态有葫芦状、圆球状、腊肠状等,瘤壁一般光滑如囊,多数由先天薄弱的血管壁构成,常位于较大动脉的分叉处,动脉瘤与载瘤动脉相连处较狭窄,称为瘤颈(蒂)或基底,瘤颈宽窄很不一致;与瘤颈相对的远侧最突出的部分为瘤底(顶),介于瘤颈与瘤底之间的部位称为瘤体(囊),小阜为瘤囊上小的隆起,常为动脉瘤发生破裂之处或破裂后的遗迹。

动脉瘤颈的粗细与长短决定着动脉瘤的外形,瘤颈有时很长,使动脉瘤呈灯笼状悬挂于动脉的一侧;有时瘤颈很粗短,使动脉瘤呈锥状突出于动脉壁的一侧;有时瘤颈完全缺如,即瘤颈与载瘤动脉的直径相近或大大超过其直径时,特别是巨大动脉瘤,载瘤动脉的部分管壁直接参与瘤颈的组成,动脉瘤壁的厚薄差异亦较大,厚者与主干动脉近似,薄者可仅有一层内膜,瘤底常是动脉瘤较薄弱的地方,加之底壁易发生退行性变化,并且受到血流的直接冲击,易受损,因此,在此处破裂的机会最大(64%),分叶状或葫芦状的动脉瘤更易破裂,少数病例可在瘤体(10%)或瘤颈(2%)处破裂,瘤底部最易与周围组织粘连,直接手术时应禁忌剥离瘤底,以免引起动脉瘤术中破裂,动脉瘤腔内常有不同程度的血栓形成,血凝块常呈分层状,紧密粘着于瘤壁上,这是临床上脑血管造影时不能发现动脉瘤的重要原因,极个别的情况下,动脉瘤腔完全被血凝块填塞,称之为动脉瘤的自然愈合,这是一种罕见的情况。

先天性动脉瘤的大小悬殊很大,通常在0.5～2 cm,小的须用放大镜才能看到,未破裂前不产生临床症状,可在尸检中发现,大的可达橘子大小,而产生明显的占位性表现,文献中报道动脉瘤直径可达8 cm以上,最大者直径为12 cm,绝大多数能产生症状的动脉瘤直径在0.7～1.0 cm,直径小于0.3 cm者很少产生症状,多偶然发现,动脉瘤的破裂与其大小有一定关系,小于0.3 cm的动脉瘤破裂机会较少,一般认为破裂的动脉瘤较大,未破裂的动脉瘤较小,动脉瘤破裂的临界大小为直径在0.5～0.6 cm,直径超过0.5 cm的动脉瘤出血机会逐渐增多,其直径超过3.0 cm后,则颅内压增高的症状取代了出血症状,并非动脉瘤越大,破裂出血的机会越多,这是因为巨大型动脉瘤腔内常有多量分层的血凝块,加固了瘤壁,因此,破裂出血的机会相应地减小,大的动脉瘤可见于任何年龄,年龄愈大,大的动脉瘤发生率也愈高,约50%以上的巨大型动脉瘤病人年龄在45岁以上。

先天性脑动脉瘤的多发性,由于各个学者采用的诊断方法不同,其报道的发生率相差很大,文献中报道多发性动脉瘤的发生率在4.2%～31%,一般在20%左右,经尸检发现的多发性动脉瘤要比单纯用脑血管造影发现的更多,更可靠,1966年美国协作组报道,单纯尸检多发性动脉瘤的发生率为22%,单纯脑血管造影为18.5%,脑血管造影及尸检为19%,多发性动脉瘤的数目以2个最多见,文献中报道动脉瘤数目最多者为15个,在多发性动脉瘤中,2个动脉瘤者占15%,3个占3.5%,4个或4个以上者仅1.5%,多发性动脉瘤的分布常常在大脑半球两侧对称的部位,或者在同一条动脉的不同部位,各条动脉发生多发性动脉瘤的几率不一,其中以颈内动脉最多,占48%,大脑中动脉次之,占30%,在大脑前动脉及椎-基动脉上多发性动脉瘤很少见。

脑动脉属于肌型动脉,管壁由内膜、中膜和外膜三层组成,内膜为一层内皮细胞和内弹力层组成,中膜为一层较厚的肌环所构成,外膜较薄,由结缔组织构成,含有胶原,网状和弹力纤维,与身体其他部位的动脉相比,脑动脉无外弹力层,并且在分叉处特别是其夹角处,缺乏中膜,仅由内膜和内弹力层及外膜构成。另外脑底部的较大动脉都走行在蛛网膜下腔内,缺乏脑实质的支持,这种脑动脉先天性中膜缺陷,在动脉瘤的形成过程起着内在的决定作用,在血流和血压长期的作用下,使内弹力层轻微外突,这可能是动脉瘤形成的最早阶段,内膜往往是通过中膜上的缺损向外疝出,疝出的弹力层可有弹力纤维断裂,并使中膜的缺口扩大,疝出程度亦加大,如此逐渐发展,即形成一个完整的动脉瘤。

动脉瘤壁在显微镜下的特征是缺乏中膜肌层,瘤壁可仅为一层内膜或弹力层中的纤维断裂或消失,只剩下内膜和外膜,瘤颈部的内膜可显著肥厚,在镜下可见载瘤动脉的肌层,在瘤颈开口处突然中断,消失,内外膜由不同厚度的胶原纤维连接,瘤壁的内膜由一层或多层血管内皮细胞及少量结缔组织和肉芽组织构成,外膜可有纤维化,在出血后不久的瘤壁内可见有炎细胞浸润及少量含铁血黄素的吞噬细胞,有时亦见瘤壁的修复过程,内膜下的结缔组织增生,瘤壁纤维组织增生,同时常伴有动脉粥样硬化沉积。

在电镜下,动脉瘤壁可见有特征性的基底膜增厚及各层间的松离现象,瘤壁内可见许多细胞碎片,弹力层缺乏或完全消失,有时可见含有脂肪的吞噬细胞。

在动脉瘤破裂出血的尸检病例中,还可发现各部位的脑实质也有病变,不同部位的动脉瘤引起不同部位的脑实质损害,例如颈内动脉上的动脉瘤可引起豆状核,侧脑室前角、额角及室管膜下脑组织的损害,大脑前动脉动脉瘤可引起额叶内侧及眶面,胼胝体和尾状核的损害,大脑中动脉动脉瘤可导致侧裂皮质及皮质下损害,椎-基动脉动脉瘤可引起小脑半球和脑干的损害,损害包括脑组织坏死、软化、胶质增生等,一般这些损害发生在动脉瘤的远侧区域,动脉瘤出现上述损害的原因可能是动脉瘤破裂后引起动脉远侧分支循环障碍及出血后脑血管痉挛,另外,动脉瘤破裂出血后颅内压增高及继发性脑实质水肿和脑血循环的障碍等都与上述损害有关。

(四)临床表现

先天性脑动脉瘤病人在破裂出血之前,90%的病人没有明显的症状和体征,只有极少数病人,因动脉瘤影响到邻近神经或脑部结构而产生特殊的表现,如巨大型动脉瘤可引起颅内压增高的症状,动脉瘤症状和体征大致可分为破裂前先兆症状,破裂时出血症状,局部定位体征以及颅内压增高症状等。

1. 症状和体征。

(1) 先兆症状:40%～60%的动脉瘤在破裂之前有某些先兆症状,这是因为动脉瘤在破裂前往往有一个突然扩大或漏血及脑局部缺血的过程,这些先兆症状在女性病人中出现的机会较多,青年人较老年人发生率高,各部位动脉瘤以颈内动脉-后交通动脉动脉瘤出现先兆症状的发生率最高,后部循环的动脉瘤出现先兆症状最少,概括起来先兆症状可分为三类,即:① 动脉瘤漏血症状:表现为全头痛,恶心,颈部僵硬疼痛,腰背酸痛,畏光,乏力,嗜睡等。② 血管性症状:表现为局部头痛,眼面痛,视力下降,视野缺损和眼球外肌麻痹等,这是由于动脉瘤突然扩大引起的,最有定侧和定位意义的先兆症状为眼外肌麻痹,但仅发生在7.4%的病人。③ 缺血性症状:表现为运动障碍,感觉障碍,幻视,平衡功能障碍,眩晕等,以颈内动脉-后交通动脉动脉瘤出现缺血性先兆症状最常见,可达69.2%,椎-基动脉动脉瘤则较少出现,这些表现可能与动脉痉挛以及血管闭塞或栓塞有关。

先兆症状中以头痛和眩晕最常见,但均无特异性,其中以漏血症状临床意义最大,应注意早行腰穿和脑血管造影确诊,早期处理以防破裂发生,从先兆症状出现到发生大出血平均为3周,动脉瘤破裂常发生在漏血症状出现后的1周左右,先兆症状出现后不久即可能有大出血,并且先兆症状的性质和发生率及间隔时间与动脉瘤的部位有关,前交通动脉和大脑前动脉动脉瘤56.5%出现先兆症状,表现为全头痛,恶心呕吐,从症状开始到大出血平均间隔时间为16.9天;大脑中动脉48.8%有先兆症状,表现为全头痛,运动障碍,恶心呕吐等,平均间隔时间为6天;颈内动脉动脉瘤68.8%有先兆症状,表现为局限性头痛,恶心呕吐,眼外肌麻痹等,平均间隔时间为7.3天。

(2) 出血症状:80%～90%的动脉瘤病人是因为破裂出血引起蛛网膜下腔出血才被发现,故出血症状以自发性蛛网膜下腔出血的表现最多见,出血症状的轻重与动脉瘤的部位,出血的急缓及程度等有关。① 诱因与起病:部分病人在动脉瘤破裂前常有明显的诱因,如重体力劳动,咳嗽,用力大便,奔跑,酒后,情绪激动,忧虑,性生活等,部分病人可以无明显诱因,甚至发生在睡眠中,多数病人突然发病,通常以头痛和意识障碍为最常见和最突出的表现,头痛常从枕部或前额开始,迅速遍及全头延及颈项,肩背和腰腿等部位,41%～81%的病人在起病时或起病后出现不同程度的意识障碍;部分病人起病时仅诉说不同程度的头痛,眩晕,颈部僵硬,无其他症状;部分病人起病时无任何诉说,表现为突然昏倒,深昏迷,迅速出现呼吸衰竭,甚至于几分钟或几十分钟内死亡;部分病人起病时先呼喊头痛,继之昏迷,躁动,频繁呕吐,抽搐,可于几分钟或几十分钟后清醒,但仍有精神错乱,嗜睡等表现。② 出血引起的局灶性神经症状:单纯蛛网膜下腔出血很少引起局灶性神经症状,但动脉瘤破裂出血并不都引起蛛网膜下腔出血,尤其是各动脉分支上的动脉瘤,破裂出血会引起脑实质内血肿,蛛网膜下腔出血引起的神经症状为脑膜刺激症,表现为颈项强硬,克氏征阳性,因脑水肿或脑血管痉挛等引起精神错乱(记忆力障碍,虚构等),偏瘫(7%~35%),偏盲偏身感觉障碍,失语和锥体束征(30%~52%),7%~36%的病人出现视盘水肿,1%~7%的病人出现玻璃体下出血等。脑实质内血肿引起症状与动脉瘤的部位有关,例如大脑前动脉动脉瘤出血常侵入大脑半球的额叶,引起痴呆,记忆力下降,大小便失禁,偏瘫,失语等,大脑中动脉动脉瘤出血常引起颞叶血肿,表现为偏瘫,偏盲,失语及颞叶疝等症状,后交通动脉动脉瘤破裂出血时可出现同侧动眼神经麻痹等表现,脑实质内血肿尚可引起癫痫,多为全身性发作,如脑干周围积血,还可引起强直性抽搐发作。

③ 全身性症状:破裂出血后可出现一系列的全身性症状:a. 血压升高:起病后病人血压多突然升高,常为暂时性的,一般于数天到3周后恢复正常,这可能与出血影响下丘脑中枢或颅内压增高所致。b. 体温升高:多数病人不超过39℃,多在38℃左右,体温升高常发生在起病后24~96 h,一般于5天~2周内恢复正常。c. 脑心综合征:临床表现为发病后1~2天内,一过性高血压,意识障碍,呼吸困难,急性肺水肿,癫痫,严重者可出现急性心肌梗死(多在发病后第1周内发生),心电图表现为心律失常及类急性心肌梗死改变,即Q-T时间延长,P波U波增高,ST段升高或降低,T波倒置等,意识障碍越重,出现心电图异常的几率越高,据报道蛛网膜下腔出血后心电图异常的发生率为74.5%~100%,一般认为脑心综合征的发病机制为发病后血中儿茶酚胺水平增高,以及下丘脑功能紊乱引起交感神经兴奋性增高有关,另外,继发性颅内高压和脑血管痉挛亦可影响自主神经中枢引起脑心综合征。d. 胃肠出血:少数病人可出现上消化道出血征象,表现为呕吐咖啡样物或柏油样便,系出血影响下丘脑及自主神经中枢导致胃肠黏膜扩张而出血,病人尚可出现血糖升高,糖尿,蛋白尿,白细胞增多,中枢性高热,抗利尿激素分泌异常及电解质紊乱等。

④ 再出血:动脉瘤一旦破裂将会反复出血,其再出血率为9.8%~30%,据统计再出血的时间常在上一次出血后的7~14天,第1周占10%,11%可在1年内再出血,3%可于更长时间发生破裂再出血,第一次出血后存活的时间愈长,再出血的机会愈小,如病人意识障碍突然加重,或现在症状再次加重,瘫痪加重以及出现新的神经系统体征,均应考虑到再出血的可能,应及时复查CT以确定是否有再出血,再出血往往比上一次出血更严重,危险性更大,故对已有出血史的动脉瘤病人应尽早手术,防止再出血的发生。

(3) 局部定位症状:动脉瘤破裂前可有直接压迫邻近结构而出现症状,尤其是巨大型动脉瘤,破裂后可因出血破坏或血肿压迫脑组织以及脑血管痉挛等而出现相应的症状,而这些症状与动脉瘤的部位,大小有密切关系,故在诊断上这些症状具有定位意义,常见的局部定位症状有:① 脑神经症状。这是动脉瘤引起的最常见的局部定位症状之一,以动眼神经,三叉神经,滑车神经和展神经受累最常见,由于动眼神经走行在颅底,并且行程较长,与大血管关系密切,故可在多处受到动脉瘤的压迫而出现动眼神经麻痹,颈内动脉后交通动脉分叉处的动脉瘤约20%的病人出现动眼神经麻痹;颈内动脉海绵窦段动脉瘤亦可压迫动眼神经引起麻痹;大脑后动脉动脉瘤可在动眼神经通过该动脉的下方时压迫此神经引起麻痹;颈内动脉动脉瘤5%的病人出现滑车神经麻痹或展神经麻痹,动眼神经麻痹表现为病侧眼睑下垂,眼球外展,瞳孔扩大,光反射消失等,常为不完全性麻痹,其中以眼睑下垂最突出,而瞳孔改变可较轻,颈内动脉动脉瘤,基底动脉动脉瘤常压迫三叉神经后根及半月节而产生三叉神经症状,其中以三叉神经第1支受累最常见,发生率为10%;表现为同侧面部阵发性疼痛及面部浅感觉减退,同侧角膜反射减退或消失,同侧嚼肌无力,肌肉萎缩,张口下颌偏向病侧等,基底动脉动脉瘤最容易引起三叉神经痛的症状,在少数病人中,可以出现三叉神经麻痹的表现。② 视觉症状。这是由于动脉瘤压迫视觉通路引起的,Willis环前半部的动脉瘤,例如大脑前动脉动脉瘤,前交通动脉动脉瘤可压迫视交叉而出现双颞侧偏盲或压迫视束引起同向偏盲,颈内动脉床突上段动脉瘤可压迫一侧视神经而出现鼻侧偏盲或单眼失明,眼动脉分支处动脉瘤常引起病侧失明,颈内动脉分叉处动脉瘤可压迫一侧视神经或视束,造成一侧鼻侧偏盲或同向性偏盲,大脑后动脉动脉瘤可因破裂出血累及视辐射及枕叶皮质,而产生同向性偏盲或出现幻视等,由于在动脉瘤破裂出血时病人常伴有意识障碍故不易查出上述视觉症状,因此临床上这些视觉症状的定位诊断意义不大。③ 眼球突出。海绵窦段颈内动脉动脉瘤破裂出血时,由于动脉瘤压迫或堵塞海绵窦引起眼静脉回流障碍,而出现搏动性眼球突出,结合膜水肿和眼球运动障碍,并可在额部,眶部,颞部等处听到持续性血管杂音。④ 偏头痛。动脉瘤引起的典型偏头痛并不多见,其发生率为1%～4%,头痛多为突然发生,常为一侧眼眶周围疼痛,多数呈搏动性疼痛,压迫同侧颈总动脉可使疼痛暂时缓解,这种动脉瘤引起的偏头痛,可能是由于颈内动脉周围交感神经丛功能紊乱所致。⑤ 下丘脑症状。动脉瘤可直接或间接影响丘脑下部的血液供应而引起一系列下丘脑症状,主要表现为尿崩症,体温调节障碍,脂肪代谢障碍,水电解质平衡紊乱,肥胖症及性功能障碍等,由破裂出血造成的下丘脑损害,可引起急性胃黏膜病变,而出现呕血便血。⑥ 其他症状。大脑中动脉动脉瘤破裂后可出现完全性或不完全性偏瘫,失语,出血早期出现一侧或双侧下肢短暂轻瘫,常为一侧或双侧大脑前动脉痉挛,提示为前交通动脉动脉瘤,在少数病例中(0.3%)可于病侧听到颅内杂音,一般都很轻,压迫同侧颈动脉时杂音消失。

(4) 颅内压增高症状:一般认为动脉瘤的直径超过2.5 cm以上的未破裂的巨大型动脉瘤或破裂动脉瘤伴有颅内血肿时可引起颅内压增高,由于巨大型动脉瘤不易破裂出血,它所引起的症状不是出血症状而是类脑瘤症状,主要是动脉瘤压迫或推移邻近脑组织结构引起,并伴有颅内压增高或阻塞脑脊液通路而加速颅内压增高的出现,巨大型动脉瘤引起的类脑瘤表现,除出现头痛、头晕、恶心呕吐、视盘水肿外,尚有类脑瘤定位征,如鞍区动脉瘤,类似于鞍区肿瘤;巨大型大脑中动脉动脉瘤突入侧裂可出现额颞肿瘤的表现;巨大型基底动脉动脉瘤可侵及大脑脚、下丘脑、脑干,引起脑积水,类似于脑干肿瘤;巨大型小脑上动脉动脉瘤可突入桥小脑角,而出现桥小脑角肿瘤的体征,巨大型动脉瘤引起的眼底水肿改变,与破裂出血时引起的眼底水肿出血改变有所不同,前者为颅内压增高引起的视盘水肿,后者多为蛛网膜下腔出血引起的视盘水肿,视网膜出血,这是由于血液从蛛网膜下腔向前充满了神经鞘的蛛网膜下腔,而使视网膜静脉回流受阻所致。

(5) 特殊表现:动脉瘤有时会出现一些特殊表现,例如,颈内动脉动脉瘤或前交通动脉动脉瘤可出现头痛,双颞侧偏盲,肢端肥大,垂体功能低下等类鞍区肿瘤的表现,个别病例亦可以短暂性脑缺血发作为主要表现;少数病人在动脉瘤破裂出血后可出现急性精神障碍,表现为急性精神错乱,定向力障碍,兴奋,幻觉,语无伦次及暴躁行为等。

2. 动脉瘤破裂后的变化。

(1) 动脉瘤破裂后脑血流量的变化:脑动脉瘤破裂后不论是否发生脑血管痉挛,多数病例可持续存在不同程度的平均脑血流量降低,破裂侧降低更为明显,脑动脉破裂后脑血流量的下降与脑血管痉挛,脑实质内血肿形成,脑室扩大及颅内压升高等因素有关,破裂后并发脑实质内血肿形成后,平均脑血流量可明显降低,即使血肿消失后,脑血流量仍持续低下,脑室明显扩大者,平均脑血流量亦明显降低,但脑室引流后,脑血流量可明显恢复,当颅内压超过 1.92 kPa 时,平均脑血流量可低于 $5~\mu l/(g \cdot s)$。

(2) 动脉瘤破裂后颅内压变化:动脉瘤破裂后颅内压的变化是一个重要而复杂的病理生理过程,颅内压的变化取决于动脉瘤破裂后的出血量,脑脊液吸收功能与循环通路是否异常以及脑水肿、脑梗死和脑血管痉挛的程度等,一般情况下人们常采用测定硬膜外压力和脑室内的压力来代表颅内压的情况,按照 Lundberg 分类标准,脑室内压力 0~1.33 kPa(0~10 mmHg)为正常压力,1.47~2.67 kPa(11~20 mmHg)为轻度增高,2.8~5.33 kPa(21~40 mmHg)为中度增高,大于 5.3 kPa(40 mmHg)为重度增高。① 动脉瘤破裂后颅内压的变化类型:动脉瘤破裂后可出现以下几种压力变化类型。a. 蛛网膜下腔出血Ⅰ型:在动脉瘤破裂出血后硬膜外压力垂直上升到 8.64~21.12 kPa(64.8~158.4 mmHg),随后在几分钟内又降到相当低的水平,这种高峰持续 8~10 s,然后在数小时内缓慢升高到较高水平,如病情好转则压力逐渐下降至正常,少数病人则保持较高水平压力直至死亡。b. 蛛网膜下腔出血Ⅱ型:动脉瘤破裂出血后可观察到硬膜外压力急骤升高到 17.76~21.12 kPa(133.2~158.4 mmHg),以后持续稳定在这一水平,对过度换气和脱水剂均无反应,直至死亡。c. B 波:动脉瘤破裂后,在观察脑室内压力变化时,可发现在任何水平上都可持久地记录到 B 波,其波动范围在 0.67~6.67 kPa,B 波波幅的大小与病情的恶化与好转有关,通过脑室引流,过度换气,脱水剂及地塞米松的应用,B 波可减少或消失,动脉瘤破裂出血后早期颅内压升高可能与脑脊液循环通路障碍引起脑积水,动脉瘤破裂后急剧压力升高致缺血性脑肿胀以及颅内血肿形成有关,而晚期出现的持续性颅内压增高可能是脑血管痉挛引起的脑缺血,脑水肿所致。② 动脉瘤破裂后的病情分级与颅内压的关系:一般认为级别越高,颅内压也越高。③ 动脉瘤破裂后颅内压变化与再出血的关系:动脉瘤破裂出血后再出血者在出血前脑室内压力比没有再出血者高得多,Voldby 报道中有再出血的病人平均脑室压力 4 kPa(30 mmHg),而没有再出血者平均脑室内压力为 2.67 kPa(20 mmHg),动脉瘤再出血后均可发生颅内压升高,而颅内压力变化的类型为蛛网膜下腔出血Ⅰ型和蛛网膜下腔出血Ⅱ型,有关降低颅内压力是否会引起再出血,各学者观点不一,Nornes 认为颅内压下降常引起再出血,而 Voldby 认为降低脑室内压力不增加再出血率,反而再出血往往发生在脑室内压力较高的病人中,Lundberg 和 Voldby 在他们的降低脑室内压力的研究中发现再出血率分别为 16% 和 17%,与动脉瘤再出血率 14%~30% 相比无显著差异。

(3) 动脉瘤破裂后水、电解质的变化:动脉瘤破裂后,约 21.9% 的病人发生水电解质紊乱,最常见是低钠血症(114～130 mmol/L),占72%,其次为尿崩症,据114例动脉瘤破裂后水电解质紊乱的资料,其中男性50例,女性64例,年龄为12～83岁,平均49.8岁,低钠血症和尿崩症的发生率分别为15.8%及6.1%,低钠血症发生于发病后13.5(6～26)天,平均持续9.3(4～18)天,尿崩症发生在病后20.5(15～35)天,平均持续20.1(5～41)天。① 脑动脉瘤破裂后发生水电解紊乱的机制为:a. 血肿与出血压迫或破坏了下丘脑。b. 由于脑血管痉挛,使下丘脑垂体系统产生了缺血性改变。c. 蛛网膜下腔出血后产生脑积水,导致第三脑室扩大,压迫下丘脑。d. 低钠血症除下丘脑功能障碍以不同途径引起外,尚与脱水及盐消耗有关,蛛网膜下腔出血后因下丘脑功能障碍,导致心房钠尿肽分泌,引起肾脏盐消耗。② 一般认为影响水电解质紊乱发生的因素有:a. 破裂的动脉瘤的部位:破裂的动脉瘤位于颈内动脉和前交通动脉及大脑前动脉者,水电解质紊乱多见,据报道颈内动脉破裂后,发生水电解质紊乱的机会为29.4%,在大脑前动脉及前交通动脉动脉瘤破裂者,发生率为26.8%,均明显高于大脑中动脉动脉瘤(9.6%)。b. 意识分级:分级在Ⅲ,Ⅳ级者,发生水电解质紊乱者(分别为21.4%和54.1%)明显多于Ⅰ,Ⅱ级者(6.2%)。c. 脑池内血量:无脑池内积血者,水电解质紊乱的发生率低,有积血者发生率高,国外报道,经CT扫描显示蛛网膜下腔无高密度者10例均无水电解质紊乱发生,而有高密度者30%发生水电解质紊乱;额叶底部纵裂发生小血肿者,66.7%出现水电解质紊乱。d. 脑血管痉挛:有脑血管痉挛者发生水电解质紊乱者多见,并且脑血管痉挛越重,发生水电解质紊乱的机会越多,严重脑血管痉挛者(管腔狭窄达50%以上)水电解质紊乱的发生率达38.4%。e. 脑积水:无脑积水者仅4.4%发生水电解质紊乱,而出现轻、重度脑积水者,其发生率高达32.4%及73.3%。

3. 不同部位的及特殊类型动脉瘤的临床特点。有些部位的动脉瘤常引起特定的表现,认识这些临床表现对于临床诊断有很大的帮助,不同部位的动脉瘤及特殊类型的动脉瘤的临床特点如下。

(1) 颈内动脉动脉瘤:占动脉瘤的40%左右,最常见的部位为后交通动脉,其他部位有颈内动脉海绵窦段,眼动脉起始处,颈内动脉分叉处,脉络丛前动脉等,发生在破裂孔到海绵窦一段的颈内动脉上的动脉瘤,极为少见,以往以床突为界将颈内动脉动脉瘤分为两类,即床突上动脉瘤和床突下动脉瘤,床突上颈内动脉动脉瘤包括眼动脉动脉瘤,后交通动脉动脉瘤,脉络丛前动脉动脉瘤及颈动脉分叉处动脉瘤,床突下颈内动脉动脉瘤包括海绵窦段颈内动脉瘤和部分眼动脉动脉瘤及岩骨部颈内动脉动脉瘤。① 后交通动脉动脉瘤:约占动脉瘤总数的25%以上,完全位于后交通动脉者很少见,仅占4.4%,一般位于与颈内动脉相接处或与大脑后动脉相接处,占95.6%,其左右分布无明显差别,性别分布女性显著多于男性,并且还有对称发生的倾向,小型后交通动脉动脉瘤可刺激三叉神经眼支引起前额痛、眼眶痛、或出现动眼神经麻痹,并较易破裂出现颅内出血的症状,大型后交通动脉动脉瘤常引起动眼神经麻痹,是后交通动脉动脉瘤最有价值的定位症状,病人出现复视、眼睑下垂、眼球外展、瞳孔散大、光反射消失等,还可压迫视神经和视交叉而引起一侧视力障碍,视神经萎缩,同向性或双颞侧偏盲等。② 眼动脉动脉瘤:占动脉瘤的1.5%～8%,

女性多见,多起自眼动脉起始部,瘤颈位于眼动脉上方与颈内动脉的夹角中,少数由眼动脉直接长出,眼动脉动脉瘤往往同时发生在双侧对称部位,即所谓的"影子动脉瘤",常为多发性动脉瘤中的一个,21%～64%的眼动脉动脉瘤为多发性动脉瘤,且常常长成巨大型。由于眼动脉动脉瘤与视神经视交叉,颈内动脉前床突,海绵窦等解剖关系密切,不仅手术困难,而且可压迫这些邻近结构,出现病侧视力进行性减退以致失明,视神经萎缩,视野缺损等,部分病人可无明显症状,仅偶然发现,有时可侵蚀视神经孔造成视神经孔扩大,极少数病例动脉瘤可突入蝶窦,破裂出血时反复出现大量鼻出血,按其解剖形态可分为4型。a. 视下型:最常见,瘤体水平实向中线方向,与颈内动脉垂直,位于视神经和视交叉下方;b. 视外型:次之,瘤体突向前上方,位于视神经视交叉的外侧;c. 视上型:较少见,瘤体向内,向上突出,位于视神经与视交叉的上方,如为巨大型可突入鞍内,占据整个鞍区,而类似鞍区肿瘤,有人将之单独列为一型,即球型;d. 窦内型:少见,瘤体位于海绵窦内。

③ 脉络丛前动脉动脉瘤:占动脉瘤的2%～4.5%,多位于脉络丛前动脉的起始部及其附近,30%的病人为多发性,另一个动脉瘤常常是后交通动脉动脉瘤,并且两个动脉瘤常互相靠近,形似单个动脉瘤,其临床表现与后交通动脉动脉瘤相似,诊断较困难,只能在脑血管造影上才能鉴别。④ 颈内动脉分叉处动脉瘤:并不多见,占动脉瘤的4.4%～7%,男性多见,儿童动脉瘤常发生在此部位,有人报道儿童动脉瘤34%发生在该处,瘤颈与瘤体多向后,向上,向内突起,瘤颈多从颈内动脉和大脑前动脉的后方突出,并常与大脑前动脉粘连,小的动脉瘤可无症状,大型或巨大型者可表现为进行性病侧视力障碍和视神经萎缩。⑤ 海绵窦段颈内动脉动脉瘤:占全部动脉瘤的2%～5%,占颈内动脉系动脉瘤的14%,在脑血管造影上相当于颈内动脉的颈3段处,此处的动脉瘤93%呈囊状,大型者占34%,中型占48%,巨大型占3%～45%,双侧同时发生者亦不少见,占21%,海绵窦段颈内动脉动脉的临床特点为:a. 发病年龄多在51～58岁,男女之比为1:4.3～1:23.3。b. 6%～50%的病人伴有高血压,有些病人可能伴有Marfan综合征,动脉狭窄等先天性疾病。c. 海绵窦段颈内动脉瘤最常见的起源部位依次是前曲段(47%),水平段(34%)及后曲段(9%)。d. 无症状的海绵窦段颈内动脉动脉瘤占34%～40%。e. 临床表现包括压迫性症状及血管性症状两类,57%～79%的病人出现压迫性症状。由于海绵窦内含有Ⅲ,Ⅳ,Ⅴ,Ⅵ脑神经及其周围特殊结构,动脉瘤可压迫上述脑神经及其邻近结构,出现眼眶及前额疼痛,复视,动眼神经、滑车神经、展神经部分或完全麻痹,其中以展神经麻痹出现最早;缩瞳纤维受累出现瞳孔散大,光反射消失,交感纤维受累表现为瞳孔缩小,大型动脉瘤可压迫视神经、视交叉、下丘脑而出现视力、视野障碍及垂体功能不全等。海绵窦段颈内动脉动脉瘤可分前、中、后三段,前段动脉瘤产生眼支症状,表现为额区感觉减退,角膜反射迟钝;中段动脉瘤产生眼支和上颌支症状,除眼支症状外尚有面颊部感觉障碍,后段者产生完全的三叉神经症状,表现为张口时下颌歪向病侧,病侧咀嚼肌无力或萎缩等,症状的轻重多与动脉瘤的起源部位、生长方向及大小有关,向前生长者可导致眶上裂综合征;向后外侧生长者侵及岩骨可产生耳聋及出血性耳炎;向内侧生长者可压迫垂体柄而出现泌乳素分泌失控等;向外侧生长则出现典型的海绵窦综合征,14%～19%的病人出现

血管性症状,包括蛛网膜下腔出血(6%～75%),颈内动脉海绵窦瘘,鼻出血(2.25%),硬脑膜下血肿及动脉瘤远侧脑梗死或缺血症状等,约9.2%的颈内动脉海绵窦段动脉瘤破裂形成颈内动脉海绵窦瘘,表现为额部疼痛、搏动性突眼、眼底静脉增粗、出血、球结合膜水肿等。另外,80%～90%病人在额部或眼眶部可听到血管性杂音,压迫同侧颈动脉杂音减弱或消失,如破入蝶窦可导致大量鼻出血,颈内动脉动脉瘤突入蝶窦者占71%,而在颈内动脉动脉瘤与蝶窦黏膜间无骨质者仅占4%,该处动脉瘤发生蛛网膜下腔出血的机会为0%～40%,发生硬膜下血肿者少见,3.4%～4.5%的海绵窦段颈内动脉动脉瘤因血栓形成而致颈内动脉或其远侧栓塞而产生脑缺血症状,约38%的病人颅骨平片有异常,多表现为瘤壁上有弧形钙化影,前床突、眶上裂或鞍背,鞍底骨质破坏等,4%～15%的眼动脉在海绵窦内发生,因此,一些眼动脉分支或其稍远侧床突旁颈内动脉动脉瘤可能完全位于海绵窦内,手术时要注意。⑥ 岩骨部颈内动脉动脉瘤:岩骨部颈内动脉动脉瘤罕见,其主要临床症状为听神经受损,约50%的病人有此症状,表现为耳鸣,耳聋或听觉过敏等,有时可有面神经及三叉神经受累的症状,多数病人可在鼓膜下发现有一紫色搏动性肿物,破裂出血时而表现为鼻或耳中喷出大量动脉血。

(2) 大脑前动脉动脉瘤:占动脉瘤的31.5%～36%,可引起单侧失明,嗅觉障碍等,亦可完全无症状,破裂出血形成额叶血肿可出现精神症状及对侧下肢瘫痪,其中以前交通动脉动脉瘤最常见,其次为大脑前动脉远端动脉瘤,大脑前动脉主干上动脉瘤少见。① 前交通动脉动脉瘤:占全部动脉瘤的28%～30%,是动脉瘤的好发部位之一。其特点为:a. 85%的病人可伴有Willis环发育异常。b. 由于前交通动脉仅3～4 mm长,故常累及双侧大脑前动脉。c. 小型动脉瘤可无症状,破裂后可产生额部头痛,昏迷,智能障碍,精神错乱。d. 大型或巨大型动脉瘤可直接压迫视交叉,下丘脑而出现相应症状,有时可类似颅底脑膜瘤的表现。e. 透明隔腔出血是前交通动脉瘤破裂的特异CT表现之一。② 大脑前动脉远端动脉瘤:占动脉瘤的2%～4.5%,常发生在胼周动脉上,少数在额极动脉或胼缘动脉上,未破裂者多无症状,破裂后可出现相应的表现,有时胼周动脉动脉瘤可同时累及两侧动脉,类似前交通动脉动脉瘤,这类病人的前交通动脉可以缺失。③ 大脑前动脉主干动脉瘤:较少见,仅占全部动脉瘤的0.76%～1.5%,常位于视交叉上方,体积往往较小,小型者无症状,大型或巨大型动脉瘤可压迫视神经,视交叉,嗅束而出现视力障碍,视野中心暗点或失明,额侧上1/4视野缺损,嗅觉障碍,有时还会出现视盘水肿,其多发性为大脑前动脉主干动脉瘤的特点之一,此段动脉瘤多发性高达24.1%～44.1%。

(3) 大脑中动脉动脉瘤:并不少见,占动脉瘤的11.7%～33%,大多数位于侧裂内主干的分叉处,少数在其主干或远端分支上,多以蛛网膜下腔出血为首先症状,有时以癫痫或进展性偏瘫为主要表现,常无动眼神经麻痹,破裂约49.8%易形成脑内或硬膜下血肿,出现偏瘫,失语,同向偏盲等。① 大脑中动脉主干动脉瘤:发生率为3.6%,其动脉瘤体积较小,多无症状,有时可出现偏头痛,由于这段动脉有重要穿动脉供应基底节和内囊,故破裂出血后常发生严重偏瘫、失语、偏盲等。② 大脑中动脉分叉处动脉瘤:占动脉瘤的12%左右,是大脑中动脉最常发生动脉瘤的部位,破裂前无症状,若动脉瘤内血凝块脱落可造成大脑中动脉栓塞而突发偏瘫、抽搐等,此处动脉瘤常长成巨大型,破裂后可引起相应症状及体征。③ 大脑中动脉周围支动脉瘤:很少见,约占14%,破裂前无明显症状,破裂后可出现抽搐、偏瘫等。

（4）大脑后动脉动脉瘤:较少见,占全部动脉瘤的0.6%～4%,占椎-基动脉动脉瘤的1%～15.4%,常发生在与后交通动脉及额前支交接的两个部位,其特点为:① 与后交通动脉交接处的动脉瘤可产生动眼神经麻痹或动眼神经交叉瘫。② 与额前支交接处的动脉瘤可出现同向性偏盲,额叶癫痫等。③ 3/4的病人以蛛网膜下腔出血为首发症状,其他症状尚有偏瘫,Weber综合征,滑车、展、面神经麻痹等。④ 约80%长成巨大型动脉瘤而压迫脑干出现对侧偏瘫,延髓性麻痹或精神症状等。⑤ 常伴有胎儿型大脑后动脉。

（5）基底动脉动脉瘤:占全部动脉瘤的5%～8%,基底动脉动脉瘤的发生部位分基底动脉分叉部,基底动脉主干及基底动脉起始部等,其临床特点为:① 基底动脉分叉部动脉瘤(占2%),以两侧大脑后动脉的分叉部最常见,占34%～51%,由于其位置深在,手术极为困难;损伤其穿动脉时可引起昏迷,视力障碍,内分泌紊乱及自主神经失调等,此部位的动脉瘤瘤顶70%指向上方,10%～15%指向腹侧,余指向背侧。② 基底动脉主干上的动脉瘤占椎-基动脉系动脉瘤的15%～25%,多发生在小脑上动脉和小脑前下动脉,小脑上动脉动脉瘤可压迫动眼或滑车神经出现脑神经麻痹,也可累及三叉神经而引起三叉神经痛;小脑前下动脉动脉瘤可引起同侧面肌痉挛,或类似桥小脑角肿瘤的表现或出现梅尼埃综合征。③ 大型动脉瘤除引起上述症状外,尚可梗阻中脑导水管和第四脑室而出现脑积水,甚至视盘水肿,压迫双侧大脑脚和动眼神经而出现下肢无力或瘫痪,动眼神经交叉瘫,压迫丘脑可出现自主神经功能紊乱。④ 基底动脉动脉瘤很少发生破裂,但破裂时,病人出现剧烈枕部疼痛、昏迷、角弓反张、去皮质强直、延脑麻痹等。

（6）椎动脉动脉瘤:少见,占全部动脉瘤的3%～5%,占椎基动脉系动脉瘤的20%～30%,主要发生在颅内段,以椎动脉汇入基底动脉或小脑后下动脉交接处较常见,分别占37%及60%,其特点为:① 以小脑后下动脉连接处动脉瘤最常见,可出现小脑动脉闭塞的症状,如共济失调,延脑损害等,有时出现头晕,耳鸣等类梅尼埃综合征表现。② 如动脉瘤突入颈管内可产生高颈髓及延髓受压的症状。

（7）多发性动脉瘤:指颅内同时有2个或2个以上的动脉瘤,尸检统计多发性动脉瘤占全部脑动脉瘤的20%～31.4%,其中,2个动脉瘤者占14%～17%,3个动脉瘤者占3.4%～3.9%,4个和4个以上者1.1%～1.2%,而血管造影的统计数字则较低,多发性动脉瘤仅为6%～18.5%,多发性动脉瘤倾向于发生在两侧及对称的部位上,特别是颈内动脉及大脑中动脉上,同一条动脉的多发动脉瘤仅占全部动脉瘤的2.8%,占多发性动脉瘤的16.9%,以颈内动脉最多,其次为大脑中动脉,一个动脉瘤位于颈内动脉系统,另一个位于椎基底动脉系统者占全部多发性动脉瘤的3%～8%,而两个动脉瘤均位于椎基底动脉系统者只占0.45%～1.2%。

临床特点为:① 女性多见,男女之比为1∶5,3个以上动脉瘤的男女之比为1∶11。② 病人好发年龄在43～70岁。③ 74%病例动脉瘤为2个,3个动脉瘤者占18.6%,4个以上者占7.5%,少数在5个或5个以上。④ 均位于幕上者占80%,均位于幕下者占9%,幕上、下者占11%;47%病人其两个动脉瘤位于对侧对称部位,21%病人的两个动脉瘤位于同侧,29%的病人一个动脉瘤发生在中线部位,另一个在一侧。⑤ 多发性动脉瘤常见的部位依次为颈内动脉,大脑中动脉,前交通动脉,椎-基动脉,但易破裂的动脉瘤部位却是前交通动脉(62%),大脑中动脉(27%),其他动脉瘤破裂率发生较高的有基底动脉,小脑后下动脉和后交通动脉等。⑥ 动脉瘤多数在5 mm或更小,而破裂动脉瘤多在6 mm或更大。⑦ 根据临床体征难以定出破裂动脉瘤的部位。⑧ 发生在同一条动脉上的多个动脉瘤,以颈内动脉最多,占70%,大脑中动脉次之,占20%,再次为前交通动脉占10%,同一动脉上多发动脉瘤数目多为2个,可同时伴有其他动脉上的动脉瘤。

(8) 未破裂的动脉瘤:未破裂的脑动脉瘤在临床报道中占10%,而在尸检资料中占2%,其特点为:① 年龄主要在40~69岁,女性稍多于男性。② 动脉瘤大部分位于Willis环的前部,在床突下的动脉瘤多位于交通动脉,大脑中动脉及大脑前动脉。③ 一般认为动脉瘤直径在7~8 mm时出现症状,而达10 mm时则破裂。④ 临床上多表现为急性发作单侧血管性偏头痛,可在24 h内自行缓解,亦可表现为迟发性癫痫,进行性脑缺血及假脑瘤(伴动眼神经麻痹及视盘水肿)。⑤ 未破裂的动脉瘤手术危险性比破裂者为小,术后极少发生脑血管痉挛。未破裂的脑动脉瘤的总危险率(可能破裂的危险及手术的危险)为1%~5%,其10年内出血及致死性出血的危险性分别为11.5%和6.6%,也有人报道未破裂的动脉瘤手术无死亡,手术致残率很低,6%~12%的病人遗有永久性神经功能缺失,因此,对于未破裂的动脉瘤多主张手术治疗。

(9) 巨型动脉瘤:动脉瘤的大小≥2.5 cm者称巨型动脉瘤,女性多于男性,北京天坛医院的巨型动脉瘤占颅内动脉瘤的7.8%,巨型动脉瘤以颈内动脉最多见,其次为大脑中动脉,巨型大脑中动脉瘤占大脑中动脉瘤的13%,巨型动脉瘤多发生在颈内动脉海绵窦部及其末端分叉部,大脑中动脉主干分叉部,基底动脉及椎基底动脉的连接部。① 根据瘤腔内血栓的多少分三型:部分血栓形成;完全血栓形成;无血栓形成。② 发病形式有两种:a. 隐袭性的,像颅内肿瘤一样;b. 突发的蛛网膜下腔出血。③ 临床表现:a. 压迫症状:瘤体压迫周围组织而引起的症状,多为局部神经功能障碍,包括脑神经功能障碍及内分泌障碍等,约64%的病人是由于病灶性神经功能障碍而就诊。b. 蛛网膜下腔出血:因此就诊的占36%,常伴有脑室内或脑内出血,临床分级差,病死率高。c. 缺血症状:巨型动脉瘤压迫动脉分支使之缺血,或血栓形成而引起脑梗死,巨型动脉瘤内血液蓄积较多时,也会使载瘤动脉远端及动脉瘤周围的脑组织缺血,产生盗血现象。d. 全身症状:巨型基底动脉瘤可造成阻塞性脑积水,婴儿患巨型动脉瘤常导致淤血性心衰,使病人发绀,发育迟缓,此外,巨型动脉瘤病人还可以有癫痫发作。巨型动脉瘤的CT有其特点,未用对比剂时,CT影像显示动脉瘤为局限性高密度,周围无水肿,用对比剂后,显示瘤腔内为均匀一致的高度加强,但须注意,少数巨型动脉瘤周围有水肿,与蝶骨嵴脑膜瘤在CT上难以鉴别,巨型动脉瘤内可以部分或完全形成血栓,完全形成血栓时,未用对比剂的CT扫描表现为密度稍高,轮廓清晰的圆形或椭圆形病变,其中呈斑点状,用对比剂则呈环状密度增高影像,这可能与动脉瘤壁血管丰富有关,若有血肿,则动脉瘤位于血肿的周边,完全形成血栓的巨型动脉瘤在 CT 上可能被疑为占位病变,偶尔巨型动脉瘤内形成血栓并阻塞其动脉分支,造成脑水肿及脑中线移位,动脉瘤壁可有钙化或钙化在瘤壁外方。血管造影及 MRA 决定诊断,常可见到瘤内有部分血栓形成,占 52%～83%,其载瘤动脉可因扭转,被压迫,血栓等原因,显示很细,多看不清动脉瘤蒂。④ 巨型动脉瘤内血栓形成的机制尚不完全了解,可能与下列因素有关:a. 动脉瘤容量与其蒂的口径比例有关,即容量过大而蒂的口径太小,使囊内血流减少,易形成血栓。b. 动脉瘤内的湍流造成内膜的应力损伤。c. 血流减少加上内膜损伤导致血小板沉积,形成附壁血栓。d. 动脉瘤壁出血形成血肿,使颅内压增高及血循环缓慢,在瘤内形成血栓,这种血栓还可能蔓延到载瘤动脉。e. 脑血管痉挛。f. 巨型动脉瘤使载瘤动脉扭曲及受压,导致血流减少。g. 抗纤维蛋白溶解剂的使用。巨型动脉瘤除非完全形成血栓,不然不能防止出血,一般认为动脉瘤内的血栓形成需要数年,血栓形成为向心性的,即血块呈层状由外部向中心形成血栓,也偶有动脉瘤出血时,同时,在瘤内形成血栓的,完全形成血栓时易误认为颅内肿瘤。对于绝大多数动脉瘤来说,确诊主要是根据自发性蛛网膜下腔出血和脑血管造影来确诊,腰穿是诊断蛛网膜下腔出血最简单和最可靠的方法,根据临床表现和上述辅助检查确诊动脉瘤并不困难,凡中年以后突发蛛网膜下腔出血,或一侧展神经或动眼神经麻痹;有偏头痛样发作,伴一侧眼肌麻痹;反复大量鼻出血伴一侧视力视野进行性障碍,以及出现嗅觉障碍者,均应考虑到动脉瘤的可能,应及时行辅助检查或脑血管造影以明确诊断。一般来说,如果造影质量良好,造影范围充分,阅片水平较高,则 96% 以上的动脉瘤可以得到确诊。

(五)颅内动脉瘤检查

1. 血常规、血沉及尿常规。一般无特异性变化,动脉瘤破裂出血早期,白细胞常超过 $10\times10^9/L$,血沉也常轻度到中度增快,其增快程度与白细胞增多的程度相一致,早期可出现蛋白尿,糖尿,严重者可出现管型尿,蛋白尿持续较短,一般数天后即恢复正常。

2. 腰穿。动脉瘤未破裂时,腰穿脑脊液检查多无异常变化,在破裂出血时,腰穿是诊断动脉瘤破裂后蛛网膜下腔出血的直接证据,腰穿压力多在 1.96～2.84 kPa,但腰穿的时间与压力的变化亦有关,有人发现动脉瘤破裂后,颅内压可急骤升高到 8.8～19.6 kPa,半小时后颅内压下降,腰穿脑脊液常呈血性,镜检可见脑脊液中含大量红细胞,反复腰穿检查,可根据脑脊液内新鲜和陈旧性红细胞的多少,判断出血是否停止,但颅内压很高时,腰穿要慎重进行,缓慢放液,以免诱发脑疝,如果出血不多,又单纯破入脑实质内或硬膜下或蛛网膜下腔粘连,脑脊液内可无红细胞,一般在出血后 2h 腰穿才能发现脑脊液内有血液或离心后上清液变黄,出血最初脑脊液中白细胞与红细胞成比例,即每 1 万个红细胞就有 1 个白细胞;出血 12 h 后脑脊液中白细胞开始增加,早期以中性为主,晚期以淋巴细胞为主,在脑脊液变黄 2～3 周后恢复正常,有时淋巴细胞可持续存在长达 48 天之久,出血后 1～2 周红细胞消失,3 周后脑脊液变黄,脑脊液中的细胞用特殊染色可发现含铁细胞,这种细胞在出血 4～6 周后增多,持续存在 17 周,用这种方法可在蛛网膜下腔出血 4 个月后仍能判断是否有过出血。脑脊液生化检查,糖和氯化物多正常,蛋白增高,这是由于红细胞溶解后释放出大量血红蛋白及出血后渗出反应所致,通常在 1 g/L 左右,有人认为脑脊液中每 1 万个红细胞溶解可增高 150 mg/L 的蛋白质,一般在出血后 8～10 天蛋白质增高幅度最大,以后逐渐下降,另外,应注意区别腰穿损伤所致的血性脑脊液,一般腰穿损伤性血性脑脊液,离心后的上层液体无红色或黄色变化,对联苯胺无阳性反应。

3. CT。CT 扫描虽然在确定动脉瘤的存在、大小或位置等方面不如脑血管造影,但是它却安全、迅速,病人无痛苦,不影响颅内压,可以随时采用,并能反复多次随诊观察,高分辨力的 CT 诊断动脉瘤有以下优点:

(1) 强化扫描:可显示直径在 5 mm 以上的动脉瘤,对颅底动脉瘤的诊断率可达 50%～60%;巨大型动脉瘤 CT 平扫或强化扫描均可发现,表现为动脉瘤周围有脑水肿或脑软化,呈低密度区,瘤壁可因钙化而呈高密度,瘤内因层状血栓而呈高密度,瘤腔中心流动的血流密度又有差别,因此,可见密度不同的同心环状图像,称之为"靶环征",这是巨大型动脉瘤的 CT 特征。

(2) 除显示动脉瘤外,尚能显示其伴发的蛛网膜下腔出血,脑内脑室内或硬膜下血肿,脑梗死,脑积水等,并能显示出血肿的大小,梗死的范围,脑积水的程度,是否有再出血等,因此避免了反复腰穿及反复脑血管造影。

(3) 可以发现多发性动脉瘤,并能显示出哪一个动脉瘤破裂。

(4) 根据蛛网膜下腔出血的分布及密度的情况可估计出血的来源,例如,大脑正中裂和额叶底部以及脑室内积血多提示为前交通动脉动脉瘤出血;外侧裂积血提示大脑中动脉动脉瘤破裂出血;颞叶出血可能为颈内动脉及大脑中动脉动脉瘤出血等。

(5) 可以了解蛛网膜下腔内局限性和弥漫性积血的情况,预测脑血管痉挛的发生,如蛛网膜下腔,尤其是脑池内存在 3 mm×5 mm 以上大小的血凝块或弥漫性积血达 1 mm 厚时,常提示将可能发生严重的脑血管痉挛。

(6) CT 扫描可对动脉瘤进行动态追踪观察,以便及时掌握手术时机及判断预后等,但是,CT 扫描不能完全替代脑血管造影,最终还是需要脑血管造影来证实。

4. MRI 扫描。

(1) 在动脉瘤出血急性期应先做 CT 扫描,MRI 难以查出很早期的急性脑内血肿与蛛网膜下腔出血,但高场强及重度 T2 加权像时,MRI 也能发现很早的急性出血。

(2) 对于无症状的有少量渗血而未破裂的动脉瘤,MRI 可以查出并对预测动脉瘤破裂有重要价值。

(3) 对于蛛网膜下腔出血脑血管造影阴性者,MRI 诊断价值最大,因为这类动脉瘤体积小,属于血栓性动脉瘤,脑血管造影难以充分显影,MRI 却能准确地显示出动脉瘤的位置。

(4) 怀疑蛛网膜下腔出血而 CT 扫描阴性者,MRI 十分有用,因为亚急性(出血量少)与慢性蛛网膜下腔出血(等密度)后释放的正铁血红蛋白在 T1 与 T2 加权像上均呈高信号。

(5) 对于多发性动脉瘤出血,CT 能显示出血但不能指出出血的具体动脉瘤,脑血管造影对判断出血的动脉瘤亦不够准确,而 MRI 则能显示出出血的动脉瘤。

（6）对于动脉瘤破裂造成的陈旧性蛛网膜下腔出血，MRI 也能显示，表现为脑表面铁末沉积征，即在 T2 加权像上呈明显的线样"镶边"影，而 CT 则不能明确地显示出是否有过蛛网膜下腔出血或动脉瘤是否有过破裂出血。

（7）MRI 可直接显示动脉瘤，并可显示动脉内的血流，在 T1 与 T2 加权像上，瘤体是无信号，动脉瘤内血栓在 T1 与 T2 加权像上呈高信号，瘤壁呈环状低信号。

（8）巨大型动脉瘤在 MRI 上呈混杂信号，即血流与涡流呈无信号，钙化呈无信号，血栓呈高信号，含铁血黄素呈低信号等。

5. 体感诱发电位检查。刺激正中神经时可记录体感诱发电位，颅内动脉瘤病人发生蛛网膜下腔出血及临床症状者，其体感诱发电位与正常人的显著不同，即中枢传导时间（CCT）延长，它的显著延长表示预后不好，这种差别在手术后 48 h 即能被查出来，两半球的传导时间不同也可用于判断预后，但是这种显著的不同要在术后 48～72 h 才显现出来，比 CCT 的变化要小。

6. 多普勒超声检查。对术前颈总动脉，颈内动脉，颈外动脉及椎-基底动脉的供血情况，结扎这些动脉后或颅内外动脉吻合后血流方向及血流量，可做出估计。

7. 脑血管造影。最后确定诊断有赖于脑血管造影，凡病人有蛛网膜下腔出血，自发的Ⅲ～Ⅳ脑神经麻痹或后组脑神经障碍等，均应行脑血管造影检查，造影能显示动脉瘤的部位、大小、形态、数目，囊内有无血栓，动脉硬化及动脉痉挛的范围、程度，有无颅内血肿或脑积水，瘤蒂大小及是否适于夹闭等，此外还可了解血管的正常与变异，侧支循环，做一侧颈动脉造影时压迫对侧颈部颈动脉，或行椎动脉造影时压迫颈动脉，能观察前交通支或后交通支的供血情况，作为术中能否暂时或永久阻断颈动脉或椎动脉的参考，约 16% 的动脉瘤内有血栓形成，动脉瘤与动脉影像重叠，或动脉痉挛使动脉瘤不显影，第一次血管造影未显影，在几天或几周后再造影时约有 20% 的动脉瘤可再度显影，所以反复造影，多位像投照有时是必要的，应行四（双侧颈动脉和双侧椎动脉）血管造影，以免漏掉动脉瘤或漏掉多发动脉瘤，前交通支动脉瘤多由一侧大脑前动脉供血，作对侧颈内动脉造影时压迫病侧颈动脉，可能使两侧大脑前动脉皆显影而动脉瘤不显影，所以对这种病例只行对侧颈内动脉造影，可能会将动脉瘤漏掉。

关于血管造影时间，Ⅰ～Ⅱ级者可尽早造影，一般认为出血后 3 天内造影并发症最少，第 4 天开始增加，2～3 周最高，临床症状为Ⅲ～Ⅳ级而怀疑有颅内血肿者也应尽早造影，Ⅴ级者可做 CT 或 MRI 检查以排除血肿和脑积水，以免造影加重症状，还有人主张除Ⅴ级者外，皆应尽早行血管造影，以利尽早手术，防止再出血，不过 5 h 内做血管造影，容易造成再出血。

通过直接经皮穿刺颈部行颈内动脉造影适用于颈内动脉系统动脉瘤，椎动脉系统因直接穿刺的成功率仅为 50%，且易引起动脉痉挛，故经皮穿刺股动脉插管或穿刺肱动脉高压注射药物较好，为避免遗漏多发性动脉瘤，现多采用经股动脉插管行四血管造影的方法，在透视下将不同型号的导管运用抽插，捻转等手法送进两侧颈总动脉，颈内动脉，颈外动脉及椎动脉内，分别注射药物造影。

Willis 动脉环前半部动脉瘤常规动脉造影拍正、侧位片，后半部者拍侧位及汤氏位片，除此而外还可根据情况加上不同斜位、颅底位及立体片等，以显示小的动脉瘤及瘤蒂，放大、减影装置及断层技术也都有助于得到更为清晰的动脉瘤 X 光片，清楚地显示动脉瘤蒂对手术切口的设计、动脉瘤夹的选用、正确地估计预后都有很大帮助。

MRA 能显示整个脑血管系统，不需要注射造影剂，因而无注射造影剂的危险，也没有对造影剂过敏的问题。

多发动脉瘤多分布在两侧或颈内、椎动脉两个系统中，也有的分布在一侧，甚至于在一条主要动脉上，造影中如何判断多发性动脉瘤中哪一个出血很重要，动脉瘤形状不规则者出血可能性最大，载瘤动脉痉挛或有颅内血肿压迫表现，以及出现邻近神经结构损伤症状的动脉瘤应考虑有出血，MRA 加上 MRI，或者 MRA 加上 CT 会在这方面提供重要帮助。

血管造影的并发症发生率约 1‰，包括偏瘫、失语、视力减退等，造影引起动脉瘤出血的占 0.02%～0.11%，至 1984 年已报道了 31 例，其中 23 例（68%）死亡；5 例残留神经障碍（偏瘫 4 例，动眼神经麻痹 1 例）；3 例神经系统正常，造影时动脉瘤出血的原因是强力推注造影剂使脑动脉内的压力突然升高，因而动脉瘤破裂出血，至于短期的颈测量血压及全身血压增高可能由于造影剂的化学刺激，也可能是麻痹诱导使动脉内压力升高，也有可能是动脉瘤自发地出血与造影时间巧合。

术中夹闭动脉瘤后或手术结束行血管造影，可了解瘤蒂是否完全被夹闭，如夹得不好，则拆开切口重新夹闭，仅结扎供血动脉的病人在术后造影，可了解是否有效，偶有动脉瘤由于技术原因无法将瘤蒂完全夹闭者，可用血管造影随访，如又形成动脉瘤，可及时栓塞，也可再行手术，上述这些血管造影也可用 MRA 代替。

颅内动脉瘤诊断鉴别

未破裂动脉瘤有局部症状或颅内压增高表现者，以及破裂出血引起蛛网膜下腔出血者尚需要与颅内肿瘤、脑血管畸形、高血压性脑出血、烟雾病、颅脑损伤、血液病、脊髓血管畸形等鉴别。

（六）疾病相鉴别

1. 颅内肿瘤。鞍上区动脉瘤常误诊为鞍区肿瘤，但鞍上区动脉瘤没有蝶鞍的球形扩大，缺乏垂体功能低下的表现，颅内肿瘤卒中出血多见于各种胶质瘤，转移瘤，脑膜瘤，垂体瘤，脉络丛乳头状瘤等，在出血前多有颅内压增高及病灶定位体征，无再出血现象，据 CT 扫描及脑血管造影可容易鉴别。

（1）星形细胞瘤：下丘脑或视交叉星形细胞瘤亦为鞍上占位，但形态不像动脉瘤规则，而且强化不如动脉瘤明显。

（2）垂体瘤：向鞍上生长，常呈葫芦状，动脉瘤可有类似表现，但动脉瘤一般无鞍底下陷，正常垂体结构亦保存。

（3）颅咽管瘤：以青少年多见，当为实质性肿块时，与动脉瘤可有类似改变，但其钙化多见，强化常不及动脉瘤明显。

2. 脑血管畸形。一般病人年龄较轻，病变多在大脑外侧裂，大脑中动脉分布区，出血前常有头痛(66%),癫痫(50%以上)及进行性肢体肌力减退,智能减退,颅内血管杂音及颅内压增高的表现,多无脑神经麻痹的表现。

3. 高血压性脑出血。年龄多在40岁以上,有高血压史,突然发病,意识障碍较重,可有偏瘫,失语为特征性表现,出血部位多在基底节丘脑区。

4. 烟雾病。年龄多在10岁以下及20~40岁,儿童常表现为脑缺血性症状伴进行性智能低下,成人多为脑出血性症状,但意识障碍相对较轻,脑血管造影可见颅底特征性的异常血管网,以资鉴别。

5. 外伤性蛛网膜下腔出血。可见于任何年龄,有明显的头外伤史,受伤前无异常,可伴有其他颅脑外伤的表现,如头皮裂伤及颅骨骨折等。

6. 血液病。白血病,血友病,再生障碍性贫血,血小板减少性紫癜,红细胞增多症等引起的蛛网膜下腔出血,往往在发病前即有血液病的临床表现,通过血液检查及骨髓检查不难区别。

7. 脊髓血管畸形。多在20~30岁发病,出血前常有双下肢或四肢麻木、无力及括约肌功能障碍,发病时多无意识障碍,出现剧烈背痛伴急性脊髓压迫症,不难鉴别。

8. 脑缺血性疾病。多见于老年人,常有高血压、高血脂史,多在安静时发病,发病相对较慢,临床症状相对较轻,脑脊液内无红细胞,CT扫描示脑内低密度区,足以区别。

9. 医源性蛛网膜下腔出血。抗凝治疗,胰岛素休克及电休克治疗等均可引起蛛网膜下腔出血,凭治疗史鉴别不难。

10. 其他疾病。各种结缔组织疾病如多发性结节性动脉炎、红斑狼疮,各种炎症如脑炎,脑膜炎,钩端螺旋体病,结核性脑膜炎,真菌性脑膜炎,布氏杆菌病,流感,百日咳等,急性风湿热,严重肝病,出血性肾炎,过敏性肾炎,抑郁症等,均可引起蛛网膜下腔出血,但这些病因的蛛网膜下腔出血临床上少见,根据这些疾病的临床特征及有关检查不难鉴别。

(七)颅内动脉瘤治疗

Hunt及Hess将颅内动脉瘤病人按照手术的危险性分为五级。

Ⅰ级:无症状,或轻微头痛及轻度颈强直。

Ⅱ级:中度至重度头痛,颈强直,除有脑神经麻痹外,无其他神经功能缺失。

Ⅲ级:嗜睡,意识模糊,或轻微的灶性神经功能缺失。

Ⅳ级:木僵,中度至重度偏侧不全麻痹,可能有早期的去皮质强直及自主神经系统功能障碍。

Ⅴ级:深昏迷,去皮质强直,濒死状态。

若有严重的全身疾患,如高血压,糖尿病,严重动脉硬化,慢性肺病及动脉造影上有严重血管痉挛,要降一级。

1. 颅内动脉瘤非手术治疗。主要目的在于防止再出血和控制动脉痉挛等,适用于下述情况:①病人病情不适合手术或全身情况不能耐受开颅;②诊断不明确需进一步检查;③病人拒绝手术或手术失败;④作为手术前后的辅助治疗手段。

防止再出血包括绝对卧床休息、镇痛、抗癫痫、安定剂、导泻药物使患者保持安静,避免情绪激动,抗纤维蛋白溶解剂(氨基己酸,抗凝血酸,抑肽酶等);控制血压,预防及治疗脑动脉痉挛,使用钙拮抗药如尼莫地平,脑脊液引流,使用糖皮质激素药物等,用经颅超声监测颅内动脉,维持正常的脑灌注压,根据病情退热、抗感染,加强营养,维持水电解质平衡,监测心血管功能,要严密观察生命体征及神经系统体征变化,对昏迷病人需加强特殊护理。

（1）控制性低血压：是预防和减少动脉瘤再次出血的重要措施之一,但不宜降得过多,最好用经颅超声监测,因为出血后颅内压增高,若再伴有动脉痉挛,脑供血已相应减少,血压降得过低会造成脑灌注不足而引起损害,通常降低10%～20%即可,高血压患者则降低收缩压原有水平的30%～35%,同时注意观察患者病情,如有头晕、意识恶化等缺血症状,应予适当回升。蛛网膜下腔出血后可能出现颅内压增高及脑积水,应用甘露醇,脑室引流,维生素E及肾上腺皮质激素等。

（2）降低颅内压：甘露醇不仅能降低颅内压,增加脑血流量,推迟血-脑脊液屏障损害并减轻脑水肿,还能增加手术中临时阻断脑动脉的时间,动物试验证实甘露醇对脑组织有保护作用,在其保护下,缺血脑组织的脑电波能恢复得较好,维生素E加地塞米松和甘露醇有很强的抗水肿作用,如再加上人造血效果更佳,给蛛网膜下腔出血的Ⅱ及Ⅳ级病人可使用甘露醇,每小时给20%甘露醇1.5 mg/kg,以后2天增加20%,临床症状显著改善,在24 h即恢复到Ⅰ或Ⅱ级,甘露醇保护脑组织的具体机制尚不清楚,动物试验阻断局部脑血流30 s,出现可逆性变化;阻断120 min,则出现神经细胞的皱缩,星形细胞膨大;12 h星形细胞崩溃;24 h神经细胞即已破坏,出现大量粒性白细胞,一支毛细血管阻塞120 min后,管腔即变小,内皮细胞增多,可见脑梗死的形成是很快的,而在应用甘露醇后120 min,毛细血管及神经细胞均未发生明显的病理性改变,用动物的脑水肿模型发现:5例应用甘露醇并阻断血流2 h,仅1例出现脑水肿,阻断4 h,仍半数有效,如阻断6 h,则无作用,所以甘露醇的有效作用时间大约为2 h,用兔做试验,如用甘露醇加人造血,则阻断6 h仍无脑水肿出现,但单纯用甘露醇或人造血,则不能控制丘脑出血性脑梗死的发生。

临床应用20%甘露醇,每千克体重给10 mL,允许阻断血流100 min,所以动脉瘤破裂时,可将其输入及输出段动脉完全暂时夹闭,用甘露醇加人造血后做大脑中动脉早期血管重建术治疗脑梗死,可获得良好效果,入院时昏迷的病人可先用20%甘露醇静脉注射加脑室引流,经过这种处理后病人有反应,如呼之能应或压眶上神经有防御反应,即考虑手术,然而应用甘露醇增加血容量,使平均血压增高,也偶有使动脉瘤破裂的危险。其他如低分子右旋糖酐也对改善微循环有利。

（3）脑脊液引流：脑动脉瘤出血后急性期在脑表面及脑内可有大量积血使颅内压增高,需做脑室引流等降低颅内压力,才能在手术时分离开脑组织进至动脉瘤,有的因小的血肿或凝血块阻塞室间孔或大脑导水管,引起急性脑积水而出现意识障碍,需做紧急的脑室引流,脑动脉瘤出血后的慢性时期由于基底池等的粘连,也会引起脑积水,颅内压也可能正常,但病人的脑室扩大,同时出现反应迟钝等症状,行脑室引流会使情况改善。

2. 颅内动脉瘤的手术治疗。颅内动脉瘤病人发生了蛛网膜下腔出血应早期手术(夹闭瘤蒂或栓塞动脉瘤),术中采取保护脑的措施(甘露醇,巴比妥类药,异氟烷),术后扩容治疗,目前对于脑前半循环动脉瘤及后半循环的动脉瘤,椎—基底动脉连接部动脉瘤,小脑前下动脉及小脑后下动脉动脉瘤在蛛网膜下腔出血后早期手术,而对基底动脉及大脑后动脉第一部分的动脉瘤多等待其神经症状改善及稳定后再手术。

麻醉多用全身麻醉,麻醉前予镇静剂及止痛剂,对于巨型动脉瘤或复杂的动脉瘤,特别是基底动脉动脉瘤,有人主张在深低温下停止血液循环,并用巴比妥类药物保护组织。

必要的器械有手术显微镜,显微手术器械,双极电凝器,无损伤性临时血管阻断夹,以及各种不同形状、角度、大小的动脉瘤夹,动脉瘤夹应光滑有弹性,无裂纹,有槽,强度可靠,既能造成内膜一定的创伤使之粘连紧密,又不会夹断或划破管壁;既能开闭自如,又能长久固定在夹闭位置上,不因动脉搏动而移位、脱落或断裂,夹持要细巧,有各种角度,易于开合。

有条件时,手术中可用体感诱发电位监测,刺激正中神经及记录中枢传导时间(central conduction time,CCT),N14峰(于C2记录)与N20峰(皮质记录)间的传导时间,使用海罗芬(Halothane),牵拉脑组织,暂时阻断脑动脉时,CCT延长。

经过长期、大量的临床实践,目前多数学者认为颅内动脉瘤除个别情况外,均应积极地给予外科治疗,脑动脉瘤病人第1次出血而未行手术者,1个月内存活率为50%~78%,再出血的死亡率分别为43%和64%,而动脉瘤直接手术的死亡率,目前已降至1%~5.4%,因此,出血后及时手术就显得十分必要。

过去许多人认为动脉瘤出血后立即开颅手术会进一步损伤肿胀的脑组织,造成更多的神经功能障碍和后遗症,故主张除伴有颅内血肿需立即手术外,在出血后2周左右病人情况平稳时行开颅手术为好,晚近通过对动脉瘤早期及晚期手术预后大宗病例的分析,对动脉痉挛的研究以及对再出血的时间,预后和血肿的影响反复进行对比研究,有些学者提倡动脉瘤出血后早期手术,并关于出血后数小时内手术成功的报道,有蛛网膜下腔出血的Ⅰ、Ⅱ级病人越早手术越好,以防再出血;有意识障碍及神经系统体征,严重脑膜刺激症者一旦临床情况稳定并有好转的,应即刻手术;对Ⅴ级病人除非有危及生命的血肿需要清除,否则,无论手术与否效果都不好,出血后48 h内红细胞尚未溶解,氧合血红蛋白很少,不至于引起血管痉挛,如果等待数天血块与血管或动脉瘤粘连紧密,血块溶解及血红蛋白释出,动脉发生痉挛,此时不仅增加了手术困难,而且即使清除了积血也不能防止动脉痉挛,Takahashi统计了颅内动脉瘤出血早期(3天内)和晚期手术的效果:Ⅰ~Ⅱ级病人早期手术的死亡率为5.8%,晚期为10.0%;Ⅲ~Ⅳ级早期手术的死亡率及致残率(Morbidity)为32.9%,晚期为49.2%,预后不好的主要原因是血管痉挛及再出血,因此主张对颅内动脉瘤有蛛网膜下腔出血的Ⅰ~Ⅳ级病人应早期手术,Ludwig(1984)认为脑动脉瘤病人在蛛网膜下腔出血后48~72 h行手术修复,同时局部及静脉用尼莫地平防血管痉挛,能使症状性血管痉挛减少到最低限度,改善预后,总之,早期手术可避免再出血,并可清除蛛网膜下腔出血以缓解致命性的动脉痉挛,早期手术除了夹闭动脉瘤外,还可行基底池引流,这样处理比单纯夹闭动脉瘤的效果好,可用经颅超声监测动脉瘤出血后动脉痉挛的程度,早期手术的缺点是因为有脑水肿使动脉瘤的暴露困难,容易损伤脑组织及术中引起动脉瘤破裂,然而因血压不正常、颅内压过高、急性心、肺疾患等,需要一定时间进行术前准备而推迟手术也是合理的。

Kassel 总结了联合研究 3521 例颅内动脉瘤病人,随访 6 个月,比较蛛网膜下腔出血后早期手术(0～3天)及延期手术(7～14天)的结果,发现除了延期手术再出血为 9%,明显多于早期手术的 4%,其他早期和延期两组的结果皆相似,如死亡率20%,比 24%,结果良好率为 62%比 56%,两组的血管痉挛,手术并发症,脑积水及第一次出血造成的损害也相似,说明延期手术并非像原来想象的那样不好;早期手术能减少再出血,但不能减少缺血性神经功能缺失或其他并发症。

控制性低血压在脑动脉瘤手术中得到广泛应用,但蛛网膜下腔出血的病人脑血管的反应性和自动调节机能都不健全,低血压更易引起脑缺血,可有体感诱发电位,脑电图,直接观察脑皮质反应和手术中直接测量脑血流等方法监测脑血流,在降低血压时,可用药物保护组织,如氟烷可降低脑组织代谢,甘露醇可使脑体积缩小,并增加急性缺血区的脑脊液,当这些因素存在时,即使脑血流短时降至 20 mL/(100 g·min)以下仍可耐受,Luben 等分析了 61 例应用控制性低血压的病人,认为硝普钠及 α/β 受体阻滞药合用有益于低血压的安全诱导,并能降低心肌氧耗,合用还可减少硝普钠的剂量,受体阻滞药能防止静脉注射硝普钠后引起的反射性心动过速。

关于手术是否要限制病人年龄的问题,经研究比较 60 岁以下与 60 岁以上动脉瘤病人手术治疗效果,结果认为:只要动脉瘤出血前能正常生活而无严重并发症,60 岁以上和以下的手术效果相似,70 岁以上的也是一样,问题是术前要对全身健康情况仔细检查,排除其他重要疾病,适当选择手术时间,术后细心护理,才会取得好效果。

超过 60 岁的病人与小于 60 岁的病人发生蛛网膜下腔出血后,其手术预后的好坏都取决于术前症状的级别等级,颅内有无血肿,有无脑动脉痉挛及手术时间选择,大于 60 岁的病人术前有高血压的比无高血压的预后差;尼莫地平能改善预后,但要在术前给,术前给尼莫地平的,术后效果好,而未给尼莫地平或术后才给的,由于症状性动脉痉挛造成的致病率及死亡率都高,所以蛛网膜下腔出血后最好尽快使用尼莫地平。

手术方法:开颅手术包括动脉瘤颈夹闭或结扎术,动脉瘤电凝固术,动脉瘤铜丝导入术,立体定向磁性栓塞术,动脉瘤射毛术,动脉瘤包裹加固术,激光凝固术等,间接手术是夹闭或结扎动脉瘤的输入动脉或供血动脉,分为急性结扎及慢性结扎两种,虽是一种老方法,在某些情况下亦行之有效。

(1)动脉瘤颈夹闭或结扎:手术目的在于阻断动脉瘤的血液供应,避免发生再出血;保持载瘤及供血动脉继续通畅,维持脑组织正常血运;夹闭瘤颈后,术中即可检查手术效果,方法是:① 术中血管造影;② 微型多普勒超声探测;③ 荧光血管造影:在显微镜下能查出动脉瘤是否完全被排除于血流之外,载瘤动脉有无血流缺失,小血管(包括穿通支)是否血流良好。

手术后动脉瘤颈多能被完全夹闭,使动脉瘤得以治愈,显微手术明显提高了动脉瘤的治愈率,使颅内动脉瘤直接处理的百分比从1966年Kraus报道的45%提高到1976年Brenner报道的95%,Pia报道200例使用显微镜直接处理动脉瘤的患者,效果不良者仅6%,而不用显微手术前高达40%。

动脉瘤复发的原因有:① 瘤颈夹闭不当:一般应紧贴着载瘤动脉夹闭瘤颈,不然,被残留的瘤颈在血流冲击下可逐渐扩大成动脉瘤;② 动脉瘤夹在术后滑脱,使原来的动脉瘤重新充盈,所以夹闭瘤颈后要稍作观察。

(2)载瘤动脉夹闭及动脉瘤孤立术:手术目的是在颅内夹闭载瘤动脉,其载瘤动脉可能是颈内动脉或其分支,也可能是椎基底动脉或其分支,夹闭后从而降低及改变血流冲击强度及方向,降低动脉瘤内的压力,促使瘤内血栓形成,而使动脉瘤得到治愈,动脉瘤孤立术则是把载瘤动脉在瘤的远端及近端同时夹闭,使动脉瘤孤立于血循环之外,而不再出血。

这种手术有其危险性,如大脑中动脉或基底动脉的突然夹闭很可能使病人死亡,所以要避免这样做,若非如此不可,可先行颅内外动脉吻合再夹闭,或直接将大脑中动脉或基底动脉逐渐结扎(即套上一粗线,在数天到数周内逐渐拉紧,达到完全闭塞的目的),至于椎动脉一般是可以夹闭的,但必须在其分出小脑后下动脉的远端,除非夹闭的另一侧是主要的椎动脉,颈内动脉的突然夹闭多半会造成瘫痪,偶可致命,所以也要慎重行事,最好先行颅内-外动脉吻合再夹闭。

手术的适应证与禁忌证:某些宽颈囊性动脉瘤,大型及巨型动脉瘤,梭形动脉瘤,壁间动脉瘤,或手术无法达到的一般囊性动脉瘤可行此手术,由于技术,设备的改进,这种手术日趋减少,下列情况不宜施行这种手术:不能耐受结扎后脑缺血或暂时阻断后出现较严重的神经功能障碍者;对侧颈内动脉,椎动脉,Willis环狭窄或闭塞,估计结扎后侧支循环不良者;颅内已有广泛动脉痉挛,结扎能进一步加重症状者,均不宜行此种手术。

夹闭或结扎动脉的选择:颈内动脉瘤包括海绵窦内颈内动脉瘤,颈内动脉后交通支动脉瘤及主要由一侧供血的大脑前动脉瘤,均可结扎同侧颈内动脉,一侧椎动脉瘤或主要由一侧椎动脉供血的基底动脉瘤,在同侧颈部结扎椎动脉,某些椎动脉瘤在不影响小脑后下动脉供血情况下,对椎动脉施行孤立术也是可取的,基底动脉分叉部动脉瘤如不能夹闭瘤颈时,可在大脑后动脉与小脑上动脉之间,或小脑上动脉以下的基底动脉安置动脉夹,部分大脑后动脉瘤可在P1段或P2段起始部结扎,而不出现任何缺血症状,一般颅内动脉的各种结扎或夹闭也最好在显微镜下进行。

手术效果:颈部颈动脉结扎后动脉瘤的再出血率为5.9%~6.8%,其中颈内动脉瘤再出血率为3%,前交通支动脉瘤为9.7%,大脑中动脉瘤为19%,手术对椎—基底动脉系动脉瘤效果较差。

(3)动脉瘤包裹术:主要适用于瘤颈过于宽大、梭形动脉瘤、瘤颈内有钙化斑不宜上夹或结扎者,或者因载瘤动脉不能阻断时应用,也可以在其他处理动脉瘤方法不能奏效时应用,其目的是采用不同的材料加固动脉瘤壁,虽瘤腔内仍充血,但可减少破裂的机会,目前临床应用的有筋膜、细纱布和塑料等,肌肉包裹因疗效甚差,已被放弃使用,塑料种类繁多,经动物试验及临床观察发现 Biobond 毒性小,效果似比较可靠,进行包裹前最好能全部暴露瘤体,然后用包裹材料均匀,彻底将瘤体全部覆盖,这种方法有一定缺点,如正在出血的动脉瘤不易包裹,部位深在、粘连紧密的动脉瘤常不可能全部游离,对于压迫引起的神经症状不能得以改善,Biobond 等塑料仍有一定的毒性,Yomagata(1987)报道乌拉坦预聚物可用于临床,动物试验用它包裹 6 个月后检查,它的量并不减少,并且动脉瘤壁与聚氨酯粘合良好,乌拉坦聚合物是一种黏性液体,与胺及水起反应,在几分钟内变成有弹性物质,即聚氨酯。

(4) 开颅动脉瘤栓塞法:种类较多,其目的是使动脉瘤腔内产生永久性血栓,阻止再出血,以下介绍几种疗效显著而易行的方法。① 铜丝导入:用毫米直径的铜丝导入动脉瘤内,使瘤内形成血栓,对于 2~3 cm 直径的动脉瘤导入 15 cm 长的铜丝效果较好,也可以将镀铜钢丝或铍铜丝送入动脉瘤腔内作阳极,然后通入 0.5~1 mA 的直流电数分钟或更长时间,血液中纤维蛋白原、红细胞、白细胞、血小板因带阴性电荷,就吸附在金属丝周围形成血栓填塞瘤腔,金属丝的导入可采用立体定向手术,也可以开颅,根据情况而定,导入金属丝之前先用 33 号口径穿刺针刺入动脉瘤 2~3 cm 深,后端接一个 22 号管子,将金属丝插入瘤内,使之绕成弹簧状或线团状而不易通过瘤颈部。② 磁凝固法:用立体定向技术或开颅后直视下将 30~31 号穿刺针插入动脉瘤内,注入直径 1~5μm 的碳基铁微粒胶形混悬液,由于动脉外放置的磁铁,磁探针对铁微粒的引力,使之停留在瘤腔中,逐渐形成血栓。③ 射毛术:Callagher 用特制气枪将 6 mm 长马毛、猪毛"子弹"射入暴露好的动脉瘤壁和腔内,由于兽毛带阴性电荷,能吸附血中带阳性电荷的有形成分,成为附壁血栓。④ 氩激光凝固动脉瘤。

(5) 经血管内栓塞动脉瘤:对于患动脉瘤的病人开颅手术失败,或因全身情况及局部情况不适宜开颅手术的如风心病、血小板少、肾功能不全、头皮银屑病等,可用血管内栓塞治疗,对于动脉瘤没有上述情况者,也可以先选择栓塞治疗。

栓塞材料及方法:1973 年前苏联 Serbinenko 首先使用可脱性球囊导管治疗脑血管病,以后他和 Romodanov 及 Sheheglov 积累了大量经验,除此之外,又出现了血管内快速凝固剂,目前导管和栓塞材料还在不断改进和创新,应用技术还在不断完善和探索,我国已有国产栓塞材料氢丙烯酸异丁酯(IBCA)和球囊,弹簧栓子和微导管,用 IBCA 栓塞动物的动脉,栓塞的局部血管及周围会出现慢性炎症,可脱性球囊有乳胶和硅胶两种,可在血流中起导向作用,以到达病变部位;球囊可任意前进或撤回,以保证在理想部位闭塞病变血管,它能闭塞动脉瘤及动静脉瘘,并保留正常动脉血流。

栓塞的并发症:① 很少的病人在栓塞过程中或以后出现暂时性脑缺血(TIA),也可发生卒中;② 脑中动脉或基底动脉内可能发生脑缺血,需行抗凝治疗及肝素化;③ 球囊位置不当,球囊经过的脑血管如有动脉硬化等而过度弯曲或狭窄,向后抽拉导管时可造成球囊过早解脱,若堵塞的动脉无充分的侧支循环,会出现神经功能缺失症状。

目前可以栓塞的动脉瘤:① 颈内动脉颅外段、岩段、海绵窦段动脉瘤:这些部位的解剖关系复杂,常无瘤颈,外科手术困难,是栓塞的适应证,栓塞前先做颈内动脉闭塞试验,即用造影剂充盈球囊完全阻断颈内动脉血流,同时向对侧颈内动脉注射造影剂,了解健侧颈内动脉通过前交通支向患侧供血情况,在阻断颈内动脉血流的同时,记录阻断时间,并观察病人神志,语言功能,肢体活动及脑电图变化,阻断颈内动脉15 min以上无不良反应,即可开始用球囊阻塞动脉瘤并嵌住瘤颈,阻塞动脉瘤不成功,则阻塞动脉瘤近端的颈内动脉,若观察15～30 min出现不良反应,则不能闭塞颈内动脉,可先行颅内外动脉吻合,再永久性地闭塞颈内动脉,如病人为两侧颈内动脉动脉瘤,需栓塞两侧颈内动脉时,必须先确定椎基底动脉系统通过后交通支供应两侧颈内动脉良好,再施行两侧颅内外动脉吻合(如STA-MCA之类的吻合),最后颈内动脉堵塞试验无不良反应,才能使两侧颈内动脉永久性闭塞。② 颈内动脉颅内段动脉瘤:这类动脉瘤过去多采用外科手术,将瘤颈夹闭,现在也可用血管内栓塞治疗,将球囊送入动脉瘤内并以凝固剂充盈,然后解脱球囊,也可用弹簧栓子放入瘤腔内将其闭塞。③ 椎-基底动脉瘤:这类动脉瘤开颅手术的危险性及术后并发症较脑前半循环动脉瘤为多,栓塞成功的有基底动脉干及其末端动脉瘤,椎基底动脉汇合处动脉瘤,小脑后下动脉瘤,小脑前下动脉瘤,也可栓塞基底动脉末端的巨大动脉瘤。巨大的动脉瘤常无瘤颈或瘤颈很大,外科手术极为困难,结扎或夹闭这种过大的瘤颈会造成载瘤动脉的狭窄以至闭塞,术后出现严重并发症或导致死亡,暂时孤立动脉瘤的情况下切除动脉瘤,修复瘤颈,在技术上要求很高,也有术野受限操作不便等困难,而且暂时孤立的时间不能过久,有时寻找暂时孤立的部位也非易事,对这类病人,可施行血管内栓塞动脉瘤,阻塞动脉瘤的球囊如1个不够,可增加至几个,有人甚至阻塞到7个之多才成功。如果栓塞基底动脉瘤不成功,也可栓塞一侧椎动脉,甚至于两侧椎动脉或基底动脉,但有先决条件,即两侧颈内动脉通过后交通支供应基底动脉良好时才能这样做,检查方法是暂时用球囊阻塞基底动脉的动脉瘤近端,由颈内动脉注射造影剂,看基底动脉能否从远端逆行充盈,如果逆行充盈良好,可考虑双侧椎动脉或基底动脉栓塞,最好在栓塞前,再行颅内外动脉吻合(如枕动脉与小脑上动脉的吻合)。在试图用球囊栓塞巨大动脉瘤之前,应证明动脉瘤内没有新鲜的血栓存在,磁共振扫描能够鉴别,如果瘤内有新鲜的血栓,应推迟几周再栓塞,以便血栓溶解吸收或机化。

(6) 各部位动脉瘤的手术方式及入路:① 床突下海绵窦内颈内动脉动脉瘤:无症状的床突下海绵窦内颅内动脉动脉瘤一般主张保守治疗,有症状者,包括发生蛛网膜下腔出血,鼻出血,严重头痛,眼眶疼痛,放射学检查瘤体增大,进行性眼肌麻痹或进行性视力,视野障碍均需要外科治疗,常用的手术方式有:a. 颈部颈动脉结扎术:结扎术的要求如前所述,结扎后动脉瘤所承受的压力在短期内下降约50%,长期观察仍能保持压力下降20%～30%,术后长期生存率达80%,说明此手术方式效果尚属良好,对于结扎后动脉瘤腔发生血栓形成者,临床上症状改善而无复发者,可不必再行孤立术。b. 颈总动脉栓塞术:原理同结扎术一样,采用物理或化学的方法将颈总动脉栓塞,可采用股动脉插管或颈动脉穿刺法。c. 孤立术:近年来多采取颈部颈内动脉及床突上段颈内动脉结扎,加颅内外动脉吻合术,颈内床突上段颈内动脉结扎可取患侧翼点入路骨瓣成形术,颅内外动脉吻合术可根据情况选择颞浅动脉-大脑中动脉吻合术或枕动脉/脑膜中动脉-大脑中动脉吻合术等。d. 血管内微球囊栓塞：随着微球囊技术的发展，以及永久性固化剂的应用，对于瘤颈明显的床突下海绵窦内动脉瘤可将微球囊直接放置到瘤内栓塞，而载瘤动脉保持通畅，球囊栓塞术的优点是在局麻下进行，栓塞过程中可随时观察病人的反应，如果病人不能耐受试验性栓塞颈内动脉或动脉回反压力过低，则作颅内外动脉吻合术。e. 直接手术：显微手术的应用提高了床突下海绵窦内颈内动脉动脉瘤的治疗水平，Parkinson（1965）首先报道在深低温（8 ℃～10 ℃），心脏停搏，体外循环下进行海绵窦内动脉瘤直接手术，将瘤颈夹闭或瘤体切除，手术入路采取患侧颞部骨瓣成形术，此手术如能成功，是理想的治疗方法，但是由于技术复杂，这类手术尚难以开展，1983年Dolenc首先采用不用体外循环，切开海绵窦侧夹闭瘤颈或切除瘤体缝合切口，多采用翼点加颞下入路。② 床突上颈内动脉动脉瘤：手术入路目前最常采用翼点入路直接手术，其他入路有低颞部骨瓣入路，额颞入路等，对于后交通动脉动脉瘤来说是最适合于直接手术的动脉瘤之一，直接手术率可达82%～92%，低颞部入路适于动脉瘤向后下方生长者，额颞入路适用于动脉瘤向后外侧或内侧生长者，术中注意夹闭后交通动脉动脉瘤时，不要误夹脉络膜前动脉，眼动脉动脉瘤由于其与视神经、视交叉、颈内动脉、前床突、海绵窦等解剖关系密切，故手术技术要求较高，暴露又较困难，故多主张采用非手术治疗或间接手术，采用直接手术时，最好在脑水肿或脑血管痉挛等消退后再手术，以利暴露，脉络膜前动脉动脉瘤可采用间接手术或直接手术，其入路与后交通动脉动脉瘤基本相同，手术时切勿损伤脉络膜前动脉，以防术后发生昏迷，偏瘫与死亡。③ 颈内动脉分叉部动脉瘤：由于动脉瘤位于脑底动脉瘤的最低点，手术困难而又复杂，可取翼点为中心的额颞入路，骨瓣宜大，要接近颅底，对于操作困难，不易行直接手术或术中破裂者可行孤立术，将大脑前动脉及颈内动脉夹闭。④ 岩骨部颈内动脉动脉瘤：由于动脉瘤的部位特殊，不宜行直接手术，只能在颈部结扎颈内动脉或颈总动脉，如术后仍显影，可进一步行颅内外联合孤立术。⑤ 大脑前动脉主干上的动脉瘤：以直接手术为主要治疗方法，可采用瘤颈夹闭术，多不困难，若遇到困难，亦可行孤立术，手术入路有额下入路，额颞入路或翼部入路，若瘤颈的部位接近前交通动脉，手术入路可参考前交通动脉动脉瘤的入路。⑥ 前交通动脉动脉瘤：手术方式有多种，如颈动脉结扎术，颅内外联合动脉结扎术，大脑前动脉近段结扎术，瘤体加固术，直接瘤颈夹闭术等，其中以瘤颈夹闭术最常用、最理想，若无法夹闭瘤颈可行瘤体加固术，若动脉瘤主要由一侧大脑前动脉供血，可施行近端供血动脉夹闭术，直接手术入路文献中有4种，即双侧额底入路，双侧矢旁入路，翼点入路及单侧额叶入路，对于单侧供血的前交通动脉瘤可采取颈动脉结扎术。⑦ 大脑前动脉远端段动脉瘤：一般采用直接手术，夹闭瘤颈，若不能行瘤颈夹闭，可行孤立术，其手术入路与动脉瘤部位有关，对于大脑前动脉上升段动脉瘤可行双侧或单侧额部开颅纵裂入路；而大脑前动脉水平段动脉瘤，宜采用一侧矢状窦旁入路。⑧ 大脑中动脉动脉瘤：一般采取瘤颈夹闭术，若瘤颈较宽，体积较大，亦可行孤立术，一般采取额颞入路，额叶部分骨瓣宜大，间接手术效果不良不宜采用，大脑中动脉主干动脉瘤可经额颞或翼部入路直接手术；大脑中动脉主要分支上动脉瘤，可取额颞或翼点入路瘤颈夹闭术，若夹闭困难，亦可采用瘤壁加固术；大脑中动脉周围支动脉瘤，以采用瘤颈夹闭术或局部孤立术,切除术为宜。⑨ 大脑后动脉动脉瘤:一般采用直接手术,对于大脑后动脉 P1 段动脉瘤可取颞叶或翼点入路行瘤颈夹闭术或孤立术,P3～4 段者行颞叶入路,位于末梢分支者要行枕部开颅。⑩ 基底动脉动脉瘤:位于基底动脉分叉部动脉瘤可行颞下或翼点入路瘤颈夹闭术或结扎术,位于基底动脉远段动脉瘤可取右侧低颞部入路,其近侧段动脉瘤,可取枕下入路或咽-斜坡入路,基底动脉主干或其上段的动脉瘤,可取颞下或枕下入路瘤颈夹闭术或间接手术,但危险性很大,仅当有充分供血来自颈动脉系时,才能将基底动脉下端钳夹。⑪ 椎动脉动脉瘤:多采用单侧枕下入路,适于小脑后下动脉处动脉瘤,其他入路尚有颞下小脑幕入路,适于椎动脉远侧段或两侧椎动脉会合处动脉瘤;经斜坡入路适于椎动脉末段以及与基底动脉交界处动脉瘤,瘤颈窄者可行夹闭术,瘤颈宽者可用弹力夹夹闭或加固术,若动脉瘤发生在较细的一侧椎动脉上可行颈部椎动脉结扎术,近年来亦有人对椎-基动脉动脉瘤采取血管内治疗。⑫ 小脑动脉动脉瘤:多采取枕下入路,行瘤颈夹闭术或局部孤立术,切除术等。

3. 特殊类型动脉瘤的治疗。

(1) 多发性动脉瘤:出血机会较单发者为多,故有人主张处理一个动脉瘤比不处理为好,全部处理比仅处理一个为好,此外,利用一个切口在一次手术中治疗所有动脉瘤对病人最为有利,如果瘤体相距较远,则需分期手术,分期手术应首先处理出血或有出血倾向的动脉瘤,根据影像学和临床症状的综合分析,约 96% 的出血动脉瘤能被分辨出来,对多发动脉瘤的处理与单发动脉瘤一样,手术死亡率亦相似。

(2) 巨型动脉瘤:约 1/5 病人由于各种原因,只能保守治疗,4/5 能行手术治疗,Peerless 报道 125 例基底动脉瘤分叉部巨型动脉瘤,其中 46% 的动脉瘤能够直接手术夹闭瘤蒂;其余的只能缩窄或夹闭(或用止血带闭塞)基底动脉近端;10 例只做了手术探查,手术方式如下。① 载瘤动脉夹闭或孤立:巨型动脉瘤开颅后约 3/4 的病人可将瘤蒂夹闭,但有 1/4 由于各种原因无法夹闭瘤蒂,而只能夹闭载瘤动脉或孤立动脉瘤,甚至连这些操作也不可能,颈内动脉的动脉瘤可夹闭动脉瘤近端的颈内动脉或孤立动脉瘤,基底动脉及椎动脉的则夹闭供血侧的椎动脉,甚至夹闭动脉瘤近端的基底动脉或孤立术,夹闭这些重要动脉或孤立前必须了解到术后能有充分的侧支循环,或先做颅内外动脉吻合以后再夹闭或孤立。② 栓塞术:由血管内栓塞动脉瘤,选择适当的钨丝弹簧栓子或球囊放置到瘤腔内(预先根据血管造影选择适当大小的球囊),如不能完全闭塞动脉瘤,可再放入第 2 个,有人甚至于放进 7 个才完全闭塞成功,如球囊难以进入瘤内,也可栓塞其载瘤动脉或孤立动脉瘤(放一球囊在动脉瘤开口处,再放置另一球囊于动脉瘤近端动脉内),放置永久球囊前先临时充盈球囊 20 min,观察反应,如果耐受,再永久放置。③ 瘤蒂夹闭:能否夹闭瘤蒂,要看蒂的大小,有无穿通动脉黏附在动脉瘤蒂上及动脉瘤内压力的大小,动脉瘤巨大时常不易找到瘤蒂,即使找到,常因太宽而无法夹闭,如蒂很宽,可用 2 个动脉瘤夹从相对方向各夹其一半,也可用一穿刺针刺入动脉瘤,用力抽吸其中血液使瘤壁塌陷,迅速分离出瘤蒂予以夹闭,也可将载瘤动脉暂时阻断或孤立,切开动脉瘤,清除其中血栓使瘤壁塌陷后,再夹闭瘤蒂,当瘤蒂过宽时,也可用线结扎,不过用线结扎很宽的瘤蒂,常使载瘤动脉扭曲及狭窄。

巨型动脉瘤在夹闭瘤蒂后，还应抽出瘤内血液或切开清除瘤内血栓或切除动脉瘤，解除对周围组织的压迫，大脑中动脉的巨型动脉瘤切除后，有时需行动脉端对端吻合，颈内动脉瘤必须夹闭颈内动脉时，可先行颅内外动脉吻合，即使巨型动脉瘤内已完全形成血栓，如有压迫症状仍应手术切除动脉瘤或清除其中血栓使之塌陷，对巨大梭形动脉瘤也有施行颅内外血管吻合及切除动脉瘤成功的。

动脉瘤是否被完全闭塞，可用针穿刺动脉瘤，看是否仍有活动的血，此法有时不尽可靠，术中造影或术中用微血管多普勒探测更准确，这种术中用的微血管多普勒探头可小至 0.3 mm，只要血管管径 > 0.1 mm 即可探测，局部血管狭窄超过其直径的 40%，因其局部血流加速和脉搏曲线改变，很容易辨认，这种装置能探测出血管内血流是否正常，动脉瘤夹是否严重影响了动脉血流，动脉是否严重狭窄或完全闭塞，如果夹闭瘤蒂后严重影响了动脉血流或使动脉闭塞，要调整动脉瘤夹的位置，或改变手术方式如暂时孤立动脉瘤，或阻断载瘤动脉，掏空动脉瘤后再夹闭瘤蒂，或切除动脉瘤及缝合动脉瘤蒂，或切除动脉瘤，行动脉端对端吻合，不得已时行动脉瘤包裹术，手术中不能看清动脉瘤的全部瘤蒂，可用多普勒引导，把瘤夹放置到适当位置。

对颈内动脉系统的巨型动脉瘤开颅手术前，可先暴露颈部颈内动脉，当分离动脉瘤囊或分离及夹闭瘤蒂时，暂时压迫颈内动脉，以降低载瘤动脉及动脉瘤内的压力，如分离时间较长，可间断性压迫，中间放开 2～3 min，这样会使手术容易些。

对于那些有厚的粥样硬化及附壁血栓，并常有钙化的巨大动脉瘤，手术困难，可暂时阻断局部血流，用甲苄咪酯 0.3 mg/kg 能在 1 min 内产生抑制作用，降低氧耗，它不像巴比妥类药物对心脏有毒性作用，采用脑电图进行监护，暂时夹闭载瘤动脉近端或暂时孤立动脉瘤，大脑中动脉可暂时阻断 35 min，基底动脉上段可阻断 17 min 而无显著影响，不需要降低血压，不像使用巴比妥类药物造成昏迷，还需要一段清醒的时间。

（八）预后

颅内动脉瘤的预后与病人年龄，术前有无其他疾患，动脉瘤大小，部位，性质，手术前临床分级状况，手术时间的选择，有无血管痉挛及其严重程度有关，尤其是动脉瘤病人蛛网膜下腔出血后伴有血管痉挛和颅内血肿者均是影响预后的重要因素，手术者的经验和技术熟练程度，手术是否应用显微手术，术后是否有颅内压增高（减压充分与否）等等，都与预后有十分密切的关系，病人年龄大，伴有心，肾，肝，肺等重要脏器疾患以及高血压者预后较差。

Iwa 及 Kolluri 分别对比了 65 岁以上的颅内动脉瘤有蛛网膜下腔出血的患者及 64 岁以下的患者和 >30 岁 <60 岁的患者，结果认为老年患者临床症状Ⅲ级（Hunt and Hess）的多；两组血管痉挛的发生率相似，但老年术前及术后出现脑梗死显著增多；老年术后死亡多，术后恢复好的绝大多数 <50 岁；建议对老年组Ⅰ～Ⅱ级的应尽早手术，Ⅲ级以上的应延期手术；手术操作很重要，操作不当时老年组容易出现脑损害及脑梗死，结论是年龄越大，手术致残率及死亡率越高；但手术效果依然比令其自然发展为好，只要根据病人的生理状态选择手术而不是根据年龄选择。

有的病人临床症状很轻,但 CT,MRI 及血管造影可能显示血-脑脊液屏障或血脑脊液屏障有障碍及血管痉挛,这些是潜在脑损伤的重要现象,动物试验在蛛网膜下腔出血后 2~4 h 即可查出广泛血-脑脊液屏障受损,表现为血流及代谢障碍,尽管其临床症状很轻。

施行动脉瘤根治手术后,80%以上病人能恢复正常,或仅有轻微的神经功能缺失,显微手术的应用大大降低了死亡率和致病率。

Ⅰ~Ⅱ级患者术后 90%效果良好,Ⅴ级的手术死亡率高达 80%以上,Bailes(1989)等报道了 51 例 Hunt 及 Hess 分级为Ⅳ到Ⅴ级的动脉瘤,其中Ⅳ级 23 例,Ⅴ级 31 例,4 例位于后循环;15 例为多发的,其余位于前循环,采取的治疗方案是:① 立即行脑室引流,② 于 24 h 内开颅夹闭动脉瘤及清除血块,③ 术后给予扩容治疗,在立即行脑室引流的 47 例中,31 例(66%)神经症状立即好转,54 例中,共存活 27 例(50%),12 例(22.2%)效果很好,无任何重要的神经障碍;27 例死亡中,19 例(70.4%)与颅内出血有关。因动脉瘤部位不同,危险性亦不同,后半循环动脉瘤的手术死亡率较高,预后与动脉痉挛有关,核素测定动脉痉挛后脑血流量变化发现,血流量减少 40%以上的患者手术死亡率和致病率比 40%以下或血流量正常者要高 4 倍,CT 检查,动脉瘤直径>2 cm 的病人,蛛网膜下腔持续有厚的凝血块,且恢复率仅为 27%,死亡率则高至 50%,远不如蛛网膜下腔没有凝血块或仅有薄血块的病人。动脉瘤病人行直接显微手术后,15%出现癫痫,多半在术后 6~12 个月开始发作,目前的显微手术技术已达到相当高的程度,既然颅内动脉瘤的最大危害是第一次出血造成的,并非由于外科手术,所以今后的注意力似应着重发现未出血的动脉瘤,及时给予处理,影像学的进一步发展,将能帮助解决这个问题,目前的 MRA 不需要造影剂,即能显示出全部脑血管影像,有些病种如多囊肾,主动脉缩窄和结缔组织病等容易伴发颅内动脉瘤,及时检查将会有所发现。国际上合作观察了蛛网膜下腔出血早期手术(0~3 天)及延期手术(11~14 天)的后果发现:早期手术由于再出血造成的致残率为 4%,而延期手术为 8%;但早期手术由于动脉痉挛造成致残率及死亡率高于延期手术,为 15%:11%,抗纤维蛋白溶解后,延期手术组的再出血由 17%降到 10%;而由血管痉挛造成的致病率和死亡率则由 8%升至 16%,可能的解释是:早期手术及抗纤维蛋白溶解治疗皆能引起血管痉挛,但早期手术及抗纤维蛋白溶解治疗可能使那些本会再出血死亡的病人生存下来,但又死于血管痉挛。

(九)颅内动脉瘤预防

一级预防指促进健康及减少危险因素,这种第一道防线的作用是促进一般人群的健康生活方式,减少接触环境中的有害因素,以此来完全避免癌症的发生,据目前所知,除了要防止空气,饮水,食物和工作场所的致癌剂和可疑致癌剂外,改变生活方式中的吸烟,饮酒以及其他不良习惯等都是一级预防的内容。

注意动脉粥样硬化的预防,防止感染性疾病对血管的损害,加强颅脑外伤时血管损伤的救治。

## 二、脑动静脉畸形

脑动静脉畸形(arteriovenous malformation,AVM)是脑血管发育异常所致畸形中最常见的一种。占脑血管畸形90%以上。畸形血管是由动脉与静脉构成，有的包含动脉瘤与静脉瘤，脑动静脉畸形有供血动脉与引流静脉，其大小与形态多种多样。本病可发生于脑的任何部位，病灶左右侧分布基本相等。90%以上位于小脑幕上，而大多数分布于大脑皮质，约占幕上病灶的70%。其中以顶、额、颞叶多见，枕叶略少。

（一）发病原因

脑动静脉畸形是一种先天性疾患，是胚胎发育过程中脑血管发生变异而形成的，一般认为，在胚胎第45～60 d时发生，胚胎第4周，脑原始血管网开始形成，原脑中出现原始的血液循环，以后原始血管再分化出动脉，静脉和毛细血管，在胚胎早期，原始的动脉及静脉是相互交通的，以后由于局部毛细血管发育异常，动脉及静脉仍然以直接沟通的形式遗留下来，由于没有正常毛细血管的阻力，血液直接由动脉流入静脉，使静脉因压力增大而扩张，动脉因供血多，也逐渐增粗，加上侧枝血管形成及扩大，形成迂曲、缠结、粗细不等的畸形血管团，血管壁薄弱处扩大成囊状，其内部脑动脉与静脉之间无毛细血管而直接沟通形成数量不等的瘘道，血液由供血动脉流入畸形血管团，通过瘘道直入静脉，再汇聚到1至数根引流静脉后离开血管团，流向静脉窦，由于缺乏毛细血管结构，因而产生一系列脑血流动力学的改变，出现相应的临床症状和体征。

（二）发病机制

AVM常以颅内出血和脑盗血引起的症状起病，发病的根本原因是AVM病灶中动静脉之间缺乏毛细血管结构，动脉血直接流入静脉，血流阻力骤然减少，导致局部脑动脉压下降，脑静脉压增高，由此产生一系列血流动力学的紊乱和病理生理过程。

1. 出血。多种因素可引起颅内出血。

（1）大流量的血液使管壁结构异常的动脉扩张扭曲，血管壁进一步受损破坏，一旦不能承受血流压力时局部破裂出血。

（2）AVM伴发的动脉瘤破裂出血，伴有动脉瘤的病灶出血率达90%～100%。

（3）大量血流冲击畸形血管团的引流静脉，管壁较薄的静脉局部扩张呈囊状或瘤状，容易破裂出血。

（4）由于大量血液通过AVM内的动静脉瘘管，由动脉迅速注入静脉，局部脑动脉压下降，致使病灶周围脑组织得不到正常的灌注，动脉血流向AVM区，出现"脑盗血"现象，长期的缺血，周围区域的小动脉处于扩张状态，管壁结构随之发生改变，在某些情况下，如全身血压急骤上升时，这种扩张血管亦有破裂出血的可能。

AVM的大小与出血的危险有一定相关性，一般认为，小型AVM（最大径<2.5 cm）的出血率相对较高，可能是这类畸形血管的口径较小，动脉压下降幅度小，而且管壁亦薄，因此在较高压力的血流冲击下，血管破裂的机会较大，相反，大型（最大径<5 cm）的血管口径较大，动脉压下降幅度亦较大，而且血管壁较厚，可以承受较高的血流压力，破裂的机会则较小。

AVM的部位与出血倾向亦有一定的关系，深部病灶如脑室、脑室旁、基底节、丘脑、脑岛等处的病灶出血率高于半球AVM，可达1.5倍左右，尤其是脑室或脑室旁的病灶出血率更高,原因可能是深部病灶一般较小,供血动脉短、口径亦小,动脉压高,AVM易破裂,同时深部AVM的引流静脉常为深静脉,深静脉发生狭窄的机会多,易导致静脉高压,而引起静脉或AVM团破裂出血,尤其是仅有深静脉引流的病灶,位于脑室或脑室旁的AVM,因其周围缺乏脑组织的支撑,亦容易出血,常为脑室内出血。

2. 脑盗血。由盗血累及脑缺血的范围比畸形血管团的范围大,由此产生的症状与体征亦比病变区相应的功能改变广泛,盗血的严重程度与AVM的大小有关,畸形血管团越大,盗血量越大,脑缺血的程度越重,小型AVM盗血量小,脑缺血较轻,甚至不引起缺血,则不出现临床症状,严重的缺血可引起癫痫或短暂性脑缺血发作或进行性神经功能缺失,如躯体感觉障碍或偏瘫等。

3. 脑过度灌注。大量的脑盗血使邻近脑组织内的血管扩张,以获得较多的血流供应脑组织的需要,从而长期扩张的动脉壁逐渐地疲软,管壁变薄,血管的自动调节功能下降,阈值上限降低,甚至处于瘫痪状态,一旦脑灌注压升高,超过脑血管自动调节功能阈值的上限时,有自动调节功能障碍的动脉不仅不收缩反而急性扩张,脑血流量随灌注压呈线性递增,即产生脑过度灌注,表现为局部静脉压升高,周围脑组织静脉血流受阻而突然出现脑肿胀,脑水肿,颅内压增高,广泛的小血管破裂出血等一系列现象,特别是在巨大型高流量的AVM(最大径>6 cm)切除后极易发生,文献报道,中大型AVM术后,脑过度灌注现象发生率为1%～3%,巨大型AVM为12%～21%,其致残率和死亡率高达54%,这种现象在AVM的血管内介入治疗中亦可发生,是AVM处理过程中可能发生的最严重的危险。

AI-Rodhan(1993)对AVM术后出现脑水肿和残腔出血提出另一种解释,认为是由于AVM切除后引流静脉的残端狭窄,血栓形成或栓塞,周围脑组织的静脉回流障碍加重所致,因此命名为静脉闭塞性充血

4. 颅内压增高。AVM本身没有占位效应,但不少病人表现为颅内压增高征:一方面,AVM中动脉血直接进入静脉,导致脑静脉压增高,阻碍周围脑组织的静脉回流而使脑组织长期淤血和水肿,颅内压增高;另一方面,AVM病人常伴有脑积水,出现脑积水的原因可以是引流脑深部病灶的深静脉,扩大成球状的静脉瘤或脑室内出血堵塞脑脊液循环通路,也可以是脑静脉高压影响脑脊液的吸收或出血导致部分蛛网膜下腔的闭塞或蛛网膜颗粒的堵塞使脑脊液吸收减少,均可引起阻塞性或交通性脑积水;再一方面,出血引起的脑内血肿及血肿周围的脑水肿也是颅内压增高的重要原因。

(三)病理

脑AVM可发生在颅内的任何部位,80%～90%位于幕上,以大脑半球表面特别是大脑中动脉供应区的顶、颞叶外侧面最为多见,其次为大脑前动脉供应区的额叶及大脑内侧面,其他部位枕叶、基底节、丘脑、小脑、脑干、胼胝体、脑室内较少见,幕上病变多由大脑中动脉或大脑前动脉供血,幕下AVM多由小脑上动脉供血或小脑前下或后下动脉供血,供血动脉一般只有一条,多者可有两三条,回流静脉多为一条,偶有两条,供血动脉及回流静脉多粗大,比正常动、静脉大1倍到数倍,据统计供血动脉大脑中动脉占60%,大脑前动脉分支占20%,大脑中动脉和大脑前动脉分支联合供血占10%,脉络丛前动脉及椎-基

动脉分支供血少见,小脑后动脉分支占2%左右,回流静脉依其病变的部位分别汇入矢状窦、大脑大静脉、鞍旁静脉丛、岩窦、横窦、直窦、岩上窦等,由于胚胎脑血管首先在软脑膜发育,故动静脉畸形常位于脑表面,亦可位于脑沟内或深部脑组织内,典型的脑动静脉畸形呈圆锥形,锥底在脑表面,锥尖朝向脑室,深达脑室壁,有的伸入脑室与侧脑室脉络丛相连,有少数动静脉畸形呈类球形,长条形或不规则形,边缘不整齐。畸形血管团的大小不一,悬殊很大,小者只有在仔细检查下才能看到,脑血管造影不能显示,只有在术后病理检查时才能发现,有的甚至连常规病理检查亦难发现,大者病变直径可达 8～10 cm 以上,可累及两个脑叶以上,占大脑半球的 1/3～1/2 或广泛分布在一侧或双侧大脑或小脑半球,病变中的畸形血管纠缠成团,血管管径大小不一,有时较为细小,有时极度扩张,扭曲,甚至其行程迂曲,呈螺旋状或绕成圆圈形,不同大小的动静脉毛细血管交织在一起,其间可夹杂脑组织。显微镜下,动静脉畸形的特点是由大小不等,走向不同的动静脉组成,管腔扩张,管壁动脉内膜增生肥厚,有的突向管腔内,内弹力层极为薄弱,甚至缺失,中层厚薄不一,动脉壁上可附有粥样硬化斑块及机化的血凝块,有的管腔部分堵塞,有的呈动脉瘤样扩张,静脉常有纤维变或玻璃样变而增厚,偶见有钙化,但动脉和静脉常常难以区分,畸形血管周围常见有含铁血黄素沉着,夹杂在血管之间的脑组织可变性坏死。由于动静脉畸形的动静脉之间没有毛细血管,血液经动脉直接流入静脉,缺乏血管阻力,局部血流量增加,血循环速度加快,这种血流改变,引起大量"脑盗血"现象,由于动脉血直接流入静脉内,使动脉内压大幅度下降,供血动脉内压由正常体循环平均动脉压的90%,降至45.1%～61.8%,而静脉内压上升,引起病变范围内静脉回流受阻而致静脉怒张,扭曲,动脉压的下降以及"脑缺血"现象,使动脉的自动调节功能丧失,致使动脉扩张,以弥补远端脑供血不足,动脉内血流的冲击致使动脉瘤形成,以及静脉长期怒张,扭曲,形成巨大静脉瘤,这都是动静脉畸形破裂出血的因素,静脉内血流加快,血管壁增厚,静脉内含有动脉血,手术时可见静脉呈鲜红色,与动脉难以区别,这称之为静脉的动脉化,随着动静脉的扩张,盗血量日益增加使病变范围逐渐扩大。

(四)临床表现

脑动静脉畸形的症状:抽搐,感觉障碍,昏迷,剧烈头痛,颅内压增高,内出血,脑积水,脑膜刺激症状。

1. 临床分类和分级。AVM分类没有统一标准,下面介绍三种分类法。

(1) 按AVM团大小分类:目前常采用 Drake(1979)标准分为:① 小型,最大径<2.5 cm;② 中型,最大径为2.5～5.0 cm;③ 大型,最大径>5 cm,如最大径>6 cm,可划入巨大型。

(2) 按血管造影显示的形态分类。Parkinson等(1980)将AVM分为:① 多单元型,有多根动脉供血和多根静脉引流,血管团内有多处动静脉瘘,最多见,占82%;② 一单元型,一根供血动脉和一根引流静脉组成一个瘘口的小型AVM,占10%左右;③ 直线型,一根或几根供血动脉直接进入脑部大静脉或静脉窦,占3%左右;④ 复合型,颅内外动脉均参与供血,回流亦可经颅内外静脉窦,少见。

(3)按AVM立体形态分类。史玉泉(1982)对65例灌注塑料铸成立体模型的AVM按形态分类,分为:① 曲张型,增粗和扩张的脑动脉和脑静脉绕成一团,团内有多处动静脉瘘口,此型最多见,占65%;② 帚型,动脉如树枝状,其分支直接与静脉吻合;③ 动静脉瘤型,动静脉扩大呈球囊状,整团AVM就如生姜块茎;④ 混合型,上述三种类型共存于一个病灶,后三种类型各占10%左右。

AVM的临床分级对于制订治疗方案,确定手术对象和方法,预测术中的困难程度,估计术后效果及比较各种治疗方法和手术方法的优缺点是十分必要的,史玉泉(1984)制订了一个AVM四标准分级法,根据脑血管造影所示,将AVM的大小,部位,供血动脉和引流静脉等四项因素各分为4个等级给予评分,如果有两项因素都为某一级别则定为该级;如果只有一项因素评分高于其他三项时,则将该项减去半级,通过上海华山医院神经外科多年来实践应用证明,史氏分级法简便,实用,1986年Spetzler及Martin制订的分级方法将AVM的大小(最大径),部位和引流静脉等作为主要指标分别评为0～3分,再综合分为6个等级,其中,部位在神经功能区,如感觉,运动皮质区,语言中枢,视觉中枢,丘脑,内囊,小脑深部,小脑脚等及其邻近区域,记1分;如明显涉及脑干和下丘脑直接归入第6级;其他部位为0（表2),三项指标评分的总和,即为AVM的级别(表3),Ⅰ级与Ⅴ级分别只有1种组合,Ⅱ级和Ⅳ级分别有3种组合,Ⅲ级则有4种组合,Ⅵ级是涉及脑干和下丘脑者,这类分级法在国际上应用较广泛,与史氏分级法异曲同工,SpetzleI分级法的Ⅰ级与史氏分级法1级与1.5级相当,前者的Ⅱ级与后者的2级,Ⅲ级与2.5级,Ⅳ,Ⅴ级与3,3.5级相当,Ⅰ,Ⅱ级的AVM手术切除难度较小,无死亡率甚至无致残率出现,随后级别越高,致残率越高,而且有死亡率。

2. 临床症状和体征。小型动静脉畸形可没有任何症状或体征,绝大多数动静脉畸形可出现一定的临床表现,常见的症状和体征如下。

(1)出血:发生率为20%～88%,并且多为首发症状,动静脉畸形越小,越容易出血,一般多发生于青年人,发病突然,常在体力活动或情绪激动时发病,剧烈头痛,伴呕吐;神志可清醒,亦可有不同程度的意识障碍,甚至昏迷;可出现颈项强直等脑膜刺激症状,亦可有颅内压增高征或偏瘫及偏身感觉障碍等神经功能损害表现,如果是AVM脑浅表的血管破裂,则可引起蛛网膜下腔出血(SAH);如破裂的是较深的血管则引起脑内血肿;邻近脑室或脑室内的AVM破裂常为脑内血肿伴有脑室内出血或仅脑室内出血,AVM出血多见于脑实质内的血管团血管破裂,引起脑内血肿的机会多,因此,通常没有颅内动脉瘤出血凶险,后者多位于脑底动脉环,破裂时血液充塞颅底蛛网膜下腔,引起严重的脑动脉痉挛,AVM第一次出血的病人80%～90%可以存活,而动脉瘤第一次出血时存活率只有50%～60%,AVM出血亦可反复发作,最多可达10余次,而且随着出血次数增多,症状和体征加重,病情恶化,综合文献资料,未破裂的AVM每年将有2%～4%的出血率,而破裂出血过的AVM第一年再出血的危险性约6%,第二年起每年亦有2%～4%再出血,与未破裂者相同,继发于出血的年死亡率为1%,总死亡率10%～15%,永久性重残率每年2%～3%,其中20%～30%由出血所致,由此可见,未出血的AVM与出过血的AVM对病人的健康和生命均有潜在的或现实的危险,都要引起高度重视。

(2)抽搐:约有一半以上病人癫痫发作,表现为大发作或局灶性发作,以额叶、顶叶及颞叶的 AVM 抽搐发病最多,尤其是大型、大量盗血的 AVM 患者,癫痫发作可为首发症状,也可发生于出血或伴有脑积水时,发生率与动静脉畸形的部位及大小有关,额顶区动静脉畸形的癫痫发生率最高,达 86%,额叶为 85%,顶叶为 58%,颞叶为 56%,枕叶为 55%,动静脉畸形愈大,发生率越高,"脑盗血"严重的大型动静脉畸形癫痫的发生率越高。

(3)头痛:半数以上病人有长期头痛史,类似偏头痛,局限于一侧,可自行缓解,一般表现为阵发性非典型的偏头痛,可能与脑血管扩张有关,出血时头痛较平时剧烈,多伴呕吐。

(4)进行性神经功能障碍:发生率约 40%,主要为运动或感觉性功能障碍,常发生于较大的 AVM,因大量脑盗血引起脑缺血发作,出现轻偏瘫或肢体麻木,最初短暂性发作,随着发作次数增多,瘫痪可加重并成为永久性,此外,脑内多次出血亦可引起神经功能损害加重,脑盗血所致长期缺血的脑组织随着年龄增长,脑动脉广泛硬化或血栓形成,脑萎缩的进展较正常人快,神经功能障碍进行性发展亦较快较重。

(5)其他:巨大型尤其是涉及双侧额叶的 AVM 可伴有智力减退,癫痫及抗痫药物亦可影响智力发育,或促使智力障碍的发展,较大的 AVM 涉及颅外或硬脑膜时病人自觉颅内有杂音,幕下的 AVM,除 SAH 外,较少有其他症状,不易发现。

(五)脑动静脉畸形的检查

脑动静脉畸形检查项目:脑血管造影,血压,CT,平扫,计算机三维重建技术,视力,遮盖法,意识状态,核磁共振成像(MRI),腰椎穿刺。出血前脑脊液多无明显改变;出血后颅内压力多在 1.92～3.84 kPa 之间,脑脊液呈均匀血性,提示蛛网膜下腔出血。

1. 颅内平片:多数病人无阳性发现,10%～20%病例可见病变钙化,20%～30%的钙化为线状、环状、斑状或不规则状,影像常很淡,若脑膜中动脉参与供血,可见颅骨脑膜中动脉沟增宽,颅底像棘孔扩大,颅后窝动静脉畸形致梗阻性脑积水者,可显示有颅内压增高征象,出血后可见松果体钙化移位。

2. 脑电图:多数病人脑电图可出现异常,多为局限性的不正常活动,包括 α 节律的减少或消失,波率减慢,波幅降低,有时可出现弥漫性 θ 波,脑内血肿者,可出现局灶的 δ 波,幕下动静脉畸形脑电图常呈不规则的慢波,约 50%有癫痫史的病人可出现癫痫波形,脑电图异常发生在病变同侧者占 70%～80%,少数病人一侧大脑半球动静脉畸形可表现为双侧脑电图异常,这是由于"脑盗血"现象,使对侧大脑半球缺血所致,深部小的血管畸形所致的癫痫用立体脑电图可描记出准确的癫痫灶。

3. 同位素扫描:90%～95%的幕上动静脉畸形同位素扫描时可出现阳性结果,一般用 $^{99}$Tc 或 $^{197}$Hg 作闪烁扫描连续摄像,多可作出定位诊断,表现为同位素集聚,但直径在 2 cm 以下的动静脉畸形常难以发现。

4. 头颅 CT 扫描:CT 平扫时未出血的 AVM 呈现不规则的低、等或高密度混杂的病灶,可呈团块状,亦可点片状,边界不清,其内部高密度可为新鲜小出血点,含铁血黄素沉着,胶质增生,血栓形成或钙化,一般无占位效应,周围无明显的脑水肿征象,注射造影剂后,表现为明显的斑点状或团状强化,有时可见与血管团相连的迂曲的供血动脉或引流静脉血管影,病灶周围可出现脑萎缩、脑室扩大或脑积水等,颅内出血时CT扫描可见蛛网膜下腔积血或脑内血肿,亦可伴脑室内出血,形成脑实质内血肿时常有占位征象(图1),周围脑组织水肿,脑室受压、移位,甚至中线移向对侧。

5. 头颅MRI成像:MRI检查对AVM诊断有特殊的价值,一般来说,快速流动的血液,呈涡流形式的血流在MRI图像上无论是T1加权或T2加权均呈低信号或无信号的条管状或圆点状的血管影,AVM表现为由这类"流空"血管影组成的团块状或斑块状病灶(图2),边界不规则,常可显示粗大的供血动脉和引流静脉进出血管团,注射增强剂后,部分血管影强化,MRI对颅后窝的AVM诊断明显优于CT,其不存在颅骨伪迹的影响,此外,MRI图像中,可十分清晰地显示AVM病灶与周围脑重要结构的毗邻关系,以弥补脑血管造影的不足,为手术入路的设计和预后的估计提供更详尽的资料。

6. 脑血管造影:脑血管造影是AVM最重要的诊断手段,目前已广泛应用的数字减影血管造影法(DSA),可获得清晰连续摄片的造影图像,AVM的特征性表现,在动脉期摄片上可见一根或数根异常增粗的供血动脉走向一团块状不规则的畸形血管病灶,同时有扩张、扭曲的引流静脉早期显现,大脑皮质AVM的引流静脉汇入上、下矢状窦、横窦、乙状窦等居多,深部病灶可由深静脉引流入直窦,再到横窦,幕上AVM的供血动脉可来自同侧颈内动脉的大脑前动脉,大脑中动脉的分支,或椎基动脉的大脑后动脉的分支;通过脑底动脉环,对侧颈内动脉或椎基动脉分支也可参与供血,幕下AVM主要由椎-基动脉系统的分支供应。此外,幕上、幕下的病灶都可接受颅外动脉系统的供血,因此对于AVM病人,常规作全脑四血管造影,甚至六血管造影是必需的,病灶远侧的脑动脉常因盗血而充盈不良或不充盈,如有较大的脑内血肿时,可出现无血管区,正常脑血管发生移位,较小的AVM血管团被血肿压迫可不显影,待血肿吸收后再作脑血管造影时才出现,因此,在出血急性期脑血管造影未见畸形血管团的患者,应在1~2个月后随访检查,以免漏诊。

7. 三维计算机断层扫描:血管造影(3D-CTA)和磁共振血管成像(MRA) 3D-CTA与MRA是近年来现代医学影像设备和先进的计算机三维重建技术发展的结晶,3D-CTA是应用电子束成像系统或螺旋CT对静脉注射造影剂后的颅内AVM进行连续容积扫描,收集到原始图像后转入图形工作站,采用最大密度投影法和表面遮盖法进行三维重建,所得图像作多角度旋转即成三维影像的立体结构,并从不同角度切割截取所需图像,MRA是应用高场强磁共振仪,采用2D-PC和3D-TOF法进行血管成像,原始图像在图形工作站作三维重建的图像后处理,并作360°旋转。3D-CTA与MRA所得到的颅内AVM图像均能清晰地显示AVM血管团,主要供血动脉和引流静脉,两者都为无创性检查,简便,费用比DSA低,并发症亦少,3D-CTA对立体形态结构描述好,并能显示与颅骨颅底结构的关系;扫描时间短,可用于出血急性期检查,而MRA无须注射造影剂,亦无射线辐射,血管成像分辨率和清晰度好,但立体形态描述较差,DSA虽然是创伤性检查,患者需接受大剂量的放射线和造影剂,并发症多,但对各级血管及病灶的显示清晰度极高,仍是目前AVM诊断的最重要的方法,不过3D-CTA与MRA的不断完善和发展具有广阔的应用前景。

8. 经颅多普勒超声：可从三个部位探测：通过颞部探测大脑中动脉、颈内动脉末端、大脑前动脉及大脑后动脉；通过枕骨大孔探测椎动脉，基底动脉和小脑后下动脉；通过眼部探测眼动脉及颈内动脉虹吸部。正常人脑动脉血流速度最快的是大脑中动脉，以后依次递减：大脑前动脉、颈内动脉、基底动脉、大脑后动脉、椎动脉、眼动脉，血流速度最慢的是小脑后下动脉，随着年龄增长，血流平均速度下降，21～30岁与61～70岁之间有显著差异（$P<0.01$），脑的一侧半球有血管病，使两半球血流速度发生明显差异，病变性质不同，血流速度可以加快、也可以减慢，血管处于痉挛状态时血流速度明显加快，脑血管闭塞时，血流速度减慢，有动静脉畸形时，供血动脉的血流速度加快。手术中利用多普勒超声能帮助确定血流方向和动静脉畸形血管结构类型；区分动静脉畸形的流入和流出血管；深部动静脉畸形的定位；动态监测动静脉畸形输入动脉的阻断效果和其血流动力学变化，经颅多普勒超声与 CT 或 MRI 结合，有助于脑动静脉畸形的诊断，术前及术中运用经颅多普勒超声对脑动静脉畸形的血流动力学评价，可避免术中由于血流动力学变化引起的危险并发症如正常灌注压突破综合征等。

（六）脑动静脉畸形诊断鉴别

诊断年龄在40岁以下的突发蛛网膜下腔出血，出血前有癫痫史或轻偏瘫，失语、头痛史，而无明显颅内压增高者，应高度怀疑动静脉畸形，但确诊有赖于脑血管造影，CT 及 MRI 检查有助于确诊。

鉴别诊断：脑动静脉畸形需与其他脑血管畸形、烟雾病、原发性癫痫、颅内动脉瘤等相鉴别。

1. 脑海绵状血管瘤。也是青年人反复蛛网膜下腔出血的常见原因之一，出血前病人常无明显临床症状，脑血管造影常为阴性或出现病理性血管团，但看不到增粗的供血动脉或扩张的引流静脉，CT 平扫可表现为蜂窝状低密度区，强化后可见病变轻度增强，但最后需要手术切除及病理检查才能与动静脉畸形相鉴别。

2. 原发性癫痫病。脑动静脉畸形常出现癫痫，并且已发生血栓的动静脉畸形更易出现顽固性癫痫发作，这时脑血管造影常不显影，故常误诊为癫痫病，但原发性癫痫常见于儿童，对于青年人发生癫痫，并有蛛网膜下腔出血或癫痫出现在蛛网膜下腔出血之后，应考虑为动静脉畸形，另外，动静脉畸形病人除癫痫外，尚有其他症状体征，例如头痛，进行性轻偏瘫，共济失调，视力障碍等，CT 扫描有助于鉴别诊断。

3. 脑动脉瘤。是蛛网膜下腔出血最常见的原因，发病年龄比脑动静脉畸形大20岁左右，即多在40～50岁发病，并且女性多见，病人常有高血压，动脉硬化史，癫痫发作少见而动眼神经麻痹多见，根据脑血管造影不难鉴别。

4. 静脉性血管畸形。较少见，有时可破裂出血引起蛛网膜下腔出血，并可出现颅内压增高，脑血管造影没有明显畸形血管显示，有时仅见有一条粗大的静脉带有一些引流属支，CT 扫描显示低密度区，强化扫描可见病变增强。

5. 烟雾病。此病多见于儿童及青壮年，儿童以脑缺血为主要表现，成人以颅内出血为主要症状，明确鉴别诊断有赖于脑血管造影，烟雾病脑血管造影表现为颈内动脉狭窄或闭塞,脑基底部有云雾状纤细的异常血管团。

6. 血供丰富的脑瘤。脑动静脉畸形尚需与血供丰富的胶质瘤、转移瘤、脑膜瘤及血管母细胞瘤相鉴别,由于这些肿瘤血供丰富,脑血管造影中可见动静脉之间的交通与早期出现静脉,故会与脑动静脉畸形相混淆,但根据发病年龄、病史、病程、临床症状体征等不难鉴别,CT扫描可有助于明确鉴别诊断。

(七)脑动静脉畸形治疗

脑动静脉畸形的治疗目的是防止出血,减轻或纠正"脑盗血",改善脑组织血供,缓解神经功能障碍,控制癫痫,提高患者生活。目前的治疗方法包括保守治疗、显微手术切除术、血管内介入检查术和立体定向放射治疗。

1. 保守治疗。对于年龄较大,仅有癫痫症状者或位于脑重要功能区及脑深部病变或病变广泛深在不适宜手术者,均应采用保守治疗。保守治疗的主要目的是防止或制止出血及再出血,控制癫痫、缓解症状等。

(1)保持正常生活规律:避免剧烈运动、情绪波动和劳累,保持大便通畅,高血压者适当降低血压。有出血者,应绝对卧床休息1~6周。

(2)抗癫痫治疗:根据癫痫的类型选择抗癫痫药物,长期坚持规律服药,以控制癫痫发作。大发作和局限性发作可首选苯妥英钠、苯巴比妥或扑米酮,精神运动性发作可选用苯妥英钠、卡马西平、硝西泮、丙戊酸钠等,失神小发作可选用乙琥胺、丙戊酸钠、氯硝西泮等。一般在完全控制癫痫发作2~3年后才考虑逐渐减少药量。

(3)对症治疗:有出血者可按蛛网膜下腔出血对症治疗。有颅内压增高者可给予甘露醇等脱水剂降低颅内压。如血肿较大,颅内压增高严重者,则宜手术清除血肿。根据病人的症状选择不同的药物进行对症处理,以减轻病人的症状等。

(4)防止再出血:可试用氨甲苯酸、氨基己酸等凝血药物来防止再出血,但其疗效有待于进一步证实。

2. 显微手术切除术。显微外科技术的应用使脑AVM的手术全切除率有很大的提高。到目前为止,手术切除仍是彻底治疗这种疾病的最好方法之一。

(1)AVM手术切除病例的选择:① 有颅内出血史,脑血管造影显示AVM属史氏分级1~3.5级者,包括位于大脑功能区、大脑内侧面、外侧裂区、胼胝体、侧脑室、脑室旁、纹状体内囊丘脑区、小脑半球及小脑蚓部等部位均应考虑手术切除。但对位于下丘脑及其附近、脑干和小脑桥脑角等处的病灶,必须慎重对待,出血后能生存已不容易,手术损伤可能会带来极严重的后果。② 无颅内出血史,位于大脑浅表非功能区,前中额、顶、枕叶内侧面等部位,直径<5 cm的AVM,可选择手术切除。③ 无颅内出血史,但有以下症状:药物控制无效的顽固性癫痫或严重的进行性神经功能缺损等,病灶切除可能有助于症状改善。④ 巨大型、高流量的AVM,经过血管内介入栓塞部分主要供血动脉后1~2周内作病灶切除。⑤ 急性颅内出血的病人,当脑内血肿致使脑疝形成,危及生命时应急诊手术,一般情况下以清除血肿减低颅内压挽救生命为主,除非术前已作脑血管造影检查,可考虑作AVM切除。不应为切除病灶,不顾病人情况强行脑血管造影,这样只会加重病情发展,延误抢

救时机。因为 AVM 近期再出血的发生率,不像颅内动脉瘤那样高,因此及时正确的保守治疗可使大多数无脑疝形成的病人度过急性期。当全身状况和神经功能改善并稳定后,作脑血管造影进一步检查,在有充分准备的前提下行 AVM 切除术。目前 3D-CTA 在出血急性期确定 AVM 病灶部位、大小有重要的参考价值,有助于指导清除血肿,而且此项检查无创伤,只需几分钟即可完成扫描,即使在病人作好术前准备送往手术室的途中也可进行检查。⑥ 老年患者,心肺功能难以忍受麻醉和手术者,伴有其他系统严重疾患而 AVM 切除无助于改善生存质量或生存期限者,应视为禁忌证。⑦ 手术可能带来的并发症和后遗症而影响病人从事的职业,特别是未出过血、无任何临床表现而偶尔发现的 AVM,必须让病人及其亲属充分理解手术的目的和后果,权衡利弊后作出治疗选择。

(2) AVM 手术切除的条件:① 术前必须有详尽的影像放射学资料。其中 DSA 与 MRI 图像是必备的。② 在手术显微镜或手术放大镜下进行操作。由于 AVM 手术野较大,使用放大倍数 3~5 倍的手术放大镜较为合适。③ 使用能调节吸力的细管吸引器头进行脑组织和血管的解剖分离。采用性能良好的双极电凝器和双极电凝镊止血,备有钛合金"V"形显微血管夹和动脉临时阻断夹。一般情况下为避免颅内遗留金属异物,影响术后影像放射学检查效果,以丝线结扎和双极电凝止血为主。如深部供血动脉直径 >1 mm,不便用丝线结扎时,可用钛合金夹夹闭之。动脉临时阻断夹为防止术中大出血临时阻断大动脉而准备。④ 良好、平稳的麻醉状况十分必要。因此需要有经验的麻醉医师配合。大型、巨大型 AVM 切除时要进行短暂的系统降压麻醉,防止术中发生脑过度灌注现象。⑤ 由于影响 AVM 切除效果的因素诸多,手术切除的要求较高,病灶必须完整摘除,才能减少术中出血和防止发生不可收拾的大出血。因此手术者必须具有熟练的显微神经外科操作技能及良好的临场应变的心理素质和能力。

3. 血管内介入栓术。血管内治疗始于 20 世纪 60 年代,主要用于手术难以处理的深部 AVM,使病灶缩小或完全闭塞,以利于手术或放射治疗。但作为单独治疗 AVM 的手段,血管内治疗还有很大局限性,只有少数供血动脉数量少、结构简单的病例能够经单纯栓塞治疗而痊愈。据报道,经单纯栓塞治疗的治愈率为 10%~15%,另有 50% 的病灶可缩小至可以使用放疗或手术治疗。因此栓塞治疗多作为手术或放射治疗的辅助治疗。应用超选择性导管技术可以清楚地显示病灶的供血动脉,并通过导管将各种栓塞材料送到病灶。目前,常用的栓塞材料包括永久性球囊、微弹簧圈、致坏死药物各种微胶粒以及液体栓塞材料等。血管内治疗主要危险有:① 术中出血,发生率为 7%~11%,常发生在导管送入过程中,也可能是由于定位不准确栓塞材料栓塞静脉所致,如果发生这种情况常需急症手术。② 栓塞时有可能累及正常供血动脉,导致缺血并发症。③ 治疗后再通。有研究报道,11 例栓塞治疗后经血管造影证实病灶完全闭塞的病例,随访中有 4 例发生再通。再通可能与栓塞材料自身的化学性质有关。④ 术中血管痉挛导致退管困难、导管黏住血管以及断管,需急症手术处理。

超选择导管技术的发展以及各种新技术的应用,使血管内治疗的疗效不断提高,特别是在缺血并发症的预防上。Rohde 等应用运动诱发电位(MEP)在栓塞治疗中监测缺血并发症，认为 MEP 可以减少严重的缺血并发症。此外，术中应用异戊巴比妥钠可能引发术后缺血并发症；用腺苷注射心搏暂停法可帮助栓塞材料准确定位；控制性低血压下经静脉逆行栓塞术，可以预防缺血并发症。此外，血管扩张剂、全身麻醉以及控制性低血压等技术已经广泛地应用于栓塞治疗中，为治疗 AVM，预防并发症提供了更广泛的途径。

4. 立体定向放射治疗。放射治疗是近20年来开展的疗法，重要有γ刀、χ刀、质子束、直线加速器等。是利用当代先进的立体定向和计算机系统对颅内靶点，使用一次大剂量照射，放射线从多方向、多角度精确聚集靶点，引起放射生物学反应，从而治疗疾病的方法。但近年的临床观察，放疗后闭塞率逐年增高，放射治疗后第2、3、4年的闭塞率分别为32%、50%、80%。一般认为 AVM 治疗后闭塞率与脑 AVM 的体积及所接受的放射剂量密切相关，Kadsson 分析945例病人各种治疗参数和畸形血管团之间关系后发现，放射治疗后 AVM 闭塞率随周边剂量和平均剂量的增加而增加；AVM 体积的增加而减少；由于放射治疗后畸形血管团完全闭塞期间仍有出血和脑组织放射性反应的可能成为限制其应用的主要因素，因此这一时间的长短对评价其疗效非常重要。许多作者认为，放疗不增加出血发生率。放疗对 >3 cm 的病灶效果不佳，而且并发症发生率高，因此，目前主要应用于直径 <3 cm、位置深在、凶险，病变位于主要功能区，不易手术的 AVM，或血管内治疗难度较大以及对开颅手术和血管内栓塞后残留病灶的补充治疗。由于放射治疗无需开颅、住院时间短而易于被患者接受。但在所有脑 AVM 中，完全适合放射治疗的不足25%，放射剂量和畸形血管团大小、部位的关系，尚待进一步研究，以达到既能使畸形血管团完全闭塞，又对正常脑组织损害小的目的。

5. 综合治疗。显微外科手术、血管内介入栓塞和立体定向放射外科治疗脑 AVM 均已广泛地应用，但对于大型、巨大型 AVM 或位于重要结构、脑深部的病灶，单一的治疗方法较难达到理想的疗效。近年来，对两种或三种治疗手段综合应用的研究显示可以明显地提高 AVM 的治愈率，降低致残率和死亡率。小（直径 <3 cm）而浅表的 AVM 作手术切除，小（直径 <3 cm）而深的病灶行放射外科治疗。直径 >3 cm 的 AVM，先行血管内栓塞，如果 AVM 完全消失，不再进一步处理，但需随访；如果直径仍 >3 cm，手术风险大的病灶暂作保守治疗，也不主张作放疗；病灶缩小，直径 <3 cm 的浅表者可手术切除，深部者进行放射外科治疗。

（1）血管内介入栓塞加手术切除术。此两种方法的联合应用在当前开展最广泛。Demeritt 等（1995）报道两组 Spetzler-Martinw 法Ⅲ～Ⅴ级 AVM 各占89%和68%的病人，前组采用 NBCA 栓塞后作手术切除，后组为单一手术切除。术后1周 GOS 评分，5分者前组占70%，而后组为41%，术后随访 GOS 评分，5分者前组占86%、后组占66%，表明血管内介入栓塞可提高 AVM 手术切除的疗效。术前栓塞可使 AVM 体积缩小、血流减少、术中出血少，特别是阻塞深部供血动脉有利于分离血管团和全切除。术前分次进行血管内栓塞对预防术中、术后发生脑过度灌注现象有较大的意义。一般认为，栓塞后1～2周手术最合适，而用 NBCA 栓塞发生血管再通，以3个月后为多见，因此手术可适当延迟。总之，血管内介入栓塞已是 AVM 手术切除前的重要辅助手段。

(2)血管内介入栓塞加立体定向放射治疗。应用立体定向放射外科、γ刀、χ刀等(以下简称放疗)治疗脑AVM具有无创伤、风险小、住院时间短等优点,但单一放射治疗的疗效不如两者联合治疗。Mathis等(1995)报道24例直径>3 cm的AVM,血管内栓塞后放疗,2年后随访DSA,12例(50%)病灶完全消失,而直径2.7 cm左右仅行放疗的AVM,完全闭塞率为28%。放疗前血管内栓塞可使AVM体积缩小,减少放射剂量,减轻周围脑组织的放射反应,可提高治愈率。血管内栓塞亦可闭塞AVM并发的动脉瘤和伴发的大的动静脉瘘,降低放疗观察期间再出血的风险。但放疗前栓塞,可使残留的AVM团形状更不规则,对准确估计AVM的靶体积和计算放射剂量带来一定困难。

(3)立体定向放射治疗加显微手术切除术。大型的脑AVM亦可采用立体定向放射治疗作为手术切除前的辅助手段。放疗后AVM团内血栓形成,体积缩小,血管数目减少,术中出血少。将大型AVM转化为并发症低的病灶,有利于手术操作,提高手术成功率。而手术又将放疗无法闭塞的大的动静脉瘘切除,提高治愈率。

(八)预后

脑动静脉畸形的自然史已清楚表明其每年的出血发生率为1%～3%,首次出血的死亡率6%～13.6%,15年自然死亡率为15%～20%,出血后存活者的病残率为4%～23%,复发出血者的死亡及致残率更高。每次出血出现神经功能缺失的机会是50%;后颅窝的脑动静脉畸形预后更差。薛庆澄(1990)报道24例动静脉畸形经保守治疗,再出血5例,死亡2例(8.3%);美国协作研究组(1966)报道非手术治疗动静脉畸形的死亡率高达20%;Quidetti(1980)报道的保守治疗50例,平均随访2.5年,结果发现死亡率为20%,其中有17例再出血,18例恶化,只有5例好转。文献中报道的手术死亡率及病残率悬殊很大,以往脑动静脉畸形的手术死亡率在12%～17.3%之间,近年来由于手术技术的改进,手术死亡率已大大下降。最近报道的几组手术死亡率在1%～11%之间,病残率5%～28%,优良率75%～87%;较大的动静脉畸形手术死亡率为10%,病残率30%。手术治疗动静脉畸形防治再出血的有效率达98.5%,而对于防止癫痫发作有效率为79.2%,术后再发癫痫的发生率为4.4%,而手术后或出血后30天内发生的癫痫预后良好。有人统计内、外科治疗动静脉畸形癫痫发作的消失率无明显差异。据Drake(1972)统计动静脉畸形第一次出血后手术死亡率为10%,第二次为13%,第三次为20%;保守治疗则为16%、17%和19%。一般认为病变小者比病变大者预后好,单发者比多发者预后好,位于非功能区者比功能区者预后好,脑表面者比脑深部者预后好,幕上者比幕下者预后好,成人比儿童预后好。皮层非功能区的手术死亡率在5%以下,功能区者死亡率在30%～58%之间。

(九)脑动静脉畸形并发症

脑动静脉畸形的继发改变,最常见是畸形血管破坏,血肿形成,畸形血管的血栓形成,脑缺血,脑胶质增生,脑萎缩等,畸形血管破裂常表现为蛛网膜下腔出血,脑内出血,硬膜下出血,脑室内出血,脑内出血常由深在动静脉畸形引起,并血肿形成,表现为血管移位的占位改变,亦可见有照影剂外溢和动脉痉挛等表现,脑缺血可因"脑盗血"引起,使缺血区脑组织萎缩、脑胶质增生。

（十）脑动静脉畸形预防

控制血压，避免诱发因素。

## 三、脑静脉畸形

脑静脉畸形又称脑静脉血管瘤，脑静脉瘤。由于它外形异常，但仍为相应的组织提供功能性的静脉引流，所以又称为发育性静脉异常。静脉畸形可分为浅表型和深部型。浅表型指深部髓静脉区域通过浅表髓静脉引流入皮质静脉；深部型指皮质下区域引流入深部静脉系统。

（一）发病原因

多数认为脑静脉畸形为先天疾病，源于正常胚胎发育障碍，妊娠45天，脑的端脑中有许多称为"静脉水母头"的结构，它们由扩张的中央静脉和许多小的深髓静脉组成，妊娠90天，这些静脉结构发育为浅和深静脉系统，如静脉的正常发育受阻，则早期的静脉引流形式保留，也有认为发育中的皮质静脉系统部分阻塞，引起代偿性扩张的髓静脉，脑静脉畸形常伴有海绵状血管瘤或其他血管畸形，提示局部血流的增加等血流动力学改变可能会诱发静脉畸形，不管是先天或后天原因，多数人认为脑静脉畸形是脑静脉系统一种正常代偿变异，而非病理学改变。

（二）发病机制

脑静脉畸形主要位于大脑半球或小脑半球，约70%的病灶位于幕上，以额叶最常见，占40%，小脑半球病灶占27%，顶叶或顶枕叶病灶占15%，基底节和丘脑占11%，病变主要位于皮质下的白质，常可合并有AVM，海绵状血管瘤或面部血管瘤。

脑静脉畸形是由许多异常扩张的髓样静脉汇集成一中央引流静脉干两部分组成，外形呈蜘蛛样，髓样静脉多起自脑室周围区域，中央引流静脉干向大脑表面浅静脉系统或室管膜下深静脉系统引流；幕下病灶多直接向硬膜窦引流，中央引流静脉干较正常的静脉粗，在显微镜下可见畸形血管为静脉，管壁少有平滑和弹力组织，管壁也可发生透明样变而增厚，血管间散布有正常脑组织，病灶内没有畸形动脉，很少有血栓、出血或钙化，血管间有正常的脑组织，这些特点明显不同于其他的脑血管畸形，如AVM，海绵状血管瘤和毛细血管扩张症。

目前多数学者认为脑静脉畸形是先天性的正常引流静脉发生异常变化所致，支持此观点的证据有：① 此病在婴幼儿有发现；② 解剖学上瘤的部位无其他正常引流静脉；③ 当手术中病灶被切除后，其相应引流区脑组织即刻发生淤血肿胀。

（三）脑静脉畸形临床表现

步态不稳，感觉障碍，昏迷，剧烈头痛，颅内出血，慢性头痛，偏瘫，轻瘫。

大多数病人临床上很少有症状或出血表现，经常为偶然发现脑内病灶，但后颅窝的脑静脉畸形常引起临床表现，症状的发生依其部位而定，幕上病灶多有慢性头痛、癫痫、运动障碍或感觉障碍，幕下病灶多表现为步态不稳或其他后颅窝占位症状，小脑病灶更容易出

血,脑静脉畸形发生的出血主要为脑内和脑室内出血,主要临床表现有:

1. 癫痫:是最常见的临床表现,主要为癫痫大发作。
2. 局限性神经功能障碍 表现为单侧肢体轻瘫,可伴有感觉障碍。
3. 慢性头痛。
4. 颅内出血。一般认为脑静脉畸形出血率在15%～20%,幕下病灶比幕上病灶更易于出血,病人突然剧烈头痛、昏迷或偏瘫。

(四)脑静脉畸形的检查

脑静脉畸形检查项目:脑血管造影,颅脑CT检查,颅脑MRI检查,脑电图检查,颅脑超声检查,

1. 脑血管造影。病灶只在静脉期显影,可见数条扩张的髓静脉扇形汇集成一条扩张的中央静脉干,从中央静脉干再向浅静脉系统,深静脉系统或硬膜窦引流,无异常动静脉短路征象,动脉期和脑血流循环时间正常。

2. CT扫描。平扫多正常,在增强扫描上可见脑实质内一条粗线般的增强影流向皮质和脑深部,其周围无水肿和团块占位,有时也可表现为圆点状病灶,这种粗线状或圆点状影是中央静脉干的影像。

3. MRI扫描。其表现与CT所见相似,在T1加权像上病灶为低信号,在T2加权像上多为高信号,少数为低信号,注射对比剂后病灶呈现典型的放射样星形或蜘蛛样。

(五)脑静脉畸形诊断鉴别

根据临床表现及典型的静脉性血管畸形在血管造影的表现,CT扫描,MRI扫描的表现,一般可作出诊断。注意与相鉴别,脑动静脉畸形表现为年龄在40岁以下的突发蛛网膜下腔出血,出血前有癫痫史或轻偏瘫,失语,头痛史,而无明显颅内压增高者,脑血管造影,CT及MRI检查有助于鉴别。

(六)脑静脉畸形治疗

对有癫痫的脑静脉畸形者,给予抗癫痫治疗效果良好,其他可以给予一般的对症治疗。许多学者主张对后颅窝出血的脑静脉畸形给予积极的手术处理。对有出血者,可做开颅血肿清除或脑室内血肿清除引流术,术后病人多能得到较好的恢复。对脑静脉畸形的处理要慎重,由于术后再出血的几率较低,且切除病灶后即刻引起脑组织的静脉性梗死,导致脑组织肿胀、淤血,甚至脑坏死,故一般只清除血肿,脑静脉畸形不予夹闭或切除。脑静脉畸形对γ-刀放疗的反应不佳,经治疗后病灶的消失率很低且可引起放射性脑损害。

(七)预后

大多数脑静脉畸形病人无临床症状,其自然预后良好。

## 四、颅内海绵状血管瘤

海绵状血管瘤是指由众多薄壁血管组成的海绵状异常血管团,这些畸形血管紧密相贴,血管间没有或极少有脑实质组织。它们并非真性肿瘤,按组织学分类属于脑血管畸形。

（一）发病原因

迄今不清楚，有下列学说。

1. 先天性学说。婴儿患者和家族史支持先天性来源的假说，研究显示家族性和（或）多发海绵状血管瘤多见于西班牙裔，为常染色体显性遗传，提示所有本病的西班牙裔患者具有相同的基因突变，其突变基因位于染色体7q长臂的q11，q22。

2. 后天性学说。认为常规放疗、病毒感染、外伤、手术、出血后血管性反应均可诱发海绵状血管瘤，Zabramski等追踪6个家族21人，随访2.2年发现17个新生海绵状血管瘤病灶，每个病人每年出现0.4个新生病灶，如果新生海绵状血管瘤较预料更常见的话，那么仅凭先天性病例数就会大大低估出血的危险性，海绵状血管瘤病灶直径从数毫米到数厘米不等，病灶的增大可能是病灶内反复少量出血及栓塞引起，由于病灶低流量低压，出血常局限在囊内，一旦出血突破囊壁，即引起明显症状。

（二）发病机制

海绵状血管瘤的实质是畸形血管团，血管团的供血动脉和引流静脉为正常管径的血管，瘤内的血液流速缓慢，故脑血管造影不能显示畸形血管团病灶，血液滞留也是畸形血管内形成血栓和钙化的原因，病灶外观为紫红色，表面呈桑球状，剖面呈海绵状或蜂窝状，其血管壁由单层内皮细胞组成，缺少肌层和弹力层，管腔内充满血液，可有新鲜或陈旧血栓；异常血管间为疏松纤维结缔组织，血管间无或有极少的脑实质组织。

肿瘤的质地可软也可硬，这与畸形血管团内的血液含量，钙化程度和血栓大小有关系，病灶周围脑组织有胶质增生和黄色的含铁血红蛋白沉积，这种含铁血红蛋白是脑皮质型海绵状血管瘤引起病人癫痫的原因之一。

海绵状血管瘤可发生在中枢神经系统的任何部位，如脑皮质、基底节和脑干等部位（脑内病灶），以及中颅窝底、视网膜和头盖骨等部位（脑外病灶），约19%的病例为多发病灶，多发海绵状血管瘤的病人常合并有身体其他脏器的血管瘤病灶，肿瘤的大小不等，0.5～6 cm，肿瘤的部位、大小与临床表现有直接的关系。

国内报道病变灶常位于硬脑膜外中颅窝底，占70%～80%，少部分位于脑内，国外报道脑内病灶最常见，脑内病变常有自发性反复小量出血的倾向，瘤内有含铁血黄素沉积和钙化点，脑外病变常以占位效应为主。

（三）颅内海绵状血管瘤的症状

颅内海绵状血管瘤的症状：反复出血，钙化，头痛，营养障碍。

1. 无症状。占总数的11%～44%，轻微头痛可能是惟一主诉，常因此或体检做影像学检查而发现本病，头痛是否与病灶出血有关还需要进一步研究，但其中40%在6个月～2年内出现下述症状。

2. 癫痫。占40%～100%，见于大多数幕上脑内海绵状血管瘤，表现为各种形式的癫痫，海绵状血管瘤比发生于相同部位的其他病灶更易于发生癫痫，原因可能是海绵状血管瘤对邻近脑组织的机械作用（缺血，压迫）及继发于血液漏出等营养障碍，病灶周边脑组织常因含铁血黄素沉着，胶质增生或钙化成为致痫灶，动物实验证实，皮质或皮质下注射含铁离子可制成癫痫动物模型,其中约40%为难治性癫痫。

3. 出血。从尸检、手术标本或影像检查常可发现病灶内有不同阶段的出血,而有症状的显性出血占8%～37%,根据计算,病人年出血率为0.25%～3.1%;病灶年出血率为0.7%～2%,大脑半球深部海绵状血管瘤更易出血,与AVM出血不同,海绵状血管瘤的出血一般发生在病灶周围脑组织内,较少进入蛛网膜下腔或脑室,海绵状血管瘤出血预后较AVM好,但首次出血后再次出血的可能性增加,女性病人,尤其是怀孕的女性海绵状血管瘤患者的出血率较高,反复出血可引起病灶增大并加重局部神经功能缺失。

4. 局部神经功能缺失。占15.4%～46.6%,急性及进行性局部神经功能缺失常继发于病灶出血,症状取决于病灶部位与体积,可表现为静止性,进行性或混合性,大量出血引起严重急性神经功能症状加重较少见。

(四)辅助检查

颅内海绵状血管瘤检查项目:血红蛋白 脑血管造影 头颅平片 CT检查无特殊表现。

1. 颅骨X线平片。主要表现占位附近骨质破坏,无骨质增生现象,可有中颅窝底骨质吸收、蝶鞍扩大、岩骨尖骨质吸收和内听道扩大等,也可有高颅内压征象,8%～10%的病灶有钙化点,常见于脑内病灶。

2. CT扫描。诊断海绵状血管瘤的敏感性为70%～100%,但特异性小于50%,影像表现为富含血管的占位征象,脑外病灶平扫时呈边界清晰的圆形或椭圆形等密度或高密度影,注射对比剂后病灶有轻度增强,周围无水肿,如病灶有出血,可看到高密度影像,脑内病变多显示边界清楚的不均匀高密度区,常有钙化斑,注射对比剂后轻度增强或不增强,CT骨窗像可以显示病灶周围骨质破坏的情况。

3. MRI扫描。MRI检查是诊断海绵状血管瘤的特异性方法,与病理符合率达80%～100%,在MRI T1和T2加权图像上海绵状血管瘤表现为中央呈网状混杂信号的核心(不同时期出血及其产物),周围为低信号环(含铁血黄素沉着),注射造影剂后不强化或有轻度强化,新近出血者,病灶周围脑组织可有水肿。

4. 脑血管造影。多表现为无特征的乏血管病变,在动脉相很少能见到供血动脉和病理血管;在静脉相或窦相可见病灶部分染色,海绵状血管瘤为富含血管的病变,在脑血管造影上不显影的原因可能为供血动脉太细或已有栓塞,病灶内血管太大,血流缓慢使造影剂被稀释,因此,晚期静脉相有密集的静脉池和局部病灶染色是此病的两大特征。

5. 正电子放射扫描(PET)。PET是利用脑组织吸收放射性核素来做脑扫描成像,头颅CT或MRI可提供颅内解剖结构影像,而PET更提供代谢性信息,以此来鉴别脑肿瘤和海绵状血管瘤,脑肿瘤对放射性同位素的吸收程度很高,而海绵状血管瘤的吸收度很低。

(五)诊断鉴别

在CT出现以前,本病的诊断较为困难,最初诊断本病的方法是X线平片,但仅能发现钙化且不能定性,绝大多数海绵状血管瘤血管造影不显影,除非病灶较大产生明显的占位征象或并发静脉畸形,随着影像技术的发展,CT和MRI的出现使海绵状血管瘤的诊断率大大提高。

海绵状血管瘤主要与脑膜瘤和动静脉畸形(AVM)相鉴别,在影像学上:脑内圆形病灶,有混杂密度(代表有不同程度的出血),MRI 的 T2 像有含铁血红蛋白沉积是海绵状血管瘤的特点。

(六)治疗

1. 保守治疗。基于本病的自然病程,对无症状的或仅有轻微头痛的海绵状血管瘤,可保守治疗,并定期随访。

2. 手术治疗。有明显症状如神经功能缺失、显形出血(即使仅有 1 次)、难治性癫痫、病灶增大或有高颅内压者均应手术治疗。尽管部分癫痫能用药物控制,但手术治疗能有效降低癫痫发作频率,减轻严重程度,病人术后能停用抗癫痫药物。因此对此部分病人也主张手术治疗。由于怀孕能增加病灶出血可能,故对准备妊娠而对明确有海绵状血管瘤的妇女应建议先手术切除海绵状血管瘤,而对怀孕期间诊断为海绵状血管瘤除非反复出血或神经功能症状进行性加重者一般建议先行保守治疗。儿童患者由于病灶出血可能大以及潜在癫痫可能,是手术的强烈指征。手术治疗的目的是全切除病变,消除病灶出血风险,减少或防止癫痫发作,恢复神经功能。

3. 放射治疗。常规放疗及立体定向放射外科对海绵状血管瘤的疗效不肯定,而且放射线有诱发海绵状血管瘤的可能。因此仅对位于重要功能区或手术残留的病灶才辅助放疗。目前尚无证据证明放疗对控制癫痫有效。

(七)预后

海绵状血管瘤为良性病变,预后良好,手术治疗能有效地防止出血和控制癫痫的发作,多数病人手术后能够恢复正常的工作或学习。

(八)颅内海绵状血管瘤并发症

术后可能出现颅内压增高和脑积水、出血、脑肿胀等,如脑组织嵌入缝合的硬脑膜间隙或因硬脑脑膜缝合不严密,可引起脑脊液漏,病变位于后颅窝手术后可能损伤面神经。

## 五、硬脑膜动静脉畸形

硬脑膜动静脉畸形(dural arteriovenous malformation, DAVM)是硬脑膜内的动静脉沟通或动静脉瘘,由硬脑膜动脉或颅内动脉的硬脑膜支供血,并回流至静脉窦或动脉化脑膜静脉,本质上 DAVM 是基于硬脑膜的一处或多处动静脉瘘,故以往也称之为硬脑膜动静脉瘘。但动静脉瘘绝大部分属于获得性病变,采用"硬脑膜动静脉畸形"这一名称更能体现部分病变的先天来源的特征。

(一)发病原因

目前对其发生机制尚无统一认识,归纳起来可分为先天性因素与后天性因素两类,有人认为硬膜动静脉畸形与先天性小动静脉回路扩张有关。Robinson 认为颅内静脉窦的滋养血管均从颈外动脉系统衍化而来,如有发育异常,易形成颈外动脉-海绵窦瘘;而在胚胎早期,横窦与颈外动脉关系密切,故硬脑膜动静脉畸形多发生在横窦区。另外,也有人认为硬脑膜动静脉畸形与静脉窦炎有关,外伤,手术等任何外界因素均可造成硬脑膜动静与静脉窦之间的网状交通开放,形成动静脉瘘,多数学者强调硬脑膜动静脉畸形和静脉窦炎关系密切,是由于静脉窦栓塞后新生血管形成所致。

(二)发病机制

本病的自然病程变化较大,难以预测,部分病变为偶然发现,可维持多年不变;部分病人有明确症状(如耳鸣或颅内杂音),但病变不进行性发展,甚至形成的血栓可自然缓解,特别是海绵窦内DAVM,常发生自行闭塞,但另有部分病灶进行性扩大,破裂,引起颅内致命出血或神经功能损害。

各种因素引起DAVM形成,由此引起一系列颅内血流动力学和病理生理改变。

(三)临床表现

硬脑膜动静脉畸形的症状:耳鸣、复视、静脉回流障碍、颅内出血、颅内压增高、脑积水、偏瘫、头痛。

由于硬脑膜动静脉畸形位于脑外,除非硬脑膜动静脉畸形回流入静脉窦后伴入窦皮质静脉逆流,硬脑膜动静脉畸形直接回流入皮质静脉或硬脑膜动静脉畸形伴大静脉池者,很少表现有神经系统症状和体征,硬脑膜动静脉畸形常见的症状和体征有:

1. 颅内血管杂音。这是硬脑膜动静脉畸形最常见的临床表现,67%～79%的病人有主观或客观的血管杂音,杂音表现为与脉搏一致,呈轰鸣音、持续性,成为病人最不堪忍受的症状,颅内血管杂音的程度与硬脑膜的血流量及部位有关,若椎动脉未参与供血,压迫患侧颈动脉杂音可减弱或消失。

2. 头痛。许多硬脑膜动静脉畸形的病人都有头痛,其可能的原因如下。

(1)硬脑膜动静脉畸形"盗血"严重,致使硬脑膜缺血。

(2)颅内压增高。

(3)颅内出血。

(4)扩张的畸形血管对脑膜的刺激。

(5)持续性颅内血管杂音可造成病人精神紧张及休息不好,亦可出现头痛。

3. 颅内压增高。硬脑膜动静脉畸形引起颅内压增高的因素如下。

(1)脑血流量和硬脑膜窦压力增高,伴随脑脊液吸收减少和脑脊液压力增高。

(2)颅内外动脉直接与静脉窦沟通,大量动脉血直接入窦,使静脉窦压力增高,由于静脉窦压力增高,使皮质静脉回流障碍,脑淤血。

(3)硬脑膜动静脉畸形直接回流入皮质静脉引起脑淤血。

(4)继发性静脉窦血栓形成。

(5)巨大硬脑膜下静脉湖引起的占位效应,或颅后窝动静脉畸形的占位效应引起脑脊液循环障碍,形成阻塞性脑积水。

4. 颅内出血。颅内出血是硬脑膜动静脉畸形的另一常见临床表现,有相当部分的病人以蛛网膜下腔出血为首发症状,主要为皮质引流静脉破裂,这是由于硬脑膜动静脉畸形缺乏毛细血管,动脉压力直接传入硬脑膜的引流静脉,当压力超过静脉壁所承受的负荷时,即破裂出血,文献报道85%的病人畸形血管的静脉端存在膨大的静脉瘤或曲张静脉,这才是出血的根源,不同部位的硬脑膜动静脉畸形引起颅内出血的发生率亦不同,颅前窝硬脑膜动静脉畸形常发生蛛网膜下腔出血或脑内出血,这是因为颅前窝硬脑膜动静脉畸形有一个独特的静脉回流方式,即血液先回流到前额叶的软脑膜静脉,再由这些静脉流入上矢状窦或海绵窦,引流静脉为皮质静脉的硬脑膜动静脉畸形,发生颅内出血的机会分别为20%和42%,畸形位于主要静脉窦附近的出血发生率为7.5%,位于远离主要静脉窦出血的发生率为51%。

5. 其他。少数可发生癫痫、耳鸣、轻偏瘫、失语、一过性黑朦等,海绵窦硬脑膜动静脉畸形可出现额眶或球后疼痛、突眼、视力下降、复视、眼球运动神经障碍等。

(四)硬脑膜动静脉畸形的检查

脑血管造影,放射性核素脑血管显像,核磁共振成像(MRI),颅脑CT检查,颅脑超声检查,血管彩超。

1. 脑血管造影。是DAVM诊断和分型的最重要手段,可以清楚地显示畸形血管自动脉期至静脉期各阶段表现,有利于病变的分型和了解血管造影改变与临床表现和预后间的关系,特别是观察累及的静脉窦有无栓塞和静脉回流的方向,对治疗方案的设计具有决定作用。

血管造影的注意事项:

(1)应做六血管造影,即双侧颈内动脉,颈外动脉和椎动脉分别造影。

(2)病变在枕大孔区者,应加做主动脉弓造影。

(3)摄片应放在动脉早期即开始,并适当维持到静脉期。

(4)应采用数字减影技术和超选择插管技术以增加脑血管造影的诊断价值。

2. 磁共振动脉造影/静脉造影(MRA/MRV)。能无创显示硬膜动静脉的解剖结构,但分辨率较差,不能满足临床诊断要求,目前仅作为筛选和随访DAVM的手段之一。

3. CT扫描。CT扫描有助于发现病变和颅内出血,硬脑膜动静脉畸形的CT表现可为以下几种异常改变:① 蠕虫状或斑片状的对比增强;② 局部占位效应;③ 大静脉窦的扩张;④ 脑室扩大,主要为脑脊液吸收不良或颅后窝硬脑膜动静脉畸形引起脑积水所致;⑤ 脑白质密度明显减低,主要为静脉回流障碍所致脑实质静脉性梗死、水肿等原因;⑥ 颅骨内板出现血管压迹扩大;⑦ 有颅内出血者可见蛛网膜下腔或脑内高密度影,三维计算机体层扫描血管重建(3D-CTA)采用螺旋CT获得增强颅内血管信息,重建血管类型,能清楚地显示畸形血管的三维空间结构,对治疗方案和手术入路的选择有重要参考价值,越来越受到重视。

4. 磁共振成像(MRI)。可作为DAVM筛选和鉴别诊断的手段,在MRI上多数呈无信号的迂曲成团的血管影,呈葡萄状或蜂窝状的黑色影,并能清楚地显示其供血动脉及引流静脉,可显示病变处硬膜厚度以及静脉窦内的血栓,但目前此类检查不能显示DAVM中血流的动态变化,对治疗方法的选择和预后判断帮助不大。

(五)硬脑膜动静脉畸形诊断鉴别

根据患者的临床表现以及影像学,特别是脑血管造影的表现,一般可以作出诊断。

应注意与脑动静脉畸形相鉴别,年龄在40岁以下的突发蛛网膜下腔出血,出血前有癫痫史或轻偏瘫,失语,头痛史,而无明显颅内压增高者,应高度怀疑动静脉畸形,但明确的鉴别诊断有赖于脑血管造影,CT及MRI检查。

(六)硬脑膜动静脉畸形治疗

应根据病人过去的临床表现、目前的临床状况和血管造影表现,分别选择和制订治疗方案。

1. 内科治疗。

(1)指证:① 症状轻微,或偶然发现;② 血管造影检查没有脑皮质静脉引流。

(2)方法:① 由于DAVM破裂出血机会较小,个别病人MRI检查,除外皮质引流静脉出现。怀疑出现皮质引流静脉或临床症状改变时可在数年内复查脑血管造影。② 疼痛和颅内杂音是影响病人生活质量的最常见的主观症状。轻微时可给予对症处理,如服用非类固醇抗炎药物、卡马西平或短期激素治疗,对缓解疼痛和搏动性杂音有一定疗效。但对于三叉神经分布区的疼痛,不能采用经皮穿刺毁损神经根的方法,以免刺破畸形血管,引起大出血。

2. 非内科治疗。包括经动脉或经静脉内治疗及外科手术和立体定向放射外科等。

(1)指证:① 单根皮质引流静脉,特别是引流静脉已有迂曲,呈动脉瘤样扩张,需立即治疗,防止破裂出血;② 有颅内出血史;③ 颅内压增高,视盘水肿,影响视力者;④ 局灶性神经功能障碍,进行性加重;⑤ 影响生活的头痛和颅内杂音。

(2)方法。① 外科手术:外科治疗仍是目前治疗DAVM的最有效的方法。适用于有皮质引流静脉或近期内出现进行性神经功能障碍的病变。手术的目的是孤立、电凝、切除DAVM累及的硬膜瓣和邻近静脉窦,切断动脉化的皮质引流静脉的通路。如受累静脉窦已动脉化或侧支循环已经建立,切除静脉窦不致引起静脉性脑梗死。由于手术操作难度较大,术中止血较困难,据统计横窦乙状窦区DAVM的手术死亡率和严重病残率约为15%。因此术前要进行详尽的血管造影检查和周到的术前准备。如辅以介入方法栓塞供应动脉,以减少术中出血,术中降温和降压麻醉以及严格止血等是手术成功与否的关键。单纯结扎供应动脉,治疗DAVM的成功率仅为8%。因为不可能阻断所有供应动脉。一般病灶在术后数月或数年内复发。此法现已少用。② 血管内介入治疗。A. 经动脉血管内栓塞治疗:曾一度广泛应用,希望减少或消除动静脉间瘘口,但是大多数AVM有较多动静脉沟通,不可能栓塞所有的供应动脉或瘘口,而且动脉栓塞不全者往往复发。因此,本法目前只适用于:a. 手术禁忌、不愿手术病人。b. 术前或放射治疗前减少畸形血管血流量。c. 横乙状窦区和海绵窦区DAVM,但不适用于天幕DAVM。此类DAVM常有许多细小供应动脉,目前导管技术无法到达。B. 经静脉血管内栓塞治疗:近来临床逐渐广泛应用。其治疗目的是促使畸形血管的静脉侧血栓形成。适用范围:a. 累及的静脉窦已丧失正常脑组织静脉回流的功能。b. 累及海绵窦、横窦乙状窦区的DAVM。对仍与正常静脉结构相通的静脉窦进行栓塞时,应在栓塞前行球囊阻断试验,暂时阻断静脉窦,观察颈内动脉和椎动脉静脉期表现,了解静脉窦阻断后正常脑组织静脉回流有无影响、改道。治疗时可直接穿刺病灶邻近静脉窦或通过扩张引流静脉逆向进入,采用金属丝、弹簧圈、明胶或球囊栓塞瘘口。本法临床效果满意,但病残率仍较高。海绵窦区 DAVM 栓塞后临床治愈率为 81%,约 5% 的病人出现永久性并发症。累及横窦乙状窦区的 DAVM 栓塞后临床治愈或改善率为 35%～90%,约 15% 病人出现暂时神经功能障碍,5% 的病人有永久性并发症。临床并发症来自于静脉窦内血栓形成或栓塞材料对周围结构的压迫作用。静脉回流改道引起周围正常静脉内压力增高,有破裂出血风险。③ 放射外科:近年来,放射外科如 γ-刀、直线加速器等开始应用于某些类型硬膜 AVM 的治疗。如近期无出血的横窦乙状窦、上矢状窦和中颅底处的 DAVM,或其他治疗风险较大的病变。有学者报道硬膜内畸形血管可于 2 年内自行闭塞,但目前对照射剂量和治疗适应证没有定论。治疗后需密切随访,防止血管闭塞前发生出血。④ 其他治疗方法:颅内压增高和交通性脑积水者,可行腰蛛网膜下腔腹腔分流术。脑室腹腔分流术有可能误伤动脉化的皮质静脉或室管膜静脉,引起出血。对不能手术的 DAVM 伴进行性视盘水肿而视力下降者,可行视神经减压术。

3. 不同病变部位的治疗策略。

(1) 前颅底 DAVM:供应动脉通常来自于眼动脉的分支筛前动脉或筛后动脉。因顾及视觉功能,常不采用血管内介入治疗。手术治疗是最佳治疗手段。文献报道约 95.5% 的前颅底 DAVM 能通过手术治疗获得满意效果。除非病灶巨大,一般无须术前做血管内栓塞治疗。

(2) 累及横窦乙状窦区的 DAVM:可采用手术方法、血管内介入治疗或手术与介入联合治疗。手术时,如静脉窦已闭塞,可将畸形血管团合并静脉窦一起切除;如静脉窦仍通畅,需仔细分离,孤立并保持静脉窦开放。当 DAVM 的回流静脉可反向引流至软脑膜静脉时,采用手术方法可安全闭塞静脉窦。如果经静脉栓塞治疗或手术方法可以阻塞静脉窦时,不必勉强切除畸形血管团。目前以联合治疗的效果最佳。在较大样本回顾性分析中,有 68% 的病人畸形血管可完全闭塞。单纯血管内栓塞治疗的完全闭塞率为 41%,手术治疗的完全闭塞率为 33%,而结扎供应动脉的成功率为 8%。

(3) 累及天幕切迹的 DAVM:此处 DAVM 常引流至软脑膜静脉,自发性颅内出血的概率较高,并以蛛网膜下腔出血为主要临床表现。如果血管造影提示有动脉瘤样静脉扩张并引流至 Galen 静脉,预后更差。因部位深在,全切除病灶较困难,联合治疗(手术加血管内介入治疗)是最佳和最安全的治疗方法。手术目的在于阻断皮质引流静脉,防止出血。联合治疗的治愈率为 89%,单纯手术治疗的治愈率为 78%,但单纯血管内介入治疗的有效率只有 25%,供应动脉结扎只能使约 11% 的病灶闭塞。

(4) 累及海绵窦的 DAVM:主要由颈外动脉分支供血,并向岩下窦和眼静脉回流,但很少向皮质回流。该区的 DAVM 少有自发出血。根据供应动脉的来源,又可分为 4 种类型。A 型:颈内动脉和海绵窦之间的直接沟通;B 型:由颈内动脉的脑膜支供血;C 型:由颈外动脉的脑膜支供血;D 型:由颈内、颈外动脉的脑膜支供血。血管内介入治疗是本病治疗的最佳方法。B 型 DAVM 可经动脉或经静脉栓塞供应动脉。目前趋向于经静脉栓塞,减少因动脉栓塞引起脑缺血损害。C 型 DAVM 可栓塞供应动脉而达到治愈目的。对于 D 型

DAVM因兼有颈外和颈内动脉分支供血,完全闭塞畸形血管常有困难。

（5）累及大脑凸面和上矢状窦的DAVM:此处DAVM少见。手术切除与血管内介入治疗疗效相仿。可根据血管的解剖部位和对治疗手段的熟练程度决定。但如静脉引流以皮质引流静脉为主时,可首先考虑手术切除。

（七）硬脑膜动静脉畸形并发症

部分混合性硬脑膜动静脉畸形病人可出现头皮血管怒张、扭曲,甚至形成血管团,颅后窝硬脑膜动静脉畸形向脊髓静脉引流时,可引起椎管内静脉高压,导致脊髓缺血,出现脊髓损害表现,高血流者还可伴有心脏扩大、心功能衰竭。

（八）硬脑膜动静脉畸形预防及预后

无特殊预防方法,颅内出血和进行性神经功能障碍是影响DAVM预后的最重要因素。一旦出现颅内出血,预后较差。约30%的病人在第一次出血时死亡或出现严重病残。对正在进行抗凝治疗的病人,预后更差。病灶静脉回流类型决定了颅内出血和神经功能障碍的发生,对病人的预后有预测作用。Davies采用Borden分型对102例DAVM颅内出血和神经功能障碍情况进行统计分析,认为Ⅰ型(按正常硬膜静脉通路回流)预后较好,极少出现颅内出血和神经功能障碍(2%);Ⅱ型(仍向静脉窦回流,但出现粗大反流的皮质静脉):38%～40%患者有颅内出血或神经功能障碍;Ⅲ型(近静脉窦处有畸形血管团,完全经皮质静脉回流):出血机会极大(79%～100%),预后不良。

（徐增良　纪德峰　宋德文）

## 第七节　其他血管性疾病

### 一、烟雾病

烟雾病即Moyamoya病,又称脑底异常血管网,是一组以颈内动脉虹吸部及大脑前、中动脉起始部狭窄或闭塞,脑底出现异常的小血管网为特点的脑血管病。因在脑血管造影时呈现许多密集成堆的小血管影似吸烟吐出的烟雾故名。

（一）发病原因

虽然以前有学者发现个别家族中母子或兄妹,或孪生姐妹有类似疾病,考虑与先天因素有关,但目前根据临床、病理、免疫及动物实验研究可以认为本病是一组后天获得性闭塞性脑血管病,据文献报道多种疾病均可引起本病,但最多见的是原发于脑底动脉的闭塞性脑血管病。

目前有关此病的病因尚不完全清楚,并且各个学者对此病的观点也不一致,多数学者认为烟雾病由先天和后天因素在内的各种因素引起,或在原有特殊遗传素质基础上由后天因素作用促发而成的脑血管病,概括起来有以下两种观点。

1.先天性脑血管畸形。认为此病是先天性脑血管畸形的根据如下。

(1) 脑底畸形血管团不见于正常造影片,属于异常血管。

(2) 此病以儿童为多见,且无明确的病因可寻。

(3) 有些病例合并其他先天性脑血管病,如脑动脉瘤或脑血管畸形。

(4) 有报道此病具有家族性,铃木二郎于1983年报道此病在日本人7%有家族史,鸣海新还报道了一个血族结婚的家族中有1兄2妹3人发病,欧洲也有家族史报道,并在一对孪生子中发生此病,故认为有遗传倾向。

(5) 所表现的异常血管网与胚胎6周时胎儿脑血管形成过程的阶段相似。

(6) 脑血管造影及尸解表明颈内动脉呈均匀地狭窄,无节段性狭窄等表现。

2. 后天性多病因性疾病。其根据如下。

(1) 脑血管造影的动态变化,临床症状,病程在一定时间内呈进行性发展,尤其是儿童,病程的进展倾向更大。

(2) 有许多疾病可导致此病,例如脑膜炎,非特异性动脉炎,多发性神经纤维瘤病,放射线,外伤,梅毒,螺旋体病,结核性脑膜炎,脑瘤,颅内感染,视神经胶质瘤,老年性动脉粥样硬化症及视交叉部肿瘤等均可导致类似的病理改变。

(3) 脑血管的异常血管网的特殊变化是由于脑底动脉闭塞后形成的侧支循环代偿供血的结果。

(二)发病机制

1. 病理解剖学。烟雾病的病理解剖变化主要有以下三种改变。

(1) 大脑基底部的大血管闭塞或极度狭窄。颈内动脉分叉部,大脑前动脉和大脑中动脉起始部,脑底动脉环管腔狭窄、闭塞,受损的动脉表现为细小、内皮细胞增生、内膜明显增厚、内弹力层增厚而致使动脉管腔狭窄或闭塞,中膜肌层萎缩、薄弱与部分消失,可有淋巴细胞浸润,狭窄闭塞的颈内动脉病理改变为:内弹力层高度屈曲,部分变薄,部分断裂,部分分层,部分增厚;内膜呈局限性离心性增厚,内膜内有平滑肌细胞,胶原纤维和弹力纤维;中层明显变薄,多数平滑肌细胞坏死、消失,闭塞性血管的病变性质有的符合先天性动脉发育不全,有的为炎性或动脉硬化性改变,有的为血栓形成,例如钩端螺旋体病引起者为全动脉炎。

(2) 异常血管网。主要位于脑底部及基底节区,表现为管壁变薄、扩张、数量增多、易破裂出血等,异常血管网为来自Willis环前、后脉络丛动脉,大脑前动脉,大脑中动脉和大脑后动脉的扩张的中等或小的肌型血管,这些血管通常动、静脉难辨,狭窄的异常血管网小动脉的内膜可见有水肿、增厚、中层弹力纤维化,弹力层变厚、断裂,以致淤血屈曲,血栓形成闭塞,扩张的小动脉可表现为中层纤维化,管腔变薄,弹力纤维增生,内膜增厚等,有时内弹力层断裂,中层变薄,形成微动脉瘤而破裂出血,随着年龄的增大,扩张的血管可进行性变细、数量减少,狭窄动脉增加。

(3) 脑实质内继发血液循环障碍的变化。表现为出血性或缺血性及脑萎缩等病理改变。电镜下观察证明烟雾病是一种广泛的影响脑血管的疾病,最明显的变化就是平滑肌细胞的变性、坏死、消失和内弹力层的破坏。

2. 病理生理学。当血管狭窄、闭塞发生时,侧支循环也在逐渐形成,侧支循环增多并相互吻合成网状,管腔显著扩张形成异常血管网,异常血管网作为代偿供血的途径,当脑底动脉环闭塞时,脑底动脉环作为一个有力的代偿途径已失去作用,因此,只有靠闭塞部位近端发出的血管,通过扩张、增生进行代偿供血,这些代偿作用的异常血管网可延续形态及走行大致正常的大脑前、中动脉,如果血管闭塞的部位继续向近侧端发展,就可能使异常血管网的起源处闭塞,从而导致异常血管网的消失,因此,异常血管网的形成是特定部位闭塞的特殊代偿供血的形式,而不是本质的东西,它可见于Willis环的前部,也可见于其后部,如果闭塞继续发展而闭塞了异常血管网的起始点,或闭塞部位在起点的近端,那么可没有异常血管的出现。

3. 发病机制。血管中层平滑肌细胞的破坏、增生与再破坏、再增生,反复进行可能是烟雾病发病的形态学基础。

当血管狭窄或闭塞形成时,侧支循环逐渐建立,形成异常血管网,多数异常血管网是一些原始血管的增多与扩张形成的,当血管闭塞较快以至于未形成足够的侧支循环进行代偿供血时,那么,临床上就表现为脑缺血的症状,若血管闭塞形成后,其近端压力增高,造成异常脆弱的、菲薄的血管网或其他异常血管破裂,临床上就出现颅内出血的症状,当颅内大动脉完全闭塞时,侧支循环已建立,病变就停止发展,由于病变的血管性质不同,病变的程度不一,侧支循环形成后在长期血流障碍的作用下,新形成的血管又可发生病变,故其临床症状可表现为反复发作或交替出现。

(三)临床表现

烟雾病的症状:痴呆,恶心,精神障碍,颅内出血,瘫痪,头昏,头痛,意识障碍。

本病患者中罕有血压增高者,一般无发热,常以卒中形式起病,可出现脑缺血或脑出血两组症状,分述如下。

1. 缺血组。

(1)发病年龄相对较轻,平均年龄18.4岁,多见于儿童及少年,多呈急性发病,也有亚急性发病者。

(2)临床上可表现为脑血栓,也可出现TIA,患者常有多次卒中发作史,文献报告1次发作者占13.3%,2次发作者占60%,3次发作者占26.7%。

(3)起病时常有头昏、头痛、肢体麻木、瘫痪、精神不振、言语不清等症状,常在一侧肢体瘫痪好转后又出现另一侧肢体瘫痪,肢体瘫痪多为不全瘫,也有全瘫者,优势半球病变可出现失语,病灶多发者可出现假性球麻痹,精神障碍,智力减退或痴呆,约40%的患者伴有癫痫发作。

(4)在CT或MRI检查时,80%可见脑内多发梗死灶。

2. 出血组。

(1)发病年龄多较缺血组为晚,平均发病年龄33.1岁,以青壮年为多。

(2)血压多正常,发病突然,常见的出血部位为蛛网膜下出血、原发性脑室出血及脑叶出血,以上3种出血占本病颅内出血的78%~90%,少见者为壳核出血、丘脑出血及尾核头出血,故 Moyamoya 病引起的颅内出血多为部位体征不明显的出血。

(3) 常以头痛、恶心呕吐起病,部分患者可有不同程度的意识障碍,其临床症状体征与其他原因引起的颅内出血相同,预后似较好,有人报告 18 例 Moyamoya 病引起颅内出血的患者,随访 5.4 年,13 例(72.2%)预后良好,5 例(27.8%)出现 1 次或多次复发。

值得提出的是 Moyamoya 病引起原发性脑室出血较多,是原发性脑室出血的主要原因,该处容易出血除脑室壁的异常血网管及粟粒型动脉瘤破裂出血外,很重要的原因是梗死性出血,因脑室周围的血液是由一组从脑室表面向脑实质方向扩展的、由脉络丛前、后动脉末梢分支组成的、离脑室分布的血管,和另一组由穿过脑实质向脑室周围分布的末梢动脉所供应,两组血管均为终末支,基本上不发生吻合,即构成边缘带,同时这些末梢支距离心脏最远,又是在 Willis 动脉环主干血管出现病变后增生、代偿的细小动脉,故易导致脑室壁缺血软化,发生梗死性出血。

3. 体检有无眼底水肿、肢体瘫痪、失语和脑膜刺激征。

(四) 实验室检查

脑脊液压力,脑膜刺激征,血常规,脑血管造影,血压,眼底检查,颅脑 CT 检查,颅脑 MRI 检查。

1. 一般化验检查。多无特异性改变,一般化验检查包括血常规,血沉,抗"O",C 反应蛋白,黏蛋白测定,结核菌素试验以及血清钩端螺旋体凝溶试验等,血常规多数病人白细胞计数在 $10×10^9/L$ 以下;血沉可稍高,多数正常;抗"O"可稍高,亦可正常。若病人系结核性脑膜炎所致,结核菌素皮试可为强阳性;若为钩端螺旋体病引起,血清钩端螺旋体凝溶试验可为阳性。

2. 脑脊液检查。脑脊液的化验检查与其他脑血管疾病相似,儿童多为缺血性表现,脑脊液检查一般正常,腰穿压力亦可正常,如有结核性脑膜炎,病人的脑脊液则呈结核性脑膜炎反应,即脑脊液细胞数增多,糖与氯化物降低,蛋白增高,如为钩端螺旋体病所致,病人脑脊液钩端螺旋体免疫反应可为阳性,若有破裂出血,腰穿脑脊液检查可出现血性脑脊液或脑脊液中有血凝块,若出血后 24 h 腰穿脑脊液呈红色,脑脊液中可见有均匀的红细胞,24 h 以后脑脊液呈棕黄色或黄色,1～3 周后黄色消失,脑脊液中的白细胞升高,早期为中性粒细胞增多,后期以淋巴细胞增多为主,这是血液对脑膜刺激引起的炎症反应,蛋白含量亦可升高,通常在 1 g/L 左右,脑脊液压力多在 1.57～2.35 kPa。

3. 脑电图。一般无特异性变化,无论是出血病人还是梗死病人,其脑电图的表现大致相同,均表现为病灶侧或两侧慢波增多,并有广泛的中、重度节律失调,根据异常脑电图产生的不同波形、不同部位可分为 3 种类型。

(1) 大脑后半球型:以高幅单向阵发性的或非阵发性的 δ 波为主,局限在大脑后半球,以缺血明显侧占优势。

(2) 颞中回型:以中高幅、持续性的 δ 波和 θ 波为主,局限于颞叶的中部,亦是以缺血明显侧占优势。

(3) 散发型:呈弥漫性低中幅的 θ 波,过度换气可诱发慢波,提高脑电图诊断的阳性率,过度换气诱发慢波的机制,可能与脑组织血液供应的动态变化以及脑部动脉血的 pH 变化有关。

4. 脑血管造影术。脑血管造影是确诊此病的主要手段,其脑血管造影表现的特点如下。

(1) 双侧颈内动脉床突上段和大脑前、中动脉近端有严重的狭窄或闭塞。以颈内动脉虹吸部颈 1 段的狭窄或闭塞最常见,几乎达 100%,延及颈 2 段者占 50%,少数病人可延及颈 3,颈 4 段,而闭塞段的远端血管形态正常,双侧脑血管造影表现基本相同,但两侧并非完全对称,少数病例仅一侧出现上述血管的异常表现,一般先始于一侧,以后发展成双侧,先累及 Willis 环的前半部,以后发展到其后半部,直至整个动脉环闭塞,造成基底节、丘脑、下丘脑、脑干等多数脑底穿通动脉的闭塞,形成脑底部异常的血管代偿性侧支循环。

(2) 在基底节处有显著的毛细血管扩张网。即形成以内外纹状体动脉及丘脑动脉,丘脑膝状体动脉、前后脉络丛动脉为中心的侧支循环。

(3) 有广泛而丰富的侧支循环形成,包括颅内、外吻合血管的建立。其侧支循环通路有以下三类:① 当颈内动脉虹吸部末端闭塞后,通过大脑后动脉与大脑前、中动脉终支间吻合形成侧支循环。② 未受损的动脉环及虹吸部的所有动脉分支均参与基底节区的供血,构成侧支循环以供应大脑前、中动脉所属分支,因此,基底节区形成十分丰富的异常血管网是本病的最重要的侧支循环通路。③ 颈外动脉的分支与大脑表面的软脑膜血管之间吻合成网。

5. CT 扫描。烟雾病在 CT 扫描中可单独或合并出现以下几种表现。

(1) 多发性脑梗死:这是由于不同部位的血管反复闭塞所致,多发性脑梗死可为陈旧性,亦可为新近性,并可有大小不一的脑软化灶。

(2) 继发性脑萎缩:多为局限性的脑萎缩,这种脑萎缩与颈内动脉闭塞的范围有直接关系,并且颈内动脉狭窄越严重,血供越差的部位,脑萎缩则越明显,而侧支循环良好者,CT 上可没有脑萎缩,脑萎缩好发于颞叶、额叶、枕叶,2~4 周达高峰,以后逐渐好转,其好转的原因可能与侧支循环建立有一定的关系。

(3) 脑室扩大:约半数以上的病人出现脑室扩大,扩大的脑室与病变同侧,亦可为双侧,脑室扩大常与脑萎缩并存,脑室扩大与颅内出血有一定的关系,严重脑萎缩伴脑室扩大者,以往没有颅内出血史,而轻度脑萎缩伴明显脑室扩大者,以往均有颅内出血史,这可能是蛛网膜下腔出血后的粘连,影响了脑脊液的循环所致。

(4) 颅内出血:61.6%~77.3% 的烟雾病患者可发生颅内出血,以蛛网膜下腔出血最多见,约占 60%,脑室内出血亦较常见,占 28.6%~60%,多合并蛛网膜下腔出血,其中 30% 的脑室内出血为原发性脑室内出血,此乃菲薄的异常血管网破裂所致,脑血肿以额叶多见,形状不规则,大小不一致,邻近脑室内者,可破裂出血,血肿进入脑室,邻近脑池者可破裂后形成蛛网膜下腔出血。

(5) 强化 CT 扫描:可见基底动脉环附近的血管变细,显影不良或不显影,基底节区及脑室周围可见点状或弧线状强化的异常血管团,分布不规则。

6. MRI 磁共振可显示烟雾病以下病理形态变化。

(1) 无论是陈旧性还是新近性脑梗死均呈长 T1 与长 T2,脑软化灶亦呈长 T1 与长 T2,在 T1 加权像上呈低密度信号,在 T2 加权像上则呈高信号。

(2) 颅内出血者在所有成像序列中均呈高信号。

(3) 局限性脑萎缩以额叶底部及颞叶最明显。

(4) 颅底部异常血管网因流空效应而呈蜂窝状或网状低信号血管影像。

(五) 诊断

目前采用国际上普遍接受的烟雾病诊断标准,即日本烟雾病研究会 1997 年制定的标准:病因未明且 DSA 或 MRA 表现符合颈内动脉末端及大脑前、中动脉起始段进行性狭窄和(或)闭塞;动脉期显示异常的烟雾状血管网;病变为双侧性;同时要排除以下疾病:动脉粥样硬化,自身免疫性疾病,脑膜炎,脑肿瘤,唐氏综合征,脑外伤,放射线头部照射和甲亢等;可能的烟雾病,即儿童或成人的单侧病变也需排除。

影像学检查是目前诊断烟雾病的主要手段,国内北京协和医院应用经颅多普勒超声(TCD)筛查出不少临床可疑或不曾想到的烟雾病患者,TCD 能够发现更多缺血性和表现为非典型血管病临床症状的成年烟雾病患者,在确诊方面,数字减影血管成像(DSA)仍然是最准确可靠的诊断方法,磁共振成像/磁共振血管成像(MRI/MRA)可以对大部分烟雾病患者做出明确的诊断。

(六) 鉴别诊断

此病需要与脑动脉粥样硬化、脑动脉瘤或脑动静脉畸形相鉴别,一般根据临床表现及脑血管造影的改变多不难鉴别。

1. 脑动脉硬化。因脑动脉硬化引起的颈内动脉闭塞患者多为老年,常有多年的高血压、高血脂史,脑血管造影表现为动脉突然中断或呈不规则狭窄,一般无异常血管网出现。

2. 脑动脉瘤或脑动静脉畸形。对于烟雾病出血引起的蛛网膜下腔出血时,应与动脉瘤或脑动静脉畸形相鉴别,脑血管造影可显示出动脉瘤或有增粗的供血动脉,成团的畸形血管和异常粗大的引流静脉,无颈内动脉狭窄、闭塞和侧支循环等现象,故可资鉴别。

(七) 治疗

出现脑梗死的患者按脑血栓治疗,可用扩容、扩张血管、钙离子拮抗药及脑细胞激活剂治疗,并用皮质激素治疗,可静脉点滴地塞米松 10～20 mg,1 次/日,连用 10 天左右。国内外都有报告进行外科治疗者,如颅内外血管吻合术、脑-肌-血管联合术、颞浅动脉脑贴敷术,对再建血供、改善预后有益。颅内出血者按脑出血或蛛网膜下腔出血治疗。对原发性脑室出血,特别是出血量大的全脑室出血患者,可行锥孔侧脑室外引流加腰穿放液治疗。效果良好,不但可挽救患者生命,甚至可恢复工作。对已知原因引起的继发性烟雾病即 Moyamoya 综合征患者,应积极治疗原发疾病。

由于本病病因尚不明确,并且对病情发展难以预测,一些患者由于得到足够侧支供血,改善了脑缺血状态,可自发性痊愈。但另一些患者由于失代偿而造成不可逆神经功能障碍,因此在临床治疗中应考虑到这两种情况。

1. 内科治疗。主要是对症处理。对于缺血性起病可应用血管扩张药、抗凝药。对脑出血患者应用止血药物和抗纤维蛋白溶解药等。对于癫痫患者和不随意运动宜做相应的对症治疗。脑出血患者伴颅内高压应适当控制颅内压力。

2. 外科治疗。

（1）目的：在脑组织出现不可逆神经功能障碍前，通过手术方法增加脑的侧支循环，改善脑供血，恢复正常神经功能。

（2）手术方法：可分为直接和间接的血管重建手术。① 直接血管重建：a. 颞浅动脉-大脑中动脉吻合术。b. 枕动脉-大脑中动脉吻合术。c. 枕动脉-大脑后动脉吻合术。直接血管重建术可立即改善脑部的缺血情况，但由于大多数受体动脉变细，手术操作上有难度，尤其在儿童。另外，在手术时需短暂性夹闭大脑中动脉分支，有加重脑缺血的危险。② 间接血管重建：a. 脑-硬脑膜-动脉-血管融合术。b. 脑-肌肉-血管融合术。c. 脑-肌肉-动脉-血管融合术。d. 脑-硬脑膜-动脉-肌肉-血管融合术。e. 环锯钻洞，硬脑膜和蛛网膜切开术。f. 大网膜移植术。

（3）手术方法的选择：取决于脑缺血部位、性质以及外科医生对某种手术方法的喜好。一般来说，直接血管重建术可立刻为缺血半球供血，但是它在技术上要求高，如果儿童的血管细小，则增加了手术的难度。间接法的优点是方法简单易行，对已附在来自头皮和硬膜动脉的侧支不产生影响，也不需要暂时阻断脑血管分支。因此对儿童患者宜采用脑-硬脑膜-动脉-血管融合术，通常在术后4～20天（平均为10天）脑缺血症状改善。这种脑缺血的症状改善估计是颅内和颅外的血管在早期阶段通过伤口愈合所产生的新生血管自发性交通。这些新生血管与颈外动脉连接，由于压力的梯度使颈外动脉的血流入颈内动脉系统，形成初期的、持续性供血。术后2～3个月，手术切口处硬脑膜动脉增粗、脑血流增加。当足够的脑血流建立时，缺血性发作自行消失。一般平均术后239天脑缺血性发作消失。如缺血性发作消失持续6个月以上，可称为缺血性发作中止。

（4）手术时机：采用内科治疗仅半数患者在4～5年内缺血性发作消失，其余的患者持续7年仍有缺血性发作。烟雾病的缺血性发作在自然病程中将持续很长一段时间，并且病程越长对智商的影响也越大。据报道，如将智商定在86为正常，那么在烟雾病患者起病4年内92%的患者智商是正常的，起病后5～9年40%患者的智商是正常的，病程10～15年仅33%患者的智商是正常的。

因此，一旦烟雾病诊断明确应尽早手术，术后不但能改善脑缺血发作，智商也有不同程度的提高。年龄小于5岁的患者（尤其小于2岁），脑梗死发生率高，病情发展较快，预后和康复率较差，同时年龄越小，智商下降的出现越早，手术治疗对此期年龄的儿童同样有价值。但是对于症状较少或者仅仅以头痛、癫痫和不随意运动为主要症状的患者，则应选择性地采用手术治疗。

（5）双侧手术问题。若病人一般情况好，可一次麻醉行双侧半球血管重建。如分期手术，有下列情况的半球应先手术：反复TIA、优势半球，脑血流动力学研究显示脑血流量和灌注储备量减少较重。一般在首次间接手术至少6个月，患者神经系统症状和体征稳定，方可行另一侧手术。

### （八）预后

本病的预后多数情况下取决于疾病的自然发展，即与发病年龄、原发病因、病情轻重、脑组织损害程度等因素有关。治疗方法是否及时恰当，亦对预后有一定影响。一般认为其预后较好，死亡率较低，后遗症少。小儿死亡率为1.5%，成人为7.5%。30%的小儿患者可遗有智能低下，成人颅内出血者死亡率高，若昏迷期较快度过，多数不留后遗症。从放射学观点来看，其自然病程多在一至数年，一旦脑底动脉环完全闭塞，当侧支循环已建立后，病变就停止发展，因此，总的来说，其预后尚属乐观。

### （九）烟雾病并发症

1. 烟雾病。可能伴随的疾病包括肾动脉狭窄性高血压，颅内动脉瘤，脑血管畸形，原发性肺源性高血压，周期性斜颈和发育障碍等。

伴随烟雾病的脑动脉瘤有两种类型。

（1）普通颅内动脉瘤：以Willis环上的动脉瘤多见，但分布不同，主要位于基底动脉的顶端，这与本病的椎-基底动脉血流动力学负荷增大有关，其次发生在颈内动脉，大脑中动脉和前交通动脉瘤很少见。

（2）烟雾血管或侧支血管上动脉瘤：这些动脉瘤如有足够的血供代偿或血管重建手术后可自行消失。

在成人这些动脉瘤是脑内出血、脑室内出血和蛛网膜下隙出血的原因之一。

2. 术后并发症。

（1）慢性硬膜下血肿：可能与脑梗死部位高度脑萎缩及使用阿司匹林等抗血小板制剂有关。

（2）吻合部脑内血肿：可能与吻合受血动脉壁菲薄破裂及术后高血压有关。

（3）缺血症状：可能与受血动脉过细，吻合困难，颞肌压迫脑组织，吻合时血流暂时阻断，原有侧支循环被破坏以及术中低碳酸血症等因素有关。

（4）其他不良反应：术后可引起头痛、癫痫等。

### （十）烟雾病预防

烟雾病早发现，早诊断，早治疗是关键，通过早期手术治疗，80%以上的患者都可以恢复正常人的生活。

1. 注意休息和瘫痪肢体的功能锻炼。
2. 加强营养，给予高蛋白质高维生素饮食。
3. 出现蛛网膜下腔出血者，不能搬动病人，避免咳嗽、喷嚏和屏气排便等增加胸腔、腹腔压力的动作。
4. 应防止洪水泛滥，灭鼠，家禽应圈养，防止污染水源，做好饮水消毒。
5. 教育儿童不要喝生水，不要到疫水中玩水、洗澡等，避免患钩端螺旋体病。

## 二、颈动脉海绵窦瘘

颈动脉与海绵窦的直接交通即颈动脉海绵窦瘘（carotid cavernous fistula, CCF），是一种较为常见的神经眼科综合征。由于特殊的解剖原因,海绵窦区是全身发生动静脉瘘最多的部位。80%以上的患者首先发生眼部症状和体征,如眼球突出、充血,眼球运动障碍等而就诊于眼科医师。

(一)发病原因

颈动脉海绵窦瘘按发生原因分为外伤性、自发性和先天性3种情况。

1. 外伤。车祸、坠落、撞击等间接外伤以及弹片、锥剪刺入直接外伤均可引起颈动脉海绵窦瘘,间接外伤引起颅底骨折,颈动脉被脑膜固定在海绵窦内,发生撕裂;自眶前区刺入的针、锥、剪经眶上裂直接刺破海绵窦及颈内动脉,弹丸也可穿入颅内,穿破海绵窦,颈内动脉破裂后常有3种结果:① 动脉血进入海绵窦,动、静脉直接交通,这种交通可于伤后即形成,也可因间接外伤,颈内动脉内膜裂开,血液由裂纹浸入管壁形成动脉瘤,最后破裂成瘘,有些病例外伤数个月后才出现动静脉交通症状和体征,可能属于此类;② 蝶骨骨折和颈内动脉破裂同时存在,且相互沟通,动脉血自鼻窦引流,引起不可控制的出血而死亡;③ 外伤同样撕破硬脑膜,颈内动脉血直接进入蛛网膜下腔,也可因高颅内压、脑疝而死亡,在颅底骨折,同时损伤颈内动脉主干,血流量大,迁延形成颈动脉海绵窦瘘是比较好的结局,颈内动脉在海绵窦内的分支管壁很薄,轻微的头部震荡,即可引起脑膜垂体干或海绵窦下动脉的破裂,形成低流量瘘。

2. 自发性。颈内、外动脉及其分支的硬化,动脉瘤以及其他的动脉壁病变,自发形成裂隙或破裂,主干或分支血液直接流入海绵窦。

3. 先天性。颈内动脉与海绵窦间存在着胚胎动脉或动、静脉交通畸形,出生后即可发现症状,也有先天性动脉壁薄弱,承受不起高动脉压,自发破裂,多数学者认为后者是引起硬脑膜海绵窦瘘的主要原因。

(二)发病机制

在正常情况下,海绵窦接受眶内的眼上及眼下静脉血流,并经岩上及岩下窦导出,当动脉与海绵窦交通时,动脉血伴随其高压灌注于海绵窦,后者因充满动脉血,眼上、眼下静脉在大量高压血影响下而扩大,其内的血液向前逆流,岩上窦和岩下窦均被纤维组织形成的脑膜所束缚,可抵抗较高的血管内压,不易扩张,眶内静脉被松软的脂肪体所围绕,不能承受压力,所以海绵窦内的动脉血便逆流至眼上、下静脉,并通过眼上静脉引流至面部静脉,眼上、下静脉扩张、动脉化,静脉内压增高,眶内静脉血回流阻力增加,引起各级静脉扩张,眶内组织水肿,而出现一系列的体征,如动脉瘘孔较大,同侧大脑中动脉、大脑前动脉和眼动脉内的血液逆流,通过瘘孔进入静脉系统,在侧支循环尚未充分建立之前,可因"盗血"引起患侧大脑供血不全;眼动脉压也下降,血流缓慢,加之静脉压力增高,便发生眼球的缺血、缺氧,致使角膜变性、晶状体混浊、玻璃体积血、视神经萎缩等,颈动脉海绵窦瘘和眼部征象早期出现在患侧,晚期也可发生于健侧,或先见于患侧眼而后缓解,再交替到对侧,这与海绵窦及其联系血管有关:① 如海绵窦与同侧眼上静脉畅通,便出现同侧眼症状,久之,动脉血通过海绵间窦可引流至对侧海绵窦,便出现两眼症状;② 如海绵窦与同侧眼上静脉交通不畅,则同侧可无症状,通过海绵间窦,表现为对侧眼征;③ 如海绵窦血先经同侧眼上静脉引流，后形成血栓，眼征缓解，通过海绵间窦、至对侧窦，则出现健侧眼症状，在低流瘘虽然可能出现对侧眼征，或有交替现象，但多不是由于静脉间的联系，而是两侧小动脉与静脉交通所致。

正常两侧颈内动脉与脑膜动脉有许多分支相互吻合，颈内动脉、颈外动脉和椎动脉的脑膜支也相互沟通，任何一支动脉与海绵窦的交通，往往是两侧颈内动脉、颈外动脉供血，有时椎动脉也参与供血，海绵窦汇集了部分颅内静脉，当脑膜动脉与其同行的静脉发生交通时，动脉血可通过静脉引流至海绵窦内而出现海绵窦综合征，颈动脉海绵窦瘘的血管联系是很复杂的，特别是硬脑膜海绵窦瘘，有的病例涉及到双侧颈内动脉、颈外动脉、甚至椎动脉，在治疗之前，应全面检查，分别做两侧颈内、颈外及椎动脉造影，多方面因素考虑在内，才能收到较好治疗结果。

（三）临床表现

颈动脉海绵窦瘘的症状：充血，复视，高眼压，红眼，麻痹，偏头痛，视神经萎缩，视网膜出血。

颈动脉海绵窦瘘的原发部位在颅内，但由于眶、颅静脉的特殊关系，其症状和体征几乎均表现在眼部，大多数病人首诊于眼科，本病的临床症状和体征严重程度取决于：① 瘘孔在海绵窦内的位置；② 瘘孔大小；③ 不同的静脉与海绵窦开放的程度；④ 异常动脉和静脉交通期间的变化，在临床上可有以下表现。

1. 搏动性眼球突出。高流瘘均有此征，两侧眼球突出度差值多在 3～11 mm 之间，突出方向多为轴性，当眼上静脉扩张较严重时眼球稍向下移位，眼球突出是由于眶内静脉扩张淤血、眶脂肪及眼外肌水肿膨大所引起的，眼球突出并与心跳同步搏动，主观和客观均可能闻及杂音，压迫同侧颈动脉，搏动及杂音消失，硬脑膜海绵窦瘘其眼球突出相对较轻，有时甚至无此征，一般也无搏动。

2. 眼球表面血管怒张和红眼。几乎每例患者均有此征，且均为第 1 个体征，在高流瘘形成之后即有明显的结膜水肿和静脉扩张，低流瘘的发生是逐渐的，很难确定开始日期，2～3 周后达到高峰，血管高度迂曲扩张，呈螺丝状，色鲜红或紫红，这是由于血管内充满动脉血的缘故，较一般静脉充血色淡，扩张的血管自穹隆至角膜缘，以角膜为中心，呈放射状，在低流瘘，数月或数年之后，血管管径开始减小，最后只遗留近角膜缘的扩张血管，这种红眼和血管扩张的特殊形式在其他疾患是少见的。

3. 复视及眼外肌麻痹。多数病例主诉复视，眼外肌麻痹往往是主要矛盾，但这种麻痹是部分的，展神经不全麻痹最多见，也是最早发生的体征之一，动眼神经、滑车神经通过海绵窦外侧壁，也可发生这两支脑神经的麻痹，但比较少见。

4. 眼底改变。由于眼上静脉压力增高，视网膜静脉回流受阻，可引起视盘充血，视网膜静脉迂曲和视网膜出血，但由于眼压的影响，视网膜中央静脉的扩张程度远较眼球表面者为轻，眼底出血一般均为少量的，短时期内可吸收，偶见视盘水肿和脉络膜脱离，压迫眼球可见视网膜中央静脉搏动。

5. 巩膜静脉窦充血和眼压增高。在正常情况，房水静脉流经前睫状静脉，眼静脉至海绵窦,如发生动静脉交通,静脉血逆流,经房水静脉,可流入巩膜静脉窦,虹膜角膜角镜检查很容易观察到房水静脉反流,巩膜静脉窦增宽和充血这一改变,血色较眼球表面血管为淡,这是由于混有房水的缘故,眼压与巩膜静脉压力有关,按 Goldmann 的传统公式可以表示为:眼压 = 流动阻力 × 房水外流阻力 + 巩膜表面静脉压,在颈动脉海绵窦瘘,房水静脉内的血液逆流,房水流出阻力增加,巩膜静脉压也同时增高,眼压升高是必然的,一般为轻度或中度高眼压。

6. 视力下降。视力下降不多见,如有视网膜出血、青光眼或脉络膜脱离存在,则可导致视力下降,视网膜出血引起的视力下降是暂时的,待出血吸收后尚可恢复,长时期的眼压增高、视神经损害,可导致永久性视力丧失;在高流瘘,眼动脉可逆流,长期眼球缺血缺氧,导致视神经萎缩,白内障和角膜变性而视力丧失。

7. 头痛。有1/4~1/2患者主述疼痛,疼痛部位多限于患侧的额部及眶区,这是由于海绵窦及颅内血管扩张,压迫脑膜痛觉神经引起的,在眼压较高的患者,也可因青光眼而偏头痛。

(四)颈动脉海绵窦瘘的检查

包括眼压、血管造影、脉搏、CT 检查、视力、核磁共振成像(MRI)。

影像学检查在辅助 CCF 的诊断中至关重要,典型的临床体征结合 1 项或多项影像学发现往往即可作出正确的临床诊断,超声在辅助 CCF 的诊断中不可或缺,标准化 A/B 超不但可发现 SOV, IOV 扩张,眼外肌增粗,而且可精确测量血管直径,最重要的是可动态观测 SOV(眼上静脉),IOV(眼下静脉)与脉搏同周期的搏动,这是动脉血灌注至静脉的直接证据。

1. 超声波检查。A 超在视神经与上直肌间呈现典型的低反射波峰和明显的血流波峰,即扩张的眼上静脉内有低微的血流搏动,如果波峰搏动可致波峰上方图像显示不清,其他可显示眼外肌增厚,视神经增粗等表现。

目前临床普遍使用的是眼科专用(10 MHz)的 B 型超声,一般很难发现正常眼上静脉,眼上静脉扩张是本病的特征表现,眼上静脉位于上直肌与视神经之间,呈圆形或管状低回声,扩张的眼上静脉自鼻上方向眶上裂方向延伸,超声发现眼上静脉扩张的同时,用探头压迫可见扩张的血管明显搏动,压迫同侧颈动脉可使搏动消失,眼上静脉瘘内的血液速度和瘘口的大小呈轻度或中高度扩张,严重时可扩张至 10 mm 以上,部分病例可同时显示眼下静脉扩张,其他的超声所见有眼外肌、视神经增粗及少见的脉络膜脱离。

2. CDI 彩色多普勒则显示此眼上静脉扩张并呈动脉频谱,显示出低阻力动脉化频谱,根据血流动力学测定可鉴别高流瘘和低流瘘,彩色多普勒超声可测出 SOV, IOV 中的血流参数即收缩期流速、舒张期流速和阻力指数,随访这些参数的变化对于了解供血状况以及判断预后有重要价值,是其他任何影像学检查不可替代的。

3. CT 扫描。CT 检查可显示增粗的 SOV 和眼外肌,少数病例还可发现海绵窦扩大,密度增高,强化后显示更加清晰,横轴位 CT 的优势在于显示增粗的 SOV 在眶内的走行和全程形态改变;IOV 管径较细,横轴位不易显示,而冠状 CT 则可发现 IOV 的增粗,CT 检查还能够发现是否伴随颅底、眶壁骨折,从而为外伤性CCF诊断提供支持,但CCF的CT征象与痛性眼肌麻痹有很多相似之处,重要的鉴别点是前者扩张静脉有搏动,而CT无法动态显示,因此,经验丰富的医生将超声与CT相结合大多可做出正确的临床诊断,CT显示眼球突出、眼外肌肥厚、眼上静脉增粗,增强后可同时显示患侧海绵窦扩大,如有头部外伤可显示患侧眼眶骨折或颅骨骨折。

4. MRI不但可显示CCF的形态学改变,而且血流速度也是成像的因素:MRI成像具有流空现象,血流速度越快,信号越低,扩张的SOV在T1,T2加权像上均呈低信号,病程较长者,静脉内血栓形成,流速减慢,呈中低信号,海绵窦内因有动脉血瘘入,T1,T2加权像均表现为扩大的海绵窦区杂乱的低信号影,MRI可作为与其他类似疾病鉴别的检查手段,是检查血管病变的重要手段,CCF患者可查见扩张的海绵窦和迂曲的SOV呈高信号,单此一项检查即可明确诊断。总之,多种影像学检查联合应用在发现SOV,海绵窦区的形态学改变,排除眶内肿瘤,甲状腺相关眼病等方面价值颇大,MRI可显示扩张的眼上静脉直接与海绵窦沟通。

5. DSA血管造影是诊断CCF最可靠的方法,也称"金标准",选择性动脉造影可显示动脉期海绵窦及眼上静脉显影,确定瘘口位置和大小,并为治疗提供依据,如果怀疑为CCF且经济条件允许,无明显禁忌证,都应做DSA检查,在CCF的DSA检查中,阳性发现率100%,瘘的供血来源和大小直接决定手术方案的确定和手术时机的选择,颈内动脉直接供血者,临床症状严重,眼部静脉回流受阻,最终继发青光眼,视力丧失,颅内动脉"盗血"日益严重,异常的引流会诱发癫痫等神经系统症状,故应及早治疗。颈内动脉直接供血者均在明确诊断后及时介入栓塞治疗,预后较好,硬脑膜海绵窦瘘的临床表现与供血动脉的数量、血流量及引流是否通畅密切相关,颈内和颈外动脉都参与海绵窦及硬脑膜的供血,因此这类患者DSA检查常表现为多支细小动脉供血,同侧、对侧甚至双侧同时供血,瘘血的引流方向也是DSA检查的重要目的,一般患者均有眼静脉的引流,因此出现眼部症状,岩下窦、海绵间窦也是重要的引流通路,皮层和深静脉的引流虽占少数,但易诱发神经系统症状,应高度重视。

应该指出,少数病例因供血动脉构成复杂,先天血管变异多,病史长,完全认识其病理生理过程还相当困难,患者左侧头部车祸伤后,左眼视力丧失,左眼球突出,上睑下垂,眼球固定,结膜充血水肿,伴左侧耳鸣;后眼球突出、耳鸣、结膜充血水肿逐渐消退,3个月后右眼出现相似症状,DSA检查显示:左侧颈内动脉血直接瘘入海绵窦,经海绵间窦向右侧海绵窦引流,并引流至右眼静脉,左眼静脉未显影,分析病史,考虑其发病过程可能为:发病初期左侧颈内动脉血瘘入海绵窦,引流入左眼静脉,引发左眼上述症状,后左眼静脉血栓形成,瘘血在向前阻力增大后,经海绵间窦向右侧引流,致右侧海绵窦压力升高,瘘血引流入右眼静脉,出现右眼症状。

(五)颈动脉海绵窦瘘诊断鉴别

临床引起眼上静脉扩张的疾病除本病外,诊断、鉴别诊断脑血管造影能为血管内治疗提供全面信息。但应与其他原因引起的突眼相鉴别:

（1）突眼性甲状腺肿；
（2）眶内肿瘤；
（3）眶内血管性肿瘤；
（4）海绵窦血栓形成；
（5）脑膜膨出。

（六）治疗

CCF 的治疗目的：保护视力；消除杂音；使眼球回缩；防止脑缺血或出血。

1. 硬脑膜海绵窦瘘流量较低，有自行形成血栓倾向，经反复压迫颈内动脉，可促进痊愈过程，因而大多数患者可单纯观察或对症治疗。对高流量瘘，特别是动脉造影证实有"盗血"现象，会产生严重的症状和体征，应积极治疗。20 世纪 70 年代以前外科治疗大体分 3 个阶段：第一阶段（19 世纪初～1930 年）：结扎患侧颈动脉，有效率 30%～40%，缺血加重且易复发；第二阶段（1931～1960 年）：孤立术。先结扎颈部动脉，继之开颅夹闭床突上段，有效率 56.9%；第三阶段：放风筝填塞；开颅借穿刺针导入铜丝、马尾；个别报道开颅行直视下修补手术。但由于开颅手术的繁琐和导致并发症后给病人带来的痛苦，以及难以达到理想的治疗效果或解剖治愈，所以有条件的医院目前比较普遍的是采用血管内治疗。

2. 瘘孔栓塞术。CCF 的栓塞治疗效果，一般栓塞治疗后，颅内杂音立即消失，数小时后结合膜充血水肿明显好转，1 周后眼球突出可恢复正常。理想的治疗效果应是闭塞瘘口而又保持颈内动脉的通畅，恢复解剖治愈。

早期采用自身肌肉、吸收性明胶海绵等无刺激物注入颈内动脉，利用优势血流将栓塞物带至瘘孔部位并栓塞之。近年利用股动脉插管造影，确定瘘孔位置，利用可脱离的球囊（balloon）栓塞瘘口，然后推注造影剂，确定填塞情况。此技术损伤小，成功机会多，眼球突出、杂音以及球结膜充血水肿等症状可立即减轻，大多数患者可获得完全治愈。但球囊体栓塞眼动脉或其他分支可引起视力丧失或脑功能缺失等并发症，极少数患者可发生死亡。

3. 眼上静脉进路逆行瘘口栓塞术。有学者报道使用可脱离的球囊经扩张的眼上静脉逆行插管进入海绵窦栓塞瘘口获得成功。不仅对颈内动脉海绵窦瘘有效，而且对经颈动脉进路瘘口栓塞术治疗失败的患者也有效，特别适合于硬脑膜海绵窦瘘患者的治疗。其方法是从眶上切迹切开皮肤 2 cm，深层分离，在眶上切迹内上方发现眼上静脉。分离后，将此静脉提起切开，插入导丝，在 X 线监视下将导丝送至海绵窦内，将导管鞘介入，再用同轴导管将可脱性球囊或弹簧圈置于海绵窦内，使瘘口栓塞。该治疗方法具有简单、疗效可靠和并发症更少发生等特点，可能是治疗颈动脉海绵窦瘘安全和有效的一种新方法。但使用本法治疗需要等待该静脉管壁增厚，能承受插管刺激，不致破裂，否则将引起大出血，出现急性眶压增高，需要加压包扎，再经动脉入路进行栓塞。

4. 青光眼的治疗。根本治疗是封闭动静脉间的裂孔，经瘘口栓塞治疗成功的病例，眼压随之下降，青光眼得到控制。在低流量瘘，主要是处理高眼压。这种青光眼对药物治疗多无反应，过滤性手术可降低眼压。

5. 单纯观察。低流瘘预后较好，不经任何治疗约有 1/2 的病例自然痊愈，另 1/2 的患者也无明显痛苦,可维持正常生活。除因青光眼致使视功能丧失需积极治疗外,如无条件行眼上静脉逆行插管栓塞术治疗,对眼部充血水肿或出血可药物治疗,其他病例均可观察。

值得一提的是,动脉造影、选择性造影可显示瘘孔位置,确定诊断。其中一部分患者(约 1/3),经造影后不久瘘孔即闭合,眼球突出度减少,眼球表面静脉迂曲扩张好转,眼压恢复正常。动脉造影使瘘孔闭合的机制尚不明确。

(七)预后

颈内动脉海绵窦瘘自愈的可能性极小,少数患者经颈动脉压迫或动脉造影,可使症状减轻。也有报道经眶静脉造影术后,瘘口闭合。有一些患者伴发眼上静脉血栓形成,眼征消失。也有少数患者长期未治疗可伴发眼眶前部动静脉血管瘤。迁延的病例除可由角膜暴露、缺血综合征和青光眼等造成视功能损害外,个别病例可因海绵窦的破裂、大出血而突发死亡,长期的眶静脉淤血、脂肪水肿,可造成眼眶组织纤维化,预后不良,因而应尽早手术治疗。手术后一些迟发性视神经损害和早期的脑神经麻痹仍可望得到部分恢复。而硬脑膜海绵窦瘘有 1/2 患者可自愈,其青光眼引起典型视功能损害比较少见,多数患者预后良好,可观察随访。

(八)颈动脉海绵窦瘘并发症

1. 与外伤有关的颈内动脉-海绵窦瘘可以出现外伤性颅内出血、颅骨骨折等并发症。

2. 栓塞术并发症。

(1)穿刺部位血肿,是因为局部加压力量不够或肝素化未完全解除,所以术后应仔细检查,避免此类事情的发生。

(2)脑神经瘫痪。

(3)假性动脉瘤,CCF 治疗后定期造影复查是有必要的。

(4)球囊早脱脑梗死。

(5)脑过度灌注:病人表现为剧烈的头痛,经用脱水药后 3~5 天症状缓解。

(周伟东 聂 淼 殷德年)

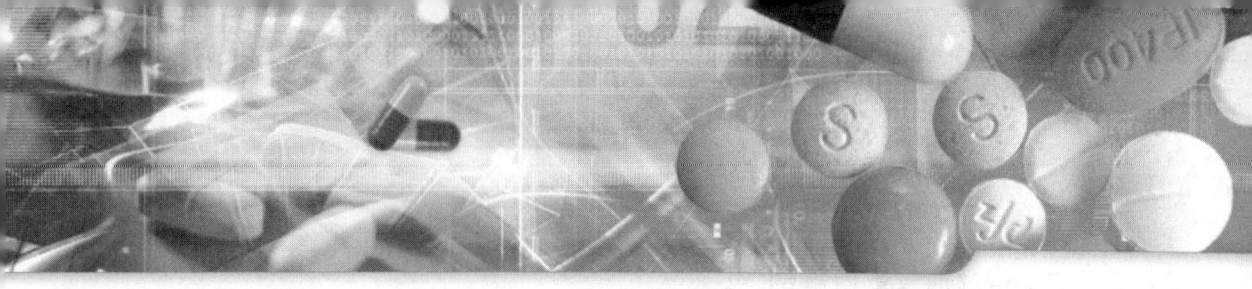

# 第七章 脊髓血管性疾病

## 第一节 概述

脊髓血管畸形是一种少见病,平均发病年龄在20岁左右,50%以上的病人发生在16岁以前。最常见的表现是蛛网膜下腔出血或脊髓出血。其他神经系统症状,如腰痛或根性疼痛占15%～20%。感觉运动障碍33%,并常伴有括约肌功能障碍,有时还可有脊柱侧弯或后凸畸形。一旦发生出血,在第一个月内再出血率为10%。一年内再出血率约40%,直接死于出血者至少为17.6%。SCAVMs可以发生在脊髓任何节段,但最常见为颈段和圆锥。近年来,随着脊髓碘水造影、MRI、选择性脊髓血管造影技术和介入神经放射学的飞速发展,椎体及脊髓血管畸形的研究越来越受到重视。许多新的发现,纠正了以往的片面认识,使治疗效果有了长足的提高。

### 一、分类

早期人们权根据尸检的结果,认为大多数AVM都是在脊髓表面的静脉血管瘤。选择性血管造影、显微神经外科的发展,使许多学者从不同的侧面进行分类。如根据病变部位、畸形供血方式、术中所见等,但均侧重某方面。我们综合各家所长,从治疗的角度分类。

(一)椎管内动静脉畸形

1. 髓内动静脉畸形。
2. 硬脊膜下髓周动静脉瘘。
3. 硬脊膜动静脉瘘向脊髓静脉引流。

(二)海绵状血管瘤

1. 椎体。
2. 髓内。

(三)复合性动静脉畸形

1. 节段性血管瘤病。

2. 播散性血管瘤病。

## 二、脊髓血管影像解剖

(一)脊髓的动脉

脊髓的供血动脉来自三大组。

第一组:来自锁骨下动脉的椎动脉、颈升动脉(甲状颈干)、颈深动脉和第一肋间动脉。锁骨下动脉左侧略长于右侧,左侧直接起自主动脉弓,右侧起于头臂干,其主要分支从内向外依次有椎动脉、胸廓内动脉、甲状颈干、肋颈干等,除胸廓内动脉外均参与椎体脊髓的供血。

甲状颈干为一短干,在前斜角肌内侧缘附近起始后立即分为数支,主要有:① 甲状腺下动脉:向上内供应甲状腺侧叶下端及咽、喉和食管上部等。② 肩胛上动脉:营养冈上肌、冈下肌和肩胛骨。③ 颈升动脉:有时与甲状腺下动脉共干,共上行,营养颈部肌肉,此支多参与脊髓及脊膜的供血。

肋颈干亦为一短干,主要分支为颈深动脉和第一肋间动脉,两者均参与脊髓颈段的供血。

脊髓血管造影时,椎动脉、甲状颈干、肋颈干均不得忽略。

第二组:来自主动脉的肋间动脉和腰动脉。起于胸主动脉的肋间动脉约7-11对,左侧多起于主动脉后中壁,右侧多起于后外侧壁。其起点第4肋间动脉平T5椎体,5-11肋间动脉依次降低1个椎体,肋下动脉平T12与L1椎体之间。稳中有降肋间动脉起点间距离13.5~22.5 mm,自上而下逐渐增宽。

腰动脉多为双对,左侧多起自腹主动脉左后外侧壁和后中壁,右侧则以起于右后外侧壁者多见。上下相邻两个腰动脉起点相距约一个椎体。

第三组:来自髂内动脉的髂腰动脉,外侧骶动脉。

在胚胎期,上述三组动脉共发出31对根动脉沿神经根穿过椎间孔进入椎管内,又分为前根动脉和后根动脉,这些根动脉有三种不同的部分:① 供应神经根和硬脊膜;② 供应软膜和脊髓的周边部分;③ 供应脊髓实质内。这后一部分根动脉称根髓动脉。到成人时,大部分已退化,前根髓动脉仅6~8支,后根髓动脉仅10~23支。

1. 根髓动脉。根髓动脉又分前根髓动脉和后根髓动脉,前者较后者粗大,但数目少。其中,最大的一支为根髓大动脉。

根髓动脉在神经袖套的前方进入椎间孔,穿过硬脊膜,在齿状韧带的前方向上行,然后形成一锐角返折向下,同时发出一分支向上,类似发卡样,前支走行在前正中裂,后支走行在两侧面的后正中沟,这向上和向下的动脉称脊髓动脉。

2. 脊髓动脉及其纵轴。前、后根髓动脉发出的脊髓动脉分别为脊髓前动脉和脊髓后动脉。① 脊髓前动脉:最上者由双侧椎动脉在汇合为基底动脉之前发出。在颈髓2~3水平处合为一根动脉向下走行在前正中裂,逐个与不同节段根髓动脉发出的脊髓动脉的上升支相吻合,纵贯脊髓全长,直达圆锥形成脊髓供血的前纵轴。在血管造影上,可见典型发卡样血管影,有的根髓动脉与脊髓前动脉之间的夹角较大,其下降支较上升支粗,位于椎管的正中,除颈、腰膨大动脉略见不到波纹状外,一般呈直线样。侧位像示脊髓前动脉紧贴椎体后缘,其间隙不超过2 mm。前纵轴在中胸段最窄,甚至可能中断。② 脊髓后动脉:双侧脊髓后动脉分别起于左右椎动脉,向下走行在脊髓左右背外侧沟内,与不同节段根髓动脉发出的脊髓后动脉上升和下降支相吻合,形成两条脊髓供血后纵轴。在血管造影上,也呈发卡样血管影,但根髓动脉与脊髓后动脉之间的夹角较脊髓前动脉小,甚至,有时相互靠拢。位于椎管的两侧,走行略呈波纹状,管径较脊髓前动脉细。侧位示脊髓后动脉与椎体后缘有一段距离,为10～13 mm。

前后纵轴在圆锥下1.5 cm处相吻合,形成十字形血管吻合弓。脊髓周围有冠状丛连接各纵轴。

3. 脊髓的功能供血区。根据脊髓的血供特点,可分为三个区域。① 颈段:包括全颈髓和上两节胸髓。约有三支脊髓前动脉供血,第一支起于椎动脉的根髓动脉,与颈项的神经根伴行。第二支起于颈深动脉,与颈6神经根伴行,该支又称为颈膨大动脉。第三支起于肋颈干或第一肋间动脉,与颈8神经根伴行。这些根髓动脉穿过椎间孔硬脊膜进入脊髓时,走行的距离较短,斜度不大,与脊髓前动脉的夹角约60～80度。颈髓的各节段有1～2支脊髓后动脉。因此,颈段的血供最丰富。② 中胸段:为上7个节段的胸髓。在这一段仅有一支脊髓前动脉,与T4或T5的神经根伴行。在此平面之上约15%的人没有脊髓后动脉,在此平面之下平均每两节段有一支脊髓后动脉。本段的血供最差,有时脊髓前纵轴可以不连接。③ 胸腰段:自T8至圆锥。脊髓前动脉主要来源于根髓大动脉,该动脉80%来自于左侧,75%在T9～T12之间,15%在T5～T8之间,10%在L1～L2之间,随神经根发出。当其起点较高时,脊髓的下部将有其他动脉代偿。Adamkiewicz动脉的行程最长,到达脊髓前正中裂分成上升支和下降支,后者较粗大且略有迂曲,在圆锥下方与两侧的脊髓后动脉形成十字形,腰骶段的根髓动脉也止于此。马尾的终丝常有1～2支来源于腰动脉、髂腰动脉或骶外侧动脉的根动脉伴随。胸腰段的脊髓后动脉也很丰富,但该段的血运主要靠脊髓前动脉。④ 各供血区的代偿循环:由于脊髓供血的两个来源,有些节段两个来源衔接不佳或血供不够充分,如第1至第4节胸髓(特别是第4胸节)和第1腰髓的腹侧面,称为危险区。临床上这些节段容易受到损害。在颈髓和胸腰段,一旦脊髓前纵轴中断或供血不足,可形成侧支吻合网。

颈髓:若动脉主干(锁骨下动脉或椎动脉)闭塞,颈髓上1/3的血运可由椎动脉肌支、颈深动脉肌支、颈升动脉、枕动脉以及小脑后下动脉形成的环枢吻合逆行充盈。下1/3的血运则来自甲状腺上、下动脉、颈深动脉和内乳动脉。

胸腰段:一旦Adamkiewicz动脉闭塞,脊髓血运可由前后腰骶根髓动脉通过圆锥部吻合弓供给。

4. 脊髓内的血液供应。可分成中央和周围两部分。① 中央动脉(沟联合动脉):起源于脊髓前动脉,穿过前正中裂,发出分支直接供应侧皮质束。在前正中裂的底部,分支向左右两侧分布,终止在两侧前角之间灰质的深部。供应的区域包括:前角灰质、中央管周围区、后角的底部、Clarke's束、皮质脊髓侧束、脊髓丘脑侧束以及薄束、楔束的腹侧等脊髓前五分之四的血运。②周转动脉：起于周围冠状动脉丛，除了一些不规则的、长短不一的动脉外，一些主要较恒定的动脉沿后正中沟、后中间沟和前、后沟走行，主要偏激一角的外部，大部分白质特别是后索。动脉冠多来自脊髓前、后纵轴，有人就将脊髓后动脉供应的区域归入周围动脉的供血范畴。中央动脉和周围动脉都是终末动脉，但从解剖学的观点看，还有部分重叠供血，特别是在毛细血管的水平。

（二）脊髓的静脉引流

从脊髓内的毛细血管床，通过髓内静脉引流到髓周静脉（静脉血管冠），然后再通过根静脉到椎静脉丛和脊柱外静脉网。

1. 髓内静脉：这些静脉在髓内呈放射状排列，在前正中裂汇成前正中静脉，在后正中沟汇成后正中静脉，在前、后联合静脉之间有存在吻合，其中往往有一支静脉较为粗大。

2. 髓周转静脉（静脉血管冠）：除了一些不规则的前外侧和后外侧静脉外，在前正中裂脊髓前动脉之后的为脊髓前静脉，中央静脉引流入内。其在脊髓膨大处较粗，在颈髓和上胸髓有时为双干。在后正中沟内的为脊髓后静脉，较脊髓前静脉粗大。

3. 根静脉：与根动脉一样，分布不甚规则，而且不一定与根动脉伴行。Suh和Alexander统计约有14支根静脉，7支前根静脉，7支后根静脉。其部位相对恒定：颈3、颈5水平各1支，上胸部1支，中胸部1支，下胸部2支，腰段2支。

4. 静脉的回流：Lsve静脉和椎－髓静脉联合形成椎管内静脉丛，前后各两条纵轴，由前、后两侧多条横丛相连。椎管内静脉丛与椎管外前、后静脉丛和椎间静脉丛相连。在腰段，椎管外静脉丛引流入腰升静脉，在胸段，入半奇静脉和奇静脉；在下颈段，入上肋间静脉，然后入奇静脉弓。在上颈段，引流入椎静脉丛和颈静脉，在颈延交界的前方，脊髓前静脉可与前静脉相连，在后方，脊髓后静脉在闩的水平与延髓后静脉相连，均经颅内静脉途径回流。

### 三、脊柱、脊髓动静脉畸形的诊断

（一）平片

椎体血管瘤可见椎体有栅状疏松；髓内AVM可见椎管及椎弓根间距增宽，类似髓内肿瘤。Cobb's综合征可见椎体及椎弓根破坏。

（二）脊髓造影

这是判断脊髓病变最重要的的第一个检查步骤，不仅能够提供脊髓本身的非直接影像，而且还能显示髓周血管的直接影像。造影时应使用非离子性水溶性造影剂，其副作用少，可以较好地在蛛网膜下腔弥散，充分显示病变。同时，还能很快吸收，不影响再次行血管造影。必要时可加行CT扫描或脊髓断层造影。

1. 髓周正常血管影：正常脊髓造影片上常可见到髓周和髓后的血管影，直线为脊髓前静脉，弯曲的脊髓后静脉，多位于T4～T8节段。正位断层可在胸腰段见到发针样根髓引流静脉。

2. 病变的脊髓造影影像：脊髓增粗，提示髓内 AVM，脊髓表面的静脉团可致梗阻。椎体血管瘤可造成硬膜外压迫。另外，在脊髓周围或椎管圆锥部可见扩张或迂曲的血管影。

（三）CT 扫描

在脊髓造影明确病变节段后，再行 CT 扫描，对病变将会有一个更全面的认识。平扫可检出髓内血肿和钙化。髓内注射造影剂可见蛛网膜、硬膜下腔有异常的充盈缺损。造影增强后，可显示髓内、外异常的血管团。

（四）磁共振成像

可以从矢状、冠状、横断三维断层图像全面认识髓内 AVM 的部位、血管团的大小、有无静脉血栓形成，并做手术后或造影后的随访用，逐步代替了脊髓碘水造影。除海绵状血管瘤外，各型 AVMs 在 MRI 的影像中，都显示为蜿蜒迂曲的低信号流空现象，分布在蛛网膜下腔或脊髓髓内。有静脉充血时，可显示脊髓膨大，信号或强或弱，髓内海绵状血管瘤则在 T1 加权像时表现为较典型的"黑环"征，即中间是高信号，提示出血后正铁血红蛋白沉积，周围为低信号。

（五）脊髓血管造影

是目前确诊和分类脊髓 AVM 的唯一方法，同时亦可为治疗提供极有价值的信息。

1. 脊髓动脉造影技术。除儿童用全麻外，成人均在神经安定镇痛麻醉下进行。造影前在病人胸前壁贴上相应椎体的铅号码，以便在透视下辩论椎体和肋间动脉可连续摄片或点片，最好做减影片，必要时可行血管断层造影。

脊髓血管造影应包括所有供应脊髓的根动脉，计有：双侧椎动脉，甲状颈干，肋颈干，各肋间动脉，腰动脉、髂内动脉。在有数字减影装置的情况下，可以先做主流造影，显示胸腰段血管，做双侧肱动脉逆行注射，显示颈部，双侧股动脉同时注射显示腰骶段血管，然后再有目的地选择性插管。

常用 4～5 F 导管，椎动脉、甲状颈干可用一般脑血管造影导管，肋间动脉和腰动脉造影导管远端则应塑成一定尖头。插管的损伤应轻柔，术者可体会到导管尖端进入肋间动脉开口的感觉，此时在电视下可见稍插入导管，导管尖端的弯度则加大。然后少量注射造影剂，以确定位置。每个病人自体肋间动脉的开口与椎体的关系都是恒定的。因此，确定第一支肋间动脉的插管十分重要。习惯下都从 T12 间动脉左侧或右侧开始，导管尖指向后方，小幅度上下移动，一旦进入后，则保持这个方向，移动导管头找一上一支肋间动脉，直到最后一支。然后换另一侧，如法仿效。T6 以上的肋间动脉开口之间的距离都较短，有的甚至只有几毫米。有时可以经一支肋间动脉的开口同时显影 2～3 个节段的肋间动脉，即所谓二分叉或三分叉间动脉。在腰段，腰动脉开口往往在腰主动脉的中间，且左右开口距离很近，有时一次注射双侧显影。L1 水平因有腹腔动脉、双侧肾动脉的开口，第一腰动脉有时较难插管。最后则分别将导管放入双侧髂内动脉造影。

根动脉的选择性造影常规注射量是 1 mL/s，共 2～5 mL。点片摄片程序为：蒙片 1 张，动脉期 1 张（3 秒），静脉期 1 张（6 秒），数字减影则为 1 张/秒，共 8 秒。当显示出 Adamkiewicz 动脉时，摄片时间应延长 10～20 秒，以研究回流静脉。

2. 正常脊髓动脉造影。① 颈段：脊髓前动脉(ASA)起自双侧椎动脉近汇合处，首先斜向内侧，在C2～C3水平双侧汇合沿中线向下，形成一各向上和向下的分支，开头如发夹，降支比较粗大，与颈深动脉发出的颈膨大动脉相接，成为一脊髓前动脉轴。还有1～2支起自椎动脉的根动脉参与该轴。侧位片上，ASA紧贴椎体后缘，卧位时可见一狭窄间隙。脊髓后动脉(PSA)在正位片上位于中线旁，起始于椎动脉和颈深动脉，常很细，有时很难看到。② 上胸段：在胸T3～T5左或右可发出根髓动脉加入脊髓动脉前轴。上升支极细，下降支稍粗，因此，段动脉很细，有时很难在造影片上辩认，甚至缺如而由起点较高的Adamkiewicz动脉替代。③ 胸腰段：脊髓动脉前轴由Admakiewicz根髓大动脉发出。其影像特征是在正位，向上内方行走直至中线，呈发夹样转向下，下降支开始段粗大笔直，近末端处略有弯曲，上升支则细得多，在T6～T9处发出的Adamkiewicz动脉其根髓段较短，L1～L4处发出的根髓段则较长。圆锥的吻合襻和腰骶根动脉在常规血管造影中不能看到。

脊髓后动脉也呈发夹样改变，但其角度更小，管径比脊髓前动脉细得多，正位像上位于中线旁，侧位像远离椎体，在脊髓的后方。

（六）脊髓静脉循环的影像研究

在胸腰骶段，可以研究脊髓血管的循环和循环时间。静脉是从低向高回流，也就是从圆锥向上直到发夹样静脉处，经根髓静脉向外引流（在胸腰段有2～3支根髓静脉），穿过硬膜时有时显得狭窄，最后注入椎管静脉丛。

为显示椎管内、椎间孔、椎管外静脉丛，可行选择性腰升静脉或骶静脉造影，也可用球囊暂时闭塞下腔静脉行双侧股静脉同时造影。如果要研究椎管静脉丛的异常回流，如椎管内静脉高压的原因，可经股静脉行选择性奇静脉、左肾静脉、左无名静脉、颈内静脉和椎静脉造影。插管技术与动脉相同，注射量为4 mL/s，总量为12～20 mL，视不同静脉而定。

四、脊柱、脊髓动静脉畸形的病理生理

脊髓内血液盗流、脊髓缺血是公认的病变机理，其他可能发生的病理改变为：
1. 髓内出血、血肿。
2. 大的血管畸形和血管丛压迫脊髓。
3. 椎管内静脉高压。

从如前所述脊髓静脉回流的特点看，有两条向外的输出通路：① 流入硬膜外静脉丛，当其先天缺如或后天闭塞时，静脉回流受阻，即可引起明显的脊髓静脉压力增高；② 向下经终丝静脉入骶静脉丛，向上与后颅凹静脉逆行向脊髓回流，另外，由于脊髓静脉中几乎不存在静脉瓣，在腔静脉异常血液分流时，部分血液可以不受阻碍地通过侧支涌入椎管内外静脉系统。特别是当左肾静脉与下腔静脉的吻合处狭窄时，每分钟约有600 mL血液通过肾-椎静脉吻合支注入硬膜外静脉丛，进而引起脊髓静脉高压。

（王 珏 叶 林 周伟东）

## 第二节 椎管内动静脉畸形

### 一、髓内动静脉畸形

（一）定义

为先天胚胎发育异常所致,是脊柱、脊髓 AVM 中最常见的一种。特点是有多个供血动脉和引流静脉,脊髓前动脉(ASA)和脊髓后动脉(PSA)均可参与畸形血管团和正常脊髓的双供血,1 个或 2 个独立的畸形血管团埋在脊髓内部或软膜内,常见于颈上或胸腰段。

（二）临床症状

发病年龄平均 20 岁,男女发病率相等。主要临床表现为:① 脊髓蛛网膜下腔出血,同时伴有瘫痪或根性疼痛约占 50%,44% 的髓内 AVM 中伴有动脉或静脉性血管瘤,是导致出血的主要原因。② 进行性运动感觉障碍,为另一半病人的症状,血流盗流是其主要病因。

（三）血管造影

血管造影对治疗的指导意义甚大,是必不可少的检查,造影时应摄正、侧位,必要时放大摄影或断层造影。导管必须进入所有的供血动脉,以及畸形上下的根髓动脉,以确切地了解 AVM 的体积、流速、形态、纵向或横向的伸延,供血动脉来源、引流静脉的方向和有无静脉瘤样扩张。所有这些发现都应与脊髓造影或 MRI 中的所见相符,这样才能对治疗措施的选择有重要的指导作用。

（四）治疗

1. 手术治疗。手术治疗的适应证:① 畸形血管团边界清楚,呈团块状。② 病变范围在两个椎体以内。③ 病变位置靠后,与脊髓前动脉距离远(即沟联合动脉长),手术便于处理而不损伤动脉主干。④ 引流静脉不阻挡手术入路。⑤ 手术可接近扩张的瘤样血管,便于处理,解除压迫。

显微手术要点:髓内 AVM 切除术的方法大致与胸 AVM 同,但要求更精细,更轻柔。从手术显露阶段即应彻底止血,以保证术野干净。椎板切除的范围要在病变上下至少半个椎板。切开硬脊膜时蛛网膜应保持完整,暂勿使脑脊液流出。有过蛛网膜下腔出血的病人,其蛛网膜与硬脊膜可有粘连,分离时应避免撕破蛛网膜及其相连的畸形血管。硬脊膜固定于椎旁肌肉,蛛网膜从中线切开用银夹固定在硬脊膜上,根据血管造影片找到供血动脉,双极电凝处理切断,紧贴畸形血管团分离连接的蛛网膜条索及胶质细胞层,用微量输出的双极电凝灼断供应畸形的小血管,小心谨慎地收缩畸形血管团,有时用 8/0 缝合线轻轻缝吊软膜有助于暴露,直到畸形团逐渐抬起,从脊髓腹侧分离开,自始至终要保留至少一根引流静脉。术后均需做脊髓血管造影复查。

2. 栓塞治疗。栓塞的适应证:① AVM 主要由脊髓后动脉供血。② 脊髓前动脉的供应蒂常扩张,较于迂曲。③ 供血动脉直接进入畸形。④ 在畸形血管的上下有正常脊髓前动脉的侧支循环。

栓塞的原则是经过较安全的途径,循序渐进地减慢脊髓动静脉间的异常血流,改善脊髓功能,减少出血机会,逐渐形成血栓,最终使 AVM 完全栓塞。应用显微导管,可能将导管一直送到畸形的边缘,避开主要功能动脉,注入液体胶,可使部分或全部畸形血管团消失。一般的导管技术很难送到每支纤细而迂曲的供血动脉内直至畸形团的边缘,大部分栓塞仍是通过主血流趋向性,将栓子送到畸形血管团内,注入过多的栓子,可能造成脊髓动脉主干的闭塞,引起脊髓缺血,所以,当大部分畸形血管影消失,即应适可而止。不应一味追求畸形血管团在影像上的完全消失。一般来说,经脊髓后动脉栓塞是较安全的途径。

栓塞以固体栓子为宜,可根据供血动脉的直径、血流速度制成不同的微粒,但不应小于 100 U。因为脊髓动脉在行程中发出许多细小的沟联合动脉供应脊髓组织,小于 100 U 的栓子可能在到达畸形血管之前先将部分沟塞,从影像上看脊髓动脉主干仍完好,但实际脊髓已处于缺血状态,功能则难以恢复,甚至加重。固体栓子的缺点是易松动,造成畸形再循环。为此,在栓塞前有时用无水酒精浸泡栓子,可促使畸形血管团内形成无菌性炎症和粘连,巩固栓塞效果。

用 IBCA 或 NBCA 栓塞时应极慎重,导管必须进入畸形血管团,在导管前方无脊髓动脉,并根据血流速度调好比例。防止 IBCA 流到引流静脉内。

目前栓塞已成为治疗脊髓 AVM 的首选方法,可能的话,栓塞后应隔 3 个月、6 个月、1 年、2 年、5 年分别造影复查,发现畸形再通可立即再次栓塞,直到治愈。

作者治疗 49 例,其中,痊愈 14 例,好转 32 例,无变化或加重 2 例。

## 二、硬脊膜下髓周动静脉瘘

(一)定义

脊髓前或脊髓后动脉与静脉之间的直接交通,位于从颈髓到马尾的任何节段,以圆锥和马尾居多。血流速度因瘘口大小而异。

(二)临床表现

髓周 AVF 常见于 14～42 岁,性别无差异。病程呈进行性加重,主要症状为不对称性根-脊髓综合征。可无明显蛛网膜下腔出血史。病程进展 7～9 年可能发生截瘫。

(三)辅助检查

平时腰椎穿刺脑脊液基本正常,X 线平片有时可见椎管扩大。脊髓造影可显示异常血管影或在有血管瘤的水平出现梗阻或充盈缺损,但骨髓的直径正常。

脊髓血管造影可清楚地显示 AVF 瘘口的部位、大小、供血动脉、引流静脉、循环速度等。为更好地选择治疗方法,根据造影分为三型。

Ⅰ型:纤细的供血动脉和引流静脉之间仅有一小瘘口,血流速度缓慢,常见在马尾部,引流静脉轻度扩张,行走迂曲,常可上升至颈胸段。较小的病变脊髓造影时往往被忽略。

Ⅱ型:有多根供血动脉,ASA 可扩张迂曲,瘘口处血流速度较快,静脉端可有静脉球样扩张,引流静脉也有迂曲扩张。

Ⅲ型:瘘口往往大,流速极快,有多支供血动脉,引流静脉呈瘤样扩张。

(四)病理生理

本病的主要病理生理是血液盗流,临床观察体征节段往往与脊髓病变的平面不相符,

Ⅲ型的病人并不见得比Ⅰ型号的更重。所有这些都提示,由于短路,远隔的脊髓节段内血液向压力低的瘘口处流动,造成该部位脊髓缺血,髓内循环缓慢以及静脉淤滞。Ⅲ型中的引流静脉扩张可能造成地脊髓的压迫,髓内出血现象很少出现。

(五)治疗

治疗的目的是闭塞瘘口,支、静脉都应保留,否则会加重髓内循环缓慢的现象。

手术仅适合于可能辨认清楚而又能达到的Ⅰ型及部分Ⅱ型病变。脊髓前动脉的AVF则难以手术,即使病变位于脊髓后方,但因为血管多而复杂,手术亦非易事,需要在血管造影的指导下予以辨认。

手术夹闭,瘘口很小的病例主要应用固体栓子很小心地栓塞。必须保留脊髓动脉的通畅。由于血液动力学的改变而致进行性神经功能障碍的病人,症状可能因此得到改善。

供血动脉和瘘口均粗大的病例,如Ⅲ型或部分Ⅱ型,可用球囊或微弹簧圈栓塞。本组共治疗24例,痊愈6例,好转16例,无变化1例,加重1例。好转率达90.9%。

### 三、硬脊膜动静脉瘘

(一)定义

在硬脊膜动静脉之间存在微小的瘘口,供血动脉为硬脊膜动脉,静脉反向引流至脊髓。病变位于髓外增厚的硬脊膜内,血液速度缓慢。常伴有硬膜外正常的引流静脉消失及脊髓引流静脉的紊乱。

(二)临床表现

男性多发,男:女为7:1,40岁以上多见。表现为6个月至2年中,胸腰段水平以下的进行性自下而上的大理石性功能障碍,2~4年则发生截瘫。起病缓慢,开始常表现为单一的感觉、运动或括约肌功能障碍,如双下肢不对称性烧灼感或蚁走感,间歇性跛行等。亦有以大小便及性功能障碍为首发症状,逐渐发展而伴有其他症状者。病程为进行性加重,某些病例可以自发或诱发而突然加重。病人就诊时的主诉症状最多见为圆锥综合征,其次为马尾症状,第三为痉挛性截瘫,由于脊髓损伤和AVF的水平主要在胸腰段,感觉受累平面一般在T10以下。

(三)辅助检查

脑脊液蛋白增高,达600~1500 mg/L,细胞数正常。平片没有特殊异常。脊髓碘水造影特别是薄层正、侧位断层,能非常清楚地显示出本病的典型特征:全脊髓后方从颈至腰段均为过曲的静脉血管影。不典型的表现可有:① 当引流静脉位于脊髓前方时,仅在断层时可见不同程度的扩张血管影;② 病变分别位于上、中胸段或腰段时,仅在2~3个节段见到扩张的血管影,另外还可能伴随腰椎椎管狭窄,腰椎间盘脱出等。在临床表现和脊髓造影特征的基础上,血管造影可以确认AVF的位置、瘘口的大小以及引流静脉的特征。同时还可以显示出脊髓前动脉与AVF供血动脉的关系。

血管造影特征:AVF瘘口常见一个,有时为多个,可位于胸腰骶段的任何水平,常见T5~T7和T12~L3水平,瘘口位于颈段者尚未见报告。供血动脉可来自肋间动脉,腰动脉或骶动脉。造影时见血液缓慢地从一至数根纤细的硬脊膜动脉内流过。通过血管断层造影，可看清瘘口多位于椎间孔硬膜的外侧面，有时位于硬脊膜片的前或后面。

静脉向上进入椎管硬脊膜下参与前或后髓周静脉系统，并使之明显扩张。静脉系统往往先向下到达圆锥水平，从此处向外引流。正常的胸腰骶段硬脊膜外静脉丛一般不充盈。其循环时间相当慢，脊髓静脉全充盈需 40～60 秒。正常脊髓前动脉到静脉显影则只需 15～20 秒。

（四）病理生理

病因不明，是否为先天性疾病尚待研究，本病的进行性脊髓损害与脊髓静脉高压、慢性脊髓缺血有关。静脉高压使髓内正常动静脉压力梯度紊乱。导致脊髓间质水肿、髓内静脉扩张，最终引起缺血坏死。但静脉高压的机制并不能解释所有的问题，例如，硬脊膜 AVF 的瘘口如此之小，血流又很慢，静脉扩张为什么那么明显？治疗后胸腰骶部硬脊膜外引流静脉仍未出现，但临床症状已有明显好转，其机理也不甚明了。

（五）治疗

本病治疗效果满意，应持积极态度，否则，任其自然发展注定要导致完全瘫痪。由于栓塞简单易行，且可在造影诊断的时进行，应做为首选方法。只有当 ASA 与 AVF 供血动脉在同一水平时或栓塞失败后，才行手术夹闭。以往由于对本病认识不清，误将脊髓表面曲折蜿蜒的静脉认为是血管畸形，施行广泛的椎板切除及脊髓表面静脉切除术，结果并不理想。正确的手术方法是，夹闭瘘口的起始端或再将含有瘘口的块硬膜切除即可，保留尚有正常扩张静脉。

若定位准确，椎板切除的范围只是瘘口部位的半侧椎板。由于瘘口位于椎间孔内，手术应将椎间孔广泛打开以获充分暴露神经根及引流静脉穿硬脊膜处，硬脊膜应向椎间孔外切开至神经根袖套，辨认清楚引流静脉。在穿硬脊膜处与扩张的冠状静脉丛之间烧灼切断，再将硬膜处的瘘口烧灼。但彻底清除瘘口并非易事。有时根髓动脉与脊膜供血动脉发自同一肋间动脉时，两者之间十分靠近，烧灼瘘口时极易损伤根髓动脉。此时，只能仅处理引流静脉穿硬脊膜处，大部分病人可获椎管内静脉压降低，术中见引流静脉变紫。若无变色，则可能存在别的瘘口，应仔细对照照片查找。

栓塞方法则需做选择性插管。栓塞物质应使用 IBCA 或 NBCA。在肋间或腰动脉造影时，应避开或确认没有与脊髓前动脉同干发出时方能 NBCA。根据循环时间调制比例，栓塞要求恰好闭塞在瘘口处和静脉起始端，否则，附近其他动脉会很快与瘘口相吻合。数日后应再做选择复查，以确认有无再通。如果栓塞不确实，应立即手术夹闭。

一旦瘘口消失，恢复之快往往是出乎意外的。一般在治疗后第一天或几周内即有明显好转，如果 3 个月后仍无恢复，则须做造影复查，以寻找新的瘘口。为防止脊髓静脉继发性血栓形成，手术后 24 小时或栓塞后，应行抗凝治疗 3～6 周。本组治疗 24 例除 1 例未治外，治愈 7 例，显效 8 例，好转 4 例，无变化 3 例，加重 11 例，总有效率 82.6%

## 四、椎旁动静脉畸形

椎旁动静脉畸形较少见,可独立存在或伴有脊髓 AVM。其范围常很大且血流速度快,给治疗带来一定的困难。

### (一) 临床表现

年青女性多见,病变常位于胸椎或胸腰椎。临床症状多种多样:既可以进行性脊髓功能障碍症状为主,也可以心功能不全或椎旁皮下肿块表现为主。脊髓功能障碍的原因可能有:① 伴有 AVM;② 通过扩张的硬脊膜外静脉丛直接压迫神经结构;③ 继发性脊髓静脉高压;④ 血液动力学因素,肋间或腰动脉大量血运供应 AVM,致根髓动脉血液"偷流",脊髓供血不足。

有时在椎旁可触及软性包块,局部听诊有持续性杂音。

### (二) 辅助检查

为检出本病,同时要确定其延伸范围及其产生的全身影响,应从以下几个方面进行检查。

1. X 线平片可见多个节段椎体、椎弓及其附件的骨溶解或破坏。

2. 在横断面上 CT 扫描见其延伸的范围,在胸部,可累及胸壁外棘突旁,肋间隙、椎间孔,甚至可延伸到胸腔内。在腰段,主要向腹膜后延伸。因腰段有马尾神经,故一般 CT 很难检出该段椎管内的延伸。

3. 当病变侵犯到椎管内时,脊髓造影可表现为梗阻征象。

4. 开始可先行主动脉造影,然后再行选择性动脉造影。应一一确认各支供血动脉,并认真研究其血管结构学,特别注意有无直接的 AVF,静脉引流的形式和是否伴有脊髓 AVM。

5. 由于 AVM 的血流速度快,流量大,常加重心脏负担,因此,要测定心功能及心输出量。

### (三) 治疗

根据临床和辅助检查,将本病分为两型。

1. 无神经或心功能障碍,而仅有局部体征的病例。如果肿块局限,可在栓塞后手术切除。病变广泛者,亦可暂时不处理,定期追访。

2. AVM 伴有神经或心功能障碍,则必须治疗。由于病情的复杂性,常应由外科和放射科医生合作治疗。首先要用不可物质进行栓塞,如可脱性球囊、NBCA、弹簧圈等。在栓塞中,不仅要注意同侧供血动脉,还应注意对侧可能存在侧支吻合,一旦发现应一并栓塞。栓塞往往需进行多次,心输出量和血管造影所见均显示好转,条件允许时可手术。术后应再次行 CT 和血管造影复查。

## 五、海绵状血管瘤

定义:海绵状血管瘤是由一些薄壁的、血管样的组织构成,其间没有神经细胞,可发生在髓内和椎体内。后者又分为活动性椎体血管瘤,压迫脊髓和静止性椎体结构不良性血管瘤病两种。

活动性椎体血管瘤的临床及影像学特点：除 10 岁以内极少见外，该病可发生于任何年龄，但多为年轻人。男女发病无明显差别，受损部位多在 T3～T9，颈段少见。

临床症状为进行性脊髓功能障碍，常因感觉或运动障碍前来就诊。在此之前可以有几个月或几年的局部疼痛或束样神经根痛。10% 的妇女在怀孕期可突然发生截瘫。

影像学典型征象为多囊性或蜂窝状改变。分三个方面。

1. 多囊性蜂窝状结构，表示病变是活动性。
2. 整个椎体及后弓受累，提示病变已累及椎管内。
3. 病变向外扩展侵及肋骨、硬膜外以及部分椎旁结构。增强后的 CT 扫描可清楚显示病变延伸范围。

脊髓造影可显示硬膜外占位征象。脊髓血管造影的特征是：椎体血运丰富伴有扩张的小动脉，血液速度快，密度增高，椎体内有多个血窦样结构，没有早期静脉引流，应注意辨认在病变水平有无 ASA。

治疗：手术切除是唯一最有效的手段，术前栓塞可明显减少术中出血，某些病例单纯栓塞可获改善，然后辅以放射治疗。

髓内海绵状血管瘤中青年多见，常引起进行性或阶段性感觉运动障碍。主要由于反复发作少量出血所致。术中可见陈旧性血肿腔隙和组织黄染。影像学检查以 MRI 为最佳手段，表现为局部脊髓膨大，内有高低混杂的信号，血管造影正常。治疗只能在显微镜下小心切除，如手术损伤小，则预后较好。

### 六、椎管节段性血管瘤病

脊柱某些节段性多组织受累的 AVM，首先由 Conn 描述，因而命名为 Conn 氏综合征。这是一种先天性疾病。从胚胎学的观点看，脊柱、脊髓的血液供应总起源于节段性后外侧动脉，当此部位发育不良时，相应节段皮肤、椎体、脊髓，甚至肌肉、内脏同时受累，均发生动静脉短路，这种病变可发生在某一个节段，亦可以发生在多节段。本病中脊髓 AVM 常位于髓内，也可见 ASA 供血的髓周 AVF。作者所行 400 例脊髓血管造影中，发现 7 例，治疗后达正常神经功能 5 例，好转 2 例。

（一）临床表现

临床表现必须包括以下三方面。

1. 脊髓表现：为蛛网膜下腔出血、脊髓内出血及神经根刺激症状，由于椎体硬膜 AVM 及扩张的硬脊膜外静脉丛压迫导致的脊髓受压症状等。
2. 表皮表现：为表皮的血管瘤，即所谓"假平面血管瘤"。其表面血供丰富，温度较高。
3. 脊柱症状：为椎管内神经根硬脊膜血管瘤，一个或多个椎体骨血管瘤以及椎旁血管瘤，这些血管瘤可引起不同程度的脊髓压迫症状。

个别病例可出现半身肢体肥大，过度生长等。

（二）影像学所见

Conn 氏综合征 X 线平片为椎体、椎板及附件破坏，有时可见血管钙化。CT 和 MRI

有助于判断病变延伸的范围。脊髓造影可显示脊髓膨大、髓周血管硬膜外占位征象。最后确认需依靠血管造影,选择性血管造影则可以分别显示皮肤、脊柱及脊髓的病变。诊断的成立应具备下列影像。

1. 髓内AVM:有时可以很小或根本没有症状。
2. 脊膜和神经根的血管瘤:相对弥散,呈高血流,可有多个AVF。
3. 椎体血管瘤:多为动静脉交通型,而不同于前节所述栅状排列毛细血管-静脉型。
4. 椎旁动静脉血管瘤,大小不定。
5. 内脏血管瘤亦可出现,如肺支气管、消化道或泌尿系的血管瘤。

(三)治疗

由于病变涉及范围广而复杂,因此,治疗上则要针对引起症状的那部分病变,例如,脊髓功能障碍,治疗就集中在脊髓和硬膜外的病变。对硬膜外椎体和椎旁血管瘤栓塞应用NBCA,但要特别小心避开供应脊髓的动脉。

### 七、播散性血管瘤病

Osler-Wber-Rendu综合征可能伴有脊髓AVM,成年后可产生神经功能障碍。既往可有反复出血史,特别是鼻衄。另外,常伴有皮肤、黏膜的血管瘤。如口唇、颧部、舌、指腹、内脏,甚至脑组织。而脊髓血管瘤则可发生在颈、胸、腰、骶的任何节段,也可累及髓外。所有病变均可用栓塞治疗。

(周伟东 殷德年 潘 峰)

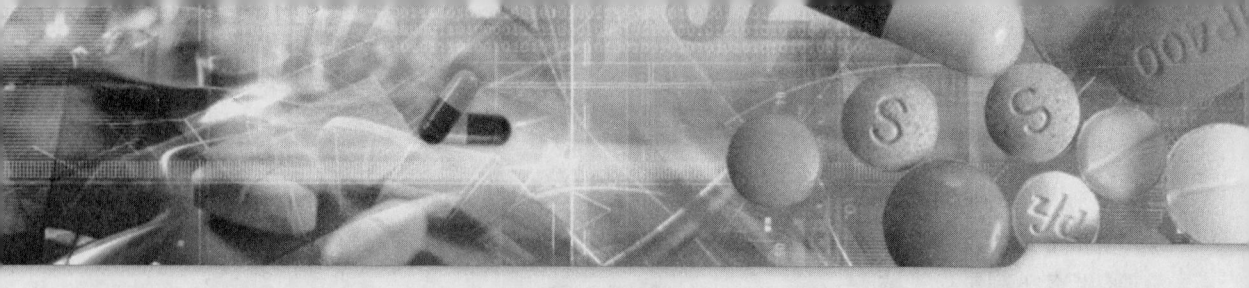

# 第八章 颅内感染和寄生虫病

## 第一节 颅内非特异性感染

颅内非特异性感染是指由化脓性细菌所致的颅内感染。常见的致病菌为脑膜炎双球菌、肺炎球菌、嗜血流感杆菌、葡萄球菌、链球菌、肺炎杆菌、大肠杆菌、厌氧杆菌、变形杆菌、沙门菌属及绿脓杆菌等。感染途径。① 直接感染：细菌通过了开放性颅脑损伤（包括颅脑火器伤）或开颅手术的创口直接进入颅内。② 病灶感染：细菌由颅骨骨髓炎、副鼻窦炎、中耳炎或乳突炎等与脑相邻近的感染病灶向颅内侵入。③ 血行感染：如继发于败血症、菌血症或身体其他部位的化脓性病灶，细菌经血行播散。④ 经由脑脊液径路所引起的感染：如腰椎穿刺、脑室穿刺或鞘内注射药物等操作所引起的感染。根据病变的主要部位与性质，临床上常见的颅内化脓性感染有化脓性脑膜炎、脑脓肿以及硬脑膜下和硬脑膜外脓肿。鉴于颅内化脓性感染多数为急性发病，病情危急，加上神经机能遭到损害后恢复也较难，所以早期、正确的诊断与及时恰当的处理，对于挽救病人的生命和使其神经功能得到较满意的恢复，都是至关重要的。

### 一、化脓性脑膜炎

化脓性脑膜炎指的是由化脓性细菌所引起的脑膜炎。由于此类感染主要波及蛛网膜下腔，所以脑、脊髓、颅神经以及脊神经均可受累，而且还常常伴有脑室壁及脉络丛的炎症。

（一）病因

化脓性脑膜炎可由任何化脓性细菌引起。最常见的致病菌为脑膜炎双球菌、嗜血流感杆菌和肺炎球菌。其次为金黄色葡萄球菌、链球菌、大肠杆菌、变形杆菌、沙门氏菌及绿脓杆菌等。其他较为少见。新生儿脑膜炎以大肠杆菌和溶血性链球菌为多见。开放颅脑损伤所引起的多数为葡萄球菌、链球菌和绿脓杆菌。感染途径：① 由邻近的化脓性病灶所引起的，包括副鼻窦炎、中耳炎、乳突炎、扁桃体炎、颈部的化脓性病灶、颅骨骨髓炎、硬脑膜外、硬脑膜下脓肿以及脑脓肿等。② 颅外伤及操作所引起的,包括开放性颅脑损伤和颅底骨折等。③ 由远离的化脓性病灶经血行感染所引起的,包括细菌性心内膜炎、肺部的化脓性感染,菌血症以及其他远处的化脓性病灶。④ 某些先天性的病变,如脑膨出或脊膜、脊髓膨出破溃时,感染也可直接进入蛛网膜下腔。皮样囊肿如果与外界相沟通时,也可以引起直接感染。⑤ 由于神经外科手术后感染所引起,包括颅脑和脊髓的手术。

（二）病理

各种致病菌所致的化脓性脑膜炎的病理变化大体上相似。早期只有大脑表面的血管扩张、充血,随之炎症迅速沿蛛网膜下腔扩展,且有大量脓性渗出物覆盖于脑表面和沉积于脑沟、脑池和脑的基底部。有时炎症也可波及脑室内。脓液的颜色与致病菌种类有关,如球菌,金黄色葡萄球菌、大肠杆菌及变形杆菌的脓液常为灰或黄色;肺炎双球菌脓液为淡绿色;绿脓杆菌的脓液为草绿色等。发病数周后,致使脑脊液的吸收障碍和循环受阻,从而引起交通性或非交通性脑积水。如并发脑动脉炎,可引起脑缺血或脑梗死。此外,还可引起颅内静脉窦血栓形成、硬脑膜外、硬脑膜下脓肿或脑脓肿等。显微镜下可见管膜及脉络丛有炎症细胞浸润,以多形核细胞为主。有时还可发现致病菌。此外,还可见脑皮层的血管充血或血栓形成,脑组织有水肿,神经元变性及神经胶质细胞增生等表现。

（三）临床表现

本病通常为爆发性或急性起病,少数为隐袭性发病。初期常有全身感染症状,如畏冷、发热、全身不适等。并有咳嗽、流涕、咽痛等上呼吸道症状。头痛比较突出,伴呕吐、颈项强直、全身肌肉酸痛等。精神症状也较常见,常烦躁不安、谵妄、昏睡甚至昏迷。有时可出现全身性或局限性抽搐,在儿童尤为常见。检查均可发现明显脑膜刺激征,包括颈项强直、克尼氏征及布鲁金斯基征阳性。视乳突可正常或充血、水肿。由于脑实质受累的部位与程度不同,可出现偏瘫、单瘫,及一侧或双侧病理征阳性等神经系统的局灶性体征。由于脑基底部的炎症常累及颅神经,故可引起睑下垂、瞳孔散大固定、眼外肌麻痹、斜视、复视、周围性面瘫、耳聋及吞咽困难等。颅内压增高也较常见,有时可致脑疝形成。

（四）诊断

化脓性诊断除根据病史和临床表现外,实验室检查也十分重要。急性期间周围血象中白细胞总数增高,中性粒细胞占80%～90%。脑脊液检查早期即有炎症性改变,压力增高,外观混浊,甚至为脓性,细胞数可高达$(1\,000\sim10\,000)\times10^6/L$（$1\,000\sim10\,000/mm^3$）以上,且以多形核白细胞为主。恢复期才以淋巴细胞为主。脑脊液中蛋白含量增高,但糖与氯化物明显降低。50%病例经过脑脊液涂片检查及细菌培养可查到致病菌。免疫球蛋白测定可发现IgG或IgM均明显增高。乳酸脱氢酶也增高。特别是免疫萤光抗体染色、免疫对流电泳测定抗原及乳酸凝集实验等均有助于病原等的诊断。放射学检查:虽然头颅X线摄片及各种造影很少发现阳性改变,头颅CT扫描在病变早期也可无异常发现,但随着病变的进展,CT增强扫描时可见于颅骨内板下方出现新月形低密度区。包膜形成时,其内膜可被强化。炎症波及室管膜及脉络丛时,可显示脑室壁线状强化。若并发脑积水则可见脑室扩大等。若有脑实质受累则显示低密度区。MRI检查依病变的不同阶段而有不同,在病变早期可见脑皮层呈条状信号增强、脑组织广泛水肿、脑沟裂及脑回变小。在病变中期,可在皮层出现缺血性病灶以及脑室周围出现间质性水肿。后期,可见脑积水、硬脑膜下积液或脑萎缩。

(五)鉴别诊断

根据发热、头痛、脑膜刺激征以及脑脊液中多形核白细胞增多为主的炎症性变化等,诊断不难。但应与下列疾病相鉴别。

1. 非化脓性脑膜炎。因为不论是结核性、病毒性、真菌性和其他病原体所引起的非化脓性会出现发热、头痛及脑膜刺激征,所以应鉴别,非化脓性脑膜炎的脑脊液细胞反应多为淋巴细胞,而化脓性脑膜炎的脑脊液中细胞增多以多形核白细胞为主,加上糖含量降低和乳酸脱氢酶增高可排除非化脓性脑膜炎。

2. 机械、化学、中毒性脑膜损害以及癌性脑膜病。这些情况也会出现与化脓性脑膜炎类似的临床表现,但通常凭详细的病史,原发病的确定,对疾病转归的观察以及试验性治疗等可使诊断得以澄清。

3. 出血性脑血管病。出血性脑血管病,特别是蛛网膜下腔出血往往突然发病,也可有发热、头痛及脑膜刺激征等,但腰椎穿刺脑脊液呈血性可证实诊断。

(六)治疗

化脓性脑膜炎的诊断一经确定,即应立即采用相应的抗生素进行治疗。若病原体明确者应针对病原菌选用敏感的药物。若一时无法明确者,可按一般发病规律选用药物,如脑膜炎双球菌、肺炎双球菌感染可首选青霉素 G;嗜血流感杆菌应首选氨苄青霉素及四环素;肺炎球菌首选头孢菌素、氯霉素或卡那霉素;大肠杆菌首选氨苄青霉素及头孢菌素;厌氧杆菌和变形杆菌首选卡那霉素及庆大霉素;沙门菌属则首选氨苄青霉素及氯霉素;绿脓杆菌首选多粘菌素及庆大霉素。如果全身给药效果欠佳,可结合鞘内给药,若临床上考虑为多种致病菌混合感染,则需联合用药。使用抗菌素的同时尚须注意营养,水电解质平衡,防治脑水肿和加强护理。在充分使用抗菌素的情况下给予肾上腺皮质激素类药,有助于控制脑水肿和减轻炎症反应。

(七)并发症及后遗症

化脓性脑膜炎的常见并发症包括硬脑膜下积液、积脓、脑脓肿、脑梗死、静脉窦血栓形成等颅内化脓性感染性疾病以及细菌性心内膜炎、肺炎、化脓性关节炎、肾炎、眼睫性体炎甚至弥漫性血管内凝血等颅外病变。后遗症包括癫痫、脑积水、失语、肢体瘫痪以及颅神经麻痹。

(八)预后

本病的预后在磺胺类药特别是抗菌素问世以后已大为改观。若诊断及时、治疗恰当,预后均较好。但年老或新生儿以及存在严重并发症和神志昏迷者预后则较差。

(张林涛 姜燕飞 崔春丽)

## 二、硬脑膜外脓肿

硬脑膜外脓肿指脓肿局限于颅骨与硬脑膜之间,临床上较少见。

(一)发病原因

硬脑膜外脓肿的致病菌与硬脑膜下脓肿相类似。常见的为葡萄球菌和链球菌,有时为革兰氏阴性杆菌。感染途径如下。

1. 直接感染。如颅骨骨髓炎破坏颅骨内板,额窦炎破坏额窦的后壁,中耳炎和乳突炎破坏岩骨的鼓室盖、岩骨尖或乙状窦部的骨质等均可引起各相应部位的硬脑膜外脓肿。

2. 血行感染。如头面部的感染,细菌可通过颅导静脉进入颅内而发生硬脑膜外脓肿。也可由全身各处的感染或败血症等,细菌经血行播散而引起,但均较为少见。

(二)发病机制

硬脑膜外脓肿的病理改变取决于细菌的毒力、机体的抵抗力和感染的期限,其立即反应为硬脑膜外层轻度充血和渗出液的局部受累,继而纤维蛋白的沉积或脓肿形成。若细菌毒力小、机体抵抗力强时,局部可形成肉芽组织,甚至转变成致密的纤维组织瘢痕。

(三)临床表现

1. 急性期。病人多有畏寒,发热,周身不适,局限性头痛(多与脓肿所在部位相对应),感染严重者可呈现高热,寒战,谵妄和脑膜刺激症状,颅内压增高症常不明显,脑脊液检查一般变化不大。

2. 慢性期。一般脓肿形成后症状反而减轻,如继发于颅骨骨髓炎,当局部形成脓肿或窦道并有脓液排出时,症状可随之好转,但局部病灶不会自愈,继发于额窦炎、中耳炎和乳突炎者,多半局部皮肤有水肿及叩痛,中耳炎引起岩尖骨质破坏者可导致同侧三叉神经和展神经损害,偶有因脓肿较大压迫脑皮质可引起局灶症状,如局限癫痫发作、偏瘫等。

(四)治疗

手术前后都须给予抗生素治疗。

1. 钻颅引流。钻孔时,如发现肉芽组织,须扩大骨窗,同时清除肉芽组织,用过氧化氢及抗生素液冲洗,放置引流管,缝合头皮,术后定期冲洗脓腔,脓腔闭合后拔除引流管。

2. 感染灶清除术。颅骨骨髓炎所致脓肿,应彻底咬除有感染病灶的颅骨,尤其是死骨以及外伤后有碎骨片及异物者,必须一并清除。清除脓液及肉芽组织后,可用过氧化氢及抗生素液反复冲洗,注意切勿损伤硬脑膜,最后放置引流管,缝合头皮,定时冲洗脓腔,脓腔闭合后拔管。

3. 原发灶治疗。其他原因引起者也应及时进行原发灶根治治疗。

(五)预后

硬脑膜外脓肿由于多数炎症只局限在硬脑膜间隙,后遗症也比硬脑膜下脓肿少见。如处理及时、得当,一般预后较好。

(六)预防

有效治疗邻近部位的化脓性病灶,防止头面部以及全身各处的感染经过血液的传播。

### 三、硬膜下脓肿

硬脑膜下脓肿是指位于硬脑膜与蛛网膜之间的硬脑膜下腔化脓性感染，很少见。常见病因为中耳炎、乳突炎、额窦炎、颅骨骨髓炎和颅脑损伤继发感染所致。可同时并发化脓性脑膜炎、脑脓肿或硬脑膜外脓肿，由于硬脑膜下腔间隙大，因此，一旦发生硬脑膜下脓肿，其积脓量可达数十到数百毫升不等，临床症状也较重。多数病人有中毒症状，寒战高热，颈强直，并迅速发展为偏瘫、偏身感觉障碍及偏盲。治疗主要钻孔引流，全身使用抗菌素，如及时治疗，多数病人预后良好。

（一）临床表现

1. 全身感染症状，起病重，病人有头痛、寒战发热、全身乏力、嗜睡困倦等表现。
2. 颅内压增高症状明显，头痛、呕吐、有或无视乳头水肿，脉搏缓慢，血压升高，脉压增高，呼吸变慢，严重者昏迷。
3. 脑膜刺激征阳性。
4. 局部脑受压症状，位于优势半球者出现偏瘫失语，局灶性癫痫。

（二）鉴别诊断

（三）诊断依据

1. 有颅骨骨髓炎、中耳炎、鼻窦炎及化脓性脑膜炎史。
2. 有全身感染症状。
3. 有颅内压增高症状。
4. 有局部脑受压症状。
5. 有脑膜刺激征。
6. 脑血管造影、CT扫描及MRI检查显示病变。
7. 颅骨钻孔探查或穿刺硬脑膜下抽出脓液。

（四）原发疾病治疗

（五）治疗原则

1. 对症治疗。
2. 手术治疗。
3. 全身应用抗菌素。

（六）用药原则

1. 依细菌培养及药物敏感试验，选择基本药物中一种或两种以上联合应用。
2. 严重感染，首选抗菌谱广的药物，如头孢类药物。
3. 混有厌氧菌感染，加用灭滴灵。
4. 颅内压高者，使用脱水药降颅内压，可适当使用地塞米松。
5. 必要时可考虑鞘内注入抗生素。
6. 身体状况差者，适当输全血，使用人体血清白蛋白。

## 四、脑脓肿

通常所说的脑脓肿是指化脓性细菌感染引起的化脓性脑炎、脑化脓及脑脓肿包膜形成,少部分也可是真菌及原虫侵入脑组织而致脑脓肿。脑脓肿在任何年龄均可发病,以青壮年最常见,其发病率占神经外科住院病人的1%～2%,或稍高。脑脓肿形成是一个连续的过程,分为三个阶段:① 急性脑炎阶段;② 化脓阶段;③ 包膜形成阶段。脑脓肿常见是单发的,也可是多房性或多发性脓肿。其临床表现可为脑膜炎,或颅内高压而产生脑干受压而死亡。新型抗菌药物的广泛应用、诊断技术的不断改进和神经外科技术的发展已使脑脓肿的治愈率有了显著提高,病死率已自20世纪60年代的23.6%锐减至4%左右。儿童病例的预后较成人差,脑脓肿溃破或脑疝者预后不良,包膜完好单发性脓肿的预后良好。

(一)根据细菌来源可将脑脓肿分为五大类

1. 耳源性脑脓肿:最多见,约占脑脓肿的2/3。继发于慢性化脓性中耳炎、乳突炎。感染系经过两种途径:① 炎症侵蚀鼓室盖、鼓室壁,通过硬脑膜血管、导血管扩延至脑内,常发生在颞叶,少数发生在顶叶或枕叶;② 炎症经乳突小房顶部、岩骨后侧壁,穿过硬脑膜或侧窦血管侵入小脑。

2. 鼻源性脑脓肿:由邻近副鼻窦化脓性感染侵入颅内所致。如额窦炎、筛窦炎、上颌窦炎或蝶窦炎,感染经颅底导血管蔓延颅内,脓肿多发生于额叶前部或底部。

3. 隐源性脓肿:原发感染灶不明显或隐蔽,机体抵抗力弱时,脑实质内隐伏的细菌逐渐发展为脑脓肿。隐源性脑脓肿实质上是血源性脑脓肿的隐蔽型。

4. 损伤性脓肿:多继发于开放性脑损伤,尤其战时的脑穿透性伤或清创手术不彻底者。致病菌经创口直接侵入或异物、碎骨片进入颅内而形成脑脓肿。可伤后早期发病,也可因致病菌毒力低,伤后数月、数年才出现脑脓肿的症状。

5. 血源性脑脓肿:约占脑脓肿的1/4。多由于身体其他部位感染,细菌栓子经动脉血行播散到脑内而形成脑脓肿。原发感染灶常见于肺、胸膜、支气管化脓性感染、细菌性心内膜炎、皮肤疖痈、骨髓炎、腹腔及盆腔脏器感染等。脑脓肿多分布于大脑中动脉供应区、额叶、顶叶,有的为多发性小脓肿。

(二)病原学

常见的致病菌为金黄色葡萄球菌、变形杆菌、大肠杆菌和链球菌。血源性感染者以金黄色葡萄球菌最常见;鼻源性感染以咽颊炎链球菌多见;耳源性感染以厌氧链球菌、变形杆菌、肠杆菌多见;外伤性感染以金黄色葡萄球菌和肠杆菌最多见。

(三)发病机制及病理生理

脑脓肿的形成是一连续过程,可分为三期。

1. 急性脑膜炎、脑炎期:化脓菌侵入脑实质后,病人表现明显全身感染反应和急性局限性脑膜炎、脑炎的病理变化。脑炎中心部逐渐软化、坏死,出现很多小液化区,周围脑组织水肿。病灶部位浅表时可有脑膜炎症反应。

2. 化脓期:脑炎软化灶坏死、液化、融合形成脓肿,并逐渐增大。如融合的小脓腔有间隔,则成为多房性脑脓肿,周围脑组织水肿。病人全身感染征象有所好转和稳定。

3. 包膜形成期：一般经 1～2 周，脓肿外围的肉芽组织由纤维组织及神经胶质细胞的增生而初步形成脓肿包膜，3～4 周或更久脓肿包膜完全形成。包膜形成的快慢与致病菌种类和毒性及机体抵抗力与对抗菌素治疗的反应有关。

（四）临床表现

1. 急性感染症状：病人有发热、头痛、全身乏力、肌肉酸痛、脉搏频速、食欲不振、嗜睡倦怠等表现。颈部抵抗或脑膜炎症，通常不超过 2～3 周，由于应用广谱抗菌素，这些症状大多数好转消失。

2. 颅内压增高症状：随着脑脓肿形成和增大，病人出现颅内压增高症状，病人有不同程度的头痛，为持续性并有阵发性加剧，伴有呕吐，尤以小脑脓肿呕吐频繁。可伴有不同程度的精神和意识障碍。脉搏缓慢，血压升高，脉压增宽，呼吸变慢等征象，半数病人有视乳头水肿。

3. 脑局部定位症状：脑脓肿位于半球者可有对侧中枢性面瘫，对侧同向偏盲，或象限性偏盲，对侧肢体偏瘫或锥体束征阳性；位于优势半球者出现失语，也可有癫痫发作。脓肿位于小脑者出现强迫头位，眼球震颤，步态不稳，共济失调和同侧肢体肌张力减低。

4. 脑疝形成和脓肿破溃：随着病情发展，颅内压增高严重致脑疝，病人昏迷、呼吸衰竭而死亡。脓肿接近于脑表面或脑室，自动或穿刺破裂入蛛网膜下腔或脑室，则病情迅速恶化，表现突然高热、昏迷、抽搐，血象和脑脊液白细胞剧增，如不及时救治则迅速死亡。

（五）诊断及鉴别诊断

1. 诊断依据。① 病人有化脓性感染源：如慢性中耳炎、乳突炎、副鼻窦炎、肺部感染。有开放性颅脑损伤、细菌性心内膜炎及身体其他部位感染源史。② 全身感染症状。③ 多有脑膜炎病史，逐渐出现颅内压增高征象，出现脑脓肿相应部位的大脑或小脑损害征象。④ 腰椎穿刺：脓肿的占位效应多导致脑脊液的压力增高，如有视乳头水肿者腰穿应列为禁忌。在急性脑炎阶段，脑脊液细胞数常增高，糖和氯化物降低。但脓肿形成后，细胞数多降为正常。脑脊液中蛋白定量可轻度增高。

影像学检查。① 头颅 X 线平片：有助于脓肿原发灶的发现，如耳源性脑脓肿可见颞骨岩部和乳突气房的骨质硬化或破坏。鼻源性脑脓肿多见额窦、筛窦或上颌窦的炎症性改变。外伤性脓肿可见颅内碎骨片或异物的残留。慢性脑脓肿还可见颅内压增高征象，偶可见脓肿壁的钙化。② CT 检查：脑脓肿的 CT 影象特点因病变的发展阶段表现各异。包膜形成阶段，平扫有 5% 的患者可在低密度水肿区内见到脓肿壁，注药后可见完整、边界清楚、厚度均一的明显环状强化。合并有厌氧菌感染时尚可见脓腔内形成气液平面，有明显占位效应时可见脑室系统的扩大或受压移位。③ MRI 检查：因脓肿形成的时间不同表现不同。在包膜形成之前，表现为边界不清、不规则、水肿带明显的长 T1 长 T2 信号影，有明显的占位效应，需结合病史与胶质瘤、转移瘤鉴别。在包膜形成以后，增强扫描可见边界清楚的薄壁环状强化，脓肿壁多无内突的结节影。④ 脑血管造影：根据正常血管移位的情况和脓肿区无血管分布可做定位诊断，结合病史才能定性。⑤ 脓腔的造影：对病情危重者可在 CT 引导下行穿刺抽脓术，同时注入碘油或碘苯脂以观察脓肿的大小范围。（6）探查性脑穿刺发现脓肿。

2. 鉴别诊断。

（1）化脓性脑膜炎：有高热、脉快，脑膜刺激征明显，但无局限神经定位征，脑脊液白细胞和蛋白质增高，脑超声检查，脑血管造影和 CT 扫描均正常。

（2）硬膜外或硬膜下积脓：常与脑脓肿合并存在，很少独立发生。脑血管造影脑表面为一无血管区，CT 发现脑表面有半月形低密度影。

（3）血栓性窦感染：细菌栓子脱落，沿静脉窦扩散所致，表现为周期性脓毒败血症，不规则寒战，弛张热、脉快，末梢血粒细胞增加，但脑脊液无改变，可借助脑超声、脑血管造影和 CT 扫描鉴别。

（4）化脓性迷路炎：由化脓性中耳炎所致，症状类似小脑脓肿，但头痛较轻，呕吐、眩晕严重，眼震多呈自发水平和旋转混合型，共济失调为双侧性或不明显，无脑膜刺激征，无视乳头水肿，腰穿正常。

（5）脑肿瘤：发病缓慢，无感染病史，仅颅内压增高，脑脊液细胞正常，经颅平片、血管造影、CT 扫描不难鉴别。

（六）治疗

脑脓肿的处理原则是：在脓肿尚未完全局限以前，应进行积极的抗炎症和控制脑水肿治疗。脓肿形成后，手术是唯一有效的治疗方法。

1. 抗感染：应针对不同种类脑脓肿的致病菌，选择相对应的细菌敏感的抗菌素。原发灶细菌培养尚未检出或培养阴性者，则依据病情选用抗菌谱较广又易通过血脑屏障的抗菌素。常用青霉素、氯霉素及庆大霉素等。

2. 降颅内压治疗：因脑水肿引起颅内压增高，常采用甘露醇等高渗溶液快速、静脉滴注。激素应慎用，以免削弱机体免疫能力。

3. 手术。

（1）穿刺抽脓术：此法简单易行，对脑组织损伤小。适用于脓肿较大，脓肿壁较薄，脓肿深在或位于脑重要功能区，婴儿、年老或体衰难以忍受手术者，以及病情危急、穿刺抽脓作为紧急救治措施者。

（2）导管持续引流术：为避免重复穿刺或炎症扩散，于首次穿刺脓肿时，脓腔内留置一内径为 3～4 mm 软橡胶管，定时抽脓、冲洗、注入抗菌素或造影剂，以了解脓腔缩小情况，一般留管 7～10 天。目前 CT 立体定向下穿刺抽脓或置导管引流技术更有其优越性。

（3）切开引流术：外伤性脑脓肿，伤道感染，脓肿切除困难或颅内有异物存留，常于引流脓肿同时摘除异物。

（4）脓肿切除术：是最有效的手术方法。对脓肿包膜形成完好，位于非重要功能区者；多房或多发性脑脓肿；外伤性脑脓肿含有异物或碎骨片者，均适于手术切除。脑脓肿切除术的操作方法与一般脑肿瘤切除术相似，术中要尽可能避免脓肿破溃，减少脓液污染。

（七）疾病预后

（1）诊治是否及时，晚期病人常因脑干受压或脓肿破溃而导致死亡。

(2) 致病菌的毒力，特别是厌氧链球菌引起的脑脓肿发病率和死亡率均较高，可能与其破坏脑组织的毒性有关。

(3) 心源性、肺源性和多发性脑脓肿预后差。

(4) 婴幼儿患者预后较成人差。

（八）疾病预防

脑脓肿是一种严重的颅内感染性疾病，早期多为急性化脓性脑炎，国外文献报道死亡率高达30%～50%，所以治疗脑脓肿应以预防为主的方针，做好卫生宣教，增强人民体质，对有耳鼻慢性炎症，胸部和其他部位感染疾病，尽早彻底治疗，对开放性颅脑损伤及时彻底清创，摘除异物和碎骨片等，都是预防脑脓肿的重要措施，如果病人有局部感染病源且出现全身感染症状及颅内炎症征象，应找专科医师就诊，依据其临床表现，选择头颅CT或核磁共振扫描，一般可以诊断本病。若及时治疗，多数能治愈，否则颅内高压致脑疝，脑干受压呼吸循环衰竭而死亡。

（张秀苇　陈秀杰）

## 第二节　颅内特异性感染性疾病

### 一、脑结核瘤

（一）概述

颅内结核瘤即颅内结核性肉芽肿，是脑实质或脑膜的一种局灶性结核，多数由身体其他部位的结核病灶播散到颅内形成的肉芽肿性病变，少数为弥散结核性脑膜炎残留感染所致。近年来，由于生活水平提高和抗结核药物的应用，脑结核瘤的发病率呈下降趋势，据京、津、沪等地的统计大约占同期颅内肿瘤的1%～2.5%。多见于青少年和儿童，男女比例相当。

（二）病理

本病常继发于肺部、骨或泌尿系统结核病。结核菌经血液引起脑三个相关的发展过程，即局灶性结核性脑炎、结核瘤、结核性脑脓肿。结核是一个小的上皮细胞核，围以淋巴细胞。局灶性结核性脑炎含有数个小的结核。真正的结核瘤由许多结核结节组成，中心为干酪性坏死区，周围为朗格罕氏巨细胞及异物巨细胞，再外为上皮样细胞、纤维组织囊及反应性胶质增生形成的包膜，围绕以脑水肿。少数有钙化。极少数结核瘤进展为壁结核性脑脓肿，机理为免疫功能缺陷，脑内结核瘤呈干酪样改变，继之病灶软化伴有多核白细胞浸润及大量结核杆菌生长，最后形成脓肿。

颅内任何部位均可发生，多数位于大脑或小脑半球的浅皮质内或略深处，表面呈结节状或较硬质肿块，血供少，偶见于脑干。单发多见，小儿幕下发生率高，常合并结核性脑膜炎。成人则以幕上多见。

## (三)临床表现

临床上脑结核瘤可以分为全身型和局限型两类。① 全身型,病人同时有其他脏器活动性结核病灶,如肺、淋巴结甚至全身粟粒性结核。结核瘤往往多发,常伴有发热、咳嗽、盗汗、消瘦等症状。此型病例少见,应以抗结核治疗为主,慎行手术。② 局限型,只有颅内结核瘤而无其他器官结核病表现,易被诊为脑肿瘤。常常表现为颅内压增高和局限性病征。幕上结核瘤的首发症状常为头晕和癫痫。幕下结核瘤常以颅内压增高为首发症状,继而出现小脑症状,严重时可有小脑性强直发作。大多数病人全身情况尚可,少数表现结核病的全身征象如低热、盗汗、消瘦和血沉快等。

## (四)诊断

1. 实验室检查。部分患者红细胞沉降率加快。脑脊液检查压力可有不同程度升高,其他指标多正常或轻微改变。结核菌素试验阴性并不能排除结核瘤,只表明其可能性小。

2. CT检查。分期及结果如下。① 早期(炎症反应期):胶原纤维少,呈等密度,不显示肿块,周围为低密度脑水肿,在额叶呈"漏斗状",在颞枕顶区呈"三手指状",强化不均匀。② 中期(炎症消退期),胶原组织增殖,内含干酪样物质,呈小盘状高密度,周围是低密度脑水肿,明显环状强化。③ 晚期(结核瘤钙化结节期):病变呈圆形或卵圆形,平扫为高密度影,无脑水肿,增强后呈现"靶征",即环形强化包绕着中心结节状钙化或增强的病灶,这是典型的结核瘤的表现。④ 硬脑膜结核瘤可导致颅骨过度骨化,很象脑膜瘤。⑤ 结核性脑脓肿,中心区表现为典型的低密度区。

3. MRI检查。结核瘤在T1加权图像上表现为低信号或略低信号,T2加权图像上多数为信号不均,呈低、等或略高信号,包膜在T1加权像上呈等或略高信号,在T2加权像上呈低信号,结核性脑脓肿的MRI同一般化脓性脑脓肿。

## (五)治疗

目前多数作者主张在临床诊断的基础上,应首先试用抗结核药物治疗8周,并采用CT或MRI随诊复查,如症状不改善、结核瘤不缩小,再考虑活检以确定诊断或外科手术切除。

1. 药物治疗。

(1) 异烟肼:为治疗的首选药物,成人剂量为300~400 mg/d,严重病例用600~900 mg/d;儿童一般为,重者为20~25 mg/(kg·d)。可采用口服、顿服、肌注等给药方式。病情严重的病人还可以用5%的异烟肼静点或静推,成人剂量为600 mg/d,用5%的葡萄糖溶液稀释至20~40 mL静推。昏迷病人还可鞘内注射。为预防接种发生周围神经病变,在用药期间应加用维生素B6,口服3次每天,每次20 mg。

(2) 利福平:也是首选药物。易从胃肠道吸收,杀菌能力强。成人剂量900 mg/d,儿童一般为15 mg/(kg·d)。适合于治疗初期与异烟肼合用,用药期间注意肝脏功能。

(3) 链霉素:适合于脑结核瘤的急性炎症反应期,成人剂量1 g/d,小儿20~30 mg/kg,分两次肌注,疗程不少于6个月,开始每日注射,2个月后改为隔日1 g或每周2 g肌注。应密切观察毒性反应,以便及时停药。

（4）乙胺丁醇：其在治疗中的主要作用是"防止结核菌发生抗药性"。因此本药不能单独使用。成人剂量为 15～25 mg/(kg·d)，儿童 15 mg/(kg·d)，口服。其毒性作用主要是引起球后视神经炎，导致视力减退、中央暗点和绿色视觉丧失，最好不用于 13 岁以下儿童。

常规的治疗方案仍然以异烟肼为主要药物，联合采用链毒素和利福平或乙胺丁醇，或异烟肼、利福平和乙胺丁醇，如果治疗后症状减轻，3 个月后改为二联疗法，如异烟肼和乙胺丁醇，其总疗程为 1.5～2 年。由于肾上腺素具有减轻脑水肿、抗炎、溶解渗出物等作用，故可以与抗结核药物同时应用。对于有严重颅内压增高的病例同时给予甘露醇静点。

在抗结核药物治疗过程中，发现个别病例在临床症状及脑脊液变化改善的同时，反而颅内病变体积增大，有时还伴有体表淋巴结增大，称为"反常性膨胀"，认为是免疫功能异常所致，引起颅内病灶和体表淋巴结膨胀。此类病人不需要改变治疗方案，但可恢复停用的肾上腺皮质激素或某些抗结核药物，病变最终可治愈，但有的病例延至一年后病变才消失。

2. 手术治疗。采用开颅术切除脑结核瘤的方法。手术指证是有严重的颅内压增高症状、视力减退或威胁生命者，在 CT 或 MRI 上结核瘤体积过大，且为成熟的结核瘤，抗结核药物治疗不易取得效果者。

（1）手术前准备：病情允许时，术前应用抗结核药物治疗两周，以减少术后发生结核性脑膜炎的可能性。

（2）手术方法：争取完整摘除结核瘤，分开切除易造成结核杆菌的扩散并发结核性脑膜炎，对多发性脑结核瘤，只切除引起颅内高压的主要病变，对位于重要功能区的脑结核瘤可做部分切除或仅做活检，残余的病变可望使用抗结核药物治愈，但应根据病情需要做到充分减压，手术结束前术野用稀释的链霉素溶液彻底冲洗，并可保留少许链霉素溶液于瘤床内，链霉素溶液的浓度为 0.5 mg/mL。

脑积水是脑结核瘤最常见的并发症，它可以是并存的结核病性脑结核瘤梗阻脑室系统所引起，在治疗脑结核瘤的同时对脑积水应同时行脑室腹腔分流术以缓解颅内压增高。

## 二、真菌性肉芽肿

（一）概述

中枢神经系统的真菌感染属于深部真菌感染，按照其致病条件分为两类：① 原发性致病：局部的或播散性真菌感染，如新型隐球菌、球孢子菌等可直接感染后致病；② 机会致病：正常健康人中感染后不致病，但在一定条件下可发病，如新生儿、手术后体质差、器官移植、长期应用抗生素和免疫抑制剂和激素等，如毛真菌、放线菌、念珠菌、隐球菌等。新型隐球菌是隐球菌属中唯一的致病菌，对中枢神经系统有特殊的亲和力，也是颅内真菌感染中最常见的一种，所以本节主要介绍新型隐球菌肉芽肿。

（二）病理

真菌常由呼吸道侵入人体内形成病灶，再由肺部经血液循环播散到脑及脑膜。少数真菌如毛真菌、放线菌可经五官、颅骨、脊椎骨病灶直接侵入脑脊膜。个别病例可经腰椎穿刺发生感染。

颅内新型隐球菌感染在临床上可有不同类型，包括真菌脑膜炎、脑膜脑炎、真菌性肉芽肿、真菌性脓肿等，其中脑膜炎最常见。脑膜的病理改变为局限性或广泛性的，小而不规则的、灰色肉芽肿结节，沿血管周围软脑膜下侵入脑内形成多房性肉芽肿或囊肿病灶，囊内含有真菌体和胶冻状渗出物。肉芽肿常为多发，相邻的肉芽肿和囊肿周围可有包膜，镜下可见脑膜有炎性渗出物，以淋巴细胞和单核细胞为主，其中夹杂隐球菌。

（三）临床表现

颅内新型隐球菌感染多见于青壮年，呈亚急性或慢性起病，起初有轻度间歇性头痛，以后转变为持续性头痛、恶心、呕吐，伴有轻度或中度的发热、畏光、视力模糊、反应迟钝、颈项强直、克尼格征、布鲁金斯基征阳性等，但是脑膜刺激征与头痛的程度不一定相称，一般是病程短者脑膜刺激征明显。少数病例有较大肉芽肿而出现颅内占位病变征象和局灶性体征，并可出现其他颅神经损害症状，严重者可因迅速发展的颅内压增高而导致脑疝，使病人于短期内死亡。脑积水是脑常见的并发症。病程数周至半年，偶有一年或更长时间者。

（四）诊断

（1）脑脊液压力正常或增高，外观澄清或微浊，白细胞数轻至中度增多，以淋巴细胞和中性粒细胞为主。蛋白质含量增高，糖含量降低，氯化物轻至中度降低，一般不低于 85 mmoL/L。50%～80% 的病例脑脊液墨汁染色可见带有荚膜的圆形隐球菌。应用酶联免疫吸附试验大约 90% 以上的病例血清或脑脊液中可以查出荚膜抗原。乳胶颗粒凝集试验有相当高的特异性，在诊断上有很高的价值。

（2）影像学检查。CT 表现为：① 脑基底池及外侧裂动脉低密度，密度增高，为渗出物占据，明显强化；② 脑动脉炎引起脑梗死，呈低密度灶；③ 脑膜粘连致交通性或梗阻性脑积水；④ 基底节与丘脑多发囊性灶，不强化，有特异性；⑤ 脑实质内的肉芽肿 CT 平扫时呈等或高密度影像，增强后显示大小不一、多发的、边界锐利、明显强化的结节，或呈不均匀强化、环形强化，周围伴有或不伴有水肿。MRI 表现为：脑基底池的 T1、T2 弛豫时间缩短，增强后表现为明显强化，与低信号的脑组织间形成良好的对比。脑实质的肉芽肿在 T2 加权像上呈等或略低信号，T2 加权像上脑表面表现为多发的、直径约 5 mm 的低信号。

（五）鉴别诊断

与结核性脑膜炎及肉芽肿相鉴别。

（六）治疗

1. 手术治疗。新型隐球菌肉芽肿或脓肿形成占位病变，引起颅内压增高及局灶症状者，应进行开颅手术切除，术后继续使用药物治疗。

2. 药物治疗。

（1）两性霉素 B：为中枢神经系统隐球菌病的首选治疗药物，采用静脉点滴。首次剂量为 1 mg/d，以后可根据病人的耐受性每日增加 2～5 mg，直到每日剂量达到 1 mg/kg。

每次静点时间不应少于 6 小时,并避光。最好经常变换注射部位,以免引起静脉炎。切忌溶于生理盐水。一次静点血内有效浓度可维持 24～48 小时,故可每日或隔日给药一次。治疗期间每周进行一次脑脊液培养,待培养转为阴性后治疗至少再持续 4 周。如两性霉素 B 静点疗效不显著或肾功能很差应换药。

(2) 氟胞嘧啶:口服有效,且能通过血脑屏障,剂量为 50～150 mg/kg,分次每 6 小时服用 1 次。本药最好以每日 150 mg/kg 与两性霉素 B 0.3 mg/kg/日的剂量合用,既可以减少两性霉素 B 的毒性,还可以减少真菌耐药性的出现,全疗程共 6 周。最严重的副作用为骨髓抑制,此时可以单独使用两性霉素 B 治疗。

(3) 双氯苯嘧唑或咪康唑:广谱抗真菌药,毒性低,较安全,开始用 200 mg 溶于 50～100 mL 静脉注射用溶液中,15～30 分钟内滴完。常用剂量 1 200～2 400 mg/d,分 3 次每 8 小时注入一次,加入 5% 葡萄糖或生理盐水溶液 250～500 mL 中,半小时以上滴完,3～12 周为一个疗程。对病人最好做心电图监测,以保证不发生不良的心脏反应,严重病例可同时鞘内注射,每次 20 mg,3～7 天一次。

### 三、脑蛛网膜炎

(一) 概述

脑蛛网膜炎是常见的颅内非化脓性感染性疾病,发病率大约为颅内肿瘤的 1/10。好发于青年和中年人,性别上无大差异。主要病变是局限或多发的蛛网膜增厚与粘连。此外,炎症变化还见于软脑膜、室管膜、脑组织和脑血管,又被称为浆液性脑膜炎、粘连性蛛网膜炎等。

(二) 病因

脑蛛网膜炎的常见原因如下。

1. 感染。① 颅内感染:由细菌、病毒和寄生虫等感染所致的各种类型脑膜炎、脑脊髓膜炎、脓肿等均可能引起蛛网膜炎。其中,结核性脑膜炎是最常见的病因。② 颅外感染:中耳炎、乳突炎、副鼻窦炎是比较常见的病因。另外,颜面感染、盆腔炎、口腔炎等也可以成为致病因素。

2. 颅脑损伤或手术:也是脑蛛网膜炎的重要病因。

3. 某些鞘内注射的药物所致:抗菌素、抗毒素、麻醉剂、造影剂和蛛网膜下腔出血均可能成为致病因素。

4. 颅内原发性病变:如脑肿瘤、脱髓鞘疾病和脑血管硬化等均可并发局部蛛网膜炎。

(三) 病理

主要病变是局限或多发的蛛网膜及软膜的增厚和粘连,此外,部分脑组织、脑血管、室管膜等均可并发局部蛛网膜炎。可分为三种类型:① 斑点型:蛛网膜单纯的增厚、浑浊、有白色斑点或花纹。蛛网膜未与邻近的脑组织粘连,蛛网膜下腔通畅。此型在蛛网膜炎中普遍存在。② 粘连型:蛛网膜不但有不规则增厚,而且与邻近软脑膜、脑血管、脑表面和颅神经之间有条索状或片状粘连。粘连可广泛可局限,使蛛网膜下腔不通畅或闭塞。

③ 囊肿型：蛛网膜周边形成囊肿，内含清亮或黄绿色囊液，有时形成间隔或逐渐增大，易压迫脑组织和颅神经。此三种类型的共同的组织特性主要为：小圆细胞和炎性细胞浸润，蛛网膜内皮细胞增殖，网状层的纤维化，使蛛网膜正常结构受到破坏。

（四）临床表现

发病有急性、亚急性或慢性的不同过程。故病人表现程度不同的发热和全身症状。由于脑蛛网膜炎主要侵犯的部位是后颅凹、视交叉和大脑半球凸面等处，现分述如下：

1. 视交叉部蛛网膜炎。是脑底部蛛网膜炎最常见的类型。炎症主要侵犯视神经颅内段及视交叉周围，形成致密或微细的结缔组织网将其包围，视神经常显苍白、缺血、萎缩的状态，与周围结构难以分离。在视交叉部形成压迫神经的蛛网膜囊肿者也不少见。病人常有副鼻窦炎病史，少数有前颅凹骨折病史。一般颅内压增高征不明显。最早期和主要的症状是慢性头痛和视力障碍。头痛多在前额、颞部或眼眶部。常伴有一眼缓慢进行性视力减退，数月后波及对侧，少数两侧同时减退，仅累及一侧视神经者较少。视力减退大多早期出现并发展较快，往往有反复，经抗炎等药物治疗后可好转，而在劳累、感冒、副鼻窦炎发作、过量饮酒后又复发而逐渐加重，严重者1～2周内失明。视缺损方面，由于粘连损害视神经的部位和程度不同，视野可出现多样化改变。其特点是早期出现中心暗点或旁中心暗点。周边视野不规则，如向心性视野缩小，两颞侧偏盲和鼻侧视野缩小等不典型改变。眼底检查早期可无改变。逐渐出现原发性或继发性视神经萎缩、视神经乳头炎和一侧原发性视神经萎缩与另一侧视乳头水肿等改变。较广泛的脑底部蛛网膜炎，还可出现1～6对颅神经损害的征象。少数下丘脑受累者可有尿崩症、嗜睡症、肥胖、性机能减退等症状。

2. 颅后凹蛛网膜炎。此区蛛网膜粘连很常见。大约占所有蛛网膜炎的1/3，与颅后凹肿瘤的比例大约为7:1。颅后凹蛛网膜炎容易使脑脊液循环障碍，引起颅内压增高症状。按病变的不同部位，又可分为三种类型。① 中线型：在颅后凹中最常见。主要粘连病变在正中孔、侧孔、枕大池和枕骨大孔区。最易引起梗阻性脑积水和早期颅内压增高症状。病人早期头痛显著，继而出现呕吐和视力减退等症状。神经系统检查除视乳头水肿或继发性萎缩、外展神经麻痹、颈项强直等颅内压增高的症状和体征外，局限病征多不明显。但发病较快、病情较重，少有缓解。② 小脑凸面型：病程较缓慢，一般1～3年。蛛网膜炎所形成的的囊肿可压迫小脑半球出现一侧小脑共济失调和眼球震颤，但不如小脑肿瘤那样显著。③ 小脑桥脑型：主要病变在脑干腹侧区。常有一侧不同程度的颅神经损害，包括三叉神经、面神经、听神经的不全麻痹和偶有面肌抽搐。同侧小脑性共济失调和眼球震颤较轻或缺如。颅内压增高症状出现较晚。当炎症波及颈静脉孔区时，则可有同侧舌咽、迷走和副神经损害的征象。此型病情发展较慢，症状可有较长期缓解，病程可长达数年。

3. 大脑半球凸面蛛网膜炎。炎症病变常在大脑外侧裂周围，少数在大脑半球之间、胼胝体前上方或大脑表面其他部位。最早期的主要症状是头痛、癫痫发作或精神症状。头痛属持续弥漫性钝痛，程度较轻。癫痫多为局限性发作。很少出现偏瘫、偏向感觉障碍、失语等病征，即使存在也较轻。视乳头水肿较少见。一般病程较长，发展缓慢，时好时坏，长达数月至数年。颅内压增高出现慢，且远比颅后凹型为轻。

### (五)诊断

各种类型的脑蛛网膜炎都有其病变主要部位的独特的临床表现,但是临床上有以下共同特点,可作为诊断上的参考。① 病人多有全身性或脑邻近结构感染的病史或颅脑外伤史。② 急性或亚急性起病,逐渐转为慢性,病程中有较长的症状缓解期或经抗炎等药物治疗好转,遇一定诱因如感冒、感染、疲劳等而再发加重,但部分病人属慢性起病。③ 颅内压增高症状为主,局灶症状轻微或呈多灶性中弥漫性。脑或颅神经损伤程度多不完全。④ 脑脊液压力在有明显梗阻性脑积水者可显著增高,早期压力可正常,且以淋巴细胞增多为主,蛋白可稍微增高。⑤ 颅骨 X 线片在慢性颅内压增高者可显示鞍背骨质吸收,脑回压迹增多等一般颅内压增高征象,年轻病人可有骨逢分离。脑血管造影仅显示或脑积水征或正常血管影像。CT 或 MRI 显示脑室系统缩小、正常或一致性扩大,局部囊肿形成者可有特殊表现。

### (六)鉴别诊断

各种类型的脑蛛网膜炎还需要与相应部位其他疾病做出鉴别诊断。① 视交叉部蛛网膜炎与该区疾病鉴别:视神经炎和球后视神经炎的视力减退均迅速且严重,眼球常有压痛及转动痛,无颅内压增高症状。垂体瘤和多数颅咽管瘤的视野及眼底改变比较典型,绝大多数有内分泌障碍且出现早而明显。颅咽管瘤儿童多见,多有鞍上钙化斑。鞍结节、脑膜瘤长期表现视神经受压引起的视力减退和视野障碍,后期出现视乳头原发性萎缩。鞍部 X 线片、颈动脉造影、CT 及 MRI 均有独特的改变。② 颅后凹中线型蛛网膜炎与该区肿瘤的鉴别:小脑蚓部或近中线肿瘤、第四脑室肿瘤多见于儿童,病程进行性发展,颅内压增高症状如头痛、呕吐明显,早期出现小脑半球及蚓部损害的体征,严重者可出现脑干受压征象,呈现两侧锥体束征。③ 桥小脑角蛛网膜炎与该区肿瘤的鉴别:后者大多为听神经瘤,早期耳鸣、听力下降、眩晕等第 8 颅神经损害症状,随后出现面神经、三叉神经及小脑损害症状。颅骨平片可见内听道破坏与扩大,脑脊液蛋白高。脑血管造影、CT 或 MRI 可确定诊断。

### (七)治疗

1. 非手术治疗。一般早期或急性期病例应先采用各种药物或措施进行综合治疗,其目的在于控制蛛网膜炎症、松解炎性粘连和降低颅内压力,并对原发感染病灶进行治疗。① 抗生素:对非特异性蛛网膜炎不是特效的,但在治疗可能存在于颅内或身体其他部位的隐性或显性细菌性感染,特别在蛛网膜炎活动期,可起到一定效果。② 肾上腺皮质激素:对防治蛛网膜粘连和炎症有较好的效果,初期应用效果较好。在用药期间应注意补充氯化钾。如经过一个疗程有效,必要时可重复使用。③ 降低颅内压力:可以采用20%的甘露醇、甘油果糖、利尿药等。④ 其他药物:如神经营养药和血管扩张剂等。

2. 手术治疗。

(1) 后颅凹探查术:对小脑半球和桥小脑角的蛛网膜粘连和囊肿进行剥离和切除,可收到一定的效果。对中线型第四脑室正中孔和小脑延髓池的粘连和囊肿可进行剥离和切除,并使中孔开放。如第四脑室中孔保持通畅,以保证正中孔畅通。如枕大池广泛粘连影响脑脊液循环吸收,可先行枕肌下减压术,以后再考虑做脑室腹腔分流术。

(2) 视交叉部探查术:适用于视交叉部视力减退和视野缺损,经积极对症治疗不见好转甚至不断恶化时,可施行粘连与囊肿分离和切除。按常规垂体手术入路,最好在手术显微镜下小心地分离视神经和视神经交叉部的蛛网膜粘连,切除绞窄性的纤维带和压迫性的蛛网膜囊肿,使视神经和视交叉部得到缓解,但不可强行分离,以免增加损害。一般有效率大约 30%～40%,故术后仍应继续各种综合治疗。

(3) 幕上开颅探查术。大脑凸面蛛网膜炎经过长期的综合治疗,症状无好转,相反有进行性的颅内压增高和视力逐渐减退、有失明危险者,可开颅分离粘连和切除囊肿,应用双侧颞肌下减压或去骨瓣减压,常可使颅内压力得到缓解,视力获得稳定或好转。对不典型的弥漫性脑蛛网膜炎,出现较明显的梗阻性或交通性脑积水时,均可先行脑室腹腔分流术,术后继续前述非手术疗法。

### 四、艾滋病的神经系统损害

(一) 概述

AIDS 又称获得性免疫缺陷综合征,是由人类免疫缺陷病毒引起的具有传染性的疾病。1981 年美国发现首例 AIDS 病人,我国两例病人是在 1989 年和 1991 年先后报告的。通常将已经发病者称为 AIDS 病人,而未发病者称为 HIV 感染者。他们都是本病的传染源。

HIV 感染可以累及全身各器官和组织,10%～20% 的 AIDS 病人首发症状为神经系统损害,30%～40% 的病人随病情进展而出现中枢神经病理异常。即使对于没有神经系统异常主诉者,经过详细的神经系统检查也常能发现 HIV 感染者中枢或周围神经功能异常的证据。而且,HIV 感染后神经系统病变范围广,任何部位的神经都可以被累及。

(二) 病理

HIV 是逆转录病毒科慢病毒亚科中的一种,包括 HIV-1 和 HIV-2 两种,HIV-1 的毒性与致病性均较 HIV-2 为强,是主要的病原微生物。目前,HIV-2 感染主要限于西非一些国家的 AIDS 患者,而且引发 AIDS 的机制仍然不清楚。HIV-1 病毒本身和其代谢产物均具有直接的致病作用。HIV-1 活性的主要特点是将染色体组的 RNA 逆转录成双链 DNA 然后移入宿主细胞核内,通过整合酶将它融合入宿主染色体中成为长久的构筑,机体无法将其清除。它可以设有活动保持静止,也可具有较高的基因表达、积极参与病毒生产线。HIV-1 还具有嗜神经的特点,可依靠突变而获得亲神经的特异性变种。HIV 可在中枢神经系统内长期存活,并直接感染而造成许多损害。同时,HIV-1 不总导致细胞死亡,因此神经组织可以作为病毒储存的地方。

AIDS 的特征性的病理生理变化的是重度的免疫功能缺陷,HIV-1 通过其膜上的一种糖蛋白 gp120 与 CD4 阳性的细胞结合,CD4 是 gp120 的受体。在人类 CD4 阳性的细胞主要为辅助性 Txleq。HIV-1 进入该种细胞后,随着病毒的不断复制,通过细胞调亡机制使之破坏,导致体内 TH/TS 比例倒置,造成严重的免疫缺陷,使机体对许多机会性感染和某些肿瘤的易感性增加,最终病人死去。

目前证实只有血液、精液和宫颈分泌物可以传染 AIDS,所以主要传播途径为:① 性接触传播。②经血液传播。③母婴传播。其中,同性恋和静脉药瘾者占绝大多数。

（三）临床表现

HIV 是嗜神经性病毒,在疾病的早期就可侵犯神经系统,所以 AIDS 的中枢神经系统表现主要是 HIV 直接侵犯造成的;其次,HIV 感染后人体免疫机制受抑制或免疫缺陷后造成病毒、细菌、真菌等易感染或产生继发性肿瘤。以上两种原因合并在一起则更容易罹患疾病。

1. AIDS 的原发性神经疾病。HIV 所引起的中枢神经系统病变可以是炎症性的,脱髓鞘性的或退行性的,其中有几种被认为是 AIDS 的确定性病变。

（1）HIV 无菌性脑膜（脑）炎：见于 AIDS 早期为多,也见于晚期。病人的主要症状为头痛、怕光、恶心、呕吐、发热、咽痛、食欲不振、腹泻等,有的尚可有明显的症状,如抽搐、失语等,常有全身强直一阵挛发作。脑脊液中可有淋巴细胞增多,蛋白质增高,糖正常。EEG 显示弥漫性异常。有的病人可有脑神经麻痹,最多见的为面神经,其次为三叉神经或听神经。

（2）AIDS 痴呆综合征：以前又称为亚急性或慢性 HIV 脑炎,在临床上最常见。一般发生于本病晚期,主要表现为进行性认知功能减退,注意力不集中,记忆力减退,时间及空间定向障碍,运动功能减弱,行为异常。由于共济失调及震颤使步履困难,书写不能。平衡功能不良等。如脊髓受累时,可出现肌长力增高,腱反射亢进,感觉障碍。晚期可出现大小便失控,行为改变如淡漠、缺乏兴趣、消沉、缄默等。与中毒或代谢障碍引起的痴呆不同的是以上症状的出现都是在意识清醒的情况下发生的。本综合征无特殊诊断标准,对病人轻微的认知力减弱能较早察觉很重要。头部 CT 和 MAI 检查常见脑萎缩。脑脊液中查到 HIV 病毒可确诊。本综合征无特效治疗。

（3）急性肉芽肿性脑血管炎：广泛的大脑前、中、后动脉及其近端分支呈肉芽肿炎症改变,引起多数脑梗死灶,涉及基底节、内囊、皮质下白质、顶叶及枕叶皮层以及桥脑被盖部。临床症状有高热、精神症状、阵发性意识障碍及相应的局灶症状。CT 显示有进行性脑萎缩及多发性低密度病灶。脑脊液和脑活检 HTLV-Ⅲ 培养阳性。但是血培养和三次血清 HTLV-Ⅲ 抗体阴性,提示感染只限于中枢神经系统。

（4）空泡性脊髓病：可单独发生也可与 AIDS 痴呆综合征合并发生,特点是脊髓白质发现空泡,主要侵及侧索及后索,以胸髓为最明显,表现为类似亚急性联合变性,为进行性痉挛性截瘫、共济失调和尿失禁。部分病人在脑部亦有空泡样改变,临床上有进行性痴呆表现。

（5）周围神经病（多发性神经根炎、多发性神经炎和神经病）：AIDS 中约 15% 合并有周围神经损害。常表现为远端对称性感觉运动性神经病,可有痛性感觉异常,也有表现为慢性格林-马利型神经病者,部分病例伴亚急性脑病。脑脊液正常或蛋白增高,肌电图显示肢端感觉运动神经病,以脱髓鞘为主者,有轻度神经传导速度减慢。

2. 继发于 AIDS 的中枢神经系统机会性感染。中枢神经系统是除肺以外的第二个易受条件感染侵犯的器官。

(1) 脑弓形体病：弓形体是细胞内的原虫，可以造成中枢神经系统的多灶性、散在的坏死和爆炸性脓肿，基底节处多见。为潜伏于中枢神经系统内的弓形体再激活所致，在其他免疫抑制状态时也可出现。表现为低热、意识状态改变、抽搐和局限性体征。但是症状和体征不典型，须与其他颅内占位性病变和淋巴瘤鉴别。影像学发现增强的多发性环状病灶，周围有水肿和占位效应，基底节受累最常见。血清学诊断常无特异性，但是滴度<1:4时应考虑其他诊断。MRI最敏感，但不能用以鉴别诊断。脑组织活检可迅速确诊。每日用乙胺嘧啶和磺胺嘧啶并辅以叶酸进行治疗，慎用激素，因为它能抑制已经受损的免疫功能。

(2) 巨细胞性脑炎和视网膜炎：发病率不确定，在临床表现上可与HIV脑炎混淆。但病情进展快，出现明显的脑室周围炎或在巨细胞病毒性视网膜炎和全身播散性感染的条件下出现脑炎症状时应考虑。病理改变程度不一，从只有少量巨细胞病毒包涵体到明显的脑炎和脑膜脑炎。活检能够发现脑内有病毒存在的证据，但很少能分离出，脑脊液培养也常阴性。影像学检查显示脑室周围白质的异常，增强扫描可显示皮层及皮层下病灶。巨细胞性视网膜炎是AIDS病人常见的眼科感染，20%出现出血性视网膜炎，60%为双侧性，不经治疗可导致失明。

(3) 新隐球菌：该菌经肺入身，最后到达脑部。临床表现为进行性头痛加重及意识障碍，伴发热和癫痫大发作，颈强直不常见。脑脊液细胞常不增高。CT表现为非特异性，轻至中度脑室扩张，无脑膜增强，有时可见脑萎缩、肉芽肿或脓肿的影像。诊断依靠脑脊液墨汁染色找到病原菌，如不治疗可在数周内死亡。如能早期诊断，可用两性霉素和5-氟胞嘧啶联合治疗。

(4) 细菌感染：以分支杆菌感染稍多见。现已认识到，结核病是血清HIV-1阳性病人最常见的机会性感染。在合并感染HIV和结核的病人，其临床表现异常。结核进展加快，但肺结核常无痰。由于反应能力减弱，HIV病人对结核菌素试验无反应者显示增加，其肺外结核类型与一般结核病人不同，以淋巴结肿大及粟粒性结核最常见。

3. 继发于AIDS的中枢神经系统肿瘤。

(1) 原发性中枢神经系统淋巴瘤：原发性中枢神经系统亚性淋巴瘤极为少见，正常人群发病率估计为0.0001%，而AIDS病人却高达2%，美国原发性中枢神经系统淋巴瘤每年约有225例，因此，该病将成为AIDS病人的主要疾病，瘤细胞侵润脑实质血管周围间隙或软脑膜。临床表现为多亚急性起病，有精神状态改变、头痛、意识模糊、视觉障碍、局灶性神经功能障碍等。脑膜转移者可有颅神经损害以多发性神经根损害等。CT显示脑血管、脑室周围有局灶性结节或环形增强病变，与其他肿瘤或感染难以鉴别。侵及脑膜者可有脑膜增厚及增强。通常需要脑活检确诊。最近的实践证明，该肿瘤对放疗敏感，故应尽早行积极的放射治疗，可延长病人的生存期。

(2) Kaposi肉瘤：为AIDS病人最常见的恶性肿瘤，但是中枢神经系统很少发生。中枢神经系统受累时多已合并其他内脏受累及肺部广泛转移。临床上可有局灶症状。CT有局灶性损害，而且易合并中枢神经系统感染。虽然它对放射线敏感，但病人最终广泛转移的 Kaposi 肉瘤。

4. 继发性脑血管意外。10%～20% 的 AIDS 病人可有脑血管意外。最多见的是多发性局灶性缺血性脑梗死，也可表现为出血性脑梗死、肿瘤内出血、短暂性脑缺血发作及硬脑膜外、硬脑膜下血肿、蛛网膜下腔出血、脑出血等。最近从某些 AIDS 感染者的血中分离出可产生高凝状态的血液因子，它可能是造成这些年轻的 AIDS 病人频发缺血性脑梗死的原因。

（四）诊断

美国疾病控制中心对 AIDS 的诊断标准为：

既往健康，除 HIV 感染外无已知的潜在因素而发生细胞免疫缺陷，以致人体发生机会性感染（卡氏肺囊虫或其他特定的机会性感染）或某些恶性肿瘤。换言之，一个完全的 AIDS 除了有 HIV 感染造成细胞免疫缺陷外，病人必须具备一至数项由细胞免疫缺陷造成的继发疾病才能诊断。临床上还常有一些患者，虽然具备了 HIV 感染和细胞免疫缺陷的一些表现，例如不明原因的发热、隐袭的体重下降、严重的口咽部念珠菌病等，但尚无其他继发疾病，称作获得性免疫缺陷相关综合征或 AIDS 前期。

附：1990 年我国卫生部的诊断标准

一、HIV 感染者

受检血清经过出筛试验，如免疫酶法或间接免疫萤光试验等方法检出阳性，再经过 Westernblot 等方法复核确诊。

二、确认病例

1. HIV 抗体阳性，又具有下述任何一项者，可为实验确诊的艾滋病病人：① 近期（3～6 个月）体重减轻 10% 以上，且持续发热 38 度以上至少 1 个月；② 近期（3～6 个月）体重减轻 10% 以上，且持续腹泻（每天达 3～5 次）1 个月以上；③ 卡氏肺囊虫肺炎，卡波氏肉瘤；④ 明显的真菌或其他条件致病菌感染。

2. 如抗体阳性者体重减轻，发热，腹泻症状接近上述第一项标准且具有以下一项时，可为实验确认的艾滋病病人：CD4+/CD8+ 淋巴细胞计数比值 <1，CD4+ 细胞计数下降；淋巴结肿大。

3. 明显的中枢神经系统占位性病变的症状和体征，出现明显痴呆，辨别能力丧失，或运动神经功能障碍。

主要的实验室检查。① HIV 抗体的检测：HIV 感染后最早表达 P24 抗原，持续数周后逐渐消失，但逐渐出现针对 P24 和 Gp41 等病毒表面蛋白的抗体，当检查到抗体时即可认为有病毒存在。② 抗原检测：ELISA 双搞夹心法可检测血清和脑脊液中 P24 抗原，前者有利于确定急性感染者的抗原血症，后者有利于痴呆综合征的诊断。此外，PCR 技术可检测出微量的病毒 DNA，放射自显影方法还可以观察到病毒存在的部位。

## （一）药物治疗

目前尚未发现能够治愈 HIV 感染的特异性的治疗药物。主要针对 HIV 感染、复制、辅助细胞和引起其死亡的各个环节的不同机制来进行治疗和预防。

主要药物有：① 叠氮脱氧胸苷（AZT）可以减少血浆中 HIV-1 的 P24 抗原，CD4+ 细胞短暂增加，延长患者的生存期，早期应用可减少痴呆的发生。应用指证是：HIV/AIDS 患者的 CD4+ < $500 \times 10^9$/L 时，剂量是 $100 \sim 600$ mg/d，主要不良反应为白细胞和中性料细胞减少、贫血和肌炎等。② 双脱氧肌苷（Ddl）可减少 HIV-1 的 P24 抗原，增加 CD4+ 细胞数，可持久降低白细胞和中性粒细胞。应用指证为：对 AZT 不能耐受中治疗后病情加重者，发生耐药较 AZT 少，剂量为 250 mg，每天 2 次。不良反应为胰腺炎和周围神经炎，后者停药后可逆转。③ 双脱氧胞苷（Ddc）的活性与 AZT 和 Ddl 相似，但疗效较 AZT 差，应用指证为对 AZT 和 Ddl 耐药的患者，可和 AZT 联合应用，剂量为 0.75 mg，每天 $2 \sim 3$ 次。不良反应为周围神经炎，与剂量有关，停药后可逆转。上述药物单独应用容易产生耐药性，联合应用可减少剂量，不良反应也降低，且有协同抗病毒的作用。目前倾向于 AZT 加 Ddl 或 Ddc 治疗。④ Zidovudine，本药是胸腺嘧啶核苷的同类药物，进行长期小剂量治疗可以减少感染和神经系统的并发症，增加 CD4+T 淋巴细胞的数量，减少血液中 HIV-1 抗原的增加。

HIV 是一种慢性感染过程，病毒可出现比较明显的变异，所以单一药物治疗容易产生耐药性并需要大剂量。1996 年加拿大的何大一医生提出 AIDS 的鸡尾酒疗法，把大部分的治疗 AIDS 药物联合应用，可以大大提高疗效。

## （二）外科治疗

颅脑手术对于 AIDS 的中枢神经系统损害并非是主要的治疗手段。对于单发的无颅外转移的淋巴瘤、Kaposi 肉瘤及 AIDS 相关病原体感染造成的肉芽肿或脓肿可行开颅手术切除。感染造成的脑积水也可考虑作脑室腹腔分流术。应用立体定向活检对于明确诊断有重要的意义。

## （三）放射治疗

与 AIDS 相关的颅内肿瘤对放射线相当敏感，因此放射治疗是重要而有效的手段。

预后：AIDS 中枢神经系统损害的预后不容乐观。尽管采用综合治疗，但在明确诊断后大多数 AIDS 病人的生存期不超过 2 个月。单纯中枢神经系统感染似乎好一些，少数合并弓形体病的 AIDS 病人可存活 1 年。

（潘 峰 姜燕飞 王 珏）

# 第三节 脑寄生虫感染

脑寄生虫病是全身性寄生虫病的一部分，但是随着人民生活水平的提高和环境的改善，脑寄生虫病的发生有下降的趋势。目前，我国比较常见的脑寄生虫病主要有脑猪囊虫病、脑肺吸虫病、脑型血吸虫病等。

## 一、脑囊虫病

脑囊虫病是猪绦虫的幼虫寄生于人体组织中所引起的疾病。本病发生率高,约占囊虫病的50%~80%。囊虫病广泛分布于世界各地,以南美洲和远东地区为主。我国主要流行于东北、华北、西北和华东等地区。

(一)感染途径

人类是链状绦虫唯一的终末宿主,而猪是主要的中间宿主。人体被感染途径:外源性异体感染,即食入被绦虫感染的猪肉以及被其虫卵污染的食物;外源性自身感染,即患者肠道内发生逆向蠕动,使肠内绦虫的妊娠节片回流于胃内而致感染,绦虫卵经小肠消化液作用,六钩蚴脱囊逸出而穿入肠壁,随血液循环及淋巴液到达体内各组织,逐渐发育成囊尾蚴。寄生于脑部者为脑囊虫。囊尾蚴能存活3~10年。存活的囊尾蚴可引起较轻的脑组织反应,当濒死时释放大量抗原物质,导致机体免疫状况急剧变化,引起较强的脑组织反应。由于其在脑内寄生的部位及局部脑组织的反应程度不同,临床表现则复杂多样。

(二)病理

根据囊虫在脑内寄生的部位可分为三型。

1. 脑实质型:最常见,约占脑囊虫的一半。囊虫数目少则几个多则数百个。大小如豌豆,在灰质者较在白质为多,可能与灰质内血管较丰富有关。光镜下可见囊虫壁分三层:内层为纤维结缔组织及囊虫固有的体壁;中层为炎性细胞层,主要是淋巴细胞、嗜酸性细胞、浆细胞等等;外层邻近脑组织,有胶质细胞增生,血管内膜增生与淋巴细胞浸润,有时形成血栓使管腔闭塞,成为癫痫发作的病理因素。

2. 脑室型:一般较大,单发多见,直径可达1~3 cm,因囊虫内液高渗作用,不断吸入脑脊液使囊腔变大。透过乳白色半透明的的囊虫壁可见腔内虫头。囊虫多在脑室内游动,有时与脑室壁相连,引起室管膜炎和室管膜下胶质及结缔组织增生,从而阻塞正中孔、外侧孔、导水管,甚至室间孔。

3. 脑池蛛网膜下腔型:发生率仅次于脑实质型,存在于脑底池和蛛网膜下腔的软脑膜上,常多发,并聚集粘附脑底诸池,可以引起蛛网膜炎,蛛网膜的粘连和增厚,产生颅神经损害和梗阻性脑积水。

(三)临床表现

由于囊虫侵入神经组织的数目、部位不同,故临床症状极为复杂。而且囊虫的发育过程不一,死亡先后不一,病情时有波动。一般情况下,本病病程缓慢,多在5年以内,按病变部位可分为下列类型。

1. 脑实质型。根据症状可以分为三个亚型。①癫痫型:可以表现为各种类型的癫痫发作,约半数表现为大发作。同一病人可以具有两种以上的发作形式,且极易转换。发作形式的多样性及易转换性为本病的特征之一。②脑瘤型:此型患者由于脑内多发或较大的囊虫病灶引起周围脑组织炎性反应造成脑水肿,可导致颅内压升高,类似颅内占位性病变的症状和体征。查体可见眼底有视乳头水肿及局灶的脑组织损害。③精神障碍型:有进行性加剧的精神异常及智力减退,晚期可表现为痴呆,与囊虫引起广泛脑组织破坏和脑皮质萎缩有关。

2. 脑室型。大多数在第四脑室。由于囊虫沉着于脑室壁上或浮游于脑脊液中，导致脑室变形、脑脊液循环障碍，同时由于脉络丛受到囊虫毒素的影响分泌增加，故产生严重的颅内压增高与脑积水。病人在急速转动头部时出现眩晕、恶心、呕吐及循环呼吸功能紊乱，即 Bruns 综合征。部分病人有轻度眼震和共济失调。

3. 脑池和蛛网膜下腔型。根据症状可以分为两个亚型。① 颅内压增高型，因囊虫阻塞脑池或蛛网膜下腔导致交通性脑积水和慢性颅内压增高。② 脑膜炎型：以急性或亚急性脑膜刺激症为特点，长期持续或反复发作。是由于软脑膜或蛛网膜的囊虫死亡或囊壁破溃而引起。起病时有发热，一般在 38 ℃ 左右，持续 3～5 天。有脑膜刺激征。易被误诊为结核性脑膜炎或病毒性脑膜炎。③ 颅神经受损型，按囊虫侵犯部位可有不同颅神经损害，如桥小脑角区则产生 5～8 颅神经轻瘫。

（四）检查

1. 查体：皮下结节。一般皮下或肌肉结节如黄豆大小，触诊较硬，可移动，切除活检可证实诊断。

2. 常规化验：① 血常规，末梢血嗜酸性粒细胞计数增加，超过正常的 20% 时高度怀疑寄生虫感染。② 大便常规，可发现脱落的成虫节片，光镜下可以查到绦虫卵。

3. 脑脊液检查：压力常增高。细胞计数白细胞增多，以淋巴细胞和嗜酸性粒细胞为主。细胞学检查呈变态反应性改变。生化检查可见蛋白轻度或中度增高，糖含量低，氯化物正常或减低。

4. 免疫学检查：脑囊虫病人细胞免疫异常与体液免疫异常并存。常用两种方法检测病人血或脑脊液中抗囊虫抗体：① 间接血细胞凝集试验，血清 < 1∶128 为阴性，脑脊液 < 1∶8 为阴性。② 酶联免疫吸附试验：血清 < 1∶64 为阴性，脑脊液 < 1∶8 为阴性。尽管这两种方法有很高的敏感性和特异性，阳性率可达到 90% 左右。

5. 影像学检查：CT 和 MRI 能清晰地显示出囊虫的形态、大小、数量、分布范围等，检出率在 90% 以上。在 MRI 上常常可以看到脑室内囊虫的节片，据此可以做出比较准确的定性诊断。

（五）诊断

具备下列三项中的两项者可以诊断为脑囊虫病。① 有局灶或弥散的脑症状和体征。如头痛、癫痫病发作、颅内压增高、精神症状者，并排除了其他原因所造成的脑损害。② 脑脊液囊虫免疫学试验阳性。③ 头部 CT、MRI 显示有典型的囊虫改变。

如果仅具备上述第一项，则应具备下列三项中的两项：① 病理检查证实皮下结节为猪囊尾蚴，或者眼内、肌肉内发现囊虫、或血囊虫免疫学试验阳性。② 脑脊液淋巴细胞增多或蛋白含量增高，或找到嗜酸粒细胞。③ 头颅 X 线平片显示多数典型的囊虫钙化影。

（六）治疗

1. 药物治疗。

（1）吡喹酮：为广谱抗寄生虫药，对全身各部位的囊虫均有杀灭作用。能通过血脑屏障直接杀死囊虫。但是本药在脑脊液中浓度较低,故对脑室系统囊虫疗效较差。给药方法有两种:一是小剂量给药:总量 120~180 mg/kg,3~6 天服完,3 次/日;二是大剂量给药:200~300 mg/kg,每日 50 mg/kg。应注意,在用药过程中,由于颅内囊虫大量死亡,囊液和虫体蛋白释出,引起周围脑组织反应,出现颅压增高、癫痫等局灶性脑组织受损害,因此应联合应用糖皮质激素。

(2)丙硫咪唑:能抑制囊尾蚴对葡萄糖原的吸收,导致虫体糖的耗竭。用法:15~18 mg/d,分两次吞服,10 天为一疗程。间隔 15~20 天再进行下一个疗程,可用 2~3 个疗程。用药过程中注意颅内压增高反应,如出现可用糖皮质激素和甘露醇。

(3)南瓜子与槟榔子联合治疗:早晨空腹口服 50~90 g 南瓜子粉,经 2 小时后加服槟榔煎剂 150~200 mL,又过半小时再服 50% 硫酸镁 50~60 mL。一般在 3 小时有完整虫体排出。

(4)中药雷神丸或囊虫丸疗效也很好。

2. 手术治疗。

(1)颞肌下减压术:脑实质内多发性囊虫因个数太多,无法一一摘除,如果并发颅内压增高,危及病人生命或影响视力而又不能用药物控制时,根据情况可实行一侧或双侧颞肌下减压术。

(2)分流术:对于脑池和蛛网膜下腔型病例出现交通性脑积水者,可按病情行三脑室或终板造漏术和侧脑室腹腔分流术。

(3)囊虫摘除术。① 内窥镜囊虫摘除术:内窥镜适合摘除脑室系统的囊虫,尤其适合于侧脑室内的多发囊虫,近年来应用较多,疗效较好。② 开颅囊虫摘除术:对于脑室内囊虫尤其是四脑室的囊虫、脑实质中单发并形成占位效应的囊虫可以采用开颅摘除。摘除囊虫时尽量将其完整取出,切忌使其破裂,摘除后还要反复冲洗。

(七)预防

切熟食和生食的砧板要分开,烹饪时猪肉要熟透,提倡圈养猪,而不是散养。

## 二、脑型肺吸虫

肺吸虫侵入人体脏器主要在肺部,脑组织占第二位。根据国内资料,脑型肺吸虫约占活动性肺吸虫病的 10%~20%。多见于我国东北、华北、华东和四川等地,但现在已少见。

(一)感染途径

肺吸虫虫卵经宿主的痰和粪便排出,到水中长为毛蚴,寄居于第一中间宿主淡水螺内,发育成尾蚴后进入第二中间宿主内变为囊蚴,此时为传染期。当人食入带有肺吸虫囊蚴的蟹或喇蛄后,囊蚴在肠腔脱囊,穿过肠壁入腹腔,幼虫可侵入纵隔,沿颈动脉周围软组织上行,经颈动脉管和破裂孔入颅腔,侵犯附近脑组织。病变多位于大脑颞枕叶内侧面的沟内,还可累及邻近的白质、基底节等结构。

(二)病理

脑内病变根据其发展过程可以分为三期,一是浸润和组织破坏期,不仅虫体在脑内迁移对脑组织造成直接损害,而且虫体代谢或分解产物对脑组织的刺激还可以引起脑膜炎、脑炎。二是肉芽肿或囊肿期,大量虫卵沉积引起异物反应,形成界限不清的肉芽肿,在肉芽外周形成包膜,其中心逐渐发生坏死形成青灰色或棕褐色黏稠液,内部可有虫体和虫卵。三是机化钙化期,此期虫体已经死亡或迁移他处,囊液被吸收,肉芽组织化或钙化。受累的皮质或皮质下结构出现脑萎缩、脑沟及脑室扩大。由于虫体的迁移,在脑内可以发现不同时期的病理改变同时存在。

(三)临床表现

感染肺吸虫后最早出现的是腹部症状,如腹痛、腹泻等,然后是肺部症状,持续最久,有咳嗽、吐铁锈样痰、胸痛等,大约在2个月至5~6年后才发生脑部病变,其症状很凶险,需要及时处理。按临床表现可以分如下四型:

1. 脑膜炎型:急性起病,以头痛、呕吐、发热、颈强直等为主要表现,克氏征阳性。有时脑脊液检查可查到虫卵。相当于虫体刚侵入颅内阶段。

2. 脑瘤型:表现为局限性瘫痪、偏瘫、偏身感觉障碍等,为脑组织中虫体和虫卵的沉积形成占位性肉芽肿所致。

3. 癫痫型:本病可有各种癫痫发作,其中以部分性发作和全身大发作多见,早期癫痫的发生为虫体迁移所致,晚期癫痫与脑组织坏死、神经胶质细胞增生形成致病灶有关。

4. 萎缩型:主要表现为智能衰退、精神症状。相当于疾病的晚期。

(四)诊断

1. 病史和症状:生食淡水蟹或喇蛄的经历。先有肺中症状,然后出现头痛、呕吐、癫痫、视乳头水肿等中枢神经系统症状和体重。

2. 脑脊液异常:在病变活动期,脑脊液中嗜酸性粒细胞增多,蛋白含量增高,偶可检出虫卵。在组织破坏期可出现血性脑脊液。在囊肿形成期脑脊液压力升高、蛋白增加等。

3. 周围血中嗜酸性细胞百分比绝对值增高,白细胞增多,血沉加快等为脑型肺吸虫活动期的征象。

4. 在痰液、大便、胃液及其他体液中可发现虫卵,或在任何组织标本中发现肺吸虫,可供诊断。

5. CT平扫在急性期主要为脑水肿,脑实质中可见到大小不一、程度不等的低密度水肿区、脑室狭小,小强化。在肉芽肿囊肿形成期,出现高密度的占位性表现。机化钙化期,头颅X线片可见到钙化班。

(五)预防与治疗

1. 预防。避免生食淡水蟹和喇蛄,切断传播途径。

2. 治疗。

(1)药物治疗:A、阿苯达唑,每日8 mg/kg,分1~2次口服,连用7天。B、吡喹酮,每日25 mg/kg,分3次口服,连服3天。C、硫氯酚,每天50 mg/kg,分三次口服,连服10~15天。有严重肝病、肾病和心脏病及孕妇应暂缓应用。

(2)外科治疗:病变呈占位性,有颅内压增高可以施行一侧或双侧颞肌下减压术,若头部 CT 扫描显示病灶局限或已有包膜形成的囊肿和肉芽肿,可施行开颅术切除病灶。

### 三、脑型血吸虫

血吸虫病多发生在亚洲和热带地区,在我国流行的血吸虫为日本血吸虫。血吸虫病人中有 2%～4% 出现脑部症状。

#### (一)感染途径

随粪便排出的血吸虫卵在水中孵化成毛蚴,进入中间宿主钉螺体内发育成尾蚴后,离开钉螺,在水面流动。人接触到这种疫水后,尾蚴可经皮肤钻入人体内,成虫主要寄生于门静脉系统,排出大量虫卵,使肝脏及肠系膜的静脉阻塞而产生一系列消化系统受损的临床症状,还可以在其他部位引起病变,以脑和肺常见。

#### (二)病理

寄生在门静脉系统的血吸虫排出的虫卵随血液沉积于脑组织和脑膜中,引起脑血吸虫病,病变主要集中在大脑,引起脑组织炎症细胞浸润,组织水肿、变性、血管炎,伴有乳头原纤维增生,形成单个或多个黄色、或灰白色小肉芽肿,以及神经细胞退变和干酪样坏死,有时形成钙化。寄生在门静脉系统的成虫和虫卵还可以分泌毒素或代谢产物作用于中枢神经系统,导致中枢神经系统发生中毒或过敏反应。

#### (三)临床表现

感染血吸虫后数周至数年出现脑部症状。根据临床表现可分为急性和慢性两大类。

1. 急性型:常见于青壮年人初次进入流行区,多次与疫水接触,表现为弥散性脑炎症状,可有高热、畏寒、持续性头痛、呕吐,定向力障碍、意识不清、精神症状等。重者可昏迷、瘫痪、锥体束征、脑膜刺激征等。随着体温恢复正常,这些症状一般都能逐渐好转或完全恢复,极少有后遗症。应注意与其他感染性疾病引起的中毒性脑病相区别。

2. 慢性型:多发生于感染后 3～6 个月,多见于流行区居民。临床上分三型。① 癫痫型:临床最多见。临床上可出现各种类型的癫痫发作,但以部分性发作 Jackson 型最多见。② 脑瘤型:系由颅内血吸虫肉芽肿占位和弥漫性脑水肿所致。以颅内压增高伴局限性定位体征为主要表现。③ 脑卒中型:系由脑血管急性虫卵栓塞引起。主要表现为起病急、突然昏迷、偏瘫、失语。

#### (四)实验室检查

1. 粪便检查:粪便中可找到虫卵或孵化出毛蚴。

2. 血常规检查:患者的白细胞总数多在 $(10～30)\times 10^9/L$ 之间,可见类白血病反应。嗜酸性细胞明显增多,一般占 20%～40%,嗜酸性细胞增多为本病的特点之一。

3. 脑脊液检查:有时在脑脊液中可以找到虫卵。白细胞数在每升几亿至几十亿之间,以淋巴细胞为主。

4. 免疫学检查:皮内试验、环卵温沉淀实验、间接血凝试验、酶联免疫吸附试验等检查都可以应用,其中 COPT 是国内最常用的方法,有较高的敏感性和特异性。而 ELISA 为免疫学最敏感和特异的方法,阳性率为 95%。

## （五）影像学检查

CT 平扫在急性型主要为脑水肿，于脑实质内可见大小不一、程度不等的低密度灶，无强化现象。慢性型表现为局限性，呈等或略高密度，有占位表现，边界不清，周边水肿，增强扫描可见病灶有强化现象。

## （六）诊断

诊断标准如下。

1. 首先确定患过日本血吸虫，可根据疫源接触史、临床特点、粪便、免疫学检查。
2. 脑部症状出现于血吸虫感染之后。
3. 排除其他疾病引起的脑部症状。
4. 锑剂、吡喹酮治疗有效。有时需要在手术中发现虫卵方能确诊。

## （七）预防与治疗

1. 预防。加强粪便管理、水源管理，消灭中间宿主钉螺，避免接触疫水。加强疫区劳动保护和检查治疗病人。
2. 治疗。杀虫治疗普遍采用锑剂。锑剂以小剂量长程疗法为宜，或从小剂量开始逐渐增加至足量。用药期间应注意肝、肾功能。手术治疗的适应证为：大的肉芽肿，有明显的临床症状者，可施行开颅手术切除。对脑部炎症水肿反应，造成急性颅内压增高，有脑脊液循环阻塞或脑疝形成，而脱水降压疗效不能持续或无效时，根据病情可施行一侧或双侧颞肌下减压术。术后仍然要用锑剂治疗。

## 四、脑包虫病

### （一）概述

人体感染包虫病是细粒球绦虫棘球蚴引起的一种慢性脑、肝、肺、心、肾等部位的寄生虫病，脑包虫占包虫病病人的 1% 左右。本病为自然疫源性疾病，分布广泛，遍及全世界，主要流行于畜牧区。国外见于澳大利亚、新西兰、阿根廷、蒙古、日本、印度尼西亚、菲律宾等国。在我国则主要分布于甘肃、宁夏、青海、新疆、内蒙古等畜牧地区和西藏、四川西部、陕西、河北等地。儿童多见，约为成人的 7 倍，通常男性比女性多。临床表现与一般颅内高压相同，因此在包虫流行区对颅内压增高的病例应警惕本病。

### （二）病因

感染方式，本病的传染源为狗。在流行地的羊群常感染有包虫病，当地人们常以羊或其他家畜的内脏喂狗，包虫在狗的小肠内发育成成虫即细粒棘球绦虫。虫卵随狗粪排出体外，人和狗接触密切，借污染的手指或饮食吞入虫卵而感染。

### （三）发病机理

细粒棘球绦虫的虫卵随狗的粪便排出，污染牧场、蔬菜、饮水、土壤、皮毛。人吞食污染虫卵的食物后，虫卵在十二指肠孵化成六钩蚴，经肠内消化，六钩蚴脱壳逸出，借助六个小钩吸附于肠黏膜，然后穿过肠壁静脉而进入门静脉系统，随血流到肝脏及肺中发育成包虫囊。

由于颈动脉较粗,因此,幼虫常易进入颅内,特别在大脑中动脉分布区,其中,以顶叶、额叶为最多,小脑、脑室及颅底少见。包虫囊有微白色半透明包膜,其中充满无色透明的囊液,外观与脑脊液极为类似。

（四）病理

包虫囊分内外两层,内囊即包虫囊,外囊为脑组织形成的的一层纤维包膜,二者之间轻度粘连,其中含有血管,供给营养。多数幼虫5年左右死亡,但不少则继续生长成巨大囊肿,容积从数百至数千毫升不等。囊壁由角皮层与生发层两层组成,前者具弹性,状如粉皮,由生发层分泌物组成,起保护生发层细胞、吸收营养物质等作用。生发层由一排细胞组成,实属寄生虫本体,具明显繁殖能力。生发层向囊内长出许多育囊、子囊和原头蚴。子囊内部结构与母囊相似,又可产生原头蚴。包虫囊穿破而囊液溢出时,原头蚴可在附近组织形成新的囊肿。生发层偶亦可通过囊壁较弱处芽生囊肿,是为外生囊,如此祖孙三代可见于同一包虫囊内,囊液含有毒蛋白,囊肿破裂、囊液漏出时,常产生不同程度过敏性反应。包虫死亡后,囊液浑浊,囊壁钙化。

颅内包虫有两种类型:①原发棘球蚴,幼虫经肝、肺、颈内动脉至颅内产生包虫囊;②继发棘球蚴,系原发包虫破裂,包虫囊碎片、子囊、原头蚴等进入循环系统而到达颅内种植。此类型一般多发。

包虫囊壁四周脑组织胶质增生,形成胶质性假囊壁,这层假囊壁与包虫囊极少粘连,手术时很易分离。

（五）临床表现

1. 原发型。棘球蚴逐渐增大,造成颅内占位效应,并对脑室系统压迫和梗阻,以至颅内压增高。由于包虫囊肿扩张性生长,刺激大脑皮层,引起癫痫发作,囊肿较大的出现头痛、恶心、呕吐、视力减退和视乳头水肿等。依囊肿所在部位产生局灶性症状如偏瘫、失语、偏身感觉障碍等。主要的临床特点是颅内压增高和癫痫发作。

2. 继发型。症状比较多的复杂,一般分原发棘球蚴破入心内期,潜伏静止期和颅内压增高期。继发棘球蚴破入心内,由于大量棘球蚴的内容物突然进入血液,可出现虚脱、呼吸急迫、心血管功能障碍以及过敏性反应等症状。由于棘球蚴不断长大,且系多个,分布广泛,所以该型临床特点与脑转移瘤相似。

血液:半数病人嗜酸性白细胞增多,偶可达70%。包虫囊肿破例或手术后,嗜酸性白细胞显著增高。

皮内试验:囊液抗原0.1 mL注射前臂内侧,15～20分钟后观察反应,阳性者局部出现红色丘疹,可有伪足。若血内有足量抗体,延迟反应不出现。皮内试验阳性率在80%～95%之间,但可出现假阳性。

补体结合试验:70%～90%包虫病呈阳性反应,人或羊包虫囊液作为抗原,囊液抗原性较低或包虫囊外膜甚厚致抗原不易溢出时,可呈假阴性反应。囊肿穿破、手术近期或继发感染,阳性率可提高。囊肿完全摘除后数月补体结合试验即可转阴。如果包虫囊手术摘除后一年,本试验仍阳性,可视为复发。

# 第八章 颅内感染和寄生虫病

本病与血吸虫病及囊虫病之间存在着交叉反应。

头颅X线平片：颅骨包虫病病变从板障开始，破坏颅骨，并且容易破出骨板，表现为颅内、外软组织肿块。颅骨为局限或广泛的多囊或单囊形态的膨胀性病变。多囊型葡萄串样，单囊型内板移位、硬脑膜移位及钙化，囊肿本身也可钙化。局限于颅底者缺少单囊或多囊特点，而呈骨质硬化表现，一般均无骨膜反应。

脑包虫囊肿产生颅内压增高，后床突骨质吸收，蝶鞍扩大，小儿尚可出现指压痕，颅骨菲薄，甚至可致颅骨缺损，包虫囊肿疝出颅外。还可见松果体移位。浅表囊肿致邻近颅骨局限外凸，骨板变薄。有时平片上显示弧线状、环形或蛋壳状及团块状钙化，如发现这种征象，可以定性。

脑血管造影：脑包虫囊肿常见于大脑中动脉供应区，尤以顶叶多，脑血管造影最能显示这种幕上的囊肿病变，造成周围血管弧状移位。一般表现为：① 囊肿部位无血管区。② 囊肿周围血管弧形受压、移位、环绕无血管区呈"手抱球"征象。③ 脑血管牵直变细。管径一致，似"蜘蛛足"样征。④ 颅内压增高。对中线及幕下包虫定位征不如脑室造影。

科学技术发展与进步，CT扫描和MRI检查逐步取代了气脑和脑室造影，尤其是CT，甚至于西部边远地区的县医院都装备了这种设备。CT扫描对脑包虫的检查，影像清晰、定性、定位准确，费用也能被广大患者所接受。

脑CT扫描：脑内圆形或类圆形囊肿。边界锐利（偶尔有不完整的薄壳状钙化）。无囊周水肿，无周边强化，占位征象明显，囊内容物水样密度，一般不能分辨子囊。邻近部位出现多个囊肿应考虑囊肿破裂。

MRI扫描检查：MRI的图像质量比CT扫描更加清晰，其影像特点是：断层形态同CT，壳状钙化无信号，囊内液体信号同脑脊液或稍高于脑脊液。含有较大子囊的包虫囊肿，因子囊液较母囊液密度低，显示出母囊内子囊的数量及排列情况，可以确诊。MRI在密度的分辨上优于CT。

（六）诊断

多见于牧区，病人有与狗、羊密切接触史，临床症状以慢性颅内压增高和癫痫为特征。血象嗜酸性白细胞增多，皮内试验阳性率80%～95%，但可有假阳性。补体结合试验及间接血凝试验阳性及脑血管造影的特征性表现有助于诊断。CT或MRI检查是确诊脑包虫病的最好方法。

（七）鉴别诊断

1. 颅内肿瘤。脑包虫病所致的颅内压增高和定位征状与颅内肿瘤相似，故常误诊为颅内肿瘤而手术，故对来自流行区有颅内压增高的病人，应提高警惕，须作详细而全面的体检，特别应注意有否伴发肝脏或肺脏包虫。必要时作包虫卡松尼皮内试验和各种免疫学检查。CT和MRI检查可以确定诊断。

2. 颅内蛛网膜囊肿。蛛网膜囊肿一般认为是胚胎期蛛网膜发育不良所致，在儿童和青壮年中发病率高，常好发于脑池相关部位，如侧裂池等 CT和MRI检查表现为边界光滑的低密度、低信号囊性病变，密度或信号与脑脊液相同，无钙化，囊内长T1长T2无强化。

3. 脑部其他寄生虫病。

（1）脑囊虫病：一般具有共同的临床症状如颅内压增高、癫痫发作和定位性体征等。但本病可伴发皮下结节，切取标本进行切片镜检便明确诊断。粪便检查到节片、虫卵，亦可作为诊断的佐证。脑 CT 及 MRI 检查对绝大部分囊虫能作出准确的诊断。但对于囊泡型脑囊虫，尤其是巨大的单发囊泡型囊虫，因其 CT 及 MRI 的表现与脑包虫基本一致，容易误诊为脑包虫。但囊泡型脑囊虫有时可见合并有其他类型囊虫影像。脑包虫囊肿较囊虫囊肿形状更圆，几成正圆形。术中可见脑包虫囊壁呈乳白色、粉皮样，厚约 2 mm 左右，脑囊虫囊泡壁菲薄、透明。

（2）脑肺吸虫病：大都伴有肺及其他部位的病变。通常腹部症状出现最早，肺部症状次之。而肺部的症状持续时间较长，常受到病人及医师的重视。从铁锈色痰中可找到虫卵和夏克雷登氏结晶，结合肺部 X 线片，块状典型肺吸虫改变，不难鉴别。

（3）脑血吸虫病：晚期病人表现为血吸虫性肉芽肿，及其反应性广泛性脑水肿。颅内压明显增高，常伴有偏瘫、偏身感觉障碍、失语等定位体征，有类似脑包虫病之处。病人一般来自流行区，有涉水历史，肝及肠道受累较著。粪便沉淀和孵化可查到虫卵和毛蚴。乙状结肠镜检查可见肠黏膜浅表溃疡、息肉、疤痕等病变。取活组织，查到虫卵阳性率极高。

（八）治疗

目前尚无杀灭包虫的特效药物。手术为根治的唯一疗法。根据 CT 和 MRI 定位，将包虫囊小心分离后完整摘除。注意勿将囊壁弄破，以免囊液外溢，使囊内头节种植造成复发或过敏性休克。为保证手术成功，术前定位精确，手术切口和骨窗要足够宽大。硬脑膜张力高时要用脱水剂，分离囊壁前用棉条仔细保护周围组织，分离时必须轻柔小心，以防囊肿破裂，必要时可用漂浮法切除，即将病人头位放低，用洗创器轻轻插入分离囊壁四周，冲注大量生理盐水，可将包虫囊漂浮起来，完整摘除。手术残腔过大时，腔内留置一根硅胶管，关闭硬膜前，注满生理盐水，防止术后脑移位及颅内积气。如术中包虫囊肿破裂，可用过氧化氢、大量盐水冲洗，术后应用吡喹酮或丙硫咪唑口服，以防止种植病灶的出现。

（九）并发症及后遗症

可并发囊内感染，造成脑脓肿。外伤可引起脑包虫破裂，导致过敏性休克死亡。棘球蚴可引起脑梗死。术前或术中包虫囊肿破裂，术后可有多发种植病灶出现。后遗症可有轻偏瘫或单瘫、失明、癫痫等。

（十）预后

临床预后取决于包虫囊肿多少、大小、部位以及手术是否及时，若手术完全摘除可以根治，预后良好。

（董晓辉　潘　峰　殷德年）

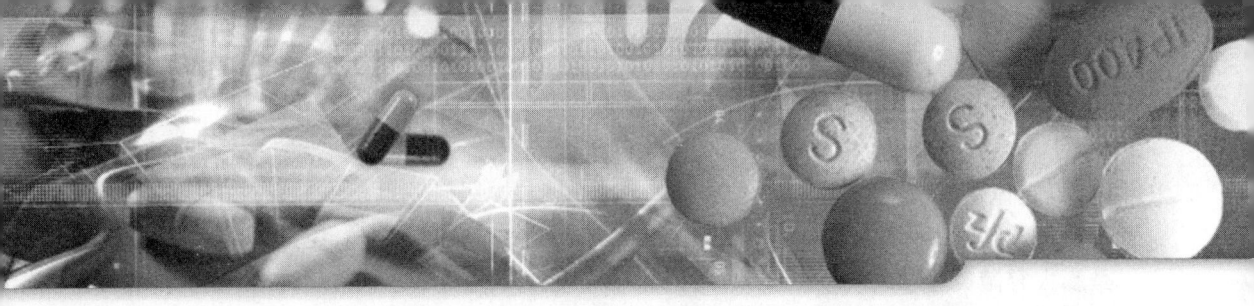

# 第九章 脊髓感染

## 第一节 非特异性脊髓炎

### 一、非特异性脊髓炎

非特异性脊髓炎是指由病毒、细菌、螺旋体、立克次体、寄生虫、原虫、支原体等生物原性感染,或由感染所致的脊髓灰质或/和白质的炎性病变,以病变水平以下肢体瘫痪、感觉障碍和植物神经功能障碍为其临床特征。临床上虽有急性、亚急性和慢性等不同的表现形式,但在病理学上均有病变部位神经细胞变性、坏死、缺失;白质中髓鞘脱失、炎性细胞浸润、胶质细胞增生等改变。因此,脊髓炎包括了大量的脊髓炎性疾病。脊髓症状急骤发生,多为双脊髓炎,下肢的麻木和麻刺感、病变相应部位的背痛。病变节段围绕躯体的束带状感觉,在2~3天内进展至高峰,病变水平以下肢体瘫痪、感觉缺失和括约肌障碍。若起病急且病变广泛而严重,则瘫痪肢肌张力低,腱反射消失,是为脊髓休克。一般休克期为2~4周。如发生肺炎、泌尿系感染或褥疮则可延长至数月,影响预后。如无重要合并症,3~4周后进入恢复期。通常自发病后3~6个月可基本恢复,少数病例有程度不等的后遗症。

（一）症状

病前数天或1~2周常有上呼吸道或肠道感染病史,疫苗接种史,或有受凉、过劳、负重、扭伤等诱因。本病发病急骤。可以在数小时至一两天内出现完全性截瘫。部分病人在发病前有背部疼痛、束带感、肢体麻木、无力等先驱症状,并于数天至十几天后逐渐发展至全瘫。

脊髓炎的临床症状可以根据其病变部位、范围的不同,而有所差异。由于胸髓节段较长,且某些节段供血较差,病变常易累及胸髓。其首发症状常为双下肢麻木、无力,病变相应部位背痛、束带感,或见排尿困难。2~3天后,病情发展到高峰,出现病变水平以下的完全性瘫痪,感觉消失,少汗或无汗和二便潴留。

发病早期,处于脊髓休克阶段,肢体弛缓性瘫痪,也就是所谓的软瘫。经过2~4周的时间，肢体逐渐变为痉挛性瘫痪，亦即所谓的硬瘫，排尿问题也由尿潴留转为尿失禁。病变累及颈髓时，可以出现四肢瘫痪。如果影响到高颈段（C4以上），还可以出现呼吸困难。颈膨大脊髓炎可以出现双上肢软瘫，而双下肢硬瘫。病变部位在腰髓时，下肢呈弛缓性瘫痪，早期即可见肌肉萎缩。病变在骶髓时，括约肌障碍明显，而无明显的瘫痪。另外，还有一种上升性脊髓炎，本型脊髓炎起病急骤，病变可以迅速由下向上发展，常在1～2天内，甚至数小时内病情达到高峰。出现四肢瘫痪、吞咽困难、言语不清、呼吸困难，甚至呼吸肌麻痹而死亡。

植物神经症状：急性期多有尿潴留或便秘，脊髓休克期过后逐渐出现尿失禁，部分病例最终成为自主性膀胱。随损害节段的不同，可出现其他植物神经功能障碍，如Horner综合征、血管舒缩异常、汗液分泌及营养障碍以及内脏功能异常等。

（二）体征

可见病变水平以下横贯性脊髓损害。出现完全性运动麻痹，深、浅感觉消失，少汗或无汗及括约肌功能障碍。休克期肢体瘫痪呈弛缓性瘫，肌张力低，腱反射低下或消失，病理征阴性，腹壁反射及提睾反射消失；恢复期肌张力增高，腱反射亢进，病理征阳性。

（三）病因

本病的确切病因尚未明了。脊髓炎大多为病毒感染所引起的自身免疫反应，或因中毒、过敏等原因所致的脊髓炎症。其病原主要有流感病毒、带状疱疹病毒、狂犬病毒、脊髓灰质炎病毒等，近年来有由肝炎病毒所导致脊髓炎的报告。尚有一部分患者原因不明，但病前常有某些上呼吸道感染的症状。临床上以横断性脊髓炎最为常见，其病变以胸段为主，其次为颈段，腰段及骶段病变较为少见。表现为脊髓病变水平以下的肢体瘫痪、感觉缺失和膀胱、直肠功能障碍。

（四）疾病病理改变

为炎症和变性，主要表现为软脊膜和脊髓水肿、变性、炎症细胞浸润、渗出、神经细胞肿胀，严重者出现脊髓软化、坏死、出血，慢性期神经细胞萎缩，神经髓鞘脱失、轴突变性，神经胶质细胞增生。本病急性期脑脊液检查可有白细胞数及蛋白含量轻度增高。

（五）实验室检查

1. 血象。

（1）血常规：急性发作时白细胞可增高，以多形核白细胞为主。

（2）血沉：急性发作期可加快。

（3）免疫学指标：急性发作时，外周血Th/TS（辅助性T细胞/抑制性T细胞）比值升高，总补体水平升高，免疫球蛋白升高。随病情缓解而趋下降。

2. 脑脊液。脑脊液压力不高，压颈试验通畅，少数病例脊髓水肿严重可不完全梗阻。CSF压力正常，外观无色透明，细胞数、蛋白含量正常或轻度增高，淋巴细胞为主，糖、氯化物正常。

3. 影像学检查。

（1）脊髓MRI：典型显示病变部脊髓增粗，病变节段髓内多发篇状或斑点状病灶，呈

T1低信号、T2高信号,强度不均,可有融合。

(2)脊髓CT:常与脊髓造影结合应用。可见脊髓轻度增粗,密度不均匀等。

(3)脊髓造影:常见脊髓弥漫性肿胀,或可为正常。

4. 电生理检查。

(1)视觉诱发电位(VEP)正常,可与视神经脊髓炎及MS鉴别。

(2)下肢体感诱发电位(SEP)波幅可明显减低;运动诱发电位(MEP)异常,可作为判断疗效和预后的指标。

(3)肌电图呈失神经改变。

(六)鉴别诊断

1. 脊髓肿瘤:可压迫脊髓,引起运动感觉障碍,严重者出现脊髓横断综合征。但多数病例病情进展较缓慢,脊髓休克多不明显,脑脊液蛋白常明显升高,易见髓腔梗阻。脊髓造影、CT等检查可明确。

2. 椎管内髓外占位性病变:局部血肿、肿瘤、脓肿等均可压迫脊髓而引起与脊髓炎类似的临床表现。但根性痛较明显,易见脊柱异常弯曲,症状体征多明显不对称,或可伴有原发病的表现,如硬膜外脓肿的高热等。影像学检查可确诊。

3. 格林-巴利综合征:运动障碍与脊髓炎急性期呈脊髓休克时的表现相似。但感觉障碍相对较轻且短暂,尿潴留多不明显,常无痛觉过敏带。脑脊液细胞数正常。1~2周后出现蛋白细胞分离现象。

4. 部分病例,脊髓炎是多发性硬化症的首发表现。因此,要重视对脊髓炎病人的全面检查,特别是眼底和脑部体征。必要时进行颅内影像学检查。

(七)治疗

1. 急性期应卧床休息、给予富含热量和维生素的饮食。或给予ATP、辅酶A、腺苷、胞二磷胆碱等药物,以促进神经功能的恢复。少量多次输注健康人新鲜血浆也有助于提高病人的免疫功能,有益于预防感染和恢复。

(1)勤翻身,保持皮肤清洁、干燥,注意按摩受压部位,防止褥疮的发生。

(2)尿潴留严重者需导尿,可留置无菌导尿管,每3~4小时放尿1次,以防膀胱挛缩。留置导尿期间要注意预防泌尿系感染。对排便困难者,应及时清洁灌肠,或选用缓泻剂。

(3)保持呼吸道通畅,及时清除呼吸道分泌物。对于呼吸困难者,尽早吸氧;咳嗽无力而不能排出痰液者,及时气管切开,必要时用人工呼吸机。对于已用人工呼吸机的患者,吸痰要及时,不得超过15秒/次,两次之间要间隔3~5分钟;气管内要滴入湿化液,2~5 mL/次,每隔15分钟1次;内套管更换2次/日,外套管更换每半个月1次,纱布垫更换2次/日。

(4)肾上腺皮质激素:目前认为脊髓炎与自身免疫有关,可试用肾上腺皮质激素治疗。用氢化可的松每日5~10 mg/kg,加入5%~10%葡萄糖溶液中静脉滴注,每日1次。1~2周后酌情减量,或改为强的松口服,并逐渐减停。

(5)其他疗法。

① 血浆置换：能去除病人血浆中的自身循环抗体和免疫复合物等有害物质，对危重病人可缓解症状，激素治疗无效者也可能奏效。一般每日1次，7天为一个疗程。

② 紫外线照射充氧自血回输：取病人自己全血150～200 mL，经充氧紫外线照射后回输。每周1～2次，连用3～5周。可促进脊髓功能的恢复。

2. 恢复期治疗。

（1）尽早开始功能锻炼，注意保持肢体处于功能位，以防患肢挛缩或畸形。

（2）已发生挛缩或畸形的病人应给予理疗、体疗等，进一步加强训练，或可给予小剂量安定或安坦口服，以缓解肌张力。

（八）并发症防治

1. 尿潴留阶段，在无菌操作下留置导尿管，每4小时放尿一次，并用1:5 000呋喃西林溶液或4%硼酸溶液或生理盐水冲洗膀胱，每日两次。鼓励病人多饮水，及时清洗尿道口分泌物和保持尿道口清洁。每周更换导管一次。泌尿道发生感染时，应选用抗生素。

2. 维护呼吸机能：保持呼吸道通畅，防治肺部感染，应按时翻身、变换体位、协助排痰，必要时作气管切开，如呼吸功能不全，可酌情作辅助呼吸。注意保暖，必要时予以抗生素。

3. 褥疮的治疗与护理。主要是不再使局部受压，促进局部血液循环，加强创面处理。

（1）局部皮肤红肿、压力解除后不能恢复者，用50%酒精局部按摩，2～4次/日，红外线照射10～15分钟，每日一次。

（2）皮肤紫红、水肿、起疱时，在无菌操作下抽吸液体、涂以龙胆紫、红外线照射每日2次。

（3）水疱破裂、浅度溃烂时，创面换药，可选用抗生素软膏，覆盖无菌纱布。

（4）避免局部受压。每2小时翻身一次，动作应轻柔，同时按摩受压部位。对骨骼突起处及易受压部位可用气圈、棉圈、海绵等垫起加以保护。

（5）保持皮肤清洁干燥，对大小便失禁和出汗过多者，要经常用温水擦洗背部和臀部，在洗净后敷以滑石粉。

4. 预防便秘：鼓励病人多吃含粗纤维的食物，并可服缓泻剂，必要时灌肠。

5. 饮食注意事项：加强营养，进食高蛋白质高维生素食物。注意保暖，避免受寒。

（杨 慧 杨 青 杨培珂）

## 第二节 脊髓化脓性感染

一、急性化脓性脊髓炎

急性化脓性脊髓炎（acute suppurative myelitis）是一种呈节段性、上升性、横贯性，以损害脊髓神经为主的疾病，极为罕见，是由急性化脓性感染后引起急性脊髓炎症，本病常并发脊髓内脓肿。目前尚未查到权威性的较全面的发病率统计学资料，任何年龄均可患病，20～50岁最多见。是非特异性炎症引起的脊髓白质脱髓鞘病变或坏死，导致急性横贯性脊髓损害。临床特征:包括病变水平以下肢体瘫痪、传导束性感觉障碍及尿便障碍。

(一)病因

直接由于脊髓邻近组织感染,如脊椎枪弹伤所致的开放性感染性伤口;也可通过血源性感染,如来自胸腔内感染、心内膜炎、齿龈或牙周脓肿、子宫或阑尾炎切除后以及臀部疖肿等,引起急性脊髓炎症。较少数病例是医源性感染,由神经外科手术所致,极少数病例由中枢神经系统侵袭性诊疗操作引起。

(二)危害

急性化脓性脊髓炎好发于胸、腰段脊髓,病变涉及的范围与致病菌的传入途径密切相关。一般由局部侵入者,脊髓损害仅限于少数几个髓节,血源性感染者为多发性或广泛弥散性脊髓损害。

(三)病理改变

外观为脊髓肿胀,受累区血管充血、水肿,可同时伴发椎骨骨髓炎和化脓性脊髓膜炎,脊髓膜增厚,有炎症渗出。因脊髓周边血管壁增厚甚至有闭塞,使脊髓软化坏死。镜检可见软脊膜和脊髓血管充血,炎性细胞浸润,脊髓内神经元变性消失,轴索和髓鞘退变脱失,并有巨噬细胞和胶质细胞增生。如脊髓内形成脓肿,其中心为脓液。周边为炎症性反应和新生微血管;外围以结缔组织。继发于硬脊膜内、外脓肿的化脓性脊髓炎,以脊膜增厚粘连、脊髓缺血坏死为主要改变。可造成脊髓或神经根损害而导致瘫痪和尿便障碍。脊髓不同部位损伤,造成不同平面的截瘫。

(四)发病机制

脊髓邻近组织急性化脓性感染后累及脊髓,急性期脊髓肿胀、软化、充血、白细胞浸润;脊髓内神经元变性或消失,小胶质细胞增生。急性期后可渐渐形成脊髓内脓肿,并有脓腔壁形成。其周围可有轻度或中度的炎性细胞,脊髓内的上、下行传导纤维均可因神经元轴突输送的营养障碍而退变。

(五)临床表现

1. 本病多累及胸段脊髓,最初有畏寒及发烧,出现根性疼痛,迅速发展成截瘫,一般数天内即达症状的高峰。损害平面以下感觉完全缺失,并有大小便括约肌障碍,脑膜及脊神经根刺激性症状明显。实验室检查可见外周血中白细胞明显增高,以中性粒细胞为主,血细菌培养阳性。腰穿脑脊液细胞数增多,椎管呈完全或不完全的梗阻,蛋白增高,糖和氯化物降低。脊髓碘剂造影或脊髓MRI可以肯定脓肿的确切位置。

2. 运动异常:主要表现为上肢单侧或双侧无力、肌力减退、手部肌肉萎缩,严重者小指、无名指形成爪形,上肢肌肉广泛萎缩,下肢也开始出现运动异常,甚至造成瘫痪。

3. 交感神经症状:肢体皮肤干燥、出汗异常。

4. 感觉异常,通常表现为上肢单侧或双侧的痛觉和温度觉减退或消失,或同时伴有颈、肩、背、上肢疼痛、麻木,部分患者下肢也出现感觉异常。

5. 呼吸障碍:吸气、呼气无力、困难。

6. 重症肌无力:患者感觉没有力气,抬腿困难,肌张力下降。

7. 进行性肌萎缩：神经损伤之后肌肉失去正常神经支配，营养不良，导致萎缩。

8. 束带感：在脊髓损伤平面患者感到像有一根"绳子"勒着一样。

9. 肌营养不良：神经损伤造成所支配的肌肉营养不良，不能正常发育、代谢，形成肌肉"缺损"。

（六）检查

1. 实验室检查。

（1）急性期周围血象白细胞（WBC）计数明显增高，以中性粒细胞为主可出现不成熟细胞。

（2）脑脊液（CSF）外观浑浊、脓样，白细胞计数在 1 000～10 000/mm³，少数病例更高以中性粒细胞为主，可占白细胞总数的 90% 以上。有时脓细胞集积呈块状物，此时涂片及致病菌培养多呈阳性。偶有首次腰穿正常、数小时后复查变为脓性。蛋白升高，可达 1.0 g/L 以上。糖含量降低，可低于 0.5 mol/L 以下。氯化物含量亦降低。

（3）细菌抗原测定常用的方法有聚合酶链反应（PCR）、对流免疫电泳法（CIE）、乳胶凝集试验（LPA）、酶联免疫吸附试验（ELISA）、放射免疫法（RIA）等。

（4）其他选择性的检查项目包括：血常规、血电解质、血糖、尿素氮、尿常规。

2. 其他辅助检查。

（1）X 线摄片检查：急性化脓性脊髓炎患者胸片特别重要，可发现局部脓肿。

（2）脊髓碘剂造影或脊髓 MRI 检查。

3. 相关检查：丙酮酸、白细胞计数、红细胞血色指数、脑脊液、脑脊液压力、血小板。

（七）诊断要点

于全身或局部化脓性感染后起病，高热，截瘫，大小便功能障碍，血细菌培养阳性。

（八）鉴别诊断

应与急性硬膜外脓肿鉴别，后者常在急性细菌性感染后 3～4 周形成。有明显而剧烈的神经根痛，脊柱压痛明显。腰穿压颈试验（lumbar puncture）阳性。

（九）治疗

应选择适当而足量的抗生素，多立即采用广谱抗生素联合应用。如果脊髓碘剂造影或脊髓 MRI 可以肯定脓肿的确切位置，应行切除术，并做脓腔引流，以期脓肿局限，改善预后。

中西医结合治疗具有优势，中医药、针灸、康复治疗相结合，是当前的最佳治疗方法。中医治疗须根据病人的情况，辨证治疗，并无固定的方药。治疗需较长的时间，中西医结合治疗可改善病情，防止并发症。部分患者功能可恢复，有的长期残留后遗症。

（十）并发症

可造成脊髓或神经根损害而导致瘫痪和尿便障碍。脊髓不同部位损伤，造成不同平面的截瘫。

（十一）预后

1. 常可遗有不同程度感觉障碍、瘫痪和尿便障碍。

2. 约10%的患者演变为多发性硬化或视神经脊髓炎。

3. 无合并症者3～6个月可基本恢复、生活自理。

4. 完全截瘫6个月后EMG仍为失神经改变、MRI示髓内广泛改变、病变>10个脊髓节段者预后不良。

5. 合并泌尿系感染、褥疮和肺炎影响恢复,遗留后遗症。

6. 急性上升性脊髓炎和高颈段脊髓炎预后差,短期内可死于呼吸循环衰竭。

(十二)预防

1. 预防脊髓邻近组织感染累及脊髓。

2. 严格执行诊疗操作常规,预防由神经外科手术及诊疗操作所致的医源性感染。

3. 预防感染,感染所致的脊髓炎,可以是原发的,亦可为继发的。原发性者最为多见,病原体多为病毒、化脓性细菌引起者。继发性者起病于麻疹、猩红热、白喉、流行性感冒、丹毒、水痘、肺炎、心内膜炎、淋病和百日咳等急性传染性疾病或泌尿系统慢性感染性疾病的病程中以及疫苗接种后。

4. 预防毒素,包括外源毒素或内源毒素。较为常见的能引起脊髓炎的外源毒素如一氧化碳、二硫化碳中毒,麻醉药和蛛网膜下腔注射的药物等。

5. 饮食:以清淡为主,少食辛辣之物,少食膏粱厚味。

6. 起居:起居有规律,忌过度性生活,衣着不宜过紧,避免受凉。

## 二、硬脊膜外脓肿

(一)病因

硬脊膜外脓肿绝大多数为继发性。其原发感染灶可为邻近或远隔部位之疮、疖肿或蜂窝织炎等化脓灶,或为各脏器感染,如肺脓肿、卵巢脓肿、腹膜炎等也可为全身败血症的并发症。发病部位与解剖特点有密切关系。硬脊膜由脊椎骨骨膜和硬脊膜两层结构形成。硬脊膜外腔内充满富含脂肪的疏松结缔组织和静脉丛,硬脊膜前方此两层紧密相连,并与脊柱后纵韧带接触,实际上无腔隙存在。硬脊膜外组织主要在背侧方和外侧方,自颈以下间隙渐增大,胸4～8之间的腔隙达0.5～0.7cm,胸9～腰2以下腔隙渐变狭窄,故病变部位以脊髓的背侧、胸腰段最常见,极少发生在上胸段和颈段。

(二)感染途径

1. 血源性感染。致病菌由附近或远隔感染灶经血液而至硬脊膜外腔。

2. 感染直接蔓延。从脊柱周围化脓性感染灶直接扩散而来,如脊柱化脓性骨髓炎、骶尾部瘘管感染等。

3. 直接进入。如与脊柱相连通的开放性外伤,腰椎穿刺或硬脊膜外阻滞造成感染。

4. 隐源性感染。途径不明。

常见的致病菌为金黄色葡萄球菌、白色葡萄球菌、链球菌、假单胞菌、伤寒杆菌等,也偶为真菌,如放线菌、芽生菌等。

（三）发病机制

病菌侵入硬脊膜外间隙后,在富于脂肪和静脉丛组织的间隙内形成蜂窝织炎,有组织充血、渗出和大量白细胞浸润,进一步发展为脂肪组织坏死、硬脊膜充血、水肿,脓液逐渐增多而扩散,形成脓肿。脓肿主要位于硬脊膜囊的背侧和两侧,很少侵及腹侧。上下蔓延的范围可达数个节段,在个别情况下可累及椎管全长,甚至向颅内扩散。脓肿多为单发,少数病例有多个散在小脓腔与一个主要脓腔相沟通。脓肿的形式和动态改变与致病菌、机体和局部组织的免疫反应、硬脊膜外腔的解剖特点、血管和淋巴系统结构等因素有关。呼吸运动和血管搏动可使椎管内负压差增大,这对炎症通过血管或淋巴系统向硬脊膜外腔扩散具有"吸引"作用。而头和躯干的伸曲活动所引起的脊髓和硬脊膜的移动性,则为脓肿上下扩散创造有利条件。后期由于脓液逐渐吸收,结缔组织增生而最终形成肉芽组织。脓肿除直接机械性压迫脊髓外,还可引起血管的炎性血栓形成,使脊髓的血供发生障碍,最后引起脊髓软化,造成不可逆性损害。根据炎症的病理形态,硬脊膜外脓肿可分为:① 急性型,全部为脓液;② 亚急性型,脓液与肉芽组织并存;③ 慢性型,以炎性肉芽组织为主。临床上以亚急性型和慢性型多见,急性型少见。

（四）临床表现

硬脊膜外脓肿大多数病例呈现急性进程,少数以炎性肉芽组织成为主要病理特点者,则可表现为亚急性或慢性进程。

1. 急性硬脊膜外脓肿。起病时有高热、寒战、全身倦怠、精神不振、头痛、血白细胞计数及中性粒细胞数增高全身感染征象,部分病例有脑膜刺激症。早期患者感染病变背部明显疼痛,病变部位或附近棘突有压痛和叩痛,局部皮肤可有轻度水肿,棘突旁组织有压痛和叩痛,由于病变部位神经根受炎症刺激而出现神经根痛,因病变部位不同而向胸、腹部放射,位于腰骶部脓肿可出现下肢疼痛,早期出现尿潴留等。随着病情的发展,可逐渐出现下肢乏力、麻木锥体束征。脊髓症状出现后常在一至数天内迅速出现横贯性损害,表现为肢体弛缓性瘫痪,感觉障碍合并明显的括约肌功能障碍。

2. 亚急性硬膜外脓肿。临床进程和急性相似,只是背痛较明显且时间较长,发病1～2周出现神经根痛,疼痛每因活动或腹压增加如排便、咳嗽、喷嚏而加重,进一步发展出现脊髓功能损害症状。

3. 慢性硬脊膜外脓肿。病程较长,1.5～18个月不等,起病缓慢,有时有低热症状,时有起伏,进而出现脊髓受压症状,表现为痉挛性截瘫、感觉和括约肌功能障碍。与椎管内肿瘤常难以鉴别。

（五）检查

1. 硬脊膜外脓肿病例进行腰椎穿刺检查有将感染带进蛛网膜下腔的危险,故不应随意进行此项检查,确需进行者,操作中要小心进针,并边进针边抽吸看有无脓液,当有脓液抽出时,则不宜再进针,以避免穿刺针进入蛛网膜下腔。

2. X线平片。有33%～65%的病人在X线平片上显示锥体及其附件异常变化,其中70%见于慢性硬脊膜外脓肿,10%见于急性硬脊膜外脓肿病例。这是因为锥体及其附件感染导致骨质破坏、增生,而椎体塌陷和椎旁感染需要时间。

3. 放射性核素扫描。阳性率为67%～100%。

4. 脊髓碘油造影。曾是诊断硬脊膜外脓肿的主要方法,可明确病变的节段和范围,以利手术。

5. CT和CT椎管造影。增强CT检查阳性率可达100%,CT椎管造影也可达90%,但要明确显示病灶范围仍有困难。

6. MRI,是诊断硬脊膜外脓肿最为可靠和准确的方法,它可显示锥体骨髓炎（T1低信号、T2高信号）、椎间隙和软组织感染（T2信号增高）和脊髓受压移位以及脓肿（T1为低或等信号）的范围。如MRI和CT仍不能明确诊断,应采用脊髓碘油造影。

（六）诊断

对有化脓感染史的病人特别是起病急有发热、寒战、白细胞增高,甚至有败血症的症状,经过一定时间出现严重局限性胸背痛、叩痛及局部皮肤水肿,如继而有进行性脊髓受压表现者,皆应高度怀疑硬脊膜外脓肿存在的可能。硬脊膜外穿刺如能抽出脓液,当可明确诊断。脊柱X线平片、脊髓碘油造影、MRI表现有助于诊断。

（七）鉴别诊断

硬脊膜外脓肿应与下列疾病鉴别。

1. 急性脊髓炎。常无原发化脓感染史,体检无局限性棘突叩击痛或压痛,腰背痛也不明显。一般在发病后3天内病变节段以下肢体即完全瘫痪,脊髓蛛网膜下腔没有阻塞。

2. 脊柱转移癌。常可找到原发癌肿,如肺、乳腺、前列腺或消化道等肿瘤,X线片可见到"手风琴"样椎体压缩和破裂。

3. 蛛网膜炎。一般起病缓慢,症状时轻时重,感觉障碍分布常不规则,且不能以单节段损害来解释其全部症状;椎管造影时碘油流动缓慢、分散,成不规则的点滴状、条状或片状阴影,碘油受阻端的边缘不整齐。

4. 椎管内肿瘤。常无感染史,必要时可作椎管碘油造影或脊髓MRI检查,手术探查亦可区别之。

5. 脊柱结核。有肺结核或身体其他部位结核病史,腰背痛和低热症状历时较长,脊柱可有后突畸形,X线片可见骨质破坏和椎旁冷脓肿阴影等,CT和MRI也有助于鉴别诊断。

6. 急腹症和其他疾患（如肋间神经痛等）。仔细询问病史和检查不难加以鉴别。

（八）治疗

硬脊膜外脓肿应作为神经外科急诊进行治疗,在脊髓发生不可逆损伤以前即应紧急手术减压和排脓。临床实践表明,瘫痪时间在2h内者,手术效果满意,>36h则效果差,而完全瘫痪48h后再手术仅可能挽救病人生命。因此缩短瘫痪至手术的时间是提高硬脊膜外脓肿疗效的关键。椎板切除要足够和充分,清除脓液和肉芽组织,尤其是炎性肉芽组织常在硬膜外环形包绕压迫脊髓,应尽量清除干净,使硬脊膜恢复正常搏动,以达到彻底减压和防止感染扩散的目的。脓液做细菌涂片进行厌氧菌、需氧菌、结核杆菌和真菌培养。

## （九）并发症

脓肿形成后压迫脊髓还可引起血管的炎性血栓形成，使脊髓的血供发生障碍，可能引起瘫痪。

## （十）预后

硬脊膜外脓肿的治疗效果与病程缓急、病人全身状况、细菌毒力、脊髓受压程度、尤其与手术进行的早晚有直接关系。一般在未完全瘫痪前手术者，瘫痪均能完全恢复，如出现完全性截瘫3～5天以上则术后脊髓功能难以恢复。死亡原因主要有二：其一是感染不能控制，死于败血症；其二是死于并发症，尤其是尿路感染和褥疮。

## （十一）预防

控制各部位的原发感染灶，防止其发展为硬脊膜脓肿。

### 三、硬脊膜下脓肿

## （一）概述

硬脊膜下脓肿（spinal subdural abscess）是一种发生于硬脊膜下间隙的感染性疾病。流行病学：硬脊膜下脓肿很少见，从1927年第一次诊断此病到1993年，文献报道的硬脊膜下脓肿不到50例。男女发病率几乎相等，发病年龄9～77岁，但49～70岁占近半数。病因：硬脊膜下脓肿最常见的致病菌是金黄色葡萄球菌。

## （二）发病机制

硬脊膜下脓肿大多数由远处的感染灶（如疖病）经血行播散到硬脊膜下间隙，少数继发于腰背部中线的先天性皮肤窦道（或藏毛窦）感染以及脊柱手术或麻醉、腰穿等操作后感染。糖尿病和静脉药物滥用则是诱发危险因素。

## （三）临床表现

常见表现有：发热（>50%），腰背痛或神经根痛（85%），运动障碍（82%），感觉缺失（58%），膀胱和直肠功能障碍（53%）。与硬脊膜外脓肿很相似，硬脊膜下脓肿的发展可分为3个阶段：第一阶段：发热伴或不伴有腰背痛或神经根痛；第二阶段：出现运动、感觉和括约肌功能障碍；第三阶段：包括受损节段以下的肢体瘫痪和完全性感觉消失，症状持续时间1天～1年，但大多数病例的发展是在2～8周之间。硬脊膜下脓肿最多见于腰段，其次是胸段，再其次是颈段。并发症：局部脓肿形成后对脊髓的压迫可造成继发的脊髓水肿和严重的、不可逆的神经功能缺失

## （四）实验室检查

1. 血象检查可见白细胞计数增加伴有核左移现象，血沉通常加快。
2. 腰椎穿刺脑脊液检查可见淋巴细胞增多，蛋白增多，糖降低。但脑脊液中经常找不到细菌。
3. 碘葡酰胺椎管内造影辅以CT扫描能显示病变的大小和范围。
4. MRI通过在T1加权图像上看到椎体和脊髓之间的等或增强信号可以显示出病灶的部位和范围。

### （五）诊断

脊髓造影诊断硬脊膜下脓肿的准确率相当高，可是如果无梗阻则难以定位。然而，即使利用 MRI 明确区分硬脊膜外和硬脊膜下脓肿也是非常困难的。若伴有椎体骨髓炎或椎间盘间隙的感染则提示是硬脊膜外脓肿。

### （六）鉴别诊断

鉴别诊断包括硬脊膜外脓肿、急性横贯性脊髓炎、椎体骨髓炎、硬脊膜外血肿以及椎管内肿瘤。临床上，区别硬脊膜外和硬脊膜下脓肿几乎是不可能的。

### （七）治疗

一旦明确诊断为硬脊膜下脓肿，应立即手术清除脓肿。椎板切除范围应包括病灶全长、硬脊膜切开减压。切开硬脊膜时应仔细保护好硬脊膜四周术野和蛛网膜下腔。小心切除脓肿，避免污染蛛网膜下腔。同时，术野需用含抗生素盐水反复冲洗干净，并放置外引流管数天，缝合肌层和皮肤。在脓液送培养和革兰氏染色后，即可开始应用广谱抗生素。而一旦培养结果出来，则马上给予敏感抗生素。

### （八）预后

Carey（1996）复习文献显示 39 例手术病人，32 人（82％）存活，神经系统症状均有改善或完全康复。5 例未手术病人中 4 人死亡。预防：注意全身各部位感染病灶的治疗有助于预防硬脊膜下脓肿。

## 四、椎间隙感染

由溶血性金黄色葡萄球菌所致的感染往往起病急骤，患者有寒战、高热、腰背痛加剧，并有明显的神经根刺激症状。

### （一）病因

椎间隙感染的致病菌以金黄色葡萄球菌与白色葡萄球菌最为常见。

### （二）临床表现

由溶血性金黄色葡萄球菌所致的感染往往起病急骤，有寒战、高热、腰背痛加剧，并有明显的神经根刺激症状，患者因剧烈疼痛而不敢翻身，轻微的震动都可以触发抽搐状疼痛。体征则有腰部肌肉痉挛与压痛，活动障碍，原有的神经根刺激症状加重，做直腿抬高试验时甚至足跟难以离开床面。由毒性较低的细菌，如白色葡萄球菌所致的感染则起病缓慢，全身症状与体征都比较轻，病程趋向于慢性。

### （三）检查

1. 血常规：可见白细胞计数增高，血沉增快。

2. 放射性核素：骨显像与 MRI 检查可以早期发现病变，在 MRI 片上可见病变椎间隙的两个相应的椎体有对称性炎性异常阴影。

3. X 线检查。

表现要迟至发病 1 个月左右时才出现，可以分成四个阶段。

（1）第一阶段：椎间隙变窄，发生于起病头 3 个月以内。

（2）第二阶段：从起病3个月后开始，表现为软骨下骨质进行性硬化，邻近椎体密度增加，侧位片上特别明显。

（3）第三阶段：邻近椎体骨板进行性不规则，椎体边缘出现反应性硬化。

（4）第四阶段：椎间隙呈气球样改变，伴椎体侵袭，仍可见椎体密度变化。

（四）诊断

椎间隙感染的早期诊断比较难，特别是血源性椎间盘感染的诊断，MRI检查可以早期发现病变，在MRI片上可见病变椎间隙的两个相应的椎体有对称性炎性异常阴影。X线检查有助诊断。

（五）并发症

最严重并发症为截瘫。

（六）治疗

1. 药物治疗。选用足量抗生素并给以全身支持疗法。在全身与局部症状消退后还需口服抗生素4～6周。

2. 局部引流。对神经根刺激症状明显、难以忍受者，可行椎间盘穿刺抽吸，或留置塑料管引流。

3. 手术治疗。手术适用于已出现截瘫的患者。手术方法有两种：椎板切除减压术和病灶清除术。部分慢性病例症状反复出现，对出现脊椎不稳定表现者，可做病灶清除术或脊柱融合术。

（赵翠梅　高　娜）

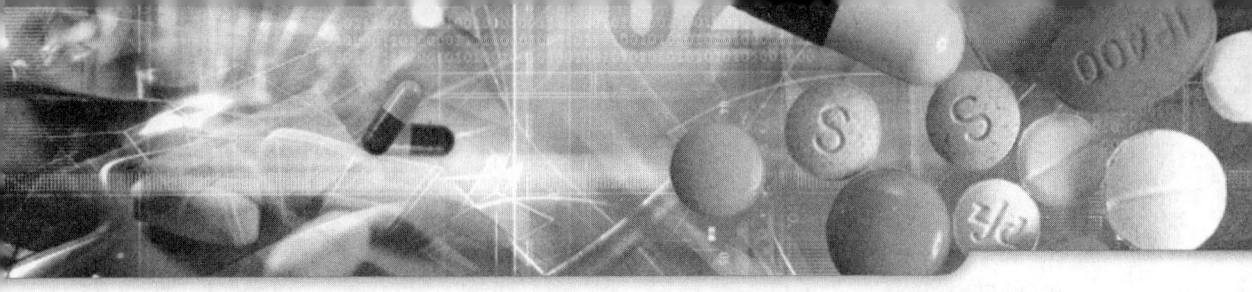

# 第十章 肿瘤及先天性疾病急症

## 第一节 肿瘤

颅内肿瘤是发生于颅腔内的神经系统肿瘤。按照世界卫生组织 2000 年神经系统肿瘤分类，包括起源于神经上皮组织、外周组织、脑膜、生殖细胞的肿瘤以及淋巴和造血组织肿瘤、蝶鞍区的颅咽管瘤与颗粒细胞瘤以及转移性肿瘤。还存在一些需与神经系统进行鉴别的囊肿和类肿瘤病变、归属内分泌系统肿瘤的垂体瘤、颅内延伸生长的脊索瘤等占位性病变。颅内肿瘤依其原发部位可分为：起源于颅内组织的肿瘤为原发性颅内肿瘤，从身体远隔部位转移或邻近部位延伸生长至颅内的肿瘤称为继发性颅内肿瘤；依其生物学行为可分为良性颅内肿瘤和恶性颅内肿瘤。

颅内肿瘤与其他部位肿瘤相比有如下特点：① 颅内肿瘤发生于有限的颅腔内，无论是良性还是恶性，占位效应本身就造成脑功能损害，甚至威胁生命；如果说颅内恶性肿瘤的致死原因是肿瘤细胞恶性增殖的结果，那么良性肿瘤则往往因为生长于重要的脑功能区或肿瘤深在难于手术治愈而致命。② 某些原发性颅内肿瘤的生物学行为随复发而变化，如神经母细胞瘤具有随复发次数增加逐渐成熟分化的倾向，而弥漫性星形细胞瘤复发时可能发生间变而转化为间变性星形细胞瘤，并可以进一步恶化进展为胶质母细胞瘤。③ 原发性颅内肿瘤很少向颅外转移，但某些恶性肿瘤可以在中枢神经系统内播散。

最常见的脑瘤是胶质瘤（glioma），其源自胶质细胞，而胶质细胞是脑组织中的支持性组织。其分类如下：

1. 星状细胞瘤（Astrocytoma）：是最常见的胶质瘤，占胶质瘤的 40%，可生长在脑或脊髓内的任何地方。成人的星状细胞瘤大多长在大脑，而儿童的星状细胞瘤则常长在小脑及脑干。就肿瘤的恶性度而言，可分为四级：第一级，毛状星细胞瘤（pilocytic astrocytoma）；第二级，星细胞瘤（astrocytoma），属低恶性肿瘤；第三级，分化不良星细胞瘤（anaplastic astrocytoma, AA）；第四级，多形性胶质母细胞瘤（glioblastoma multiform, GBM），属恶性肿瘤。

2. 少突胶质细胞瘤（oligodendroglioma）。

3. 室管膜瘤（ependymoma）

4. 髓母细胞瘤（medulloblastoma）

其他的非胶质脑瘤，常见的有下列几种。

1. 胚芽肿瘤（embryonal tumor）：属恶性肿瘤，依部位及分化程度可分为髓母细胞瘤（medulloblastoma）、室管膜母细胞瘤（ependymoblastoma）、原始性神经外胚层肿瘤（primitive neuroectodermal tumor；PNET）以及非典型性畸胎样横纹肌肉瘤（atypical rhabdoid/ terotoid tumor；AT/RT）

2. 脑膜瘤（meningioma）

3. 颅咽管瘤（craniopharyngioma）

4. 神经鞘瘤（schwannoma）

5. 神经节胶质细胞瘤（ganglioglioma）

6. 脑下垂体肿瘤（pituitary adenoma）

7. 脉络丛肿瘤（choroid plexus tumor）

## 一、发病原因

总体上说，发病原因并不明确，有关病因学调查归纳起来分环境因素与宿主因素两类。环境致病原包括物理因素如离子射线与非离子射线，化学因素如亚硝酸化合物、杀虫剂、石油产品等，感染因素如致瘤病毒和其他感染。但除了治疗性的离子射线照射以为，迄今还没有毫无争议的环境因素。宿主的患病史、个人史、家族史同颅内肿瘤发生发展的关系，有些已经肯定，有些并未受到广泛的认可，而有些已经基本排除。

## 二、临床表现

多发群体：新生儿到老年人均可发病，10岁左右为第一个高峰，成人以20～50岁最多见。

（一）一般症状与体征

一般症状主要是由颅内高压所引起，颅内高压的原因包括三方面：肿瘤本身占位效应及脑水肿使颅内容物的体积超出了生理调节限度；肿瘤造成梗阻性脑积水；压迫静脉窦致静脉回流受阻。脑萎缩的老年人及颅缝未闭的婴幼儿颅内高压的症状出现较晚。头痛、呕吐、视盘水肿共称为颅内高压三主征。

1. 头痛。颅内高压或肿瘤本身压迫、牵拉颅内痛敏结构时会引起头痛，出现在占50%～60%原发颅内肿瘤和占35%～50%颅内转移瘤病人中，表现为发作性头痛。一般无定位意义，幕上肿瘤病人表现为额颞部疼痛，且可能病侧较重，幕下肿瘤则枕颈部疼痛显著。

2. 呕吐。导致呕吐的原因包括颅内高压降低了大脑皮层兴奋性，进而对下丘脑自主神经中枢抑制作用下降；颅内高压引起迷路水肿；脑积水牵张或肿瘤直接刺激第四脑室底的呕吐中枢。

3. 视力障碍。主要表现为视盘水肿和视力减退。视盘水肿早期往往无视力减退或仅为一过性视力下降。视盘水肿持续数周或数月以上,可发生继发性视盘萎缩,视野向心性缩小,甚至失明。

4. 头晕与眩晕。主要为颅内高压引起内耳迷路水肿或前庭功能受累引起,以后颅窝肿瘤常见。

5. 癫痫。约30%的脑肿瘤病人出现癫痫。颅内高压引起的癫痫多为全身性癫痫,成人出现部分性癫痫发作或Todd瘫痪要高度怀疑脑肿瘤,较常见于累及皮层或皮层下的肿瘤。

6. 复视。眼球运动神经在颅底走行过程中,因挤压、牵扯所致。以展神经麻痹多见,其次为滑车神经。

7. 精神及意识障碍。颅内高压、脑水肿以及肿瘤本身刺激或破坏某些精神功能区均可出现不同程度的精神症状,表现为思维、情感、智能、意识、人格和记忆力的改变。意识障碍出现较晚,表现为嗜睡甚至昏迷。

8. 前囟膨隆、头围增大及颅缝分离现象可在儿童颅内高压病人中出现,并可因脑积水叩诊呈破罐音。

9. 生命体征改变。

(二)定位体征

颅内组织受到肿瘤的刺激、压迫、破坏或肿瘤造成局部血供障碍,均会引起相应的神经缺陷体征。一般认为最早出现的体征尤其具有定位意义。

1. 额叶肿瘤。常有精神症状;中央前回受累时出现对侧轻偏瘫、中枢性面瘫及椎体束征;优势半球Broca区受累出现运动性失语,额中回后部可出现书写不能及双眼向对侧同向注视不能,对侧有强握及摸索反射;接近中央前回的肿瘤可产生局限性运动性癫痫。还可出现额叶性共济失调、嗅觉障碍、双下肢痉挛性瘫痪及大小便功能障碍等。

2. 顶叶肿瘤。感觉障碍为顶叶肿瘤的特点,可出现对侧深、浅感觉既皮质复合感觉障碍,或部分感觉性癫痫发作,左角回和缘上回受累可出现Gerstmann综合征,顶叶深部肿瘤累及视放射,可出现对侧下1/4象限偏盲。

3. 颞叶肿瘤。颞叶后部肿瘤影响视放射产生对侧同向偏盲、中心视野受累,也可产生有形幻视;颞叶内部可出现颞叶性癫痫,肿瘤累及岛叶时产生胸部、上腹部及内脏的绞痛、烧灼感或刺痛,以及流涎、出汗及呼吸心跳改变等自主神经症状,并可是癫痫的先兆;优势半球颞上回后部受累产生感觉性失语、颞叶肿瘤可产生精神症状,主要表现为急躁、好笑、攻击性。

4. 枕叶肿瘤。对侧同向偏盲、但黄斑回避。可有闪光、颜色等无形幻视。

5. 半卵圆中心、基底核、丘脑及胼胝体肿瘤 对侧肢体痉挛性瘫、偏瘫、对侧肢体肌肉强直及运动徐缓、震颤和各种形式的运动功能亢进。胼胝体肿瘤可出现精神症状,可有左手失用症,丘脑肿瘤可出现对侧感觉障碍,丘脑痛(较少见)。

6. 蝶鞍部位肿瘤。表现为内分泌紊乱及视神经、视交叉受压两方面症状。

7. 脑室内肿瘤。早期出现颅内高压,第三脑室前部肿瘤可影响视交叉、下丘脑而引起相应临床症状,第三脑室后部可出现 Parinaud 综合征,小脑受累可出现共济失调等,第四脑室肿瘤在变换体位时,可由于肿瘤漂移阻塞第四脑室出口,引起 Bruns 征。

8. 小脑肿瘤。强迫头位、共济失调、眼球震颤,晚期可出现小脑性抽搐等。

9. 小脑桥脑角肿瘤。耳鸣、听力下降、面瘫、声音嘶哑、吞咽困难。

10. 脑干肿瘤。可有对侧肢体感觉障碍、交叉麻痹、双眼运动障碍、周围性面瘫、声音嘶哑、咽反射消失等等。疾病危害出现相应的神经功能损伤症状,严重者脑疝形成危及生命。

### 三、检查诊断

依靠详细的病史和可靠的查体,以神经解剖、神经生理和各种疾病发展规律的诊断学知识为基础,进行客观的综合分析,可以对是否患有颅脑肿瘤作出初步诊断,根据病史和神经系统检查的提示进一步选择辅助检查手段,全面分析所获得的临床资料,仔细研究肿瘤的部位、性质、大小、血供、发展方向及对周围结构的累及程度,作出肿瘤的定位与定性诊断以及鉴别诊断,以便选择治疗、制定治疗措施。对于颅内肿瘤最具有诊断价值的是 CT 及 MRI 检查。

1. 颅骨平片。颅内高压、松果体钙化及移位、异常钙化、骨质破坏、内听道扩大、蝶鞍扩大等。

2. 脑血管造影。不作为脑肿瘤的常规检查,但可用于术前肿瘤与重要血管的解剖关系和肿瘤血供及术前栓塞等。

3. CT 检查。CT 检查密度分辨率高,并易于显示颅内肿瘤含有的钙、骨骼、脂肪及液体;CT 可显示脑室、脑池、硬脑膜和颅骨,利于了解肿瘤与毗邻的解剖关系。CT 对比增强扫描可了解肿瘤血供及对血-脑脊液屏障的破坏情况,利于肿瘤的显示和定性。螺旋 CT 使冠状位及矢状位重建图像的分辨力同轴位重建图像相同,三维成像、分割成像和 CT 血管造影提高了 CT 对颅内肿瘤诊断的正确率。

4. MRI。MRI 具有优良的软组织分辨力,多平面成像使病变定位更准确、血管流空效应及多种成像方法与脉冲序列技术促进了颅内肿瘤的定性诊断,为颅内肿瘤诊断的金标准。但 MRI 对骨质和钙化不明显,检查时间长,急诊病人不易配合。MRI 增强扫描可以提高肿瘤的检出率,发现 MRI 平扫上阴性或易被忽视的病变。磁共振弥散成像、灌注成像和磁共振波普对颅内肿瘤的定性诊断也有帮助。

5. 神经核医学检查(PET 与 SPECT)。可区分良恶性肿瘤、术后残余肿瘤与瘢痕。

6. 活检术。立体定向活检术是颅内肿瘤标准的活检术,应从不同部位获取多个标本进行系列活检,尽量避免肿瘤的不均一性造成的诊断误差。

7. 其他。如腰穿脑脊液化验。

### 四、疾病鉴别

1. 颅内炎症。如脑膜炎、蛛网膜炎、脑脓肿,颅内炎症一般有急性或亚急性发病过程、脑膜刺激征和全身症状,视盘水肿在早期少见且轻微,脑脊液检查炎性表现并可能检出病原菌。脑脓肿影像学表现需同胶质瘤相鉴别。

2. 慢性硬膜下血肿。一般见于有头颅外伤的老年人,但有时外伤轻微不能追忆,临床表现可有类似老年性痴呆的精神症状、颅内高压表现或意识障碍,局限体征为一侧肢体体力弱为主,CT检查可确诊。

3. 脑猪囊尾蚴病。病人有便绦虫或有皮下结节存在,常有癫痫、精神症状或颅内高压表现。CT或MRI可在颅内发现病灶。

4. 癫痫。原发性癫痫起病一般在20岁以前,无局限性神经体征,成年后发病的局灶性癫痫怀疑颅内肿瘤,病人可有颅内高压和局限体征,影像学可发现肿瘤。

5. 多发硬化。是脱髓鞘的常见类型,以轴索的弥漫性脱髓鞘及神经胶质增生为特点,好发于脑室周围、视神经、脑干、小脑白质及小脑脚、脊髓,有时需同颅内肿瘤尤其是胶质瘤相鉴别。多发硬化好发于中青年,女性居多,病程中缓解与复发交替。影像学检查提示白质内存在新旧不一的2个以上病灶,多无占位效应。活动病灶在CT或MRI上多可对比增强,类固醇激素治疗可使强化密度减低。

## 五、手术治疗

颅内肿瘤的治疗原则是以手术治疗为主、辅以放射和化学药物治疗的综合治疗。针对病人的不同病情还需采取其他对症治疗措施,包括控制颅内高压、应用糖皮质激素、抗癫痫类药物、纠正代谢异常及支持治疗。

手术治疗分两大类:① 直接手术切除;② 姑息性手术,包括内减压、外减压、脑脊液分流术、目的仅为暂时降低颅内压、缓解病情。直接手术治疗是颅内肿瘤最基本、最有效的治疗方法。手术的原则是尽可能地切除肿瘤,同时尽量保护周围脑组织结构与功能的完整。对于颅内良性肿瘤,手术切除几乎是唯一有效的治疗方法。即使是恶性肿瘤,也要最大限度地切除。手术标本是获得精确病理诊断的基础。手术过程也为许多术中辅助治疗提供机会,由于恶性肿瘤的浸润性生长或肿瘤位于重要功能区及手术难以达到的部位,有时不能获得良好的切除效果,只能次全切、部分切除或仅作活检。

## 六、其他疗法

(一)放射治疗

其治疗范围包括颅内肿瘤切除术后防止肿瘤复发或中枢神经系统内播散,以及未能全切的肿瘤,脑深部或累及重要结构、估计手术不能切除或手术可使原有症状加重的肿瘤。对放射治疗高敏感的肿瘤如生殖细胞瘤、髓母细胞瘤、恶性淋巴瘤或神经母细胞瘤,也有可能单独应用放射治疗获得控制。视神经胶质瘤确诊后单独应用放射治疗,可在较长时期内缓解症状。① 常规放射治疗;② 间质内近距离放射治疗;③ 立体定向放射治疗。放射治疗宜在术后尽早开始以提高疗效。

(二)化学治疗

传统的化学治疗主要是应用各类细胞毒性制剂。分为细胞周期非特异性药物和细胞周期特异性药物。细胞毒性药物对多数恶性颅内肿瘤能够起到延长病人生存期的作用。常用的亚硝基脲类烷化剂,新型药物替莫唑胺为第二代烷化剂。其他治疗包括免疫治疗、加热治疗、光动力学疗法、基因治疗等。

肿瘤预后。对于颅内肿瘤的预后取决于肿瘤的性质,良性肿瘤手术有望治愈。恶性肿瘤手术、放化疗等辅助治疗可延缓复发。

## 七、肿瘤预防

1. 养成良好的生活习惯,戒烟限酒。世界卫生组织预言,如果人们都不再吸烟,5年之后,世界上的癌症将减少 1/3;其次,不酗酒。烟和酒是极酸的酸性物质,长期吸烟喝酒的人,极易导致酸性体质。

2. 不要过多地吃咸而辣的食物,不吃过热、过冷、过期及变质的食物;年老体弱或有某种疾病遗传基因者酌情吃一些防癌食品和含碱量高的碱性食品,保持良好的精神状态。

3. 有良好的心态应对压力,劳逸结合,不要过度疲劳。压力是重要的癌症诱因,中医认为压力导致过劳体虚从而引起免疫功能下降、内分泌失调,体内代谢紊乱,导致体内酸性物质的沉积;压力也可导致精神紧张引起气滞血淤、毒火内陷等。

4. 加强体育锻炼,增强体质,多在阳光下运动,多出汗可将体内酸性物质随汗液排出体外,避免形成酸性体质。

5. 生活要规律,生活习惯不规律的人,如彻夜唱卡拉 OK、打麻将、夜不归宿等生活无规律,都会加重体质酸化,容易患癌症。应当养成良好的生活习惯,从而保持弱碱性体质,使各种癌症疾病远离自己。

6. 不要食用被污染的食物,如被污染的水、农作物、家禽鱼蛋、发霉的食品等,要吃一些绿色有机食品,要防止病从口入。

(周伟东 聂 淼 杨 慧)

## 第二节 脑积水

先天性脑积水(congenital hydrocephalus)或称婴儿脑积水(infantile hydrocephalus),指婴幼儿时期由于脑脊液循环受阻、吸收障碍或分泌过多,使脑脊液大量积聚于脑室系统或蛛网膜下腔,导致脑室或蛛网膜下腔扩大,形成的头颅扩大、颅内压增高和脑功能障碍。较大儿童和成人的脑积水则无头颅扩大表现。

## 一、分类

1. 非交通性脑积水(阻塞性脑积水)。由于脑室系统有梗阻所致,梗阻部位多在脑室系统的狭窄处,如室间孔、导水管或第四脑室出口处等,梗阻以上的脑室系统可显著扩大。

2. 交通性脑积水。脑室和蛛网膜下腔之间并无梗阻,梗阻部位是在脑脊液流出脑室后的更远端，大多在基底池的部位；脑脊液可以流到枕大池和脊髓蛛网膜下腔，但不能到达幕上的蛛网膜下腔，即大脑半球表面，这样脑脊液不能被蛛网膜颗粒吸收。

3. 一种少见的原因是脑脊液分泌过度造成的脑积水，如脉络丛乳头状瘤。更少见的原因是上矢状窦阻塞，引起脑脊液吸收障碍导致脑积水。

4. 造成婴儿脑积水的常见原因是产伤后颅内出血和新生儿或婴儿期化脓性、结核性或其他种类脑膜炎，它们容易造成脑内某些部位，如第四脑室开口、环池、中脑和小脑幕游离缘之间间隙的继发粘连，致脑脊液流通障碍；也可因大脑表面蛛网膜下腔的粘连，或上矢状窦旁的蛛网膜颗粒发生粘连，而使脑脊液回收障碍。先天畸形所致脑积水只占约 1/4 病例，其中有中脑导水管狭窄、第四脑室中孔和侧孔闭锁(Dandy-Walker 畸形)和小脑扁桃体下疝畸形(Arnold-Chiari 畸形)等，后者可伴有脑积水和脊柱裂。在婴幼儿，由于肿瘤所致的脑积水较为少见，另有约 1/4 的脑积水病因不明。

## 二、临床表现

出生 6 个月内的脑积水患儿，其颅内压增高的表现并非头痛和视乳头水肿，而是头围明显增大，额顶凸出，囟门扩大隆起，颅缝增宽，头顶扁平，头发稀少，头皮静脉怒张，面颅明显小于头颅，颅骨变薄和叩诊呈破罐音。晚期出现眶顶受压变薄和下移，使眼球受压下陷以致上部巩膜外露，呈落日状。第三脑室扩大影响中脑，引起眼球运动障碍或瞳孔反射异常。脑皮质受压变薄，患儿智力低弱，可有抽搐发作。

## 三、辅助检查

1. X 线。颅骨摄片可显示颅腔扩大、颅骨变薄、囟门增大和骨缝分离。中脑导水管阻塞者，因常伴枕大池发育不良，后颅窝显得狭小。寰枕区的骨畸形，提示可能同时存在弱痴和脑发育异常。颅底部的异常钙化影提示结核性脑膜炎的可能。

2. CT 检查。可显示脑室扩大程度和脑皮质厚度，推断梗阻的部位，同时可显示有无肿瘤等病变。CT 检查并可用于复查或追踪脑积水的病情发展。

3. MRI 检查。能准确地显示脑室和蛛网膜下腔各部位的形态、大小和存在的狭窄，显示梗阻原因和其他合并异常情况较 CT 敏感，还可进行脑脊液动力学检查。

4. 放射性核素扫描(ECT)。有助于明确是否存在脑脊液吸收障碍。

## 四、治疗

除极少数经利尿、脱水等治疗或未经治疗可缓解症状、停止发展外，绝大多数脑积水患儿需行手术治疗。目前常采用的手术有如下三种。

（一）解除梗阻的手术

对 Arnold-Chiari 畸形小脑扁桃体下疝所致枕骨大孔处的梗阻，可行后颅窝减压术解除。对 Dandy-Walker 畸形第四脑室出口的梗阻，如果蛛网膜下腔无粘连，可打开第四脑室恢复通路。

## (二)建立旁路引流的手术

1. Torkildsen 手术:置导管将侧脑室与枕大池相连通。较大儿童或成人的单纯中脑导水管梗阻,可采用此法;婴幼儿脑积水常伴有基底池粘连,不宜采用此法。

2. 第三脑室造瘘术:在终板上打开一孔,使脑脊液从脑室流向交叉池;或通过脑室镜在第三脑室底部开孔,使脑脊液流入脚间池。这种方法收效多不持久。

## (三)分流术

通过改变脑脊液的循环途径,将脑脊液分流到人体体腔而吸收,达到重建脑脊液循环通路的目的。特制的脑室分流管具有单向性防逆流和控制脑脊液流量防止颅内压过低的功能,有可按压的阀门装置供测试导管的通畅性和起冲击防堵塞的作用,以及防虹吸作用的装置等。由于阀门对流量的控制只适应在一定压力范围内,分流管按其阀门所适应的压力范围,区分为低、中、高压等类型,供临床依不同病情选择使用。婴儿脑积水因存在颅骨扩张对颅内压的缓冲作用,应选用低压分流管;较大儿童或成人的脑积水,为避免颅内压过低,应选择中压分流管。分流术有以下几种。

1. 腰脊髓蛛网膜下腔—腹腔分流术(lumbar subarachnoido-peritoneal shunt)仅适用于交通性脑积水。

2. 脑室—体腔分流术适用于任何类型的脑积水。有多处体腔可供分流用,常用者为:① 脑室—腹腔分流术(ventriculo-peritoneal shunt)。简便易行,目前最常应用。分流管的脑室端通过颅后部颅骨钻孔插入侧脑室内,导管其余部分由皮下经耳后和颈胸部引至腹部,通过剖腹将分流管的腹腔端置入腹腔内。② 脑室-心房分流术(ventriculo-atrial shunt)。分流管的脑室端通过颅后部颅骨钻孔插入脑室内,导管其余部分由皮下经耳后引至颈部,将分流管的心房端插入颈内静脉,经上腔静脉到右心房内。

3. 并发症。

(1)堵管。表现为术后脑积水的症状经历一段时间缓解后又加重,或术后 CT 检查脑室已经缩小复查时又扩大;按压分流管的阀门装置时感觉阻力增大难以按下,或按下后不易再充盈。常见的堵管原因有:① 脑脊液蛋白含量过高,若脑脊液蛋白超过 5 g/L,堵管的机会明显增加;② 脑室内出血,血液或血凝块可堵塞分流管的脑室端,采用脑室心房分流术者,血液逆流可堵塞分流管的心房端;③ 大网膜粘连包裹或挤入引流管的腹腔端内。

(2)感染。来源有:① 皮肤,如覆盖阀门的皮肤溃疡;② 分流管,如灭菌不彻底,阀门等处易有细菌藏身;③ 手术操作污染。术后感染为棘手问题,对脑室心房分流术者后果尤为严重。临床表现可为寒战、高热等急性感染征象,也可呈持续发热、贫血、脾肿大等慢性菌血症表现,血培养阳性而脑脊液培养阴性。预防感染须极力避免在感染尚未完全控制的情况下施行分流术,注重对分流管和手术器械的高度灭菌要求,严格的无菌操作和无损伤操作;一旦感染形成,抗生素常无效,需取出分流管,才能控制感染。

(3)分流管能维持功能多久,尚无确切答案。临床发现有的病儿分流管已失去其作用,脑积水也不一定复发;这是因为在分流管通畅期间,颅内可能已开放了其他流通渠道或脑积水已不再进展。暂时的脑脊液分流有时能达到持久缓解的目的。如果患儿在分流术后再次出现颅内压增高和脑室扩大表现,是施行再次分流术的指证。行再次分流术时,如果其分流管的脑室端尚通畅,可仅更换其腹腔端或心房端导管。

(潘 峰 纪德峰 叶 林)

## 第三节 颅裂和脊柱裂

颅裂(cranium bifidum)和脊柱裂(spina bifida)都是由于胚胎发育障碍所致,颅裂和脊柱裂均可分为显性和隐性两类。隐性颅裂(cranium bifidum occultum)只有颅骨缺损而无颅腔内容物的膨出,隐性脊柱裂(spina bifida occulta)只有椎管的缺损而无椎管内容物的膨出,隐性颅裂和脊柱裂大多无需特殊治疗。下面仅讨论显性颅裂和脊柱裂。

### 一、颅裂

显性颅裂(cranium bifidum apertum),又称囊性颅裂(cranium bifidum cysticum)或囊性脑膜膨出(cystic meningocele)。根据膨出物的内容可分为:① 脑膜膨出(meningo-cele):内容物为脑膜和脑脊液;② 脑膨出(encephalocele):内容物为脑膜和脑实质,不含脑脊液;③ 囊状脑膜脑膨出(cystic meningoencephalocele):内容物为脑膜、脑实质和部分脑室,脑实质与脑膜之间有脑脊液;④ 囊状脑膨出(cystic encephalocele):内容物为脑膜、脑实质和部分脑室,但在脑实质和脑膜之间无脑脊液存在。

(一)临床表现和诊断

颅裂多发于颅骨的中线部位,好发于枕部及鼻根部。出生时即可发现一局部肿块,随年龄的增长而增大。位于枕部者,若为囊状脑膜脑膨出,其颅骨缺损直径可达数厘米,肿块可甚巨大,实质感,不透光,不能压缩,啼哭时张力不变,覆盖于肿块表面的皮肤变薄,极易发生破溃感染;若为脑膜膨出,则颅骨缺损直径较小,可小至数毫米,肿块较小,囊性感,能压缩,啼哭时张力可变。其余几种囊性颅裂的表现介于上述两者之间。位于颅底的囊性颅裂常在鼻根部,表现为眼距增宽,眼眶变小,可堵塞鼻腔引起呼吸困难,并可引起泪囊炎;从筛板向鼻腔突出者,形状可类似鼻息肉;位于颅底的囊性颅裂除压迫局部组织结构引起局部功能障碍外,还可影响相应的脑神经,出现脑神经损害的症状和体征。位于颅盖部的脑膜脑膨出,可合并脑发育不全、脑积水等其他脑畸形,故可有肢体瘫痪、挛缩或抽搐等脑损害征象。单纯的脑膜膨出未合并其他脑畸形者,可无神经系统症状,智力发育也不受影响。

病人如有上述临床表现,X线摄片显示有颅骨缺损,即可诊断为囊性颅裂。CT检查能清楚地显示颅裂的部位、大小、膨出的内容以及是否合并脑发育不全、脑积水等。MRI检查可更清晰地显示脑部畸形和膨出物的各种内容。

(二)治疗

尽早手术。手术治疗的目的是关闭颅裂处的缺损,切除膨出的肿块,将膨出的脑组织复位。位于颅盖者,颅骨缺损可暂不修补,只需修补硬脑膜和缝合头皮。位于颅底部者,常需开颅修补颅骨裂孔及硬脑膜。有脑积水者,需先作脑脊液分流术。已有呼吸阻碍或肿块表面变薄者,应及早提前手术。

## 二、脊柱裂

脊柱裂最常见的形式是棘突及椎板缺如,椎管向背侧开放,好发于腰骶部。脊柱裂可分为:① 脊膜膨出(meningocele):脊膜囊样膨出,含脑脊液,不含脊髓神经组织;② 脊髓脊膜膨出(myelomeningocele),膨出物含有脊髓神经组织;③ 脊髓膨出(myelocele),只含有脊髓外露,脊髓一段呈平板式的暴露于外界。

(一)临床表现

1. 局部表现:出生后在背部中线有一囊性肿物,随年龄增大而增大,体积小者呈圆形,较大者可不规则,有的基底宽阔,有的为一细颈样蒂。肿块表面的皮肤可为正常,也可有稀疏或浓密的长毛及异常色素沉着,有的合并毛细血管瘤,或有深浅不一的皮肤凹陷,啼哭或按压前囟时,囊肿的张力可能增高;若囊壁较薄,囊腔较大,透光试验可为阳性。本病的皮肤改变需与先天藏毛窦鉴别,后者窦道的管壁由皮肤组织构成,窦道长短不一,短者呈盲管状,长者深达椎管,可引起感染或并发肿瘤。脊髓膨出则局部表面没有皮肤,椎管及脊膜敞开,又名脊髓外露。

2. 脊髓、神经受损表现:可表现程度不等的下肢弛缓性瘫痪和膀胱、肛门括约肌功能障碍。某些隐性脊柱裂患者在成长过程中,排尿障碍日趋明显,直到学龄期仍有尿失禁,这是终丝在骨裂处形成粘连紧拉脊髓产生的脊髓栓系综合征。MRI检查可见脊髓圆锥下移,终丝变粗,横径在2 mm以上。

(二)诊断

根据上述临床表现,脊柱X线摄片可见棘突、椎板缺损,穿刺囊腔抽到脑脊液,诊断即可确立。MRI检查可见到膨出物内的脊髓、神经,并可见到脊髓空洞症等畸形。

(三)治疗

显性脊柱裂均需手术治疗,手术时机在出生后1～3个月;如囊壁已极薄须提前手术。手术切开囊壁后,分离松解与囊壁粘连的神经组织,将之还纳入椎管内,切除多余的囊壁,严密缝合脊膜的开口,并将裂孔两旁筋膜翻转重叠覆盖加以修补。对有脊髓栓系综合征的患者,可行椎管探查,松解粘连及切断终丝。

## 第四节　狭颅症

### 一、狭颅症(craniostenosis)

亦称颅缝早闭(craniosynostosis)或颅缝骨化症(craniostosis)。由于颅缝过早闭合,以致颅腔狭小不能适应脑的正常发育。病因不明,可能与胚胎期中胚叶发育障碍等有关。据统计出生2个月内脑重量增加2000,至6个月增加1倍,1年时增加2倍;颅骨则随脑的发育而相应增长。在此期间若出现一条或数条颅缝过早闭合,与所闭合颅缝垂直方向上的颅骨不能充分生长,而其他颅缝两侧的颅骨过度生长,形成各种头颅狭小畸形;而且更重要的是狭小颅腔压迫和限制了正在迅速发育中的脑组织,引起颅内压增高和各种脑功能障碍。

(一) 临床表现

1. 头颅畸形有各种类型,因受累颅缝的不同而异。如所有颅缝均过早闭合,形成尖头畸形或塔状头(turricephaly);如为矢状缝过早闭合,形成舟状头(scaphocephaly)或长头畸形;两侧冠状缝过早闭合,形成短头(brachycephaly)或扁头畸形;一侧冠状缝过早闭合,形成斜头(plagiocephaly)畸形:① 舟状头;② 塔状头;③ 扁头。

2. 脑功能障碍和颅内压增高。患儿智能低下,精神萎靡或易于激动,可出现癫痫、四肢肌力减弱等神经症状,并有头痛、呕吐和视乳头水肿等颅内压增高表现,晚期发生视神经萎缩、视野缺损甚至失明。

3. 眼部症状和其他。由于眼眶变浅,可引起突眼和分离性斜视等。常合并身体其他部位畸形,如并指(趾)、腭裂、唇裂及脊柱裂等。

(二) 诊断

依据上述头颅特征,X线颅骨摄片发现骨缝过早消失,代之以融合处骨密度增加,并有脑回压迹增多、鞍背变薄等颅内压增高征象,一般不难诊断,但需与先天性脑发育不全所致的小头畸形相鉴别,后者的头颅狭小系继发于脑的发育不良,无颅缝早闭,无颅内压增高。

(三) 治疗

狭颅症的手术治疗有两种方式:一是切除过早闭合的骨缝,再造新的骨缝;二是切除大块骨质以达到减压和有利于脑的发育。手术越早效果越好,生后6个月以内手术者预后较好。一旦出现视神经萎缩和智能障碍,即使施行手术,功能已不易恢复。

## 二、颅底陷入症(basilar invagination)

主要特点是枕骨大孔周围的颅底骨结构向颅内陷入,枢椎齿突高出正常水平,甚至突入枕骨大孔;枕骨大孔的前后径缩短和颅后窝狭小,因而使延髓受压和局部神经受牵拉。病因以先天性发育畸形为常见,可与扁平颅底(platybasia)(颅前窝底与斜坡构成的颅底角>145°)、寰枢椎畸形、小脑扁桃体下疝等合并存在。

(一) 临床表现

婴幼儿颅底和颈椎骨化尚未完成,组织结构松而富于弹性,故此期多不出现临床症状,成年以后,由于枕骨大孔区域的筋膜、韧带、硬脑膜和蛛网膜的增厚、瘢痕、粘连以及损伤等因素,导致局部神经组织和血管受损,出现颈神经根、后组脑神经受损症状和延髓、小脑功能障碍。严重者尚可出现颅内压增高,并可因小脑扁桃体疝而致死。症状多为缓慢进行性加重,其间可有自行缓解期。除上述症状外,尚可有颈项粗短、枕后发际较低、头颅歪斜、面颊和耳廓不对称等特殊外观。

## (二)诊断

在X线颅骨侧位片上,自硬腭后缘至枕骨大孔的后上缘作一连线,如枢椎齿状突超出此连线3 mm以上,即可确诊。本病还须与单纯的扁平颅底相鉴别,后者不引起压迫症状。MRI能清楚地显示延髓、颈髓的受压部位和有无小脑扁桃体疝,便于估计病情和制订手术方案。

## (三)治疗

对有X线检查证据者,若无明显临床症状,可暂不手术;但应嘱患者注意避免外伤。若已出现明显临床症状,需及时进行手术治疗。手术包括广泛枕下减压术和酌情切除第1~3颈椎椎板,术中须广泛切开硬脑膜和增厚的蛛网膜,分离粘连,以求松解和减压充分。在安置手术体位时,应注意勿使病人头部过度后仰,以免使潜在的小脑扁桃体疝加重延髓损害导致呼吸停止或死亡。

(叶 林 潘 峰 纪德峰)

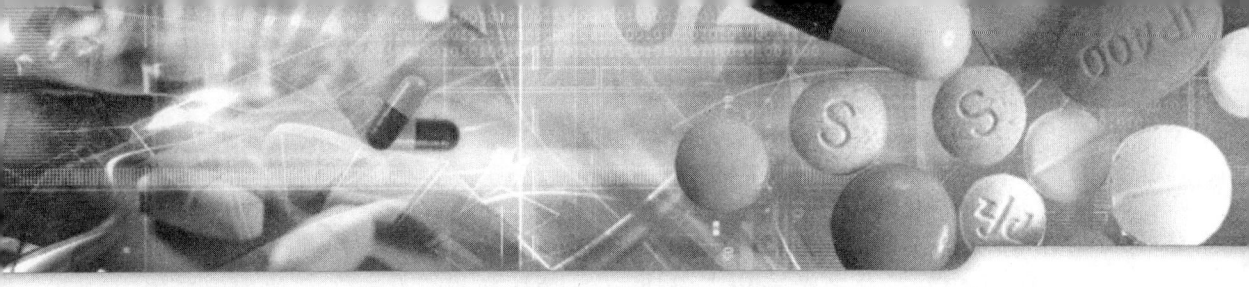

# 第十一章 癫痫

## 第一节 癫痫

由于异常放电的起始部位和传递方式的不同,癫痫发作的临床表现复杂多样,可表现为发作性运动、感觉、自主神经、意识及精神障碍。引起癫痫的病因多种多样。癫痫患者经过正规的抗癫痫药物治疗,约 70% 的患者其发作是可以得到控制的,其中 50%～60% 的患者经 2～5 年的治疗可以痊愈,患者可以和正常人一样地工作和生活。

### 一、发病原因

癫痫病因复杂多样,包括遗传因素、脑部疾病、全身或系统性疾病等。

（一）遗传因素

遗传因素是导致癫痫尤其是特发性癫痫的重要原因。分子遗传学研究发现,一部分遗传性癫痫的分子机制为离子通道或相关分子的结构或功能改变。

（二）脑部疾病

先天性脑发育异常:大脑灰质异位症、脑穿通畸形、结节性硬化、脑面血管瘤病等。

颅脑肿瘤:原发性或转移性肿瘤。

颅内感染:各种脑炎、脑膜炎、脑脓肿、脑囊虫病、脑弓形虫病等。

颅脑外伤:产伤、颅内血肿、脑挫裂伤及各种颅脑复合伤等。

脑血管病:脑出血、蛛网膜下腔出血、脑梗死和脑动脉瘤、脑动静脉畸形等。

变性疾病:阿尔茨海默病、多发性硬化、皮克病等。

（三）全身或系统性疾病

缺氧:窒息、一氧化碳中毒、心肺复苏后等;

代谢性疾病:低血糖、低血钙、苯丙酮尿症、尿毒症等;

内分泌疾病:甲状旁腺功能减退、胰岛素瘤等;

心血管疾病:阿-斯综合征、高血压脑病等;

中毒性疾病：有机磷中毒、某些重金属中毒等；

其他：如血液系统疾病、风湿性疾病、子痫等。

癫痫病因与年龄的关系较为密切，不同的年龄组往往有不同的病因范围（见表11-1）。

表11-1 不同的年龄组常见病因

| 新生儿及婴儿期 | 先天以及围产期因素（缺氧、窒息、头颅产伤），遗传代谢性疾病，皮质发育异常所致的畸形等 |
|---|---|
| 儿童以及青春期 | 特发性（与遗传因素有关），先天以及围产期因素（缺氧、窒息、头颅产伤），中枢神经系统感染，脑发育异常等 |
| 成人期 | 头颅外伤、脑肿瘤、中枢神经系统感染性因素等 |
| 老年期 | 脑血管意外、脑肿瘤、代谢性疾病、变性病等 |

## 二、癫痫的分类

### （一）癫痫发作分类

目前普遍应用的是国际抗癫痫联盟在1981年提出的癫痫发作分类方案。癫痫发作分为部分性/局灶性发作、全面性发作、不能分类的发作。2010年国际抗癫痫联盟提出了最新的癫痫发作分类方案，新方案对癫痫发作进行了重新分类和补充。新方案总结了近年癫痫学研究的进展，更为全面和完整。

部分性/局灶性发作：是指发作起始症状及脑电图改变提示"大脑半球某部分神经元首先被激活"的发作。包括单纯部分性发作、复杂部分性发作、继发全面性发作。

全面性发作：是指发作起始症状及脑电图改变提示"双侧大脑半球同时受累"的发作。包括失神、肌阵挛、强直、阵挛、强直－阵挛、失张力发作。

不能分类的发作：由于资料不充足或不完整而不能分类，或在目前分类标准中无法归类的发作（如痉挛性发作）。

近年新确认的发作类型包括肌阵挛失神、负性肌阵挛、眼睑肌阵挛、痴笑发作等。

### （二）癫痫综合征的分类

根据引起癫痫的病因不同，可以分为特发性癫痫综合征、症状性癫痫综合征以及可能的症状性癫痫综合征。2001年国际抗癫痫联盟提出的新方案还对一些关键术语进行了定义或规范，包括反射性癫痫综合征、良性癫痫综合征、癫痫性脑病。

特发性癫痫综合征：除了癫痫，没有大脑结构性损伤和其他神经系统症状与体征的综合征。多在青春期前起病，预后良好。

症状性癫痫综合征：由于各种原因造成的中枢神经系统病变或者异常，包括脑结构异常或者影响脑功能的各种因素。随着医学的进步和检查手段的不断发展和丰富，能够寻找到病因的癫痫病例越来越多。

可能的症状性癫痫综合征或隐源性癫痫：认为是症状性癫痫综合征，但目前病因未明。

**反射性癫痫综合征**：指几乎所有的发作均由特定的感觉或者复杂认知活动诱发的癫痫，如阅读性癫痫、惊吓性癫痫、视觉反射性癫痫、热浴性癫痫、纸牌性癫痫等。去除诱发因素，发作也消失。

**良性癫痫综合征**：指易于治疗或不需要治疗也能完全缓解，不留后遗症的癫痫综合征。

**癫痫性脑病**：指癫痫性异常本身造成的进行性脑功能障碍。其原因主要或者全部是由于癫痫发作或者发作间歇期频繁的癫痫放电引起。大多为新生儿、婴幼儿以及儿童期发病。脑电图明显异常，药物治疗效果差。包括West综合征、LGS、LKS以及大田原综合征、Dravet综合征等。

### 三、发病机制

癫痫的发病机制非常复杂。中枢神经系统兴奋与抑制间的不平衡导致癫痫发作，其主要与离子通道神经递质及神经胶质细胞的改变有关。

（一）离子通道功能异常

离子通道是体内可兴奋性组织兴奋性调节的基础，其编码基因突变可影响离子通道功能，从而导致某些遗传性疾病的发生。目前认为很多人类特发性癫痫是离子通道病，即有缺陷的基因编码有缺陷的离子通道蛋白而发病，其中钠离子、钾离子、钙离子通道与癫痫相关性的研究较为明确。

（二）神经递质异常

癫痫性放电与神经递质关系极为密切，正常情况下兴奋性与抑制性神经递质保持平衡状态，神经元膜稳定。当兴奋性神经递质过多或抑制性递质过少，都能使兴奋与抑制间失衡，使膜不稳定并产生癫痫性放电。

（三）神经胶质细胞异常

神经元微环境的电解质平衡是维持神经元正常兴奋性的基础。神经胶质细胞对维持神经元的生存环境起着重要的作用。当星形胶质细胞对谷氨酸或γ氨基丁酸的摄取能力发生改变时可导致癫痫发作。

### 四、病理生理

特发性癫痫这类患者的脑部并无可以解释症状的结构变化或代谢异常，其发病与遗传因素有较密切的关系。症状性癫痫因有各种脑部病损和代谢障碍，其脑内存在致痫灶。该致痫灶神经元突然高频重复异常放电，可向周围皮层连续传播，直至抑制作用使发作终止，导致癫痫发作突发突止。

### 五、临床表现

（一）多发群体

癫痫可见于各个年龄段。儿童癫痫发病率较成人高，随着年龄的增长，癫痫发病率有所降低。进入老年期（65岁以后）由于脑血管病、老年痴呆和神经系统退行性病变增多，癫痫发病率又见上升。

（二）疾病症状

由于异常放电的起始部位和传递方式的不同，癫痫发作的临床表现复杂多样。

全面强直-阵挛性发作：以突发意识丧失和全身强直和抽搐为特征，典型的发作过程可分为强直期、阵挛期和发作后期。一次发作持续时间一般小于5分钟，常伴有舌咬伤、尿失禁等，并容易造成窒息等伤害。强直-阵挛性发作可见于任何类型的癫痫和癫痫综合征中。

失神发作：典型失神表现为突然发生，动作中止，凝视，叫之不应，可有眨眼，但基本不伴有或伴有轻微的运动症状，结束也突然。通常持续5～20秒，罕见超过1分钟者。主要见于儿童失神癫痫。

强直发作：表现为发作性全身或者双侧肌肉的强烈持续的收缩，肌肉僵直，使肢体和躯体固定在一定的紧张姿势，如轴性的躯体伸展背屈或者前屈。常持续数秒至数十秒，但是一般不超过1分钟。强直发作多见于有弥漫性器质性脑损害的癫痫患者，一般为病情严重的标志，主要为儿童，如Lennox-Gastaut综合征。

肌阵挛发作：是肌肉突发快速短促的收缩，表现为类似于躯体或者肢体电击样抖动，有时可连续数次，多出现于觉醒后。可为全身动作，也可以为局部的动作。肌阵挛临床常见，但并不是所有的肌阵挛都是癫痫发作。既存在生理性肌阵挛，又存在病理性肌阵挛。同时伴EEG多棘慢波综合征的肌阵挛属于癫痫发作，但有时脑电图的棘慢波可能记录不到。肌阵挛发作既可见于一些预后较好的特发性癫痫患者（如婴儿良性肌阵挛性癫痫、少年肌阵挛性癫痫），也可见于一些预后较差的、有弥漫性脑损害的癫痫综合征中（如早期肌阵挛性脑病、婴儿重症肌阵挛性癫痫、Lennox-Gastaut综合征等）

痉挛：指婴儿痉挛，表现为突然、短暂的躯干肌和双侧肢体的强直性屈性或者伸性收缩，多表现为发作性点头，偶有发作性后仰。其肌肉收缩的整个过程大约1～3秒，常成簇发作。常见于West综合征，其他婴儿综合征有时也可见到。

失张力发作：是由于双侧部分或者全身肌肉张力突然丧失，导致不能维持原有的姿势，出现猝倒、肢体下坠等表现，发作时间相对短，持续数秒至10余秒多见，发作持续时间短者多不伴有明显的意识障碍。失张力发作多与强直发作、非典型失神发作交替出现于有弥漫性脑损害的癫痫，如Lennox-Gastaut综合征、Doose综合征（肌阵挛-站立不能性癫痫）、亚急性硬化性全脑炎早期等。但也有某些患者仅有失张力发作，其病因不明。

单纯部分性发作：发作时意识清楚，持续时间数秒至20余秒，很少超过1分钟。根据放电起源和累及的部位不同，单纯部分性发作可表现为运动性、感觉性、自主神经性和精神性，后两者较少单独出现，常发展为复杂部分性发作。

复杂部分性发作：发作时伴有不同程度的意识障碍。表现为突然动作停止，两眼发直，叫之不应，不跌倒，面色无改变。有些患者可出现自动症，为一些不自主、无意识的动作，如舔唇、咂嘴、咀嚼、吞咽、摸索、擦脸、拍手、无目的走动、自言自语等，发作过后不能回忆。其大多起源于颞叶内侧或者边缘系统，但也可起源于额叶。

继发全面性发作：简单或复杂部分性发作均可继发全面性发作，最常见继发全面性强直阵挛发作。部分性发作继发全面性发作仍属于部分性发作的范畴，其与全面性发作在病因、治疗方法及预后等方面明显不同，故两者的鉴别在临床上尤为重要。

（三）疾病危害

癫痫病做为一种慢性疾病，虽然短期内对患者没有多大的影响，但是长期频繁的发作可对患者的身心、智力产生严重影响。

1. 生命的危害：癫痫患者经常会在任何时间、地点、环境下且不能自我控制地突然发作，容易出现摔伤、烫伤、溺水、交通事故等。

2. 精神上的危害：癫痫患者经常被社会所歧视，在就业、婚姻、家庭生活等方面均遇到困难，患者精神压抑，身心健康受到很大影响。

3. 认知障碍：主要表现为患者记忆障碍、智力下降、性格改变等，最后逐渐丧失工作能力甚至生活能力。

## 六、诊断及鉴别诊断

（一）癫痫诊断

1. 确定是否为癫痫。详细询问患者本人及其亲属或同事等目击者，尽可能获取详细而完整的发作史，是准确诊断癫痫的关键。脑电图检查是诊断癫痫发作和癫痫的最重要的手段，并且有助于癫痫发作和癫痫的分类。临床怀疑癫痫的病例均应进行脑电图检查。需要注意的是，一般常规脑电图的异常率很低，为10%～30%。而规范化脑电图，由于其适当延长描图时间，保证各种诱发试验，特别是睡眠诱发，必要时加作蝶骨电极描记，因此明显提高了癫痫放电的检出率，可使阳性率提高至80%左右，并使癫痫诊断的准确率明显提高。

2. 癫痫发作的类型。主要依据详细的病史资料、规范化的脑电图检查，必要时行录像脑电图检测等进行判断。

3. 癫痫的病因。在癫痫诊断确定之后，应设法查明病因。在病史中应询问有无家族史、出生及生长发育情况、有无脑炎、脑膜炎、脑外伤等病史。查体中有无神经系统体征、全身性疾病等。然后选择有关检查，如头颅磁共振（MRI）、CT、血糖、血钙、脑脊液检查等，以进一步查明病因。

（二）鉴别诊断

临床上存在多种多样的发作性事件，既包括癫痫发作，也包括非癫痫发作。非癫痫发作在各年龄段都可以出现（见表11-2），非癫痫发作包括多种原因，其中一些是疾病状态，如晕厥、短暂性脑缺血发作（TIA）、发作性运动诱发性运动障碍、睡眠障碍、多发性抽动症、偏头痛等，另外一些是生理现象，如屏气发作、睡眠肌阵挛、夜惊等。

鉴别诊断过程中应详细询问发作史，努力寻找引起发作的原因。此外，脑电图特别是视频脑电图监测对于鉴别癫痫性发作与非癫痫性发作有非常重要的价值。对于诊断困难的病例，可以介绍给专科医师。

表11-2 不同年龄段常见非癫痫性发作

| 新生儿 | 周期性呼吸、非惊厥性呼吸暂停、颤动 |
|---|---|
| 婴幼儿 | 屏气发作、非癫痫性强直发作、情感性交叉擦腿动作、过度惊吓症 |
| 儿童 | 睡眠肌阵挛、夜惊、梦魇及梦游症、发作性睡病、多发性抽动症<br>发作性运动诱发性运动障碍 |
| 成人 | 晕厥、癔病、短暂性脑缺血发作、偏头痛、精神病性发作 |

## 七、急救措施

有先兆发作的患者应及时告知家属或周围人，有条件及时间可将患者扶至床上，来不及者可顺势使其躺倒，防止意识突然丧失而跌伤，迅速移开周围硬物、锐器，减少发作时对身体的伤害。迅速松开患者衣领，使其头转向一侧，以利于分泌物及呕吐物从口腔排出，防止流入气管引起呛咳窒息。不要向患者口中塞任何东西，不要灌药，防止窒息。不要去掐患者的人中，这样对患者毫无益处。不要在患者抽搐期间强制性按压患者四肢，过分用力可造成骨折和肌肉拉伤，增加患者的痛苦。癫痫发作一般在5分钟之内就可以自行缓解。如果连续发作或频繁发作时应迅速把患者送往医院。

（一）药物治疗

目前国内外对于癫痫的治疗主要以药物治疗为主。癫痫患者经过正规的抗癫痫药物治疗，约70%的患者其发作是可以得到控制的，其中50%～60%的患者经过2～5年的治疗是可以痊愈的，患者可以和正常人一样地工作和生活。因此，合理、正规的抗癫痫药物治疗是关键。

1. 抗癫痫药物使用指证。癫痫的诊断一旦确立，应及时应用抗癫痫药物控制发作。但是对首次发作、发作有诱发因素或发作稀少者，可酌情考虑。

2. 选择抗癫痫药物时总的原则。对癫痫发作及癫痫综合征进行正确分类是合理选药的基础。此外还要考虑患者的年龄（儿童、成人、老年人），性别，伴随疾病以及抗癫痫药物潜在的副作用可能对患者未来生活质量的影响等因素。如婴幼儿患者不会吞服药片，应用糖浆制剂既有利于患儿服用又方便控制剂量。儿童患者选药时应注意尽量选择对认知功能、记忆力、注意力无影响的药物。老年人共患病多，合并用药多，药物间相互作用多，而且老年人对抗癫痫药物更敏感，副作用更突出。因此老年癫痫患者在选用抗癫痫药物时，必须考虑药物副作用和药物间相互作用。对于育龄期女性癫痫患者应注意抗癫痫药对激素、性欲、女性特征、怀孕、生育以及致畸性等的影响。传统抗癫痫药物（如苯妥英钠、苯巴比妥）虽有一定临床疗效，但是副作用较多如齿龈增生、毛发增多、致畸率高、多动、注意力不集中等，患者不易耐受。抗癫痫新药（如拉莫三嗪、左乙拉西坦、托吡酯、奥卡西平等）不仅临床疗效肯定，而且副作用小，患者容易耐受。

3. 抗癫痫药物治疗应该尽可能采用单药治疗，直到达到有效或最大耐受量。单药治疗失败后，可联合用药。尽量将作用机制不同、很少或没有药物间相互作用的药物配伍使用。合理配伍用药应当以临床效果最好、患者经济负担最轻为最终目标。

4. 在抗癫痫药物治疗过程中，并不推荐常规监测抗癫痫药物的血药浓度。只有当怀疑患者未按医嘱服药或出现药物毒性反应、合并使用影响药物代谢的其他药物以及存在特殊的临床情况（如癫痫持续状态、肝肾疾病、妊娠）等情况时，考虑进行血药浓度监测。

5. 抗癫痫治疗需持续用药，不应轻易停药。目前认为，至少持续3年以上无癫痫发作时，才可考虑是否可以逐渐停药。停药过程中，每次只能减停一种药物，并且需要1年左右时间逐渐停用。

癫痫的药物治疗是一个长期的实践过程，医生和患者以及家属均要有充分的耐心和爱心，患者应定期复诊，医生应根据每个患者的具体情况进行个体化治疗，并辅以科学的生活指导，双方充分配合，才能取得满意的疗效。

需要注意的是，有些患者和家属在癫痫治疗方面存在一些误区，如有病乱投医，轻信谣传，惧怕抗癫痫西药"对脑子有刺激"，长期服用会"变傻"，不敢服用有效抗癫痫药物。而盲目投医，到处寻找"祖传秘方"、"纯中药"，轻信"包治"、"根治"的各种广告，不仅花费了大量时间和金钱，癫痫仍然得不到有效的控制，还延误了治疗的最佳有效时机，人为使患者变成了难治性癫痫。

（二）手术治疗

经过正规抗癫痫药物治疗，仍有20%～30%患者为药物难治性癫痫。癫痫的外科手术治疗为这一部分患者提供了一种新的治疗手段，估计约有50%的药物难治性癫痫患者可通过手术使发作得到控制或治愈，从一定程度上改善了难治性癫痫的预后。

手术适应证：

（1）药物难治性癫痫，影响日常工作和生活者；

（2）对于部分性癫痫，癫痫源区定位明确，病灶单一而局限；

（3）手术治疗不会引起重要功能缺失。

近年来癫痫外科实践表明，一些疾病或综合征手术治疗效果肯定，可积极争取手术。如颞叶癫痫伴海马硬化，若定位准确其有效率可达60%～90%。婴幼儿或儿童的难治性癫痫如Rasmussen综合征，严重影响了大脑的发育，应积极手术，越早越好。其他如皮质发育畸形、良性低级别肿瘤、海绵状血管瘤、动静脉畸形、半身惊厥-偏瘫-癫痫综合征等均是手术治疗较好的适应证。

严格掌握手术适应证是手术取得良好疗效的前提。首先，患者必须是真正的药物难治性癫痫。如果由于诊断错误、选药不当或者服用所谓的"中药"导致病情迁延不愈，而误认为是难治性癫痫，进而手术，那是完全错误的。其次，有些癫痫患者误以为癫痫是终身疾病，对抗癫痫药的副作用过度恐惧和夸大，误认为手术可以根治癫痫，而积极要求手术，对这部分病人，一定要慎重。第三，应该强调手术不是万能的，并不是每一位患者手术治疗后都能够达到根除发作的目的。虽然药物难治性癫痫的大部分通过手术可以使发作得到控制或治愈，尚有一部分难治性癫痫即使手术，效果也不理想，甚至还可能带来一些新的问题。

术前定位。精确定位致痫灶和脑功能区是手术治疗成功的关键。目前国内外学者一致认为,有关致痫灶和脑功能区的术前定位应采用综合性诊断程序为宜,最常用和较好的方法是分期综合评估,即初期(Ⅰ期)的非侵袭性检查和Ⅱ期的侵袭性检查。非侵袭性检查,包括病史收集及神经系统检查、视频头皮 EEG、头颅 MRI、CT、SPECT、PET、MRS、fMRI、脑磁图和特定的神经心理学检查等。如果通过各种非侵袭性检查仍不能精确定位,尚需侵袭性检查,包括颅内硬膜下条状或网状电极和深部电极监测及诱发电位,Wada 试验等,以进一步定位致痫灶和脑功能区。

(三)神经调控治疗

神经调控治疗是一项新的神经电生理技术,在国外神经调控治疗癫痫已经成为最有发展前景的治疗方法。目前包括:重复经颅磁刺激术(rTMS);中枢神经系统电刺激(脑深部电刺激术、癫痫灶皮层刺激术等);周围神经刺激术(迷走神经刺激术)。

1. 重复经颅磁刺激(rTMS)。

rTMS 是应用脉冲磁场作用于大脑皮层,从而对大脑的生物电活动、脑血流及代谢进行调谐,从而调节脑功能状态。低频磁刺激治疗通过降低大脑皮质的兴奋状态,降低癫痫发作的频率,改善脑电图异常放电,对癫痫所致的脑部损伤有修复作用,从而达到治疗癫痫的目的。

rTMS 对癫痫等多种慢性脑功能疾病均有较好疗效,不存在药物或手术治疗对人体造成的损害,对认知功能无影响,安全高、副作用很小、治疗费用低廉、患者容易接受。多疗程 rTMS 可以明显减少癫痫发作频率和发作严重程度。因此 rTMS 有望成为一种潜力巨大的、独特的治疗癫痫的新手段。

rTMS 优势:调控作用具有可逆性;患者的需求不同,作用参数可调节;刺激单一作用靶点,也可能影响多个致痫灶;功能区致痫灶也可以进行神经调控治疗。

哪些癫痫患者更适合 rTMS 治疗:皮层发育不良或致痫灶位于皮层的癫痫患者其疗效更好,可显著减少患者癫痫发作次数(治疗期间可减少71%发作),甚至部分患者(66%)可达到完全无发作。

rTMS 的安全性:大多数患者都能够很好地耐受,所报道的不良反应通常比较轻微短暂,如头痛、头晕、非特异性的不适感等。未发现关于 rTMS 激发癫痫持续状态或危及生命的癫痫发作的报道。

2. 迷走神经刺激(VNS)。

1997年7月,美国 FDA 批准其用于难治性癫痫的治疗。迄今为止,全世界已有超过75个国家的6万多例患者接受迷走神经刺激术治疗。迷走神经刺激器被埋藏在胸部皮肤下并通过金属丝延伸与迷走神经相连。VNS 植入后,它就会按一定的强度和频度对迷走神经进行刺激,从而阻止癫痫的发生。对于多种抗癫痫药物治疗无效,或者其他形式的手术无效者,均可以考虑使用这个方法。

## 八、疾病预后

癫痫患者经过正规的抗癫痫药物治疗,约70%患者其发作是可以得到控制的,其中

50%～60%的患者经2～5年的治疗是可以痊愈的,患者可以和正常人一样地工作和生活。手术治疗和神经调控治疗可使部分药物难治性癫痫患者的发作得到控制或治愈,从一定程度上改善了难治性癫痫的预后。

### 九、疾病预防

预防癫痫病发生应注意以下几方面。

① 优生优育,禁止近亲结婚。孕期头三个月,一定要远离辐射,避免病毒和细菌感染。规律孕检,分娩时避免胎儿缺氧、窒息、产伤等

② 小儿发热时应及时就诊,避免孩子发生高热惊厥,损伤脑组织。还应看护好孩子,避免其发生头外伤。

③ 青年人、中年人、老年人应注意保证健康的生活方式,以减少患脑炎、脑膜炎、脑血管病等疾病发生。

### 十、疾病护理

预防癫痫发作复发,应主要注意以下几方面。① 生活规律,按时休息,保证充足睡眠,避免熬夜、疲劳等。避免长时间看电视、打游戏机等。② 饮食清淡,多食蔬菜水果,避免咖啡、可乐、辛辣等兴奋性饮料及食物,戒烟、戒酒。避免服用含有咖啡因、麻黄碱的药物。青霉素类或沙星类药物有时也可诱发发作。③ 按时、规律服药,定期门诊随诊。④ 禁止驾驶汽车;禁止在海边或江河里游泳;不宜在高空作业、不操作机器等。

(叶 林 韩 瑜 潘 峰)

## 第二节 癫痫持续状态

癫痫持续状态或称癫痫症状态,是癫痫连续发作之间意识未完全恢复又频繁再发,或发作持续30分钟以上不能自行停止。长时间(>30分钟)癫痫发作若不及时治疗,可因高热、循环衰竭或神经元兴奋毒性损伤导致不可逆的脑损伤,致残率和病死率很高。

任何类型癫痫均可出现癫痫持续状态,通常指全面性强直-阵挛发作持续状态。癫痫状态多发生于癫痫患者,最常见原因是不适当地停用 AEDs,或急性脑病、脑卒中、脑炎、外伤肿瘤和药物中毒等所致,不规范 AEDs 治疗、感染、精神因素、过度疲劳、孕产和饮酒等也可诱发,个别病人原因不明。癫痫连续状态或癫痫连续发作是癫痫发作连续发生,但两次发作间意识清醒。

各种癫痫发作均可发生持续状态,但临床以强直—阵挛持续状态最常见。全身性发作的癫痫持续状态(status epileptic, SE)常伴有不同程度的意识、运动功能障碍,严重者更有脑水肿和颅压增高表现。即使积极抢救,病死率仍达 3.6%。同时,智力低下、瘫痪和更严重癫痫发作等神经后遗症发生率高达 9%～20%。

## 一、病因

### （一）不规范抗痫药治疗

多见于新近发病患者开始规范药物治疗后突然停药或减量、不及时或未遵医嘱服药、多次漏服药物、自行停药、改用"偏方"和随意变更药物剂量或种类等，导致不能达到有效血药浓度，使21%的癫痫患儿和34%的成人患者发生癫痫状态。

### （二）脑器质性病变

脑外伤、脑肿瘤、脑出血、脑梗死、脑炎、代谢性脑病变性病、围生期损伤和药物中毒，患者无癫痫史以癫痫状态为首发症状占50%～60%，有癫痫史出现癫痫状态占30%～40%。

### （三）急性代谢性疾病

无癫痫发作史的急性代谢性疾病患者以癫痫持续状态为首发症状占12%～41%，有癫痫史者以持续状态为反复发作症状的占5%。

### （四）自身因素

癫痫患者在发热、全身感染、外科手术、精神高度紧张及过度疲劳等时，即使维持有效血药浓度也可诱发持续状态。

### （五）诱发因素

发热、感染、劳累、饮酒、酒精戒断、妊娠及分娩等，停用镇静剂，服用异烟肼、三环或四环类抗抑郁药亦可诱发。

## 二、病理生理

SE中神经元持续放电时，大脑的代谢率、耗氧量和葡萄糖摄取率成倍增加，同时，经NMDA受体介导，兴奋性氨基酸过度释放，对神经元产生兴奋毒性损伤。反复发作造成神经元的不可逆性损伤和死亡。惊厥性SE时，患者同时有强烈而持续的肌肉抽动，导致体内氧和能量耗竭，全身代谢失调和酸中毒，肝、肾等重要器官功能衰竭。由于脑的血流灌注不足，致脑水肿和颅内压增高，加剧了惊厥性脑损伤的发生。

近年的研究表明，惊厥性脑损伤的组织学改变主要表现在：① 神经元丧失；② 反应性胶质细胞增生；③ 海马齿状核颗粒细胞树突丝状芽生（mossy fiber sprouting），后者可能反复兴奋齿状回内分子层神经元，导致持续状态延长。

## 三、临床表现

癫痫持续状态主要分为全面性发作持续状态和部分性发作持续状态两种类型，其中全面性强直-阵挛发作持续状态和单纯部分性运动发作持续状态最多见。

### （一）全面性发作持续状态

1. 全面性强直-阵挛发作持续状态：是临床常见的危险的癫痫状态，强直-阵挛发作反复发生，意识障碍（昏迷）伴高热、代谢性酸中毒、低血糖休克、电解质紊乱（低血钾及低血钙等）和肌红蛋白尿等，可发生脑、心、肝、肺等多脏器功能衰竭，自主神经和生命体征改变。脑炎、脑卒中等可出现继发性 GTCS 持续状态，先出现部分性发作，再泛化为 GTCS。

2. **强直性发作持续状态**：多见于 Lennox-Gastaut 综合征患儿，表现不同程度意识障碍（昏迷较少），间有强直性发作或非典型失神、失张力发作等脑电图（EEG）出现持续性较慢的棘-慢波或尖-慢波放电。

3. **阵挛性发作持续状态**：表现阵挛性发作，持续时间较长伴意识模糊甚至昏迷。

4. **肌阵挛发作持续状态**：肌阵挛多为局灶或多灶性，表现节律性反复肌阵挛发作，肌肉呈跳动样抽动，连续数小时或数天，多无意识障碍。特发性肌阵挛发作（良性）病人很少出现癫痫状态，严重器质性脑病晚期如亚急性硬化性全脑炎、家族性进行性肌阵挛癫痫等较常见；EEG 表现泛化性放电。① 单纯性肌阵挛状态：见于失神发作和强直-阵挛性发作患儿，EEG 可区分肌阵挛状态和肌阵挛失神状态；② 症状性肌阵挛状态：较多见，常合并退行性脑病如 Ramsay-Hunt 肌阵挛性小脑协调障碍，进行性肌阵挛性癫痫如 Lafora 病肝性脑病、肾性脑病、肺性脑病和中毒性脑病，以及安眠药中毒等。

5. **失神发作持续状态**：表现意识水平降低，甚至只表现反应性学习成绩下降，EEG 持续性棘-慢波放电，频率较慢（<3 Hz），多由治疗不当或停药等诱发，临床要注意识别。

（二）部分性发作持续状态

1. **单纯部分性运动发作持续状态（Kojevnikov 癫痫）**：表现身体某部分如颜面或口角抽动、个别手指或单侧肢体持续不停抽动达数小时或数天，无意识障碍。发作终止后可遗留发作部位 Todd 麻痹，也可扩展为继发性全面性发作。病情演变取决于病变性质，部分隐源性患者治愈后可能不再发；某些非进行性器质性病变后期可伴同侧肌阵挛，但 EEG 背景正常；Rasmussen 综合征（部分性连续性癫痫）早期出现肌阵挛及其他形式发作，伴进行性弥漫性神经系统损害表现。单纯部分性感觉发作持续状态临床较少见。

2. **边缘叶性癫痫持续状态**：又称精神运动性癫痫状态，常表现意识障碍（模糊）和精神症状，如活动减少、反应迟钝、呆滞、注意力丧失、定向力差、缄默或只能发单音调，以及紧张、焦虑不安、恐惧、急躁、冲动行为、幻觉妄想和神游等持续数天至数月事后全无记忆；常见于颞叶癫痫，须注意与其他原因导致的精神异常鉴别。

3. **偏侧抽搐状态伴偏侧轻瘫**：多发生于幼儿，表现一侧抽搐，病人通常意识清醒，伴发作后一过性或永久性同侧肢体瘫痪。婴幼儿偏侧抽动偏瘫综合征（HHS）也表现半侧阵挛性抽动，常伴同侧偏瘫，也可发生持续状态。

4. **自动症持续状态**：少数患者表现自动症，意识障碍可由轻度嗜睡至木僵、昏迷和尿便失禁，如不及时治疗常发生全身性发作，可持续数小时至数天，甚至半年，患者对发作不能回忆，发作后近事或远事记忆受损。EEG 可见颞叶及额叶局灶性痫性放电。

新生儿期癫痫持续状态表现多样，不典型，多为轻微抽动，肢体奇异的强直动作，常由一个肢体转至另一肢体或半身抽动，发作时呼吸暂停，意识不清，EEG 可见特征性异常，1～4 Hz 慢波夹杂棘波或 2～6 Hz 节律性棘慢波综合，强直发作呈 δ 波，阵挛性发作有棘波、尖波发放。

## 四、并发症

癫痫状态是临床急症，不及时处理可导致严重的不可逆脑损害甚至死亡，应立即治疗。癫痫状态时间愈长，脑损害愈重，发作持续 10 h 以上常继发严重脑损伤。持续时间较短或频繁发作的持续状态可导致以下并发症。

1. 痫性发作肌肉剧烈运动可引起乳酸中毒、血 pH 值显著下降等代谢紊乱，患者呼吸停止导致严重缺氧，全身肌肉剧烈运动时大量耗氧，造成脑、心及全身重要脏器缺氧性损害，脑缺氧可引起脑水肿甚至脑疝。

2. 肺血管压明显增高可发生严重肺水肿引起猝死，血儿茶酚胺水平急骤升高可继发心律失常，也是重要的死因。体内乳酸堆积可引起肌球蛋白尿，血清肌酶明显增高可引起下肾单位肾病。

## 五、病情诊断

根据癫痫病史、临床特征、常规或视频 EEG 检查等。GTCS 持续状态发作间期意识丧失才能诊断；部分性发作持续状态可见局部持续性运动发作长达数小时或数天，无意识障碍；边缘叶癫痫持续状态、自动症持续状态均有意识障碍，可伴精神错乱、事后无记忆等。

## 六、鉴别诊断

部分性癫痫状态需与短暂性脑缺血发作（TIA）鉴别，TIA 可出现发作性半身麻木、无力等，不伴意识障碍，持续数分至数十分钟，易与单纯部分性发作持续状态混淆，TIA 多见于中老年，常伴高血压病、脑动脉硬化症等脑卒中危险因素；癫痫状态须注意与癔症、偏头痛、低血糖和器质性脑病等鉴别，病史和 EEG 是重要的鉴别依据。

## 七、病情检查

（一）实验室检查

1. 血常规检查。可除外感染或血液系统疾病导致症状性持续状态。
2. 血液生化检查。可排除低血糖、糖尿病酮症酸中毒、低血钠，以及慢性肝、肾功能不全和 CO 中毒等所致代谢性脑病癫痫持续状态。

（二）辅助检查

患者辅助检查应在迅速控制发作前提下酌情进行。

1. 常规 EEG、视频 EEG 和动态 EEG 监测：可显示尖波、棘波、尖-慢波、棘-慢波等痫性波型，有助于癫痫发作和癫痫状态的确诊。
2. 心电图检查：可排除大面积心肌梗死、各种类型心律失常导致广泛脑缺血、缺氧后发作和意识障碍。
3. 胸部 X 线检查：可排除严重肺部感染导致低氧血症或呼吸衰竭。
4. 必要时可行头部 CT 和 MRI 检查。

## 八、病情治疗

（一）从速控制发作是治疗的关键

根据癫痫状态类型选择用药。

1. 选择用药原则。

① 先选用速效 AEDs 静脉给药，首次用药必须足量。

② 发作控制不良时应毫不迟疑地重复给药。

③ 顽固性病例应多种药物联合使用。

④ 控制发作后应给予足够的维持量，患者清醒后改用口服抗痫药，并进一步查明病因

2. 常用药物。

① 地西泮（安定）：是成人或儿童各型癫痫状态的首选药，成人剂量 10～20 mg 单次最大剂量不超过 20 mg，儿童 0.3～0.5 mg/kg 以 3～5 mg/min 速度静脉推注。幼儿可直肠给药，剂量为 0.5 mg/kg；如 15 min 后复发可重复给药，或用地西泮 100～200 mg 溶于 5％葡萄糖盐水中在 12 h 内缓慢静脉滴注，总量不超过 120 mg/d 为宜。本药起效快，迅速进入脑部使血药浓度达到峰值，一般 2～3 min 生效，但本品代谢快半衰期短，20 min 后脑及血药浓度迅速下降，偶可出现呼吸抑制，应停药。

② 10％水合氯醛（Chloral hydrate）：成人 25～30 mL，小儿 0.5～0.8 mL/kg，加等量植物油保留灌肠。

③ 氯硝西泮（氯硝安定）：药效是安定的 5 倍，半衰期 22～32 h，成人首次剂量 3 mg 静脉注射后数分钟奏效，对各型癫痫状态均有效，以后 5～10 mg/d，静脉滴注或过渡至口服药。需注意对呼吸及心脏抑制较强。

劳拉西泮（氯羟安定）：作用较安定强 5 倍，半衰期 12～16 h，可用 0.1 mg/kg 以 1～2 mg/min 速度静脉注射，首次剂量不超过 5 mg 为宜。一般注射 3 min 后可控制发作，如未控制，5 min 后可重复同样剂量，亦应注意呼吸抑制。

④ 异戊巴比妥（异戊巴比妥钠）：成人 0.5 g/次溶于注射用水 10 mL 静脉注射，1～4 岁儿童 0.1 g/次，5 岁以上 0.2 g/次，速度不超过 0.05 g/min，至控制发作为止，通常 0.5 g 以内可控制发作，未注完的剩余药物可肌内注射。

⑤ 利多卡因（Lidocaine）：用于安定注射无效者，2～4 mg/kg 加入 10％葡萄糖内 50 mg/h 速度静脉滴注，复发时可重复应用；心脏传导阻滞及心动过缓者慎用

⑥ 苯妥英（苯妥英钠）：能迅速通过血脑屏障，用负荷剂量在脑中迅速达到有效浓度，无呼吸抑制和降低觉醒水平副作用，但起效慢，多在 30～60 min 起效，约 80％的患者在 20～30 min 内停止发作，作用时间长（半衰期 10～15 h），对 GTCS 持续状态效果尤佳。成人剂量 5～10 mg/kg，儿童 15 mg/kg，溶于 0.9％氯化钠液中静脉注射，成人注射速度不超过 50 mg/min，可与安定合用。可引起血压下降及心律失常，需密切观察，心功能不全、心律失常、冠心病及高龄者宜慎用或不用。

⑦ 丙戊酸钠（丙戊酸）：丙戊酸钠（德巴金）注射剂 5～15 mg/kg 溶于注射用水中，3～5 min 内静脉注射，再用 10 mg/kg 剂量加入 5％葡萄糖或 0.9％氯化钠液 500 mL 中，

静脉滴注,最大剂量可达 2 500 mg/d。可迅速终止某些癫痫持续状态,如部分性运动发作持续状态。

⑧ 苯巴比妥(Phenobarbital):主要用于癫痫控制后维持用药,用安定等控制发作后可续用苯巴比妥(苯巴比妥钠) 20 mg/kg,30 mg/min 缓慢静脉滴注;或 0.2 g 肌内注射,每 12 h 1 次。本药起效慢肌注后 20~30 min 起效,1~12 h 后血药浓度达到高峰,对脑缺氧和脑水肿有保护作用,大剂量可有肝、肾损害。

⑨ 副醛:作用强,半衰期 3~10 h,成人用 5 mL 缓慢静脉注射,速度不超过 1 mL/min,也可用 15~30 mL 保留灌肠。儿童 0.3 mL/kg 用植物油稀释保留灌肠,或 0.1~0.2 mg/kg 深部肌内注射。该药约 80% 经呼吸道排出,可引起剧咳,患呼吸系统疾病者忌用。

如上述方法均不能控制发作,可用硫喷妥钠静脉注射或乙醚吸入麻醉。

(二)有效的支持和对症治疗

如吸氧、吸痰,保持呼吸道通畅,必要时气管切开及辅助人工呼吸维护生命体征,做好舌咬伤、摔伤和骨折的防护等。一般对症处理包括:

1. 防治脑水肿:可用 20% 甘露醇快速静脉滴注,或地塞米松 10~20 mg 静脉滴注。
2. 控制感染:避免患者在发作时误吸,可酌情预防性应用抗生素,防治并发症。
3. 检查血糖、电解质、动脉血气等,有条件可行 EEG 监测。
4. 高热可物理降温,纠正发作引起代谢紊乱,如低血糖、低血钠、低血钙、高渗状态和肝性脑病,纠正水、电解质及酸碱平衡失调,并给予营养支持治疗。

(三)急诊处理方案

1. 在 10 min 内应进行的急诊处理。

① 明确癫痫持续状态诊断,确定发作类型。

② 监测呼吸、脉搏和血压保证生命体征平稳。

③ 保持呼吸道通畅,使患者头偏向一侧,及时清理口腔分泌物和吸痰;对牙关紧闭者应放置牙垫防止舌咬伤;放置床边护栏防止坠床;对发绀患者用鼻导管或面罩吸氧,必要时气管切开及辅助人工呼吸。

④ 首选安定,成人首次剂量为 20 mg,2~3 mg/min 速度静脉推注,约 1/3 的患者 3 min 内停止发作,4/5 的患者 5 min 内停止发作,作用时间仅维持 10~30 min,需同时给予其他抗痫药;须注意可抑制呼吸,静脉注射过快可发生呼吸骤停。

2. 在 30 min 内应完成的治疗处理。

① 苯巴比妥(苯巴比妥钠):8~9 mg/kg 肌内注射,发病前用过巴比妥类可适当减量作为安定注射后长效维持用药,首次注射后 4~6 h 可根据发作控制情况酌情给予首次剂量的 1/3~1/2 肌注,并作为维持剂量每 6~8 h 肌注 1 次,直至完全控制发作;对呼吸中枢有较强抑制作用,不宜静脉注射,有明显肝肾功能障碍者应适当减量或慎用。

② 丙戊酸钠(德巴金):5~15 mg/kg 溶于注射用水 3~5 min 静脉注射,再按 10 mg/kg 剂量加入 5% 葡萄糖或生理盐水 500 mL 中,静脉滴注,最大剂量 2 500 mg/d。①或②任选其一。

③ 患者终止发作后可行常规或视频脑电图检查、头颅 CT 检查,除外颅内出血、感染、肿瘤和脑挫裂伤等。

3. 在 60 min 内应完成的治疗检查及处理。

① 上述药物无效或疗效不佳,可给予苯妥英(苯妥英钠)缓慢静脉注射,5～10 mg/kg 溶于 5% 葡萄糖 20～40 mL 中,注射速度 50 mg/min,1/3 的患者可在静注开始 10 min 内停止发作;亦可将上述剂量药物溶于 5% 葡萄糖 100 mL 中,缓慢静脉滴注;需注意静脉用药可导致低血压及心电图改变,应心电监护下使用。

② 利多卡因:100 mg 溶于 5% 葡萄糖 20 mL,以 10 mg/min 速度静脉注射;可迅速控制发作,但维持时间较短,有效后可根据病情给予利多卡因 3.5 mg/(kg·h),静脉滴注。由于对心血管系统有明显抑制作用,最好在心电监护下用药。4% 副醛注射液:3～5 mL 静脉注射,当针头穿刺进入静脉后应立即推注,以免发生血液凝固,注射速度 1 mL/min,呼吸功能不佳者慎用。

③ 10% 水合氯醛 20～30 mL 保留灌肠,8～12 h 1 次,适于肝功能不全或不宜使用苯巴比妥类者。

④ 给予上述足够剂量药物仍不能控制发作,再用其他各种药物或重复剂量又担心超过安全限度时,可考虑由麻醉医师气管内插管,对患者实施全身麻醉和应用肌松剂,麻醉深度可达 3 期 4 级。

⑤ 对症治疗,如吸痰、用脱水剂减轻脑水肿、抗生素预防和治疗肺感染等。

⑥ 患者发作终止,可酌情腰穿、胸部 X 线及头颅 MRI 检查,有条件患者进入 NCU 或 ICU 病房监护治疗,防治呼吸系统合并症。

4. 在 24 h 后应进行的治疗。

① 发作完全控制 24 h 后,意识清楚者可口服卡马西平 0.11～0.2 g,3 次/日;或苯妥英(苯妥英钠)0.1 g,3 次/日;未完全清醒可鼻饲,1 周后根据血药浓度调整剂量。

② 适当选用钙离子拮抗药、能量合剂和神经细胞保护剂等,癫痫状态完全控制后应进行病因诊治。Walsh 提出的癫痫持续状态处理方案。

5. 控制发作后应使用长效 AEDs 过渡和维持,早期常用苯巴比妥,成人 0.2 g 肌注,3～4 次/日,儿童酌减,连续 3～4 天;并根据癫痫类型选择有效口服药(早期可鼻饲),过渡到长期维持治疗。

6. 癫痫状态防治:主要是治疗和纠正原发病,识别和纠正可能的促发因素。应按时服药,不突然停药和减药,生活规律,应注意使用氨茶碱、可卡因、利多卡因、异烟肼及三环类抗抑郁药等可诱发痫性发作。

(四)治疗原则

1. 癫痫的诊断必须明确,对可疑的病例不能应用抗癫痫药物治疗。

2. 癫痫发作应每年超过两次或两次以上,如果只有每年一次或数年一次,用药就得不偿失。

3. 个人因素也是决定开始治疗的重要条件,如果一个人不能坚持规律服药,间断服药的危害可能比不服药更大。

4. 对存在促发因素的癫痫，在没有消除促发因素之前就迫不及待用药，如低血糖、糖尿病、酗酒或一些药物及环境因素引起的癫痫，用药效果差。

5. 长期用药的毒副作用应考虑在内。

## 九、预后及预防

### （一）预后

癫痫持续状态在癫痫患者中的发病率为1%～5%，在抗癫痫药物被广泛应用前其病死率为10%～50%。至今其病死率仍高达13%～20%，因此应充分重视其诊断及处理。

### （二）预防

癫痫病的预防非常重要。预防癫痫不仅涉及医学领域，而且与全社会有关。预防癫痫应着眼于三个层次：一是着眼于病因，预防癫痫的发生；二是控制发作；三是减少癫痫对患者躯体、心理和社会的不良影响。

导致症状性癫痫综合征的原发病的预防及早期诊断、早期治疗也十分重要。对有遗传因素者要特别强调遗传咨询的重要性，应详细地进行家系调查，了解患者双亲、同胞和近亲中是否有癫痫发作及其发作特点，对能引起智力低下和癫痫的一些严重遗传性疾病，应进行产前诊断或新生儿期过筛检查，以决定终止妊娠或早期进行治疗。

### （三）明确诊断

（1）有效的治疗必须要有正确的诊断，要与肌阵挛、震颤、痉挛、舞蹈症、去大脑强直、去皮层强直等鉴别。

（2）脑电图检查。抽血送检下列化验内容：血pH和血气分析、血糖、血电解质、转氨酶、血酮、血氨、血白细胞计数和分类、抗癫痫药物的血浓度。

（3）反复癫痫发作持续30分钟以上不恢复时，或每次惊厥发作持续在2分钟以上时应视为癫痫持续状态。

### （四）一般处理

1. 判断为本病后，立即将患者的头转向一侧，清除口中分泌物，防止吸入和窒息。用外裹纱布的压舌板垫在上下臼齿之间，以防舌和颊的咬伤，同时有利于呼吸通畅。有气道阻塞者及早行气管切开。

2. 立即作血压、呼吸、脉搏、心电监测。

3. 常规吸氧。

4. 防止肢体损伤，床边加床栏。

5. 迅速建立静脉输液通道，保持输液通畅，评估心肺功能，注意防治失水、酸中毒、电解质紊乱、心力衰竭等，维持正常血压。

6. 静脉给予25～50 g葡萄糖和$VitB_1$ 100 mg。

7. 纠正低血糖、低血钠、低血钾、高血糖等。

8. 控制脑水肿，可适当应用20%甘露醇250 mL静脉滴注。

9. 控制体温,物理降温或戴冰帽。

10. 发作难以控制时,应插胃管排空胃内容物,防止呕吐物吸入气管。

11. 应用广谱抗生素治疗和预防感染。

12. 终止抽搐。

13. 癫痫持续状态一系列严重后果均源于惊厥持续或反复发作。因此,在短期内控制发作非常重要。肌肉注射抗癫痫药物已证明吸收不稳定难以达到目的,反复小剂量肌肉注射用药不但不能控制发作,而且很容易超过极量。静脉注射抗癫痫药物是可行的有效方法。

(五)注意事项

1. 禁忌烟、酒、茶、咖啡、巧克力、可口可乐等含有大量咖啡因的食物及饮品。

2. 少看电视(尤其是惊险、恐惧、刺激、悲伤的影视节目),不下象棋,不打手机、扑克、麻将、电脑、电子游戏机。

3. 禁止高空作业,即使用车辆、操作转动的机器及经常接触水、火、电等。

4. 不要过于劳累、激动、生气,注意休息。

5. 不能骤减和停服抗痫药,以免引起癫痫持续状态。

6. 克服自卑感及恐惧心理,避免疲劳紧张等情绪刺激。

7. 加强体质锻炼,起居有规律,禁忌烟酒等刺激性食物。

8. 严禁开车、游泳、夜间独自外出等活动,如有发作预兆,应当立即卧倒,避免跌伤。

(六)危害

一般认为癫痫病人不会突然死亡,而严重的癫痫持续状态者,例如发作 20 分钟可导致皮层缺氧;发作 1 小时,海马、杏仁核、小脑、丘脑等细胞受损,继而出现功能紊乱、呼吸衰竭等;若癫痫持续状态超过 13 小时,缺氧、缺血性脑损伤持续时间过长,可以引起全身性功能衰竭而死亡,不过这种情况极少见。

(叶 林 陈秀杰 韩 瑜)

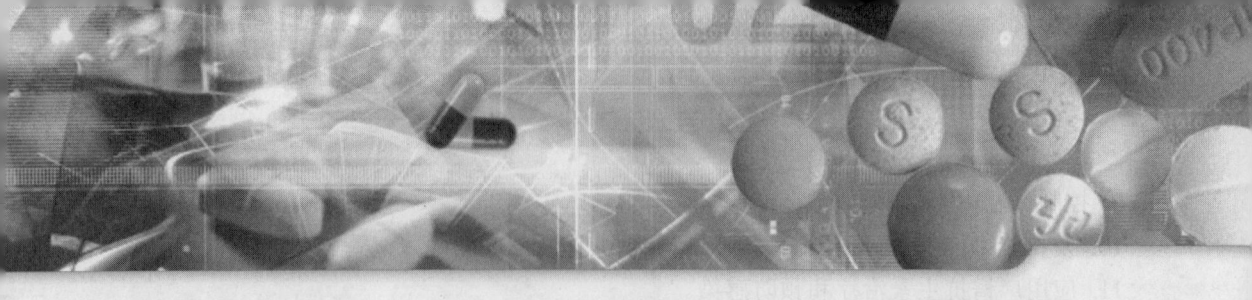

# 第十二章 营养支持治疗

## 第一节 概论

### 一、人体的基本营养代谢

机体的正常代谢及良好的营养状态,是维护生命活动的重要保证。任何代谢紊乱或营养不良,都可影响组织、器官功能,进一步恶化可使器官功能衰竭。机体的营养状态与罹病率及死亡率是密切相关的。外科领域不少危重病症都会存在不同程度的营养不良,如果不采取积极措施予以纠正,往往很难救治成功。在对机体代谢有足够认识的基础上,有效的输入途径的建立,以及各种符合生理、副反应小的营养制剂的相继生产及应用,使近代临床营养支持治疗获得了非常突出的效果,挽救了许多危重病人的生命。营养支持治疗是20世纪临床医学中的重大发展之一,已经成为危重病人治疗中不可缺少的重要内容。为能合理地实施营养支持治疗,首先应该充分了解机体的正常代谢及饥饿、创伤引起的代谢变化。使营养支持治疗措施能适应病人的代谢状态,既有效,又较少发生并发症。目前的营养支持方式,可分为肠内营养及肠外营养两种。

机体代谢所涉及的面很广,从营养治疗角度,最重要的是蛋白质代谢及能量代谢两方面。

（一）蛋白质及氨基酸代谢

氨基酸是蛋白质的基本单位,可分为必需氨基酸(essential aminoacids, EAA)和非必需氨基酸(nonessential aminoacids, NEAA)两类。NEAA中的一些氨基酸在体内的合成率很低,当机体需要量增加时则需体外补充,称为条件必需氨基酸,例如精氨酸、谷氨酰胺、组氨酸、酪氨酸及半胱氨酸等。机体在患病时因摄入减少,EAA来源不足,体内NEAA的合成会受到影响。因此从临床营养角度,应把NEAA放在与EAA相同重要的地位。

谷氨酰胺(glutamine, Gln)在组织中含量丰富,它是小肠黏膜、淋巴细胞及胰腺腺泡细胞的主要能源物质,为合成代谢提供底物,促进细胞增殖。Gln还参与抗氧化剂谷胱甘肽的合成。机体缺乏Gln可导致小肠、胰腺萎缩,肠屏障功能减退及细菌移位等。骨骼肌中缺乏 Gln 可使蛋白质合成率下降。Gln 缺乏还易导致脂肪肝。创伤、应激时很容易发生 Gln 缺乏。目前,不仅把 Gln 视作一种条件必需氨基酸,甚至把它看作为一种具有特殊作用的药物。

精氨酸的特殊作用也受到重视。精氨酸可刺激胰岛素和生长激素的释放,从而促进蛋白质合成。精氨酸还是淋巴细胞、巨噬细胞以及参与伤口愈合的细胞等很好的能源。

支链氨基酸(branched-chain aminoacids, BCAA)属 EAA 范围,包括亮氨酸、异亮氨酸及缬氨酸三种。BCAA 可以与芳香氨基酸竞争通过血脑屏障,在肝性脑病时有利于对脑内氨基酸谱失衡的纠正。机体在应激状态下,BCAA 成为肌肉的能源物质,补充 BCAA 将有利于代谢。

蛋白质的合成受多种因素的影响,其中氨基酸的输入,胰岛素、生长激素等作用的加强,均可明显地促进蛋白质合成。蛋白质分解的影响因素也很多,包括胰高糖素、皮质激素、肾上腺素等。许多细胞因子,例如白介素-1 及 6(IL-1,IL-6)、肿瘤坏死因子(TNF)等都是蛋白质分解的刺激因子。70 kg 体重男性,约有蛋白质 10～11 kg。每天蛋白质转换率为 3%(250～300 g/d),经粪便排出的氮量仅 1 g/d。吸收的氨基酸主要用于蛋白质合成,约 250 g/d。每天合成的蛋白质中,有肌肉蛋白 50g,血浆蛋白 20 g(包括白蛋白、球蛋白及纤维蛋白原等)、血红蛋白 8 g 及白细胞 20 g 等。提供热量对于蛋白质合成极为重要,只有在热量充分保证的情况下,才会有正常的蛋白质合成。正常机体的蛋白质(氨基酸)需要量为 0.8～1.0 g/(kg·d),相当于氮量 0.15 g/(kg·d)。应激、创伤时蛋白质需要量则增加,可达 1.2～1.5 g/(kg·d)(为氮 0.2～0.25 g/(kg·d))。

(二)能量储备及需要

机体的能量贮备包括糖原、蛋白质及脂肪。糖原的含量有限,供能仅约 3 765.6 kJ(900 kcal)。体内无贮备的蛋白质,均是各器官、组织的组成成分,若蛋白质作为能源而被消耗(饥饿或应激状态下),必然会使器官功能受损。显然,蛋白质不能被作为能源来考虑。体脂则是体内最大的能源仓库,贮量约 15 kg。饥饿时消耗脂肪以供能,对组织器官的功能影响不大。但在消耗脂肪的同时,也有一定量的蛋白质被氧化供能。机体的能量需要,可按 Harris-Benedict 公式计算出基础能量消耗(basal energy expenditure, BEE):

男:BEE(kcal) = 66.5 + 13.7 × W + 5.0 × H + 6.8 × A

女:BEE(kcal) = 655.1 + 9.56 × W + 1.85 × H − 4.6 × A

式中,W:体重(kg);H:身高(cm);A:年龄(年)。

应用近代的代谢仪可测得病人的实际静息能量消耗(resting energy expenditure, REE)。REE 值应是 BEE 的 110%。代谢仪检测的结果提示,REE 值比 H-B 公式的 BEE 值低 10% 左右。为此,在应用 H-B 公式时应作相应校正,即计算所得的 BEE 值扣去 10%,就是病人实际的 REE 值。另外,简易的估计热量需要的方法是:机体每天所需热量为 7 531～8 368 kJ(1 800～2 000 kcal)。以千克体重计,每天基本需要量为 104.61 kJ(25 kcal)。机体的热量来源:15% 来自氨基酸,85% 来自碳水化合物及脂肪。在营养支持时,所供氨基酸作为蛋白质合成原料,此时非蛋白质热量(kcal)与氮量(g)之比为

（100～150）∶1（1 kcal = 4.18 68 kJ）。

## 二、营养状态的评定

对病人营养状态的评定，既可判别其营养不良程度，又是营养支持治疗效果的客观指标。

（一）人体测量

1. 体重变化可反映营养状态，但应排除脱水或水肿等影响因素。体重低于标准体重的 15%，提示存在营养不良。标准体重（kg）= 身高（cm）- 105

幼儿体重（kg）= 3 +（身高（cm）- 50）/3.80

2. 三头肌皮皱厚度是测定体脂贮备的指标，上臂自然下垂，肩峰至尺骨鹰嘴连线中点上方 1～2 cm，用左手食指和拇指从测量点旁 1 cm 处将皮肤连同皮下脂肪顺臂之长轴捏起皮褶测量，正常男性为 12.5 mm，女性 16.5 mm，实测值 >90% 为正常，80%～90% 轻度营养不良，60%～80% 中度营养不良，60% 以下为重度营养不良。

3. 上臂周径测定可反映全身肌肉及脂肪的状况。测量点为肩峰至尺骨鹰嘴连线中点处。上述测定值若低于标准值的 10%，则提示存在营养不良。

（二）三甲基组氨酸测定

三甲基组氨酸是肌纤蛋白和肌球蛋白的最终分解产物，不再被合成代谢所利用。测定尿中三甲基组氨酸排出量可反映机体蛋白质分解量。其值越大，反映体内分解亢进，负氮平衡明显。

（三）内脏蛋白测定

包括血清清蛋白（白蛋白）、转铁蛋白及前白蛋白浓度测定。是营养评定的重要指标。营养不良时该测定值均有不同程度下降。白蛋白的半寿期较长（20 天），转铁蛋白及前白蛋白的半寿期均较短，分别为 8 天及 2 天，后者常能反映短期内的营养状态变化。

（四）淋巴细胞计数

周围血淋巴细胞计数可反映机体免疫状态。计数 <1 500 常提示营养不良。

（五）氮平衡试验

在没有消化道及其他额外的体液丢失（如消化道瘘或大面积烧伤等）的情况下，机体蛋白质分解后基本是以尿素形式从尿中排出。因此测定尿中尿素氮含量（注意要精确收集 24 小时尿液并计量），加常数 2～3 g（表示以非尿素氮形式排出的含氮物质和经粪便、皮肤排出的氮）即为出氮量。入氮量则是静脉输入的氨基酸液的含氮量。由此，可测得病人是处于正氮或负氮平衡状态，指导营养支持治疗。

## 三、提供营养的途径

（一）肠外营养

又称静脉营养，是指通过静脉补给病人每天所需的全部营养或部分营养。

1. 补给途径。① 浅静脉营养。通常适用于不超过 2 周的短期肠外营养，或较长期输入接近等渗的营养液,多选用氨基酸-中浓度葡萄糖-脂肪乳剂系统。② 深静脉营养。长时间静脉营养,特别是输入25%葡萄糖液,宜选择经右侧颈内静脉或颈外静脉向上腔静脉插入硅胶管,24小时或夜间连续滴入。

2. 常用的静脉营养液。有葡萄糖液、脂肪乳剂、复方氨基酸、无机盐、微量元素、维生素等。

3. 适应证。① 无法有效进食或有消化吸收障碍:如高位小肠瘘、短肠综合征、恶性肿瘤化疗期间胃肠道反应严重等。② 消化道营养不能满足机体需要:大面积烧伤、严重感染等。③ 特殊病情:坏死性胰腺炎、急性肾功能衰竭、肝功能衰竭等。

(二)肠内营养

符合生理状况,远比静脉营养简便安全,是补充营养的主要途径。

1. 补给途径。以口服为首选,不能口服者,采用管饲。以后者占多数。① 鼻饲。经鼻腔插入长约1.5 m,直径3～4 mm的硅胶重头管,借胃蠕动推送进入十二指肠或空肠。② 胃肠造瘘。经胃造口引导入十二指肠,或于屈氏韧带下15～20 cm行空肠造口。

2. 营养液。① 多聚膳。含未经消化的蛋白、糖、中等量脂肪,适用于消化吸收功能良好的患者。② 单体膳。亦称要素饮食,含不需消化或稍消化即可吸收的分子状态营养物,如葡萄糖、氨基酸、水解蛋白、乳化脂肪、无机盐、维生素等,适用于消化功能不全,而吸收功能尚可的患者。

### 四、营养不良的分类

(一)蛋白质营养不良(低蛋白血症型营养不良)

1. 原因:长期蛋白摄入不足,严重外伤、感染,大面积烧烫伤引起剧烈的炎症性反应。

2. 特征:内脏蛋白消耗,免疫功能低下,人体测量数值正常,包括体重、上臂周径等。

3. 后果:如果不采取有效的措施给予营养支持治疗,免疫功能受损导致严重感染,甚至死亡。

(二)蛋白质—热能营养不良(单纯饥饿型、干瘦型营养不良)

1. 原因:热能摄入不足逐渐消耗肌肉组织及脂肪。

2. 特征:严重的肌肉和脂肪消耗,婴幼儿则生长发育迟缓;躯体和内脏组织量减少,血浆白蛋白显著降低;免疫力、伤口愈合能力及短期应激能力尚好,病人精神及食欲尚好。

(三)混合型营养不良(单纯饥饿＋低蛋白血症型)

1. 原因:蛋白质及热能摄入均不足,常见于晚期肿瘤病人和消化瘘的病人。

2. 此类病人原本能量储备不足,在应激状态下,体内蛋白急剧消耗,极易发生感染和伤口不愈合等并发症,死亡率高。

### 五、疾病状态下的热能消耗

不同疾病状态下的应激系数如表12-1所示。

表 12-1　不同疾病状态下的应激系数

| 疾病状态 | | 应激系数 | 疾病状态 | 应激系数 |
| --- | --- | --- | --- | --- |
| 感染和应激 | 轻度 | 1.0～1.2 | 骨折 | 1.20～1.35 |
| | 中度 | 1.2～1.4 | 挤压、钝器伤 | 1.15～1.35 |
| | 重度 | 1.4～1.8 | 复合性损伤 | 1.6 |
| 外科小手术 | | 1.0～1.1 | 颅脑损伤 | 1.6 |
| 外科大手术 | | 1.1～1.2 | 灼伤 20% | 1.0～1.5 |
| 肿瘤 | | 1.45 | 灼伤 20%～40% | 1.5～1.85 |
| 心力衰竭 | | 1.2 | 灼伤 40%以上 | 1.85～2.0 |

1. 碳水化合物。推荐意见：葡萄糖是肠外营养中主要的碳水化合物来源，一般占非蛋白质热卡的 50%～60%，应根据糖代谢状态进行调整。

碳水化合物推荐意见几点说明。胰岛素抵抗和糖异生增强导致高血糖是应激后糖代谢紊乱的特点。PN 时大量的补充葡萄糖加重血糖升高、糖代谢紊乱及脏器功能损害的危险。对严重应激后体内代谢状态的认识，降低非蛋白质热量中的葡萄糖补充，葡萄糖：脂肪保持在 60∶40～50∶50，以及联合强化胰岛素治疗控制血糖水平，已成为重症病人营养支持的重要策略之一。

2. 脂肪乳剂。推荐意见：脂肪补充量一般为非蛋白质热卡的 40%～50%；摄入量可达 1～1.5 g/(kg·d)，其中亚油酸和亚麻酸供能分别占总能量(1～2)%和 0.5%时，即可满足人体的需要，应根据血脂肃清能力进行调整，脂肪乳剂应匀速缓慢输注。

脂肪乳剂推荐意见几点说明。关于脂肪乳剂静脉输注要求，美国 CDC 推荐指南指出：含脂肪的全营养混合液应 24 小时内匀速输注，如脂肪乳剂单瓶输注时，输注时间应>12 小时。脂肪乳剂须与葡萄糖同时使用，才有进一步的节氮作用

3. 氨基酸/蛋白质。推荐意见：重症病人肠外营养时蛋白质供给量一般为 1.2～1.5 g/(kg·d)，相当于氮 0.20～0.25 g/(kg·d)；热氮比(100～150 kcal)∶1 g N。

4. 微营养素的补充(维生素与微量元素)。推荐意见：维生素与微量元素应作为重症病人营养支持的组成成分。创伤、感染及 ARDS 病人，应适当增加抗氧化维生素及硒的补充量。

## 六、营养支持途径的选择

根据营养素补充途径，临床营养支持分为肠外营养支持(通过外周或中心静脉途径)和肠内营养营养支持(通过喂养管经胃肠道途径)两种方法。

推荐意见：只要胃肠道解剖与功能允许，并能安全使用，应积极采用肠内营养支持，肠内营养有以下优点。

1. 肠内营养更符合人体的生理；
2. 提供安全、平衡的各大营养素和微营养素；

3. 直接营养胃肠道(肠黏膜 70% 的营养来源于肠腔);
4. 维持消化系统的正常生理功能;
5. 营养物质经门静脉系统吸收,有利于蛋白质合成;
6. 代谢调节,避免从体循环释放含氮废弃产物;
7. 营养物质代谢所消耗的能量较肠外营养低;
8. 保护肠黏膜屏障,预防细菌易位;
9. 保护肝脏功能,防止淤胆等肝功能损害;
10. 刺激免疫球蛋白和胃肠道激素的分泌;
11. 降低高分解代谢,促进蛋白质合成,改善氮平衡;
12. 刺激肠黏膜细胞增殖,促进胃肠道功能恢复。

不能耐受肠内营养和肠内营养禁忌的重症病人应选择完全肠外营养支持(total parenteral nutrition,TPN)的途径。对于肠内营养禁忌的重症病人,若不及时有效地给予 PN,将使其死亡风险增加三倍:① 胃肠道功能衰竭的重症病人;② 由于手术或解剖问题胃肠道禁止使用的重症病人;③ 存在有尚未控制的腹部情况,如腹腔感染、肠梗阻、肠瘘等。

胃肠道仅能接受部分营养物质补充的重症病人,可采用部分肠内与部分肠外营养(partial parenteral nutrition,PPN)相结合的联合营养支持方式。

推荐意见:一旦病人胃肠道可以安全使用时,则应逐渐向肠内营养或口服饮食过渡。

## 七、特殊营养物质的作用

(一) 谷氨酰胺在重症病人的应用

1. 能够减少肠道细菌移位和维持肠道黏膜的完整性。
2. 能够降低手术创伤和应激时高代谢反应、维持氮平衡。
3. 有增强机体免疫功能和抗感染作用。

推荐意见:① 接受肠外营养的重症病人应早期补充药理剂量的谷氨酰胺;② 静脉补充谷氨酰胺有助于降低急性胰腺炎、多发性创伤、急性腹膜炎和外科大手术后感染性并发症的发生率。

(二) 精氨酸在重症病人的应用

精氨酸是应激状态下体内不可缺少的氨基酸,影响应激后的蛋白质代谢,参与蛋白质合成。药理剂量的精氨酸能有效地促进细胞免疫功能,通过增强巨噬细胞吞噬能力,使机体对感染的抵抗能力提高。精氨酸还可促进生长激素、催乳素、胰岛素、生长抑素等多种内分泌腺分泌,具有促进蛋白及胶原合成的作用。有关严重应激状态下重症病人的多项临床研究显示,添加精氨酸的 EN 并不能降低重症病人的病死率,而且也不能降低感染的发生率。

也有研究显示,与标准的 EN 比较,添加精氨酸的肠内营养增加严重感染病人的病死率。

推荐意见:添加精氨酸的肠内营养对创伤和手术后病人有益。

推荐意见:严重感染的病人,肠内营养不应添加精氨酸。

(三)鱼油在重症病人的应用

鱼油(ω-3PUFA)有助于下调过度的炎症反应,促进巨噬细胞的吞噬功能,改善免疫机能。

鱼油还可影响细胞膜的完整性、稳定性,减少细胞因子的产生与释放,有助于维持危重疾病状态下血流动力学稳定。

鱼油被认为是有效的免疫调理营养素。

推荐意见:对 ARDS、创伤与腹部感染的重症病人,营养支持时可添加药理剂量的鱼油。0.1～0.2/(kg·d)。

## 八、重症病人的血糖控制与强化胰岛素治疗

应激性高血糖是外科重症病人中普遍存在的一种临床现象,多项前瞻与回顾性临床研究表明,严格血糖控制可有效地降低外科重症病人的病死率。严格血糖控制可使因严重感染导致多器官功能衰竭病人的病死率明显降低,使其他并发症的发生率亦有明显下降。在强化胰岛素治疗中应当注意以下方面。

1. 在实施强化胰岛素治疗期间,应当密切监测血糖,及时调整胰岛素用量,防治低血糖。

2. 重症病人的营养支持中,葡萄糖常作为非蛋白质热量的主要组成部分,葡萄糖的摄入量与速度直接影响血糖水平,一般情况下,葡萄糖的输入量应当控制在 ≤200 g/d。

3. 营养液的输入应当注意持续、匀速,避免血糖波动。

推荐意见:任何形式的营养支持,应配合强化胰岛素治疗,严格控制血糖水平 ≤7.5 mmol/L,并应避免低血糖发生。

## 九、生长激素(GH)在重症病人的应用

多项Ⅱ,Ⅲ级临床研究和基础研究结果表明:在创伤、大手术等状态下,GH 可促进蛋白质合成,降低蛋白质分解,改善氮平衡。在呼吸依赖的机械通气病人,联合应用营养支持和 GH,可提高呼吸肌力量,缩短呼吸机撤离时间;促进创面、伤口、吻合口和瘘口的愈合。GH 可促进重症病人肠黏膜的增生,改善肠屏障功能。1999 年欧洲的一项多中心、前瞻、随机对照研究表明,严重感染和应激早期的重症病人使用 GH 后病死率明显增加。

1. 因此应避免用于严重应激期的重症病人、感染未控制的重症病人和内环境紊乱的重症病人。

2. 对于应激状态趋于稳定、分解代谢与低蛋白血症难以纠正的延迟期重症病人,小剂量使用 GH,有助于改善病人的代谢状态,纠正负氮平衡与低蛋白血症等。

3. 推荐意见:① 创伤和脓毒症病人早期存在严重应激,不推荐应用生长激素;② 渡过急性应激期的创伤、大手术后病人,呼吸机依赖等重症病人,在营养物提供充足的前提下,可使用生长激素。

外科危重患者的营养支持复杂而困难,临床上应根据患者的代谢特征,进行合理、有效的营养支持。同时,应采取多种措施积极治疗原发疾病,维护机体重要的脏器功能,防止多器官功能衰竭的发生。只有这样,才可能提高外科危重患者的救治成功率。

(辛维栋　宋同勋　赵翠梅)

## 第二节　危重病人的营养支持治疗

### 一、危重症与营养支持

(一) 营养支持概念的发展

现代重症医学与临床营养支持理论和技术的发展几乎是同步的,都已经历了约半个世纪的历史。数十年来大量强有力的证据表明,住院病人中存在着普遍的营养不良;而这种营养不良(特别是低蛋白性营养不良)不仅增加了住院病人死亡率,并且显著增加了平均住院时间和医疗费用的支出;而早期适当的营养支持治疗,则可显著地降低上述时间与费用。

近年来,虽然医学科学有了长足的进步,但住院重症病人营养不良的发生比率却未见下降。其原因包括:社会人口老龄化;医学水平的提高使得重症病人生命延长、病情更加复杂迁延;应激时的乏氧代谢使得各种营养底物难以利用;严重的病理生理损害(意识、体力、消化器官功能)妨碍重症病人进食;部分慢性病人往往有长期的基础疾病消耗;病理性肥胖病人的增多;特别是许多病人在其入院时多忽视了营养状态的评估。因此,临床营养支持作为重症病人综合治疗的重要组成部分,应该得到足够的重视。

重症医学是对住院病人发生的危及器官功能和生命的急性病理生理变化进行全方位支持和综合治疗的学科。在重症医学的综合治疗中,关键是保护和改善全身与各器官的氧输送并使之与氧消耗相适应,即:灌注与氧合。灌注与氧合的目的是维持与改善全身与各器官组织的新陈代谢,而代谢的底物以及部分代谢过程的调理,营养支持是重要的手段。

早期的临床营养支持多侧重于对热卡和多种基本营养素的补充,随着对机体代谢过程认识的加深以及对各种营养底物代谢途径的了解,人们发现各种营养底物在不同疾病的不同阶段通过不同的代谢途径与给予方式,对疾病的预后有着显著不同的影响。例如不同蛋白质(氨基酸)对于细胞生长与修复、多种酶系统活性、核酸代谢、细胞因子产生、免疫系统功能影响各异;而不同脂质的代谢则对于细胞膜的功能和稳定,各种甾体激素与性激素水平,以及众多炎性介质和凝血过程有着不同的作用。碳水化合物在不同疾病状态和疾病不同时期的代谢也不一致。而一些维生素与微量元素除了作为多种辅酶起作用之外,还具有清除氧自由基的功能。因此,现代临床营养支持已经超越了以往提供能量,恢复"正氮平衡"的范畴,而通过代谢调理和免疫功能调节,从结构支持向功能支持发展,发挥着"药理学营养"的重要作用,成为现代危重病治疗的重要组成部分。

## (二)危重病人营养支持目的

供给细胞代谢所需要的能量与营养底物,维持组织器官结构与功能;通过营养素的药理作用调理代谢紊乱,调节免疫功能,增强机体抗病能力,从而影响疾病的发展与转归,这是实现重症病人营养支持的总目标。应该指出,营养支持并不能完全阻止和逆转重症病人严重应激的分解代谢状态和人体组成改变。病人对于补充的蛋白质的保存能力很差。但合理的营养支持,可减少净蛋白的分解及增加合成,改善潜在和已发生的营养不良状态,防治其并发症。

## (三)危重病人营养支持原则

严重应激后机体代谢率明显增高,出现一系列代谢紊乱,体重丢失平均0.5~1.0 kg/d,机体营养状况迅速下降及发生营养不良(体重丢失≥10%)是重症病人普遍存在的现象。并成为独立因素影响危重症预后。临床研究表明,延迟的营养支持将导致重症病人迅速出现营养不良,并难以为后期的营养治疗所纠正。此外,营养摄入不足(underfeeding)和蛋白质能量负平衡与发生营养不良及血源性感染相关,并直接影响ICU病人的预后。对危重症病人来说,维持机体水、电解质平衡为第一需要。在复苏早期、血流动力学尚未稳定或存在严重的代谢性酸中毒阶段,均不是开始营养支持的安全时机。此外还需考虑不同原发疾病、不同阶段的代谢改变与器官功能的特点。存在严重肝功能障碍,肝性脑病,严重氮质血症,严重高血糖未得到有效控制等情况下,营养支持很难有效实施。

应激性高糖血症是ICU病人普遍存在的问题。近年来临床研究表明,任何形式的营养支持(EN、PN),应配合应用胰岛素控制血糖。严格控制血糖水平可明显改善重症病人的预后,使机械通气时间、住ICU时间、MODS发生率及病死率明显下降。

推荐意见1:重症病人常合并代谢紊乱与营养不良,需要给予营养支持。(C级)
推荐意见2:重症病人的营养支持应尽早开始。(B级)
推荐意见3:重症病人的营养支持应充分考虑到受损器官的耐受能力。(E级)

## (四)营养支持途径与选择原则

根据营养素补充途径,临床营养支持分为肠外营养支持(parenteral nutrition, PN,通过外周或中心静脉途径)与肠内营养营养支持(enteral nutrition, EN,通过喂养管经胃肠道途径)两种方法。随着临床营养支持的发展,营养支持方式已由PN为主要的营养供给方式,转变为通过鼻胃/鼻空肠导管或胃/肠造口途径为主的肠内营养支持。这种转换是基于我们对营养及其供给方面的深入了解和认识。设计较好的RCT及有外科病人的荟萃分析结果显示,PN与感染性并发症的增加有关,而接受EN病人感染的风险比要接受PN者为低。有关营养支持时机的临床研究显示,早期EN,使感染性并发症的发生率降低,住院时间缩短等。但并非所有重症病人均能获得同样效果。特别是在比较EN与PN对预后改善、降低住院时间与机械通气时间等方面,尚缺乏有力的证据。这可能与多种因素有关,如所患疾病的情况、营养供给量及营养支持相关并发症等。有关外科重症病人营养支持方式的循证医学研究表明,80%的患者可以完全耐受肠内营养(TEN),另外10%可接受PN和EN混合形式营养支持,其余的10%胃肠道不能使用,是选择TPN的绝对适应证。应该指出,重症病人肠内营养不耐受的发生率高于普通病人,有回顾性调查(MICU)显示仅有50%左右接受EN的重症病人可达到目标喂养量(25 kcal/(kg·d))。

对于合并肠功能障碍的重症病人,肠外营养支持是其综合治疗的重要组成部分。研究显示,合并有营养不良,而又不能通过胃肠道途径提供营养的重症病人,如不给予有效的PN治疗,死亡危险将增加3倍。

总之,经胃肠道途径供给营养应是重症病人首先考虑的营养支持途径。因为它可获得与肠外营养相似的营养支持效果,并且在全身性感染等并发症发生及费用方面较全肠外营养更具有优势。

推荐意见4:只要胃肠道解剖与功能允许,并能安全使用,应积极采用肠内营养支持。(B级)

推荐意见5:任何原因导致胃肠道不能使用或应用不足,应考虑肠外营养,或联合应用肠内营养(PN,PN + EN)。(C级)

(五)危重病人能量补充原则

合理的热量供给是实现重症病人有效的营养支持的保障。有关应激后能量消耗测定的临床研究表明:合并全身感染病人,能量消耗(REE/MEE)第一周为25 kcal/(kg·d),第二周可增加至40 kcal/(kg·d)。创伤患者第一周为30 kcal/(kg·d),某些病人第二周可高达55 kcal/(kg·d)。大手术后能量消耗为基础能量需要(BMR)的1.25~1.46倍。但这并非是急性应激状态的重症病人的能量供给目标。不同疾病状态、时期以及不同个体,其能量需求亦是不同的。应激早期,合并有全身炎症反应的急性重症病人,能量供给在20~25 kcal/(kg·d),被认为是大多数重症病人能够接受并可实现的能量供给目标。即所谓"允许性"低热卡喂养。其目的在于:避免营养支持相关的并发症,如高血糖、高碳酸血症、淤胆与脂肪沉积等。值得注意的是,对ICU病人来说,营养供给时应考虑到危重机体的器官功能、代谢状态及其对补充营养底物的代谢、利用能力。在肝肾功能受损情况下,营养底物的代谢与排泄均受到限制,供给量超过机体代谢负荷,将加重代谢紊乱与脏器功能损害。肥胖的重症病人应根据其理想体重计算所需能量。

对于病程较长、合并感染和创伤的重症病人,病情稳定后的能量补充需要适当的增加,目标喂养可达30~35 kcal/(kg·d),否则将难以纠正病人的低蛋白血症。

由于重症病人肠内营养不耐受的发生率增高,常影响EN的有效实施而导致喂养不足(underfeeding),并使获得性血源性感染的发生率增高。近年来多中心研究证明,根据营养治疗管理方案,有助于使更多的病人达到目标能量供给,提高肠内营养所占的比例,以及保证EN的有效实施。

推荐意见6:重症病人急性应激期营养支持应掌握"允许性低热卡"原则(20~25 kcal/(kg·d));在应激与代谢状态稳定后,能量供给量需要适当的增加(30~35 kcal/(kg·d))。(C级)

## 二、肠外营养支持

### (一) 应用指证

不能耐受肠内营养和肠内营养禁忌的重症病人,应选择完全肠外营养支持(total parenteral nutrition,TPN)的途径。主要指:① 胃肠道功能障碍的重症病人;② 由于手术或解剖问题胃肠道禁止使用的重症病人;③ 存在有尚未控制的腹部情况,如腹腔感染、肠梗阻、肠瘘等。对于肠内营养禁忌的重症病人,如不及时有效地给予 PN,将使其死亡的风险增加 3 倍。荟萃分析表明:早期 PN 支持(入 ICU 或创伤后 24 小时内)与延迟的 EN 相比,前者感染性并发症明显降低。肠外营养支持是合并有肠功能障碍病人治疗的重要组成部分。近年来,随着肠外营养了解的深入,特别是对"过度喂养"危害的认识,使 PN 实施的安全有效性大大提高,成为任何原因导致胃肠道不能使用的 ICU 病人的营养支持方式。

胃肠道仅能接受部分的营养物质的补充的重症病人,可采用部分肠内与部分肠外营养(partial parenteral nutrition,PPN)相结合的联合营养支持方式,目的在于支持肠功能。一旦病人胃肠道可以安全使用时,则逐渐减少及至停止肠外营养支持,联合肠道喂养或开始经口摄食。

存在以下情况时,不宜给予肠外营养支持:① 早期复苏阶段、血流动力学尚未稳定或存在严重水电解质与酸碱失衡;② 严重肝功能衰竭,肝性脑病;③ 急性肾功能衰竭存在严重氮质血症;④ 严重高血糖尚未控制。

推荐意见 1:一旦病人胃肠道可以安全使用时,则应逐渐向肠内营养或口服饮食过渡。(D 级)

### (二) 经肠外补充的主要营养素及其应用原则

1. 碳水化合物。碳水化合物(葡萄糖)是非蛋白质热量(NPC)的主要部分,临床常用的是葡萄糖。葡萄糖能够在所有组织中代谢,提供所需要的能量,是蛋白质合成代谢所必需的物质,是脑神经系统、红细胞等所必需的能量物质,每天需要量 >100 g。其他乳果糖、山梨醇、木糖醇等亦可作为能量的来源,其代谢过程不需要胰岛素的参予,但代谢后产生乳酸、尿酸,输注量过大将发生乳酸(果糖、山梨醇)或尿酸(木糖醇)血症。

严重应激时胰岛素受体与葡萄糖载体的作用受到抑制,导致其氧化代谢障碍和利用受限。胰岛素抵抗和糖异生增强导致高血糖是应激后糖代谢紊乱的特点。PN 时大量的补充葡萄糖有加重血糖升高、糖代谢紊乱及脏器功能损害的危险。过多热量与葡萄糖的补充(overfeeding),增加 $CO_2$ 的产生,增加呼吸肌做功、肝脏代谢负担和淤胆发生等。特别是对合并有呼吸系统损害重症病人,且葡萄糖供给量对于 $CO_2$ 产生量的影响胜于葡萄糖:脂肪比例。总之,葡萄糖的供给应参考机体糖代谢状态与肝、肺等脏器功能。随着对严重应激后体内代谢状态的认识,降低非蛋白质热量中的葡萄糖补充,葡萄糖:脂肪保持在 60:40~50:50,以及联合强化胰岛素治疗控制血糖水平,已成为重症病人营养支持的重要策略之一。

推荐意见 2:葡萄糖是肠外营养中主要的碳水化合物来源,一般占非蛋白质热卡的 50%~60%,应根据糖代谢状态进行调整。(C 级)

2. 脂肪乳剂。脂肪乳剂是 PN 支持的重要营养物质和能量来源,提供必需脂肪酸并携带脂溶性维生素,参予细胞膜磷脂的构成。脂肪可供给较高的非蛋白质热量。其中亚油酸(ω-6PUFA,必需脂肪酸)和 α-亚麻酸(ω-3FA)提供能量分别占总能量的 1%～2% 和 0.5% 时,即可满足人体的需要。

长链脂肪乳剂(LCT)和中长链混合脂肪乳剂(MCT/LCT)是目前临床上常选择的静脉脂肪乳剂类型(ω-6PUFA)。其浓度有:10%,20%,30%。LCT 提供必需脂肪酸(EFA),由于 MCT 不依赖肉毒碱转运进入线粒体,有较高氧化利用率,更有助于改善应激与感染状态下的蛋白质合成。

危重成年病人脂肪乳剂的用量一般可占非蛋白质热量(NPC)的 40%～50%,1～1.5 g/(kg·d),高龄及合并脂肪代谢障碍的病人,脂肪乳剂补充量应减少。脂肪乳剂须与葡萄糖同时使用,才有进一步的节氮作用。此外,脂肪乳剂单位时间输注量对其生理作用亦产生影响,研究表明,脂肪乳剂输注速度 >0.12 g/kg/h 时,将导致血管收缩的前列腺素(PGF2a,TXA2)水平增加。关于脂肪乳剂静脉输注要求,美国 CDC 推荐指南指出:含脂肪的全营养混合液(total nutrients admixture,TNA)应 24 小时内匀速输注,如脂肪乳剂单瓶输注时,输注时间应 >12 小时。

推荐意见 3:脂肪补充量一般为非蛋白质热卡的 40%～50%;摄入量可达 1～1.5 g/(kg·d),应根据血脂廓清能力进行调整,脂肪乳剂应匀速缓慢输注。(B 级)

3. 氨基酸/蛋白质。一般以氨基酸液作为肠外营养蛋白质补充的来源,静脉输注的氨基酸液,含有各种必需氨基酸(EAA)及非必需氨基酸(NEAA)。EAA 与 NEAA 的比例为 1:1～1:3。鉴于疾病的特点,氨基酸的需要(量与种类)也有差异。临床常用剂型有:为一般营养目的应用的配方为平衡型氨基酸溶液,它不但含有各种必需氨基酸,也含有各种非必需氨基酸,且各种氨基酸间的比例适当,具有较好的蛋白质合成效应。

对存在全身严重感染病人的研究显示:尽管给予充分的营养支持,仍然不能阻止大量的、持续性的蛋白质丢失。在前 10 天,2/3 丢失的蛋白来自于骨骼肌,以后则更多的来自于内脏蛋白。瘦体组织(无脂组织群 lean body mass,LBM)的丢失速度从每天 0.5% 到 1.0%。不同组织器官蛋白质合成与降解的反应是不同的,并在疾病时发生变化。稳定持续的蛋白质补充是营养支持的重要策略。ICU 病人人体测量结果提示蛋白质(氨基酸)的需要量供给至少应达到 1.2～1.5 g/(kg·d)。高龄及肾功能异常者可参照血清 BUN 及 BCr 变化。重症病人营养支持时的热氮比可降至(100～150)kcal:1 g N。

临床研究表明,BCAA 强化的复方氨基酸液有助于肝功能障碍病人调整血浆氨基酸谱和防治肝性脑病。有关手术创伤病人的研究显示,应用强化支链氨基酸(36% BCAA)的复方氨基酸液的 TPN 支持,在节氮和促进蛋白质合成方面,均未显示出特殊优势。

推荐意见 4:重症病人肠外营养时蛋白质供给量一般为 1.2～1.5 g/(kg·d)。

4. 水、电解质的补充。营养液的容量应根据病情及每个病人具体需要,综合考虑每日液体平衡与前负荷状态确定,并根据需要予以调整。CRRT 时水、电解质等丢失量较大,应注意监测血电解质。每日常规所需要的电解质主要包括钾、钠、氯、钙、镁、磷。营养支持时应经常监测。

5. 微营养素的补充(维生素与微量元素)。重症病人血清抗氧化剂含量降低,肠外和肠内营养时可添加 VitC、VitE 和 β-胡萝卜素等抗氧化物质。只有少数几个有关于重症病人维生素与微量元素需要的研究报道,腹主动脉瘤术前连续 8 天口服 VitE 600 IU(400 mg)/d,骨骼肌活检显示可降低缺血再灌注损伤。连续 9 天硒的补充,使合并 SIRS 和感染的重症病人肾衰发生率较对照组明显降低,(3/21:9/21, p = 0.035),死亡率亦有下降趋势。ARDS 病人血清维生素 E、C 和硒的含量低于正常对照组,脂质过氧化物浓度升高。由此提示应增加 ARDS 病人抗氧化物的补充量,以满足恢复其机体抗氧化能力的需要。一项涉及 595 例创伤病人的 RCT 研究显示:补充维生素 E、C,使肺部并发症有下降趋势(CI = 0.81, 0.6~1.1),MODS 发生率降低(26/595 例, 4%, CI = 0.19~0.96)。

但目前对于微营养素在重症病人的需要量、生物利用度及补充后的效果尚无更明确的报道。

推荐意见5:维生素与微量元素应作为重症病人营养支持的组成成分。创伤、感染及 ARDS 病人,应适当增加抗氧化维生素(C 级)及硒的补充量。(B 级)

(三)肠外营养支持途径与选择原则

肠外营养支持途径可选择经中心静脉和经外周静脉营养支持,如提供完整充分营养供给,ICU 病人多选择经中心静脉途径。营养液容量、浓度不高,和接受部分肠外营养支持的病人,可采取经外周静脉途径。

经中心静脉途径包括经锁骨下静脉、经颈内静脉、经股静脉和经外周中心静脉导管(peripherally inserted central venous catheter, PICC)途径。锁骨下静脉感染及血栓性并发症均低于股静脉和颈内静脉途径,随着穿刺技术和管材的提高,机械性损伤的发生并不比经股静脉高。PICC 并不能减少中心静脉导管相关性感染(catheter related blood infection, CRBI)的发生。对于全身脏器功能状态趋于稳定,但由于疾病难以脱离或完全脱离肠外营养的 ICU 病人,可选择此途径给予 PN 支持。

荟萃分析表明,与多腔导管相比,单腔导管施行肠外营养,CRBI 和导管细菌定植的发生率明显降低。2 项 II 级临床研究均提示:导管连接部位和穿刺部位局部细菌定植是 CRBI 最大的感染源,因此中心静脉插管需要比外周静脉穿刺更高无菌要求。敷料出现潮湿、松动或者沾污时应予更换。穿刺局部有渗血时,建议使用普通纱布。

推荐意见6:经中心静脉实施肠外营养首选锁骨下静脉置管途径(B 级)。

## 三、肠内营养支持(EN)

(一)肠内营养应用指证

肠内营养应用指证:胃肠道功能存在(或部分存在),但不能经口正常摄食的重症病人,应优先考虑给予肠内营养,只有肠内营养不可实施时才考虑肠外营养。

多项临床研究得出肠外营养能增加感染并发症,肠内营养无论是在支持效果、花费、安全性还是可行性上都要明显优于肠外营养。

多项Ⅱ级临床研究表明,与延迟肠内营养比较,早期肠内营养能明显降低死亡率和感染率,改善营养摄取,减少住院费用。同时尚有研究表明,通过优化的肠内营养管理措施(如:空肠营养、促胃肠动力药等),早期肠内营养是可行的。因此,重症病人在条件允许情况下,应尽早使用肠内营养。通常早期肠内营养是指"进入ICU 24~48小时内",并且血液动力学稳定、无肠内营养禁忌证的情况下开始肠道喂养。

推荐意见1:重症病人在条件允许时应尽早开始肠内营养(B级)。

(二)肠内营养的禁忌证

当重症病人出现肠梗阻、肠道缺血时,肠内营养往往造成肠管过度扩张,肠道血运恶化,甚至肠坏死、肠穿孔;严重腹胀或腹腔间室综合征时,肠内营养增加腹腔内压力,高腹压将增加反流及吸入性肺炎的发生率,并使呼吸循环等功能进一步恶化,因此,在这些情况下避免使用肠内营养。对于严重腹胀、腹泻,经一般处理无改善的病人,建议暂时停用肠内营养。

(三)肠内营养途径选择与营养管放置

肠内营养的途径根据病人的情况可采用鼻胃管、鼻空肠、经皮内镜下胃造口(percutaneous endoscopic gastrostomy, PEG)、经皮内镜下空肠造口术(percutaneous endoscopic jejunostomy, PEJ)、术中胃/空肠造口,或经肠瘘口等途径进行肠内营养。

1. 经鼻胃管途径:常用于胃肠功能正常,非昏迷以及经短时间管饲即可过渡到口服饮食的病人。优点是简单、易行。缺点是反流、误吸、鼻窦炎、上呼吸道感染的发生率增加。

2. 经鼻空肠置管喂养:优点在于因导管通过幽门进入十二指肠或空肠,使反流与误吸的发生率降低,病人对肠内营养的耐受性增加。但要求在喂养的开始阶段,营养液的渗透压不宜过高。

3. 经皮内镜下胃造口(PEG):PEG是指在纤维胃镜引导下行经皮胃造口,将营养管置入胃腔。优点是去除了鼻管,减少了鼻咽与上呼吸道的感染并发症,可长期留置营养管。适用于昏迷、食道梗阻等长时间不能进食,但胃排空良好的重症病人。

4. 经皮内镜下空肠造口术(PEJ):PEJ在内镜引导下行经皮胃造口,并在内镜引导下,将营养管置入空肠上段,可以在空肠营养的同时行胃腔减压,可长期留置。其优点除减少了鼻咽与上呼吸道的感染并发症外,减少了反流与误吸风险,并在喂养的同时可行胃十二指肠减压。尤其适合于有误吸风险、胃动力障碍、十二指肠淤滞等需要胃十二指肠减压的重症病人。

重症病人往往存在胃肠动力障碍,EN时容易导致胃潴留、呕吐和误吸。与经胃喂养相比,经空肠喂养能减少上述情况与肺炎的发生、提高重症病人的热卡和蛋白的摄取量,同时缩短达到目标肠内营养量的时间,但留置小肠营养管需要一定的设备和技术条件。因此,有条件的单位可常规经空肠营养,在条件受限的单位,建议对不耐受经胃营养或有反流和误吸高风险的重症病人选择经空肠营养,这些情况包括:胃潴留、连续镇静或肌松、肠道麻痹、急性重症胰腺炎病人或需要鼻胃引流的病人。

推荐意见2:对不耐受经胃营养或有反流和误吸高风险的重症病人,宜选择经空肠营

养。(B 级)

(四)肠内营养的管理与肠道喂养安全性评估

重症病人往往合并胃肠动力障碍,头高位可以减少误吸,及其相关肺部感染的可能性。研究发现 ICU 病人半卧位较平卧位时,呼吸机相关性肺炎的发生率明显下降(5%:23%, $p < 0.05$)。

经胃营养病人应严密检查胃腔残留量,避免误吸的危险,通常需要每 6 小时后抽吸一次腔残留量,如果潴留量 ≤ 200 mL,可维持原速度,如果潴留量 ≤ 100 mL 增加输注速度 20 mL/h,如果残留量 ≥ 200 mL,应暂时停止输注或降低输注速度。

在肠内营养输注过程中,以下措施有助增加对肠内营养的耐受性:对肠内营养耐受不良(胃潴留 > 200 mL、呕吐)的病人,可加促胃肠动力药物;肠内营养开始营养液浓度应由稀到浓;使用动力泵控制速度,输注速度逐渐递增;在喂养管末端夹加温器,有助于病人肠内营养的耐受。

推荐意见 3:重症病人在接受肠内营养(特别经胃)时应采取半卧位,最好达到 30～45 度。(D 级)

推荐意见 4:经胃肠内营养的重症病人应定期监测胃内残留量。(E 级)

(五)外科危重患者的临床营养支持

外科危重患者的机体处于严重应激状态,对其营养支持并不是单纯地提供营养,尤其不必强调满足热量的需要,更重要的是使细胞获得所需的营养底物以进行正常或近似正常的代谢,维持其基本结构。在治疗初期,主要是维持水、电解质与酸碱平衡,补充血容量,待病情平稳、维持水、电解质和酸碱平衡 48～72 h 后再根据营养评定的结果,按患者的营养需要量供给。另外,在营养支持时添加一些特殊营养物质,将有利于调节机体的代谢和免疫功能。

1. 危重患者的代谢特点。创伤、烧伤、感染等危重患者的机体处于严重应激状态,体内促分解代谢激素,包括儿茶酚胺、糖皮质激素、胰高血糖素的分泌增多,而胰岛素的分泌减少或不变,致糖原分解和糖异生均增加,体内出现高血糖;同时体内的胰岛素抵抗现象致葡萄糖利用发生障碍。体内分解激素增加致脂肪动员增加,脂肪分解显著增加,脂肪氧化增多,血液中极低密度脂蛋白、三酰甘油及游离脂肪酸浓度增加。机体蛋白分解加剧,骨骼肌等组织的蛋白质释放出氨基酸,肝脏尿素合成增加,从尿液中大量排出,形成负氮平衡。

2. 危重病人营养支持,目的满足病人营养需求;改善营养状态,提高对治疗的耐受性;促进伤口愈合;增强免疫力,减少并发症降低死亡率,缩短病程。

3. 营养支持的时机。危重疾病初期,由于严重应激状态,过多的分泌分解代谢激素,如儿茶酚胺、胰高血糖素、生长激素等,体内同时出现水、电解质紊乱,酸碱平衡失调,易于潴水、潴钠,并发代谢性酸中毒。这一时期不适当地进行营养治疗,非但不能达到营养治疗的目的,反而引起更多的代谢紊乱。

在危重患者的治疗初期,主要是维持水、电解质与酸碱平衡,补充血容量,降低肾素-血管紧张素-醛固酮系统的活动,使潴留于机体内的水分加速排泄,恢复正常的胰岛素/胰高糖素的比例。待病情(呼吸、循环等)平稳、维持水、电解质和酸碱平衡48～72 h后再根据营养评定的结果,按患者的营养需要量供给。

### 四、营养物质及能量的需要量

在手术或创伤打击的初期给予高热量、高蛋白补充以达到正氮平衡的方法不但对患者无益,甚至可能是有害的。研究提示外科术后患者过高的热量摄入会加重患者的代谢负担,引起高血糖、肝功能损害等代谢紊乱和并发症,由此出现低热量营养支持的概念。

重症病人急性应激期营养支持应掌握"允许性低热卡"原则($20\sim25$ kcal/(kg·d));在应激与代谢状态稳定后,能量供给量需要适当的增加($30\sim35$ kcal/(kg·d))。

(杜淑玲　单联斌　潘　峰)

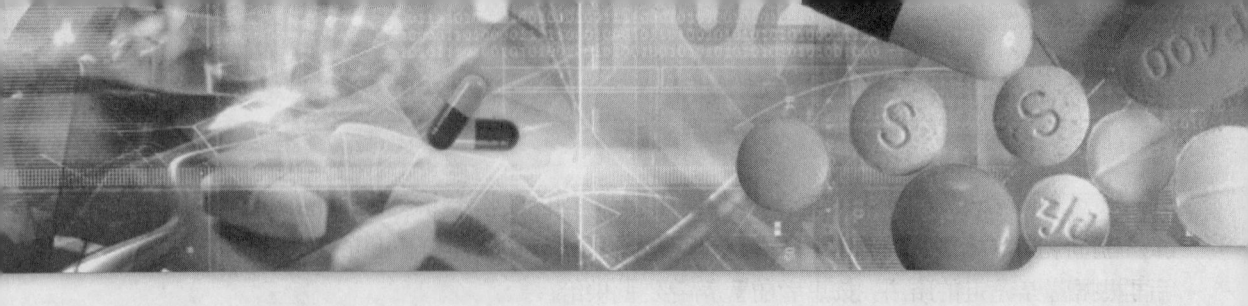

# 第十三章 重症监测

## 第一节 重症监护病房概述

### 一、重症监护室

重症监护室是专门收治危重病症并给予精心监测和精确治疗的单位。危重病医学（critical care medicine, CCM）是以危重病为主要研究对象，以基础医学与临床医学的相互结合为基础，以应用现代化的监测及干预性技术为方法，对危重病进行更全面的理解和通过对危重病有效的治疗措施而最终提高危重病人生存率为目的的医学专业学科。即危重病医学是重症监护室工作的理论基础，而重症监护室是危重病医学的临床实践基地。

### 二、病房设置要求

综合性的重症监护病房一般设在医院内较中心的位置，并与麻醉科及各手术科室相近，各专科重症监护病房则设在各专科病区内。一般趋向于大病房，室内常用大平板透明玻璃分隔为半封闭单元。病房宽畅，内分有清洁区和非清洁区，放有各种药物、医疗仪器及其他医疗用品。还有一个中心监护台，能观察到所有被监护患者。重症监护病房的室内建筑和设施要求均高于普通病房，以最大限度地方便及时监护和抢救危重患者。如为了保证不断电，备有多套电源系统。诊疗器械除普通病房必备的外，常配备有心电图记录监测仪、心输出量测定仪、除颤器、体外同步反搏仪、多功能呼吸机、血气分析仪、肺功能检查仪、氧饱和度监测仪、肾功能监测治疗仪、小型血液透析机、腹膜透析用具、尿比重计、颅内压监测仪、脑电图仪、脑血流图仪、经颅多普勒仪等，以及各专科重症病房常用仪器。

### 三、病人

重症监护病房的收治对象原则上是为各种危重的急性的可逆性疾病。如重大手术后需要监测者、麻醉意外、重症复合型创伤、急性循环衰竭、急性呼吸衰竭、心跳呼吸骤停复苏后、电击、溺水者复苏后、各种中毒患者、各类休克患者、败血症、羊水栓塞、重度妊娠毒血症等。各专科重症监护病房则收治各专科内危重患者,如心肌梗死收入冠心病重症监护病房;烧伤重症监护病房收治大面积烧伤患者;神经科重症监护病房收治各种脑血管意外等等。原则上对于已明确断及死亡但仍有心跳者、已衰竭的晚期癌症、各种重症传染病不收入综合性重症监护病房。危重患者在重症监护病房经过抢救治疗,过渡患者在重症监护病房经过抢救治疗,渡过危重阶段,病情稳定后,一般要转出重症监护病房,进入普通病房继续治疗。

## 四、监护人员

重症监护病房的人员是由医院内素质好的医护人员组成,主任或副主任医师通晓各科专业和基础理论知识,具有卓越的管理能力,丰富的处理危重患者的经验。主治医师也必须具备多专业学科的知识,独立而全面地处理各科危重患者的能力。住院医师、护士长和护士均受过专业培训,医学理论知识全面,通晓各类患者的抢救程序,能熟练地操作各种医疗监测仪器,具有良好的职业素质和急救处理的应变能力。

监护人员配置取决于医院的大小、性质、人力和财力状况以及教学、科研活动的活跃情况等。下面介绍中等规模的教学医院监护中心(ICU)的概况。

1. 医师。各级医师人数与床位数的比通常为1:1。一般有主治医师3~5名,其中两名负责正副主任工作。住院医师4~6名,定期轮换。专科研究人员3~6名。ICU的主治医师是完成住院医生训练后经过2~3年专门培养的急救监护学家,在ICU培训阶段,还要接受麻醉科、心脏科、肺科及耳鼻喉科等方面的训练。

2. 护士。护士总数与床位数的比应为(2.5~3):1乃至4.25:1。设一名护士长,每一班各另有一名助理护士长。护士长及助理护士长需有2年以上的ICU工作经验。正规护校毕业的护士经过2年以上的一般临床护理工作及手术室工作才有条件做ICU护士。初到ICU的护士必须经过6个月的实习辅导和理论学习才能独立工作。一个危重症患者至少有一个护士护理;两个病情较稳定的患者可由一个护士护理;病情好转且稳定后,一名护士可护理3个患者。在ICU内,一名护士通常护理3~4个病人。

3. 呼吸治疗室。呼吸治疗是ICU危重病人最重要的救治措施之一,是抢救病人最关键的一环。因而ICU内最好配备经过专门训练的呼吸治疗师2~3名,负责氧气治疗、人工呼吸通气、呼吸机的维修与保养、胸部理疗、吸除呼吸道分泌物及雾化药物治疗等。

4. 技术员。应有熟练的技术员随时保养与维修ICU内复杂的监护仪及治疗仪。

5. 其他。根据需要设秘书、一定数量的助理员、卫生员、清洁工等辅助人员。

## 五、ICU 监护方式

(一)一般监护

ICU内收治各种危重症患者,不同的患者往往需要重点不同的监护治疗,因而不可能制订一个适合每个病人的、统一的ICU监护方案。但ICU的患者有一个共同的特点,即病情危重,除特殊监护外,都需要起码的基本日常监护,即一般监护。用监护仪监测心率、心电及呼吸;至少每小时记录呼吸率、血压各一次;每2小时测量并记录体温一次;严格记录出入量;每8小时测尿比重、尿常规及酮体一次,检查粪便潜血一次;每日精确测量体重一次,并精确记录热卡入量一次。

(二)特殊监护

因病情而异:① 血管内插管病人的监护:每日更换导管冲洗液、静脉输入液、输液管及敷料。更换敷料时应检查导管部位是否有感染征象。若长时间置放导管,至少每3日自导管取样作细菌培养一次。凡中心静脉、动脉或肺动脉置放导管的患者,发热至38.5 ℃以上,应作周围血培养,并由每个导管另取血作培养。若患者出现败血症症状或血培养阳性,要拔掉感染的导管。若仍需插导管,则需更换导管,重新插管。拔除动脉、中心静脉或肺动脉内的导管时,导管尖端部位均应取样送培养。插入动脉、中心静脉及肺动脉的导管,管路各连接处均应用旋锁接头,以防其意外脱落引起出血及气栓。② 气管插管及气管切开病人的监护:需用适当方法固定口气管插管、鼻气管插管及气管切开套管,并需将肢体约束固定。及时清除插管或套管内的分泌物,至少每两小时吸痰一次。至少每周检查气管内吸取物,作革兰氏染色细菌及敏感试验两次。③ 腹膜透析病人的监护:为防止感染,放置导管应在手术室内进行。要用封闭式无菌引流装置。引流装置应每日更换一次,换时戴手套及口罩,严格注意无菌操作技术。更换引流管时,引流液要作细胞计数、分类、革兰氏染色及细菌培养,以观察有无腹膜炎发生。透析液用高渗葡萄糖时,每两小时测血糖一次。用无钾透析液以降低血钾时,每4小时应测血钾一次,直至血钾正常为止。血钾正常后改用含钾透析液时,血钾测定次数可减少。若透析液量过大,可引起过度腹胀,致血压上升及呼吸功能不全,应注意观察。④ 昏迷病人的监护:严密监护神经精神状态。

## 六、隔离技术

需隔离的病人有两类:一类是传染病患者,对他人有传染性;另一类本身无传染性疾患,但因病而易受感染的患者。危重传染病患者的隔离技术和处理与一般传染病时相同。至于本身无传染性疾患而需保护性隔离的危重症患者是ICU内的特殊问题。严重烧伤(面积>15%,Ⅱ度或Ⅲ度烧伤)、免疫功能受损的病人(特别是接受骨髓移植的患者)需保护性隔离。最好将保护性隔离区与传染病隔离区分开。若因条件所限只能用同一隔离区,则同一护士不能护理两种需要隔离的病人。

## 七、范围原则

重症监护病房的监测范围很广泛,可按呼吸、循环、肝、脑、肾、胃肠、血液及凝血机制、内分泌、水电解质、给氧等几大系统划分。常用监测项目有心电图、心功能、血压、呼吸频率及节律和型式、体温、尿量、动脉血气分析、脑电图等20多项,并根据病情的危重程度将监测的范围分为3级,特殊监护患者用一级监测,疾病和手术后可能有致命危险的患者用二级监测,病情趋于平稳者用三级监护。

1. 一般监护。重症监护病房原则上不允许患者家属陪护,但允行亲属的探视。探视时间一般应安排在午睡后,时间不超过2小时为宜。要服从医护人员的管理。

2. 重症监护室对危重病的治疗为原发病的治疗创造了时机和可能性,使原来一些治疗效果差或无法治疗的疾病得到有效的控制和满意的治疗;与此同时,其他专业科室对原发疾病的治疗又是危重病根本好转的基础。这种有机的结合所表现的危重病医学专业与其他专业的相得益彰是重症监护室在综合医院中得以发展的关键之一。

(单联斌 韩 瑜 刘 芳)

## 第二节 神经外科重症监护

神经外科重症监护(neurosurgical intensive care)使颅脑损伤处理由专家和医生主观经验发展到以科学的监护指标为指导原则以适应神经外科危重病人多、病情变化快的特点,使危重病人在监护室内通过临床检查监护、床边仪器监护以及特殊设备监护及时发现和处理瞬息变化的病情,从而降低死亡和伤残率。

### 一、临床检查监护

(一)意识

人的意识状态包括觉醒状态和意识内容两个组成部分,觉醒状态乃生理过程,即与睡眠呈周期性交替的清醒状态属皮层下激活系统的功能;而意识内容系指人的听觉、思维、记忆、情感、意识活动等心理过程(精神活动)以及通过言语、听觉、视觉、技巧性运动及复杂反应与外界环境保持联系的机敏力,属大脑皮层功能。

意识丧失既有觉醒状态丧失又有意识内容丧失,昏迷是觉醒状态、意识内容及躯体运动完全丧失的一种极严重的意识障碍。单纯大脑皮层弥漫性损害时,意识内容丧失而觉醒存在;若觉醒调节系统特别是脑干中脑被盖、桥脑上缘被盖部的上行网状激活系统受损时,才会觉醒。由于大脑半球失去了脑干激活系统作用而处于极度抑制状态,意识内容也完全丧失,所以昏迷的发生必然来自大脑两半球或脑干损害或抑制。故意识是判断颅内病变严重程度及其预后重要指标,根据意识障碍水平可以分为以下几种情况。

1. 意识模糊 对外界反应能力降低,但尚未完全丧失,可有淡漠、迟钝、嗜睡、语言错乱、定向障碍(不能辨别时间、地点、人物)、躁动、谵语和遗尿等,但呼之能应或呼之能睁眼。

2. 浅昏迷 对语言完全无反应,对痛觉尚敏感,对疼痛刺激有防御反应或有回避或仅表现皱眉。

3. 昏迷 痛觉反应迟钝,随意动作已完全丧失,可有鼻鼾声、尿潴留,瞳孔对光反应与角膜反射存在。

4. 深昏迷 对疼痛刺激反应完全丧失,双瞳散大,光反应与角膜反射消失,可有生命体征紊乱。

观察意识变化不应只区别昏迷,还应该注意是否有淡漠、嗜睡、躁动或浅昏迷,这些情况的加重即应看作意识恶化,不一定非要到达昏迷才认为意识恶化。

病人出现躁动不安,需先排除颅外因素:尿潴留、呼吸道梗阻、休克、体位不适。昏谜一清醒-再昏迷是颅内血肿典型表现,中间清醒期取决于脑损伤严重程度和颅内血肿形成快慢和大小。

昏迷按照 Plum 和 Posner 定义为"一种不能唤醒的精神性无反应状态",患者闭眼、睡眠觉醒周期丧失,通常是短暂的,可发展为植物状态。持续植物状态患者脑干功能存在,但半球功能丧失或损害;脑死亡是所有脑干功能不可逆丧失,几小时或几天后心跳停止。

（二）Glasgow 昏迷分级及脑干反射

1974 年 Teasdale 和 Jennett 认为过去只用昏迷程度来判断颅脑损伤伤情不够全面,因而提出用 GCS 来判断伤情轻重,GCS 是以睁眼、言语和运动三种反应 15 项检查结果来判断颅脑损伤病人的意识障碍程度。如表 13-1 所示。

表 13-1 格拉斯哥昏迷分级及统计方法

| 睁眼反应 | 计分 | 语言反应 | 计分 | 运动反应 | 计分 |
| --- | --- | --- | --- | --- | --- |
| 自动睁眼 | 4 | 回答正确 | 5 | 按吩咐动作 | 6 |
| 呼唤睁眼 | 3 | 回答错误 | 4 | 刺痛能定位 | 5 |
| 刺痛睁眼 | 2 | 语无伦次 | 3 | 刺痛能回缩 | 4 |
| 不能睁眼 | 1 | 只能发音 | 2 | 刺痛肢体屈曲 | 3 |
|  |  | 不能言语 | 1 | 刺痛肢体过伸 | 2 |
|  |  |  |  | 不能运动 | 1 |

1975 年,Jennett 和 Bond 针对严重颅脑损伤结局制定 GOS,可分为下列 5 种结局。

恢复良好(G):成人能料理家务,尚可恢复工作,学生能继续学习,有轻度神经和精神缺失。

中度伤残(MD):日常生活能自理,但未能恢复工作和学习,可有言语困难,轻偏瘫,共济失调,智力和记忆力缺失,性格改变等。

严重伤残(SD):日常生活不能自理,需他人照料。

植物生存状态(V):长期昏迷,呈去皮层状态或去大脑强直,不能应答,不能言语,可以睁眼,有睡眠和觉醒周期。

死亡(D)。

GOS 鉴定时间一般在伤后 0.5~1 年进行,此表公布后迅速为各国医学界接受,目前公认的颅脑损伤后转归标准。GCS 在统一颅脑损伤判断标准及予后估计中起到了积极作用,但 GCS 不包括颅脑损伤中具有重要意义的脑干反射,因而在伤情和予后判断上又似乎欠全面,1981 年 Sal cman 又提出了 Maryland 昏迷分级 MCS（Maryland Coma Scale）,并提出 MCS < 35% 示予后不良,此分级法由于较复杂,尚未普遍推广。

1982 年 Born 把 GCS 和脑干反射结合,提出一种新的分级法叫 Glasgow-Liege 分级（GLS）,在一定程度上提高了 GCS 予测准确性。

1985 年上海第二医学院瑞金医院张天锡采用 Glasgow 和脑干反射测录法预测颅脑损伤预后,可观察到脑干功能障碍动态变化,认为间脑和中脑交接处反射平面是决定预后优劣的临界点。10种脑干反射,其中8种属生理性,2种属病理性。

1. 睫脊反射:刺激锁骨上区引起同侧瞳孔散大。
2. 额眼轮匝肌反射:轻叩病人眉梢外侧皮肤,引起同侧眼轮匝肌收缩闭目。
3. 垂直性眼前庭(眼头运动)反射:病人头俯、仰时双眼球与头的动作呈反方向上下移动。
4. 瞳孔对光反射:光刺激引起瞳孔缩小。
5. 角膜反射:轻划角膜引起双眼轮匝肌收缩闭目。
6. 嚼肌反射:叩击颏部引起嚼肌收缩。
7. 水平眼前庭(眼头运动)反射:头左右转动时,双眼球呈反方向水平移动。
8. 眼心反射:压迫眼球引起心率变慢。
9. 掌颏反射:轻划手掌大鱼际区引起同侧颏肌收缩。
10. 角膜下颌反射:轻触角膜引起眼轮匝肌收缩闭目,而且反射性引起翼外肌收缩,使下颌向对侧移动。如表13-2所示。

表13-2

| 脑干反射 | 脑干障碍平面 | | | | | | |
|---|---|---|---|---|---|---|---|
| | I | II | III | IV | V上 | V下 | VI |
| 睫脊反射 | + | − | − | − | − | − | − |
| 额眼轮匝肌反射 | + | + | − | − | − | − | − |
| 垂直性眼头运动反射 | + | + | − | − | − | − | − |
| 瞳孔对光反射 | + | + | + | − | − | − | − |
| 角膜反射 | + | + | + | + | − | − | − |
| 嚼肌反射 | + | + | + | + | − | − | − |
| 水平性眼头运动反射 | + | + | + | + | + | − | − |
| 眼心反射 | + | + | + | + | + | + | − |
| 掌颏反射 | + | − | − | − | − | − | − |
| 角膜下颌反射 | − | − | + | + | − | − | − |

脑干障碍平面与脑干反射:

| 脑干障碍平面 | 脑干反射 |
|---|---|
| I 皮质-皮质下 | 掌颏 + |
| II 间脑 | 睫脊 − |
| III 间-中脑 | 额眼轮匝肌-垂直性眼头运动 − |
| IV 中脑 | 瞳孔对光-角膜下颌 + |
| V 桥脑上、下 | 水平性眼头运动-角膜-嚼肌 − |
| VI 延脑 | 眼心 − |

GCS 为国际公认的评判颅脑损伤严重程度准绳,而脑干反射更具有观测脑干损害动态变化的价值,两者结合更趋完善。但 GLS 没有包括对预后有明显影响的年龄、运动姿势和生命体征。为此,李秉权提出新记分法,包括 GCS、脑干反射、年龄、运动姿势以及生命体征分别记分,记分范围 7~36 分,其中 7~19 分示大多预后不良,20~24 分预后好与不好各占一半,25 分大多预后良好。采用新记分法预测预后比用 GCS 和 GLS 有更大优越性。如表 13-3 所示。

表 13-3 新记分法检查记分表

| | | | |
|---|---|---|---|
| GCS | | | 3~15 分 |
| 脑干反射 | | 额眼轮匝肌反射 | 5 |
| | | 垂直性头眼反射 | 4 |
| | | 瞳孔对光反射 | 3 |
| | | 水平性眼头反射 | 2 |
| | | 眼心反射 | 1 |
| 年龄 | | 0~20 岁 | 3 |
| | | 21~40 岁 | 2 |
| | | 41~60 岁 | 1 |
| | | >60 岁 | 0 |
| 运动姿势 | | 正常 | 2 |
| | | 去皮质状态 | 1 |
| | | 去大脑强直 | |
| | | 弛缓性瘫痪 | 0 |
| 生命体征 | 呼吸 | 正常 | 2 |
| | | >30 次/分 | 1 |
| | | 病理性呼吸 | 0 |
| | 体温 | 正常 | 3 |
| | | 38℃~39℃ | 2 |
| | | >39℃ | 1 |
| | 脉搏 | 60~120 次/分 | 3 |
| | | >120 次/分 | 2 |
| | | <60 次/分 | 1 |
| | 血压 | 正常 | 3 |
| | | >20/12 kpa | 2 |
| | | <12/9 kpa | 1 |
| 总分 7~36 分 | | | |

## (三) 瞳孔

瞳孔变化对颅内肿瘤和颅脑损伤诊断极为重要,是一个重要的体征,必须定时观察并记录其大小、形状、两侧是否对称及对光反应(直接、间接),观察瞳孔变化还要结合神志、肢体活动以及生命体征变化来考虑病变。

1. 瞳孔大小异常。突然两侧瞳孔大小不等,常为脑外伤、脑肿瘤、脑疝等颅内病变造成。

(1) 颞叶钩回疝  颅内血肿或肿瘤侧瞳孔先有缩小,为动眼神经受刺激症状,时间很短,不超过几分钟,健侧瞳孔相对大,对光反应正常,继之患侧瞳孔散大,对光反应迟钝或消失,最后全部散大,直接及间接光反应消失。进行性一侧瞳孔散大,光反应消失是脑疝重要体征。

(2) 两侧瞳孔正常大小,而一侧对光反应迟钝,迟钝一侧常为扩大前兆。

(3) 一侧瞳孔微散大,进而自动恢复正常,可能是颞叶疝早期表现。

(4) 一侧瞳孔散大,输甘露醇等脱水剂后,瞳孔恢复正常,不能排除颅内血肿而谓脑水肿应首先考虑血肿。

(5) 双侧颅内血肿硬下、硬外,两侧出血量相似,则硬下血肿侧瞳孔先扩大。

(6) 两侧瞳孔皆轻度扩大,而一侧略大一些,略大一侧并不一定代表血肿侧,至于瞳孔开始扩大时,其首先扩大一侧,则常代表血肿侧。当两侧瞳孔皆扩大,输脱水剂后若瞳孔回缩,则瞳孔较大一侧代表血肿侧。

(7) 枕大孔疝初期瞳孔改变不大,晚期才出现双侧瞳孔散大,后颅窝血肿,患者瞳孔也可以不等大,但差别很小。

(8) 瞳孔扩大侧在脑外伤患者多代表颅内血肿侧,亦有对侧瞳孔先扩大,其扩大原因为血肿对侧脑挫裂伤后引起脑水肿所致。这种情况当水肿侧得到手术减压,而对侧瞳孔又散大,还应再探查对侧,可能有颅内血肿。

(9) 手术清除颅内血肿时,注意观察瞳孔变化,患侧瞳孔回缩,对侧瞳孔又很快扩大,则对侧可能有颅内血肿,若脑外没有,还要想到脑内或脑室内血肿。

(10) 伤后很快发现病人(如1小时)一侧瞳孔先扩大,直接及间接对光反应迟钝或消失,不伴显著的意识障碍,大多数为脑挫伤合并原发性动眼神经损伤或颅底骨折累及动眼神经。

(11) 原发性脑干损伤,伤后立刻出现两侧瞳孔大小不等,一侧或两侧时大时小,对称性缩小或散大,对称或不对称光反应改变或伴有眼球位置异常。

(12) 一般来讲瞳孔扩大,固定表示病情十分危急,甚至数分钟出现呼吸停止,也有部分病人瞳孔对光反应无任何改变,而紧捏上颈部或下颌角皮肤(通过三叉神经下颌支)而引起的扩瞳反应消失(即脑干睫脊反射),这种情况下往往提示桥脑或延髓直接压迫,有呼吸突然停止可能。

(13) 病人缺氧(痰多、呼吸不畅)可导致瞳孔散大且常不等大,注意勿谓颅内血肿。若供氧情况改善,可望瞳孔恢复。

(14）脑挫裂伤瞳孔多无显著改变。在受伤瞬间，由于脑部受到超强刺激可出现极短时间瞳孔散大，以后很快恢复正常，也有部分病人伤后立刻出现两侧瞳孔轻度不等大，如相差在 1 mm 之内不一定有临床意义，比较明显的两瞳孔不等大，大多有器质性损害（除眼球部局部损伤及药物性散瞳）。

（15）双侧瞳孔在伤后立刻散大，对光反应消失。深昏迷、四肢肌张力消失以及生命体征显著变化，多数不易挽救。

（16）动眼神经损害除瞳孔扩大，瞳孔直接或间接对光反应消失外，还有眼外肌麻痹和上睑下垂，多见于海绵窦、眶尖、眶上裂和鞍旁病变以及后交通动脉瘤。

（17）若一侧瞳孔明显小于正常，大多是颅内动脉急性血栓形成。

（18）若一侧瞳孔明显大于正常，常是急性青光眼发作或急性脑出血表现。

（19）若两侧瞳孔明显大于正常，一般是药物反应（阿托品、可卡因）引起，但也可是癫痫大发作的征兆。

（20）若两侧瞳孔小于正常，可能是毒物或农药中毒，也可能是毛果云香碱、吗啡等药物引起反应。

2. 瞳孔颜色异常。

颜色变白，由于晶体混浊。常见白内障、虹膜睫状体炎，在罹患多年的糖尿病、高度近视眼、青光眼及外伤病人也颇多见。

颜色变黄，通称黑蒙猫眼，常在婴儿中发现，是视网膜母细胞瘤的特征。

颜色变红，多见眼外伤和眼内出血。

颜色变青绿，青光眼特征。

3. 瞳孔形态和对光反应异常。

（1）瞳孔边缘不整或呈椭圆形时，应考虑急性青光眼或眼睛本身疾病。

（2）瞳孔对光反应迟钝或消失，大多是病人进入昏迷状态。

（3）瞳孔对光反应消失，而视物尚能收缩，这是阿罗氏瞳孔，系脊髓痨的特征。

4. 瞳孔变化与脑外伤预后关系。

当脑外伤者出现双侧瞳孔散大固定，眼睑反射消失，眼前庭反射消失，提示其预后很差，死亡率高达 70%～90%。如表 13-4 所示。

表 13-4　瞳孔变化与脑外伤预后关系

| 瞳孔对光反应 | 死亡率（%） |
| --- | --- |
| 双侧（+） | 40 |
| 一侧（+） | 70 |
| 双侧（−） | 90 |

（四）生命体征、锥体束征、颅内压增高征及全身情况

1. 与意识障碍、瞳孔变化同时进行性心率减慢和血压升高为颞叶钩回小脑幕切迹疝表现。

2. 枕骨大孔疝可无明显意识障碍和瞳孔变化,而突然发生呼吸停止。

3. 受伤早期出现的呼吸、循环、生命体征紊乱为脑干损伤表现。

4. 开放性脑外伤以及脑外伤合并身体其他脏器损伤可因出血创伤休克而有血压、脉搏改变。

5. 锥体束征包括肌力、肌张力、腱反射及病理反射,早期常表现肌力减退、肌张力增强、腱反射亢进、双侧不对称以及病理反射。

6. 颅内压增高征可表现如下。

(1) 剧烈头痛、频繁呕吐。

(2) 生命体征改变(体温上升、脉搏下降、血压升高、呼吸减慢)。

(3) 瞳孔改变,初期为刺激症状,病侧瞳孔变小或略扩大,其扩大、缩小交替进行,对光反应迟钝。

眼底静脉迂曲或见视乳头水肿。

(五)生化检测

包括血气分析、电解质、血糖、肝功能、肾功能及凝血相血气分析(ABG)监护。

血气分析及早并明显反映机体内环境状况和酸碱失调类型,并可及早采取针对性措施,应用 ABG 连续监护有利指导治疗和判断预后,纠正机体内气体、水电解质代谢紊乱和酸碱失衡,伤情越重,低氧血症($PaO_2$ < 80 mmHg)发生率越高,成活率越低且同时伴有碱血症。

根据血气分析可出现下列几种情况。

呼吸性酸中毒、低氧血症:尽快气管切开,正压间隙给氧,使 $PaO_2$ 上升。

呼吸性碱中毒:临床最多见,应维持 $PaO_2$ 在 25~30 mmHg 之间,间隙采用纸罩罩在病人口鼻部以利部分呼出的气体吸入,约 10 分钟/次。

代谢性酸中毒:因高热引起,应用冬眠降温、低分子右旋糖酐、平衡液、脱水、人工过度换气。

代谢性碱中毒:葡萄糖 500 mL、低分子右旋糖酐 500 mL 补钾盐和脱水。目前血气分析已作为重型脑外伤主要的监护手段之一,而广泛地应用于临床抢救工作。

(陈秀杰 杨 青 刘 娟)

## 第三节 各器官功能检测

### 一、心功能

(一) 循环系统有创监测

血管内监测管道插入与经胸心内置管测压,均属有创监测方法。婴幼儿术后置管监测部位包括体动脉、中心静脉、左心房、右心房、肺动脉,以及导管心输出量测定。

1. 动脉插管监测:经动脉穿刺插管通过测压管与传感器相连,与监护仪连接后显示波形与数字。可连续监测病儿的收缩压、舒张压、平均压和波形。测压传感器定时校零,注意传感器的正确位置(右房水平)。应用淡肝素盐水(每毫升含肝素1个单位)每小时2 mL的速度冲洗动脉管道,管道不允许有气泡或血块。术后48～72小时,如血液动力学稳定则拔除动脉测压管。动脉测压管可用于采集血液标本,进行血气分析和电解质、血糖等其他实验室检查。

2. 静脉插管监测:经皮穿刺颈内静脉、股静脉,置入单腔或双腔管,建立中心静脉通道。监测中心静脉压(CVP)及输液给药。CVP部分反映全身有效循环血容量和右心功能。在Fontan术、腔肺吻合术后,实时指导容量补充,了解跨肺压阶差是十分必要的。(SVC)血氧饱和度,可预测低心排治疗的趋势。

3. 右房插管监测:术毕经右心耳置入右房测压管。右房压反映右心室、三尖瓣功能,部分地反映了有效循环血容量。其监测内容:右心功能不全时右房压间接反映了右室舒张末压力和容量,三尖瓣反流或狭窄时,右房压波形出现高大的V波或异常的a波。术后反应性肺动脉高压、残余分流、心包、胸腔积液、气胸、过度通气等,均使右房压升高。

(1)测定右房和肺动脉血氧饱和度阶差,可判断心室水平是否存在左向右分流,并计算分流量。右房测压管的位置可影响血氧饱和度数值,通过胸部放射线摄片可帮助定位。

(2)利用右房管作心排量测定及其他用途,如应用热稀释法测定心排量时,右房管作为注入室温葡萄糖水或盐水的途经。

(3)右房管在新生儿、小婴儿可作为输液、给药、输血的通路。

4. 左房插管监测:术毕经右上肺静脉根部置入左房测压管。左房压能确切反映左心前负荷,对右心梗阻性疾病和左右心室不平衡的病儿,左房压是最直接的有效循环血容量指标。左房压且能直接反映左心室及二尖瓣功能。

左房压升高的可能原因如下。

(1)左心功能不全;左室舒张末压力增高或左室收缩功能下降。

(2)二尖瓣反流及狭窄。

(3)残余左向右分流。

(4)心律失常;房室起搏不同步。

(5)心包填塞。

(6)容量补充过多过快等。

左房压波形有助于了解二尖瓣关闭功能,如呈现异常高大的V波,提示二尖瓣反流,异常a波则反映二尖瓣有狭窄。左房压的监测过程中必须警惕有否气泡、血块滞留于管道中,如遇导管阻塞,应立即关闭测压管,绝不可再冲洗,以防动脉系统栓塞。

5. 肺动脉插管监测:术毕经右心室流出道表面,置入肺动脉测压管。术后持续监测肺动脉压力变化,对肺动脉高压、法洛四联症、大动脉错位纠治术后等疾病十分必要。

(1)肺动脉压力对诊断治疗反应性肺动脉高压和肺高压危象具有重要价值,并且能直接观察使用降低肺动脉压力药物的疗效。

(2)肺动脉氧饱和度反映了肌体氧供与氧耗之间的平衡。术后测定肺动脉氧饱和度可间接评估心功能。如肺动脉氧饱和度 < 70%（正常76±%），可能存在低心排或低氧血症。

（3）术后肺动脉氧饱和度 >80%或大于右房氧饱和度5%以上,提示心内可能存在左向右分流。但是判断肺动脉氧饱和度时需注意吸氧浓度和各测压管位置,此对判断是否存在残余分流很重要。

（4）测肺动脉—右心室压力阶差。对右室流出道梗阻的病例,术后从肺动脉至右心室拉连续压力曲线,从压力、波形变化了解是否存在残余梗阻。

（5）心排量测定。婴幼儿可选用单腔或双腔带热敏电阻的肺动脉测压导管,监测肺动脉压力的同时测定心排量。带热敏电阻的肺动脉导管置入肺动脉后,末端连接循环监护仪的心排量模块,利用热稀释法行心排量测定,准确了解血流动力学指标,指导强心扩血管药物的应用。此外,尚可通过肺动脉混合血氧饱和度,应用 Fick's 法计算心排量。

（6）肺动脉测压导管可作为给药途径,特别是降低肺动脉压力的药物如妥拉唑啉、前列腺素 E1 等直接从肺动脉输入。

6. 心排量测定。心输出量(cardiac output, CO)测定在心脏术后重危病儿的抢救中具有极重要的意义。它反映了机体循环功能的状态,直接指导临床制定抢救方案与评估预后。婴幼儿术后心输出量测定,目前大多采用的方法是单次、多次或动态的热稀释法,分为间断和连续两种。

（1）带热敏电阻的肺动脉导管。术中放置带热敏电阻的肺动脉导管,依设计时间点间断测定心排量。每次从颈内静脉或右房导管,注射 4℃冷水或室温的生理盐水或葡萄糖水 1～3 mL,每个时间点连续三次心排量读数的均值为此时间点的数据。虽然与经典的 Swan-Gaze 漂浮导管相比,具有操作简单、创伤小等优点,但其诊断时间窗有限,对小婴儿易造成水负荷过重。此方法对存在三尖瓣反流或心内分流时,其测定结果的正确性有异议。而且热稀释法尚不能反映机体氧输送和氧摄取之间的相互关系。

（2）Swan-Gaze 漂浮导管。经股静脉或颈内静脉放置 F5-F7 的 Swan-Gaze 漂浮导管,头端气囊充入液体而撑开,随血流飘入右心房、心室、肺动脉至肺小动脉。测定右房、室腔、肺动脉、肺小动脉嵌压(近似左房压),计算肺血管、体循环血管阻力。Swan-Gaze 漂浮导管在新生儿、小婴儿中应用有困难,因他们血管纤细,导管在行进途中或退出时易造成血管损伤和导管打结。

（3）脉冲连续心排量测定法(intravascular pulse contour continous cardiac output, PiCCO)。该方法也采用热稀释技术测定心排量,从中心静脉注射室温或冷盐水,在大动脉内测量温度—时间变化曲线,分析动脉压力波形曲线下面积与 CO 存在的一定关系,获得连续心排量。PiCCO 导管连续监测血流动力学指标,优点是：床边经股动脉、绕动脉置管,第一次需注射生理盐水或葡萄糖水定标后,即能持续动态的直观 CO, CI, $SVO_2$, SVR, PVR, 血管外肺水等,方法简便、实用。

（4）Fick's 法。通过测定肺动脉混合血氧饱和度、氧耗量,应用公式计算心排出量：CO = [氧耗量($VO_2$)]/[动脉血氧($CaO_2$) − 混合静脉血氧($CVO_2$)] 即 CO = $VO_2$/

（$CaO_2$-$CVO_2$）计算出心排量。此方法可用于合并心内分流者，低心排出量病例，由于需要准确测定氧耗量，对术后气道内插管漏气的病例则影响其结果的分析。

（5）其他方法。包括：采用微传导性导管（microconduct and catheters）记录心室压力—容量环可以反映心肌收缩力；锂稀释心排量测定法（lithium dilution cardiac output，LiDCO）等。目前此领域尚无成熟经验。

7. 撤离经胸心内测压导管的注意要点。

（1）术后2天病儿血液动力学稳定，在撤离呼吸机前，拔除心内测压导管，拔管的顺序为左房、肺动脉、右房导管。

（2）拔管之前，病儿无凝血功能障碍和出血倾向，胸腔、纵隔引流管通畅，准备血浆或血球。

（3）病儿保持安静、镇痛，给予安定0.1 mg/kg静脉推注，双氯芬酸钠栓12.5 mg/枚，直肠给药（<6岁）镇痛。

（4）每拔出一根导管需观察20分钟，如无明显出血，再拔除另外一根。如病儿出现出血（出血量达到血容量的5%以上），则需密切观察，给予促凝血药物，补充血浆或血球。辅助呼吸增加PEEP 4~6 mmHg，以增加胸内压间接止血。如临床呈现心包压塞症状，立刻床边开胸减压。

（二）无创监测

1. 心率、血压、末梢灌注、尿量和血液酸碱度间接评估心功能。

（1）以心率、血压、末梢灌注、尿量和血液酸碱度来间接评估心功能。

（2）计算正性肌力药物评分，间接反映心输出量。例如：正性肌力药物评分（inotropic score）= 多巴胺×1 + 多巴酚丁胺×1 + 氨力农×1 + 米力农×10 + 肾上腺素×100 + 异丙基肾上腺素×100，大于20提示患儿心功能状态低下，若大于40，则死亡率为100%。

2. 动脉血清乳酸水平。血清乳酸水平可作为体循环灌注减少的指标和术后转归预测因子。但乳酸水平的增高仅表明病儿在此前存在循环功能障碍，达到无氧代谢阈值，并不一定反映即时的氧合及氧利用状况。仅与之前组织灌注不足，重要器官损害所积聚的未被代谢的乳酸有关。因此动态观察术后乳酸水平更有意义，如乳酸持续升高（>0.75 mmol/(L·h)）提示预后极差。

3. 混合静脉氧饱和度（$SvO_2$）和动静脉氧饱和度差（$SaO_2$-$SvO_2$）。

（1）$SvO_2$和$SaO_2$-$SvO_2$可用于评估心输出量和氧输送量。存在心内分流的病儿，上腔静脉氧饱和度可用于估测$SvO_2$。临床$SvO_2$降低和$SaO_2$-$SvO_2$升高是体循环血流减少和氧输送不足的敏感指标。有学者推荐术后持续或间断监测上腔静脉氧饱和度，若$SvO_2$小于30%，或$SaO_2$-$SvO_2$大于40%，提示心输出量明显降低和组织氧输送不足。

（2）氧摄取率[（$SaO_2$-$SvO_2$）/$SaO_2$]则反映氧输送和氧需求的关系，过度摄取氧提示组织供氧不足，增加无氧代谢危险和乳酸堆积，导致终末器官损害。如氧摄取率超过0.5则示氧输送不足，死亡率增高。有多因素相关分析结果提示：$SvO_2$和血清乳酸水平是预测死亡的独立因素。

4. 近远红外光谱仪(near-infrared spectroscopy, NIRS)。NIRS持续测定混合脑组织氧饱和度($ScO_2$),可用于评估脑氧输送和消耗之间的平衡。NIRS已用于体外循环的成人和儿童深低温停循环病例,所测得的$ScO_2$值与$SvO_2$存在相关性,因此可作为无创心输出量和脑缺氧的又一项指标。

5. 二维及多普勒超声心动图(2 DE)。2 DE广泛应用于术后心排出量监测。通过测量主动脉瓣环内径大小,应用Doppler超声测定升主动脉血流速度,从而得出心排出量。M型超声心动图可测定左室缩短分数、射血分数,对评估心室功能很有价值。但是临床如超声窗差,血流动力学不稳定,多种正性肌力药物的应用,均影响多普勒超声的心功能检查。

6. 部分二氧化碳重吸入法(NICO)。此法是在Fick's原理基础上设计完成的,对呼出和部分重吸入气体中的$CO_2$的监测来间接推算CO(RBCO)的方法。

(1) 具体公式为:$CO = VCO_2/(CvCO_2 - CaCO_2)$,其中$VCO_2$为$CO_2$消除率,$CaCO_2$和$CvCO_2$分别为动脉、混合静脉血$CO_2$含量。$CaCO_2$可通过呼气末$CO_2$分压($ETCO_2$)与$CO_2$解离曲线间接推算,肺内分流量可通过血氧饱和度($SpO_2$)、吸入氧浓度($FiO_2$)进行计算。

(2) 操作步骤为:在气管导管和呼吸机Y型环路之间加上一个$CO_2$分析仪、三向活瓣和死腔环路。一个测量周期为3分钟,其中60秒分析基础值,然后三向活瓣开放,死腔环路内流入上次呼出的部分气体(150~200 mL)再随吸气重新吸入,持续时间为50秒,所测的数值为重吸入期数值,接着经过70秒恢复到基础状态,基础值与重吸入值的差用于计算CO。

(3) 优点:对病儿进行无创性CO监测,避免肺动脉插管可能带来的损伤,降低肺动脉导管和监测费用。尤其适用于那些不宜行肺动脉插管而需行CO监测的病儿。

(4) 局限性:由于RBCO是建立在假设混合静脉血$CO_2$浓度不变的基础上,肺动脉分流是通过$SpO_2$和$FiO_2$间接算出,故凡影响混合静脉血$CO_2$,Vd/Vt和肺内分流的情况均有可能影响RBCO结果的准确性。$NaHCO_3$可影响$ETCO_2$,故输注$NaHCO_3$后立即测量RBCO,结果不可靠。此方法对儿科病例经验少。

## 二、肺功能

(一) 临床观察和胸部体格检查

临床仔细观察重危病人呼吸是简单而又实用的方法。其包括:

1. 呼吸频率、幅度和呼吸类型。
2. 胸、腹运动的协调性,有无矛盾状呼吸,和辅助呼吸肌参与呼吸,如吸入性三凹、鼻翼青紫等。
3. 听诊呼吸音是否对称、有无哮鸣音、罗音、喉鸣音。
4. 叩诊胸部二侧声音是否一致,有无咳嗽反射与烦躁不安。

## （二）胸部 X 线检查

入 ICU 后常规床边胸部 X 线摄片了解：

1. 气管插管、心内测压管、纵隔胸腔引流管、胃管、起搏导线的位置。
2. 胸腔有无积液或气胸；肺野是否存在肺不张、肺间质水肿、炎性病变。
3. 心脏大小、心包积液；纵隔尤其是上纵隔的宽度；皮下气肿是否存在等。

## （三）动脉血气分析

常规血气分析可作为肺功能监测的指标，可反映肺的氧合与通气功能。但是不同年龄与病种，姑息术与根治术有不同的预期指标。

1. 动脉血氧分压（$PaO_2$）。$PaO_2$ 是溶解状态的氧所产生的压力，是反映血氧水平的灵敏指标，与年龄、体位和吸入氧浓度（$FiO_2$）有关，可反映肺部病变程度，也可作为呼吸衰竭的诊断依据之一。临床上引起 $PaO_2$ 降低的原因很多，常见有：通气/血流比例失调、肺内分流；肺泡低通气和弥散功能障碍；心内右向左分流；发热、寒战、抽搐；呼吸频率降低及中枢性低通气等。

2. 动脉血氧饱和度（$SaO_2$）。$SaO_2$ 是指单位血液中血红蛋白实际结合氧量与血红蛋白氧含量之比，是反映血液氧合情况。正常值为 95%～98%，新生儿为 91%～94%。$SaO_2$ 与 $PaO_2$ 的关系呈"S"曲线，即氧解离曲线。当 $PaO_2$ 150 mmHg 时 $SaO_2$ 为 100%，称氧饱和。对术后病儿 $SaO_2$ 的正确评价，必须了解心脏疾病与手术方法。① 双心室修补术后 $SaO_2$ 正常范围，若低于此值，排除心内分流后，可能是由于各种原因导致的肺静脉低血氧饱和度，如：肺水肿、肺部感染、肺不张、胸腔积液等。② 对术后存在右室舒张功能不全，心房水平右向左分流的病儿，需等待右心室顺应性改善或 PVR 降低，右向左分流量减少后，$SaO_2$ 才逐渐升高。③ 改良 Fontan 手术，$SaO_2$ 可在 90%～95% 范围。如果 $SaO_2$ 比预知值更低，可能由于有效肺血流量的减少，肺动、静脉侧支血管形成分流，和低心排等或新的左右心房水平的开窗存在导致的低氧血症。④ 行 B-T 分流、Glenn 姑息术的病儿，$SaO_2$ 范围在 75%～85% 之间。如 $SaO_2$ 过低则考虑：低血压，PVR 阻力增高，肺血管发育差，吻合口狭窄，B-T 管道阻塞等。

## （四）混合静脉血氧分压（$PvO_2$）和氧饱和度（$SvO_2$）

$PvO_2$ 和 $SvO_2$ 是指肺动脉血的氧分压和氧饱和度。如无心内分流，$PvO_2$ 和 $SvO_2$ 是了解氧合、循环功能及组织利用氧能力的综合指标，两者结合对判断组织缺氧的环节和原因有重要价值。$PvO_2$ < 60 mmHg 时，与 $SvO_2$ 有良好的线性关系。$PvO_2$ 和 $SvO_2$ 的正常值分别为 35～40 mmHg 和 75%～80%。影响 $SaO_2$ 的因素包括：心排出量、氧耗量和血色素等。当心排量下降、组织灌注不足、缺氧和摄氧量增加时，$SvO_2$ 下降先于 $PaO_2$，因此 $SvO_2$ 能及时反映组织缺氧。$SvO_2$ 异常升高可由于吸入氧浓度高、心排量增加和氧耗量降低，及残余左向右分流等。

## （五）无创性动脉血氧的监测

无创动脉血氧的监测具有连续性，能反映瞬间的动态变化，并可以避免多次采血。

1. 经皮氧分压（$PtcO_2$）。经皮氧分压监测仪可连续测定 $PtcO_2$，反映组织氧供状况，能及早发现低氧血症和避免高血氧的发生，与 $PaO_2$、末梢灌注和皮肤厚度有关。将 $PtcO_2$ 电极放置在良好的毛细血管循环处，如上胸部、胸腹部和大腿内侧，局部皮温升至 40℃～45℃并维持此温度，此时 $PtcO_2$ 与 $PaO_2$ 相近，$PtcO_2$ 和 $PaCO_2$ 之间关系大致如下：$PaO_2$（mmHg）= $PtcO_2$/0.9，仅用于新生儿和婴幼儿两者相关性良好（r = 0.97）。当低血压、低心排、贫血和组织水肿时则相关性下降。临床应用时需 3～4 小时更换一次测定部位，避免监测部位皮肤烧伤。

2. 脉搏血氧饱和度（$SpO_2$）。无创脉搏血氧饱和度仪可连续监测 $SpO_2$ 和脉搏容积图，其原理是通过置于手指末端、耳垂等处的红外光传感器来测量氧合血红蛋白的含量。$SpO_2$ 和 $SaO_2$ 有高度的相关性和一致性，但 $SaO_2<65\%$ 时，两者存在一定的误差，一般 $SpO_2$ 读数偏高。由于该监测温度低，耐受性好，应用方便，并且从脉搏容积图也可观察末梢循环的灌注和脉率，间接了解循环功能，因此已广泛应用于临床监测，并成为 ICU 常规床边监测内容之一。临床上各种显著降低血管搏动的因素：低血容量、低血压、动脉血管受压、外周血管收缩等。影响因素包括局部皮肤颜色，末梢灌注状况，皮肤角化层的厚度，异常增高的碳氧血红蛋白、正铁血红蛋白和高胆红质血症，注射某些染料如亚甲蓝、吲哚花青绿以及外界光源如红外线取暖灯的干扰等。

（六）换气功能监测

1. 肺泡动脉血氧分压差 P（A-a）$O_2$。P（A-a）$O_2$ 是评价氧通过肺泡壁进入毛细血管的能力，是判断氧弥散能力的重要指标。正常人吸入空气时 P（A-a）$O_2$ 为 6 mmHg，而吸入纯氧后 15 分钟 P（A-a）$O_2$ 正常值为 22～75 mmHg，不超过 100 mmHg。其影响因素包括通气/血流比例、弥散功能和心内或肺内分流等。

计算公式：P（A-a）$O_2$ = $PAO_2$ - $PaO_2$

$PAO_2$ = （PB-$PH_2O$）× $FiO_2$ - $PACO_2$/R

$PAO_2$：肺泡气氧分压；PB：大气压；$PH_2O$：饱和水蒸汽的压力；$FiO_2$：吸入气氧浓度；$PACO_2$：肺泡气二氧化碳分压，一般等于 $PaCO_2$；R：呼吸频率。

体外循环尤其是长时间转流后，术初 3 天中 50% 以上的病儿 A-a$DO_2$ 增加，同时伴低氧血症，这与体外循环后血管外肺水增多、肺不张、肺水肿、气道内分泌物增多等有关。因此，A-a$DO_2$ 增大提示血液从肺泡摄取氧的能力低下，即换气功能障碍，动态观察极有价值。

2. 氧合指数（OI，$PaO_2$/$FiO_2$）。OI 随 $FiO_2$ 的增加而增大，其正常值为 430～560 mmHg，理论上的最大值为 660 mmHg。由于测定方法简便易行，已成为衡量氧气交换能力的最常用指标。如术后 OI < 300 mmHg 提示肺换气功能下降和肺内分流增加；OI<200 mmHg 可考虑存在肺损伤。但有心内分流者不宜采用此方法。

动脉血氧分压与肺泡气氧分压的比值（$PaO_2$/$PAO_2$）。$PaO_2$/$PAO_2$ 是反映换气功能的指标，其数值恒定，不受 $FiO_2$ 的影响。其正常值为 0.90～0.93，临床上一般大于 0.78 即为正常。$PaO_2$/$PAO_2$ 的下降提示肺换气功能下降和肺内分流增加。

3. 呼吸指数（RI）。RI 可作为肺换气功能的指标，不受 $FiO_2$ 的影响。其正常值为 0～0.3。

计算公式：RI = P(A-a)$O_2$/$PaO_2$。

4. 肺内分流($Qs/Qt$)。$Qs/Qt$是指未经肺内氧合直接进入左心的血流量和心排量的比值。肺内分流是指肺组织只有灌注而无通气。最简单的测定方法是在吸入纯氧气20分钟后，以$PaO_2$ 700 mmHg作为动脉血氧分压的最高值，$PaO_2$降低100 mmHg，$Qs/Qt$大约增加5%。

计算公式：$Qs/Qt = [(700 - PaO_2)/100] \times 5\%$

这是因为在吸入氧浓度100%时测定，最大限度地排除了弥散功能和通气/血流比例失调对动脉血氧分压的影响，故可近似反映真正的肺内分流量的大小。$Qs/Qt$的正常值<5%。体外循环后，由于功能残气量与肺顺应性下降，肺不张、肺泡萎陷、肺水肿时肺内分流量增加。通常认为：$Qs/Qt$达10%～19%表明存在病理性肺内分流；≥20%则肺功能损害严重。

（七）通气功能监测

1. 动脉二氧化碳分压($PaCO_2$)。$PaCO_2$是指溶解于血浆内$CO_2$气体分子所产生的压力，是监测通气功能的重要指标，且可反映呼吸性酸碱平衡，临床呼吸衰竭的诊断依据之一。其正常值为35～45 mmHg。$CO_2$弥散能力很强，肺泡内的$CO_2$和动脉血中的$CO_2$几乎无差别，因此$PaCO_2$可直接反映肺泡通气量的变化。对肺动脉高压病儿，术后2天维持$PaCO_2$ 28～30 mmHg能降低PVR，预防反应性肺高压和肺高压危象。

2. 动脉二氧化碳的无创性监测。

（1）经皮二氧化碳分压($PtcCO_2$)。$PtcCO_2$监测是将电极直接放在皮肤上连续监测$CO_2$分压，当电极加热到40℃～45℃并维持此水平时，测得的$PtcCO_2$与$PaCO_2$的相关系数较$PtO_2$与$PaO_2$的相关系数更高。因为$CO_2$含量与分压的变化成正比关系，毛细血管动脉端和静脉端的$CO_2$分压差别不大，且$PtcCO_2$受循环功能的影响较小。临床因小婴儿皮肤易被电极烫伤而应用较少。

（2）呼气末二氧化碳分压($PetCO_2$)。因$PetCO_2$能反映$PACO_2$和$PaCO_2$的变化，可提供连续、无创的数据和图形，对判断肺通气具有重要临床意义。测定方法有红外线法和质谱仪法。$PetCO_2$与$PaCO_2$相关性高，一般略高于后者2～5 mmHg，当存在气道阻塞或气体分布不均时差别增大；如呼吸频率过快，采集不到实际的肺泡气，会影响$PetCO_2$的准确性。一些智能呼吸机具有连续监测$PetCO_2$功能，通过此功能监测$Vd/Vt$变化，动态观察病情和指导机械通气。

（3）生理死腔与潮气量的比值($Vd/Vt$)。$Vd/Vt$的计算需要先测定$PetCO_2$和$PaCO_2$，根据波尔方程：$Vd/Vt = (PaCO_2 - PetCO_2)/PaCO_2$来求得。其正常值为0.33～0.45。临床用于评价通气效率和脱离呼吸机的指标。

（八）呼吸力学监测

1. 顺应性。顺应性由胸廓和肺组织弹性形成，是表示胸廓和肺扩张程度的指标。吸气时气道内压力大部分用于克服胸肺组织的弹性阻力，使肺膨胀，肺容量增加。顺应性亦反映潮气量和吸气压力的关系，有动态、静态顺应性之分。机械通气时所测得的结果为动态顺应性。

公式为:胸肺顺应性 = 潮气量/平台压力(mL/kPa)。

术后肺顺应性下降的常见原因如下。

(1)肺充血,肺水肿,肺不张。

(2)术后残余左向右分流、房室瓣反流。

(3)肺部感染、呼吸窘迫综合征等。

(4)长时间体外循环。

(5)长期机械通气、高氧浓度、高潮气量和呼气末正压。

(6)肺泡表面活性物质减少导致肺泡萎陷,肺顺应性下降。

胸廓顺应性下降的原因有:胸骨或侧胸壁手术切口,膈肌活动度减弱(膈神经麻痹、腹膜透析、营养不良、胃肠涨气),气胸,胸腔积液,脊柱胸廓畸形等。

2. 气道压力。气道压力由潮气量、气道阻力和吸入气流速度决定。机械通气时一般吸气峰压 10～20 mmHg。如肺顺应性差,肺间质水肿,肺部感染,呼吸窘迫综合征时,气道阻力高,通气压力可达 20～30 mmHg,过高峰压易导致肺损伤。监测气道压力变化可及时了解潮气量及气道阻力变化。如气道压力上升表明气道梗阻,可能分泌物积堵或气管插管有扭曲,顺应性下降,肌肉张力增高。气道压力降低则提示管道有漏气,连接脱落或潮气量过少。

3. 气道阻力。气流通过呼吸道产生阻力,是由气体在呼吸道内流动时的摩擦和组织黏性形成的,反映了压力与通气流速的关系,是单位时间的流量引起的压力变化。阻力大小取决于气道管径大小,气流形态,流速等因素。根据 Poiseuille 定律产生一定流速所用的力与管道的长度呈正比,与管道半径的 4 次方成反比,因此管道半径对气道的阻力十分重要。小儿的气道较成人细,选用气管插管时应注意插管的粗细和长短。如果气道黏膜充血水肿,分泌物堵塞,小气道痉挛,则引起气道阻力增高。

4. 压力-容积曲线。以功能残气量为基点,不同潮气量为纵坐标,相应的压力变化为横坐标,形成压力-容积曲线。与正常值比较,静态和动态压力-容积曲线同时右移,考虑肺实质、胸腔或胸壁病变;静态压力-容积曲线不变,动态压力-容积曲线右移,可考虑气道病变。确立压力-容积曲线,则应确立低位拐点(LIP)和高位拐点(UIP),前者反映陷闭肺泡的扩张,有助于选择 PEEP,后者反映胸肺的最大弹性扩张程度,指导通气参数或潮气量的选择,如超过 UIP 将显著增加肺损伤的机会,增加机械通气对循环功能的抑制。动态观察顺应性的大小和压力-容积曲线的变化有助于判断疾病的转归。

## 三、肾功能

肾脏通过滤过、排泄、重吸收等调节水电平衡。肾功能受损在先心病围术期中经常出现,术后监测肾功能主要从尿量、血液、尿生化、尿常规指标进行。

(一)尿量

术后尿量反映了肾脏本身灌注和功能外,尚是心排血量和组织灌注是否良好的指标。术后随着循环稳定肾脏功能在 24～48 小时内逐步恢复,尿量保持每小时 ≥2 mL/kg,尿比重达正常范围。如术后尿量偏少或特别多、血色素尿,需警惕肾功能受损。

1. 少尿。术后每小时尿量≤1 mL/kg,可能存在以下情况:① 容量不足;② 低心排出量;③ 肾功能受损;④ 导尿管梗阻。如容量不足,病儿尿少色深,尿比重偏高(>1.020),左、右心房压低,补充等渗溶液如0.9%氯化钠5~10 mL/kg,尿量增加。如补充容量后心房压上升,尿量未增加,提示存在心功能或肾功能不全,启用强心扩血管药物提升血压,增加心排量和肾血流量,进一步检验肾功能并给予利尿剂:速尿1 mg/(kg·次),或速尿0.1~0.4 mg/(kg·h)静脉持续滴注,多巴胺3~5 μg/(kg·min),米力农0.5 μg/(kg·min),大多数情况下待肾脏灌注改善,尿量即可增加。如上述处理后尿量增加不明显,水负荷加重,则需行腹膜透析术。

2. 多尿。术后每小时尿量>2 mL/kg,但存在难以纠正的低钙及电解质紊乱,提示可能存在肾小管重吸收功能障碍性肾功能不全。补充血容量的同时纠正电解质紊乱,复查肾功能和尿常规、尿比重。

3. 血色素尿。因红细胞破坏过多而产生,易阻塞肾小管而致急性肾功能衰竭。紧急处理。① 碱化尿液。5%碳酸氢钠2 mL/kg/次,静脉滴注,尿pH达7~8。② 补充晶体液。0.9%生理盐水5~10 mL/kg/次,静脉滴注。③ 渗透性利尿。20%甘露醇每次0.5~1 g/kg,静脉滴注;与速尿每次1 mg/kg联合应用。④ 提高血压。小剂量多巴胺3~5 μg/(kg·min)。

经处理后每小时尿量≥2 mL/kg,8~12小时尿色转清。

(二)血、尿生化指标

1. 血尿素氮(BUN)、血肌酐(SCr)。血BUN、SCr的测定是监测肾功能的主要指标,但是肾脏有储备能力和代偿能力,肾轻度损伤时SCr无变化,当肾小球滤过功能丧失50%左右才迅速上升。所以血BUN、SCr值是肾功能损害的晚期指标。对新生儿、重危紫绀病儿、长时间转流和血色素尿的病儿,需每日或隔日检查肾功能。如SCr值增高2倍以上预示肾功能衰竭。

2. 肌酐清除率(CCr)。肌酐清除率(mL/min) = 尿肌酐(μmol/L) × 每分钟尿量(mL/min)

血清肌酐(μmol/L)。此值如用标准体表面积矫正,则可获更精确结果。

矫正CCr(mL/min) = 尿肌酐(μmol/L) × 每分钟尿量(mL/min)

血清肌酐(μmol/L) × 标准体表面积

3. 血清、尿低分子蛋白质β2-MG,α1-MG等测定。尿蛋白系列中免疫球蛋白测定和用放射免疫法分析血清或尿中β2-微球蛋白(β2-MG),α1微球蛋白(α1-MG),尿视黄醇结合蛋白(RBP),转铁蛋白(TRF),白蛋白、球蛋白IgG、IgA、IgM系列等,可间接了解肾小球抑或肾小管损害。

4. 血清胱蛋白酶抑制物测定。血清胱蛋白酶C(Cystatin C)为非糖基化碱性蛋白,几乎全部从肾小球滤过,全部在近端肾小管分解代谢,其血清浓度能准确反映肾小球滤过率(GFR)。

敏感性与特异性高,近年已在临床引起重视。

(三)尿常规检查

尿常规检查对诊断急性肾衰,特别是肾衰早期是重要的手段。肾前性肾功能衰竭时肾灌注流量不足,尿比重可不低,但尿蛋白呈阳性,镜检可见红细胞,甚至有管型,以此推测肾脏损害程度。

(四)尿比重或渗透压试验

以检测远端肾小管重吸收水功能试验,以尿比重或渗透压为观察指标。尿渗透压高低取决于单位容积尿中溶质微粒数,尿比重高低取决于单位容积尿中溶质质量。

1. 尿比重,尿浓缩试验:尿与血的尿素之比 < 5,尿钠 > 20 mmol/L,提示肾功能损害。

2. 尿渗透压试验,尿渗透压/血渗透压比值 < 1.1。

(五)尿酶测定

尿酶包括四大类。

1. 氧化还原酶类:如乳酸脱氧酶(LDH)。

2. 水解酶类:如碱性磷酸酶(ACP),β 葡萄糖苷酶(β-GD)、丙氨酸氨基肽酶(AAP)亮氨酸氨基肽酶(LAP),N- 乙酰 -β-D 氨基葡萄糖苷酶(NAG)。

3. 转换酶类:γ 谷氨酰转肽酶(γ-GT)。

4. 裂解酶类:如醛缩酶等。

这些尿酶因分子量大不能从肾小球滤过,当肾脏受损伤时才大量释放入尿内,所以尿酶增多也是肾脏、肾小管损伤的重要指标。

(六)影像学检查

1. 肾脏 B 超声检查。对先天性多发畸形、染色体异常病儿,围术期肾脏 B 超声检查以了解肾脏有否先天畸形很有必要。术后肾功能衰竭时肾脏 B 超声检查,可从肾脏形态学变化中评估肾脏损伤程度,判断病程长短。

2. 静脉肾盂造影。对先天肾脏畸形、泌尿系统梗阻的病儿,需拍摄腹部 X 射线平片,静脉肾盂造影检查,或者腹部 CT 扫描,明确诊断。

## 四、脑功能

(一)重型→颅内压监护

但在重型颅脑损伤病人中是继续颅内压监护抑开颅减压,是神经外科医师感到困难的问题,Millee 认为:

(1)没有颅内血肿和相对正常 CT 扫描:颅内压监护。

(2)CT 示厚血肿 + 中线移位:手术。

(3)CT 示薄血肿 + 不相称的大的中线移位:根据血肿和 CT 扫描决定是否手术。

(4)CT 示密度增高的实质内病灶,可能为脑内血肿,出血性脑挫伤或梗死,如合并 5 mm 中线移位:手术。

## （二）脑灌注（CPP）压监护

脑外伤后脑灌注压下降，外伤越重下降越明显导致脑血流减少和脑缺血，进一步加重脑水肿和颅内高压。

脑灌注压等于平均动脉压减去颅内压，监护好血压、颅内压就等于监护了脑灌注压。脑外伤后若CPP＜9.33 kPa时，除及时纠正低血压，降低升高的ICP外，是否适当提升血压来维持一定的CPP目前尚无定论，但至少可以认为，维持CPP＞9.33 kPa对脑外伤者预后是有利的。

## （三）诱发电位和脑电功率谱监护

1. 诱发电位（cerbral evoked potential）已广泛用于神经系统疾病以及脑外伤的诊断，诱发电位既能反映神经系统结构的完整情况，又能反映神经系统功能状态，尤其对昏迷和不合作的病人有特殊的诊断价值。

临床上常用诱发电位为：体感诱发电位（SEP），视觉诱发电位（VEP）和听觉诱发电位（AEP），各种诱发电位所产生的波形都是经过特殊感觉系统到大脑皮层的相应区域而描记出来的。脑的原发性损伤、血肿、颅内压增高、脑疝以及缺血造成的损害，不仅可直接影响到各感觉通路的完整性及功能，而且可因这些感觉通路周围脑组织的损伤而直接影响这些通路的功能，从而产生诱发电位的改变。AEP和SEP消失或传导障碍，VEP正常，示脑干功能障碍。AEP和SEP正常，而VEP消失示大脑半球功能障碍。AEP、SEP、VEP均消失乃全脑功能障碍。

为了弥补某一种诱发电位对神经功能估价的局限性，采用多导诱发电位可提高诊断正确性及对预后之估价。

诱发电位对于判断颅脑损伤的预后较其诊断更有价值。Greenbeeg在颅脑损伤后几天进行（MEP），可预测一年后情况，其精确率达80%，MEP改变与颅脑损伤预后密切相关，如多种诱发电位传导阻滞、预后极差。

多导诱发电位还可作为选择颅内压监护手段，但凡多导诱发电位弥漫性异常者，均应行颅内压监护，从而可减少不必要的颅内压监护和由此而带来的并发症。

2. （BAEP）在昏迷病人的应用。BAEP所反应的脑干电生理异常，不受意识影响，较能精确的反映脑干不同水平的功能状态，对预后有较好的预测能力。BAEP若严重异常提示传导结构和功能永久障碍，难以或无法恢复，预示昏迷时间长，死亡率高，轻或中度异常提示神经传导结构和功能可逆性受损，尤其伤后3个月内BAEP改善可望意识恢复。

3. 脑电功率谱（EEG Power spectrum）。系应用计算机定量分析脑电的一种方法，将头皮电极上取得的电活动经计算机处理、转换，将每个电极处的不同频率的功率制成直方图称为脑电功率谱。

脑电功率谱，脑地形图与脑电图一样，对脑外伤、癫痫、脑肿瘤、脑血管病等诊断定位，估计预后有一定参考价值，由于采用定量分析及计算机处理，脑电功率谱、脑电地形图比脑电图更直观易认。

脑电功率谱直接反应大脑皮层电位活动，其依赖脑干网状结构，是严重脑外伤良好的预测指标,在持续植物生存及死亡病例,损伤脑区慢波 δ、θ 功率增强,α 功率低持续存在;而意识恢复者,α 功率增强,恢复,慢波减少,两侧差异性缩小,对称性增加。

4. 经颅多普超声(transcranial doppler in ultrasound, TCD)。是一种为大脑血管疾患研究提供的无创简便观测大脑血液动力学变化的客观方法。对脑外伤有利于早期发现脑血流动力学异常及判断严重程度。其脑血流变化可分三个期:① 伤后 24 时低灌注期;② 1～3 天脑充血期;③ 4～14 天血管痉挛期。

5. 脑微量透析法监护。1996 年 BitoL 等首次提出脑微量透析法对脑局部神经化学过程进行连续的、直接的监测研究。神经外科监护室内应用此法系在脑室内插管同时,于颞叶植入脑微量透析探头,探头外径 1 mm,在其远端 2～4 mm 处有一分析膜,膜的结构根据所测介质分子量大小而改变。现今探头可允许分子量 3 000～2 000 的化合物通过。

脑微量透析法已从动物实验过渡到临床,可进行兴奋性氨基酸及钙、镁等离子监测,并可获得上述物质释放与颅内压(ICP)、脑灌注压(CPP)改变的相互关系,有利于及时进行适宜的处理。

(四)特殊设备监测

1. CT。1970 年 Hounsfield 发明 CT,1972 年临床应用后迅速发展,这一重大发明在神经系统疾病诊断上起了革命性飞跃作用,对颅脑损伤诊断,CT 已取代脑血管造影,作为首选诊断手段,CT 有较高的密度分辨能力,根据颅内各种组织对 X 线的吸收系数的差别,CT 可清楚显示各种结构。CT 与脑血管造影相比较有下列优点。① 简单、快速、准确显示颅内原发及继发损伤,安全无损伤性。② 对颅脑损伤不仅证实其占位作用,还能鉴别损伤性质,是单纯性脑挫伤还是界线分明的颅内血肿,并能直接显示损伤部位和范围,并能鉴别脑肿胀、脑水肿及其所造成颅内压增高。③ 能发现脑血管造影难以诊断的幕下、中线和多发性损伤。④ 动态观察、随时复查,既可避免某些不必要的手术,又可及时发现颅内新的占位性损害(水肿、迟发性血肿等),而采取相应措施。CT 对脑干损伤病灶的显示率不如颅内占位,但可见脑干部密度改变区及周围脑池受压闭塞改变,有助于鉴别脑干原发或继发损害,对轻微颅脑损伤亦用 CT 来作为常规检查,在诊断和鉴别诊断脑震荡与轻度脑挫伤之间有重要作用,并可发现小的病灶。根据 CT 片上脑室脑池形态及关系的变化,中线结构移位情况可以判断颅脑损伤的程度并估计其预后。

以 CT 为依据颅脑损伤分类法如下。

| 分型 | 主要特点 |
| --- | --- |
| Ⅰ型 | 无肉眼可见的病理改变的弥漫性损伤 |
| Ⅱ型 | 脑池形态正常,中线结构移位 5 mm;高密度或混合密度的局限病变, 25 mL |
| Ⅲ型 | 脑水肿型,脑池受压、消失;中线移位 5 mm;高密度或混合密度的局限病变 >25 mL |
| Ⅳ型 | 中线移位型,中线移位 >5 mm;高密度或混合密度 >25 ml |

2. 核磁共振(magnetice resonance imaginy, MRI)。1946 年美国学者 Bloch 和 Purcell

首先发现磁共振现象,磁共振成象技术缩写成 MRI。

核物理学揭示,氢原子的原子核内不含中子,只有一个质子所以稳定性很差。如果人体进入一个强大的外加磁场中,人体组织中的质子就按这个磁场的磁力线重新排列运动,此时再用一射频脉冲使氢原子发生能级转换,即氢原子释放的电磁场转化为磁共振信号,然后经计算机处理便可获得所需要的影像了。因为人体各种组织中所含的氢原子数不一样,所以最终显示的影像亦各不相同。

MRI 主要有以下长处:

(1) 安全性好,对人体无 X 线辐射损害,可反复多次检查。

(2) 分辩率高,诊断准确,在脑血管诊断上,可描记出 8~15 mm 腔隙性梗塞,CT 对 20 mm 以下的小软化灶就分辩不清。脑干、小脑及颅底病灶易受颅骨干扰 CT 出现伪影,MRI 无此缺陷。脑梗塞 24 小时内 CT 不易发现,MRI 在 6 小时内可发现病灶。

不足之处:

(1) 费时,成象需 40 分钟,急、危重病人难以接受。

(2) 强磁场,有心脏起搏器、呼吸机及带金属者不作检查,以防意外。

(3) 收费高。

MRI 能立刻提供大脑受撞击的结果,并可发现继发性颅内出血。其一般不作为颅脑损伤初始诊断手段,若病人有严重神经功能障碍,CT 又不能解释可作 MRI,MRI 在亚急性、慢性神经病理改变、发现等密度方面具有优势。

## 五、重症监护目的

(一) 颅脑损伤分型

GCS 记分:结合昏迷时间长短可将颅脑损伤分成以下四型。

| 分型 | GCS 总分 | 伤后意识障碍时间 |
| --- | --- | --- |
| 轻型 | 13~15 分 | <20 分钟 |
| 中型 | 9~12 分 | 20 分钟至 6 小时 |
| 重型 | 6~8 分 | >6 小时 |
| 特重型 | 3~5 分 | >6 小时 |

(二) 单纯颅脑伤抑复合伤

单纯颅脑伤除非大出血一般血压正常或升高,若伤员早期并无大出血而表现血压下降、脉搏加快等休克症状,一面抗休克,一面寻找导致休克原因:合并伤,常见合并伤有脊柱损伤、脊髓损伤、肋骨骨折、气胸、血胸、肝、脾、肾及其他腹内脏器破裂出血,骨盆及四肢骨折。复合伤即颅脑损伤合并身体其他部位损伤,伤情严重复杂,并发症多并易导致多器官功能衰竭,在抢救时要求我们必须根据致伤原因、受伤时体位着力部位,伤后意识变化过程和重点体格检查的发现,尽快作出初步判断,立即处理,在伤情允许情况下和设备具备条件下,再作必要的辅助检查,如 CT、摄片等以获得明确诊断,其处理顺序是:直接威胁病人生命者则首先处理,颅脑损伤伴有颅内血肿、脑疝,直接危及生命,即使有单纯血气胸、骨盆骨折或股骨骨折,可先行一般固定处理,待颅内血肿清除术后再处理合并伤,如病人休克严重,一般为严重颅脑损伤,合并实质性脏器损伤,张力性血气胸,这类伤员在积极抗休克基础上尽快处理合并伤,病情及技术条件允许情况下亦可同时处理颅脑损伤或开颅清除血肿。

(三)开放性脑外伤抑闭合性脑外伤

头皮、颅骨、硬脑膜均有破损,脑组织与外界交通称之为开放性脑外伤,伤口有脑脊液流出或见到脑组织碎块是硬脑膜破裂的两个明确证据。

(四)特殊脑原发损伤

1. 弥漫性轴索损伤为脑的中轴、大脑半球白质、胼胝体、脑干以及小脑广泛挫伤出血。弥漫性轴索损伤CT诊断标准。

2. 大脑半球白质内单发或多发小出血灶($<2$ cm)。

3. 脑室内出血。

4. 胼胝体出血。

5. Ⅲ脑室周围小出血灶。

6. 脑干出血。

7. 弥漫性脑肿胀。脑干网状结构和兰斑血管运动中枢损伤,引起急性脑血管扩张,所致脑肿胀,宜用过渡换气、巴比妥疗法。CT区别脑肿胀、脑水肿。脑肿胀,白质CT值≥正常;脑水肿,白质CT值>正常。

8. 颅内血肿。在颅脑损伤中应首先注意颅内血肿,一些病例在细致观察和某些辅助检查帮助下能在意识清楚、脑疝发生前,早期作出诊断。在生命体征改变之前,如有剧烈头痛、频繁呕吐、烦躁不安、反射不对称或轻微锥体束征就应考虑颅内血肿,CT有利于早期诊断。亦易发现颅后窝、中线及多发血肿,随访检查亦能迅速发现迟发或复发血肿。

特急性血肿,伤后3小时内意识迅速恶化,宜就近及时抢救治疗,因其病情紧急,过多辅助检查会丧失抢救时机,故宜根据受伤情况及直接钻孔探查为妥,力争尽快清除血肿,力争最大限度缩短手术前准备时间,对来院已十分危重伤员,即使双瞳散大,呼吸接近衰竭也应积极抢救,解除脑压迫,并进行减压术,有希望获救。

颅内血肿手术指证。

意识障碍逐渐加深。

颅内压>2.7 kPa,并呈进行性升高。

局灶脑损害体征。

CT血肿大,幕上>40 mL时,幕下>10 ml或中线结构移位明显(>1.0 cm),脑室、脑池受压明显。

非手术治疗过程中病情恶化。

颞叶血肿因易致钩回疝,硬膜外血肿不易吸收,应放宽手术指证。

已有一侧瞳孔散大的钩回疝,应在30分钟,最迟在60分钟内清除血肿去骨瓣减压,超过3小时将产生严重后果。

非手术指证。

无意识障碍或颅内压增高症状。

虽有意识障碍或颅内压增高症状,但已明显减轻或好转。

无局灶性脑损害体征。

CT血肿不大(幕上 < 40 mL 时,幕下 < 10 mL)。中线结构无明显移位(< 0.5 cm),也无脑室、脑池受压明显。

颅内压 < 2.7 kPa。

## 六、脑组织氧供需平衡监测的进展

(一)脑组织氧供需平衡监测的意义

传统上,多依赖临床表现、颅内压(ICP)和脑灌注压(CPP)监测来指导脑复苏病人的治疗。但是,由于 ICP 和 CPP 缺乏脑血管阻力的信息,即使 ICP 正常时,脑循环不一定也正常;CPP 正常或升高时,脑循环灌注也不一定是正常的。脑血流量(CBF)测定尽管在反映脑血流动力学方面比 CPP 准确,但它只是一个单纯的血流动力学参数,不能反映脑代谢状况。脑的缺血与否是相对于脑代谢而言的,即不管 CBF 多少,只要血液供应能够满足脑代谢需要,则意味着脑循环正常,否则为脑缺血。

事实上,脑中不同部位 CBF 和脑氧代谢率($cmRO_2$)并不相同。正常情况下,通过血流代谢耦联(flow-metabolism coupling)以及压力-流量调节(pressure-flow regulation)机制,使 CBF 和 $cmRO_2$ 之间维持平衡,即 CBF/$cmRO_2$ 之比在 15~20,称为脑氧供需平衡。机体正常状态下,氧供(oxygen delivery,$DO_2$)与氧耗(oxygen consumption,$VO_2$)保持动态平衡状态;而在危重特殊脑复苏患者,则可出现病理性氧供依赖性氧耗,即氧耗增加或减少,随氧供的增加或减少而变化,这反映了低氧及氧不足的存在,从而有可能导致脑缺血、缺氧,脑组织损害。由于脑氧代谢指标反映脑血液供应与脑代谢所需之间的匹配关系,能够更准确地反映脑循环状态,因此从维持脑氧供需平衡角度监测脑氧合,指导脑保护和脑复苏治疗十分重要。

(二)脑组织氧供需平衡监测的方法

1. 脑氧代谢率($cmRO_2$)测定。$cmRO_2$ = CBF × ($CaO_2$ − $CjvO_2$),需测定 CBF、动脉血氧含量($CaO_2$)和颈内静脉血氧含量($CjvO_2$)。它反映全脑组织的氧代谢状况,结果可靠,但操作较复杂。CBF 测定方法很多,经典的 Kety-Schmidt 法及 Xe 清除法均为使用放射性物质的有创性方法,很难常规用于术中监测。阻抗血流图(REG)方法还有待进一步完善。经颅彩色多普勒血流图(TCD)是一种连续无创监测脑血流量的新方法。研究表明,TCD 所测定的血流速度与 CBF 之间有良好相关性(r = 0.80 − 0.93,P < 0.01)。但由于个体差异及解剖变异,TCD 不能准确测量脑血流量,仅能反映脑血流的动态变化,对局部脑组织的病理改变,则受探头放置的部位影响,不能获得确切结果。

2. 颈内静脉血氧饱和度($SjvO_2$)监测。$SivO_2$ 监测是目前较常用的监测脑氧合的方法。

由于颈静脉球部血液由大脑直接引流而至,故临床上以监测颈静脉球部血氧饱和度代替脑静脉血氧饱和度。由 Fick 原理可推得公式:$SjvO_2 = CaO_2 - cmRO_2/CBF$。在动脉氧合良好、血红蛋白相对稳定(即 $CaO_2$ 不变)的情况下,$SjvO_2$ 反映的是 $cmRO_2$ 与 CBF 的平衡关系,即所谓的脑氧供需平衡。CBF 减少时,脑组织为维持正常代谢需要,从血流中摄取氧的比例相对增多,脑静脉血中氧含量下降;反之,CBF 增多超过代谢需要时,脑组织从血流中所摄取氧的比例相对减少,致脑静脉血中氧含量升高。人脑血液回流主要通过颈内静脉,所以 $SjvO_2$ 能够代表脑氧代谢水平,间接反映脑循环状态,它与 CBF 之间具有正相关关系。正常人的 $SjvO_2$ 在 55%~75%,大于 75%意味着脑 $DO_2$ 或 CBF 增多;小于 50%时,说明脑 $DO_2$ 或 CBF 相当减少,若小于 40%则可能存在全脑缺血缺氧。$SjvO_2$ 只反映同侧大脑半球的氧代谢情况,不能反映局部和对侧大脑半球脑缺血情况。$SjvO_2$ 监测需作颈内静脉逆行穿刺,放置导管使顶端达颈内静脉球部,可间断采血样测定;也可置入 $SjvO_2$ 光纤探头,持续动态监测 $SjvO_2$,二者具有良好的相关性。

3. 局部脑氧饱和度(regional cerebral oxygen saturation, $rSO_2$)监测。近红外线光谱(near-infrared spectroscopy, NIRS)技术是新近发展起来的一项新技术,能够无创伤连续性地监测 $rSO_2$。近红外光在特定范围(650~1 100 nm)可以穿透人脑几厘米,其衰减主要依靠氧合血红蛋白等色基。NIRS 监测采样区内氧合血红蛋白与总血红蛋白之比就是 $rSO_2$。大脑中,动、静脉交错,静脉占 75%,动脉占 20%,毛细血管占 5%,这就意味着 $rSO_2$ 值主要代表静脉血中氧含量,反映的是脑氧输送代谢指标,$rSO_2$ 低于 55%应视为异常。

4. 脑动静脉氧含量差($AVDO_2$)。根据 Fick 公式,$cmRO_2 = CBF \times AVDO_2$,即 $AVDO_2 = cmRO_2/CBF$,因此,$AVDO_2$ 实际上反映了 CBF 和脑氧耗的相对关系,即脑氧供需平衡。$AVDO_2$ 正常为 5~7Vol%,增加意味着脑氧摄取增加,CBF 相对脑氧耗不足;$AVDO_2$ 降低则脑氧摄取减少,CBF 相对脑氧耗有剩余。$CEO_2$ 的意义和 $AVDO_2$ 一样,但在贫血状况下,它比 $AVDO_2$ 更加准确地反映脑氧代谢。

5. 脑组织氧分压(partial pressure of brain tissue oxygen, $PbtO_2$)监测。$PbtO_2$ 是随着电子和光纤技术的发展新近涌现的有创脑氧监测技术。直接测定脑组织氧分压,可检出局灶性缺血病灶,其灵敏度达 92%,特异性为 84%。$PbtO_2$ 低于多少即发生缺血损害尚无定论,一般认为 $PbtO_2$ 正常值为 25~30 mmHg,维持脑皮质功能 $PbtO_2$ 必须大于 5 mmHg,所以缺血阈值应高于 5 mmHg。缺血阈值大小同时还受测定仪器技术差别、探头放置部位等多种因素的影响。

6. 其他。脑动-颈内静脉血乳酸差值和脑内静脉腺苷含量也可反映脑代谢情况,脑电图监测及体感诱发电位测量可反映脑细胞电生理活动,核磁共振和正电子断层扫描结果可靠,但不能实现手术中实时监测且设备昂贵。

总之,对脑组织氧供需平衡的监测方法,目前临床应用较多的为 TCD、$SjvO_2$ 和 $rSO_2$。$PbtO_2$ 监测的优势也日渐受到重视和推广。

(三)脑组织氧供需平衡监测的应用

现代危重病医学中,心肺复苏术获得了飞跃发展,惟有脑功能衰竭的复苏尚不尽如人意。其原因,一方面对危重病症抢救中对早期脑保护认识不足,耽误了可贵的时间;另一方面在抢救中措施不当或针对性不强而贻误病情。故脑复苏的关键,贵在防治结合,采取最有效的措施。而脑氧供需平衡监测在其中可起到指南针的作用。Cruz等研究认为脑氧供需平衡监测的意义在于:指导治疗,及时改进治疗方案,使得治疗效果得以及时反馈,从而加快患者恢复;提供具体指标变化与预后间的关系,可对患者预后进行估计。

1. 指导治疗。脑复苏是指脑缺血缺氧发生后采取治疗措施以减轻脑缺血损伤,而脑保护是在脑缺血损伤发生前给予的保护措施,二者是不同的概念,但二者又是相辅相成的。脑氧供需平衡监测对于二者的实施均有指导意义。

(1) 脑损伤后脑氧供需平衡监测。在脑外伤和体外循环手术病人监测脑氧供需平衡对临床治疗具有显著的指导意义。研究表明脑损伤后不同时期脑氧供需状态不同,损伤早期(伤后6 h以内),脑血流量(CBF)降低,但是通过测量动脉-颈静脉氧含量差($AVDO_2$)发现,整个大脑氧摄取正常,即使在全脑缺血早期,最初的 $AVDO_2$ 值也正常,数小时后才降低并持续至整个急性期,随后才有上升趋势。研究发现脑外伤后1天脑缺氧可能性最大,且持续时间一般不超过1 h。临床经验表明,在脑外伤和蛛网膜下腔出血病人,脑静脉氧饱和度异常的病人愈后均较差,因此,早期持续监测 $SjvO_2$ 有助于及早发现迟发性损害,对评估并减轻脑缺氧损害很有必要。

(2) 脑复苏中脑氧供需平衡监测。既往评估脑复苏的有效性和改进复苏方法的重要依据是脑血流动力学,而对脑氧供需平衡研究较少,其主要原因往往忙于急救,无暇及时建立监测指标。

脑氧供需平衡监测对于指导医师进一步支持病人生命具有重要意义。了解大脑氧供需情况,结合全身氧供需的变化,可及时调整机械通气模式,指导降颅压药物的使用,判断脱呼吸机时机。在这方面,$SjvO_2$ 较 CBF 更有意义。重型颅脑外伤患者有30%的患者 $SjvO_2$ 降至50%以下;而异常高的 $SjvO_2$ 提示可能有 CBF 升高,脑氧代谢下降,外伤性动-静脉分流或颅外静脉血掺杂等。Manley等研究结果表明:$FiO_2$ 升至100%,局部脑组织氧分压($PbtO_2$)从 15 ± 2 mmHg 升至 36 ± 11 mmHg。吸纯氧行过度通气可致 $PbtO_2$ 下降40%,而通气不足反而可使 $PbtO_2$ 升至 88 mmHg。失血量达血容量50%时,$PbtO_2$、平均动脉压和 ICP 都显著下降。说明直接监测 $PbtO_2$ 对 $FiO_2$、机械通气都非常敏感。因此,复苏后监测 $PbtO_2$、$SjvO_2$ 等指标可以反映脑氧代谢情况,评估脑损害,为复苏中根据不同病人脑损害情况采用不同治疗方案提供依据。

2. 评估脑保护及脑复苏措施对维持脑组织氧供需平衡的作用。

(1) 低温。浅低温是脑复苏的有效手段,也是重要的脑保护措施。研究表明低温可降低脑缺血缺氧期间维持脑电生理活动及细胞功能的能量利用率,这对于防止不可逆的膜完整性损害极为重要。近年来大量观察结果已充分肯定浅低温对各种脑损伤的保护作用。有研究表明,在心肺脑复苏同时或自主循环恢复后即给予全身亚低温(34 ℃),并维持1 h,可明显改善脑功能;而延迟 15 min 给予亚低温,则可影响脑复苏的效果。

脑氧供需平衡监测为评估低温的脑保护作用提供了直观的指标。对重度脑外伤的观察表明,全身低温 35.0 ℃ 至 35.5 ℃,可显著降低 ICP 和脑氧摄取率,温度降低 1 ℃,脑氧代谢率相应下降 5%～7%,CBF 也下降,但两者下降程度不一致。脑温从 37 ℃ 降至 30 ℃ 时,CBF 降低 37%,而 $cmRO_2$ 降低 58%,远远大于 CBF 降低的程度。依据公式,$cmRO_2 = CBF \times Ca\text{-}jvO_2$,即 $Ca\text{-}jvO_2 = cmRO_2/CBF$,CBF 下降程度较 $cmRO_2$ 小,提示在维持脑血流供应相对充足的基础上降低脑氧耗,既可维持一定的能量和氧供,又能减少代谢产物的堆积,起到脑保护作用。

在低温保护的过程中,实施对 $SjvO_2$ 的连续监测很有意义,Okano 等研究证实虽然低温较常温时 $SjvO_2$ 升高,但复温时由于脑氧代谢率进行性增加,与脑血流量的增加并不平行,导致 $SjvO_2$ 下降,发生脑氧供需失衡(脑脱氧合)。因此,对 $SjvO_2$ 进行连续监测,寻找浅低温的最佳温度,权衡其利与弊,找到最佳平衡点很重要。

(2) 脑保护和脑复苏药物。静脉和吸入麻醉药均可明显降低脑代谢率,抑制脑细胞电活动,但并不抑制脑细胞生存相关的 $cmRO_2$,如 ATP 代谢,跨膜离子梯度的维持等。Mielck 等发现 1MAC 地氟醚可导致 $cmRO_2$ 下降 51%,且不影响脑血管对 $CO_2$ 的反应性。异氟醚已被证实具有脑保护作用,异氟醚和硫喷妥钠均可降低 $cmRO_2$ 和 $D(a\text{-}jv)O_2$,且与 CBF 呈良好负相关,有利于脑保护。我们观察到异氟醚麻醉后,$D(a\text{-}jv)O_2$ 明显降低,意味着脑氧摄取减少,脑氧供相对多于脑氧耗。

应用巴比妥类药物时,如果 $PaCO_2$ 维持正常,CBF、$cmRO_2$、脑葡萄糖代谢率和脑电图呈剂量相关性抑制。动物实验表明应用巴比妥类药物有保护缺氧脑组织的作用,可能由于其减小了 CBF 和 $cmRO_2$,从而使 ICP 降低。但也有研究表明巴比妥类药物可能影响脑血管对 $CO_2$ 的反应性。因此,巴比妥类药物的应用最好能在有连续监测脑氧供需的条件下进行,以便为脑复苏脑保护提供有益的指导。

临床监测外周血糖浓度并不能完全代表脑内血糖浓度。因为葡萄糖是脑能量代谢唯一来源,而在脑复苏早期应激状态下往往存在胰岛素抵抗、糖利用障碍,所以取颈静脉球部血样测血糖变化并计算动静脉血糖差($Da\text{-}jvBG$),更能反映脑的能量代谢变化。胰岛素不仅可使血糖降低,而且对脑神经元有直接保护作用。用胰岛素后患者的脑氧摄取率($CEO_2$)和动静脉氧含量差($Da\text{-}jvO_2$)增加,且两者与 $Da\text{-}jvBG$ 变化一致,说明胰岛素有利于促进脑能量代谢。

甘露醇是降低和控制 ICP 增高的常用药物之一。应用甘露醇在降低 ICP 同时,有助于改善脑血流代谢耦联。若应用甘露醇前,脑灌注压(CPP)足以维持充足氧供(CPP<70 mmHg 和 ICP<40 mmHg),则其虽可显著改善 CPP 或 ICP,但 $PbtO_2$ 变化并不明显,表明单用甘露醇降颅压并不能改善脑氧合。所以脑复苏中甘露醇应用时机和意义有待进一步研究。

(3) 过度通气。研究表明适当的过度通气并相应提高吸入 $O_2$ 的浓度,有利于改善脑氧供;过度通气可降低 ICP,还可影响脑血管对 $CO_2$ 的反应性。但不适当的过度通气可致脑血管严重收缩,脑血流量明显减少,引起脑氧供需失衡。过度通气 $PaCO_2$ 自 29.3 mmHg 降至 21.3 mmHg 时,虽然 ICP 下降,CPP 上升,$PbtO_2$ 却显著下降,说明脑氧供减少。我们观察发现轻、中度的过度通气（$PETCO_2$ $4.0\sim4.5$ kPa）可保持脑氧供需平衡，其脑氧供需指标 $Ca\text{-}jvO_2$、$SjvO_2$ 与严重过度通气（$PETCO_2<3.5$ kPa）相比有显著差异。由此可见，机械通气宜维持 $PaCO_2$ 在 $30\sim35$ mmHg。

Manley 等研究脑复苏中 $FiO_2$ 和通气对 $PbtO_2$ 的影响，结果显示 $FiO_2$ 升至 $100\%$，$PbtO_2$ 从 $15\pm2$ mmHg 升至 $36\pm11$ mmHg；过度通气可致 $PbtO_2$ 下降 $40\%$，而通气不足反而可使 $PbtO_2$ 升至 88 mmHg，表明过度通气可使脑氧供减少。另有研究探讨了不同 $FiO_2$ 通气对脑复苏结果的影响，结果表明 $FiO_2=21\%$ 的神经功能学结果明显优于 $FiO_2=100\%$、$8\%$ 和 $12\%$，认为脑复苏通气期间 $FiO_2$ 过高或过低均不利于脑氧供需平衡。

因此，在脑复苏期间，加强通气时的脑氧合监测，有助于探讨适宜的通气模式和 $FiO_2$，避免脑缺血缺氧，预防出现脑氧供需失衡。

（4）其他。研究认为某些物理措施和药物，如针灸、中药、$Ca2+$ 拮抗剂、自由基清除剂、兴奋性氨基酸受体拮抗剂、糖皮质激素、纳洛酮等，均有对脑缺血损伤有保护作用，但其在脑复苏方面的应用价值及对脑氧供需平衡的影响有待进一步探索。

3. 判断预后。脑继发性缺血缺氧而致中枢神经损害是急性脑损伤最严重的并发症之一，脑氧供需平衡监测对于估计病人预后具有指导意义。据报道，重型颅脑外伤后若 $SjvO_2$ 持续 $<50\%$ 或 $>70\%$ 都表示预后不良。Valadka 等用 ECT 扫描，发现重型颅脑损伤后早期脑缺血发生率为 $33\%$，此组病人有 4 例在伤后 24 h 内（$40\%$）有较长时间 $PbtO_2<5$ mmHg，预后较差（死亡及植物生存）；而在伤后 24 h 内 $PbtO_2>5$ mmHg 的 5 例均存活（重残、中残或恢复良好），二者有显著性差异，提示伤后 24 h 内 $PbtO_2<5$ mmHg 病人预后不良。

Kuboyama 等认为观察脑氧耗与氧供的比值（$VO_2/DO_2$），较直接测定 CBF 或 $cmRO_2$ 更为准确和具有临床意义，其实验研究犬室颤/心跳骤停（VF/CA）12.5 min 经正常体温下 CPR 后 $2\sim18$ h 内，$VO_2/DO_2$ 持续高于 0.50，同时 $PssO_2$ 低于临界值 20 mmHg，表明心跳骤停复苏后 $DO_2$ 不能满足 $VO_2$ 需求。$VO_2/DO_2$ 增高是机体对复苏后脑缺氧的一种代偿反应，脑神经元通过提高氧摄取以维持其生理功能，一旦缺氧持续不能纠正，脑细胞超过其摄氧代偿能力，将最终导致脑神经元的死亡。因此 $VO_2/DO_2$ 可以作为组织缺氧的监测指标。当 $VO_2/DO_2$ $0.40\sim0.50$ 持续 $3\sim4$ 天、$0.50\sim0.60$ 持续 24 h 以上、$>0.60$ 超过 $8\sim12$ h，提示病人出现并发症的机会增多，预后很差。如果明显低于正常值时间过长，可能提示组织对氧利用出现严重障碍，预后不好。dka 血流量，仅能反映脑血流的动态变化。

目前，临床脑死亡的标准多认为：① 心脏对阿托品无反应；② 自主呼吸停止；③ 脑电图呈直线；④ 上述情况是在无休克、低血压、未使用肌松剂和/或镇静剂情况下。为增加脑死亡诊断的准确性，近年来，有人主张用颈内静脉球血氧饱和度（$SjvO_2$）监测作为脑死亡的辅助诊断方法。Diaz-Reganon 等观察了 118 例脑死亡患者的 $SjvO_2$，同时监测中心静脉氧饱和度（右心房，$SvO_2$），将 $SvO_2$ 和 $SjvO_2$ 的比率（$CjvO_2$）$<1$ 作为判定标准，结果用 $CjvO_2$ 判定脑死亡的敏感性为 $96.6\%$，特异性为 $99.3\%$，阳性预测值为 $99.1\%$。

4. 脑氧供需平衡监测的局限性。虽然脑氧供需平衡监测对 CPCR 患者的治疗和判断预后有十分重要的意义,但也有其局限性,应该注意不同的监测方法其结果也会有差别。Buunk等研究心梗病人复苏后采用INVOS 3 100局部脑氧监测与颈静脉球采血脑氧监测进行评估,发现二者无可比性,推测系脑血流重新分布所致。连续测定$SjvO_2$虽然是监测脑氧供需平衡的有效手段,但Robertson等证实脑外伤病人复苏中10/44为半球缺氧,而另有3/44出现局部缺氧。对这些局部缺氧的患者而言,$SjvO_2$往往是正常的,从而掩盖病情。

Vigue的研究也表明$SjvO_2$的监测,虽可帮助早期发现CPP下降和有潜在脑缺氧危险的患者,但不能提供治疗中所需的ICP方面信息,若有条件应予监测ICP。因此,应结合多种脑氧供需平衡监测手段,更全面的了解CPCR患者的氧供需平衡状况。随着影像学诊断发展,脑复苏过程中其与脑氧供需平衡监测方法的结合应用日趋紧密。

综上所述,脑氧供需平衡监测对于指导脑复苏治疗及评定脑复苏疗效都有着重要意义。它可正确评估病人脑氧合情况,同时也可揭示处理措施的不足之处,促使脑保护及脑复苏技术的改进。脑氧供需平衡监测方法有多种,每一种监测方法都有其局限性,目前还需将多种方法综合应用,才能发挥更大作用。脑氧供需平衡监测($SjvO_2$,$PbtO_2$等)在临床中的作用也还需进一步验证。

(吕希峰 单联斌 高 娜)

## 第四节 体液代谢

### 一、体液的组成

(一)量的构成

体液的主要成分是水和电解质。可分为细胞内液和细胞外液,其量随性别、年龄、肥瘦而异。具体含量如表13-5所示。细胞外液中能迅速地和血管内液体或细胞内液进行交换,取得平衡,在维持水电平衡上有着很大作用的组织间液称为功能性细胞外液。能缓慢地和血管内液体或细胞内液进行交换,取得平衡,虽也有着各自生理功能,但维持体液平衡作用甚小的组织间液称非功能性细胞外液。包括结缔组织水和所谓的透细胞水的脑脊液、关节液、消化液等。

1. 透细胞水:由细胞的转送、分泌活动所形成。其成分与血浆不同,在产生或丢失量显著增多时,也可引起不同类型的体液平衡失调。如霍乱。

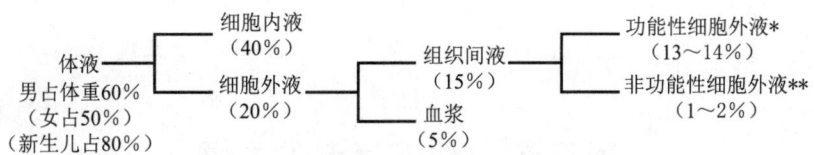

表13-5 体液的主要成分及其含量

2. 离子分布（表 13-6）。

表 13-6　细胞内、外液主要阴阳离子分布

| 细胞外液 | 细胞内液 |
|---|---|
| 阳离子 $Na^+$（142 mmol/L） | $K^+$（150 mmol/L） |
|  | $Mg^{2+}$（20 mmol/L） |
| 阴离子 $Cl^-$（103 mmol/L） | $HPO_4^-$ |
| $HCO_3^-$（24 mmol/L）$Pro^-$ | $Pro^-$ |

细胞外液和细胞内液的渗透压（osmotic pressure）相等，为 290～310 mmol/L。

（二）体液平衡的调节

水电解质、酸碱平衡的主要调节器官——肾。

1. 渗透压的调节：主要通过下丘脑－垂体后叶－抗利尿激素系统发生作用以便维持渗透压平衡，反应灵敏（只要改变 2%），如下图所示。

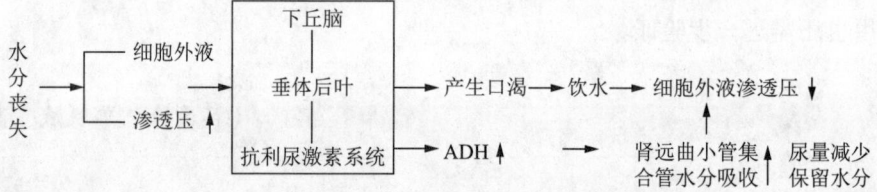

2. 容量的调节：主要通过肾素－血管紧张素－醛固酮系统发生作用以便维持血容量的稳定，如下图所示。

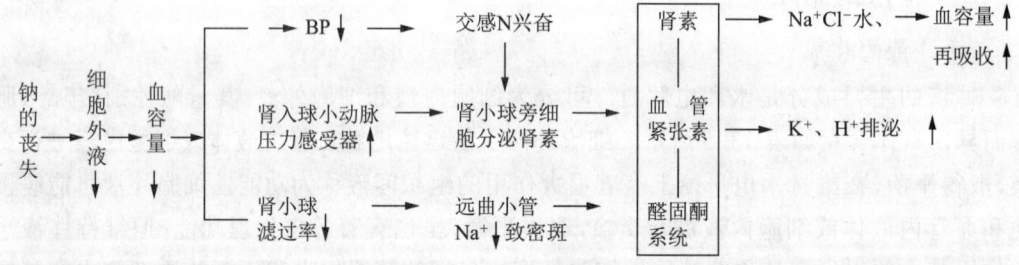

当血容量锐减时，机体将牺牲渗透压的维持为代价，优先保持和维护血容量。肾脏调节是最主要的酸碱平衡调节系统，一切非挥发性酸和过剩的碱，都必须经肾脏排出。肾脏调节作用发挥较慢，数小时后作用开始，4～5 日达高峰。

（赵翠梅　刘洪飞　王　珏）

## 第五节　体液代谢的失调

人体通过先进的自我调节能力维持着水、电解质的动态平衡，以保持机体内环境的稳

定,一旦这种调节能力因疾病、创伤等各种因素的影响而受到破坏,水和电解质的紊乱便会形成,表现为以下三种类型的失调。① 容量失调:如缺水、水过多。② 浓度失调:如低钠、高钠血症。③ 成分失调:如酸碱中毒、低钾、高钾血症等。

## 一、水和钠的代谢紊乱

水和钠的关系非常密切,故缺水和失钠常同时存在,根据水和钠的丧失的比例可分三种类型缺水:等渗性缺水(homotonia anhydremia)失水 = 失钠、低渗性缺水(hypotonicity anhydremia)失水 < 失钠、高渗性缺水(hypertonicity anhydremia)失水 > 失钠

1. 等渗性缺水(homotonia anhgdremia)(又称急性缺水或混合性缺水)外科最常见。特点:水钠成比例丢失,细胞外液渗透压正常。血清[$Na^+$]正常,细胞外液量、循环血量迅速减少。

(1)病因:① 消化液的急性丢失:如大量呕吐、肠瘘。② 体液丧失在感染区或软组织内或第三间隙内:如腹膜炎、肠梗阻、烧伤等。

(2)临床表现:根据缺水的程度不同,将其分为轻度缺水、中度缺水、重度缺水。临床表现与病理生理的关系如表 13-7 所示。

表 13-7 临床表现与病理生理

| 程度(占体重%) | | 临床表现 | 病理生理 |
| --- | --- | --- | --- |
| 轻 | < 5% | 皮肤黏膜干燥、失去弹性、眼球下陷 | 脱水表现 |
| 中 | ≥ 4% ~ 5% | 短期失水达体重的5%,头昏、口渴、BP↓、尿少,甚至休克 | 容量↓、醛固酮↑水钠吸收↑ |
| 重 | ≥ 6% ~ 7% | 严重休克、代谢性酸中毒。 | 组织灌注↓、缺氧 |

辅助检查:血液浓缩、尿比重高。

(3)治疗:① 积极处理原发病;② 补充血容量——补平衡盐(RL)或生理盐水(NS)。已丧失量估计有两种方法:① 按临床表现:补液量(L) = 5% × 体重,休克时,补全量,无休克补 1/2 ~ 2/3。② 按红细胞压积变化计算:补 NS(L) = HCT 上升值 ÷ HCT 正常值 × 体重(kg) × 0.25(HCT 正常值男:40 ~ 50 VOL%,女:37 ~ 48 VOL%)

(4)注意事项:① 大量输入 NS 将导致血氯过高,引起高氯性酸中毒,可使用平衡盐液(常用配方:1.25% SB:NS = 1:2)或乳酸林格氏液;② 补充盐水后,可交替输入 5% ~ 10% GS;③ 尿量达 40 mL/h 后,应补充氯化钾。

举例:男、20 岁,60 kg,因反复呕吐胃肠液 3 天,尿少,恶心,乏力,四肢厥冷。体检:脉搏 110 次/分,血压(80/40 mmHg),唇干燥,眼窝下陷,皮肤弹性差,尿比重 1.013,血清 $Na^+$ 135 mmol/L,血球压积为 55 vol%,Hb170 g/L,已丧失量应如何补?

2. 低渗性缺水(hypotonicity anhgdremia)(又称慢性缺水或继发性缺水)。

特点:水和钠同时丢失,缺水小于缺钠。血清钠低于正常,细胞外液呈低渗状态,循环血量下降,严重时低钠性休克。

（1）病因：① 胃肠道消化液持续丧失：长期胃肠减压，慢性肠梗阻；② 大创面慢性失液；③ 肾排出水、钠过多；④ 失水失钠的同时，补盐不足。

（2）临床表现：根据缺钠的程度不同将其分为轻度、中度和重度低渗性脱水。其临床表现与病理生理的关系如表13-8所示。

表13-8 临床表现与病理生理

| 缺水程度 | 血$Na^+$（mmol/L） | 临床表现 | 估计缺钠量 克/kg（体重） | 病理生理 |
| --- | --- | --- | --- | --- |
| 轻 | <135 | 乏力，头晕，手麻，口不渴，尿$Na^+$↓ | 0.5 | 缺钠、ADH↓、尿量↑以便提高细胞外液渗透压↑ |
| 中 | <130 | 乏力，头晕，手麻，恶心，呕吐，BP↓，P↑，皮肤弹性减退，直立性晕厥，尿少，尿$Na^+$几乎0。 | 0.5~0.75 | 细胞外液量↓、醛固酮↑水钠再吸收↑ |
| 重 | <120 | 上述症状加重，神志改变，感觉迟钝，肌痉挛性抽痛，腱反射减弱或消失，少尿，休克及昏迷。 | 0.75~1.25 | 低钠血症、神经肌肉兴奋性↓ |

血清钠测定<135 mmol/L，血液浓缩、NPN、BUN↑、尿钠氯明显减少，尿比重<1.010。

（3）治疗：① 积极处理原发病。② 补液—高渗盐水或含盐溶液，一般从静脉补5% GNS即可。既纠正低渗又补充血容量。③ 已丧失量估计如下：按临床表现补：轻度缺钠每千克补0.5克，中度每千克补0.5~0.75克，重度每千克补0.75~1.25克。参照血清钠测得结果补：补钠（g）5［（血钠正常值-血钠测得值）（mmol/L）］3 W（kg）3 0.6（女性0.5）÷17。重度缺钠：出现休克者，应先补充血容量，补晶体及胶体。（晶：胶=（2~3）：1，晶体RL或NS，胶体用白蛋白，代血浆等。）然后输入3%~5%氯化钠溶液200~300 mL，纠正血钠过低。

3. 高渗性缺水（hypertonicity anhydremia）（又称原发性缺水）

特点：水和钠同时丢失，缺水多于缺钠，血清钠高于正常，细胞外液呈高渗状态，口渴明显，中枢性高热。

（1）病因。① 摄入水分不够，如食管癌吞咽困难，禁食。② 水分丧失过多，高热大量出汗，气管切开术后。

（2）临床表现。根据缺水的程度不同，将其分轻度、中度和重度高渗性缺水。临床表现与病理生理的关系如表13-9所示。

表13-9 临床表现与病理生理

| 轻度 | 缺水（占体重%） | 症状 | 病理生理 |
| --- | --- | --- | --- |
| 轻 | 2~4 | 口渴 | 细胞外液渗透压↑、口渴中枢兴奋 |
| 中 | 4~6 | 严重口渴，口干，尿少，尿比重高，皮肤弹性减退，软弱，烦躁 | ADH↑、水吸收↑肾素、醛固酮分泌↑、水钠吸收↑ |
| 重 | >6 | 除上述症状外，还有神志不清，躁动，昏迷，高热，血压下降，氮质血症等。 | 细胞内液移向细胞外、细胞内缺水、脑细胞功能障碍 |

血钠 >150 mmol/L,尿比重高,血液浓缩。

(3) 治疗。

① 尽早去除病因。② 补液:补充低渗溶液(口服补充水分或静脉补充5% GS 或 0.45% NaCl)。③ 丧失液体量估计方法如下:根据临床分度来测算,每丧失体重的1%,补液 400~500 mL;根据血钠浓度计算:补水量(mL) =(血钠测得值 − 血钠正常值)mmol/L ×体重×4。

(4) 注意事项:① 在失水基本纠正,尿量增加,比重降低后,应适量补等渗盐水;② 尿量 >40 mL/h,补钾;③ 补液治疗后,如仍有酸中毒,可给碳酸氢钠液。

三种类型缺水比较表 13-10 所示。

表 13-10 三种类型缺水比较

| 分类<br>表现 | 等渗性缺水 | 高渗性缺水 | 低渗性缺水 |
| --- | --- | --- | --- |
| 失水与失钠量 | 失水 = 失钠 | 失水 > 失钠 | 失水 < 失钠 |
| 细胞外液渗透压 | 不变 | 高 | 低 |
| 主要症状 | 无力、恶心、口渴 | 口渴 | 不渴、乏力、恶心 |
| 尿量 | 少 | 少 | 多→少 |
| 尿比重 | 高 | 高 | 低 |
| 尿 $Na^+$、$Cl^-$ | 正常 | 高 | 低 |
| 血清钠 | 正常 | 高 | 低 |
| 细胞内变化 | 正常 | 脱水 | 肿胀 |
| 补液 | 等渗液(RL、NS) | 低渗液(水 5% GS) | 高渗液(5% GNS、3%~5% NaCl) |

4. 水过多。又称水中毒(water intoxication)或稀释性低钠血症。特点:入水量超过排水量,体内水潴留,血液渗透压下降,循环血量增多。

(1) 病因:多半与肾功能不全有关或 ADH 分泌过多。

(2) 临床表现。可分为二类。① 急性水中毒:发病急,脑细胞肿胀,脑组织水肿→颅内压上升→各种神经、精神症状,有时发生脑疝。② 慢性水中毒:症状一般不明显,被原发病掩盖,体重明显增加,皮肤苍白而湿润。

(3) 辅助检查:血液稀释、血浆渗透压下降。

(4) 治疗:① 预防重于治疗。② 立即停止水分摄入。③ 给利尿剂(速尿等)。

## 二、钾的异常(低钾血症、高钾血症)

人体总体钾量成年男性为 50~55 mmol/kg,女性为 40~50 mmol/kg,其中 98% 的钾分布于细胞内液,浓度为 150 mmol/L,2% 分布于细胞外液,浓度为 4 mmol/L。产生临床症状主要为细胞外血清钾的浓度异常,但细胞内钾的进出是导致血清钾浓度变化的主要原因。

1. 钾代谢的特点。均由外源供给,正常饮食可摄入 80 mmol/d,"多进多排、少进少排、不进也排。"故临床以低钾多见,每日生理需要量为 3～4 克。

2. 常见离子效应。

$$心肌应激性 = \frac{Na^+ \quad Ca^{2+} \quad OH^- \text{(应激离子)}}{K^+ \quad Mg^{2+} \text{(瘫痪离子)}}$$

$$神经骨骼肌应激性 = \frac{Na^+ \quad K^+ \text{(应激离子)}}{Ca^{2+} \quad Mg^{2+} \quad H^+ \text{(瘫痪离子)}}$$

$K^+$ 过高则神经肌肉过分兴奋,对心肌则有抑制作用,$K^+$ 过低则神经肌肉麻痹,心律紊乱。

(一)低钾血症(hypokalemia)血清钾 <3.5 mmol/L。

1. 病因。① 摄入不足:如长期禁食,食道癌梗阻等。② 损失过多:a. 胃肠道丢失:如呕吐、胃肠减压、消化道瘘。b. 肾脏丢失:如排 $K^+$ 利尿剂速尿等。③ 补液病人静脉输入钾盐不足。④ 钾分布异常。

2. 临床表现。主要为神经肌肉兴奋性↓、肌张力↓。① 神志淡漠,肌肉软弱无力,腱反射减弱或消失。② 腹胀、恶心、呕吐、肠麻痹。③ 心音低沉、心律不齐、典型的心电图改变为:T 波低平、倒置,U 波出现或 T、U 波融合,S-T 段下降。④ 严重缺钾,阻碍 ADH 作用,会发生多尿,反常性酸性尿。碱中毒。⑤ 血清钾 < 3.5 mmol/L:3.0～3.4 mmol/L 为轻度缺钾,2.5～2.9 mmol/L 为中度,低于 2.5 mmol/L 为重度低钾血症。

3. 治疗。① 应尽早去除病因。② 补钾。③ 补钾原则:"少量多次,宁少勿多,反复补给。④ 补钾注意事项:a. 尽量口服;b. 尿少不补钾:宜先补充血容量,尿量达 40 mL/h,方可静脉补钾;c. 浓度不过大,严禁推注:静脉补钾浓度 ≤0.3%(5% GS1000 mL+10% KCl 30 mL);d. 速度不过快:<20 mmol/ h 即氯化钾 1.5 g/h,或者上述浓度 <80 滴 /min;e. 总量不过多:一般补钾 3～6 克,严重缺钾时可补 7.5～15 g/d,但一般情况 24 小时内不超过 8 克,边补边看,经常复查血清钾。

(二)高钾血症(hyperkalemia):血清钾 >5.5 mmol/L。

1. 病因。① 进入体内钾增多:如组织损伤、输大量库血。② 肾功能减退:如急性肾衰。③ 钾分布异常:酸中毒等。

2. 临床表现。一般无特异性症状,有时轻度神志模糊,感觉异常,四肢软弱等,严重高钾有微循环障碍表现。

(1)心脏:主要表现在心脏,有心动过缓、低血压,心律不齐(室早)、室颤、心脏停止。

(2)恶心、呕吐、腹泻、骨骼肌麻痹等。

(3)心电图改变:血钾 >7 mmol/L 时,几乎都有心电图改变。典型心电图改变为早期为 T 波高尖,基底变窄;当血钾 >8 mmol/L 时,P 波消失,QRS 波增宽,QT 间期延长,严重时出房室传导阻滞,室颤。

3. 治疗。① 尽快处理原发病,改善肾功能。② 停用一切含钾的药物或溶液。③ 避免进食含钾量高的食物。④ 尽快降低血钾浓度

4. 降钾方法。① 使钾暂时转入细胞内(静脉注射 5% $NaHCO_3$,60～80 mL 或 25% 葡萄糖溶液 100～200 mL+胰岛素,4∶1)。② 应用阳离子交换树脂。③ 透析疗法。

④ 对抗心律失常:用钙剂。

### 三、镁缺乏(hypomagnesemia)

血清镁低于 0.70 mmol/L(1.4 mEg/L),(正常为 0.70~1.20 mmol/L)。

(一)病因

1. 长期胃肠消化液丧失,
2. 摄入少,
3. 急性胰腺炎。

(二)临床表现

常与缺钙、缺钾同时存在,不易区别。手足搐搦→补钙无效→低镁可能;低钾病人→补钾无效→低镁可能;

(三)治疗

1. 口服硫酸镁或氧化镁 0.5 g tid。
2. 肌注 10%硫酸镁 10 mL tid×(3~4)d。
3. 重症有抽搐时,按 0.5 mL/kg,将 25%硫酸镁加入 5% GS 点滴。
4. 补镁不宜过多、过速。

### 四、低钙血症(hypocalcemia)

低于 2 mmol/L(8 mg/dl)称低钙血症,正常 2.5 mmol/L(5 mEq/L,9~11 mg/dl)

(一)病因

1. 急性出血坏死性胰腺炎。
2. 甲状腺、甲状旁腺手术使甲状旁腺功能受损害。
3. 肠瘘、胰瘘、大量输血(枸橼酸中毒)。
4. 肾功能不全,高镁血症。
5. 广泛软组织损伤。

(二)临床表现

主要呈现神经肌肉兴奋性增强。

1. 易于激动,口周和指尖麻木感,手足抽搐。
2. 耳前叩击试验(Chvostek 征)阳性。
3. 上臂压迫试验(Trousseau 征)阳性。

(三)治疗

1. 纠正病因为主。
2. 有症状者可口服钙剂及维生素 D。
3. 急症者可静脉注射 10%葡萄糖酸钙 20 mL 或 5%氯化钙 10 mL。纠正碱中毒,提高血中离子化钙的浓度。

(单联斌 杨 慧 杨 青)

## 第六节 酸碱平衡失调

### 一、酸碱平衡的调节

正常血液的pH值为7.35～7.45,机体主要通过三大缓冲系统来维持体液相对恒定的酸碱度。

#### （一）血液的缓冲系统

共有五对缓冲对,但最主要为 $HCO_3^-/H_2CO_3 = HCO_3^-/0.03\times PCO_2 = 24/1.2 = 20/1$
$pH = 6.1 + \log[HCO_3^-/H_2CO_3]$。

#### （二）肺的调节

血浆pH↓或 $H_2CO_3$↑→呼吸中枢兴奋性↑→呼吸增快、加深→$CO_2$排出↑→pH↑。反之,pH↓。呼吸代偿发生较快,酸碱紊乱10余分钟,即可出现明显呼吸改变。

#### （三）肾的调节

1. $H^+-Na^+$ 的交换。
2. 碳酸氢盐的重吸收。
3. 分泌 $NH_3$ 与 $H^+$ 结合成 $NH_4^+$ 排出。
4. 尿的酸化而排出 $H^+$。

肾脏调节是最主要的酸碱平衡调节系统,一切非挥发性酸和过剩的碱,都必须经肾脏排出。肾脏调节作用发挥较慢,数小时后作用开始,4～5日达高峰。

### 二、分类

因 $[HCO_3^-]$ 主要依靠肾的代谢调节,所以 $[HCO_3^-]$ 的变化称为代谢性变化,而 $[H_2CO_3]$ 的变化主要靠呼吸的变化来调节,故 $[H_2CO_3]$ 的变化称为呼吸性变化。据此可分为四类原发性酸碱失衡,其分类及实验室指标变化如下。

| 代谢性碱中毒 | 升高 ← [HCO$_3^-$] → 减低 | 代谢性酸中毒 |
|---|---|---|
| pH > 7.45, CO$_2$CP, SB, BB, AB, BE ↑ PCO$_2$ 正常 | | pH < 7.35, [H$_2$CO$_3$] CO$_2$CP, SB, BB, AB, BE ↓ PCO$_2$ 正常 |
| 呼吸性碱中毒 | 下降 ↙ ↘ 升高 | 呼吸性酸中毒 |
| pH > 7.45, CO$_2$CP, PCO$_2$ ↓ | | pH < 7.35, CO$_2$CP, PCO$_2$ ↑ |

临床酸碱平衡的几项指标如表13-11所示。

表 13-11 临床酸碱平衡指标

| 类别 | 正常值 | 呼吸性酸中毒 | 呼吸性碱中毒 | 代谢性酸中毒 | 代谢性碱中毒 | 临床意义 |
|---|---|---|---|---|---|---|
| 血 PH | 7.35～7.45 | ↓ | ↑ | ↓ | ↑ | 直接反映血液酸碱程度 |
| $CO_2CP$ | 45～65 vol/dl<br>20～30 mmol/L | ↑ | ↓ | ↓ | ↑ | 血浆 $HCO_3^-$ 中所含的 $CO_2$ 量,可间接了解血中 $HCO_3^-$ 的增减情况 |
| $PCO_2$ | 4.6～6.0 kPa<br>35～45 mmHg | ↑ | ↓ | 正常<br>(代偿后↓) | 正常<br>(代偿后↑) | 代表在物理状态下溶解于血浆中的 $CO_2$ 量<br>为反映呼吸性酸碱中毒的重要指标 |
| 标准碳酸氢 (SB) | 22～27 mmol/L | 正常<br>(代偿后↑) | 正常<br>(代偿后↓) | ↓ | ↑ | 在标准状态下(即排除呼吸因素之外)测得的 $HCO_3^-$ 量,为代谢性酸中毒的指标,为血液中 $HCO_3^-$、$PO_4^{3-}$、$Pr^-$、$HHb^-$ 所含缓冲碱 |
| (BB) | 45～55 mmol/L | | | ↓ | ↑ | 冲物质的总和,代谢性指标碱剩余表示体内碱贮备的增减,能反映体内代谢性酸碱中毒的情况 |
| (BE) | -3～+3 mmol/L | | | 负值大 | 正值大 | |
| 真实 $HCO_3^-$ | 22～27 mmol/L | | | ↓ | ↑ | 血浆中 $HCO_3^-$ 的实际含量(AB) |

(一)代谢性酸中毒(metabolic acid poisoning)

外科最常见,由体内[$HCO_3^-$]原发性减少所致。

1. 原因:(1)$H^+$ 产生过多,排出受阻。(2)$HCO_3^-$ 丢失过多。
2. 分类:根据阴离子间隙(表 13-12)的高低分为 AG 正常型(高氯性)、AG 增大型两类。

表 13-12 阴离子间隙

| $Na^+$ | AG | $Na^+$ | AG | $Na^+$ | AG |
|---|---|---|---|---|---|
| | $HCO_3^-$ | | $HCO_3^-$ | | $HCO_3^-$ |
| | $Cl^-$ | | $Cl^-$ | | $Cl^-$ |

阴离子间隙(AG) = ($Na^+$) - [($Cl^-$) + ($HCO_3^-$)] = 8 - 12 mmol/L。

根据 AG 高低划分的代酸病因及分类(表 13-13)。

表 13-13　根据 AG 高低划分的代酸病因及分类

| AG 正常型(高氯性) | AG 增大型 |
| --- | --- |
| (1)胃肠道丢失 $HCO_3^-$：腹泻,肠瘘等 | (1)体内有机酸形成过多,休克、心搏骤停、组织缺血、糖尿病、长期不能进食 |
| (2)肾小管泌 $H^+$ 功能失常 | (2)肾功能不全：可使 $SO_4^{2-}$、$HPO_4^{2-}$ 增加营养 |
| (3)外源性摄入 $H^+$：氯化铵,静脉高 | |

3. 代谢性酸中毒临床表现及病理生理(表 13-14)。

表 13-14　代酸的临床表现与病理生理

| 临床表现 | 病理生理 |
| --- | --- |
| (1)轻症常被原发病的症状掩盖 | |
| (2)最突出症状为呼吸深而快,频率可达 50 次/分；呼气中含酮味；面部潮红,心率加快,心律不齐,血压偏低,甚至休克； | 呼吸代偿<br>$H^+ \uparrow \to H_2CO_3 \uparrow \to CO_2 \uparrow \to PCO_2 \uparrow \to$ 呼吸中枢兴奋<br>$H_2O$ ↓<br>$H^+ \downarrow \leftarrow H_2CO_3 \downarrow \leftarrow PCO_2 \downarrow \leftarrow CO_2$ 排出 ↑ ← 呼吸深快<br>肾代偿<br>肾小管上皮细胞泌 $H^+$、$NH_3 \uparrow \to H^+ - Na^+$ 交换 ↑<br>$NaHCO_3$ 再吸收 ↑、$NH_4^+$ 排出 ↑ → PH 恢复正常 |
| (3)肌张力减退,腱反射减弱消失； | |
| (4)严重者有疲乏、嗜睡、感觉迟钝、烦躁,甚至昏迷； | |
| (5)常伴严重缺水症状,可发生急性肾功能衰竭。尿呈酸性反应 | |
| (6)血气分析：PH、$CO_2CP$、SB、BB、BE 均下降,$PCO_2$ 正常,部分代偿时：$PCO_2 \downarrow$ | |

治疗：a. 消除病因；

b. 轻度代酸经适当补液,纠正缺水→自行纠正；

c. 当 pH<7.15,血 $HCO_3^-$<10 mmol/L,应立即静脉碱剂治疗；

d. 血 $HCO_3^-$ 10-16 mmol/L 之间,酌情补碱性液体；

e. 常用碱性液体为碳酸氢钠,商品浓度 5%,等渗液 1.25%；

f. 所需碱性药物量的计算方法。

(1)公式法。

① 以 [$HCO_3^-$] 为指导纠酸：所需($HCO_3^-$)的量(mmol) = ($HCO_3^-$ 正常值-$HCO_3^-$ 测得值)(mmol/L)× W × 0.4 即 5% SB (mL) = (24 - AB)(mmol/L)× W (kg)× 2/3

理解：1 g 碳酸氢钠,含 $HCO_3^-$ 12 mmol 即 1 mL 5% SB = 0.6 mmol

计算量 2~4 小时补一半,以后根据病情调整。

② 以 $CO_2CP$ 为指导纠酸。

5% $NaHCO_3$(mL) = [$CO_2CP$ 正常值(50vol%) - 测得值] × kg × 0.3

例：60 kg 男性患者血浆 $HCO_3^-$ 为 10 mmol/L,应如何补碱？

解：需补碱量 =(24 - 14)× 60 × 0.4 = 240 mmol/L；1 g $NaHCO_3$ = 12 mmol/L 故需补 NaHCO 320 g,即 5% $NaHCO_3$ 400 mL,先输入 200 mL（1 g $NaHCO_3$ 提高细胞外液

$HCO_3^-$ 12 mmol/L)。

（2）经验法。

每千克体重补 5% $NaHCO_3$ 溶液 5 mL 可使 $CO_2CP$ 上升 10 vol，或 4.46 mmol。

每千克体重补 11.2% 乳酸钠溶液 3 mL，亦可使 $CO_2CP$ 上升 10 vol 或 4.46 mmol。

补碱注意事项：

a. 不宜过速使血浆（$HCO_3^-$）超过 14～16 mmol/L，以免手足抽搐、惊厥；

b. 补碱过多造成碱血症，影响细胞水平氧释放，加重缺氧；

c. 纠酸后，$K^+$ 移至细胞内→低血钾。故尿量 >40 mL/h，补钾；

d. 纠酸后，离子化钙下降→低钙→补钙。

（二）代谢性碱中毒（metabolic alkalic poisoning）

以 $HCO_3^-$ 原发性升高（>27 mmol/L），pH 增高（>7.45）为特征。

1. 病因、临床表现及治疗（表 13-15）。

表 13-15　代谢性碱中毒病因、临床表现及治疗

| 病　因 | 临床表现 | 治　疗 |
| --- | --- | --- |
| （1）幽门梗阻<br>长期呕吐<br>胃肠减压 | （1）一般无明显症状 | （1）着重于原发病的治疗 |
| | （2）有时可有呼吸浅慢 | （2）轻度代碱，补等渗盐水和氯化钾即可纠正 |
| | （3）常伴低钾血症 | |
| | （4）精神错乱或嗜睡 | |
| （2）输入碱性<br>液体过多 | （5）低钙性抽搐 | （3）严重碱中毒（PH>7.65，$HCO_3^-$>45 mmol/L），用口服氯化铵静脉盐酸稀释液或盐酸精 |
| | （6）反常性酸性尿 | |
| | （7）血 pH、$HCO_3^-$、$PCO_2$ 上升 | 氨酸计算公式如下： |
| （3）低钾血症时 | （8）失代偿时 $PCO_2$ 正常 | 需酸量 = 多出的 $HCO_3^-$（mmol）× 体重 × 0.4 （mmol）= $Cl^-$ 的不足（mmol/L）× 总体液量 × 0.2 算第一个 24 小时补充 1/2。 |
| （4）利尿剂致低氯 | | （4）纠正碱中毒不宜过速，也无需完全纠正 |

2. 分类。分低氯性和非低氯性代碱其异同点如表 13-16 所示。

表 13-16　分低氯性和非低氯性代碱其异同点

| 代碱尿 Cl | NaCl 治疗 | 病理生理特征 | 病　因 |
| --- | --- | --- | --- |
| 低氯性 <10 mmol/L | 有效 | 代碱、低氯、低血容量（失 $Cl^-$ 为主） | 呕吐、胃管引流、利尿后期 |
| 非低氯性 >20 mmol/L | 无效 | 代碱、低钾、血容量正常（失钾为主） | 盐皮质激素过多、$HCO_3^-$ 分泌过多、柯兴氏激综合征、严重低钾血症 |

例 60 kg 男病人，测得血氯为 73 mmol/L，应如何补 $Cl^-$？

补 $Cl^-$ 量 =（103 − 73）× 60 × 0.6 × 0.2 = 216 mol，10 mL（0.1 mmol）= 1 mmol

故第一个 24 小时（0.1 NHCl）mL = 2160/2 = 1080 mL

## 三、呼吸性酸中毒(repiratory acid poisoning)

系指肺泡通气功能减弱,不能充分排出体内生成的 $CO_2$,以致血液的 $PCO_2$ 增高,引起高碳酸血症。其病因、临床表现、诊断及治疗如表 13-17 所示。

表 13-17  呼吸性酸中毒病因、临床表现、诊断及治疗

| 病　因 | 临床表现与诊断 | 治　疗 |
| --- | --- | --- |
| (1) 全麻过深或镇静剂过量 | (1) 呼吸困难,换气不足 | (1) 处理原发病因 |
| (2) 气道阻塞 | (2) 紫绀、头痛、胸闷 | (2) 使用抗生素 |
| (3) 急性肺水肿 | (3) 血压下降 | (3) 支气管解痉药 |
| (4) 胸部创伤 | (4) 谵妄、昏迷 | (4) 黏液祛痰法 |
| (5) 慢性阻塞性肺疾病 | (5) pH↓ $PCO_2$↑ | (5) 气管插管或气管切开 |
| (6) 呼吸机使用不当 | $HCO_3^-$↑(慢性呼酸) | (6) 使用呼吸机或调整呼吸机 |
|  |  | (7) 避免单纯吸入高浓度氧 |

## 四、呼吸性碱中毒(respiratory alkali poisoning)

以原发性 $PCO_2$↓ pH 升高(>7.45)为特征,系因肺泡通气过度所致。

病因、临床表现、诊断及治疗如表 13-18 所示。

表 13-18  呼吸性碱中毒病因、临床表现、诊断及治疗

| 病　因 | 临床表现与诊断 | 治　疗 |
| --- | --- | --- |
| (1) 癔病,过度紧张 | (1) 无特殊临床表现 | (1) 积极处理原发病 |
| (2) 发热、创伤 | (2) 有时可有眩晕 | (2) 增加呼吸死腔,用纸袋罩鼻 |
| (3) 感染 | (3) 手、足、口周麻木和针刺感 | (3) 吸含 5% $CO_2$ 的氧气 |
| (4) 脑出血、脑损伤 | (4) 手足抽搐 | (4) 调整呼吸机 |
| (5) 低氧血症 | (5) Tronsseau 征阳性 | (5) 补钙纠正手足抽搐 |
| (6) 代谢性酸中毒 | (6) pH↑, $PCO_2$↓, $HCO_3^-$↓ | (6) 注意 $G^-$ 菌感染 |
| (7) 机械过度通气 | (7) 危重病人可发生 ARDS |  |

## 五、水、电解质代谢和酸碱平衡失调的综合防治原则

(一) 水电失衡及酸碱失衡

常常为某原发病的伴发现象和结果,而非原发病、预防重于治疗。

(二) 治疗原则

解除病因,补充血容量和电解质,纠正酸碱平衡失调。

(三) 具体方法

1. 补液的三个指标。

（1）生理需要量：水 2 000 mL，$Na^+$ 4～5 g，$K^+$ 3～4 g。及机体需要的热卡（1 800 kcal）。

（2）昨日额外损失量：即补液当日仍将发生的显性体液丢失。其形式及量的估计如下。发热：体温每升高 1 ℃，增加水分 3～5 mL/kg。出汗：中度出汗丧失体液 500～1 000 mL，含氯化钠 1.25～2.5 g。大量出汗丧失 1 000～1 500 mL。气管切开：每日自呼吸蒸发水分约 800～1 000 mL。消化道丢失，如胃肠减压、肠瘘、T 管引流等，要每日精确统计。

（3）已丧失量：机体既往液体丢失量，从发病至计算补液计划止，可从临床表现或计算公式中获得，当日补 1/2。

2. 补液总量（第 1 日）= 1/2 已丧失量 + 昨日额外丧失量 + 生理需要量。

3. 补液顺序及注意事项。

（1）先盐后糖、先快后慢、见尿补钾。

（2）各种计算公式作为参考，边补边观察，边纠正。

（3）避免"矫枉过正"，掌握"宁少勿多，宁酸勿碱"的原则。

（4）脱水与酸碱失衡同时存在，先纠正脱水，酸碱失衡酌情纠正。

（高　娜　聂　森　王　珏）

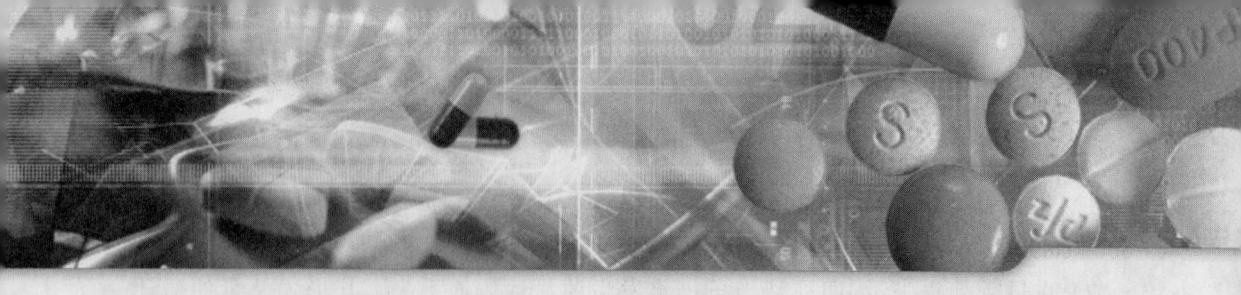

# 第十四章 神经科常用辅助检查和化验检查

## 第一节 辅助检查

### 一、腰椎穿刺（腰穿）

（一）适应证

1. 脑和脊髓炎症性病变的诊断。
2. 脑和脊髓血管性病变的诊断。
3. 区别阻塞性和非阻塞性脊髓病变。
4. 气脑造影和脊髓腔碘油造影。
5. 早期颅内高压的诊断性穿刺。
6. 鞘内给药。
7. 蛛网膜下腔出血放出少量血性脑脊液以缓解症状

（二）禁忌证

腰椎穿刺时患者的体位可影响患者的心肺功能，因此有一定程度心肺功能障碍的患者应避免接受腰椎穿刺。下列患者也应避免接受这项操作，包括有脑疝形成征兆的患者、因颅内压升高导致初期脑疝形成的患者、颅内压有可能升高和有局灶性神经系统症状的患者。如果医师对实施腰椎穿刺存在顾虑，应在开始该操作前对患者进行头颅计算机体层摄影（CT）检查，但CT不一定能确定患者是否有颅内压升高的征象。凝血障碍可增加脊髓血肿的发生危险，但现在人们还不清楚什么程度的凝血障碍会增加脊髓血肿的发生危险。对于以前接受过腰部手术的患者，如果由介入放射科医师利用影像学技术对其进行腰椎穿刺，则可能增加操作的成功率。

（三）腰椎穿刺器械

商品化腰椎穿刺包内包括进行腰椎穿刺的必需器件：一支带针芯的腰穿针、皮肤消毒液、手术巾、收集管和一个测压计。首选22-gauge穿刺针，因为穿刺孔较小可减少发生CSF渗漏的危险。一般说来，婴儿使用1.5英寸（3.8 cm）的针，儿童使用2.5英寸

(6.3 cm)的针,成人使用 3.5 英寸(8.9 cm)的针。

（四）体位

患者应采取侧卧位或坐位。为获得准确的开放压并减少穿刺后头痛的危险,侧卧位较好。不是所有患者都可以在任何体位接受腰椎穿刺,因此医师要学会在患者左侧、右侧卧位以及直立位时进行该操作。患者的基本姿势一旦确定后,医师应指导患者采取胎儿体位或"像猫一样"弓起腰部,以增加棘突间的间隙。当患者为坐位时,腰椎应与桌面垂直,当患者为侧卧位时,腰椎应与桌面平行。

（五）穿刺部位

在两侧髂脊上缘之间划一条线,与经过 L4 棘突的中线相交。在 L3 与 L4 或 L4 与 L5 之间的间隙进针,因为这些位置点位于脊髓终末段的下方。医师应在消毒皮肤和注射局麻药之前摸清界标,因为这些操作有可能使界标模糊不清。使用皮肤标记笔标出正确的位置。

（六）穿刺前准备

医师带上消毒手套后,用适当的消毒剂（聚维酮－碘或含氯己定的溶液）消毒皮肤,从中心开始,一圈一圈向外扩大。然后覆盖消毒巾。

止痛和镇静:腰椎穿刺可使患者感到疼痛和不安,适合使用最小剂量的局部麻醉药。如果时间允许,医师可在对患者进行皮肤消毒前,为其局部使用麻醉药乳膏。在皮肤消毒并铺上消毒巾后,可以皮下注射局部麻醉药,也可以使用全身镇静药和止痛药。

（七）腰椎穿刺

医师再一次摸清界标后,在中线位置、下一个棘突的上缘插入带针芯的穿刺针,针头朝向头部,约呈 15°,似乎是向着患者脐部的方向。CSF 漏可引起穿刺后头痛,最新资料提示,采用"铅笔头样"针头可降低头痛的发生危险,因为这种针头可使硬脊膜囊的纤维散开,而不会将其切断。如果使用较常用的斜面针头,针头的斜面应位于矢状面,这样也可以使与脊柱轴平行的纤维散开,而不会将其切断。

如果进针位置正确,穿刺针应依次通过皮肤、皮下组织、棘上韧带、棘突间的棘间韧带、黄韧带、硬膜外隙（其中包括内椎静脉丛、硬脊膜和蛛网膜）,进入蛛网膜下腔,并位于马尾神经根之间。当穿刺针通过黄韧带时,医师可感觉到一种突破感。此时,应将针芯拔出 2 mm,观察是否有脑脊液流出。如果穿刺不成功,并碰到骨,将穿刺针退至皮下组织,但不要退出皮肤,调整好方向后再次进针。针头一旦进入蛛网膜下腔,就有 CSF 流出。如果穿刺时有创伤,CSF 可能稍带血色。收集 CSF 时,CSF 应清澈无血,除非存在蛛网膜下腔出血。如果脑脊液流出不畅,可将针头旋转 90°,因为针头开口处可能被神经根堵塞。

测压:只有侧卧位患者可以测量开放压。用一根软管将测压计与穿刺针的针座相连。这项操作应在收集任何样本前完成。当液柱不再上升后,读出测量值。您有可能看到因心脏或呼吸运动引起的液面搏动。

样本收集:应让 CSF 滴入收集管内,不应进行抽吸,因为即使是很小的负压,也很易导致出血。收集的液量应限制在最小需要量,通常为 3～4 mL。如果患者接受开放压测定,医师应将旋转阀转向患者,让测压计内的 CSF 流入收集管内,进行 CSF 样本收集。收集了足量样本后,插入针芯,拔出穿刺针。

（八）随访

对穿刺部位进行消毒,并用纱布覆盖。虽然人们普遍认为卧床休息可降低腰穿后头痛发生率,但事实并非如此。

注意事项。

1. 严格掌握禁忌证。凡疑有颅内压增高者必须做眼底检查,如有明显视乳头水肿或有脑疝先兆者,禁忌穿刺。

2. 凡病人处于休克、衰竭或濒危状态以及局部皮肤有炎症、颅后窝有占位性病变或伴有脑干症状者均禁忌穿刺。

3. 针头刺入皮下组织后进针要缓慢,以免用力过猛时刺伤马尾神经或血管,以致产生下肢疼痛或使脑脊液混入血液影响结果的判断。

4. 穿刺时病人如出现呼吸、脉搏、面色异常等症状时,应立即停止手术,并作相应处理。

5. 鞘内给药时,应先放出同量脑脊液,然后再注入药物。

6. 做气脑检查时,应先缓慢放液 10 mL,再注入滤过空气 10 mL,如此反复进行达所需量时再行摄片。

7. 放脑脊液速度不宜快,一般 10～15 滴 / 分,正常颅内压病人一次放脑脊液不超过 5 mL,以防脑疝形成。

（九）腰椎穿刺的并发症

包括：脑疝、心肺功能受损、局部或牵涉痛、头痛、出血、感染、蛛网膜下表皮囊肿和 CSF 漏。

最常见的并发症是头痛,其在腰穿后 48 小时内的发生率高达 36.5%。头痛的原因是 CSF 从穿刺部位渗漏的速度超过 CSF 的生成速度。头痛发生率的增加与所用腰穿针的粗细有关。最严重的并发症是脑疝,如果颅腔与脊髓腔之间的压力差大,就有可能导致脑疝。在腰椎穿刺过程中,这种压力差可增大,导致脑干疝形成。医师通过详细询问病史和神经系统体检,可以发现易发生脑疝的高危患者。如果医师对进行腰椎穿刺仍有顾虑,CT 可能有帮助,但颅内压升高不一定都能被影像学检查发现。但是,不是所有的患者都需要接受 CT 检查,因为它可延误诊断和治疗。有出血性素质的患者非常容易发生出血,出血可导致脊髓受压。关于凝血障碍程度与出血危险的关系,尚无绝对标准,所以医师必须根据临床情况进行判断。蛛网膜下表皮囊肿是因皮肤栓子进入蛛网膜下腔引起的,采用有针芯的穿刺针就可避免其发生。

（十）特殊人员的腰椎穿刺

并发肥胖患者的界标很难确定,这对于医师是一种挑战。骨关节炎、强直性脊柱炎、脊柱后侧凸、腰部手术史、退行性椎间盘疾病可能使腰椎穿刺较难完成。对于有此类疾病的患者,可能需要请麻醉科医师或介入放射科医师会诊,以提高腰椎穿刺的成功率。

## 二、计算机体层摄影（CT）

CT 即 X 线计算机断层摄影，是 Computed Tomography 的缩写。CT 是 Hounsfield 1969 年设计成功，1972 年公诸于世的。CT 不同于 X 线成像，它是用 X 线束对人体层面进行扫描，取得信息，经计算机处理而获得的重建图像。所显示的是断面解剖图像，其密度分辨力明显优于 X 线图像。从而显著扩大了人体的检查范围，提高了病变的检出率和诊断的准确率。CT 也大大促进了医学影像学的发展。由于这一贡献，Hounsfield 获得了 1979 年的诺贝尔奖。

### （一）CT 的成像基本原理

CT 是用 X 线束对人体某部一定厚度的层面进行扫描，由探测器接收透过该层面的 X 线，转变为可见光后，由光电转换变为电信号，再经模拟/数字转换器（analog/digital converter）转为数字，输入计算机处理。图像形成的处理有如对选定层面分成若干个体积相同的长方体，称之为体素（voxel）。扫描所得信息经计算而获得每个体素的 X 线衰减系数或吸收系数，再排列成矩阵，即数字矩阵。数字矩阵可存贮于磁盘或光盘中。经数字/模拟转换器（digital/analog converter）把数字矩阵中的每个数字转为由黑到白不等灰度的小方块，即象素（pixel），并按矩阵排列，即构成 CT 图像。所以，CT 图像是重建图象。每个体素的 X 线吸收系数可以通过不同的数学方法算出。

### （二）CT 设备

CT 设备主要有以下三部分：① 扫描部分由 X 线管、探测器和扫描架组成；② 计算机系统，将扫描收集到的信息数据进行贮存运算；③ 图像显示和存储系统，将经计算机处理、重建的图像显示在电视屏上或用多幅照相机或激光照相机将图像摄下。

探测器从原始的 1 个发展到现在的多达 4 800 个。扫描方式也从平移/旋转、旋转/旋转、旋转/固定，发展到新近开发的螺旋 CT 扫描（spiral CT scan）。计算机容量大、运算快，可达到立即重建图像。由于扫描时间短，可避免运动，例如，呼吸运动的干扰，可提高图像质量；层面是连续的，所以不致于漏掉病变，而且可行三维重建，注射造影剂作血管造影可得 CT 血管造影（Ct angiography，CTA）。超高速 CT 扫描所用扫描方式与前者完全不同。扫描时间可短到 40 ms 以下，每秒可获得多帧图像。由于扫描时间很短，可摄得电影图像，能避免运动所造成的伪影，因此，适用于心血管造影检查以及小儿和急性创伤等不能很好的合作的患者检查。

### （三）CT 图像特点

CT 图像是由一定数目由黑到白不同灰度的象素按矩阵排列所构成。这些象素反映的是相应体素的 X 线吸收系数。不同 CT 装置所得图像的象素大小及数目不同。大小可以是 1.0 mm × 1.0 mm，0.5 mm × 0.5 mm 不等；数目可以是 256 mm × 256 mm，即 65 536 个，或 512 mm × 512 mm，即 262 144 个不等。显然，象素越小，数目越多，构成图像越细致，即空间分辨力（spatial resolution）高。CT 图像的空间分辨力不如 X 线图像高。CT 图像是以不同的灰度来表示，反映器官和组织对 X 线的吸收程度。因此，与 X 线图像所示的黑白影像一样，黑影表示低吸收区，即低密度区，如肺部；白影表示高吸收区，即高密度区,如骨骼。但是CT与X线图像相比,CT的密度分辨力高,即有高的密度分辨力(density resolution)。因此,人体软组织的密度差别虽小,吸收系数虽多接近于水,也能形成对比而成像。这是CT的突出优点。所以,CT可以更好地显示由软组织构成的器官,如脑、脊髓、纵隔、肺、肝、胆、胰以及盆部器官等,并在良好的解剖图像背景上显示出病变的影像。X线图像可反映正常与病变组织的密度,如高密度和低密度,但没有量的概念。CT图像不仅以不同灰度显示其密度的高低,还可用组织对X线的吸收系数说明其密度高低的程度,具有一个量的概念。实际工作中,不用吸收系数,而换算成CT值,用CT值说明密度。单位为Hu(Hounsfield unit)。水的吸收系数为10,CT值定为0 Hu,人体中密度最高的骨皮质吸收系数最高,CT值定为+1 000 Hu,而空气密度最低,定为-1 000 Hu。人体中密度不同和各种组织的CT值则居于-1 000 Hu到+1 000 Hu的2 000个分度之间。人体软组织的CT值多与水相近,但由于CT有高的密度分辨力,所以密度差别虽小,也可形成对比而显影。CT值的使用,使在描述某一组织影像的密度时,不仅可用高密度或低密度形容,且可用它们的CT值平说明密度高低的程度。CT图像是层面图像,常用的是横断面。为了显示整个器官,需要多个连续的层面图像。通过CT设备上图像的重建程序的使用,还可重建冠状面和矢状面的层面图像。

(四)CT检查技术

患者卧于检查床上,摆好位置,选好层面厚度与扫描范围,并使扫描部位伸入扫描架的孔内,即可进行扫描。大都用横断面扫描,层厚用5或10 mm,特殊需要可选用薄层,如2 mm。患者要不动,胸、腹部扫描要停止呼吸。因为轻微的移动或活动可造成伪影,影响图像质量。

CT检查分平扫(plain CT scan)、造影增强扫描(contrast enhancement, CE)和造影扫描。

1. 平扫,是指不用造影增强或造影的普通扫描。一般都是先作平扫。

2. 造影增强扫描,是经静脉注入水溶性有机碘剂,如60%～76%泛影葡胺60 mL后再行扫描的方法。血内碘浓度增高后,器官与病变内碘的浓度可产生差别,形成密度差,可能使病变显影更为清楚。方法分团注法、静脉滴注法和静注与静脉滴注法几种。

3. 造影扫描,是先作器官或结构的造影,然后再行扫描的方法。例如向脑池内注入碘曲仑8～10 mL或注入空气4～6 mL行脑池造影再行扫描,称之为脑池造影CT扫描,可清楚显示脑池及其中的小肿瘤。

(五)CT分析与诊断

在观察分析时,应先了解扫描的技术条件,是平扫还是增强扫描,再对每帧CT图像进行观察。结合一系列多帧图像的观察,可立体地了解器官大小、形状和器官间的解剖关系。病变在良好的解剖背景上显影是CT的特点,也是诊断的主要根据,大凡病变够大并同邻近组织有足够的密度差,即可显影。根据病变密度高于、低于或等于所在器官的密度而分为高密度、低密度或等密度病变。如果密度不均,有高有低,则为混杂密度病变。发现病变要分析病变的位置、大小、形状、数目和边缘,还可测定CT值以了解其密度的高低。如行造影增强扫描,则应分析病变有无密度上的变化,即有无强化。如病变密度不增高,则为不强化;密度增高,则为强化。强化程度不同,形式亦异,可以是均匀强化或不均匀强化或只病变周边强化,即环状强化。对强化区行 CT 值测量,并与平扫的 CT 值比较,可了解强化的程度。此外,还要观察邻近器官和组织的受压、移位和浸润、破坏等。

综合分析器官大小、形状的变化,病变的表现以及邻近器官受累情况,就有可能对病变的位置、大小与数目、范围以及病理性质作出判断。和其他成像技术一样,还需要与临床资料结合,并同其他影像诊断综合分析。CT 在发现病变、确定病变位置及大小与数目方面是较敏感而可靠的,但对病理性质的诊断,也有一定的限制。

（六）CT 诊断的临床应用

CT 诊断由于它的特殊诊断价值,已广泛应用于临床。但 CT 设备比较昂贵,检查费用偏高,某些部位的检查、诊断价值,尤其是定性诊断,还有一定限度,所以不宜将 CT 检查视为常规诊断手段,应在了解其优势的基础上,合理的选择应用。

CT 检查对中枢神经系统疾病的诊断价值较高,应用普遍。对颅内肿瘤、脓肿与肉芽肿、寄生虫病、外伤性血肿与脑损伤、脑梗塞与脑出血以及椎管内肿瘤与椎间盘脱出等病诊断效果好,诊断较为可靠。因此,脑的 X 线造影除脑血管造影仍用以诊断颅内动脉瘤、血管发育异常和脑血管闭塞以及了解脑瘤的供血动脉以外,其他如气脑、脑室造影等均已少用。螺旋 CT 扫描,可以获得比较精细和清晰的血管重建图像,即 CTA,而且可以做到三维实时显示,有希望取代常规的脑血管造影。

（七）颅脑 CT 特征

1. 颅骨及空腔,颅骨显示为高密度,颅底层面可见低密度的颈静脉孔、卵圆孔、破裂孔等。鼻窦及乳突气房内气体呈低密度。

2. 含脑脊液腔,脑室、脑池、脑沟、脑裂等腔内含脑脊液为低密度。

① 脑室系统包括双侧侧脑室、第三脑室、第四脑室,其中,侧脑室又可分为体部、前角（额角）、下角（颞角）、后角（枕角）及三角部。② 脑池主要有鞍上池、桥池及桥小脑角池、枕大池、脚间池与环池、四叠体池、外侧裂池和大脑纵裂池等,其中鞍上池为蝶鞍上方的星状低密度区,呈六角星形,其前界为额叶直回,侧界为颞叶海马,后界为大脑脚;当后界为桥脑时,鞍上池则呈五角星形。

3. 脑实质分大脑额、颞、枕、顶叶及小脑、脑干。CT 可区分皮质及髓质,皮质密度略高于髓质。大脑基底节是大脑半球的中央灰质核团,包括尾状核与豆状核。尾状核头位于侧脑室前角外侧,外部沿丘脑外侧面向后下行走。豆状核分内侧的苍白球及外侧的壳核。内囊为白质带,位于尾状核、丘脑与豆状核之间,分前肢、后肢及膝部。外囊为屏状核和豆状核之间的白质。

4. 非病理性钙化。CT 扫描显示的非病理性钙化出现率较 X 线平片高。① 于第三脑室后部可显示松果体钙化与缰联合钙化,有 75%～80% 的成人可以见到,缰联合钙化居前,范围不超过 1 cm;松果体钙化偏后,一般不超过 5 mm。② 侧脑室脉络丛钙化,出现率约为 75%,有约 1/3 两侧不对称。③ 大脑镰钙化,多见于 40 岁以上的成人。④ 基底节钙化在高龄人群中易出现,若年轻人出现,要考虑是否有甲状旁腺功能低下的可能性。⑤齿状核钙化,偶尔在老年人中出现,呈对称性。

5. 增强扫描。正常脑实质仅轻度强化;血管结构强化;正常硬脑膜如小脑幕、大脑镰血供丰富且无血脑屏障,故明显强化;垂体、松果体亦无血脑屏障而明显强化。

## 三、磁共振成像(MRI)

核磁共振(MRI)又叫核磁共振成像技术。是继CT后医学影像学的又一重大进步。自20世纪80年代应用以来,它以极快的速度得到发展。其基本原理:是将人体置于特殊的磁场中,用无线电射频脉冲激发人体内氢原子核,引起氢原子核共振,并吸收能量。在停止射频脉冲后,氢原子核按特定频率发出射电信号,并将吸收的能量释放出来,被体外的接受器收录,经电子计算机处理获得图像,这就叫做核磁共振成像。

核磁共振是一种物理现象,作为一种分析手段广泛应用于物理、化学生物等领域,到1973年才将它用于医学临床检测。为了避免与核医学中放射成像混淆,把它称为核磁共振成像术(MR)。

### (一)成像特点

MR是一种生物磁自旋成像技术,它是利用原子核自旋运动的特点,在外加磁场内,经射频脉冲激发后产生信号,用探测器检测并输入计算机,经过处理转换在屏幕上显示图像。MR提供的信息量不但大于医学影像学中的其他许多成像术,而且不同于已有的成像术,因此,它对疾病的诊断具有很大的潜在优越性。它可以直接作出横断面、矢状面、冠状面和各种斜面的体层图像,不会产生CT检测中的伪影;不需注射造影剂;无电离辐射,对机体没有不良影响。MR对检测脑内血肿、脑外血肿、脑肿瘤、颅内动脉瘤、动静脉血管畸形、脑缺血、椎管内肿瘤、脊髓空洞症和脊髓积水等颅脑常见疾病非常有效,同时对腰椎椎间盘后突、原发性肝癌等疾病的诊断也很有效。

MR也存在不足之处。它的空间分辨率不及CT,带有心脏起搏器的患者或有某些金属异物的部位不能作MR的检查,另外价格比较昂贵。

含单数质子的原子核,例如人体内广泛存在的氢原子核,其质子有自旋运动,带正电,产生磁矩,有如一个小磁体。小磁体自旋轴的排列无一定规律。但如在均匀的强磁场中,则小磁体的自旋轴将按磁场磁力线的方向重新排列。在这种状态下,用特定频率的射频脉冲(ration frequency, RF)进行激发,作为小磁体的氢原子核吸收一定量的能而共振,即发生了磁共振现象。停止发射射频脉冲,则被激发的氢原子核把所吸收的能逐步释放出来,其相位和能级都恢复到激发前的状态。这一恢复过程称为弛豫过程(relaxation process),而恢复到原来平衡状态所需的时间则称之为弛豫时间(relaxation time)。有两种弛豫时间,一种是自旋-晶格弛豫时间(spin-lattice relaxation time)又称纵向弛豫时间(longitudinal relaxation time),反映自旋核把吸收的能传给周围晶格所需要的时间,也是90°射频脉冲质子由纵向磁化转到横向磁化之后再恢复到纵向磁化激发前状态所需时间,称T1。另一种是自旋-自旋弛豫时间(spin-spin relaxation time),又称横向弛豫时间(transverse relaxation time)反映横向磁化衰减、丧失的过程,也即是横向磁化所维持的时间,称 T2。T2 衰减是由共振质子之间相互磁化作用所引起,与 T1 不同,它引起相位的变化。

正常情况下,质子处于杂乱无章的排列状态。当把它们放入一个强外磁场中,就会发生改变。它们仅在平行或反平行于外磁场两个方向上排列

人体不同器官的正常组织与病理组织的 T1 是相对固定的,而且它们之间有一定的差别,T2 也是如此。这种组织间弛豫时间上的差别,是 MRI 的成像基础。有如 CT 时,组织间吸收系数(CT 值)差别是 CT 成像基础的道理。但 MRI 不像 CT 只有一个参数,即吸收系数,而是有 T1、T2 和自旋核密度(P)等几个参数,其中 T1 与 T2 尤为重要。因此,获得选定层面中各种组织的 T1（或 T2)值,就可获得该层面中包括各种组织影像的图像。

MRI 的成像方法也与 CT 相似。有如把检查层面分成 Nx, Ny, Nz……一定数量的小体积,即体素,用接收器收集信息,数字化后输入计算机处理,获得每个体素的 T1 值(或 T2 值),进行空间编码。用转换器将每个 T 值转为模拟灰度,而重建图像。

人体正常与病变组织的 T1 值(ms)

肝 140～170 脑膜瘤 200～300

胰 180～200 肝癌 300～450

肾 300～340 肝血管瘤 340～370

胆汁 250～300 胰腺癌 275～400

血液 340～370 肾癌 400～450

脂肪 60～80 肺脓肿 400～500

肌肉 120～140 膀胱癌 200～240

正常颅脑的 T1 与 T2 值(ms)

组织 T1 T2

胼胝体 380 80

桥脑 445 75

延髓 475 100

小脑 585 90

大脑 600 100

脑脊液 1155 145

头皮 235 60

骨髓 320 80

（二）MRI 设备

MRI 的成像系统包括 MR 信号产生和数据采集与处理及图像显示两部分。MR 信号的产生是来自大孔径,具有三维空间编码的 MR 波谱仪,而数据处理及图像显示部分,则与 CT 扫描装置相似。

MRI 设备包括磁体、梯度线圈、供电部分、射频发射器及 MR 信号接收器,这些部分负责 MR 信号产生、探测与编码;模拟转换器、计算机、磁盘与磁带机等,则负责数据处理、图

像重建、显示与存储磁体有常导型、超导型和永磁型三种,直接关系到磁场强度、均匀度和稳定性,并影响 MRI 的图像质量。因此,非常重要。通常用磁体类型来说明 MRI 设备的类型。常导型的线圈用铜、铝线绕成,磁场强度最高可达 0.15~0.3 T,超导型的线圈用铌-钛合金线绕成,磁场强度一般为 0.35~2.0 T,用液氦及液氮冷却;永磁型的磁体由用磁性物质制成的磁砖所组成,较重,磁场强度偏低,最高达 0.3 T。梯度线圈,修改主磁场,产生梯度磁场。其磁场强度虽只有主磁场的几百分之一。但梯度磁场为人体 MR 信号提供了空间定位的三维编码的可能,梯度场由 X,Y,Z 三个梯度磁场线圈组成,并有驱动器以便在扫描过程中快速改变磁场的方向与强度,迅速完成三维编码。

射频发射器与 MR 信号接收器为射频系统,射频发射器是为了产生临床检查目的不同的脉冲序列,以激发人体内氢原子核产生 MR 信号。射频发射器及射频线圈很象一个短波发射台及发射天线,向人体发射脉冲,人体内氢原子核相当一台收音机接收脉冲。脉冲停止发射后,人体氢原子核变成一个短波发射台,而 MR 信号接受器则成为一台收音机接收 MR 信号。脉冲序列发射完全在计算机控制之下。

MRI 设备中的数据采集、处理和图像显示,除图像重建由 Fourier 变换代替了反投影以外,与 CT 设备非常相似。具有一定 T1 差别的各种组织,包括正常与病变组织,转为模拟灰度的黑白影,则可使器官及其病变成像。MRI 所显示的解剖结构非常逼真,在良好清晰的解剖背景上,再显出病变影像,使得病变同解剖结构的关系更明确。值得注意的是,MRI 的影像虽然也以不同灰度显示,但反映的是 MR 信号强度的不同或弛豫时间 T1 与 T2 的长短,而不象 CT 图象,灰度反映的是组织密度。

MRI 的图像如主要反映组织间 T1 特征参数时,为 T1 加权象(T1 weighted image, T1WI),它反映的是组织间 T1 的差别。如主要反映组织间 T2 特征参数时,则为 T2 加权像(T2weighted image, T2WI)。因此,一个层面可有 T1WI 和 T2WI 两种扫描成像方法。分别获得 T1WI 与 T2WI 有助于显示正常组织与病变组织。正常组织,如脑神经各种软组织间 T1 差别明显,所以 T1WI 有利于观察解剖结构,而 T2WI 则对显示病变组织较好。

在 T1WI 上,脂肪 T1 短,MR 信号强,影像白;脑与肌肉 T1 居中,影像灰;脑脊液 T1 长,骨与空气含氢量少,MR 信号弱,影像黑。在 T2WI 上,则与 T1WI 不同,例如脑脊液 T2 长,MR 信号强而呈白影。

脑白质、脑灰质、脑脊液、脂肪、骨皮质、骨髓质、脑膜 T1WI 白灰黑白黑白黑。

T2WI 白灰白白灰黑灰黑颅脑的冠状面、矢状面及横断面的 MRI D. 颈部的矢状面 MRI E. F. 心脏大血管的横断面和矢状面 MRI G. 躯干冠状面 MRI H. 足的矢状面 MRI

流空效应:心血管的血液由于流动迅速,使发射 MR 信号的氢原子核离开接收范围之外,所以测不到 MR 信号,在 T1WI 或 T2WI 中均呈黑影,这就是流空效应(flowing Void)。这一效应使心腔和血管显影是 CT 所不能比拟的。

(三)三维成像

MRI 可获得人体横面、冠状面、矢状面及任何方向断面的图像,有利于病变的三维定位。一般 CT 则难于作到直接三维显示,需采用重建的方法,才能获得冠状面或矢状面图像,以及三维重建立体运动器官成像。采用呼吸和心电门控(gating)成像技术,不仅能改善心脏大血管的 MR 成像,还可获得其动态图象。

(四) MRI 检查技术

MRI 的扫描技术有别于 CT 扫描。不仅要横断面图像,还常要矢状面或(和)冠状面图像,还需获得 T1WI 和 T2WI。因此,需选择适当的脉冲序列和扫描参数。常用多层面、多回波的自旋回波(spin echo, SE)技术。扫描时间参数有回波时间(echo time, TE)和脉冲重复间隔时间(repetition time, TR)。使用短 TR 和短 TE 可得 T1WI,而用长 TR 和长 TE 可得 T2WI。时间以毫秒计。依 TE 的长短,T2WI 又可分为重、中、轻三种。病变在不同 T2WI 中信号强度的变化,可以帮助判断病变的性质。例如,肝血管瘤 T1WI 呈低信号,在轻、中、重度 T2WI 上则呈高信号,且随着加重程度,信号强度有递增表现,即在重 T2WI 上其信号特强。肝细胞癌则不同,T1WI 呈稍低信号,在轻、中度 T2WI 呈稍高信号,而重度 T2WI 上又略低于中度 T2WI 的信号强度。再结合其他临床影像学表现,不难将二者区分。MRI 常用的 SE 脉冲序列,扫描时间和成像时间均较长,因此对患者的制动非常重要。采用呼吸门控和(或)呼吸补偿、心电门控和周围门控以及预饱和技术等,可以减少由于呼吸运动及血液流动所导致的呼吸伪影、血流伪影以及脑脊液波动伪影等的干扰,可以改善 MRI 的图像质量。

为了克服 MRI 中 SE 脉冲序列成像速度慢、检查时间长这一主要缺点,近年来先后开发了梯度回波脉冲序列、快速自旋回波脉冲序列等成像技术,已取得重大成果并广泛应用于临床。此外,还开发了脂肪抑制和水抑制技术,进一步增加 MRI 信息。

MRI 另一新技术是磁共振血管造影(magnetic resonance angiography, MRA)。血管中流动的血液出现流空现象。它的 MR 信号强度取决于流速,流动快的血液常呈低信号。因此,在流动的血液及相邻组织之间有显著的对比,从而提供了 MRA 的可能性。目前已应用于大、中血管病变的诊断,并在不断改善。MRA 不需穿刺血管和注入造影剂,有很好的应用前景。MRA 还可用于测量血流速度和观察其特征。

MRI 也可行造影增强,即从静脉注入能使质子弛豫时间缩短的顺磁性物质作为造影剂,以行 MRI 造影增强。常用的造影剂为钆——二乙三胺五醋酸钆(Gadolinium-DTPA, Gd-DTPA)。这种造影剂不能通过完整的血脑屏障,不被胃黏膜吸收,完全处于细胞外间隙内以及无特殊靶器官分布,有利于鉴别肿瘤和非肿瘤的病变。中枢神经系统 MRI 作造影增强时,病灶增强与否及增强程度与病灶血供的多少和血脑屏障破坏的程度密切相关,因此有利于中枢神经系统疾病的诊断。

MRI 还可用于拍摄电视、电影,主要用于心血管疾病的动态观察和诊断。基于 MRI 对血流扩散和灌注的研究,可以早期发现脑缺血性改变。它预示着很好的应用前景。带有心脏起搏器的人需远离 MRI 设备。体内有金属植入物,如金属夹,不仅影响 MRI 的图像,还可对患者造成严重后果,也不能进行 MRI 检查,应当注意。

(五) MRI 临床应用

在神经系统应用较为成熟。三维成像和流空效应使病变定位诊断更为准确,并可观察病变与血管的关系。对脑干、幕下区、枕大孔区、脊髓与椎间盘的显示明显优于CT。对脑脱髓鞘疾病、多发性硬化、脑梗塞、脑与脊髓肿瘤、血肿、脊髓先天异常与脊髓空洞症的诊断有较高价值。纵隔在MRI上，脂肪与血管形成良好对比，易于观察纵隔肿瘤及其与血管间的解剖关系。对肺门淋巴结与中心型肺癌的诊断，帮助也较大。心脏大血管在MRI上因可显示其内腔，所以，心脏大血管的形态学与动力学的研究可在无创伤的检查中完成。对腹部与盆部器官，如肝、肾、膀胱、前列腺和子宫，颈部和乳腺，MRI检查也有相当价值。在恶性肿瘤的早期显示，对血管的侵犯以及肿瘤的分期方面优于CT。骨髓在MRI上表现为高信号区，侵及骨髓的病变，如肿瘤、感染及代谢疾病，MRI上可清楚显示。在显示关节内病变及软组织方面也有其优势。MRI在显示骨骼和胃肠方面受到限制。MRI还有望于对血流量、生物化学和代谢功能方面进行研究，对恶性肿瘤的早期诊断也带来希望。在完成MR成像的磁场强度范围内，对人体健康不致带来不良影响，所以是一种非损伤性检查。但是，MRI设备昂贵，检查费用高，检查所需时间长，对某些器官和疾病的检查还有限度，因之，需要严格掌握适应证。

颅脑疾病：MRI诊断颅脑疾病已较成熟。常用T1加权和T2加权成像程序。正常状况下脑灰质含水较白质多，含脂肪则较少，所以脑灰质的T1和T2弛豫时间均较白质长。T1加权像上脑灰质的信号强度较低，脑白质的信号强度则较高。在一般灰阶显示时，低信号图像稍黑，而高信号图像则较白。脑脊液的T1、T2弛豫时间均较脑组织长，故在T1、T2加权像上分别呈低信号和高信号。头皮及颅骨板障所含脂肪较多，在所有成像脉冲程序均呈高信号。颅内板、外板、硬脑膜、乳突气房和副鼻窦腔等不含质子或所含甚少，均呈无信号或甚低。

（六）禁忌证

磁共振检查无创伤性，无放射线辐射，对患者安全可靠。对于检查的安全性以下几方面应予注意。

1. 目前用于人体检查的磁共振设备，磁场强度在2.0 T以下，对人体本身并无有害的生物效应。

2. 即使是较弱的磁场也足以造成心脏起搏器及神经刺激器失灵。因此，带有上述装置者禁止进入磁共振室。

3. 在磁场内的射频脉冲可使受检组织和体内植入的金属物温度轻微上升。体内较大植入物如人工髋关节、眼球金属异物，由于是导电物体，温度可升高1℃～2℃。

4. 动脉瘤夹内镍的含量较高，在强磁场中会产生较大扭矩，有导致动脉瘤破裂的危险。

5. 目前尚未发现医用磁共振设备造成人体基因改变和婴儿发育障碍，但对于妊娠期妇女的检查应慎重，并尽量减少射频发射时间和次数。

6. 由于检查室内为强磁场，心电监护仪、呼吸仪、心脏起搏器等抢救设备不能进入。因此，对危重病人应密切监护。

(七)仪器准备 MRI主要包括三个系统。

1. 磁场:磁场的大小多为0.1~2 T(Tesla,特斯拉),可由超导、常导和混合磁体产生。根据场强的不同分为:① 超低场强(0.02~0.09 T);② 低场强(0.1~0.3 T);③ 中场强(0.3~1.0 T);④ 高场强(1.0~2 T)。

2. 射频场:由发射及接受线圈组成,包括分体线圈和表面线圈。

3. 计算机:控制及图像处理。

4. 根据检查目的和部位的不同,患者做好相应的准备

(八)原理及操作方法

含有单数质子、单数中子或两者均为单数的原子核具有自旋和磁矩的性质,并且以一种特定方式绕磁场方向旋转。这种旋转称为进动或旋进。用一个频率与进动频率相同的射频脉冲激发所检查的原子核,将引起共振,即磁共振。在射频激发停止后,有关原子核的相位和能级都恢复到激发前状态,这个过程称为弛豫。这些能级变化和相位变化所产生的信号均能为所测样品或人体附近的接收器所测得。临床常用的MRI为质子成像。处于不同物理、化学状态下的质子,在射频激发和停止激发后,弛豫时间的长短各不相同。弛豫时间分T1和T2两种。T1弛豫时间又称纵向弛豫时间,为物质放置于磁场中产生磁化所需的时间,也即继90°射频脉冲从纵向磁化转为横向磁化之后恢复到纵向磁化所需时间。T2弛豫时间又叫横向弛豫时间或自旋——自旋弛豫时间,为在完全均匀的外磁场中,横向磁化所维持的时间。也就是继90°射频脉冲之后,共振质子保持相干性或保持在相位中旋进的时间。

MR辐射光子的强度很弱,为提高MR信号的信噪比,就得重复使用产生自旋回波信号的脉冲程序。重复激发的间隔时间称为重复时间,简称TR。它可任意选择。第一次90°射频脉冲和探测自旋回波信号之间的时间,即回波延迟时间,简称回波时间或TE,也与所测得MR信号的强弱有关。TE也可由操作者任意选择。

选择不同的程序指标时间,可以区别或测出物质的T1,T2和质子密度。短TE和长TR时,图像所反映的是质子密度差别,称为质子加权象;随着TR变短,则T1成像因素增加,即短TE短TR(如TE = 28 ms, TR = 0.5 s)产生T1加权像;而采用长TE、长TR时(如TE>56 ms, TR = 2s),产生T2加权像。

根据所设计的程序不同,可以从整个检查体积中获取信号,也可以从该体积中的某一层面获取信号,在计算机辅助下,用这些信号可以重建成像。

1. T1加权像。在自旋回波(SE)序列中,应用短TR来加强T1值对图像的影响,同时应用短TE来削弱T2值对图像的影响。即短TR短TE (TR/TE ≤ 1 000 ms/40 ms,如TR 500 ms/TE 15 ms),它偏重于表现T1差别的图像,也就是说图像中组织对比度的差异主要由于组织间T1值的不同。长T1在磁共振图像上表现为低信号,如含水量高、骨骼、钙化等;短T1在磁共振图像上表现为高信号,如脂肪、正铁血红蛋白等。

2. T2加权像。在自旋回波(SE)序列中,应用长TE来加强T2值对图像的影响,而应用长TR来削弱T1值对图像的影响。即长TR,长TE (TR/TE 1 000 ms/40 ms,如TR

2 000 ms/TE 90 ms），它偏重于表现 T2 差别的图像。长 T2 在磁共振图像上表现为高信号，如含水量高；短 T2 在磁共振图像上表现为低信号，如含铁血黄素、黑色素、钙化等。

3. 质子密度像。在自旋回波（SE）序列中，应用长 TR 来削弱 T1 值对图像的影响，应用短的 TE 来削弱 T2 值的影响，即长 TR 短 TE 所获得的图像，TR 2 000 ms/IE 15 ms，它偏重于表现质子密度差别的图像。

4. 增强扫描。目前常使用的造影剂 Gd-DTPA（二乙三胺五醋酸钆），其具有顺磁性，分布于细胞间液中，它主要改变氢质子的磁性作用和其弛豫时间，缩短 T1 和 T2，可使病变及血脑屏障受到破坏的部位在 T1 加权像上产生高信号，实现强化目的。增强扫描只做 T1 扫描，判断图像是否强化可根据鼻黏膜、垂体、海绵窦、侧脑室脉络丛的改变。Gd-DTPA 经静脉注射，使用时不需做过敏试验。增强扫描可明确病变的数目并能发现平扫不能发现的病灶，鉴别肿瘤和周围水肿，有利于病变的定性诊断。

5. 磁共振血管成像（magnetic resonance angiography，MRA）。是目前非介入方法显示人体血管的有效手段，目前已在临床得到广泛应用。MRA 的原理是利用血管内流动血液的特性，采用不同的扫描序列，将血管内的信号提高，使其与周围组织有高度的对比，使用计算机处理，将非高信号的组织影去除，形成血管图像。其可以测量血流速度、观察血流特征、分别显示动脉或静脉等。

最常使用的技术手段：① 时间飞越法。② 相位对比法。这两种方法 MRA 都可以用二维的叠层切面成像或三维成像。

（1）时间飞越法：利用飞越时间和流入性增强效应：相应区段被激励的血液，在某一时刻被标记，在成像区域的血液中流入了充分弛豫的质子，形成血管内血液的高信号，因在标记和检出之间相应血液团的位置已有改变，故称飞越时间。方法：首先在欲造影部位使用饱和脉冲，使扫描范围内所有组织处于饱和状态，即不再产生磁共振信号。因血液不断流动，饱和血液将流出，而流入未被饱和的血液，这些血液就可以产生较高的磁共振信号，而周围静止组织信号则很低，从而提高了血液的信号，抑制周围组织的信号。经计算机重建后，就可显示血管形态。

（2）相位对比法：血液流动过程中，氢质子的相位可发生变化，而静止的组织中不会发生这种相位变化。因此，相位对比法血管造影技术利用血流诱发的相位改变在流动质子和静止组织间形成的对比，可区别血流和周围组织，并使周围组织的信号完全消除，此种方法可使血流慢的小血管得到增强，有利于微细血管的显示。

（3）三维流入法：利用流动增强效应，使用三维整体采样，将激励整体分割成相临的薄层，使血流在待检体积中出现有别于其他组织的 MR 高信号，用最大强度投影演算法处理，可在扫描区体积中形成高分辨力的 MRA 图像。

（4）二维流入法：扫描时利用相邻的单个薄层取样，可获得相当强的流入增强效应，不必考虑层面选择方向上的选择，可有效覆盖大范围，叠加二维可得到三维体积同样的覆盖范围，但空间分辨力不如后者。

一般说来，二维用来观察大的范围，对慢速血流敏感，仅用于评价血管狭窄程度；而三维技术则提供较精细的分辨力图像,对快速血流敏感,对动静脉畸形、颅内动脉瘤等极有诊断价值。虽然 MRA 对颅内血管、颈部血管及肢体血管的价值与常规血管造影相似,但对极慢血流的病变可能漏掉,空间分辨力低于 DSA。随着高场磁共振技术的不断提高,MRA 有逐渐代替介入 DSA 检查的趋势。在 MRA 中使用造影剂 Gd-DTPA 可以发现更隐匿的血管病变。

（九）注意事项

1. MRI 图像的分析与诊断:MRI 黑白图像的形成比较复杂,同一病变在一些 MRI 图像上表现为黑的,而在另一些图像上则为白的。视觉上黑白图像不仅取决于组织的固有特性,也取决于成像技术(如所选择的脉冲序列和扫描时间参数)。另外,组织的固有特性还可随 MRI 扫描仪的场强大小而变化。对这些因素与图像的关系必须了解。

读片时,必须注意 MR 图像上的各种信息,这包括病人姓名、年龄、性别、检查日期、MR 号、计算机运行号、脉冲序列、扫描参数、层厚、分辨力、矩阵等。对各层面(横断、冠状及矢状面,甚至斜位)及定位图所提供的信息,必须将其逐一仔细地加以观察和分析。注意有无解剖位置或形态异常,更要注意有无信号强弱的改变。信号的改变可分为高、等、低和混杂信号四类,信号的高或低(强或弱)是与组织特性和扫描的脉冲序列、扫描参数密切相关的。任何检查都有其优点和不足之处,MRI 的缺点是检查时间长,被检查者必须长时间保持同一体位,任何轻微的移动都会造成 MRI 图像上伪影,影响诊断。因此许多重危病人不宜检查,另外在显示急性脑出血和蛛网膜下腔出血方面,CT 优于 MRI。

2. 正常 MRI 表现:在出生后的头一年内,脑组织内水成分逐渐减少,而脂肪成分则逐渐增多,所有这些均可使 T1 及 T2 发生变化。到 2 岁时,脑的表现则与成人大致相同。综上所述,MR 图像信号的高低与组织特性和扫描参数的多种因素有关,下面以自旋回波序列为例描述正常的 MRI 改变。因组织含水量不同,灰质内含水量较多,T1 加权像可清楚显示灰-白质的信号差别,灰质信号强度较白质低,在 T2 加权像上灰质信号则强于白质;因为脑白质和灰质的质子浓度几乎相等,造成质子像对脑灰白质的分辨效果较差。脑脊液的主要成分是水,T1 和 T2 值均较脑实质长,T1 加权像上脑室系统为低信号区,呈黑色,而在 T2 加权像上为高信号,即脑脊液呈白色。头皮和浅层结缔组织呈中等信号,皮下组织含有大量的脂肪,在 T1 和 T2 像上均为高信号,皮质骨因不含运动性质子,均为无信号区,皮质骨呈黑色,板障内含丰富脂肪组织,因此板障在 T1 和 T2 像上均为高信号,表现为白色,尤以 T1 像最为明显。大脑镰、小脑幕由纤维组织构成,质子浓度低,因此在 T1 和 T2 像上表现为相应形状的无信号区。总之,在 T1 像上,信号强度由高到低排列为:脂肪＞髓质骨＞白质＞灰质＞脑膜＞皮质骨。T1 像信号强度由高到低排列顺序为:脑脊液＞脂肪＞髓质骨＞灰质＞白质＞脑膜＞皮质骨。

## 四、脑血管造影术

脑血管造影是 20 世纪 90 年代以来广泛应用于临床的一种崭新的 X 线检查新技术,它是先选一入路动脉,一般选用右股动脉,通过右股动脉放置一动脉鞘,通过该动脉鞘管选用不同导管,在导丝引导下,选进所要显示动脉,注入含碘造影剂。造影剂所经过的血管轨迹连续摄片,通过电子计算机辅助成像为脑血管数字减影造影(DSA)。DSA 不但能清楚地显示颈内动脉、椎基底动脉、颅内大血管及大脑半球的血管图像,还可测定动脉的血流量,所以,已被应用于脑血管病检查,特别是对于动脉瘤、动静脉畸形等定性定位诊断。其不但能提供病变的确切部位,而且对病变的范围及严重程度亦可清楚地了解,为手术提供较可靠的客观依据。另外,对于缺血性脑血管病,也有较高的诊断价值。DSA 可清楚地显示动脉管腔狭窄、闭塞、侧支循环建立情况等,对于脑出血、蛛网膜下腔出血,可进一步查明导致出血的病因,如动脉瘤、动静脉畸形、动静脉瘘等。DSA 对脑血管病诊断,不失为一种行之有效的诊断方法。

(一)适应证

1. 颅内血管性疾病,如动脉粥样硬化、栓塞、狭窄、闭塞性疾病、动脉病、动静脉畸形、动静脉瘘等。

2. 颅内占位性病变,如颅内肿瘤、脓肿、囊肿、血肿等。

3. 颅脑外伤所致各种脑外血肿。

4. 手术后观察脑血管循环状态。脑血管造影术是检查脑血管病的最有效方法之一。它是通过将含碘造影剂注入到颈内动脉或椎动脉,使脑血管显影,来了解脑血管本身的形态和病变,以及病变的性质和范围。这项检查对诊断脑血管病具有特殊价值。需做脑血管造影的情形。① 脑出血病人而有手术抢救指证者,但血肿位置不明确,需要作脑血管造影。② 脑出血疑有硬膜外或硬膜下血肿者。③ 蛛网膜下腔出血多由颅内动脉瘤或血管畸形所致。为了明确诊断,以便手术治疗,必须作脑血管造影。④ 脑瘤病人有中风发作,不能与脑出血、脑梗塞鉴别时,也可考虑作脑血管造影以帮助鉴别诊断。⑤ 颈内动脉颈外段病变时,有手术条件者,应进行血管造影。

(二)禁忌证

1. 老年性动脉硬化者需慎重。

2. 有严重心、肾、肝功能不全者。

3. 造影剂过敏者。

4. 有严重出血倾向者。

(三)注意事项

实施方法首先在接受造影前,病人必须先作药物(碘剂)敏感试验。无不良反应时,方能接受造影。但造影前必须安排病人禁食、禁水,避免恶心呕吐。随后用肥皂水把患者的颈部洗净。造影时让病人平卧,将颈部稍垫高,保持安静,不要转动头部,局部麻醉后,在病变侧颈部用穿刺针,刺入颈动脉,快速(1秒钟)注入药液,拔针后压迫 10～20 分钟,防止颈部形成血肿。同时进行 X 线拍片,可使脑血管显影。

(四)风险

医疗操作都有一定风险,脑血管造影可在局麻下完成,操作简单,时间短,安全性相对较高。可能出现的风险主要表现为局部并发症、全身并发症以及神经系统并发症。常见局部并发症有穿刺部位出血、血肿、血管痉挛、血栓形成等。全身性并发症一般是对造影剂的过敏反应,如荨麻疹、恶心、呕吐、休克及肾功能损害等,因此术前需常规做碘试敏。目前常用的非离子型有机碘水造影剂,具有低毒、低渗度、低黏度等特性,且能很快经过肾脏代谢出来,安全性明显提高。神经系统并发症包括脑血管痉挛、脑梗塞、失明、面瘫及神经系统损害等,发生率仅为0.6%～1.9%。脑血管造影比较安全,但少数病人在颈部穿刺部位可形成血肿,一般数天后会逐渐消失。

### 五、经颅多普勒超声扫描

（一）定义

经颅多普勒超声（transcranial Doppler, TCD）就是人们熟知的脑血流图检查,它借助脉冲多普勒技术和2MHz发射频率,使超声声束得以穿透颅骨较薄的部位,直接描记脑底动脉血流的多普勒信号,以获取脑底动脉的血流动力学参数,来反映脑血管功能状态。

（二）应用范围

1. 诊断脑血管狭窄和闭塞－判定病变范围和程度（包括颅内血管、颈内、颈外、颈总动脉和椎动脉）。
2. 诊断血管痉挛－判定病变的部位和程度（尤其对蛛网膜下腔出血的监测）。
3. 评判锁骨下动脉闭塞性病变和窃血综合征；
4. 探测颅内压增高。
5. 评判脑死亡。
6. 诊断非动脉粥样硬化性脑供血动脉狭窄（如烟雾病、大动脉炎）。

（三）指标

1. 血流速度：血流速度反映脑动脉管腔大小及血流量。血流量一定时,血流速度与管腔大小成反比。
2. 脉冲指数：反映脑血管外周阻力的大小。此值越大,脑血管外周阻力越大,反之则阻力越小。
3. 音频信号及频谱图波形：反映脑血管局部的血流状态。

（四）病态特征

1. 狭窄处局部血流速度加快或有较大的双侧差异。
2. 狭窄后区域内血管运动减少。
3. 任何区域内导致频谱增宽的异常血流。
4. 后交通动脉或前交通动脉局部血流速度加快提示有侧支循环。
5. 脑血管痉挛所致管腔狭窄：如蛛网膜下腔出血后血流速度增加50%或大脑中动脉血流速度达120 cm/s。

经颅多普勒超声检查能无创伤地穿透颅骨,克服了传统体检时的脑血流图的不准确性和脑血管造影的创伤性,其操作简便、重复性好,可以对病人进行连续、长期的动态观察,同时还能提供MRI、DSA、PET、SPECT等影像技术所测不到的血流动力学参数,为脑血管病的诊断、监测、治疗提供参考信息,在评价脑血管疾患以及鉴别诊断方面有着重要的意义。经颅多普勒超声通过以下指标反映脑血管的功能状态。

1. 血流速度：血流速度反映脑动脉管腔大小及血流量。血流量一定时，血流速度与管腔大小成反比。

2. 脉冲指数：反映脑血管外周阻力的大小。此值越大，脑血管外周阻力越大，反之则阻力越小。

3. 音频信号及频谱图波形：反映脑血管局部的血流状态。

以下几种病症可考虑做此项检查：① 诊断颅内血管阻塞病。② 诊断颅外血管阻塞病变，了解侧支循环是否良好。③ 评价颅外血管病（颅内动脉狭窄、阻塞、锁骨下动脉盗血）对颅内血流速度的影响。④ 诊断与追踪探测颈内动脉夹层动脉瘤。⑤ 探测与鉴定静脉畸形的供血动脉。⑥ 评价侧支循环能力，颈动脉内膜切除手术前，预测夹闭作用。⑦ 诊断颅内其他血管病：颅底异常血管网症、动脉瘤、血管性痴呆、颈动脉海绵窦瘘、低血流量脑梗死。⑧ 间歇监测与追踪研究蛛网膜下腔出血后的血管痉挛、偏头痛的血管痉挛及过度灌注、急性脑卒中、颅内血管阻塞后抗凝治疗过程中的血流改变、血液黏稠度的变化。⑨ 连续监测。

### 六、脊腔造影术

脊髓造影术（CT脊髓造影术）是一种有创性诊断方法，是用来分辨患者症状的起因的一种诊断方法，而这些症状可包括躯体的疼痛、麻木、刺痛感或一些无法解释的肌肉无力等症状。具体的方法是：医生将一根穿刺针扎到患者脊柱后部的蛛网膜下腔——是脑脊液所在的腔隙，注入造影剂后拔出穿刺针。

患者需要做准备事项：在准备进行脊髓造影检查的那天前8小时不要吃含咖啡因的饮料（咖啡、茶或可乐），可服用降压药。如患者有糖尿病，应在脊髓造影检查后准备离院时再检查血糖；患者应准备在医院里待大约8个小时，应有家人或朋友陪同。患者应提前1小时到达医院让医生对你完成医院的病历文书工作，会让患者口服一些镇静药，有时还会要准备静脉注射。在操作室里，患者侧卧位，医生会先消毒，然后将穿刺针刺入患者腰部，注入造影剂后，患者就可以仰卧休息。2小时左右在CT室进行扫描。扫描结束后，就可以进食。一般无特殊不适的话，5～6个小时后就可以回家了。一般来说，穿刺点的不适感可用冷毛巾或冰块冷敷30分钟到1个小时。可能会有上肢或下肢的疼痛与不舒服感，最多持续1～2天，一般都能缓解。如果服用降糖药（如二甲双胍）治疗患者的糖尿病，术后48小时内不要服用。

（杨培珂　杜淑玲　刘　芳）

# 第二节 化验检查

## 一、脑脊液检查

### (一)外观

正常脑脊液无色透明,新生儿脑脊液(因含有胆红素)、陈旧出血或蛋白含量过高时,脑脊液可呈黄色。新出血时则呈红色或血性,须和穿刺误伤引起的出血鉴别,前者脑脊液血染浓度前后均匀一致,离心后上清液黄色或淡黄色,潜血试验阳性,红细胞形态边缘皱缩或破裂,而创伤性出血则反之。细菌性脑膜炎时,脑脊液可呈乳白色或绿色混浊,垂直静置后可出现薄膜样沉淀物,如结核性脑膜炎有由液面倒悬至试管底部的漏斗样蛛网状薄膜等,在薄膜样沉淀物中寻得细菌的阳性率一般较高。

### (二)细胞学检查

成人正常白细胞数在 $10 \times 10^6$ 个/L 以下(早产儿及新生儿在 $30 \times 10^6$ 个/L 以内),但多核白细胞不应超过 5 个,主要为小、中淋巴细胞。当脑膜有刺激性或炎性病变时,脑脊液的白细胞计数即可增多。故中枢神经系统感染性病变时,有多核或单核细胞的不同程度的增高;各种脑部肿瘤特别是邻近脑膜、脑室或恶性者,也有白细胞的增多。使用特殊的脑脊液细胞离心沉淀器,将浓集于玻片上的细胞给以各种染色,还可细致观察到细胞的形态改变,大大提高了诊断效果,如嗜伊红细胞增高提示有中枢神经系统寄生虫病;内有含铁血黄素的吞噬细胞提示脑脊液中有陈旧出血等。此外,还可直接观察到肿瘤细胞和寄生虫卵等,以及对细胞进行免疫功能的研究。

### (三)生化检查

1. 蛋白:正常脑脊液蛋白含量在蛛网膜下腔为 $150 \sim 400$ mg/L,新生儿为 1 g/L,早产儿可高达 2 g/L。蛋白增高多与细胞增多同时发生,见于各种中枢神经系统感染。也可仅有蛋白增高而白细胞计数正常或略多,称为"蛋白—细胞分离",多见于颅内及脊髓肿瘤、椎管梗阻、急性感染性多发性神经炎、甲亢、糖尿病和铅、汞等金属中毒等。

2. 糖:正常含量为 $450 \sim 750$ mg/L,为血糖值的 $1/2 \sim 2/3$。糖量降低见于细菌性或隐球菌性脑膜炎、恶性脑肿瘤等,系因糖的酵解加速之故。糖量增高见于血糖含量增高(故应同时查血糖量核对)以及中枢系统病毒感染、脑外伤、后颅凹及Ⅲ脑室底部肿瘤和高热等,以上均与血脑屏障通透性增高有关。

3. 氯化物:正常含量为 $72 \sim 75$ g/L,较血液氯化物含量 $5.7 \sim 6.2$ g/L 为高。在细菌性(特别是结核性)和真菌性脑膜炎和血液氯化物含量有减少时(如呕吐、肾上腺皮质功能减退)减少,血液氯化物含量增高(如尿毒症、脱水等)时增高。

4. 细菌学检查:对神经系统细菌性感染时十分必要,包括细菌、真菌涂片和培养,必要时还需动物接种,以查明致病菌,供临床用药时参考。

5. 免疫学检查:常用的有补体结合试验和免疫球蛋白的含量测定。前者对囊虫、肺吸虫、钩端螺旋体及病毒等感染有一定助诊价值,后者有 IgG, IgA, IgM, IgD, IgE 以及其他免疫球蛋白,其中以 IgG 浓度最高,IgM 不易查得。如 IgG 增高和查得 IgM 时,提示中枢神经系统有感染、脱髓鞘性疾病或血脑屏障通透性增加。

6. 蛋白质电泳检查。

正常脑脊液蛋白电泳图的条区与血清电泳图相似，主要分为前白蛋白、白蛋白、α1、α2、β1、β2 与 γ 球蛋白等，因使用电泳的方法不同而含量差异很大，也与脑脊液蛋白含量有关。脑脊液中蛋白量增高时，前白蛋白比例降低，甚至可消失；白蛋白来自血清，分子量较小，容易通过血脑屏障，脑脊液蛋白增高时，白蛋白也增高。α1、α2 球蛋白增加主要见于中枢神经系统萎缩性与退行性病变。γ 球蛋白增高而总蛋白量正常见于多发性硬化和神经梅毒，两者同时增高时则见于慢性炎症和脑实质恶性肿瘤，也与血脑屏障通透性增加有关。寡克隆区带(oligoclone)是指在 γ 球蛋白区带中出现的一个不连续的、一般在外周血不能见到的区带，是神经系统内部能合成 IgG 的标志，在 95% 多发性硬化患者中比 IgG 的增加发生早，有重要的助诊价值，但阳性也可见于急性感染性多发性神经炎、视神经炎、浆液性脑膜炎中。

7. 酶学检查。正常人由于血脑屏障完整，脑脊液内酶浓度比血清内酶浓度低；当颅脑损伤，颅内肿瘤或脑缺氧时，血脑屏障破坏，细胞膜通透性也有改变，使脑脊液内酶量增加，且不受蛋白总量、糖含量及细胞数的影响；主要与脑细胞坏死程度和细胞膜的损害程度有关。常用的有谷草转氨酶、乳酸脱氢酶、磷酸己糖异构酶和溶菌酶等；其中，乳酸脱氢酶在恶性肿瘤和细菌性脑膜炎时要较良性肿瘤和病毒性脑膜炎增高明显，有一定的鉴别诊断价值，也能反映病情的严重程度。溶菌酶的变化与蛋白、糖、白细胞尤其中性粒细胞的关系密切，在化脓性、结核性和病毒性脑膜炎含量分别不同，且不受药物治疗影响，因此，对鉴别和判断脑膜炎的性质有较大价值。

（四）临床意义

1. 常规检验颜色检查。正常参考值：无色水样液体。

临床意义如下。

（1）红色：常见于蛛网膜下腔出血、脑出血、硬膜下血肿等。如腰椎穿刺时观察到流出的脑脊液先红后转无色，为穿刺损伤性出血。

（2）黄色：见于陈旧性蛛网膜下腔出血及脑出血、包囊性硬膜下血肿、化脓性脑膜炎、脑膜粘连、脑栓塞；椎管梗阻；脑、脊髓肿瘤及严重的结核性脑膜炎；各种原因引起的重症黄疸；心功能不全、含铁血黄素沉着症、胡萝卜素血症、早产儿等。

（3）乳白色：见于化脓性脑膜炎。

（4）微绿色：见于绿脓假单胞菌性脑膜炎、甲型链球菌性脑膜炎。

（5）褐色或黑色：见于中枢神经系统的黑色素瘤、黑色素肉瘤等。

2. 透明度检查。正常参考值：清晰透明。

临床意义如下。

（1）微混：常见于乙型脑炎、脊髓灰质炎、脑脓肿(未破裂者)。

（2）混浊：常见于化脓性脑膜炎、结核性脑膜炎等。

（3）毛玻璃状：常见于结核性脑膜炎、病毒性脑膜炎等。

(4) 凝块：见于化脓性脑膜炎、脑梅毒、脊髓灰质炎等。

(5) 薄膜：常见于结核性脑膜炎等。

3. 细胞计数。正常参考值：成人：$(0\sim8)\times10^6/L$；儿童：$(0\sim15)\times10^6/L$；新生儿：$(0\sim30)\times10^6/L$。

临床意义如下：

(1) 细胞数明显增高（$>200\times10^6/L$）：常见于化脓性脑膜炎、流行性脑脊髓膜炎。

(2) 中度增高（$<200\times10^6/L$）：常见于结核性脑膜炎。

(3) 正常或轻度增高：常见于浆液性脑膜炎、流行性脑炎（病毒性脑炎）、脑水肿等。

4. 蛋白定性试验。

正常参考值：阴性。

临床意义如下：

(1) 脑脊液蛋白明显增高（++以上）：常见于化脓性脑膜炎、结核性脑膜炎、脊髓腔等中枢神经系统恶性肿瘤及其转移癌、脑出血、蛛网膜下腔出血及梗阻等。

(2) 脑脊液蛋白轻度增高（+--++）：常见于病毒性脑膜炎、真菌性脑膜炎、乙型脑炎、脊髓灰质炎、脑膜血管梅毒、麻痹性痴呆、脑血栓形成等。

5. 葡萄糖半定量试验。正常参考值：1-5管或2-5管阳性。

临床意义如下：

(1) 脑脊液葡萄糖增高：常见于饱餐或静脉注射葡萄糖后、血性脑脊液、糖尿病、脑干急性外伤或中毒、早产儿或新生儿等。

(2) 脑脊液葡萄糖降低：常见于急性化脓性脑膜炎、结核性脑膜炎、真菌性脑膜炎、神经梅毒、脑瘤、低血糖等。

6. 细菌及寄生虫检查。正常参考值：阴性。

临床意义如下：

(1) 脑脊液中有细菌，可引起细菌性脑膜炎。如急性化脓性脑膜炎常由脑膜炎奈瑟菌、肺炎链球菌、溶血性链球菌、葡萄球菌等引起；病程较慢的脑膜炎常由结核杆菌、新型隐球菌等引起。

(2) 脑脊液中若发现血吸虫卵或肺吸虫卵等，可诊断为脑型血吸虫病或脑型肺吸虫病等。

7. 细胞分类。正常参考值：红细胞：无或少量；淋巴及单核细胞：少量；间皮细胞：偶见；其他细胞：无。

临床意义如下：

(1) 红细胞增多：常见于脑出血、蛛网膜下腔出血、脑血栓、硬膜下血肿等。

(2) 淋巴细胞增多：见于结核性脑膜炎、真菌性脑膜炎、病毒性脑膜炎、麻痹性痴呆、乙型脑炎后期、脊髓灰质炎、脑肿瘤、脑溢血、多发性神经炎等。

(3) 嗜中性粒细胞增多：见于化脓性脑膜炎、流行性脑脊髓膜炎、流行性脑炎、脑出血、脑脓肿、结核性脑膜炎恶化期。

(4) 嗜酸性粒细胞增多：见于寄生虫性脑病等。

（5）单核细胞增多：常见于浆液性脑膜炎。

（6）吞噬细胞：常见于麻痹性痴呆、脑膜炎。

（7）肿瘤细胞：见于脑、脊髓肿瘤。

（8）白血病细胞：见于中枢神经系统白血病。

8. 脑脊液白细胞总数。正常值：婴儿$(0\sim20)\times10^6/L$；儿童$(0\sim10)\times10^6/L$；成人$(0\sim8)\times10^6/L$。

临床意义如下：

增高：各种脑膜炎，脑炎：化脓性脑膜炎时显著升高，可达数千万/L（数万/$mm^3$），以中性粒细胞为主。

结核性和真菌性脑膜炎时亦增高，早期以中性粒细胞为主，后期以淋巴细胞为主。

病毒性脑膜炎一般增至数十至数百，以淋巴细胞为主，其中流行性乙型脑炎的早期以中性粒细胞为主。

脑出血或蛛网膜下腔出血亦见白细胞增多，但其来源于血液，如求校正的真正白细胞数（脑脊液白细胞数－脑脊液红细胞数/700）并无增高。

脑寄生虫病或过敏性疾病以嗜酸性粒细胞增高为主。

9. 化学检验蛋白定量。正常参考值：腰椎穿刺：$0.15\sim0.45$ g/L；脑室穿刺：$0.05\sim0.15$ g/L；脑池穿刺：$0.10\sim0.25$ g/L。

临床意义如下：

（1）化脓性脑膜炎，流行性脑膜炎蛋白质含量为$3\sim6.5$ g/L；结核性脑膜炎刺激症状期蛋白质含量为$0.3\sim2.0$ g/L，压迫症状期为$1.9\sim7$ g/L，麻痹期为$0.5\sim6.5$ g/L；脑炎蛋白质含量为$0.5\sim3.0$ g/L。

（2）引起脑脊液循环梗阻的疾病，如脊髓蛛网膜炎与脊髓肿瘤等，其蛋白质含量可在1.0 g/L以上；

（3）脑软化、肿瘤、退行性病变等，脑脊液蛋白可增至$0.25\sim0.8$ g/L。

（4）多发性神经根炎、浆液性脑膜炎、脑脊髓梅毒、麻痹性痴呆、脑溢血、脑栓塞、蛛网膜下腔出血、流行性脑炎、脊髓灰质炎等脑脊液蛋白亦增加。

10. 蛋白电泳。正常参考值：前白蛋白：$0.03\sim0.07$；白蛋白：$0.51\sim0.63$；α1-球蛋白：$0.06\sim0.08$；α2-球蛋白：$0.06\sim0.10$；β-球蛋白：$0.14\sim0.19$；γ-球蛋白：$0.06\sim0.10$。

临床意义如下：

（1）前白蛋白增高：常见于舞蹈症、帕金森病、手足徐动症等；前白蛋白减少常见于脑膜炎。

（2）白蛋白增高：常见于脑血管病，如脑梗塞、脑出血等；白蛋白减少见于脑外伤急性期。

（3）α1-球蛋白增高：常见于脑膜炎、脑脊髓灰质炎等。

（4）α2-球蛋白增高：常见于脑肿瘤、转移癌、胶质瘤等。

（5）β-球蛋白增高：常见于某些退行性变如帕金森病、外伤后偏瘫等。

（6）γ-球蛋白增高：常见于脑胶质瘤、重症脑外伤、癫痫、视神经脊髓炎、多发性硬化症、脑部感染、周围神经炎等。

11. 葡萄糖定量。

正常参考值:成人:2.8～4.5 mmol/L;儿童:3.1～4.4 mmol/L;婴儿:3.9～5.0 mmol/L。

临床意义

（1）脑脊液葡萄糖增高:常见于饱餐或静脉注射葡萄糖后、血性脑脊液、糖尿病、脑干急性外伤或中毒、早产儿或新生儿等。

（2）脑脊液葡萄糖降低:常见于急性化脓性脑膜炎、结核性脑膜炎、真菌性脑膜炎、神经梅毒、脑瘤、低血糖等。

12. 氯化物测定。正常参考值:成人:120～132 mmol/L;儿童:111～123 mmol/L;婴儿:110～122 mmol/L。

临床意义如下:

（1）增高:见于慢性肾功能不全、肾炎、尿毒症、浆液性脑膜炎及生理盐水静脉滴注时。

（2）减低:见于流行性脑膜炎、化脓性脑膜炎等细菌性脑膜炎,尤其是结核性脑膜炎时最为明显。病毒性脑炎、脑脓肿、脊髓灰质炎、中毒性脑炎、脑肿瘤等,氯化物含量稍低或无显著变化。

13. 测定脑脊液酶学测定。正常参考值:转氨酶（ALT、AST）:约为血清酶活性的1/2;乳酸脱氢酶（LDH）:约为血清酶活性的1/10;磷酸肌酸激酶（CPK）:低于血清酶活性。

临床意义如下:

（1）ALT、AST 活性增高:常见于脑梗塞、脑萎缩、急性颅脑损伤、中毒性脑病及中枢神经系统转移癌等。

（2）LDH 活性增高:常见于细菌性脑膜炎、脑血管病、脑瘤及脱髓鞘病等有脑组织坏死时。

（3）CPK 活性增高:常见于化脓性脑膜炎、结核性脑膜炎、进行性脑积水、继发性癫痫、多发性硬化症、蛛网膜下腔出血、慢性硬膜下水肿、脑供血不足及脑肿瘤等。

14. 脑脊液免疫球蛋白测定。正常参考值:IgG:10～40 mg/L; IgA:0～6 mg/L; IgM:0～13 mg/L; IgE:极少量。

临床意义如下:

（1）IgG 增高:常见于神经梅毒、化脓性脑膜炎、结核性脑膜炎、病毒性脑膜炎、小舞蹈病、神经系统肿瘤。

（2）IgA 增高:常见于化脓性脑膜炎、结核性脑膜炎、病毒性脑膜炎、肿瘤等。

（3）IgM 增高:常见于化脓性脑膜炎、病毒性脑膜炎、肿瘤、多发性硬化症等。

（4）IgE 增高:常见于脑寄生虫病等。

15. 其他测定压力测定。正常参考值:病人取侧卧位时测定:成人:0.69～1.97 kPa;儿童:0.69～1.96 kPa;婴儿:0.29～0.78 kPa。

临床意义如下:

（1）压力增高见于:

① 颅内各种炎症性病变：化脓性脑膜炎、结核性脑膜炎、真菌性脑膜炎、病毒性脑膜炎、乙型脑炎、脊髓灰质炎。

② 颅内非炎症性病变：脑膜血管梅毒、麻痹性痴呆、脑肿瘤、脑脓肿（未破者）、脑出血、蛛网膜下腔出血、硬膜下血肿、硬膜外血肿、颅内静脉窦血栓形成、脑积水、脑损伤、癫痫大发作、铅中毒性脑病等。

③ 颅外因素：高血压、动脉硬化、某些眼病、头部局部瘀血或全身瘀血性疾病等。

④ 其他因素：咳嗽、喷嚏、压腹、哭泣、深呼吸时等。

（2）压力降低见于：

① 脑脊液循环受阻：枕大区阻塞、脊髓压迫症、脊髓蛛网膜下腔粘连、硬膜下血肿。

② 脑脊液流失过多：颅脑损伤后脑脊液漏、短期内多次放脑脊液、持续性脑室引流。

③ 脑脊液分泌减少。

④ 不明原因的颅内压降低（低颅压症候群）。

⑤ 穿刺针头不完全在椎管内。

16. 比重测定。

正常参考值：1.005～1.009。

临床意义：脑脊液比重增高常见于脑系炎症、肿瘤、出血性脑病、尿毒症、糖尿病等。

17. 酸碱度及气体张力测定。

正常参考值：pH：7.28～7.32；$HCO_3^-$：22 mmol/L；$PO_2$：5.3～5.9 kPa；$PCO_2$：5.9～6.7 kPa。

临床意义如下。

（1）脑膜炎双球菌性脑膜炎、糖尿病昏迷、结核性脑膜炎时，脑脊液 pH 值常减低。

（2）急性脑梗塞时，脑脊液 pH 值及 $PO_2$ 降低，而乳酸升高，对判断脑缺氧、代谢和脑血流有帮助。

18. 色氨酸试验。正常参考值：阴性。

临床意义如下。

化脓性脑膜炎、结核性脑膜炎、流行性脑膜炎，均可出现阳性反应。凡外观为无色透明的脑脊液，本试验阳性，则多为结核性脑膜炎。

19. 乳酸定量试验。正常参考值：1.0～2.8 mmol/L。

临床意义如下。

脑脊液乳酸含量增高常见于化脓性脑膜炎、结核性脑膜炎、脑血流量明显减少、低碳酸血症、脑积水、癫痫大发作或持续状态、脑脓肿、急性脑梗塞、脑死亡等。

20. 谷氨酰胺测定。正常参考值：0.41～1.61 mmol/L。

临床意义如下。

脑脊液谷氨酰胺增高常见于肝硬化晚期，进入肝昏迷期时可高达 3.4 mmol/L，出血性脑膜炎患者呈轻度增高。

## (五)适应证

1. 有脑脊膜刺激症状时可检查脑脊液协助诊断。
2. 疑有颅内出血时。
3. 有剧烈头痛、昏迷、抽搐或瘫痪等症状和体征而原因不明者。
4. 疑有脑膜白血病患者。
5. 中枢神经系统疾病进行椎管内给药治疗、手术前腰麻、造影等。

## (六)要严格掌握禁忌证

凡疑有颅内压升高者必须做眼底检查,如有明显视乳头水肿或有脑疝先兆者,禁忌穿刺。凡病人处于休克、衰竭或濒危状态以及局部皮肤有炎症、颅后窝有占位性病变或伴有脑干症状者均禁忌穿刺。

## (七)标本采集

脑脊液由临床医师进行腰椎穿刺采集,必要时可从小脑延脑池或侧脑室穿刺获得。穿刺后应由医师用压力测定,正常人脑脊液压力卧位为 $0.78 \sim 1.76$ kPa($80 \sim 180$ mmH$_2$O),儿童为 $0.4 \sim 1.0$ kPa($40 \sim 100$ mmH$_2$O)。任何病变使脑组织体积或脑脊液量增加时,脑脊液压力均可升高。待压力测定后将脑脊液分别收集于3个无菌试管中,第一管作细菌培养,第二管作化学分析和免疫学检查,第三管作一般性状及显微镜检查。每管收集 $1 \sim 2$ mL。脑脊液标本必须立即送验及时检查,放置过久将影响检验结果,是细胞破坏、变性、或细胞包裹于纤维蛋白凝块中,导致细胞数降低、分类不准确等。存放中的脑脊液葡萄糖会分解,使之含量降低;细菌自溶或残废可影响细菌检出率等。

## 二、肿瘤标志物测定

### (一)NSE

神经元特异性烯醇化酶是神经元和神经内分泌细胞所特有的一种酸性蛋白酶,是小细胞肺癌(SCLC)最敏感最特异的肿瘤标志物,神经元特异性烯醇化酶是小细胞肺癌和神经母细胞瘤的肿瘤标志物,可用于鉴别诊断病情、监测疗效评价和复发预报。用神经元特异性烯醇化酶监测小细胞肺癌的复发比临床确定复发要早 $4 \sim 12$ 周。神经元特异性烯醇化酶还可用于神经母细胞瘤和肾母细胞瘤的鉴别诊断,前者神经元特异性烯醇化酶异常增高而后者增高不明显。

### (二)TNF

肿瘤坏死因子临床意义:最初发现这种物质能造成肿瘤细胞坏死,因而得名。TNF的生物活性具有肿瘤杀伤、免疫调节及参与炎症和发热反应的作用。TNF在针对微生物感染的炎症反应过程中发挥关键性作用。主要表现为促使白细胞在炎症局部聚集,活化炎性白细胞,杀伤微生物,并可促进病毒感染细胞的杀伤。故血中TNF浓度增高可预测某些感染性疾病(如脑膜炎球菌感染),也常见于自身免疫病。

(杜淑玲 杨培珂)

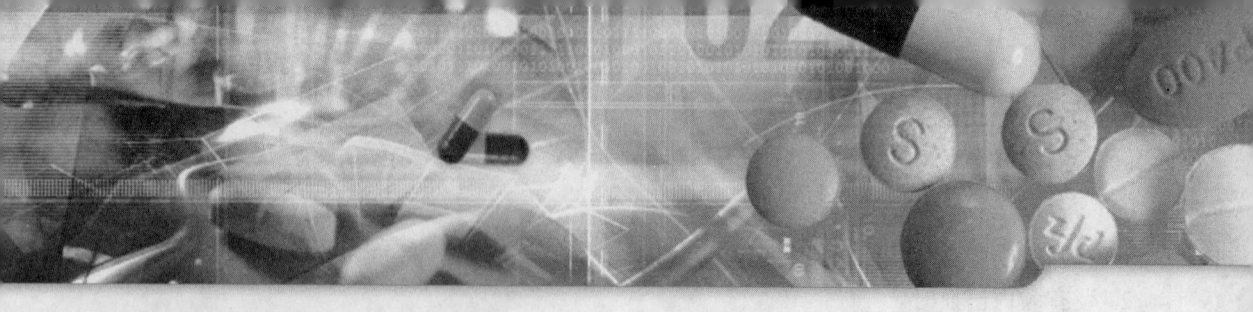

# 第十五章 神经系统常用药物

## 第一节 神经外科常用抗生素

### 一、头孢米诺

1. 主要成分：为头霉素衍生物，由半合成法制取，其作用性质与第三代头孢菌素相近，制成品为七水合物。性状：常用其钠盐，为白色或微黄白色结晶性粉末，溶于水。

2. 功能主治：对大肠杆菌、链球菌、克雷白杆菌、流感嗜血杆菌、拟杆菌等有抗菌作用。头霉素类有较强的抗β-内酰胺酶性能。本品尚对细菌壁中肽聚糖生成脂蛋白起妨碍作用。脂蛋白结构为革兰阴性菌所特有，因此，本品对革兰阴性菌的作用较其他同类药物为强。

用于扁桃体、呼吸道、泌尿道、胆道、腹腔、子宫等部位感染，也可用于败血症。

3. 用法及用量：静注或静脉滴注：成人每次1 g，1日2次。儿童1次每kg体重20 mg，1日3～4次。败血症时，成人1日可用到6 g，分3～4次给予。本品静注，每1 g药物用20 mL注射用水，5%～10%葡萄糖液或等渗盐水溶解。滴注时，每1 g药物溶于输液100～200 mL中，滴注1～2小时。

4. 不良反应和注意：① 偶可致过敏、休克，故对青霉素、其他头孢菌素过敏者应慎用。② 可致肾损害，如血肌酐、血尿素氮值上升，少尿、蛋白尿等。③ 可致红细胞、白细胞、血小板的减少。④ 肝酶升高，血胆红素升高及黄疸等也可发生。⑤ 消化道反应有食欲不振、恶心、呕吐、腹泻等，菌群失常而致维生素缺乏和二重感染等也可发生。

### 二、头孢他定

1. 适应证：败血症，膀胱炎，尿道炎，肾盂肾炎，急性化脓性胆管炎，胆囊炎，肺炎，支气管炎，传染病科，肾病内科，肝胆外科，消化内科，呼吸内科，神经外科等。

2. 用法用量：静脉注射或静脉滴注。剂量依感染的严重程度、微生物敏感性及患者机体状态而定。成人：1. 败血症、下呼吸道感染、胆道感染等，一日4～6 g，分2～3次静脉滴注或静脉注射，疗程10～14日。2. 泌尿系统感染和重度皮肤软组织感染等，一日

2～4 g,分 2 次静脉滴注或静脉注射,疗程 7～14 日。对于轻度尿路感染,每 12 小时 0.5～1 g 即已足够。3. 对于某些危及生命的感染、严重铜绿假单胞菌感染和中枢神经系统感染,可酌情增量至一日 0.15～0.2 g/kg,分 3 次静脉滴注或静脉注射。儿童:2 个月以上婴幼儿常用剂量为一日 30～100 mg/kg,分 2～3 次静脉滴注。对新生儿至 2 个月婴儿临床经验有限。肾功能损害患者:因头孢他啶主要经肾脏排泄,对肾功能损害患者应减量使用。可根据肌酐清除率来计算合适的给药剂量。透析后患者应重复适当维持剂量。配制方法:5 mL 注射用水加入 0.5 g 装瓶中或 10 mL 注射用水加入 1 g 或 2 g 装瓶中,使完全溶解后,于 3～5 分钟静脉缓慢推注。也可将上述溶解后的药液(含 1～2 g)用 5% 葡萄糖或生理盐水 100 mL 稀释后静脉滴注 20～30 分钟。

3. 不良反应:本品一般耐受性良好,不良反应少见而轻微。主要有:① 局部反应:因静脉给药出现静脉炎或血栓性静脉炎,肌肉注射有局部疼痛或发炎;② 过敏反应:少数患者可发生皮疹、荨麻疹、皮肤瘙痒、药物热和罕见的血管神经性水肿、支气管痉挛、低血压等。与其他头孢菌素一样,曾有毒性表皮坏死的罕见报道;③ 胃肠道反应:恶心、呕吐、腹泻、腹痛和罕见的鹅口疮或结肠炎。与其他头孢菌素一样结肠炎可能与艰难梭状芽孢菌有关,并可能会以伪膜性结肠炎出现;④ 中枢神经系统:头痛、眩晕、感觉异常。曾有引起癫痫发作的报道。⑤ 临床检验结果的改变:发生短暂性的血清氨基转移酶、乳酸脱氢酶、碱性磷酸酶、血尿素氮、血肌酐值的轻度升高;白细胞、血小板减少及嗜酸性粒细胞增多、淋巴细胞增多等。

4. 禁忌:对头孢菌素类抗生素过敏者禁用。

5. 注意事项:① 交叉过敏反应:对一种头孢菌素或头霉素(Cephamycin)过敏者对其他头孢菌素或头霉素也可能过敏。对青霉素类、青霉素衍生物或青霉胺过敏者也可能对头孢菌素或头霉素过敏。对青霉素过敏病人应用头孢菌素时发生过敏反应者达 5%～10%;如作过敏试验时,则对青霉素过敏病人对头孢菌素过敏者达 20%。② 对青霉素过敏病人应用本品时,应根据病人情况充分权衡利弊后决定。有青霉素过敏性休克或即刻反应者,不宜再选用头孢菌素类。③ 所有广谱抗生素包括头孢他啶都有可能导致伪膜性结肠炎。有胃肠道疾病史者,特别是溃疡性结肠炎、局限性肠炎或抗生素相关性结肠炎者应慎用。④ 尚未证明本品有肾毒性,但对肾功能明显减退者应用本品时,需根据肾功能损害程度减量。⑤ 同其他抗生素一样,长期使用本品可导致非敏感菌过度生长。应注意监察二重感染的发生并采取相应措施。⑥ 对重症革兰氏阳性球菌感染,本品为非首选品种。⑦ 对诊断的干扰:应用本品的病人直接抗球蛋白(Coombs)试验可出现阳性;本品可使硫酸铜尿糖试验呈假阳性;血清丙氨酸氨基转移酶(ALT)、门冬氨酸氨基转移酶(AST)、碱性磷酸酶、血尿素氮和血清肌酐皆可升高。⑧ 以生理盐水、5% 葡萄糖注射液或乳酸钠稀释成的静脉注射液(20 mg/mL)在室温存放不宜超过 24 小时。⑨ 在不同存放条件下,本品粉末的颜色可变暗,但不影响其活性。⑩ 如溶解本品含碳酸钠的制剂时,可形成二氧化碳使瓶内产生压力,此时应排气。

6. 药理作用:本品为第三代头孢菌素类抗生素。抗菌谱广,对多数革兰氏阳性菌和阴性菌有效。对大肠埃希菌、肺炎杆菌等肠杆菌科细菌和流感嗜血杆菌、铜绿假单胞菌等有高度抗菌活性。对硝酸盐阴性杆菌、产碱杆菌等亦有良好抗菌作用。对于细菌产生的大多数内酰胺酶高度稳定，故其对上述绝大多数革兰阴性杆菌中多重耐药菌株仍可具抗菌活性。肺炎球菌、溶血性链球菌等革兰阳性球菌对本品高度敏感，但本品对葡萄球菌仅具中度活性，肠球菌和耐甲氧西林葡萄球菌则往往对本品耐药。本品对消化球菌和消化链球菌等厌氧菌具一定抗菌活性，但对脆弱拟杆菌抗菌作用差。本品为杀菌药，作用机制为与细菌细胞膜上的青霉素结合蛋白（PBPs）结合，使转肽酶酰化，影响细胞壁粘肽成分的交叉连结，抑制细菌细胞壁的合成，使细胞分裂和生长受到抑制，最后溶解和死亡。

### 三、注射用头孢唑肟钠

1. 适应证：尿路感染，呼吸道感染，盆腔炎，腹膜炎，败血症，皮肤及软组织感染，骨关节炎，脑膜炎，淋病，性病科，神经内外科，骨科，皮肤科，传染病科，普外科，妇产科，呼吸内科，肾病内科。

2. 用法用量。① 成人常用量：一次 1～2 g（1～2 瓶），每 8～12 小时 1 次；严重感染者的剂量可增至一次 3～4 g（3～4 瓶），每 8 小时 1 次。治疗非复杂性尿路感染时，一次 0.5 g，每 12 小时 1 次。② 6 个月及 6 个月以上的婴儿和儿童常用量：按体重一次 50 mg/kg，每 6～8 小时 1 次。③ 肾功能损害者：肾功能损害的患者需根据其损害程度调整剂量。在给予 0.5～1 g 的首次负荷剂量后，肾功能轻度损害的患者（内生肌酐清除率 Clcr 为 50～79 mL/分钟）常用剂量为一次 0.5 g，每 8 小时 1 次，严重感染时一次 0.75～1.5 g，每 8 小时 1 次；肾功能中度损害的患者（Clcr 为 5～49 mL/分钟）常用剂量为一次 0.25～0.5 g，每 12 小时 1 次，严重感染时一次 0.5～1 g，每 12 小时 1 次；肾功能重度损害需透析的患者（Clcr 为 0～4 mL/分钟）常用剂量为一次 0.5 g，每 48 小时 1 次，或一次 0.25 g，每 24 小时 1 次，严重感染时一次 0.5～1 g，每 48 小时 1 次，或一次 0.5 g，每 24 小时 1 次。血液透析患者透析后可不追加剂量，但需按上述给药剂量和时间，在透析结束时给药。本品可用注射用水、氯化钠注射液、5%葡萄糖注射液溶解后缓慢静脉注射，亦可加在 10%葡萄糖注射液、电解质注射液或氨基酸注射液中静脉滴注 30 分钟～2 小时。

3. 不良反应。① 皮疹、瘙痒和药物热等过敏反应、腹泻、恶心、呕吐、食欲不振等。② 碱性磷酸酶、血清氨基转移酶轻度升高、暂时性血胆红素、血尿素氮和肌酐升高等。③ 贫血（包括溶血性贫血）、白细胞减少、嗜酸性粒细胞增多或血小板减少少见。④ 偶见头痛、麻木、眩晕、维生素 K 和维生素 B 缺乏症、过敏性休克。⑤ 极少数病人可发生黏膜念珠菌病。⑥ 注射部位烧灼感、蜂窝组织炎、静脉炎（静脉注射者）、疼痛、硬化和感觉异常等。

4. 禁忌：对本品及其他头孢菌素过敏者禁用。

5. 注意事项。① 拟用本品之前必须详细询问患者先前有否对本品、其他头孢菌素类、青霉素类或其他药物的过敏史，因为在青霉素类和头孢菌素类等内酰胺类抗生素之间已证实存在交叉过敏反应。在青霉素类抗生素过敏患者中约 5%～10%可对头孢菌素出现交叉过敏反应。因此有青霉素类过敏史患者,有指证应用本品时,必须充分权衡利弊后在严密观察下慎用。如以往发生过青霉素休克的患者,则不宜再选用本品。如应用本品时,一旦发生过敏反应,需立即停药。如发生过敏性休克,需立即就地抢救,给予肾上腺素、保持呼吸道通畅、吸氧、给予糖皮质激素及抗组胺药等紧急措施。② 对诊断的干扰:抗球蛋白(Coombs)试验可出现阳性。用 Benedict、Fehling 及 Clinitest 试剂检查尿糖可呈假阳性。血清碱性磷酸酶、血尿素氮、丙氨酸氨基转移酶、门冬氨酸氨基转移酶或血清乳酸脱氢酶值可增高。③ 几乎所有的抗生素都可引起假膜性肠炎,包括头孢唑肟。如在应用过程中发生抗生素相关性肠炎,必须立即停药,采取相应措施。④ 有胃肠道疾病病史者,特别是结肠炎患者应慎用。易发生支气管哮喘、皮疹、荨麻疹等过敏性体质者慎用。不能很好进食或非经口摄取营养者、高龄者、恶液质等患者应慎用,因为有出现维生素 K 缺乏症的情况。⑤ 虽然本品未显示出对肾功能的影响,应用本品时仍应注意肾功能,特别是在那些接受大剂量治疗的重症病人中。⑥ 与其他抗生素相仿,过长时间应用本品可能导致不敏感微生物的过度繁殖,需要严密观察,一旦发生二重感染,需采取相应措施。⑦ 间歇使用本制剂时,发生过溶血性贫血及休克,故用药时要十分注意药物的作用、效果、用法、用量,不要间歇给药。⑧ 一次大剂量静脉注射时可引起血管痛、血栓性静脉炎,应尽量减慢注射速度以防其发生。⑨ 本品溶解后在室温下放置不宜超过 7 小时,冰箱中放置不宜超过 48 小时。

6. 药理作用。本品属第三代头孢菌素,具广谱抗菌作用,对多种革兰阳性菌和革兰阴性菌产生的广谱 β-内酰胺酶(包括青霉素酶和头孢菌素酶)稳定。本品对大肠埃希菌、肺炎克雷伯菌、奇异变形杆菌等肠杆菌科细菌有强大抗菌作用,铜绿假单胞菌等假单胞菌属和不动杆菌属对本品敏感性差。头孢唑肟对流感嗜血杆菌和淋病奈瑟球菌有良好抗菌作用。本品对金黄色葡萄球菌和表皮葡萄球菌的作用较第一、第二代头孢菌素为差,耐甲氧西林金黄色葡萄球菌和肠球菌属对本品耐药,各种链球菌对本品均高度敏感。消化球菌、消化链球菌和部分拟杆菌属等厌氧菌对本品多呈敏感,艰难梭菌对本品耐药。本品作用机制为本品通过抑制细菌细胞壁粘肽的生物合成而达到杀菌作用。

7. 药代动力学。肌内注射该品 0.5 g 或 1.0 g 后血药峰浓度(cmax)分别为 13.7 mg/L 和 39 mg/L,于给药后 1 小时到达。静脉注射该品 2 g 或 3 g,5 分钟后血药峰浓度(cmax)分别为 131.8 mg/L 和 221.1 mg/L。头孢唑肟广泛分布于全身各种组织和体液中,包括胸水、腹水、胆汁、胆囊壁、脑脊液(脑膜有炎症时)、前列腺液和骨组织中均可达治疗浓度。蛋白结合率 30%。该品血消除半衰期(t1/2β)为 1.7 小时。在体内不代谢,24 小时内给药量的 80% 以上以原形经肾排泄,因此尿液中药物浓度高。丙磺舒可使头孢唑肟的肾清除减少,血药浓度增高。

### 四、注射用哌拉西林钠舒巴坦钠

1. 适应证。急性支气管炎,肺炎,支气管扩张,尿路感染,肾病内科,呼吸内科,神经内、外科。

2. 用法用量。静脉滴注：使用前先将每瓶本品溶于适量5%葡萄糖液、0.9%氯化钠注射液；然后再用同一溶媒稀释至50～100 mL供静脉滴注，滴注时间为30～60分钟。总计量 哌拉西林＋舒巴坦水溶后总容量 最大终浓度（克）(mL)(mg\mL) 2.5 2.0＋0.5 10 200＋50 用量：成人每次2.5 g或5 g（即哌拉西林2 g或4 g舒巴坦0.5 g或1 g），每8小时一次。肾功能不全者酌情调整剂量。疗程：7～14天，或根据病情需要调整疗程。

3. 不良反应。一般而言，患者对本品耐受性良好。仅少数患者可能发生：① 胃肠道反应：与其他抗生素一样。使用本品可出现腹泻，稀便，偶见恶心，呕吐，胃肠胀气。伪膜性肠炎罕见。② 皮肤反应：与青霉素和头孢菌素类一样，本品可引起皮疹，皮肤瘙痒；③ 与青霉素和头孢菌素类一样，本品可引起过敏反应，因此，用药前需询问过敏史，有青霉素过敏史者禁用。④ 局部反应：与其他注射用β-内酰胺酶类抗生素一样，本品可引起注射部位局部刺激反应，疼痛，静脉炎，血栓性静脉炎，水肿等。⑤ 实验室检查异常：肝功能：谷丙转氨酶，谷草转氨酶，碱性磷酸酶一过性升高。⑥ 其他反应：可见头痛，头晕，烦躁，焦虑。

4. 禁忌：对青霉素类，头孢类或β-内酰胺酶抑制剂药物过敏或对上述药物有过敏史患者禁用。

5. 注意事项。① 用要前需做青霉素皮肤试验。② 肾功能不全者慎用，用药期间应检测肾功能，如发现肾功能异常及时调整治疗方案。③ 哌拉西林可能引起出血，有出血倾向的患者应检查凝血时间、血小板聚集时间和凝血酶原时间。哌拉西林钠与肝素、香豆素、茚满二酮等抗凝血药合用时出血危险增加。非甾体抗炎止痛药、血小板聚集抑制剂或磺吡酮与哌拉西林钠合用也可增加出血的危险性。如果出现出血现象须停药并采取相应的治疗措施。哌拉西林钠与溶栓剂合用时可发生严重出血，因此不宜同时使用。

6. 药物相互作用。

（1）该品与丙磺舒联合应用，可降低该品的肾清除率使半衰期延长。

（2）该品与妥布霉素同时使用时，可使妥布霉素的曲线下面积、肾清除率减少。

（3）氨基糖苷类抗生素可因青霉素药物的存在而活性降低。

（4）哌拉西林与非极性肌松剂维库嗅铵同时应用时，可延长维库嗅铵的神经肌肉阻滞作用。

（5）哌拉西林与肝素、口服抗凝剂和可能影响血凝系统、血小板功能的其他药物同时服用期间，应定期监查凝血指标。

7. 药物过量。该品无特效拮抗药，药物过量时主要给予对症治疗和大量饮水及补液等。血透析可清除哌拉西林。该品最大用量不得超过12克／日（舒巴坦最大推荐剂量4克／日）。

8. 药理毒理。该品为哌拉西林钠与舒巴坦钠按2∶1的比例组成的复方制剂。

注射用哌拉西林钠舒巴坦钠属青霉素类广谱抗生素，主要通过干扰细菌细胞壁的合成而起杀菌作用，主要用于铜绿假单胞菌和各种革兰阴性杆菌所致的感染，但易被细菌产生的β-内酰胺酶水解而产生耐药性；舒巴坦除对奈瑟菌科和不动杆菌敏感外，对其他细菌无抗菌活性,但是舒巴坦对由β-内酰胺类抗生素耐药菌株产生的多数重要的β-内酰胺酶具有不可逆性的抑制作用。舒巴坦可防止耐药菌对青霉素类和头孢菌素类抗生素的破坏,舒巴坦与青霉素类和头孢菌素类抗生素具有明显的协同作用。

该品对哌拉西林敏感的细菌和产β-内酰胺酶耐哌拉西林的下列细菌有抗菌作用。

(1)革兰阴性菌。

① 大多数质粒介导的产和不产β-内酰胺酶的下列细菌:大肠杆菌、克雷伯氏菌属(催产克雷伯氏菌、肺炎克雷伯氏菌)、变形杆菌属(奇异变形杆菌、普通变形杆菌)、沙门氏菌属、志贺氏菌属、淋病奈瑟氏菌、脑膜炎双球菌、摩根杆菌属、嗜血杆菌属(流感和副流感嗜血杆菌)、多杀巴氏杆菌、耶尔森菌属、弯曲菌属、阴道加特纳菌。

② 染色体介导的产和不产β-内酰胺酶的下列细菌:弗劳地枸橼酸菌、产异枸橼酸菌、普鲁威登斯菌属、莫根杆菌、沙雷菌属(粘质沙雷氏菌、液压沙雷氏菌)、绿脓杆菌和其他假单胞菌属(洋葱假单胞菌、荧光假单胞菌)、嗜麦芽假单胞菌、不动杆菌属。

(2)革兰阳性菌。产和不产β-内酰胺酶的下列细菌:链球菌属(肺炎链球菌、酿脓链球菌、牛链球菌、无乳链球菌、绿色链球菌、C族和G族链球菌)、肠球菌属(粪肠球菌、屎肠球菌)、金黄色葡萄球菌(不包括MRSA)、腐生葡萄球菌、表皮葡萄球菌(凝固酶阴性葡萄球菌)、棒状杆菌属、单核细胞增多性李斯德杆菌、奴卡菌属。

(3)厌氧菌。产和不产β-内酰胺酶的下列细菌:拟杆菌属(二路拟杆菌、二向拟杆菌、多毛拟杆菌、产黑色素拟杆菌、口腔拟杆菌)、脆弱拟杆菌属(脆弱拟杆菌、普通拟杆菌、卵园拟杆菌、多形拟杆菌、单形拟杆菌、不解糖拟杆菌)、消化链球菌属、梭状芽胞杆菌属(难辨梭菌、产气荚膜杆菌)、韦荣氏球菌属、放线菌属。毒理研究该品Beagle狗静脉滴注0.375 g/kg,连续8周,体重、心电图、血液学、血液生化学、尿常规、心脏病理学检查未见与受试药物相关的异常变化。但剂量升到1.050 g/kg时,可出现丙氨酸氨基转移酶及碱性磷酸酶活性稍增高(但仍在正常范围),心电图有轻度改变,如T波倒置,其他指标未见异常改变。剂量升到2.100 g/kg时,可出现丙氨酸氨基转移酶及碱性磷酸酶活性增高,心电图有异常改变,个别动物可见窦性心律不齐,而且在给药时出现烦躁、流涎、喷嚏。给药时出现的烦躁、流涎、喷嚏等症状,呕吐、腹泻等症状在停药后也可解除。未观察到有延迟性毒性反应。尚无该品的遗传毒性、生殖毒性和致癌性研究资料。动物试验中,单用哌拉西林或舒巴坦未见生殖毒性。

9. 药代动力学。哌拉西林与舒巴坦广泛分布于各组织及体液中,包括肺、胃肠道黏膜、胆囊、阑尾、子宫、卵巢、输卵管、皮肤、脑脊液和其他组织及体液中。使用该品后,8小时内47.54%~85.46%的哌拉西林以原形从尿中排出,两种成分在体内的分布、代谢、排泄基本保持同步性。哌拉西林和舒巴坦单独给药与联合给药后主要药物动力学参数之间均无明显变化

## 五、头孢哌酮钠舒巴坦钠

1. 规格:注射剂:1 g中含舒巴坦500 mg、头孢哌酮500 mg。
2. 药理作用及用途。本品为一复合制剂,舒巴坦为广谱酶抑制剂同时具有较弱的抗

菌活性,对金葡菌及多数阴性杆菌产生的β-内酰胺酶具有强大的不可逆的抑制作用,但对某些阴性杆菌染色体介导的β-内酰胺酶无活性。头孢哌酮是一个第三代头孢菌素,对β-内酰胺酶的稳定性较差,二者联合,不但对阴性杆菌显示明显的协同抗菌活性,联合后的抗菌作用是单独头孢哌酮的4倍。流感杆菌、产气杆菌、摩根杆菌、类杆菌、大肠杆菌、氟劳地枸橼酸杆菌、阴沟肠杆菌、不动杆菌、肺炎杆菌等均对本品有较好的敏感性。主要用于由敏感菌引起的呼吸系统、泌尿生殖系统感染、腹膜炎、胆囊炎、胆道感染、腹腔内感染、败血症等的治疗。

3. 用法及用量。静脉滴注。先用5%葡萄糖注射液或氯化钠注射液适量溶解,然后再用同一溶媒稀释至50～100 mL供静脉滴注,滴注时间为30～60分钟。① 成人:常用量一日2～4 g,严重或难治性感染可增至一日8 g。分等量每12小时静脉滴注1次。舒巴坦每日最高剂量不超过4 g。② 儿童:常用量一日40～80 mg/kg,等分2～4次滴注。严重或难治性感染可增至一日160 mg/kg。等分2～4次滴注。新生儿出生第一周内,应每隔12小时给药1次。舒巴坦每日最高剂量不超过80 mg/kg。

4. 不良反应。

(1)主要为胃肠道反应,如稀便或轻度腹泻、恶心、呕吐等。

(2)过敏反应:斑丘疹、荨麻疹、嗜酸性粒细胞增多、药物热。这些过敏反应易发生在有过敏史,特别是对青霉素过敏的患者中。

(3)血液系统:中性粒细胞减少症、血红蛋白减少、血小板减少、低凝血酶原血症、嗜酸性粒细胞增多等。

(4)实验室检查:丙氨酸氨基转移酶、门冬氨酸氨基转移酶、碱性磷酸酶和血胆红素增高,尿素氮或肌酐升高,多呈一过性。

(5)其他反应:头痛、发热、寒战、注射部位疼痛及静脉炎、菌落失调等。

5. 注意事项:① 对本品任何成分过敏者禁用。β-内酰胺类药物过敏者慎用。② 严重胆囊炎患者、严重肾功能不良者慎用。③ 用药期间禁酒及禁服含酒精药物。

## 六、头孢噻肟钠注射液

1. 药品成分:主要成分为头孢噻肟钠。

2. 功能主治:适用于敏感细菌所致的肺炎及其他下呼吸道感染、尿路感染、脑膜炎、败血症、腹腔感染、盆腔感染、皮肤软组织感染、生殖道感染、骨和关节感染等。头孢噻肟可以作为小儿脑膜炎的选用药物。

3. 药品性状:为白色,类白色或微黄白色结晶性粉末。

药理作用:头孢噻肟为第三代头孢菌素,抗菌谱广,对大肠埃希菌、奇异变形杆菌、克雷伯菌属和沙门菌属等肠杆菌科细菌等革兰阴性菌有强大活性。注射用头孢噻肟钠对普通变形杆菌和枸橼酸杆菌属亦有良好作用。阴沟肠杆菌、产气肠杆菌对本品比较耐药。本品对铜绿假单胞菌和产碱杆菌无抗菌活性。头孢噻肟对流感杆菌、淋病奈瑟菌(包括产β内酰酶株)、脑膜炎奈瑟菌和卡他莫拉菌等均有强大作用。本品对金黄色葡萄球菌的抗菌活性较差,对溶血性链球菌、肺炎链球菌等革兰阳性球菌的活性强,肠球菌属对本品耐药。

4. 药物相互作用。

(1) 与庆大霉素或妥布霉素合用对铜绿假单胞菌均有协同作用;与阿米卡星合用对大肠杆菌、肺炎克雷伯菌和铜绿假单胞菌有协同作用。

(2) 与氨基糖苷类抗生素联合应用时,用药期间应随访肾功能。

(3) 大剂量头孢噻肟与强利尿药联合应用时,应注意肾功能变化。

(4) 头孢噻肟可用氯化钠注射液或葡萄糖液稀释,但不能与碳酸氢钠液混合。

(5) 与阿洛西林或美洛西林等合用,可使本品的总清除率降低,如两者合用需适当减低剂量。

孕妇用药:本品可经乳汁排出,哺乳期妇女应用本品时虽无发生问题的报告,但应用本品时宜暂停哺乳。本品可透过血胎盘屏障进入胎儿血循环,孕妇应限用于有确切适应证的患者。

儿童用药:婴幼儿不宜作肌内注射。

老年患者用药:老年患者用药根据肾功能适当减量。

5. 注意事项。

(1) 交叉过敏反应:对一种头孢菌素或头霉素过敏者对其他头孢菌素类或头霉素也可能过敏。对青霉素或青霉胺过敏者也可能对本品过敏。

(2) 对诊断的干扰:应用本品的病人抗球蛋白(Coombs)试验可出现阳性;孕妇产前应用本品,此反应可出现于新生儿。用硫酸铜法测定尿糖可呈假阳性。血清碱性磷酸酶、血尿素氮、丙氨酸氨基转移酶、门冬氨酸氨基转移酶或血清乳酸脱氢酶值可增高。

(3) 头孢噻肟钠 1.05 g 约相当于 1 g 头孢噻肟,每 1 g 头孢噻肟钠含钠量约为 2.2 mmol(51 mg)。1 g 头孢噻肟溶于 14 mL 灭菌注射用水形成等渗溶液。

(4) 配制肌内注射液时,0.5 g、1.0 g 或 2.0 g 的头孢噻肟分别加入 2 mL、3 mL 或 5 mL 灭菌注射用水。供静脉注射的溶液,加至少 10～20 mL 灭菌注射用水于上述不同量的头孢噻肟内,于 5～10 分钟内徐缓注入。静脉滴注时,将静脉注射液再用适当溶剂稀释至 100～500 mL。肌内注射剂量超过 2 g 时,应分不同部位注射。

(5) 肾功能减退者应在减少剂量情况下慎用;有胃肠道疾病或肾功能减退者慎用。

(6) 本品与氨基糖苷类不可同瓶滴注。

### 七、头孢曲松钠注射液

1. 药品成分:本品主要成分为 头孢曲松钠。

2. 功能主治:用于敏感致病菌所致的下呼吸道感染、尿路、胆道感染,以及腹腔感染、盆腔感染、皮肤软组织感染、骨和关节感染、败血症、脑膜炎等及手术期感染预防。本品单剂可治疗单纯性淋病。

3. 药理作用:本品为第三代头孢菌素类抗生素。对肠杆菌科细菌有强大活性。对大肠埃希菌、肺炎克雷伯菌、产气肠杆菌、氟劳地枸橼酸杆菌、吲哚阳性变形杆菌、普鲁威登菌属和沙雷菌属的 MIC90 介于 0.12～0.25 mg/L 之间。阴沟肠杆菌、不动杆菌属和铜绿假单胞菌对本品的敏感性差。

4. 药物相互作用。

（1）头孢菌素类静脉输液中加入红霉素、四环素、两性霉素B、血管活性药（间羟胺、去甲肾上腺素等）、苯妥英钠、氯丙嗪、异丙醇、维生素B族、维生素C等时将出现混浊。由于本品的配伍禁忌药物甚多，所以应单独给药。

（2）应用本品期间饮酒或服含酒精药物时在个别病人可出现双硫仑样反应，故在应用本品期间和以后数天内，应避免饮酒和服含酒精的药物。

5. 不良反应：不良反应与治疗的剂量、疗程有关。局部反应有静脉炎（1.86%），此外可有皮疹、瘙痒、发热、支气管痉挛和血清病等过敏反应（2.77%），头痛或头晕（0.27%），腹泻、恶心、呕吐、腹痛、结肠炎、黄疸、胀气、味觉障碍和消化不良等消化道反应（3.45%）。实验室检查异常约19%，其中血液学检查异常占14%，包括嗜酸性粒细胞增多，血小板增多或减少和白细胞减少。肝肾功能异常者为5%和1.4%。

6. 用法用量：一般感染，每日1 g，1次肌肉注射或静注。严重感染，每日2 g，分2次给予。脑膜炎，可按1日100 mg/kg（但总量不超过4 g），分2次给予。淋病，单次用药250 mg即足。儿童用量一般按成人量的1/2给予。肌肉注射：将1次药量溶于适量0.5%盐酸利多卡因注射液，作深部肌肉注射。静脉注射：按1 g药物用10 mL灭菌注射用水溶解，缓缓注入，历时2～4分钟。静脉滴注：成人1次量1 g或1日量2 g，溶于等渗氯化钠注射液或5%～10%葡萄糖液50～100 mL中，于0.5～1小时内滴入。

7. 禁忌及注意事项。

孕妇用药：孕妇和哺乳期妇女应用头孢菌素类虽尚未见发生问题的报告，其应用仍须权衡利弊。

儿童用药：新生儿（出生体重小于2 kg者）的用药安全尚未确定。有黄疸的新生儿或有黄疸严重倾向的新生儿应慎用或避免使用本品。

注意事项。

（1）交叉过敏反应：对一种头孢菌素或头霉素（Cephamycin）过敏者对其他头孢菌素或头霉素也可能过敏。

（2）对青霉素过敏病人应用本品时应根据病人情况充分权衡利弊后决定。有青霉素过敏性休克或即刻反应者，不宜再选用头孢菌素类。

（3）有胃肠道疾病史者，特别是溃疡性结肠炎、局限性肠炎或抗生素相关性结肠炎（头孢菌素类很少产生伪膜性结肠炎）者应慎用。

（4）由于头孢菌素类毒性低，所以有慢性肝病患者应用本品时不需调整剂量。病人有严重肝肾损害或肝硬化者应调整剂量。

（5）肾功能不全患者肌酐清除大于5 ml/分钟，每日应用本品剂量少于2 g时，不需作剂量调整。血液透析清除本品的量不多，透析后无需增补剂量。

（6）对诊断的干扰：应用本品的患者以硫酸铜法测尿糖时可获得假阳性反应。

（7）本品的保存温度为25 ℃以下。

## 八、头孢哌酮钠注射液

1. 药品成分:头孢哌酮钠。
2. 功能主治:适用于敏感菌所致的各种感染如肺炎及其他下呼吸道感染、尿路感染、胆道感染、皮肤组织感染、败血症、腹膜炎、盆腔感染等,后两者宜与抗厌氧菌药联合应用。
3. 药品性状:本品为白色或类白色结晶性粉末或冻干的块状物或粉末;无臭;结晶性粉末有引湿性,冻干品易引湿。
4. 药理作用:头孢哌酮为第三代头孢菌素,对大肠埃希菌、克雷伯菌属、变形杆菌属、伤寒沙门菌、志贺菌属、枸橼酸杆菌属等肠杆菌科细菌和铜绿假单胞菌有良好抗菌作用,对产气肠杆菌、阴沟肠杆菌、鼠伤寒杆菌和不动杆菌属等的作用较差。
5. 药物相互作用。

(1) 本品与氨基糖苷类抗生素(庆大霉素和妥布霉素)联合应用时对肠杆菌科细菌和铜绿假单胞菌的某些敏感菌株有协同作用。

(2) 本品能产生低凝血酶原血症、血小板减少症,与下列药物同时应用时,可能引起出血。

6. 不良反应。

(1) 皮疹较为多见,达2.3%或以上。少数病人尚可发生腹泻、腹痛、嗜酸粒细胞增多,轻度中性粒细胞减少。

(2) 暂时性血清氨基转移酶、碱性磷酸酶、尿素氮或血肌酐升高。

(3) 血小板减少、凝血酶原时间延长等可见于个别病例。偶有出血者,可用维生素K预防或控制。

(4) 菌群失调可在少数病人出现。

孕妇用药:乳汁中头孢哌酮的含量少,哺乳期妇女应用本品时宜暂停哺乳。

儿童用药:新生儿和早产儿应用本品时,应权衡利弊,谨慎考虑。

用法用量:可供肌内注射、静脉注射或静脉滴注。成人常用量:一般感染,一次1~2 g,每12小时1次;严重感染,一次2~3 g,每8小时1次。接受血液透析者,透析后应补给1次剂量。成人一日剂量不超过9 g,但在免疫缺陷病人有严重感染时,剂量可加大至每日12 g。小儿常用量:每日50~200 mg/kg,分2~3次静脉滴注。

7. 注意事项。

(1) 本品治疗婴儿感染也获较好疗效,但对早产儿和新生儿的研究尚缺乏资料。

(2) 对诊断的干扰:用硫酸铜法进行尿糖测定时可出现假阳性反应,直接抗球蛋白(Coombs)试验呈阳性反应。产妇临产前应用本品,新生儿此试验亦可为阳性。

(3) 肝病和(或)胆道梗阻病人,半衰期延长(病情严重者延长2~4倍),尿中头孢哌酮排泄量增多;但肝病、胆道梗阻严重或同时有肾功能减退者,胆汁中仍可获得有效治疗浓度;给药剂量须予适当调整,且应进行血药浓度监测。如不能进行血药浓度监测时,每天给药剂量不应超过2 g。

(4) 部分病人用本品治疗可引起维生素K缺乏和低凝血酶原血症,用药期间应进行出血时间、凝血酶原时间监测。同时应用维生素 $K_1$ 可防止出血现象的发生。

（5）长期应用头孢哌酮可引起二重感染。

（6）交叉过敏：对任何一种头孢菌素过敏者对本品也可能过敏

（姜燕飞　杨娉萍　李　莹）

## 第二节　营养神经药物

### 一、单唾液酸四己糖神经节苷脂钠

本品适用于治疗血管性或外伤性中枢神经系统损伤；帕金森氏病。

主要成分：本品主要成分为单唾液酸四己糖神经节苷脂钠，其化学名称为；单唾液酸四己糖神经节苷脂钠，系自猪脑中提取制得的对神经细胞功能损伤具有作用的物质。

用法用量：每日 20～40 mg,遵医嘱一次或分次肌注或缓慢静脉滴注。在病变急性期（尤急性创伤）；每日 100 mg,静脉滴注；2～3 周后改为维持量,每日 20～40 mg,一般 6 周。对帕金森氏病,首剂量 500～1 000 mg,静脉滴注；第 2 日起每日 200 mg,皮下、肌注或静脉滴注,一般用至 18 周。

不良反应：少数病人用本品后出现皮疹反应,应建议停用。

注意事项：使用本品前,请仔细阅读药品说明书；应遵医嘱使用。

禁忌：以下情况禁用本品：已证实对本品过敏；遗传性糖脂代谢异常（神经节苷脂累积病,如家族性黑蒙性痴呆、视网膜变性病）。

孕妇用药：根据文献资料,在已进行实验的动物中,在妊娠期和哺乳期使用单唾液酸四己糖神经节苷脂未见不良反应的报告。

儿童用药：尚不明确,迄今未见儿童使用本品出现不良反应的报告。

老年用药：迄今未见老年患者使用本品出现不良反应的报告。

### 二、奥拉西坦

本品成分：主要成分为奥拉西坦。化学名称为：4-羟基-2-氧代-1-吡咯烷乙酰胺。

适应证：闭合性颅脑损伤,智力障碍,开放性颅脑损伤,儿科,神经外科

用法用量：静脉滴注,每次 4.0 g。每日一次,可酌情增减用量,用前加入到 100～250 mL 5%葡萄糖注射液或 0.9%氯化钠注射液中,摇匀。对神经功能缺失的治疗通常疗程为 2 周,对记忆与智能障碍的治疗通常疗程为 3 周。

不良反应：据国外文献报道,奥拉西坦的不良反应少见,偶见皮肤瘙痒、恶心、精神兴奋、头晕、头痛、睡眠紊乱,但症状较轻,停药后可自行恢复。

禁忌：对本品过敏者、严重肾功能损害者禁用。

注意事项：

1. 轻、中度肾功能不全者应慎用,必需使用本品时,须减量。

2. 患者出现精神兴奋和睡眠紊乱时,应减量。

**孕妇用药**:本品在孕妇及哺乳期妇女使用的安全性尚不明确,因此,不应使用。

**儿童用药**:尚不明确。

**药物过量**:在超剂量使用本品的情况下偶有病人出现兴奋、失眠等不良反应,停药或减少剂量后症状可逐渐消失。

**药理毒理**:奥拉西坦为吡拉西坦的类似物,可改善老年性痴呆和记忆障碍症患者的记忆和学习功能。机理研究结果提示,奥拉西坦促进磷酰胆碱和磷酰乙醇胺合成,提高大脑中 ATP(三磷酸腺苷)/ADP(二磷酸腺苷)的比值,使大脑中蛋白质和核酸的合成增加。

**毒理**:动物研究显示,奥拉西坦小鼠灌胃给药 10 g/kg、静注给药 2 g/kg 和大鼠灌胃给药 10 g/kg 均未见动物死亡;未见致突变性、致癌作用及生殖毒性。

**药理作用**:本品为吡拉西坦的类似物,可改善老年性痴呆和记忆障碍症患者的记忆和学习功能。机理研究结果提示,本品可促进磷酰胆碱和磷酰乙醇胺合成,提高大脑中 ATP/ADP 的比值,使大脑中蛋白质和核酸的合成增加。

### 三、依达拉奉

单依达拉奉是一种脑保护剂(自由基清除剂)。临床研究提示 N-乙酰门冬氨酸(NAA)是特异性的存活神经细胞的标志,脑梗塞发病初期含量急剧减少。

**分子式**:3-甲基-1-苯基-2-吡唑啉-5-酮(3-Methyl-1-phenyl-2-pyrazolin-5-one)。

**分子量**:174.20。

**用途**:用于治疗脑梗塞引起的神经病变。

**药理作用**:依达拉奉是一种脑保护剂(自由基清除剂)。临床研究提示 N-乙酰门冬氨酸(NAA)是特异性的存活神经细胞的标志,脑梗塞发病初期含量急剧减少。脑梗塞急性期患者给予依达拉奉,可抑制梗塞周围局部脑血流量的减少,使发病后第 28 天脑中 NAA 含量较甘油对照组明显升高。临床前研究提示,大鼠在缺血/缺血再灌注后静脉给予依达拉奉,可阻止脑水肿和脑梗塞的进展,并缓解所伴随的神经症状,抑制迟发性神经元死亡。机理研究提示,依达拉奉可清除自由基,抑制脂质过氧化,从而抑制脑细胞、血管内皮细胞、神经细胞的氧化损伤。

**毒理研究**。

**遗传毒性**:依达拉奉 Ames 试验,CHL 染色体畸变试验及小鼠微核试验。依达拉奉结果均为阴性。

**生殖毒性**:一般生殖毒性试验中,大鼠给予依达拉奉 3、20、200 mg/kg, 20、200 mg/kg 组的动物出现尿色橙褐、流泪、流涎和自主活动减少,体重和食量轻微下降;200 mg/kg 组雌鼠平均性周期延长,雌鼠、雄鼠生育力降低,胎仔胸腺残留率升高。致畸敏感期毒性试验中,妊娠大鼠静脉给予依达拉奉 3、30、300 mg/kg, 300 mg/kg 组母鼠摄食量下降,体重增加减缓,给药后出现伏卧、步态不稳、自发运动减少、流泪等;各剂量组雄性胎仔体重及

30 mg/kg 组雌性胎仔体重均低于对照组；各剂量组胎仔内脏畸形率升高，幼鼠耳廓展开、眼睑开裂、睾丸下垂、阴道开口有延迟倾向。妊娠新西兰白兔静脉注射给予依达拉奉 3、20、100 mg/kg，100 mg/kg 组动物出现尿液橙褐色、步态失调、流泪、瞳孔缩小、呼吸异常、后肢麻痹，给药部位充血、水肿、坏死及炎症；3、100 mg/kg 组动物胎盘重量显著增加。围产期毒性试验中，妊娠 Wistar 大鼠静脉注射给予依达拉奉 3、20、200 mg/kg，200 mg/kg 组动物给药期间摄食量下降，体重增加量降低，出现摇头、眨眼、流泪、自发运动减少等症状。幼鼠出生后 28 天旷场实验结果显示 20、200 mg/kg 组幼鼠移动次数增高。

药动学：据国外文献报道：血药浓度：健康成年男性受试者（5 例）和 65 岁以上健康老年受试者（5 例），以 0.5 mg/kg 体重剂量，1 日 2 次，每次 30 分钟内静脉滴注，连续给药 2 天后，血浆中药物浓度的变化和以起始给药时的血浆药物浓度变化所求得参数。

药代参数：健康成年男性受试者（5 例）健康老年受试者（5 例）

$c_{max}$（ng/mL）888 ± 171 1041 ± 106

$t_{1/2\alpha}$（h）0.27 ± 0.11 0.17 ± 0.03

$t_{1/2\beta}$（h）2.27 ± 0.80 1.84 ± 0.17

（平均值 ± 标准差）

健康成年男性受试者和健康老年受试者两者血浆中药物浓度几乎都同样消失，没有蓄积性。

血清蛋白结合率。体外试验结果表明：依达拉奉的人血清蛋白和人血清白蛋白结合率分别为 92% 和 89～91%。

代谢：在健康成年男性受试者和健康老年受试者中的研究结果表明：依达拉奉在血浆中的代谢物为硫酸络合物、葡萄糖醛酸络合物。在尿中主要代谢物为葡萄糖醛酸络合物、硫酸络合物。

排泄：健康成年男性受试者和健康老年受试者使用本品 1 日 2 次，每次 0.5 mg/kg，30 分钟内静脉滴注，连续 2 天给药，每次给药至 12 小时排泄尿液中含 0.7%～0.9% 原药，71.0%～79.9% 代谢物。

适应证：用于改善急性脑梗塞所致的神经症状、日常生活活动能力和功能障碍。

相互作用：

1. 与先锋唑啉钠、盐酸哌拉西林钠、头孢替安钠等抗生素合用时，有致肾功能衰竭加重的可能，因此合并用药时需进行多次肾功能检测等观察。

2. 本品原则上必须用生理盐水稀释（与各种含有糖分的输液混合时，可使依达拉奉的浓度降低）。

3. 不可和高能量输液、氨基酸制剂混合或由同一通道静脉滴注（混合后可致依达拉奉的浓度降低）。

4. 勿与抗癫痫药（地西泮、苯妥英钠等）混合（产生混浊）。

5. 勿与坎利酸钾混合（产生混浊）。

不良反应：据日本临床病例 569 例观察，26 例（4.57%）出现不良反应。主要表现为肝功能异常 16 次(2.81%),皮疹 4 次(0.70%)。569 例中临床检测值异常变化的有 122 例(21.4%),主要是 AST 上升 7.71%(43/558)、ALT 上升 8.23%(46/559)等肝功能检测值异常。

严重不良反应:

1. 急性肾功能衰竭(程度不明):用药过程中进行多次肾功能检测并密切观察,出现肾功能低下表现或少尿等症状时,停止用药并正确处理。

2. 肝功能异常、黄疸(均程度不明):伴有 AST、ALT、ALP、γ-GT、LDH 上升等肝功能异常和黄疸,用药过程中需检测肝功能并密切观察,出现异常情况,停止用药并正确处理。

3. 血小板减少(程度不明):有血小板减少表现,用药过程中需密切观察,出现异常情况,停止给药并正确处理。

4. 弥漫性血管内凝血(DIC)(程度不明):可出现弥漫性血管内凝血的表现,用药过程中定期检测。出现疑为弥漫性血管内凝血的实验室表现和临床症状时,停止给药并进行正确处理。

其他不良反应:

1. 过敏症(0.1%~5%):主要表现为皮疹、潮红、肿胀、疱疹、瘙痒感。

2. 血细胞系统(0.1%~5%):主要表现为红细胞减少,白细胞增多,白细胞减少,红细胞压积减少,血红蛋白减少,血小板增多,血小板减少。

3. 注射部位(0.1%~5%):主要表现为注射部位皮疹、红肿等。

4. 肝脏(发生率>5%):主要表现为 AST 升高,ALT 升高,LDH 升高,ALP 升高,γ-GT 升高。(发生率为 0.1%~5%):总胆红素升高,尿胆原阳性,胆红素尿。

5. 肾脏(0.1%~5%):主要表现为 BUN 升高,血清尿酸升高,血清尿酸下降,蛋白尿、血尿、肌酐升高(程度不明)。

6. 消化系统(0.1%~5%):嗳气。

7. 其他(0.1%~5%):发热,热感,血压升高,血清胆固醇升高,血清胆固醇降低,三酰甘油升高,血清总蛋白减少,CK(CPK)升高,CK(CPK)降低,血清钾下降,血清钙下降。

禁忌:

1. 重度肾功能衰竭的患者(有致肾功能衰竭加重的可能)。

2. 既往对本品有过敏史的患者。

注意事项:

1. 轻、中度肾功能损害的患者慎用(有致肾功能衰竭加重的可能)。

2. 肝功能损害患者慎用(有致肝功能损害加重的可能)。

3. 心脏疾病患者慎用(有致心脏病加重的可能,或可能伴见肾功能不全)。

4. 高龄患者慎用(已有多例死亡病例的报道)。

因有加重急性肾功能不全或肾功能衰竭而致死的病例,因此在本品给药过程中应进行多次肾功能检测,同时在给药结束后继续密切观察,出现肾功能下降的表现或少尿等症状的情况下,立即停止给药,进行适当处理。尤其是高龄患者,已有多例死亡病例的报告(大部分都在80岁以上),应特别注意。

孕妇用药:

1. 孕妇或有妊娠可能的妇女禁用本品(尚不能确定关于妊娠期给药的安全性)。

2. 哺乳期的妇女禁用。必须应用时,在给予本药期间应停止哺乳(动物实验中有向乳汁中分布的报告)。

儿童用药:儿童不应使用本品(因没有使用经验,尚不能确定儿童用药的安全性)

老年用药:因老年生理机能低下,不良反应出现时应停止给药并适当处理。

一般而言,高龄患者(80岁以上)应慎用。

用法用量:一次30 mg,每日两次,加入适量生理盐水中稀释后静脉滴注,30分钟内滴完,一个疗程为14天以内。尽可能在发病后24小时内开始给药。

性状:本品为无色或几乎无色透明液体。

### 四、尼莫地平注射液

适应证:蛛网膜下腔出血,神经内科。

用法用量:静脉滴注。临用前取尼莫地平注射液20 mL注入500 mL 5%葡萄糖或葡萄糖生理盐水中,混合均匀后避免阳光直射并立即滴注。治疗开始每小时滴注0.5 mg,若耐受良好,2小时后剂量可增至每小时1 mg。体重70 kg以上病人,宜从每小时1 mg起始,2小时后如无不适可增至每小时2 mg,日用量根据病情及病人耐受程度由医生掌握。如病人出现血压下降,可根据下降情况适当降低剂量,如有必要应考虑停药。5～14天为一疗程,之后可改用片剂口服,每次60 mg,一日4次,连服7天。

不良反应:大量临床实践证明,蛛网膜下腔出血者应用尼莫地平治疗时约有11.2%的病者出现不良反应。最常见的不良反应有:(1)血压下降,血压下降的程度与药物剂量有关。(2)肝炎。(3)皮肤刺痛。(4)胃肠道出血。(5)血小板减少。(6)偶见一过性头晕、头痛、面潮红、呕吐、胃肠不适等。此外,个别病人可发生碱性磷酸酶(ALP)、乳酸脱氢酶(LDH)的升高,血糖升高以及个别人的血小板数的升高。

禁忌:禁用于对尼莫地平或本品中任何成分过敏者。

注意事项:(1)脑水肿及颅内压增高患者须慎用。(2)尼莫地平的代谢产物具有毒性反应,肝功能损害者应当慎用。(3)本品可引起血压的降低。在高血压合并蛛网膜下隙出血或脑卒中患者中,应注意减少或暂时停用降血压药物,或减少本品的用药剂量。(4)可产生假性肠梗阻,表现为腹胀、肠鸣音减弱。当出现上述症状时应当减少用药剂量和保持观察。(5)避免与β受体阻滞剂或其他钙拮抗剂合用。(6)由于尼莫地平易被聚氯乙烯吸附,建议使用聚乙烯材质的输液器。

孕妇用药:尼莫地平注射液的生殖毒性尚无研究,拟在孕妇应用本品时,必须依患者病情仔细权衡利弊。哺乳期妇女慎用。

药物过量:急性药物过量的症状有面部潮红、血压明显下降、心动过速或心动过缓(口服后)及胃肠不适和恶心等。

急性药物过量时必须立即停药。如果血压明显下降,可静脉给予多巴胺或去甲肾上腺素,因无特效解毒剂,对其他副作用的继续治疗应予以对症处理。

药理作用:尼莫地平是一种 $Ca^{2+}$ 通道阻滞剂。正常情况下,平滑肌的收缩依赖于 $Ca^{2+}$ 进入细胞内,引起跨膜电流的去极化。尼莫地平通过有效地阻止 $Ca^{2+}$ 进入细胞内、抑制平滑肌收缩,达到解除血管痉挛之目的。动物实验证明,尼莫地平对脑动脉的作用远较全身其他部位动脉的作用强许多,并且由于它具有很高的亲脂性特点,易透过血脑屏障。当用于蛛网膜下隙出血的治疗时,脑脊液中的浓度可达 12.5 ng/mL。由此推论,临床上可用于预防蛛网膜下隙出血后的血管痉挛,然而在人体应用该药的作用机制仍不清楚。此外尚具有保护和促进记忆、促进智力恢复的作用。所以可选择性地作用于脑血管平滑肌,扩张脑血管,增加脑血流量,显著减少血管痉挛引起的缺血性脑损伤。

### 五、吡拉西坦氯化钠注射液

适应证:脑梗塞,脑栓塞,脑外伤,神经外科,神经内科。

用法用量。静脉滴注:每次 4～8 g,一日 1 次。

不良反应:个别患者有口干,食欲减退,荨麻疹及记忆思维减退等,长期服用未见毒性。

禁忌:肝、肾功能不全者禁用。

注意事项:肝肾功能不全者慎用并应适当减少剂量。

药理毒理。

1. 药理:本品为脑代谢改善药,吡拉西坦属于 γ—氨基丁酸的环形衍生物。有抗物理因素、化学因素所致的脑功能损伤的作用。能促进脑内 ATP,可促进乙酰胆碱合成并增强神经兴奋的传导,具有促进脑内代谢作用。可以对抗由物理因素、化学因素所致的脑功能损伤。对缺氧所致的逆行性健忘有改进作用。可以增强记忆,提高学习能力。

2. 毒理:动物实验的急性毒理实验表明,小鼠灌胃剂量大于 10 g/kg,未见死亡。静脉给药的半数致死量 LD50 为 9.2 g/kg。亚急性和慢性毒理实验均未发现对大鼠、狗的生长发育有任何不良影响。对血液、心、肝、肾、脑等重要内脏器官和功能均无影响。

药理作用:本品为脑代谢改善药,吡拉西坦属于 γ-氨基丁酸的环形衍生物。有抗物理因素、化学因素所致的脑功能损伤的作用。能促进脑内 ATP,可促进乙酰胆碱合成并增强神经兴奋的传导,具有促进脑内代谢作用。可以对抗由物理因素、化学因素所致的脑功能损伤。对缺氧所致的逆行性健忘有改进作用。可以增强记忆,提高学习能力。

药代动力学:吡拉西坦口服后本品很快从消化道吸收,进入血液,并透过血脑屏障到达脑和脑脊液,大脑皮层和嗅球的浓度较脑干中浓度更高。易通过胎盘屏障。口服后,30～45 分钟血药浓度达到峰值,血浆蛋白结合率30%,半衰期(t1/2)为 5～6 小时。体分布容量为 0.6 L/kg。吡拉西坦口服后不能由肝脏分解,以原形形式从尿和粪便中排泄。肾脏清除速度为 86 mL/分钟。大便排出量约为 1%～2%。

### 六、小牛血清去蛋白提取物注射液

通用名：小牛血清去蛋白提取物注射液。

适应证：用于缺血性脑血管病的脑保护和痴呆症的治疗。

小牛血清去蛋白提取物注射液的化学检测。方法：采用 Lowery 法测定多肽含量，PITC 作为衍生剂的高效液相色谱法测定游离总氨基酸，瓦氏呼吸实验测定其促进豚鼠肝匀浆呼吸活性，HPLC 法鉴定双峰肽图。体外抗缺氧实验采用 MTT 比色法测定其对缺氧诱导神经细胞损伤保护作用。体内抗缺氧实验以小鼠常压耐缺氧时间评价其抗缺氧能力。结果：分析表明产品 D、E 的多肽浓度显著高于产品 A、B、C；5 种产品均富含游离氨基酸且以产品 C 的含量最高；瓦氏呼吸实验显示 5 种产品均有不同的刺激细胞呼吸活性，以产品 E 的活性最强；双峰肽图面积百分比显示产品 E 为最高。体外实验表明小牛血、小牛血清去蛋白提取物注射液能够提高缺氧诱导神经细胞活力，其中产品 E 对缺氧诱导的神经细胞损伤作用保护显著高于其他产品（$P < 0.05$）。在小鼠常压缺氧条件下，小牛血、小牛血清去蛋白提取物注射液均能够延长小白鼠存活时间并以产品 E 的作用最为显著（$P > 0.05$）。结论：小牛血清去蛋白提取物注射液（E）的主要评价指标优于小牛血去蛋白提取物注射液，而小牛血去蛋白提取物因厂家不同，各项评价指标差异比较大。

### 七、三磷酸胞苷二钠注射液

适应证：脑损伤后综合征，神经外科。

用法用量：肌内注射，一次 20 mg，一日 1～2 次（20～40 mg）；静脉滴注，20 mg 加入 5% 葡萄糖注射液或生理盐水 250 mL 中，或者 40 mg 加入 5% 葡萄糖注射液或生理盐水 500 mL 中缓慢静脉滴注

不良反应：偶有发热、皮疹，停药后症状消失。极少数病人出现一过性轻度谷丙转氨酶升高，停药后恢复正常。本药对窦房结有明显抑制作用。

禁忌：① 病窦综合征、窦房结功能不全者禁用，缓慢性心律失常者禁用；② 对本品过敏者禁用。

注意事项：① 严禁静脉推注；② 静脉滴注时，滴速不可过快，否则会引起兴奋、呼吸加快、头晕、头胀、胸闷及低血压等；③ 严重肝、肾功能不全者慎用；④ 癫痫患者慎用；⑤ 心肌梗死、脑出血急性期慎用；⑥ 当药品性状发生改变时禁止使用。

药理作用：三磷酸胞苷二钠为辅酶类药，是核苷酸衍生物，在机体内参与磷脂类及核酸的合成和代谢，是脑磷脂合成与核酸代谢的中间产物和能量来源。

### 八、注射用乙酰谷酰胺

适应证：脑外伤，偏头痛，神经内科，神经外科。

用法用量：肌内注射，一日 100～600 mg；儿童剂量酌减。静脉滴注。用 5% 或 10% 葡萄糖注射液 250 mL 溶解后缓慢滴注。

不良反应：尚未见有关不良反应的报道。

禁忌：对本品中任何成分过敏者禁用。

注意事项：① 静脉滴注时可能引起血压下降，使用时应注意。② 当药品的性状发生改变时禁止使用。

孕妇用药：孕妇及哺乳期妇女用药尚不明确。

儿童用药：儿童剂量酌减或遵医嘱。

药物过量：尚无本品药物过量的研究资料和文献报道。一旦发生过量，应予以对症和支持治疗。

药理作用：乙酰谷酰胺通过血脑脊液屏障后分解为谷氨酸、γ-氨基丁酸（GABA）；谷氨酸参与中枢神经系统的信息传递；g-氨基丁酸能拮抗谷氨酸兴奋性毒理作用，可改善神经细胞代谢，维持神经应激能力及降低血氨的作用，改善脑功能。

## 九、丹参川芎嗪注射液

适应证：心绞痛，冠心病，缺血性脑卒中，脉管炎，心血管内科，神经内科，血管外科。

用法用量：静脉滴注，每次 5 mL，每日 1~2 次。用 5%~10% 葡萄糖注射液 250~500 mL 稀释。

不良反应：偶见有皮疹。

禁忌：脑出血及有出血倾向的患者忌用。

注意事项：① 静脉滴注速度不宜过快。儿童及老年患者用药应按儿童及老年剂量使用。② 糖尿病患者慎用。

药理作用：有抗血小板聚集，扩张冠状动脉，降低血液黏度，加速红细胞的流速，改善微循环，并具有抗心肌缺血和心肌梗死的作用。

药代动力学：主要成分丹参素和盐酸川芎嗪，静脉滴注后药物在体内吸收完全，分布广泛，主要分布于心、脑、肺、肝、胆、脾、小肠和肾脏等器官，其中以心、脑、肺、肝等血流丰富的组织器官药物浓度最高，能快速透过血脑屏障，在脑组织中持久存在。药物清除快，主要经生物转化清除，绝大部分经肾脏从尿液排出，极少许从粪便排出。当机体处于病理状态时可使体内分布速率及总清除率显著减少，半衰期延长，生物利用度明显增强。

## 十、注射用红花黄色素

成分：红花黄色素。

性状：本品为黄色疏松块状物。

功能主治：活血化瘀，通脉止痛。用于心血瘀阻引起的 Ⅰ、Ⅱ、Ⅲ 级的稳定型劳累性心绞痛，症见胸痛胸闷、心慌、气短等。

规格：每瓶装 50 mg（含羟基红花黄色素 A35 mg）

用法用量：静脉滴注，注射用红花黄色素 100 mg，加入 0.9% 氯化钠注射液 250 mL 中，静脉缓慢滴注，每日一次；14 天为一疗程。

不良反应：个别患者用药后出现发热，心悸，皮肤过敏性丘疹，轻度嗜睡。

禁忌：对本品过敏者禁用。

注意事项:

1. 有出血倾向者慎用。

2. 以下疾病及人群临床研究尚未涉及,故应慎用。

(1) 合并高血压(收缩压≥180 mmHg,舒张压≥110 mmHg)、重度心肺功能不全、重度心律失常(快速房颤、房扑、阵发性室速等)患者。

(2) 冠心病患者,经冠脉搭桥、介入治疗后血管完全重建者。

(3) 过敏体质者或对两种以上食物或药物过敏者。

3. 目前尚无与其他药物配伍的研究资料。

药物相互作用:尚无本品与其他药物相互作用的信息。

临床试验:本品于2002年经国家食品药品监督管理局批准进行过733例临床试验。

药理毒理:药效学试验结果表明,本品对冠状动脉结扎所致的犬急性心肌缺血有改善缺血性心电图ST段抬高、降低梗死面积的作用,对冠状动脉结扎所致的大鼠急性心肌梗塞有抑制心律失常发生、降低梗死面积、降低血清LDH、CK水平的作用,对垂体后叶素所致的大鼠急性心肌缺血有降低心电图ST段抬高、减少心律失常发生率和动物死亡率的作用,对血瘀模型家兔的全血黏度具有改善作用,对正常麻醉犬有增加冠脉血流量、降低血压、减慢心率、减少心肌耗氧量作用。主要是与PAF相关的心脑血管性疾病。

1. 冠心病、心绞痛、急性冠脉综合征、急性心肌梗塞;

2. 脑梗塞、脑供血不足;

3. 冠脉介入术抗血小板聚集治疗;

4. 强化抗血小板聚集治疗(可联合其他抗血小板药物);

5. 干预阿司匹林和氯吡格雷等抵抗现象;

6. 糖尿病微血管合并症:肾病蛋白尿、周围神经病变、视网膜病变;

7. 肺心病高粘血症;

8. 缺血性视网膜病变和突发性耳聋。

(姜燕飞 杨娉萍 李 莹)

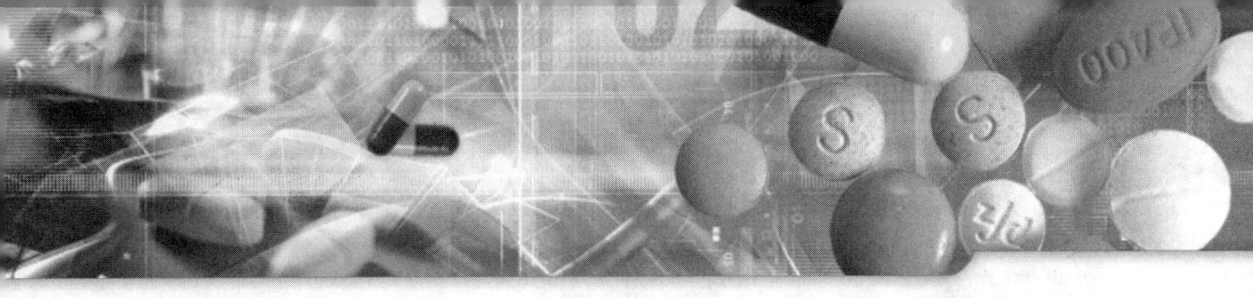

# 第十六章　康复训练与护理

颅脑损伤是一种常见的创伤,在全身各部位损伤中,其发生率仅次于四肢损伤。伤情复杂严重,死亡率高。经抢救治疗,大部分患者虽然幸存下来,但常遗留有不同程度的神经功能障碍。诸如意识、运动、感觉、言语、认知功能、排便排尿等方面的障碍。这些障碍都可以影响患者的生活和工作,给病人及其家庭带来痛苦和困难,同时也给国家造成很大负担。因此,对颅脑损伤病人进行早期和积极的康复治疗,使病人受损的功能得以最大限度地恢复和代偿是很重要的。

## 第一节　昏迷及预后评价

### 一、闭合性颅脑损伤特征

伤后颅腔与外界不相通,若颅底骨折且骨折线通过气窦或岩骨,伴有硬脑膜撕裂时,则可发生脑脊液鼻漏或耳漏。这类颅脑损伤属于内开放性,但处理与闭合颅脑损伤的相同,故仍列为闭合性颅脑损伤。闭合性颅脑损伤由损伤程度不同可分为轻、中、重三型。轻型指单纯脑震荡,无或有颅骨骨折;中型主要指轻的脑挫伤,有或无颅骨骨折或蛛网膜下腔出血,无脑受压征;重型指广泛颅骨骨折、广泛脑挫伤、脑干损伤或颅内血肿。

### 二、开放性颅脑损伤

系由钝器或锐器造成的颅脑损伤,此时头皮有裂伤、颅骨骨折、硬脑膜破裂、脑与外界相通。

### 三、火器性颅脑损伤

战争时期,由枪弹或弹片造成的开放性颅脑损伤。火器伤可分为以下几种类型。
1. 头皮软组织伤。仅头皮损伤,颅骨完好,有时局部有脑挫伤。
2. 非穿透伤。有头皮伤和颅骨骨折,硬脑膜完好,但可有局部脑挫伤。

3. 穿透伤。头皮、颅骨及硬脑膜皆有破裂,脑组织多遭严重损伤。穿透伤根据创伤形式又分为盲管伤、贯通伤和切线伤三种。

### 四、昏迷深度和损伤严重程度的评价

1. 对颅脑损伤后昏迷的患者进行评价,一定要保证病人的呼吸道通畅,使病人得到充足的氧气供应,同时要维持血压和良好的末梢循环。否则不仅评定结果不可靠,还会延误病人抢救。

2. 神经系统进行检查应力求迅速,而且,应客观地予以评价。

3. 伤后昏迷的深度和损伤严重程度常用格拉斯昏迷量表(Glasgow coma scale, GCS)来测量。格拉斯哥昏迷分级计分法(Glasgow coma scale),简称GCS。此为英国格拉斯哥颅脑损伤研究所中的Teasdale和Jennet1974年提出,1976年又经修订的。是检查颅脑损伤病人的睁眼反应(1,2,3,4分)、言语反应(1,2,3,4,5分)和运动反应(1,2,3,4,5,6分)三项指标,确定这三项反应的计分后,再累计得分,作为判断伤情轻重之依据。

格拉斯哥昏迷分级:

| 睁眼反应 | 计分 | 言语反应 | 计分 | 运动反应 | 计分 |
| --- | --- | --- | --- | --- | --- |
| 自动睁眼 | 4 | 回答正确 | 5 | 按吩咐动作 | 6 |
| 呼唤睁眼 | 3 | 回答错误 | 4 | 刺痛能定位 | 5 |
| 刺痛睁眼 | 2 | 乱说乱讲 | 3 | 刺痛能躲避 | 4 |
| 不能睁眼 | 1 | 只能发音 | 2 | 刺痛肢体屈曲 | 3 |
| | | 不能言语 | 1 | 刺痛肢体过伸 | 2 |
| | | | | 不能运动 | 1 |

按表计分小于8者为重度颅脑损伤;9~12者为中度损伤;13~15者为轻度损伤。计分小于8,预后不良;伤后6小时内"眼开启"项计分小于3者,伤后6个月会有40%~60%死亡或变为植物人;伤后72小时"最佳运动反应"项仅1~2分者,死亡或变为植物人的可能性很高。

### 五、与预后有关的因素

颅脑外伤后,决定预后最重要的因素是脑损伤的程度,它由昏迷的深度和持续时间来标志。文献报告昏迷持续超过一周,常会有智能或躯体上的永久性残疾,或者二者都有。由颅脑损伤直接所致的死亡则常发生在损伤后的2~3天内。影响颅脑损伤康复的原因很多,表内容可供参考。所列诸因素中大部分是不需解释的,大多数的恢复是在外伤后的6个月内,其后恢复变慢。故对患者进行评定的时间也影响对预后的预测。此外,预后也与外伤后康复程序的开始时间有关,开始早者效果较好,并可预防躯体并发症。

Jennett等所修订的格拉斯哥预后量表(表16-1),可在统计学上表明早期临床表现与预后的相互关系。

表 16-1 康复预后方面的神经学预测

| 康复潜力和预后良好的因素 | 康复潜力和预后均差的因素 |
|---|---|
| 1. 昏迷短于 6 小时 | 1. 昏迷长于 30 日 |
| 2. PTA 小于 24 小时 | 2. PTA 大于 30 日 |
| 3. GCS 大于 7 | 3. GCS 小于 5 |
| 4. 为局部性脑损伤 | 4. 为弥漫性脑损伤 |
| 5. ICP 正常 | 5. ICP 增高 |
| 6. 无颅内血肿 | 6. 有颅内血肿 |
| 7. 脑室大小正常 | 7. 脑室扩大 |
| 8. 无脑水肿 | 8. 有脑水肿 |
| 9. 无颅内感染 | 9. 有颅内感染 |
| 10. 无伤后癫痫 | 10. 有伤后癫痫 |
| 11. 冲撞引起的凹陷性骨折 | 11. 冲撞引起的严重性闭合损伤 |
| 12. 无需应用抗惊厥药物 | 12. 离不开抗惊厥药物 |
| 13. 无需应用影响精神的药物 | 13. 离不开影响精神性的药物 |
| 14. 功能恢复速度快 | 14. 功能恢复速度慢 |
| 15. EEG 正常 | 15. EEG 异常 |
| 16. 诱发电位正常 | 16. 诱发电位异常 |

注：表中 PTA 指外伤后遗症，GCS 指格拉斯哥昏迷量表，ICP 指颅内压，EEG 指脑电图。

格拉斯哥预后量表如表 16-2 所示。

表 16-2 格拉斯哥预后量

| |
|---|
| 1. 植物状态：<br>反应性降低有觉醒为特征的一种持续状态，病人可有睁眼、吸吮、呵欠与局部运动反应 |
| 2. 严重残疾：<br>以有意识为特征一种预后，由于认知行为或躯体上的残疾，包括构音障碍和言语障碍，患者 24 小时要人照顾 |
| 3. 中等残疾：<br>是一种在日常生活、家庭与社会活动上均能独立，但仍有残疾的一种预后。患者可表现有记忆或性格改变、轻偏瘫、吞咽困难、共济失调、继发性癫痫或重要的颅脑神经麻痹 |
| 4. 恢复良好：<br>患者能重新进入正常社交生活，并能恢复工作，可能有轻度持久性遗患 |

（张建美　陈秀杰　韩　瑜）

## 第二节 康复训练

### 一、制定康复计划的一些原则

1. 颅脑损伤引起的功能障碍:是多种多样的,各患者之间的差异甚大,因而不能用一个统一的模式对所有患者进行康复,其治疗计划应因人而异。颅脑损伤的康复往往是长期的。因此,在有短期计划的同时要有长期计划。前者在于挽救生命,稳定病情。后者在于针对患者存在的问题,有计划地进行康复,使之能生活独立,重返家庭和社会。

2. 损伤后躯体方面的障碍:1年内大多已稳定,但认知、行为和社会心理方面的问题往往持续很长时间。因此,在急性期过后、病情稳定时,宜作全面的神经心理学检查,以制定长期康复的目标。

3. 如同时有行为、情绪、认知方面的障碍:必须首先予以处理,否则患者可能抗拒、抵制、消极对待康复治疗,或因注意力、记忆力差而使许多再训练的方法不能生效。

4. 认知的康复:常是长期的,因此必须教给患者家属一些能长期在家进行训练的实用方法。

### 二、常见功能障碍的评价和处理

(一)急性期的处理

1. 必要的药物和手术治疗对重型患者除保持呼吸道通畅外,尚可用:① 脱水疗法。颅内压轻度增高者给予高渗葡萄糖、双氢克尿塞。严重脑水肿者给予甘露醇、速尿等。② 冬眠低温疗法。最好在脑水肿前应用,可降低脑代谢、防止脑缺氧、减缓脑水肿的发展。用时温度以降至 32 ℃~34 ℃为宜,为避免抑制呼吸,尽量不用盐酸哌替啶。冬眠疗程一般为 3~5 天。③ 酌情用肾上腺皮质激素对脑水肿有预防和治疗作用。④ 早期使用三磷酸腺苷、辅酶 A、细胞色素 C 等改善脑代谢的药物对神经恢复有一定的帮助。⑤ 手术闭合性脑损伤者,如伤后再昏迷或昏迷逐步加重者须及早钻颅探查,酌情处理;开放性者要及时清创及修复。

2. 预防关节强直和畸形。

3. 预防褥疮、深静脉血栓形成。

4. 矫正不良姿势。由于高级中枢受创伤,一些原始的反射常释放,因此常出现一些特殊的姿势。一些异常姿势的表现,其反射机制和对抗此姿势的反射抑制模式(reflex inhibiting pattern, RIP)如表 16-3 所示。

表 16-3 患者反射机制和对抗此姿势的反射抑制模式

| 表 现 | 反 射 | RIP |
|---|---|---|
| 足严重跖屈、爪状趾、踝内翻 | 正支持反应:伸肌占优势 | 背屈趾,将足底的承重点转移回踝部,放入足托板,使足和趾保持背屈 |
| 头转向左或右 | 不对称性张力性颈反射(ATNR):颏朝向侧伸肌张力增加;枕向侧屈肌张力增加 | 使头和颈保持于中线 |

续表

| 表　现 | 反　射 | RIP |
|---|---|---|
| 上肢屈肌严重痉挛，下肢伸肌严重痉挛 | 对称性张力性反射（STNR）：屈头时增加上肢屈肌张力和增加下肢伸肌张力；伸头时结果相反 | 使头后伸以克服之 |
| 仰卧时严重的伸肌痉挛和下肢内收 | 张力性迷路反射击（TLR）：仰卧时伸肌占优势，俯卧时屈肌占优势 | 仰卧时外展髋和屈膝 |
| 健侧用力时，病侧出现痉挛 | 联合反应（AA）：一侧用力时诱发另一侧痉挛加强 | 避免健侧过于用力和作抗阻活动 |

5. 此外，还可以出现去小脑强直（decerebrate rigidity）或去皮层强直（decorticate rigidity），前者表现为上肢伸直、内收内旋，腕指屈曲、下肢伸直、内收内旋、踝跖屈、足内翻；后者表现为上肢屈曲、内收内旋、腕指屈曲，下肢与前者相同。已如前述，这些都是病情危重的征兆，难以在姿势上予以矫正。

（二）知觉障碍的处理

1. 知觉（perception）障碍是颅脑损伤后的常见症状，往往成为康复训练的巨大障碍。如有下列症状：地理定向障碍、物体视觉失认、视觉空间失认、图象背景分辨困难、体像失认、单侧忽略、手指失认、结构性失用、穿衣失用、疾病失认等，应先行处理，在作业疗法中加强相关的训练。

2. 认知（cognition）障碍的表现与评价。认知障碍有多方面的表现，如判断、记忆、注意、推理、抽象思维、排列顺序的障碍等。评价时应注意患者的下列能力：听从简单或复杂指导的能力；在一个过程中追溯几个步骤的能力；设计出有次序的步骤去完成任务的能力；专心于现有任务的能力；预测和理解因果关系的能力；解决问题的能力；一天天继续学习下去的能力；解释标志和符号的能力；能及在每日生活中进行心算和笔算的能力等。在评价时要注意结合患者的文化背景。为更科学、更客观地评介颅脑损伤患者在认知等方面的神经心理障碍，可采用著名的 Halstead-Reitan 测验。此组的 5 种基本测验列于表 16-4（供 15 岁及更年长的的成人用）

表 16-4　患者认知障碍的 5 种基本测验

| 测验名称 | 简介 | 所测内容 |
|---|---|---|
| 1. 范畴测验（category test） | 将 155 张图片分为 7 个子测验组，头 6 组各按一定的规则分类，第 7 组为前 6 组的混合供检查回想之用。测验时将四个按键放在患者面前，让患者在图形出现时按指定的原则按相应的键，如在第一组图片中出现中文数字"三"时，应按第三个键；在第二组中出现两个小人图形时应按第二个键；在第三组中依次排列着三角、圆、圆、圆四个图形时，应按第一个键（因三角与其他不同）等，按正确时立刻给予悦耳的铃声反馈；按不正确时则给予不悦耳的声音反馈。记下按错的数目作为评分标准 | 注意、集中、概念形成、抽象推理，精炼能力，产生和检验假设的能力；专注于积极利用反馈的能力；从熟悉的事物推广到新的但又类似的状况中去的能力 |

续表

| 测验名称 | 简　介 | 所测内容 |
| --- | --- | --- |
| 2. 触摸测验（tactual performance test） | 取一44 cm×31 cm的木板用线锯在其上锯出半圆、圆、方、菱形、三角、五角星、椭圆、空心十字、空心一字等开头的蕊块，锯下取出的各种开头的小块形板，留有各种空心图形的整块木板称槽板。遮住患者双目，让他摸一下槽板和形板，然后让他尽可能快地将各形板放回槽板内相应的位置上，先用利手，后用非利手，最后用双手各进行一次。然后将槽板和形板收起，取下患者眼上的遮蔽物，让他画出形板和槽板的图形。记分标准为将全部形板放回槽板中所需的总时间，将能正确绘出的形板块数作为记忆评分；将能正确记住形板在槽板内的位置数作为定位记分 | 触觉形状记忆、位置觉记忆、空间记忆、触觉-运动-空间的综合能力；在运动方面的解决问题的能力；从一个测验向下一个测验转移的能力；伴随发生的学习能力 |
| 3. 节律测验（rhythm test） | 在录音机上用录音带依次向患者提供30对有节律的音乐声，其中15对相同，15对不同，让患者倾听时指出是相同还是不同，记下判断错误的次数作为评分标准 | 注意、集中、非言语声的记忆，非言语声的听觉鉴别包括对节律形式的鉴别 |
| 4. 语音知觉测验（speech sounds perception test） | 在录音机上用磁带向患者提供语音。患者前方放一答卷，卷中四个字（另一组测验为四对字）为一组，每组中有一个（一对）字为录音机带上所有的，让患者听到时在该字（该一对字）下划线标出。记下听错数作为评分标准 | 注意、集中、语音听觉辨认和字的匹配能力，高频声的感觉 |
| 5. 手指敲击测验（finger tapping test） | 将一机械计数器和一块22.9 cm×24 cm的板相联，让患者用食指尽可能快地在上面敲打10秒，利手和非利手交替进行，直到得出每次交替时两手敲打数之差小于5的敲打5次为止。用利手敲打5次的平均敲打数为计分标准 | 运动速度，两手精细运动的能力，建立和维持连续节律地敲打的能力；小脑基底节的功能（受累时不能完成） |

注：根据检查结果，可以换算出脑的损伤指数（damage quotient，DQ） DQ=划入异常的测验数/总测验数。

利用表，总测验数目以7计算，原因是触摸操作试验（tactual performancetest，TPT）可分为三个：即TPT记时；TPT记形和TPT记位，再加上其余四类共有7个。当DQ=1/7～2/7时 列为正常；DQ=3/7属于轻度损伤；DQ=4/7属于中度损伤；DQ≥5/7属于重度损伤。在治疗过程中定期复查DQ，可以观察脑损伤的康复情况。

不少学者根据需要在上述试验中增加一些试验。如有可能，尚可进行更详细的Luria-Nebraska神经心理测验。

### 三、掌握训练方法。

（一）康复目标

闭合性颅脑损伤随严重程度的不同而可能有不同的结局。康复目标是使重型脑损伤病人尽量达到第4项结局，使轻型脑损伤病人尽量达到第5项结局。

1. 死亡。
2. 植物状态：无意识，伴有觉醒，可有睁眼、吸吮、呵欠与局部运动反应。

3. 严重残疾：有意识，但认知、言语和躯体运动有严重障碍，患者24小时需要人照顾。

4. 中度残疾：在日常生活、家庭与社会活动上均能独立。但仍有残疾。患者表现为记忆或性格改变、轻偏瘫、吞咽困难、共济失调、继发性癫痫或颅神经麻痹。

5. 恢复良好：患者能重新进入正常社交生活，并能恢复工作，但可能有轻度后遗症。

（二）功能障碍的康复治疗方法

1. 急性期的处理。必要的药物和手术治疗，加强营养；被动活动，预防关节僵硬；预防压疮、深静脉血栓形成；利用反射抑制模式矫正异常姿势。

2. 认知障碍的康复治疗。

（1）注意力和集中力的康复训练方法。

① 猜测游戏：取两个透明玻璃杯和一个弹球，让患者注视术者将一个杯罩扣在弹球上，并指出有弹球的杯子，反复数次。无误后改用两个不透明的杯子，操作同上。反复数次，成功后改用更多的杯子或更多不同颜色的球，扣上后让患者分别指出有各种颜色弹球的杯子，移动杯子后再问。

② 删除作业：在一张白纸上写几个大写的汉语拼音字母如KBLRBPYO（亦可用数字、图形），让患者用铅笔删除术者指定的字母，如B。再改写字母的顺序和规定要删的字母，反复进行数次。成功后增加字母的行数和难度。

③ 时间感：要求患者按术者命令启动秒表，并于10秒钟时停止秒表，然后将时间逐渐延长至1分钟，当误差小于1~2秒时，改为不让患者看表，启动后让他心算到10秒停止，然后将时间延长，到2分钟时停止，每10秒的误差不得超过1.5秒。达到要求后改为一边与患者交谈，一边让患者进行上述训练，使患者尽量控制自己不因交谈而分散注意力。

④ 作业疗法：编织、木工、拼图练习等。

（2）记忆能力的康复训练方法。

① 视觉记忆（visual memory）：先将3~5张绘有日常用品的图片卡放在患者面前，告诉患者每卡可以看5秒，然后将卡收去，让患者用笔写下所看到的物品的名称，反复数次，成功后增加卡的数目。

② 编故事法：把要记忆的内容按自己的习惯和爱好编成一个小故事，有助于记忆。

③ 作业疗法：木工、粘土作业、镶嵌、投箭等。

在日常生活中应采用下述的方法。

① 建立恒定的每日活动常规，让患者不断地重复和练习；

② 耐心细声地向患者提问和下命令；

③ 从简单到复杂进行练习，将整个练习分解成若干小部分，先一小部分一小部分地训练，成功后再逐步联合；

④ 利用视、听、触、嗅和运动等多种感觉输入来配合训练；

⑤ 每次训练时间要短，记忆正确时要及时频繁地给以奖励；

⑥ 让患者分清重点，先记住最必须的事，不去记忆一些无关的琐事。

(3) 思维能力的康复训练方法。

思维包括推理、分析、综合、比较、抽象、概括等多种过程,而这些过程往往表现于人类对问题的解决中。下面介绍一些推理和解决问题能力的训练方法。

① 指出报纸中的消息:取一张当地的报纸,首先问患者有关报纸首页的信息如大标题、日期、报纸的名称等,如回答无误,再要他指出报纸中的专栏如体育、商业、分类广告等。回答无误后,再训练他寻找特殊的消息,如可问他两个球队比赛的比分如何?某电影院上映的电影如何?回答无误后,再训练他寻找一些需要他作出决定的消息。

② 排列数字:给患者三张数字卡,让他由小到大将其排列,然后每次再给他一张卡,让他根据数字的大小插进已排好的三张卡之间。正确无误后,再给他几个数字卡,问他其中有什么共同之处,如哪些是奇数或偶数、哪些可以互为倍数等?

③ 分类:让患者将多项物品名称按物品用途分类、配对等。

④ 作业疗法:图画合成、木工等。训练是多种多样的,也并非一天内就把某训练中的所以步骤都完成。训练无需特殊用品,出院后在家中还可继续进行,因此对患者家属亦应进行训练,让他们也掌握训练方法。

3. 行为障碍的康复治疗:对发作性失控和额叶攻击,可用药物治疗和正惩罚法行为治疗。对负性行为障碍,采用行为疗法,如负惩罚法、成型法、代币法等。也可以进行作业治疗,消除攻击性情感。

4. 情绪障碍的康复治疗:情绪障碍:常见为抑郁症状,甚至有自杀念头,采用康复心理治疗,同时适当用抗抑郁药品。

5. 言语障碍的康复治疗:对于构音障碍以及吞咽障碍,通过言语康复治疗师有针对性地采取发声、分辨等练习,提高言语能力。同时认知障碍的改善促使相应的言语障碍也逐渐好转。部分应用吞咽障碍治疗仪,也可取得一定效果。

6. 运动障碍的康复治疗:根据康复评定情况,制定康复运动治疗方案,由康复治疗师具体实施。治疗内容包括:

(1) 俯卧位训练。

位置:患者肘撑俯卧(以双手支撑起上部躯干俯卧),胸部垫楔形塑料枕,若能维持正确位置也可不用枕。

目的:减弱仰卧时出现的伸肌张力增加;促进肩屈和外展;促进对颈的控制;牵拉髋屈肌并降低其张力;使患者能自发地屈伸膝。

内容:将体重从一肘向另一肘转移,以抑制肩伸和内收姿势以促进肩胛带肌,准备做俯到仰的翻身。治疗师对颈伸肌施加震颤或轻拍,或让患者注视挂于不同位置和高度上的画,以增强对颈的控制。

(2) 爬位训练。

位置:患者爬在塑料圆筒上,如不用也能维持爬位则不用筒。

目的:减轻上肢肩伸、内收、内旋,肘腕屈曲的姿势;促进肩屈、外展,肘、腕伸拉;促进肩胛带和骨盆带的稳定;促进保护和平衡反应。

内容：将体重从一侧上肢向另一侧上肢、从一侧下肢向另一侧下肢、从双上肢向双下肢和一侧上下肢向另一侧上下肢转移，以降低肘、腕屈肌张力，促进肘、腕伸肌、肩胛带和骨盆带的稳定；在圆筒上向前、向后滚动以促进自发的负重、促进保护和平衡反应；利用在俯卧位时促进对颈控制的方法，促进对颈的控制。

（3）跪位训练。

位置：患者靠着一个塑料滚筒跪着，如不用也能维持该位置则不用滚筒。

目的：促进头和躯干控制；抑制下肢整个屈、伸肌模式；促进在屈膝情况下的伸髋；在较应急的情况下促进肩屈和外旋；促进保护和平衡反应。

内容：将体重从一侧髋向另一侧转移以促进髋稳定和平衡反应；用轻拍方法促进背、髋伸肌和髋外展肌；上肢抓起放在滚筒上方的物体并活动，以鼓励应用上肢时的身体平衡。

（4）坐位训练。

位置：患者在治疗床边，双足放在地板上，如足达不到地板可垫木块。当坐稳且姿势良好后，改坐在气垫上。

目的：促进头和躯干稳定；抑制下肢总的屈、伸肌模式；促进保护和平衡反应；通过支撑促进上肢伸展。

内容：轻拍患者背和躯干侧面的伸肌以促进头直立和垂直以及对躯干的控制；先在辅助下让患者将躯干向前、后、左右运动和旋转以改善保护和平衡反应以及从侧卧到坐起的能力，上肢支撑在床上负重，以促进上肢的伸肌；交替地提腿、伸膝和拍踏两足，以促进往复运动和肌活动的节拍，以准备站立或步行。

（5）站位训练。

位置：患者借助支持物体站着，如能站则不用支持物。

目的：促进保护和平衡反应；促进头、躯干和下肢的控制以备行走。

内容：站在站立台中以促进躯干的控制和促进下肢的负重；当一下肢有骨折或严重痉挛时特别需要这种活动。将体重从一下肢向另一下肢转移、向前和后转移；或用关节压缩法通过骨盆向下压缩以促进关节稳定；在体重转移时给予反馈以鼓励松弛或激活所需的肌肉；体重转移时使骨盆前挺和后退，以促进步态所需的骨盆旋转；在不移动下肢的情况下旋转躯干，以促进以后的自发旋转，辅助直立位时的功能活动，同时减轻由于缺乏躯干旋转而出现的机器人样活动；在平衡板上从一侧向另一侧摇动，或一足在前一足在后地摇动，以促进快速的屈、伸膝和步行所需的平衡反应。

（6）躯干肌训练。

躯干肌训练可以尽量恢复患侧躯干肌的运动控制功能。事实上，通过康复训练大部分患者的躯干肌还是可以恢复的。躯干肌训练包括以下内容。

正确地摆放体位。① 患者仰卧位时前臂旋后，掌心向上，手指应尽量张开，各上肢关节处于伸展位，下肢髋、膝、踝关节置于屈曲位。② 患者取健侧卧位时，健侧在下方，患侧在上方，同时使患侧肩部前伸，肘关节伸展，前臂旋前，腕关节背伸，掌指关节伸展；患侧骨盆旋前，髋、膝关节呈自然半屈曲位，置于枕上。踝关节90°外翻位。身体放松，以枕头支撑身体。③ 患者取患侧卧位时患侧在下方，健侧在上方，同时使患侧上肢前伸（避免肩关节受压和后缩），肩部向前，肘关节伸展，手指张开，掌心向上。患侧髋关节微后伸，膝关节屈曲，踝关节90°外翻位。被动的关节活动度训练：肢体瘫痪后，关节长期不活动会发生挛缩、畸形。一般患者肩部如果制动2周以上会形成关节活动受限，完全恢复肩关节的活动范围可能需要几个月时间。早期的被动关节活动训练可防止关节出现挛缩畸形。

早期诱发肢体的主动性活动。利用联合反应、共同运动等早期诱发肢体的主动性活动，并叠加多种感觉刺激和反馈。而通过加大感觉刺激的输入常常可以有利于主动性运动的输出。被动性活动对大脑功能的重建不如主动性活动的效果好。

床上的主动性躯干肌活动训练主要包括摆肩、夹腿、摆髋、桥式运动、翻身、起坐等活动的训练。① 摆肩：患者平卧位，双手交叉上举，固定下肢不动，上肢向左右摆动到最大范围。② 夹腿：摆肩时患者平卧位，双下肢尽量屈曲。

通过专业康复中心治疗师指导下的长期反复的治疗，一般可取得明显的效果。

## 四、简便可行的认知康复方法

由于我国在康复医学方面计算机的应用尚未普及，加上价钱昂贵，一般单位和个人购买尚有困难，因而此处着重介绍一些简单实用，无论在医疗机构还是在患者回家后均可进行的康复方法。

1. 注意力和集中力训练。

（1）训练1：猜测游戏（shell game）。取两个透明杯和一个弹球，要患者注视下由术者将一杯罩扣在弹球上，让患者指出何杯中有药弹球，反复数次，无误差后改用两个不透明的杯子，操作同上，此时患者已不能透过杯壁看到弹球，让患者指出何杯中扣有弹球，反复数次，成功后改用三个或更多的不透明杯子和一个弹球，方法同前，成功后改用3个或更多的不透明杯子和两个或更多的颜色不同的弹球，扣上后让患者指出各种颜色的弹球被扣在那里，移动容器后再问。

（2）训练2：删除作业（cancellation task）。在一张白纸中都写几个大写汉语拼音字母如 KBLZBOY（亦可依患者文化程度选用数目字、图形），让患者用铅笔删去术者指定的字母如"B"。改换字母的顺序和规定要删的字母，反复进行数次，成功后改用两行印得小些的字母，以同样的方式进行数次；成功后改为三行或更多行的字母，方式同前；成功后再改为纸上同时出现大写和小写字母；再让患者删去指定的字母（大写及小写的），反复数次，成功后在此基础上穿插加入以前没出过的字母，让患者删去，反复数次，成功后再将以前没出现过的字母三个一组地穿插入其中，让患者把这些三个一组地插入的字母一并删去。

（3）训练3：时间感（time sense）。给患者一只秒表，让他按术者口令启动并于10秒内由患者自动停止它。然后将时间由10秒逐步延长至1分钟，当误差小于1~2秒时改为不让患者看表，启动后让他心算到10秒时停止，然后将时间延长，到2分时停止。误差应不超过每10秒有1.5秒，即30秒时允许范围为30±（3×1.5）秒。当误差不超过此值时再改为一边与患者交谈一边让患者进行同上训练,患者尽量控制自己不受交谈分散注意力。

(4) 训练4:数目顺序(number sequencing)。让患者按顺序说或写出0~10的数字,如有困难,给他11张上面分别写有0~10数字的字卡,让他按顺序排好。增加数字跨度,反复数次,成功后改为让患者按奇数、偶数或逢10的规律说或写出一系列数字,并按顺序随意指定数字的起点,成功后可变换方向如原由小到大改为由大到小等,反复数次,成功后先由术者向患者提供一系列数字中的头四个数,从第五个数起往后递增时加一个数目如"4"等;让患者继续进行,每次报出加后之和,反复数次,成功后改为每次递增时从原数上乘以另一数值或除以另一数值。

(5) 训练5:代币法(taken economy programme)。训练注意除用上述1~4法外,尚可利用行为疗法中的代币法进行。现以训练患者注意康复治疗为例来说明这种方法。让工作人员用简单的方法在30分钟的治疗中,每两分一次地记录患者是否注意治疗任务,连记5日作为行为基线。然后在治疗中应用代币法,每当患者能注意治疗时就给予代币,每次治疗中患者得到的代币数要达到给定值才能换取患者喜爱的实物,当注意改善后,工作人员逐步提高上述的给定值。

2. 记忆的训练。

(1) 训练1:视觉记忆(visual memory)。先将3~5张绘有日常生活中熟悉物品的图片卡放在患者面前,告诉患者每卡可以看到5秒,看后将卡收去,让患者用笔写下所看到的物品的名称,反复数次,成功后增加卡的数目;反复数次,成功后再增加卡片的行数(如原仅一行,现改放两行或三行卡片等)。

(2) 训练2:地图作业(map task)。在患者面前放一张大的、上有街道和建筑物而无文字标明的城市地图,告诉患者先由术者用手指从某处出发,沿其中街道走到某一点停住,让患者将手指放在术者手指停住处,从该处找回到出发点,反复10次,连续两日无错误,再增加难度(路程更长,绕弯更多等)。

(3) 训练3:彩色积木块排列(color block sequencing)。用品为6块2.5 cm × 2.5 cm × 2.5 cm的不同颜色的积木块和一块秒表,以每3秒一块的速度向患者陈示木块,陈示完毕,让患者按术者所陈示次序向术者陈示木块,正确的记"+";不正确的记"-",反复10次,连续二日均10次完全正确时,加大难度进行(增多木块数或缩短陈示时间等)。

除上述专门的训练外,在日常生活中建议采用下述的方式:① 建立恒定的每日活动常规,让患者不断地重复和排练;② 耐心细声地向患者提问和下命令,等候他们缓慢、审慎的回答;③ 练习从简单到复杂进行,将整个练习分解为若干小部分,先一小部分一小部分地训练,成功后再逐步联合;④ 利用视、听、触、嗅和运动等多种感觉输入来配合训练;采用代偿方法,如患者视记忆不佳就多用听记忆等;⑤ 每次训练时间要短,记忆正确时要及时、频繁地给以奖励;⑥ 让患者分清重点,先记住最必须记的事,不去记忆一些无关的琐事;⑦ 多利用记忆辅助物(prosthetic memory aids),如在患者房间内挂大的钟、大的日历,大字写的每日活动表等;将每日经常要进行的活动,分步骤地写成清单放在床边;门上贴患者家庭的合照可帮助他找到自己的房间；让患者常带记事本，本中记有家庭地址、常用电话号码、生日等，并让他经常作记录和查阅。

3. 推理及解决问题能力的训练。

如前所述，认知包括推理、分析、综合、比较、抽象、概括等多种过程，而这些过程往往在人类解决问题时从思维中表现出来，因此训练解决问题的能力就等于训练了上述大部分的抽象逻辑思维的能力。下面就介绍实用的训练推理和解决问题能力的一些方法。

（1）训练1：指出报纸中的消息（ocating information in the newspaper）。取一张当地的报纸，首先问患者有关报纸首页的信息如大标题、日期、报纸的名称等，如回答无误，再请他指出报纸中的专栏如体育、商业、分类广告等；回答无误后，再训练他寻找特殊的消息，可问他两个球队比赛的比分如何？当日的气象预告如何等？回答无误后，再训练他寻找一些需要由他决定的消息，如平时交谈中知患者希购一录相机，可取一有出售录相机广告的报纸，问患者希购什么牌子和价值多少的录相机，让他从报上寻找接近他的条件的，再问他是否想购买等。

（2）训练2：排列数字（rdering mumber）。给患者三张数字卡，让他由低到高地将顺序排好，然后每次给他一张数字卡，让他根据其数值的大小插进已排好的三张之间，正确无误后，再给他几个数卡，问他其中有什么共同之处（如有些都是奇数或偶数，有些可以互为倍数等）？

（3）训练3：问题状况的处理（roblem situation）。给患者纸和笔，纸上写有一个简单动作的步骤如刷牙，将牙膏放在牙刷上，取出牙膏和牙刷等，问患者孰先孰后？更换几种简单动作，都回答正确后再让他分析更复杂的动作如油剪鸡蛋、补自行车内胎等，此时让患者自己说出或写出步骤，如漏了其中某一步或几步，术者可以问他"这一步该放在哪里？"训练成功后，术者可向患者提出一些需要他在其中作出决定的困难处境，看他如何解决？如问他"丢失钱包怎么办"？"在新城市中迷了路怎么办？""在隆重的宴会上穿着不恰当怎么办"？等等。

（4）训练4：从一般到特殊的推理（reasoning, from general to speciffic）。从工具、动物、植物、国家、职业、食品、运动等内容中随便指出一项如食品，让患者尽量多地想出与食品有关的细项，如回答顺利，可对一些项目给出一些限制条件，让患者想出符合这些条件的项目，如谈到运动时，可向患者提出那些需要跑步？那些要用球？那些运动时队员有身体接触等，这时患者必需除外一些不符合上述条件的项目，其中就有了决定的过程。成功后可进而告诉患者，假设术者在杂货店里买回食品，让他通过向术者提问的方式猜出买的什么？鼓励他先提一般的问题，如它是植物吗？是肉类吗？等，术者回答后他才进一步问特殊的问题，如术者回答是植物，他可以再问是黄瓜吗？西红柿吗等？起初允许他通过无数的提问猜出结果，以后限制他必须用30次的提问猜出结果，成功后再限定为20次、15次等。

（5）训练5：分类（categorization）。给患者一张上面有30项物品名称的单子，并告诉他30项物品都属于三类（如食品、家具、衣服）物品中的一类，让他进行分类，如不能进行，可帮助他。训练成功后,仍给他上面列有30项物品的清单,让他进行更细的分类,如初步分为食品类后,再细分是植物、肉、奶品？等;成功后再给他一张清单,上面写有成对的、有某些共同之处的物品的名称如椅子—床、牛排—猪肉、书—报纸等,让患者分别回答出每一对中有何共同之处？答案允许多于一个以上,如书—报纸可以回答是写出来的和是纸制的等,必须有共同之处。

（6）训练6:作预算(budgeting)。让患者假设一个家庭在房租、水、电、食品等方面的每月开支账目（可作6个月或1年的）,然后问患者那一个月的某一项（如电）花费最高或最低？回答正确后,再让他算算各项开支每年的总消耗是多少钱,如每年电费花费若干等,回答正确后,让他改变各项开支的总消耗数然后再加入其他开支类别（如衣服、娱乐等）。问患者在上述预算内每月要用多少钱才能生活？进而让他分解为每周多少钱？每小时需多少钱？

训练是多种多样的,进行中并非一天就把某训练中的所有步骤都完成,一般在一个步骤连续2～3天完成得都正确后再进入下一步。

上述训练无甚特殊用品。适于出院后在家中继续进行,因此对家人亦应进行训练,让他们也掌握方法。

（张建美　陈秀杰　韩　瑜）

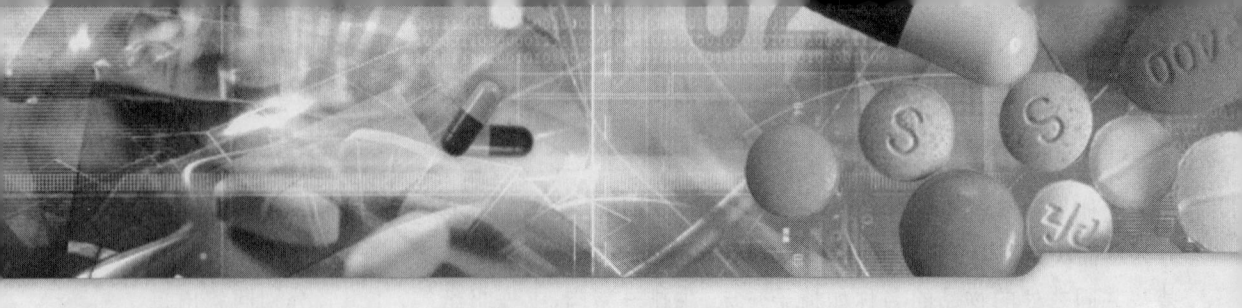

# 第十七章 呼吸机应用及护理技术

## 第一节 机械通气

人体的呼吸运动是由神经中枢（驱动器）、呼吸道和肺（效应器）以及膈肌、胸廓和肋间肌（辅助器）三部分所共同完成的。在正常生理状态下三者协调一致，而创伤、外科手术及麻醉可以通过影响上述某一个或多个环节而导致呼吸功能不全，如腹部手术可以通过影响膈肌以及腹肌的运动而减少肺容量特别是功能残气量（FRC），尤其是选择上腹部纵形切口者。另外，如急性重症胰腺炎的病人常出现严重的并发症急性呼吸窘迫综合征（ARDS）。外科病人呼吸功能不全的治疗重点在于祛除病因，通常需要机械通气辅助呼吸及治疗，目的在于改善病人的通气和换气功能，为抢救病人争取时间和条件，支持病人顺利度过解剖学和生理学改变的急性凶险阶段，促进正常呼吸功能的恢复。因为只有在全面有效的护理措施的保证下才能充分发挥机械通气的临床治疗效能，所以机械通气的护理具有十分重要的意义。

### 一、机械通气的适应证和相对禁忌证

（一）适应证

不同病因所致的呼吸功能衰竭。

临床上各种病因所致的呼吸衰竭或呼吸功能不全的病人，均可实施机械通气治疗，如ARDS；神经肌肉疾患引起的呼吸衰竭；胸部创伤、多发性肋骨骨折、连枷胸引起的呼吸衰竭；因镇静药应用过量导致的呼吸衰竭等。

呼吸生理指标异常。

成人的呼吸生理指标达到下列标准之一时，即可开始机械通气治疗。

自主呼吸频率 >40 次/分或 <5 次/分；

自主潮气量小于正常的 1/3 或肺活量 <10 ~ 15 mL/kg。

$PaCO_2$ > 50 mmHg（COPD 除外）且有继续升高趋势或出现精神症状。

$PaO_2$ < 正常的 1/3。

$P(A:a)O_2$ > 300 mmHg（吸纯氧，$FiO_2$ = 1.0）。

最大吸气压力 < 25 $cmH_2O$（闭合气路，努力吸气时产生的负压）。用于预防目的的机械通气治疗在开胸手术后、败血症、休克、严重外伤情况下，估计病人在短时间内有发生呼吸功能不全可能时，可预防性应用机械通气以防止呼吸衰竭的发生，用机械通气做肺内的雾化吸入治疗。

（二）相对禁忌证

一般来说，呼吸机治疗没有绝对的禁忌证，当对危重病人进行抢救治疗时应权衡利弊，选择对病人利最大、弊最小的治疗方案，下述为机械通气的相对禁忌证：① 大咯血或严重误吸引起的窒息性呼吸衰竭者，应尽量清除血液或误吸物后，再实施机械通气，否则正压通气只会加重血块或分泌物的阻塞，使血液或血块进入更小的肺单位；② 伴有肺大疱的呼吸衰竭病人，进行机械通气时要谨慎观察病情，可使用高频通气，避免使用 PEEP，尽量减少气胸的发生；③ 未经引流的气胸，对明确的气胸，尤其是张力性气胸，应尽可能做到先建立胸腔闭式引流，然后再进行机械通气，病情不允许时应力争二者同时进行；④ 低血容量性休克，患者在血容量未补足以前，应尽量避免应用机械通气治疗，以免机械通气对循环系统的影响而加重原有的低血容量性休克，但当低血容量休克已造成呼吸功能障碍，低氧血症已危及病人生命时应毫不犹豫地应用机械通气，同时尽快补足血容量；⑤ 肺组织无功能，对某种原因使肺组织功能完全丧失的病人，尤其是换气功能严重障碍者，呼吸机治疗可能无济于事；⑥ 心肌梗死继发呼吸衰竭者，在积极治疗原发病的同时，可应用机械通气治疗，但要尽量减少对循环的影响，并应监测血流动力学变化。

## 二、机械通气模式的选择

随着机械通气技术的发展，许多呼吸机厂家对传统的基本通气模式进行了改进、优化或重新组合，并推出了新的模式，这样可供选择的模式有很多，但总的原则是根据各个通气模式的特点和病人具体病情等综合考虑来选择。下述为目前临床常用的几种通气模式。

（一）间歇正压通气（intermittent positive ventilation，IPPV）

它是临床出现最早，应用最普遍的通气模式，也是目前机械通气最基本的通气模式，很多通气模式均在它基础上改良和进一步完善。IPPV 指呼吸机在吸气相时产生正压，将气体压入肺内，随吸气动作的进行，压力上升至一定水平或吸入的容量达到一定水平，呼吸机停止供气，呼气阀打开时，病人的胸廓回弹和肺被动性萎缩，产生呼气，呼吸机周而复始的工作。IPPV 主要适用于各种通气障碍为主的呼衰病人，尤其是慢性阻塞性肺疾患（COPD）和中枢、神经肌肉系统的疾病，同时也适用于无自主呼吸的病人。

（二）同步间歇指令通气（synchronized intermittent mandatory ventilation，SIMV）

它是 IMV 的改良方式。指呼吸机在每分钟内，按预先设置的呼吸参数（频率、流速、容量、I/E 等）给予病人指令性呼吸，病人可以有自主呼吸，且自主呼吸的频率、流速、容量、I/E 等不受呼吸机的影响。应用 SIMV 时，呼吸机的供气 由病人自主的触发，即使是指令性通气,也与辅助性机械通气相同。

SIMV的优点:病人脱机过程中可以发挥自身调节呼吸的能力,故在一定程度上避免过度通气和通气不足,减少呼吸性碱中毒和呼吸性酸中毒的发生率。

较一般的IPPV更能减少机械通气对循环及肺组织的不利影响。

撤离呼吸机时,SIMV较过去间断停用呼吸机的方法更符合生理要求,更安全。SIMV能在逐渐减低呼吸机控制和辅助呼吸频率过程中,逐渐增加病人自主呼吸的能力,不但有助于锻炼病人的自主呼吸,维持呼吸肌的功能,减少呼吸肌发生废用性萎缩的可能性,而且也有助于逐渐撤离呼吸机,使机械通气到自主呼吸的过渡更自然、更符合生理要求,也更安全。

在一定程度上减少镇静剂和肌松剂的应用。

病人在SIMV的状态下,进行间歇性自主呼吸时,同样可以通过呼吸机得到气道内气体的加温和湿化,并能得到适当的$FiO_2$。

SIMV主要用于脱机前的训练和过渡,也可用于一般的常规通气,如部分呼吸情况相当平稳或正常情况下。应用脱机前准备时,可将SIMV的呼吸次数由正常水平逐渐减少,直至完全脱机。但要警惕病人病情变化或不稳定时发生通气不足的危险。

(三)指令每分钟通气(mandatoryminuteventilation,MMV)

主要目的是试图解决采用SIMV在撤机过程中可能遇到的病人潮气量和分钟通气量明显下降,而SIMV不能自动弥补其不足造成病人通气不足或缺氧。MMV可根据病人的需要,根据分钟通气量控制和调节指令通气的频率。当分钟通气量达到或超过预先设定的通气量时,呼吸机不作指令通气,只提供一个正压,仍依靠病人的自主呼吸;但当自主呼吸所产生的分钟通气量低于预定值时,机器可自动增加指令通气方式,增加分钟通气量,予以补充分钟通气量,达到预设的分钟通气量水平。

MMV的优点:可以降低呼吸性碱中毒的发生率,减少正压通气对循环和肺组织的影响,有助于充分发挥病人自主呼吸的能力,锻炼和维持病人呼吸肌的功能,且较SIMV更易从机械通气过渡到自主呼吸。

对呼吸不稳定和通气量不恒定的病人用MMV通气方式作脱机前的准备或从机械通气的形式过渡到自主呼吸,可能较SIMV更安全,尤其是对自主呼吸受抑制的病人,如药物过量、麻醉剂使用、呼吸肌麻痹(脊柱创伤和疾病所致的高位截瘫、电解质紊乱、胸腺瘤所致的重症肌无力等)呼吸中枢疾病等,更有特殊价值。因此,MMV可以在不妨碍和影响自主呼吸恢复的前提下使病人逐渐由机械通气的形式过渡到自主呼吸。

(四)持续气道正压通气(continuouspositiveairwaypressure,CPAP)

指病人在自主呼吸的条件下,整个呼吸周期内均人为地施以一定程度的气道内正压,主要用于有自主呼吸的病人。可以理解为是自主呼吸状态下的呼气末正压。

CPAP优点:吸气时恒定持续的正压气流大于吸气气流,使潮气量增加,故可能会使病人感到吸气省力,呼气做功减少。此外,增加功能残气量,防止气道闭合和肺泡萎陷的作用可能较PEEP明显。但CPAP通气方式对病人自主呼吸规则要求较高。

## (五)双相气道正压通气(biphasic positive airway pressure, BiPAP)

指自主呼吸时,交替给予两种不同水平的气道正压。应用此模式时病人的基本呼吸方式是持续气道正压通气(CPAP),但 CPAP 水平不是恒定的,而是交替的在高压力水平(Phigh)和低压力水平(Plow)之间定时切换。利用从 Phigh 切换至 Plow 时功能残气量的减少,增加呼出气量,从而提供通气辅助。

BiPAP 临床上主要应用于机械通气向完全自主呼吸过渡的撤机阶段。开始撤机时,将定容型通气模式改用 BiPAP 模式,各种通气参数不变。这就是说 BiPAP 是以恒定压力、时间切换型通气,用和原来相同的频率和吸、呼气时间进行。Plow 相当于 PEEP,Phigh 相当于常规通气时的吸气末压。如果 BiPAP 能以这样的通气参数达到和原来定容通气时类似的气体交换,就可以逐渐降低 Phigh 减少通气支持。若欲增加病人自主呼吸的比例,减少机械辅助的比例,就可进一步减少(Phi—Plo)的压力差,逐渐延长压力相时间(即减慢频率),当 Phi-Plo 为 0 时,实际上就是 CPAP,随着(Phi-Plo)的压力差减少和压力相时间延长,病人可逐渐过渡到完全没有通气辅助的自主呼吸,而达到撤机的目的。

BiPAP 优点:应用 BiPAP 模式比应用 CPAP 时增加病人的氧合更具明显的作用。

## (六)反比通气(inverse rate ventilation, IRV)

是一种特殊的通气方式,当应用 IRV 方式时,呼吸的吸气时间大于呼气时间,I/E 值由 1:1.5～1:2 改为 1:1～4:1。此模式的优点是吸气时间大于呼气时间,使吸气峰压降低,且呼气时间短,致使部分气体保留于肺内,增加了肺的功能残气量,使气道产生自发的 PEEP,改善气体的弥散。缺点是对于有自主呼吸病人,需用肌松剂抑制病人的自主呼吸,同时对心血管有抑制作用。反比通气主要用于肺硬化或肺纤维化的病人。

## (七)压力支持通气(pressure support ventilation, PSV)

它是一种辅助通气方式,在自主呼吸的前提下,每次吸气时都接受一定水平的压力支持,以辅助和增强病人的吸气能力,增加病人的吸气深度和吸入气量。应用 PSV 时,需设定吸气压力或称支持压力,故这种支持压力是可以自行设置和任意调节的。吸气压力随病人的吸气动作开始,并随吸气流速减少到一定程度或病人有呼气而结束。它与 IPPV 有类似之处,但支持的压力恒定,受吸气流速的反馈调节。应用此模式时事先只需设定吸气压力和触发敏感度,病人可独立控制吸、呼时间,并与压力支持共同调节吸气流量和潮气量。

PSV 适用于自主呼吸能力不足,但神经调节无明显异常的病人。PSV 时,机体可在一定水平的压力支持下,克服疾病造成的呼吸道阻力增加和肺顺应性下降,得到较充足的潮气量。此外,还可根据机体代谢的需要,自行调节呼吸频率。随着病情的恢复,压力支持水平可逐渐降低,以至完全撤除。通常用于呼吸机治疗撤除的过程中、危重哮喘、COPD、胸部外伤和手术后需长期呼吸机支持者。通常应用为 SIMV+PSV,保证用最少的通气频率,以低水平 PSV 来克服气管导管阻力,增加自主呼吸时的潮气量。

## 三、机械通气的应用方法

### (一)呼吸机使用前的准备

接好一次性或消毒过的管道和模拟肺,可向湿化器罐内加入无菌蒸馏水,使液面在上

下标记线之间,并调节湿化器温度,预设吸气气流温度在 32 ℃～36 ℃

接通电源和气源后试机。注意电源插头接触要好,并放在不易被碰到的地方。

检查呼吸机的气路系统是否漏气,控制通气模式是否正常,氧浓度、潮气量、气道压等参数是否准确可调,声光报警系统是否完好。

若呼吸机一切正常,则保持待机状态,待用。

(二) 机械通气参数的设置和调节

1. 呼吸频率(f)。呼吸频率设置合理,有利于减少呼吸机做功,有助于自主呼吸和机械通气的协调。若病人的自主呼吸频率正常或明显减弱或已经停止,按健康人的频率调节为成人 14～20 次/分,儿童 16～25 次/分,婴儿 28～30 次/分。

若病人的自主呼吸频率明显增快,初始的频率不宜设置过低,否则易发生呼吸机对抗,增加呼吸做功。一般以接近或略低于病人的自主呼吸频率为原则。

2. 潮气量(Tv)。一般根据吸入潮气量或呼出潮气量进行设置,通常按 8～10 mL/kg 设置。

3. 每分钟通气量(MV)。每分钟通气量=通气频率×潮气量。正常成人为 7～8 L/min。若 >10 L/min 提示通气过度,<3 L/min 则提示通气不足。

4. 吸气/呼气比率(I/E)。机械通气治疗时应注意与呼吸频率配合,寻求一个合适的 I/E,使 $PaO_2$ 和 $PaCO_2$ 保持在正常范围内。正常情况下 I/E 为 1:1.5～1:2.5。慢性阻塞性肺气肿及高碳酸血症病人的呼气时间宜长,I/E 为 1:2.5～1:4。限制性通气障碍及呼碱病人呼气时间宜短,吸气适当延长,I/E 为 1:1。

5. 通气压力(吸气压力)。机械通气均应用正压吸气,以抵消胸、肺的弹性阻力使肺膨胀,一般以能达到满意 Tv 的最低通气压力(15～20 $cmH_2O$)为宜。应用机械通气时,通气压力一般不需设置,而只要在呼吸机工作压力正常前提下,完成 Tv 的设置,就等于设置了合理的通气压力。影响通气压力的因素很多,其中呼吸机的工作压力、设置的潮气量、病人的气道阻力与通气压力成正比,即这些指标越高,通气压力也会越高,一般主张通气压力应小于 25 $cmH_2O$ 水平。通气压力与肺的顺应性成反比,如肺水肿、ARDS 需适当提高通气压力,才能达到满意的潮气量。通气压力最大可达 60 $cmH_2O$,但必须严密观察,防止气压伤。

6. 吸入氧浓度($FiO_2$)。在呼吸机治疗初期,为迅速纠正低氧血症,可以应用较高浓度的 $FiO_2$(>60%),但持续时间应小于 6 小时,避免氧中毒。低氧血症未能完全纠正的病人,不能一味提高 $FiO_2$,应通过选用 PEEP 等方式来调节,$FiO_2$ 设置的原则是能使病人 $PaO_2$ 维持在 60 mmHg 的最低 $FiO_2$ 水平。

7. 呼气末正压(positiveend-expiratory pressure,PEEP)。指在应用呼吸机时,于呼气末期在呼吸道保持一定的正压,避免肺泡早期闭合,使因肺内渗水、肺不张等原因失去通气功能的肺泡扩张,增加功能残气量、提高血氧浓度。使用呼吸机初期,一般不主张立即应用或设置 PEEP,因为 PEEP 有加重心脏负担,减少回心血量及心排血量,引起肺气压伤等可能,应尽量避免。PEEP 主要适应证为低氧血症,尤其是 ARDS 病人,单靠提高吸氧浓度改善不明显,加用 PEEP 可以提高氧合。肺炎、肺水肿加用 PEEP 可利于水肿和炎症的消退。

（三）实施

取下模拟肺,将呼吸机 Y 型管与病人人工气道相连接。

## 四、机械通气病人的护理

（一）病人的观察和护理

一般生命体征的监护。在机械通气治疗期间应注意观察病人的体温、脉搏、呼吸、血压、皮肤、神志变化及尿量等。体温升高通常是感染的一种表现,体温下降伴皮肤苍白湿冷,则是休克的表现,应找出原因,采取相应措施。机械通气时气道内压增高,回心血量减少,可引起血压下降,心率反射性增快。另外,机械通气可抑制病人的吸气,尤其是潮气量大时,可导致自主呼吸停止。如病人通气不足、缺氧或二氧化碳潴留,首先表现为意识状态的改变,可有烦躁、意识障碍、惊厥等症状。如果病人呼吸道通畅,机械通气治疗得当,缺氧和二氧化碳潴留缓解,则病人发绀改善,神志会逐渐转为清醒。对一般的生命体征观察要仔细,并认真详细准确地记录。

胸部体征。机械通气时,两侧胸廓运动和呼吸音应对称,强弱中等。否则提示气管插管进入一侧气管或有肺不张、气胸等情况。

呼吸频率、潮气量、每分钟通气量的监测。注意观察有无自主呼吸与机械通气对抗。主要表现为自主呼吸激动、呼吸频率增快,与呼吸机不同步,结果导致呼吸困难、通气不足或气体交换不良。清醒病人可表现为猛烈地摇头,疯狂地敲打床边,甚至企图自行拔掉气管内插管。发生人机对抗的常见原因如下。

呼吸机失灵或调节不当。呼吸道有梗阻,如导管扭曲、分泌物或血栓堵塞导管等。

自主呼吸过于急促。全身性疾病的影响,如败血症、高热、严重酸碱平衡失调等。

精神因素,疼痛刺激、意识变化及长期应用呼吸机的痛苦,使病人精神极度紧张,总感到气短,导致呼吸激动。

主要处理措施:增加潮气量或呼吸频率,以过度通气来减弱病人的自主呼吸。如果是用控制通气,可改为 IMV。适当应用镇静药、镇痛药或肌松药,以减弱自主呼吸。

血气监测。血气分析是判断通气和氧合情况的主要依据,是机械通气治疗监测的重要指标,要经常、动态地观察,尤其是机械通气开始阶段及病情变化时,更应及时检查,并根据检查结果及时调整通气机的各项参数。一般在应用呼吸机治疗后 30 分钟应常规做动脉血气分析。以后每当呼吸机参数有较大的调整,均应在 30 分钟后再做 1 次动脉血气分析,直至达到所设置的呼吸机参数基本符合病人的需要或者原有的缺氧和酸碱失衡已得到纠正。

（二）通气机的监测

密切观察机械的正常运转和各项指标。注意呼吸机的报警,如有报警,应迅速查明原因,给予及时排除,否则会危及病人的生命。对无报警装置的呼吸机,在使用中更应严密监视机械的工作状况,各部件的衔接情况,监听运转声音,并根据病人的病情变化,及时判断和排除故障。如故障不能立即排除,首先取下呼吸机,如病人无自主呼吸,应使用简易人工呼吸器维持通气和给氧,保证病人的安全。

(三)人工气道的护理

人工气道的固定。

气管切开造口置管的固定。准备两条寸带,一长一短,分别系于套管的两侧,将长的一根绕过颈后,在颈的左侧或右侧打一死结,系带松紧度以容纳一个手指为宜。注意不要打活结,以免自行松开,套管固定不牢脱出。

经鼻气管插管的固定。剪一根长 10 cm,宽 2.5 cm 的白布纹胶布,从中间剪开一部分后固定。宽的一端贴在鼻翼上,将另一端两条细长的胶布,分别环绕在气管插管的外露部分。胶布应定时更换或潮湿后随时更换。

经口气管插管的固定。剪一条长约 35 cm,宽 2 cm 的胶布,从一端剪开 32 cm,未剪开的一端固定在一侧颊部,将气管插管靠向口腔的一侧,剪开的一端胶布以气管插管外露部分为中心,交叉固定在另一颊部,注意经口气管插管要放置牙垫,防止病人双齿咬合时,夹闭气管插管。

人工气道的湿化。正常的上呼吸道黏膜有加温、加湿、滤过和清除呼吸道内异物的功能。呼吸道只有保持湿润,维持分泌物的适当黏度,才能保持呼吸道黏液——纤毛系统的正常生理功能和防御功能。建立人工气道后,呼吸道加温、加湿功能丧失,纤毛运动功能减弱,造成分泌物排出不畅。因此,做好气道湿化是所有人工气道护理的关键。

保证充足的液体入量。机械通气时,液体入量保持每日 2 500～3 000 mL。呼吸道湿化必须以全身不失水为前提,因为机体液体入量不足,即使呼吸道湿化,呼吸道的水分也会进入到失水的组织中,呼吸道仍然处于失水状态,所以必须补充机体足够的液体入量。

呼吸机的加温湿化器。现代多功能呼吸机都附有电热恒温蒸汽发生器。呼吸机的加温湿化器是利用将水加温至一定水平后产生蒸气的原理,使吸入的气体被加温,并利用水蒸气的作用达到使呼吸道湿化的目的。机械通气的病人,一般送入气的温度宜控制在 32 ℃～36 ℃,如超过 40 ℃,可造成气道烫伤,另外,应用呼吸机时单凭机器的加温湿化装置使气道湿化,效果总是不理想,所以必须注意配合应用其他方法。

气道内持续滴注湿化液。此方法适用于脱机的病人。可以用盐水或化痰药,用注射器连接静脉用头皮针将针头去掉,插入气管套管内,用胶布固定,在气管套管口覆盖一层纱布,用注射泵根据痰液的黏稠度持续推注。有时为协助控制肺部感染,可以在湿化液中加入适量的抗生素。另外,5% 碳酸氢钠液气管内滴入,也可作为预防和控制肺部真菌感染的一项措施。

气道冲洗。应用湿化液,每次吸痰前抽吸 2～5 mL 于病人吸气时注入气道。注意呼吸机治疗期病人在操作前先吸纯氧 1 分钟,以免因脱机注液造成低氧血症,注入冲洗液后应给予吸痰与拍背,使冲洗液和黏稠的痰液混合震动以利于吸出。对于痰液黏稠的病人,可以间断反复多次冲洗。但一次冲洗时间不宜过长。

## 第十七章 呼吸机应用及护理技术

雾化吸入。可用于稀释分泌物，刺激痰液咳出及治疗某些肺部疾病。雾化液一般选择蒸馏水或生理盐水，根据病情还加入化痰药和抗菌药物。经人工气道口进行雾化吸入，在吸入过程中可能出现吸入雾化气体的氧浓度下降，药物刺激导致气管痉挛、分泌物湿化后膨胀使气道管腔变窄等导致病人气道阻力增加。这些因素可使病人出现憋气、咳嗽、呼吸困难、发绀、烦躁等临床表现，因此，雾化操作前或操作时，应注意及时吸出气道分泌物，氧分压低的病人雾化应与吸氧同时进行。适当的温度环境易引起细菌繁殖，使雾化液及管道易被污染，因此，每次使用后应清洗全套容器，管道用消毒液浸泡30分钟后再用。配备的雾化液应置于冰箱内保存，有效期为7天。

吸痰。机械通气时，由于建立了人工气道，一旦发生痰堵塞，就会直接影响机械通气的治疗效果。因为机械通气病人多数病情重，神志不清，反应迟钝，并且因声门失去作用，不能形成咳嗽前的气道高压，因而不能达到有效的咳嗽，呼吸道分泌物易于淤积阻塞而出现气道阻力增高，通气不足，进而导致呼吸功能障碍，加重缺氧和二氧化碳潴留，所以必须积极清除呼吸道内的分泌物。

吸痰的注意事项：

（1）吸痰时动作要轻、稳、准、快，一次吸痰时间不能超过15秒，以免发生低氧血症。

（2）为防止吸痰时造成的低氧血症，可以给予100%氧吸入1～2分钟。

（3）吸痰时注意病人的心率、血压和血氧饱和度等参数的变化，观察痰液的性质、颜色和量，判断痰液黏度。

（4）吸痰时吸痰管进入插管内会引起呼吸困难，故吸痰前最好将气管导管外气囊内气体排尽。

（5）气管插管病人，先吸净口咽部分泌物，再吸引气管内分泌物，然后放松气囊再吸引气道深部的痰液，以免口咽分泌物在放松气囊时下行进入气管而发生感染。

防止气道阻塞。痰黏稠时，需反复湿化，反复彻底吸引直至痰液变稀薄。吸痰管要插入有效深度，以便将气管内导管口以下的痰液吸净，如导管下端有阻力不易插入，则提示气道有阻塞，可能为痰痂，也可能为充气气囊脱落到气管导管末端。

对于气管插管和气管切开造口置管的病人，注意有无套管脱落和异物堵塞，一次性套管扭转是机械通气护理不当严重的并发症，易引起病人窒息，应引起高度重视。

气管切开后，如改用金属套管，要注意定时清洗内套管。

对于气管切开造口的病人，翻身时，能脱离呼吸机的病人，尽量卸下呼吸机后翻身；不能脱离呼吸机的病人，要在移动病人头颈部与气管内导管的同时，将呼吸机连接管一起移动，避免气管导管过度牵拉扭曲而导致气道阻塞。

气道大出血、呕吐物误吸或由气管食管瘘引起的误吸均可导致气道阻塞，应注意避免发生。

防止气道压伤。气管内导管和气囊压迫气管壁造成气管黏膜水肿、糜烂、溃疡以致狭窄，是机械通气的并发症。为减轻气囊对局部黏膜的压迫，宜尽量采用高容低压套囊，避免过度充气，或采用带有双套囊的导管，交替使用减少气管黏膜局部压迫。气囊充气时，最好能用测压装置测量其内压力,把压力控制在 2.45 kPa 以下为宜。没有条件测定气囊内压时,临床通常以注入气体刚能封闭气道、听不到漏气声后再注入 0.50 mL 为宜,一般注气 7~10 mL。另外,气囊应每 4 小时放松 1 次,每次 5~10 分钟。不使用呼吸机时,气囊不必充气,有利于呼吸,而使用机械通气时必须充气以保证潮气量。进食时,气囊要充气,以防吞咽的食物或液体误入气管引起阻塞或吸入性肺炎。

（四）感染的预防与护理

应严格执行无菌操作原则。

保持呼吸道通畅加强湿化,及时吸引呼吸道内分泌物,定时给予翻身、拍背。

给予管饲饮食加强营养。

给予口腔护理,因为口鼻积留的分泌物常成为肺部感染的直接原因,所以进行口腔护理可以防止口腔真菌感染及黏膜溃疡。

定期进行气管套管的护理和消毒。

定期更换呼吸机管道及消毒。加强房间消毒,减少探视。

（五）对机械通气病人的心理护理

清醒的病人对气管插管耐受性差,尤其是意识在逐渐恢复过程中,此时的病人往往出现躁动不配合,执意要将气管插管拔除,甚至自行拔管。另外,长期气管切开的病人,由于失去语言沟通能力,出现孤独、焦虑情绪,甚至对生活失去信心。此时,医护人员应及时对病人进行心理护理,向病人讲解插管的重要性及自行拔出插管而导致的严重后果;让病人通过写字、手势、口型、动作来表达意图,充分满足病人基本的生理需要;减少由于语言障碍对一个问题反复表达而出现的烦躁心理;应关心病人,提出有针对性的问题,让病人表示是或否;向病人解释现阶段发生的问题及疾病的发展方向,减少病人的心理压力;如果有的病人已气管切开,但他有完整的发声器官,可以给他安置开孔的气管切开导管或说话式气管切开导管,让他们恢复语言沟通能力,使其对治疗增加信心。

（刘洪飞　刘德财　张建美）

## 第二节　血压监测

### 一、动脉血压监测

动脉压（arterial) loodpressure, BP)即血压,指血管内的血液对单位面积血管壁的侧压力,是最基本的心血管监测项目。影响动脉压的因素包括心排血量、循环血容量、周围血管阻力、血管壁的弹性和血液黏滞度等五个方面,是衡量循环系统功能的重要指标之一。动脉血压的测量对于一些急诊情况下,如创伤、胃肠道出血等病情的判断具有重要作用。

血压监测可分为两大类:无创性测量方法和创伤性测量方法。

（一）无创性动脉血压监测

无创性测量方法根据袖带充气方式的不同,可分为手动测压法和自动测压法两大类,前者包括搏动显示法、触诊法和听诊法,其中听诊法最为常用;后者分为自动间断和自动连续测压法。

无创血压监测优点:操作简便,容易操作;无创伤性,重复性好适应证广,包括不同年龄,各种大小手术,高血压病人以及血压波动较大者;自动化血压监测,按需定时测压,省时省力。

无创血压监测缺点不能够连续监测,不能够反映每一心动周期的血压,不能够显示动脉波形。低温时,外周血管收缩,血容量不足以及低血压时,均影响测量的结果。测量间隔太短,测压时间过长,有发生上肢神经缺血、麻木等并发症的可能。对于血流动力学不稳定的病人间接的测压方法可能会低估病人的血压水平,同时它也受一些机械因素的影响,如体位的变化等造成测量结果的不准确,因此,对于危重的病人需要进行直接动脉血压的监测。

(二)动脉穿刺插管直接测压法

引导动脉导管置入动脉内,通过压力监测仪,直接测量动脉内压力的方法。它可以反映每一个心动周期内的收缩压,舒张压和平均压。正常情况下,动脉导管内测量的血压比通过袖带测量的血压高出 2～8 mmHg,在危重病人可高出 10～30 mmHg。

动脉内压力监测的适应证。休克、重症疾病、严重的周围血管收缩、进行大手术或有生命危险手术病人的术中和术后监护,其他一些存在高危情况病人的监护。

动脉内压力监测所需仪器设备及测量。设备包括合适的动脉导管、充满液体的带有开关的压力连接管、压力换能器、连接冲洗系统、电子监护仪。

置管动脉有桡动脉、肱动脉、股动脉、足背动脉等,其中以左臂桡动脉为首选部位,其次为股动脉。桡动脉穿刺前,需常规做 Allen 试验以评估手掌侧支循环的血流情况。具体方法:测试者以手指压迫病人桡动脉以阻断桡动脉血流,让病人将手举过头顶并连做数次握拳动作,然后紧紧握拳。测试者继续压迫桡动脉让病人将手下垂,并自然伸开手。

观察手掌部颜色由白转红的时间。6 秒内转红者 Allen 试验阴性,若 7～15 秒转红,说明尺动脉血供延迟,称为 Allen 试验可疑。超过 15 秒仍不转红,说明尺动脉血供障碍,即 Allen 试验阳性,桡动脉不宜选用。

动脉导管插入后,将其尾部通过压力延长管与换能器相连,通过特定的导线连到具有压力测定功能的电子监护仪上。换能器应放在腋中线第 4 肋间水平,测压前先与大气相通,调定零点。一般每 15～20 分钟以肝素稀释液(2～4 μg/mL)数滴冲洗,保持动脉导管通畅。

动脉内压力监测的并发症及防治。感染是最主要的并发症,通常是穿刺污染引起导管性败血症所致,此外,压力监测系统的污染也是另一个主要原因。因此,在操作过程中要遵循无菌操作原则,每 24 小时要换药 1 次,如果发现红、肿、疼痛等异常情况,应立即拔除导管。

血栓形成、栓塞、表面皮肤坏死或动脉瘤等由血栓和气栓形成肢体末梢栓塞导致缺血和坏死。因此,应定时用肝素盐水加压冲洗压力连接管和导管,避免形成血栓,冲洗时要防止气体冲入。

其他机械性和技术性并发症包括假性动脉瘤的形成、穿刺局部的疼痛、出血、神经病变和血肿等。

血压监测的临床意义。

收缩压:克服各脏器的临界关闭压,保证脏器的供血。

舒张压:维持冠状动脉灌注压。

平均动脉压:心动周期的平均血压,是反映脏器组织灌注良好的指标之一。正常值为 60～100 mmHg。

护理重点。

伤口护理。要密切观察伤口的情况,注意局部皮肤血液循环,发现异常应立即拔针,穿刺局部不宜包扎过紧,以免形成肢端坏死。每 24 小时更换敷料 1 次。

导管护理。三通管道,穿刺针连接要紧密,防止脱开引起出血。输液管、三通应每天更换。注意保护导管外面的透明保护膜,以此保护导管的无菌状态。保持动脉导管通畅,如证实管腔已经堵塞,切不可用力推注液体,以免发生栓子脱落,造成栓塞。如发生栓塞应立即拔除导管。

监测注意事项。注意压力及各波形变化,压力波形低平时有可能是管道部分阻塞,应及时疏通。严密观察血压变化,如发生异常,准确判断病人的病情变化,及时报告医师进行处理,减少各类并发症的发生。

测压注意事项:校对零点,换能器的位置应与心脏水平。

## 二、中心静脉压监测

中心静脉压(centralvenouspressure,CVP)是血液流经右心房及上、下腔胸段时产生的压力,主要反映右心室前负荷和血容量,由 4 部分组成:① 右心室充盈压;② 静脉内壁压,即 静脉内血容量;③ 静脉外壁压,即静脉收缩压和张力;④ 静脉毛细血管压。在临床上常被用于出血、术后、意外创伤、败血症及其他一些怀疑有血容量不足或过多的急诊情况指导治疗。操作简单,较为安全,因此,成为临床上危重病人抢救治疗的方法之一。

(一)适应证

1. 各类大手术尤其是心血管、颅脑和胸部大而复杂的手术。
2. 各种类型的休克。
3. 脱水、失血和血容量不足。
4. 心力衰竭。
5. 大量静脉输血、补液或需要静脉高营养治疗者。

(二)中心静脉压的测量

将中心静脉导管由颈内静脉或锁骨下静脉插入上腔静脉,也可经股静脉或肘静脉插入到上腔或下腔静脉,之后将导管末端与测压装置相连,从而获得连续的中心静脉压力波形及数值。换能器应与右心房处于同一水平,每次测压前应调定零点。有时也可以利用三通连接两根导管安放在带有刻度的标尺上,另一根与中心静脉导管的末端相通,组成中心静脉压测定的简易装置。标尺的高度应确保0刻度与病人的右心房,即第四肋间腋中线水平。

（三）中心静脉压监测的意义

中心静脉压的正常值为5～12 cmH$_2$O。若CVP<5 cmH$_2$O,表示右心充盈欠佳或血容量不足,CVP>15～20 cmH$_2$O表示右心功能不良或血容量超负荷。

（四）影响中心静脉压监测的因素

包括心功能,胸腹腔压力,血管张力,血管活性药物。

（五）并发症及其防治

1. 感染。在穿刺过程中应严格遵守无菌操作技术,加强护理,伤口应每日消毒,敷料应每日更换。导管留置不宜过久,在病情允许下留置时间越短越好,最长10天应该拔除或重新穿刺置管。

2. 出血和血肿。颈内静脉穿刺时,穿刺点或进针方向偏向内侧时,易穿破颈动脉,进针太深可能穿破椎动脉或锁骨下动脉,在颈部可形成血肿,肝素化后或凝血功能不好的病人更易发生。因此,穿刺前应熟悉局部解剖,掌握穿刺要点,一旦误入动脉,应做局部压迫,对肝素化病人,更应延长局部压迫时间。

3. 空气栓塞。导管没有连接好或导管撤除后造成空气进入是造成空气栓塞的主要原因。当病人活动后突然发生不明原因的低氧血症或心血管系统衰竭应怀疑有空气栓塞的可能。治疗办法包括让病人左侧卧位,用导管将气泡从右室吸出。

4. 心肌穿孔。导管送入过深进入右房且管质太硬刺破心房,造成心肌穿孔。忌用劣质导管,送管不宜过深,一般送入8～10 cm可避免心肌穿孔。

5. 其他。包括穿刺针刺破胸膜和肺组织造成气胸；穿刺针进针过深损伤动脉和胸膜导致血胸；置入中心静脉导管时,导管穿透静脉壁进入胸腔,液体都输入胸腔内造成液胸。如果出现通路给药无效、测量中心静脉压时出现负压或通路输液通畅但回抽无血,均应确认导管在胸腔内。

（六）护理要点

1. 伤口护理。要密切观察伤口的情况,每24小时更换敷料1次。发现伤口出现红、疼痛应立即拔除导管。

2. 导管护理。三通管道、中心静脉管连接要紧密,防止脱开引起出血或空气栓塞。输液管、三通应每天更换。注意保护导管外面的透明保护膜,使导管处于无菌状态。保持导管通畅,如证实管腔已经堵塞,切不可用力推注液体,以免发生栓子脱落,造成栓塞,如发生栓塞立即拔除。

3. 测压注意事项。校对零点,零点的位置应与右心房水平。测压前先将测压管的水柱调置最高点,再打开三通开关连接静脉,水柱下降至稳定的水平面时为中心静脉压值。病人用力时可影响中心静脉压,如抽搐、躁动、呕吐、咳嗽、吸痰,应在静息10分钟后再测中心静脉压。要注意液体输入与PEEP对中心静脉压的影响,再测中心静脉压时应停止输液及暂停呼吸机。测压时要密切观察病人的血压、心率及氧饱和度,如发现异常应立即停止测压,准确判断病人的病情变化,及时报告医师处理,减少并发症的发生。

（刘洪飞　张建美　王宝娥）

## 第三节　心肺脑复苏

### 一、心脏骤停（cardiacarrest）

指病人的心脏在正常或无重大病变的情况下,受到严重的打击,致使心脏突然停搏,有效供血功能消失,引起全身严重缺血、缺氧。若及时采取正确有效的复苏措施,有可能恢复,否则可导致死亡。

猝死（suddendeath）：是指平素健康的人或病情稳定或正在改善中的病人,突然发生意料之外的循环呼吸停止,在发病6小时内死亡。由心血管病变引起的猝死又称心源性猝死。

（一）心脏骤停的原因

1. 心源性心脏骤停。约80%的心脏骤停病人是冠心病所致,尤其是在心肌梗死早期。其他还包括心肌病、急性心肌炎、心瓣膜病、急性心脏压塞、心律失常等。

2. 非心源性心脏骤停。① 意外事故；② 各种原因所致的休克或大出血；③ 手术及其他临床诊断操作中的意外事件；④ 麻醉；⑤ 药物中毒及过敏；⑥ 严重电解质紊乱及酸碱平衡紊乱。

（二）心脏骤停的类型

1. 心室颤动。心室肌发生极不规则的快速而又不协调的颤动。心电图表现为QRS波群消失,代之以大小不等、形态各异的颤动波,频率为200~400次/分。若颤动波波幅高且频率快,较容易复律；若波幅低并且频率慢,则复律可能性小,多为心脏停顿的表现。

2. 心脏停搏。又称心室停搏。心房和心室肌完全失去电活动能力,心电图上房室均无激动波可见,呈一直线或偶见P波。

3. 心电-机械分离。指心肌仍有生物电活动,而无有效的机械功能,继续出现慢而极微弱且不完整的"收缩"情况,心电图有间断出现的宽而畸形、振幅较低的QRS波群,频率多在每分钟20~30次,此时,心肌无收缩排血功能,心脏听诊时听不到心音,周围动脉摸不到搏动。

（三）心脏骤停的临床表现与诊断

1. 临床表现。

（1）心音消失。

（2）脉搏扪不到,血压测不出。

（3）意识突然丧失或伴有短阵抽搐。

（4）呼吸断续,呈叹息样,后即停止,多发生在心脏骤停后30秒内。

（5）瞳孔散大。

（6）面色苍白兼有青紫。

2. 诊断。有下列症状就可诊断心脏骤停：① 清醒的病人突然意识丧失，呼之不应；② 大动脉搏动消失；③ 呼吸停止；④ 瞳孔散大。根据前两条，即意识突然丧失伴有大动脉搏动消失即可确诊。在临床工作中，争取复苏成功的起始机会，取决于缩短心脏骤停到有自主循环恢复的时间。因此，判定心脏骤停就是检查意识是否丧失及触摸颈动脉搏动是否消失的过程，要求在30秒内作出明确诊断，以便立即进行心肺复苏术。

## 二、心肺脑复苏

一旦确诊心脏骤停，就应该马上进行心肺脑复苏。如果得不到及时抢救，就会造成脑和其他脏器组织的不可逆损害而导致死亡。所以，复苏必须争分夺秒，迅速果断。

（一）基础生命支持（basiclifesupport，BLS）

又称初期复苏处理或现场急救。其主要目的是采取措施，从外部支持病人的血液循环和通气，向心、脑及全身重要器官供氧，延长机体耐受临床死亡时间。

1. A（assessmentairway）：判断神志和畅通气道。判断病人有无意识。轻摇病人肩部，并向病人耳部大声呼叫姓名，如无反应，改用刺激疼痛法判断，如压眼眶，用手指甲掐压人中穴或合谷穴3～5秒，仍无反应者可判定为意识丧失。

立即呼救。一旦初步确认病人意识丧失，应立即招呼周围的人前来协助抢救，若在医院立即让家属去叫医师。

迅速将病人放置成正确的抢救体位。复苏的正确抢救体位是仰卧位，病人头部、颈部、躯干平卧无扭曲，头部不得高于胸部平面，双臂放于躯干两侧。安置在硬板床或地面上。最好能解开病人上衣，暴露胸部或留内衣，便于观察抢救。

畅通呼吸道。目的是解除呼吸道阻塞，保持呼吸道通畅，为人工呼吸创造有利条件，以便有效的恢复呼吸功能。

（1）仰面举颈法（headtilt-chinlift）。病人平卧，救护者一手置于病人前额，手掌用力向后压以使其头后仰，另一手的手指放在靠近颏部的下颌骨的下方，将颈部向前抬起，使病人牙齿几乎闭合。优点：可以恒定地使气道通畅，对昏迷而无自主呼吸者或仍有自主呼吸者，是最佳畅通气道的方法。

（2）仰面抬颈法（headtilt-necklift）。病人平卧，术者站在病人头部的一侧，一手抬起病人颈部，另一手以小鱼际侧下按病人前额，使头后仰，颈部抬起。仰面抬颈法是伸展头颈连接处，而不是过度伸展颈椎。优点：可使病人舌跟部抬起而不压迫咽后壁，以解除气道阻塞。但头、颈外伤者禁用。

（3）双手提颌法（jawthrust-maneuver）。病人平卧，救护者用两手同时将左右下颌角托起使头后仰，一面将下颌骨前移。优点：一般不用过度伸展颈椎，头被小心固定，不需向后仰以及左右搬动。

2. B（breathing）：人工呼吸。人工呼吸是用人工方法借外力推动肺、膈肌或胸廓的活动,使气体被动进入或排出肺脏以保证机体氧的供给和二氧化碳的排出。

(1) 判定呼吸。在开放或畅通呼吸道的条件下,术者将耳贴近病人口鼻,头部侧向病人胸部,眼睛观察胸部有无起伏动作,面部感觉有无气体排出,耳听病人呼吸道有无气体通过的声音,即眼看、面感、耳听三步骤,呼吸判定应在3~5秒内完成,若无呼吸,应立即进行人工呼吸。

(2) 口对口人工呼吸。为紧急供氧的有效方法,简便易行,故在现场复苏中首先采用。

方法:① 可选用仰头抬颏法开放病人气道;② 用放于前额上之手的拇指、食指捏紧病人鼻孔;③ 术者深吸一口气后,双唇紧贴病人口部,用力吹气,使胸廓扩张。用力吹气时间1~1.5秒,吹气量800~1 200 mL;④ 放松捏鼻孔的手指,气体自病人肺中排出,隆起的胸廓复原;⑤ 重复以上步骤,吹气频率为成人14~16次/分,儿童18~20次/分,婴幼儿30~40次/分。

注意事项:① 吹气要有足够的气量,以使胸廓抬起,但一般不超过1 200 mL。吹气时防止过猛过大,以免引起胃胀气;② 吹气频率不宜过快;③ 吹气时不要按压胸部,有脉搏无呼吸者每5秒吹气1口(12~16次/分);④ 为防止交叉感染,可在口部垫一层纱布或手帕。

口对口呼吸法要领口诀(引自张开滋等《心脏骤停与现代心肺复苏》):

仰头提颏通气道,捏鼻吹气防气冒;

深吸气后方吹气,口对口时密闭牢;

吹气只要胸廓起,排气尚需放口鼻;

开始通气两大口,后续吹气按比例;

气量八百一千二,紧急供氧是急要;

观察气道排梗阻,呼吸复苏见奇效。

口对鼻人工呼吸。适用于口周外伤或张口困难等病人。口对口鼻人工呼吸适用于婴幼儿。

人工呼吸有效指标。病人胸廓有起伏;吹气后,病人气道内有气体逸出。

3. C(circulation):人工循环。用人工的方法促使血液在血管内流动,并将人工呼吸后带有新鲜氧气的血液从肺部血管流入心脏,再经动脉血管流至全身各重要器官组织,以维持人体各重要脏器的生命活动。

(1) 触摸颈动脉,判断有无脉搏。

颈动脉靠近心脏,容易反映心脏情况。触摸颈动脉在畅通呼吸道的情况下进行,并应在2次人工吹气后,一手置于病人前额,使头部后仰,另一只手在靠近术者一侧触摸,术者用食指和中指指尖触到病人气管正中部,在喉结处向一侧下方滑动2~3 cm,至胸锁乳突肌前缘凹陷处即为颈动脉。触摸时不要用力过大,以免推移颈动脉而妨碍触及。触不清时则应结合无意识、无呼吸、面色发紫或苍白、瞳孔散大等来判断心脏骤停。

胸外心脏按压:通过胸外按压来建立人工循环。作用机制有以下两种说法。

心泵机制:认为心脏位于脊柱和胸骨之间,按压胸骨挤压心脏排血,放松按压后,胸骨弹回原位，心脏舒张，由于心血管的特定结构，静脉血回流至心脏，形成了人工循环。

胸泵机制：当按压胸骨时，胸廓下陷，容量缩小，使胸内压增高并均匀地传至胸腔内所有的大血管，由于动脉不萎陷，动脉压的升高全部用以促使动脉血由胸腔内向周围流动，而静脉血管由于静脉萎陷及静脉瓣的阻挡，压力不能传向胸腔外静脉；当放松时，胸骨由于两侧肋骨和肋软骨的支持，回复原来的位置，胸廓容量增大，胸内压减小，当胸内压低于静脉压时，静脉血回流至心脏，心室得到充盈。如此反复，可建立有效的人工循环。

这两种机制是并存的，只是所占的比例不同或由于复苏的时间早晚、长短的不同以及复苏病人的个体差异而有所不同。

胸外按压方法取胸骨上 2/3 与下 1/3 交接点做按压点；使用足够力量压低胸骨 3.5～5 cm，婴幼儿 2 cm，5～13 岁 3 cm；按压频率应为 100 次/分，按压和放松时间应各占每一周期的 1/2，用力按下后持续 0.5 秒突然放松，手掌不能离开胸廓；单人胸外心脏按压与人工呼吸比例为 30:2，胸外心脏按压停顿间歇不能超过 5 秒。

常见的错误：① 按压除掌跟部贴在胸骨外，手指也压在胸壁上；② 按压定位不正确；③ 按压用力不垂直；④ 按压时肘部弯曲；⑤ 按压冲击式、猛压；⑥ 放松时，抬手离开胸骨定位点；⑦ 放松时，未能使胸部充分松弛；⑧ 按压速度不自主的加快；⑨ 两手指交叉放置。

胸外按压并发症：① 肋骨骨折；② 肝脾破裂；③ 气胸、血胸；④ 心包积血。

双人 CPR 的抢救步骤。一位术者位于病人胸旁，负责胸部按压；另一位术者位于病人一侧头部，负责开放气道、人工通气、监测颈动脉搏动、观察瞳孔等。吸气必须在胸外按压的松弛时间内完成；按压频率为 100 次/分，按压与人工呼吸的比例为 30:2。

注意事项。双人复苏时，人工呼吸者不能在向下胸外按压时给病人吹气；复苏中断时间不能超过 5 秒；第二轮抢救者到现场后应首先检查大动脉搏动；可以有第三轮或者更多的抢救人员轮换操作。

胸外按压有效标志：① 摸及大动脉搏动；② 肱动脉收缩压 ≥60 mmHg；③ 瞳孔缩小，心电图改善。

胸外心脏按压要领口诀（引自张开滋等《心脏骤停与现代心肺复苏术》）：

仰卧复苏硬板床，胸外按压胸骨上；
手沿肋弓找切迹，食中二指横上方；
掌跟靠指掌重叠，指压胸壁须严防；
垂直按压遵规律，周期各半力适当；
幅度下陷四厘米，有效循环颈脉张；
频率八十到一百，紧密配合呼吸帮；
二人操作五比一，十五比二个人忙；
吹按不怕脏和累，救死扶伤要发扬。

（二）进一步生命支持（advancedlifesupport, ALS）

主要为在 BLS 基础上应用辅助设备及特殊技术，建立和维持有效的通气和血液循环，识别及治疗心律失常，建立有效的静脉通路，改善并保持心、肺功能及治疗原发疾病。

1. 控制气道。

(1) 口咽通气道和鼻咽通气道。可以使舌根离开咽后壁,解除气道梗阻。口咽通气导管通常不用于神志清楚或上呼吸道反射活跃的病人,操作不当或插入过深可能压迫会厌阻塞喉部。鼻咽通气道用于牙关紧闭、口周外伤、颌面部畸形及半昏迷状态,不能耐受口咽通气道等导管插入食管,可引起胃扩张和人工通气不足,有时产生喉痉挛,鼻黏膜损伤等。两种置管方法,首先必须头后仰,因颈部过分屈曲,可使已进入气道的通气管回缩、变形或顶端被舌根压迫,反使气道阻塞。

(2) 气管插管。将一特制的气管导管经声门置入气管的技术。优点:开放气道;提供气管内给药途径;保护气道减少误吸的可能;有利于直接进行气管内吸引。

(3) 环甲膜穿刺。当上呼吸道阻塞,尚有自主呼吸而又无法行插管通气的情况下,为争取时间可紧急行环甲膜穿刺或环甲膜切开通气。

(4) 气管造口术。主要用于心肺复苏后仍然长期昏迷的病人。

氧疗和人工通气:包括简易呼吸器法、机械人工呼吸和机械人工循环。

2. 心脏挤压。

适应证:① 胸部创伤引起心脏骤停者,胸廓畸形或严重肺气肿,心脏压塞者;② 经常规心脏按压 10~15 分钟无效者;③ 动脉内测压条件下,胸外心脏按压时的舒张压小于 5.332 kPa。

用药目的:① 增加心肌血液灌注量和脑血流量;② 减轻酸血症,使其他血管活性药物更能发挥效应;③ 加强心肌收缩力,抑制异位心律。

3. 给药途径。① 静脉给药:为首选途径,优选上腔静脉系统,护士应在分钟内迅速开放两条静脉通路,穿刺部位优选手肘前窝静脉。② 气管内给药:一般将常用药物以常规剂量溶解于 10mL 注射用水中,直接注入气管导管,然后行加压呼吸,促使药物在肺内扩散和呼吸。常用药物有肾上腺素、异丙肾上腺素、阿托品及利多卡因等。③ 心内注射:常在开胸心内挤压的可见条件下应用,由于心内注射并发症多,效果不确切,不宜作为常规首选途径。

常用药物。① 肾上腺素:可使心肌收缩力增强,心率增快,心排出量增加,并可调节冠状血流,在心肺复苏中占有重要作用。目前主张早期、大剂量、连续使用,可用较大剂量 5~10 mg 静脉滴注。推荐的首剂量 1 mg 为稳妥,若首剂量无效,每隔 3~5 分钟可重复给 1~3 mg,但总量不宜超过 0.2 mg/kg。② 碳酸氢钠:用以纠正酸血症,利于复苏成功,但剂量宜小,要根据血气分析结果加以调整:碳酸氢钠用量 = 停搏时间 × 体重 × 0.1,以后可每隔 10 分钟给予半量。宁少勿多,合理使用,不宜过碱,宁稍偏酸。

4. 电除颤(fibillationtreatmean)。心脏电复律:是利用除颤器释放的高压电流,短时间内经胸壁(胸外电除颤)或直接经过心脏(胸内电除颤),使大部分(约 7% 以上)或全部心肌细胞在瞬间同时除极,打断导致快速心律失常的折返环或消除异位兴奋灶,从而使自律性最高的窦房结控制心脏搏动,达到重见窦性心律的方法。

电极板安放位置:一个放于胸骨右缘第二肋间,另一个放于心尖处;或一个放于前胸部胸骨左缘第四肋间水平,另一个放于背部左肩胛下区。

若采用非同步方式,首次除颤电量为 200 J,如失败,可连续性给予 3 次电击,电量分别为 200 J,300 J,360 J。若 3 次电击未能除颤,可静脉注射利多卡因 1 mg/kg,间隔 3～5 分钟重复 1 次,总负荷量达 3 mg/kg,将 0.5 mg/kg 加入液体内点滴,再行电击。

5. 临时性心脏起搏(temporary cardia cpacing)。利用起搏器的脉冲发生器发放一定频率、振幅和形式的电脉冲,通过电能刺激心脏,从而使心脏有节律地收缩,以维持有效的血液循环。操作技术如下。

(1) 胸壁表面起搏。阳性电极贴在左肩胛内下角与脊柱之间,相当于心脏水平;阴性电极贴在心前区。

(2) 食管电极起搏。经食管记录心房电图或用电刺激心房进行起搏治疗。

(3) 经胸壁心脏穿刺起搏。剑突下径路为最佳穿刺部位。经静脉心内膜电极起搏可选择股静脉、颈内静脉或锁骨下静脉、肘正中静脉,插至右心室心尖部。

直接心肌电极起搏:适用于开胸心脏按压的病人。

(三)延续生命支持( prolongedlifesupport, PLS )

这是指在对心肺复苏评估的基础上积极地进行脑复苏治疗,同时严密监测各系统、器官的功能,以维持复苏成果,使复苏成功率达到最大。

1. 脑复苏的治疗措施。

(1) 降温:体温每下降 1 ℃,脑细胞代谢下降 6%～7%,颅内压下降 5.5%,而以脑温 28 ℃,为最佳,颅压可下降至原来 70% 左右。降温时间一般需 3～5 天,严重者可 1 周以上。降温方法以冰帽最好,也可在大血管处放置冰袋或冰水擦身。

(2) 止痉:脑损伤者常出现躁动,可增加氧耗量,影响呼吸功能及降温效果。常用地西泮 10～30 mg 或苯妥英钠 0.25 g,肌注或静注。

(3) 脱水:在维持血压平稳和肾功能良好的基础上,宜及早应用脱水剂,消除脑水肿,降低颅内压。常用 20% 甘露醇 125～250 mL,1 次/(4～6)小时,严重者加用呋塞米 20～100 mg,1 次/(4～6)小时,第 5～7 天 30～40 mg。

(4) 激素治疗:有稳定细胞溶酶体,减少毛细血管通透性,维护血脑屏障的完整,减少脑脊液形成,增强利尿作用等功能。能减轻脑水肿,减低颅内压。常用地塞米松在第 1～4 天,30～40 mg/d,第 5～7 天减量。

(5) 冬眠药物:主要为了消除低温引起的寒战,解除低温时的血管痉挛,改善微循环灌注和辅助物理降温。常用冬眠 1 号(哌替啶 100 mg,异丙嗪 50 mg,氯丙嗪 50 mg)分次肌注 或静脉滴注。

(6) 促进脑细胞代谢能量合剂(葡萄糖,ATP,辅酶 A,细胞色素 C)可促进脑细胞代谢,维持脑细胞功能。

(7) 高压氧治疗:使颅内压降低,改善脑循环,对受损脑组织的局部供血有利。

2. 加强监护。病人复苏后病情尚未稳定,必须加强对重要脏器的监护,如出现异常及时处理,以免再度造成心跳呼吸停止而死亡。循环功能的监护包括心电监护、脉搏、心率、血压的监护,中心静脉压的测定及末梢循环的观察。呼吸功能的监护包括保持呼吸道通畅,对用呼吸机病人的护理,对气管切开病人的护理。脑功能的监护观察病人的瞳孔,有无意识变化及脑电图、脑血流及颅内压的监护。肾功能的监护留置导尿管,记录每小时尿量。如每小时尿量少于 30 mL,可试用 20%甘露醇 125 mL 快速静脉滴注,若用药后 1 小时尿量仍在 30 mL 以下,可用呋塞米 40~200 mg 静推,若尿量仍未增加,则提示急性肾功能衰竭。此时,应严格限制入水量、防治高血钾、必要时透析治疗。

3. 防治感染。① 保持室内清洁卫生;② 严格无菌操作和器械物品的消毒;③ 注意口腔、五官护理,预防溃疡和炎症的发生;④ 根据病情,勤翻身、拍背,防止发生压力性溃疡和继发感染;⑤ 每天更换气管切开处敷料,注意内套管消毒;⑥ 每天更换静脉穿刺处敷料及输液,常规应用抗生素。

(韩 瑜 张建美 刘 芳)

## 第四节 输液泵及其应用

### 一、输液泵

(一)蠕动控制式输液泵

输液泵能够严格控制输液的总量及速度,对输入的液体和药物达到微量、精确、安全、长时间和流速均匀,有效地提高了输液的安全性、可靠性和准确性,尤其在危重病人的救治过程中显示了它的优越性。是依靠重力,通过电子电路控制来调整输液量。应用过程中,输液速度会受到液体浓度、黏度和液体压力及针头内径大小的影响。输液时利用微型计算机控制步进式电机,带动偏心凸轮去作用于中心测压、手指式蠕动排,使蠕动排以波动方式连续挤压充满液体的输液管,液体在重力作用下源源不断地输入病人体内。按照操作要求,把充满液体的专用输液管放入泵管槽中,关闭舱门,由面板控制设置输液参数,仪器就按设定的参数工作,并自动进行输液参数监测。

(二)定容控制活塞式输液泵

它只检测实际输入的液体量,精确度表现在输入的液体量不受液体浓度、黏度的影响,液体瓶所处的高度也不影响输液压力。输液时,由微型计算机控制换向阀自动将进液管口关闭,步行电机驱动活塞推动杆向上运动。储液槽内的液体当活塞作用下经延伸管输入病人静脉内。当活塞到达上限位时,换向阀顺转 53°,将延伸管液体出口阀门自动关闭,活塞向下运动。在负压作用下,液体瓶内的液体流入贮液槽并充满,此时,换向阀逆转 53°,将进液管口关闭。在计算机的控制下,步进电机驱动活塞向上运动。整个工作过程自动地交替进行往复运动,液体就源源不断地输入病人体内。

(三)针筒微量注射式输液泵

适用于长时间、微量给药,其流速均匀、精确度高,微量注射泵使用的针筒式注射器容量均在 50 mL 以下,故不宜作为普通式输液泵使用。输液时在微型计算机的控制下,步进电机通过减速器带动泵内丝杆缓慢、均速地转动,丝杆上面的注射器后支架在丝杆匀速转动时,能实现匀速直线运动,推动注射器内活塞向前推注药液,实现匀速微量注射。

## 二、输液泵的应用

（一）输液泵使用前

初次使用任何类型的输液泵前,应仔细阅读说明书,按规定掌握其操作程序和面板上各种标志的意义。

依次检查各部分功能及报警系统,使其处于良好状态,若有功能性故障应与技术人员联系解决。

按需设定输液参数,包括单位时间内的输液速度和预设输液总量。设定参数前可使用清零键,使显示的数字在零状态。

选择的输液泵管应是透明度等性能良好的专用泵。输液泵管不宜放置过久,以保证其质量。

（二）输液泵使用时

首先接输液泵面板电源,使其通过自检功能检验。

随时查看工作状态指示灯,了解输液泵是处于正常工作状态还是处于被迫停止工作的非正常状态,对于后者要及时处理。

仪器本身具有一定的压力,容易使病人穿刺部位注射针头和输液管接口处产生液体渗漏,使用中应注意观察并及时处理。

正确掌握各功能键的启动。

根据报警显示,查除故障,消除报警后启动输液泵重新工作。

保持输液泵在充电状态,充电指示灯为绿色时,即指示仪器正在充电。

某些输液泵有第二输液流速程序功能键,该键可于病人在救治中需要预设第二组参数,需以不同流速或转换为某种药物输入时启动。

（三）输液泵使用后

应及时清除输液泵表面的污垢和尘埃,充电备用。功能有障碍时及时送检维修。

（韩　瑜　张建美　刘　芳）

# 参考文献

[1] 王忠诚．神经外科学．北京：科学技术出版社，1998.
[2] 刘明铎．实用颅脑损伤学．北京：人民军医出版社，1996.
[3] 徐增良．创伤急救与护理．长春：吉林大学出版社，2010.
[4] 黄洁夫．腹部外科学．北京：人民卫生出版社，2001.
[5] 黎介寿．手术学全集．北京：人民军医出版社，1994.
[6] 綦淑杰，等．肝胆疾病诊治与护理．青岛：中国海洋大学出版社，2013.
[7] 吴在德．外科学．北京：人民卫生出版社，2001.
[8] 异声禹．颅脑损伤诊治．北京：人民卫生出版社，2000.
[9] 柏树令．系统解剖学．北京：人民卫生出版社，2004.
[10] 郭光文．人体解剖彩色图谱．北京：人民卫生出版社，1999.
[11] 江基尧．颅脑创伤临床救治指南．上海：第二军医大学出版社，2002.